Rehabilitation und Prävention 10

Rehabilitation als Schlüssel zum Dauerarbeitsplatz

Rehabilitationskongreß Heidelberg 1978

Herausgegeben von J. F. Scholz

Geleitwort von A. Seifriz

Mit 116 Abbildungen und 88 Tabellen

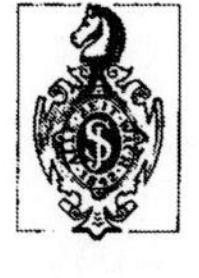

Springer-Verlag
Berlin Heidelberg GmbH 1979

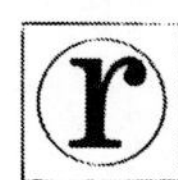

Leitender Medizinaldirektor a. D.
Dr. med. JOSEF FRANZ SCHOLZ
Arzt für Arbeitsmedizin
7152 Aspach 2

Rehabilitationskongreß Heidelberg 1978
20 Jahre Rehabilitation als Schlüssel zum Dauerarbeitsplatz
25. – 27. Oktober 1978 in Neckargemünd

Schirmherr des Kongresses
Bundespräsident WALTER SCHEEL

Veranstalter
Stiftung Rehabilitation Heidelberg

Wissenschaftliche Gesamtleitung
Prof. Dr. med. Dr. h.c. mult. GOTTHARD SCHETTLER
Heidelberg

ISBN 978-3-662-09731-1 ISBN 978-3-662-09730-4 (eBook)
DOI 10.1007/978-3-662-09730-4

CIP-Kurztitelaufnahme der Deutschen Bibliothek
Rehabilitation als Schlüssel zum Dauerarbeitsplatz / Rehabilitationskongreß Heidelberg 1978. [Rehabilitationskongreß Heidelberg 1978 „20 Jahre Rehabilitation als Schlüssel zum Dauerarbeitsplatz", 25.–27. Oktober 1978 in Neckargemünd]. Hrsg. von J. F. Scholz. Geleitw. von A. Seifriz. [Veranst. Stiftung Rehabilitation Heidelberg. Wissenschaftl. Gesamtleitung Gotthard Schettler].

(Rehabilitation und Prävention ; 10)
ISBN 978-3-662-09731-1

NE: Scholz, Josef F. [Hrsg.]; Rehabilitationskongreß ‹1978, Neckargemünd›; Stiftung Rehabilitation ‹Heidelberg›

Ursprünglich erschienen bei Springer-Verlag Berlin Heidelberg New York 1979
Softcover reprint of the hardcover 1st edition 1979

Satz: Fotosatz GmbH, Beerfelden

2121/3140-543210

Geleitwort

Mit Freude und Genugtuung begrüße ich als Ehrenpräsident des Heidelberger Rehabilitationskongresses 1978 die Bereitschaft des Springer-Verlages, in seiner wissenschaftlichen Reihe „Rehabilitation und Prävention" jetzt einen umfassenden Kongreßbericht folgen zu lassen. Denn noch stärker als ihre Vorgänger 1958 in Freudenstadt und 1968 in Heidelberg hat diese vom 25. bis 27. Oktober 1978 in Neckargemünd bei Heidelberg durchgeführte Großveranstaltung gezeigt, daß es nicht ausreicht, neue Erkenntnisse in der Rehabilitation zu formulieren; vielmehr müssen sie auch auf breiter Basis weitervermittelt und den Fachleuten der Rehabilitation als Wegweiser an die Hand gegeben werden.

Nahezu 2500 Experten aus allen Bereichen der Rehabilitation haben beim Heidelberger Rehabilitationskongreß 1978 unter dem Traditionsmotto „Rehabilitation als Schlüssel zum Dauerarbeitsplatz" eine eindrucksvolle Bilanz des in der Rehabilitation Erreichten ziehen können. Zugleich aber machten ihre Exponenten auch deutlich, daß sich die Arbeit für den Behinderten in einem fortlaufenden Prozeß den sich wandelnden Verhältnissen anzupassen hat, daß noch vieles getan werden muß, um benachteiligten Gruppen von Behinderten die gleichen Chancen zu eröffnen, und daß es eine vorrangige Aufgabe unserer Gesellschaft bleibt, dem behinderten Mitbürger in allen Bereichen den ihm zustehenden Platz als gleichberechtigtem Partner einzuräumen.

Klar und eindeutig wurde immer wieder die Maxime unterstrichen, daß in allen Phasen der Rehabilitation der einzelne Mensch in seiner ganzen Wirklichkeit und Subjektivität im Mittelpunkt des Geschehens steht.

Mehr noch als bei den vorangegangenen Kongressen wurde in Neckargemünd sichtbar, daß sich moderne Rehabilitation nicht mehr in Teilbereichen, sondern nur noch umfassend vollziehen kann, daß Rehabilitation und Prävention den gleichen Rang verdienen und daß ohne breite interdisziplinäre Zusammenarbeit und vor allem ohne die Mitwirkung des Behinderten selbst weitere Fortschritte nicht mehr zu erzielen sind. Bestätigt wurde dies in drei eindrucksvollen Plenarveranstaltungen ebenso wie in 24 wissenschaftlichen Symposien, zu denen neben mehr als 130 Referenten zahlreiche Diskus-

sionsredner – unter ihnen viele Behinderte – teilweise stark beachtete Beiträge lieferten. Referate und Diskussionsbeiträge mündeten am Ende in Empfehlungen ein, die als die wesentlichen Ergebnisse dieses Kongresses für die nächsten Jahre Leitlinien in der Rehabilitation setzen werden.
Daß es beim Heidelberger Rehabilitationskongreß 1978 zu einem so breit angelegten interdisziplinären Gespräch kam, ist neben der aktiven Beteiligung maßgeblicher Persönlichkeiten des Rehabilitationsgeschehens und der Unterstützung durch zahlreiche Institutionen vor allem auch einem großen Aufgebot von Verbänden und Organisationen zu danken, die diesen Kongreß ideell gefördert haben. Ihnen allen und darüber hinaus den vielen Fachkräften der Rehabilitation „an der Front" kann nun mit dem vorliegenden umfassenden Kongreßbericht ein umfangreiches Werk übergeben werden, das weit über das Ereignis hinaus Gültigkeit hat und als ein neues Handbuch der Rehabilitation für die kommenden Jahre gelten kann. Möge allen, die es zur Hand nehmen, stets bewußt sein, daß im Mittelpunkt aller Bemühungen in der Rehabilitation der behinderte Mensch zu stehen hat.
Mit diesem Wunsch verbinde ich meinen herzlichen Dank an alle, die nach dem so erfolgreichen Kongreß das Erscheinen dieses Buches ermöglicht haben, an die zahlreichen Autoren ebenso wie an den Herausgeber und den Verlag. Sie alle tragen mit diesem Werk dazu bei, dem Rehabilitationsgeschehen in der Bundesrepublik neue Impulse zu geben.

Stuttgart, im Mai 1979

Minister a. D. Dr. Dr. h. c.
ADALBERT SEIFRIZ

Vorwort

Die Würde des behinderten Mitmenschen sowie das Zusammenführen aller in der Rehabilitation Tätigen zu einem interdisziplinären Gespräch und zu einem partnerschaftlichen Verhältnis waren bereits 1958 die Hauptanliegen der unter dem Motto „Die Rehabilitation als Schlüssel zum Dauerarbeitsplatz“ durchgeführten Freudenstadter Tagung. Immer sinnfälliger wurden diese Ziele in den nachfolgenden Kongressen 1968 in Heidelberg und 1978 in Neckargemünd herausgestellt, sie kommen auch durch Form und Inhalt des vorliegenden Kongreßberichtes deutlich zum Ausdruck. Zugleich zeichnet sich unverkennbar die neue Entwicklung ab, daß der Behinderte die Mitgestaltung des allgemeinen Rehabilitationsgeschehens ebenso wie die seines persönlichen Schicksals immer fester in die Hände nimmt und auf seinem Mitspracherecht besteht, auf das er einen lange unbeachtet gebliebenen Anspruch besitzt.

Die diesem Bericht über den Heidelberger Rehabilitationskongreß 1978 zugedachte Aufgabe als Orientierungshilfe für die Rehabilitationsarbeit der kommenden Jahre beeinflußte insbesondere auch seine drucktechnische Gestaltung. Den einzelnen Plenarveranstaltungen und allen 24 wissenschaftlichen Symposien ist ein Übersichtsblatt vorangestellt, das stichwortartig den Inhalt der anschließenden Referate wiedergibt. Eine solche Inhaltsangabe der durchwegs umfassend angelegten Referate mußte zwar zwangsläufig Stückwerk bleiben, sie dürfte jedoch das Nachlesen und das Nachschlagen wesentlich erleichtern. Die Fülle der während des Kongresses geäußerten Diskussionsbemerkungen machte in diesem Kongreßbericht eine konsequente Beschränkung auf jene Diskussionsredner notwendig, die ihre Beiträge nachträglich schriftlich formuliert hatten. Von den zahlreichen Parallelveranstaltungen zum Kongreß sind einige wenige im Anhang des Kongreßberichts wiedergegeben.

Was der Kongreßbericht wiederzugeben nicht imstande ist, betrifft den erfreulich harmonischen Verlauf des Heidelberger Rehabilitationskongresses 1978, der allen Kongreßteilnehmern und vor allem der Stiftung Rehabilitation als dem Veranstalter des Kongresses sowie den Mitgliedern des vorbereitenden Arbeitsausschusses zu verdanken ist. Ebenfalls kann der Kongreßbericht nicht das Engagement der 121 Institutionen, Verbände und wissenschaftlichen Gesellschaften zum Ausdruck bringen, die diesmal die ideelle Förderung des Kongresses übernommen hatten.

Als Herausgeber danke ich sehr herzlich allen, die das Erscheinen dieses reich ausgestatteten Kongreßberichts ermöglicht haben, in erster Linie der Stiftung Rehabilitation und dem Vorsitzenden ihres Vorstands, Herrn WERNER BOLL, dem Ehrenpräsidenten des Kongresses, Herrn Minister a. D. Dr. Dr. h. c. ADALBERT SEIFRIZ, und dem Springer-Verlag, der die aufwendige Darstellung der zahlreichen Tabellen und Abbildungen nicht gescheut und durch die Aufnahme dieses Bandes in seine Schriftenreihe „Rehabilitation und Prävention" eine einprägsame und gefällige Dokumentation des Kongreßverlaufs gesichert hat. Mein ganz besonderer Dank gilt den Autoren, die ihre Vorträge, wissenschaftlichen Arbeitsergebnisse und Diskussionsbeiträge ohne Honoraransprüche zur Verfügung stellten.

Der vorliegende Kongreßbericht soll mit seinen Erfahrungsberichten und mit seinem in die Zukunft weisenden Gedankengut eine Wegweiser-Funktion ausüben und neue Impulse zur Intensivierung der Rehabilitationsarbeit vermitteln. Ich würde mich glücklich schätzen, wenn jeder in der Rehabilitation tätige Mitarbeiter, unabhängig von seinem Beruf und seinem Wirkungskreis, und jeder Behinderte, unabhängig von Art und Schwere seiner Behinderung, sich durch dieses Buch mit seinen von der Rehabilitationspraxis geprägten Beiträgen persönlich angesprochen fühlt.

Aspach, im Mai 1979

Leitender Medizinaldirektor a. D.
Dr. med. J. F. SCHOLZ
Arzt für Arbeitsmedizin

Gesamtleitung und Organisation

Ehrenpräsident

Minister a. D. Dr. Dr. h. c. Adalbert Seifriz, Stuttgart

Organisation und Trägerschaft

Stiftung Rehabilitation Heidelberg

Internationaler Kongreß-Senat

Werner Boll, Heidelberg
Dr. Manfred Fink, Olten/Schweiz
Sir Ludwig Guttmann, Stoke Mandeville/Großbritannien
Prof. Dr. Kurt-Alphons Jochheim, Köln
Dr. C. W. de Ruijter, Hoensbroek/Niederlande
Prof. Dr. Marian Weiss, Warschau/Polen
Reinhold Zundel, Heidelberg

Die Präsidenten des Kongreß-Komitees

Prof. Dr. Volkmar Paeslack, Heidelberg
Werner Boll, Heidelberg

Wissenschaftliche Gesamtleitung

Prof. Dr. Dr. h.c. mult. Gotthard Schettler, Heidelberg

Generalsekretariat

Jan Albers, Hoensbroek/Niederlande
Wolfgang Görtz
Heinz Nolte

Arbeitsausschuß

Vorsitzender

Ltd. Med. Dir. a. D. Dr. Josef-Franz Scholz

Mitglieder

Herwig Buchwald	Gottlieb Kieser
Dietrich Frenkel	Manfred Massinger
Wolfgang Görtz	Heinz Nolte
Dieter Hildebrandt	Friedrich Quoos

Inhaltsverzeichnis

Autorenverzeichnis

Die *kursiv* gesetzten Seitenzahlen geben an, an welchem Symposium oder an welcher Plenarsitzung der Autor teilgenommen hat.

Arens, Werner, Dr. med.: Ärztlicher Direktor der Berufsgenossenschaftlichen Unfallklinik Ludwigshafen, Pfennigsweg 13, 6700 Ludwigshafen, Tel.: 06 21/6 81 03 10
445, 446, 447, 465

Bach, Ulrich, Pastor: Orthopädische Anstalten Volmarstein, Postfach 280, 5802 Wetter 2, Tel.: 0 23 35/63 91
73, *603,* 608

Banthien, Verena, Dipl.-Psychologin: Berufsförderungswerk Heidelberg der Stiftung Rehabilitation, Bonhoefferstraße 1, 6900 Heidelberg, Tel.: 0 62 21/8 81
166

Beck, Manfred: Erster Direktor, Vorsitzender der Geschäftsführung der Landesversicherungsanstalt Baden, Gartenstraße 105, 7500 Karlsruhe 1, Tel.: 07 21/81 91/25 71
1, 5, *189,* 192

Bechinger, Evamaria, Oberstudienrätin: Im Franz-Vollmer 9, 6903 Neckargemünd, Tel.: 0 62 23/20 10
388, 400

Behrend, Robert-Charles, Prof. Dr. med.: Chefarzt der neurologischen Abteilung, Allgemeines Krankenhaus Hamburg-Harburg, Eissendorfer Pferdeweg 52, 2100 Hamburg 90, Tel.: 0 40/7 92 15 52
533, 535, 552

Benz, Manfred, Pharmaberater in F. Fresenius K.G. Glückensteinweg 5, 6380 Bad Homburg, Tel.: 0 61 72/10 91
167, 171

Berensmann, Rolf-Detlev, Dr. med.: Vorsitzender der Arbeitsgruppe IV „Arbeitsmedizin“ des Ständigen Ausschusses der Ärzte der EG, stellvertretender Vorsitzender des Ausschusses und der Ständigen Konferenz „Arbeitsmedizin“ der Bundesärztekammer, Jahnstraße 32, 7000 Stuttgart 70, Tel.: 07 11/76 50 51 – 57
681, 688

Bergdolt, Helmut, Dr. med.: Facharzt für Innere Krankheiten und Röntgenologie, Schloßstraße 14, 6908 Wiesloch, Tel.: 0 62 22/30 00
83, 87

Beyer, Heinz, Verwaltungsdirektor: Landesversicherungsanstalt Rheinprovinz, Postfach 1124, 4000 Düsseldorf 1, Tel.: 02 11/38 01/28 74
499, 500, 501, 507, 511

Bilow, Henning, Dr. med.: Leitender Arzt der Querschnittgelähmten-Abteilung an der Berufsgenossenschaftlichen Unfallklinik Tübingen, Nordring 95, 7400 Tübingen, Tel.: 0 70 71/60 63 13
579, 581, 600

Blumenthal, Wolfgang, Dr. med.: Oberarzt, Rehabilitationszentrum der Universität zu Köln, Lindenberger Allee 44, 5000 Köln 41, Tel.: 02 21/4 78 41 36
533, 537

Bokelmann, Dieter, Priv. Doz. Dr. med.: Oberarzt der Chirurgischen Universitätsklinik Heidelberg, Im Neuenheimer Feld 110, 6900 Heidelberg, Tel.: 0 62 21/56 22 70
331, 332, 339, 351

Boll, Werner: Vorsitzender des Vorstands der Stiftung Rehabilitation, Bonhoefferstraße 1, 6900 Heidelberg, Tel.: 0 62 21/88 22 13
39, 53

Bosch, Gregor, Prof. Dr. med.: Abteilung für Sozialpsychiatrie der Freien Universität Berlin, Platanenallee 19, 1000 Berlin 19, Tel.: 0 30/3 04 55 05
217, 218, 219, 237

von Braunbehrens, Rupprecht, Sozialarbeiter: Klinikum der Universität Heidelberg, Neurologische Klinik, Voßstraße 2, 6900 Heidelberg, Tel.: 0 62 21/53 26 21
411, 417

Buschfort, Hermann, Parlamentarischer Staatssekretär im Bundesministerium für Arbeit und Sozialordnung, Postfach, 5300 Bonn, Tel.: 0 22 21/7 41
1, 8

Bougie, Theo, Dipl. Ing.: Lucas-Stichting voor Revalidatie, Schuureikenweg 60, Hoensbroek/ Niederl., Tel.: 00 31/45/21 40 00
579, 584

Daßbach, Alfred, Direktor: Hauptgeschäftsführer der Bau-Berufsgenossenschaft Frankfurt/M., Postfach 600 112, 6000 Frankfurt/M. 60, Tel.: 06 11/1 52 03 01
445, 451

Dauhs, Joachim: Leiter der Abtlg. Sozialpolitik, Reichsbund der Kriegsopfer, Behinderten, Sozialrentner und Hinterbliebenen e.V., Beethovenstraße 56 – 58, 5300 Bonn-Bad Godesberg, Tel.: 0 22 21/36 30 71 – 73
621, 632

Dierkesmann, Rüdiger, Dr. med.: Stiftung Rehabilitation Heidelberg, Leitender Arzt des Fachbereiches Onkologie, Rehabilitationskrankenhaus Karlsbad-Langensteinbach, 7516 Karlsbad 1, Tel.: 0 72 02/6 14 02
331, 344

Dill, Manfred, Dr. jur.: Verwaltungsdirektor im Landesarbeitsamt Baden-Württemberg, Hölderlinstraße 36, 7000 Stuttgart 1, Tel. 07 11/20 87-1
639

Dreikorn, Kurt, Prof. Dr. med.: Oberarzt der Urologischen Abteilung des chirurgischen Zentrums der Universität Heidelberg, Im Neuenheimerfeld 110, 6900 Heidelberg, Tel. 0 62 21/56 22 11
110, 128, 166

Dietz, Hermann, Prof. Dr. med.: Direktor der Neurochirurgischen Klinik der Medizinischen Hochschule, Karl-Wiechert-Allee 9, 3000 Hannover 61, Tel.: 05 11/5 32 20 34
486

Düngemann, Hans, Prof. Dr. med.: Dermatologische Klinik und Poliklinik der Technischen Universität München, Biedersteiner Straße 29, 8000 München 40, Tel.: 0 89/3 81 06 31 91
555, 562

Ehrlicher, Brigitte Astrid: Vorsitzende des Verbandes für arbeitsmedizinische Fortbildung e.V., Ketschendorfer Straße 74, 8630 Coburg, Tel.: 0 95 61/1 06 70
243, 248

Ellwanger, Erhard, Priv. Doz. Dr. med.: Ltd. Reg. Med. Dir., Landesversicherungsanstalt Württemberg, Adalbert-Stifter-Straße 105, 7000 Stuttgart 40 (Freiberg), Tel.: 07 11/84 81
15, 26

Engler, Hansjürgen, Dr. med.: Leitender Arzt der Johannes-Anstalten, 6950 Mosbach/Baden, Tel.: 0 62 61/8 81
412, 436

Enke, Helmut, Prof. Dr. med. Dipl. Psych.: Forschungsstelle für Psychotherapie, Christian-Belser-Straße 79 a, 7000 Stuttgart-Sonnenberg, Tel.: 07 11/68 40 01
682, 694

Fichtner, Hans-Joachim, Prof. Dr. med.: Stiftung Rehabilitation Heidelberg, Vorsitzender der ärztlichen Leitungsgruppe, Rehabilitationszentrum für Kinder und Jugendliche, Im Spitzerfeld 25, 6903 Neckargemünd, Tel.: 0 62 23/80 12 70
289, 300

Fliedner, Theodor M., Prof. Dr. med.: Dekan der Fakultät für theoretische Medizin, Universität Ulm, Oberer Eselsberg M 23, 7900 Ulm/Donau, Tel.: 07 31/1 76 33 30
681, 682, 683, 696

Flor, P.: Berufsförderungswerk Wildbad
672

Franke, Martin, Prof. Dr. med.: Direktor und Leitender Arzt des Staatlichen Rheumakrankenhauses „Landesbad", Gernbacher Straße 47, 7570 Baden-Baden, Tel.: 0 72 21/2 33 63
189, 190, 191, 214

Gerner, Hans Jürgen, Dr. med.: Chefarzt des Zentrums für Rückenmarkverletzte der Werner-Wicker-Klinik, 3590 Bad Wildungen-Reinhardshausen, Tel.: 0 56 21/83-1
253, 262

Gretz, Norbert, cand. med.: Rehabilitationsklinik Heidelberg der Stiftung Rehabilitation, Bonhoefferstraße 1, 6900 Heidelberg, Tel.: 0 62 21/88-1
166

Growitsch, Klaus: Referent im Bundesvorstand der Deutschen Angestelltengewerkschaft, Ressort Sozialpolitik, Ref.-Krankenversicherung, Karl-Muck-Platz 1, 2000 Hamburg 36, Tel.: 0 40/3 49 15-4 05
251, 641

Groß, Rudolf, Prof. Dr. med: Direktor der Medizinischen Universitätsklinik Köln, 5000 Köln, Tel.: 02 21/4 78 44 00
331, 332, 333, 351

Gruber, Franz O., Prim. Dr. med.: Vorstand der V. Medizinischen Abteilung des Wilhelminenspitals, Montleartstraße 37, A-1171 Wien, Tel.: 00 43/95 25 11
351, *579,* 592

Gundermann, Horst, Prof. Dr. med.: Stiftung Rehabilitation Heidelberg, Leiter des Fachbereiches Phoniatrie/Hals-Nasen-Ohren, Bonhoefferstraße 1, 6900 Heidelberg, Tel.: 0 62 21/88 20 60
387, 388, 389, 404

Gutbier, Marion: Krankengymnastin in der Berufsgenossenschaftlichen Unfallklinik Ludwigshafen a./Rh., Pfennigsweg 13, 6700 Ludwigshafen, Tel.: 06 21/6 81 01
446, 462

Guttmann, Sir Ludwig: C. B. E., F. R. S., M. D., F. R. C. P., F. R. C. S., Chairman and Direktor of Stoke Mandeville Sports Stadium for the Paralysed and Other Disabled, Harvey Road, Aylesbury, Bucks HP 218 PP
16

Haerlin, Christiane: Beschäftigungs- und Arbeitstherapeutin, Stiftung Rehabilitation Heidelberg, Bonhoefferstraße 1, 6900 Heidelberg, Tel.: 0 62 21/88 26 20
217, 225

Hahn, Hellmuth, Dr.: Erster Direktor, Vorsitzender der Geschäftsführung der Landesversicherungsanstalt Württemberg, Adalbert-Stifter-Straße 105, 7000 Stuttgart 40 (Freiberg), Tel.: 07 11/84 81
353, 357

Hahn, Mechthild, Sozialarbeiterin (grad.): Johannes-Gutenberg-Universität Mainz, Klinikum-Sozialdienst, Langenbeckstraße 1, 6500 Mainz, Tel.: 0 61 31/1 91
332, 347

Hallwachs, Helmut, Dr. Dipl. Psych.: Berufsförderung Hamburg – Angewandte Lernpsychologie, Postfach 720 168, 2000 Hamburg 72, Tel.: 0 40/6 45 81-2 16
675

Heineker, Uwe: Mitglied des INTEG-Landesjugendvorstandes Nordrhein-Westfalen (Jugend im Reichsbund der Kriegsopfer, Behinderten, Sozialrentner und Hinterbliebenen e.V.), Löhberg 30, 4330 Mülheim a. d. Ruhr 1
61, 72

Heinze, Viktor, Prof. Dr. med.: Vorsitzender der Arbeitsgemeinschaft Klinische Nephrologie der Bundesrepublik Deutschland, im Oberfeld 25, 7800 Freiburg
166

Hentschel, Werner: Arbeitsberater im Berufsförderungswerk Heidelberg der Stiftung Rehabilitation, Bonhoefferstraße 1, 6900 Heidelberg, Tel.: 0 62 21/88-1
166

Hennies, Günter: Vizepräsident des Landessozialgerichts Berlin, Johannesstraße 12 a, 1000 Berlin 37,
Tel.: 0 30/39 40 41
621, 625, *622,* 645

Herrmann, Werner, Prof.: Stiftung Rehabilitation Heidelberg, Vorstandsmitglied Berufs- und Schulbildung, Bonhoefferstraße 1, 6900 Heidelberg, Tel.: 0 62 21/88 25 42
39, 46

Heyde, Werner, Dr. med.: Onkologe, Facharzt für Frauenkrankheiten, Beiratsmitglied Tumorzentrum Hamburg, Chefarzt der Tumornachbehandlungsabteilungen, Elbchaussee 458 B, 2000 Hamburg 55, Tel.: 86 10 27
331, 531

Hinrichsen, Klaus: Berufshelfer der Berufsgenossenschaft Druck und Papierverarbeitung, Kirchstraße 7 – 9, 5600 Wuppertal, Tel.: 02 02/44 31 08
61, 73

Hönle, Ludwig: Vizepräsident des Verbandes der Kriegs- und Wehrdienstopfer, Behinderten und Sozialrentner Deutschlands e.V., Postfach 2640, 7400 Tübingen,
Tel.: 0 70 71/3 10 58/59
621, 636

Hoffmann, H. L., Dr. med.: Medizinaldirektor, Ärztlicher Referent für allgemeine medizinische Rehabilitation, Landesversicherungsanstalt Baden, Postfach 41 42, 7500 Karlsruhe 1, Tel.: 07 21/81 91-1
61, 71

Hoppe, Wilfried: Assessor, Lohmüller Straße 38, 5000 Köln 60, Tel.: 02 21/82 83 34 00
167, 182

Huber, Wolfgang, Priv. Doz. Dr. med.: Stiftung Rehabilitation Heidelberg, Leitender Arzt des Berufsförderungswerkes Heidelberg, Bonhoefferstraße 1, 6900 Heidelberg, Tel.:
0 62 21/88 31 35
109, 110, 112, 121, 166

Hüllemann, Klaus-Dieter, Prof. Dr. med.: Ärztlicher Direktor der Medizinischen Klinik St. Irmingard, Osternacher Str. 103, 8210 Prien am Chiemsee, Tel.: 0 80 51/60 31
83, 89

Huhnstock, Karl-Heinz, Prof. Dr. med.: Stiftung Rehabilitation Heidelberg, Leitender Arzt der Abteilung für Innere Medizin, Rehabilitationskrankenhaus Karlsbad-Langensteinbach, 7516 Karlsbad 1, Tel.: 0 72 02/6 13 40
533, 543

Jacob, Wolfgang, Prof. Dr. med.: Leiter der Abteilung für Dokumentation historische und soziale Pathologie, Pathologisches Institut der Universität Heidelberg, Berliner Straße 5, 6900 Heidelberg, Tel.: 0 62 21/56 26 42
331, 342, *681,* 689

Jacobs, Claude, Prof. Dr. med.: Groupe Hospitalier Pitie-Salpetriere Service de Nephrologie, 83, Boulevard de l'Hospital, 75634 Paris Cedex 13, Tel.: 584.14.12
109, 118, 166

Jaeger, Wilhelm, Dr. med.: Ltd. Med. Dir., Bundesanstalt für Arbeit, Postfach, 8500 Nürnberg 1, Tel.: 09 11/1 71
445, 456

Jansen, Gerd. W., Prof. Dr. phil.: Forschungsgemeinschaft „Das körperbehinderte Kind" e.V., Belvederestraße 149, 5000 Köln, Tel.: 02 21/49 52 10
61, 63

Janz, Dieter, Prof. Dr. med.: Freie Universität Berlin – Abteilung für Neurologie im Klinikum Charlottenburg, Spandauer Damm 130, 1000 Berlin 19, Tel.: 0 30/3 03 58 76
411, 412, 413, 438

Jentschura, Günter, Prof. Dr. med.: Direktor der Orthopädischen Klinik der Fakultät für Klin. Medizin Mannheim der Universität Heidelberg, Meerfeldstraße 69, 6800 Mannheim 1, Tel.: 06 21/38 38 76
311, 312, 326, 328

Jochheim, Kurt-Alphons, Prof. Dr. med.: Leiter des Rehabilitationszentrums der Universität zu Köln, Lindenburger Allee 44, 5000 Köln-Lindenthal, Tel.: 02 21/4 78 40 40
61, 74, *515,* 520

Josenhans, Gerhard, Dr. med.: Facharzt für Innere Krankheiten, Ärztlicher Direktor der Rheumaklinik, 2357 Bad Bramstedt, Tel.: 0 41 92/30 01
189, 194

Kallinke, Dieter, Dr. med. Dipl.-Psych.: Stiftung Rehabilitation Heidelberg, Vorstandsmitglied Psychologie, Bonhoefferstraße 1, 6900 Heidelberg, Tel.: 0 62 21/88 31 77
166, *189, 190,* 206

Kähne, Otto, Dr. rer. pol.: Fachhochschule für Sozialarbeit, Berufsförderungswerk Heidelberg der Stiftung Rehabilitation, Bonhoefferstraße 1, 6900 Heidelberg,
Tel.: 0 62 21/88-1
166

Kersten, Otto, Ltd. Verwaltungsdirektor, Dr. jur.: Bezirksverwaltung München der Berufsgenossenschaft Nahrungsmittel und Gaststätten, Romanstr. 38, 8000 München 38, Tel.: 0 89/17 22 72
555, 569

Kettner, Alexandra, Dr. med.: Rehabilitationsklinik Heidelberg der Stiftung Rehabilitation, Bonhoefferstraße 1, 6900 Heidelberg, Tel. 0 62 21/88-1
109, 110, 121, 166

Ketzler, Jutta, Sozialreferentin: Kuratorium für Heimdialyse e.V., Schleusenweg 22, 6000 Frankfurt 71,
Tel.: 06 11/67 50 28
639

Kiesinger, Adelheid, Beschäftigungstherapeutin, Brahmsstraße 12, 7500 Karlsruhe, Tel.: 07 21/55 88 44
445, 459

Klettke, Helmut, Ausbildungsleiter: Stephanuswerk Isny, 7972 Isny im Allgäu, Tel.: 0 75 62/6 11
673

Kluge, Karl-J., Prof. Dr. phil.: Direktor des Seminars für Lernbehinderten- und Erziehungsschwierigenpädagogik, Pädagogische Hochschule Rheinland, Frangenheimstraße 4, 5000 Köln-Lindenthal, Tel.: 0 21 62/2 15 55
603, 604, 620

König, Kurt, Prof. Dr. med.: Ärztlicher Direktor der Herz-Kreislauf-Klinik Waldkirch, Postfach 270, 7808 Waldkirch bei Freiburg im Breisgau, Tel.: 0 76 81/80 35
83, 84, 85, 106

Kösters, Winfried, Priv. Doz. Dr. med.: Abteilung Nephrologie/Hämodialyse, I. Medizinische Klinik der Städtischen Krankenanstalten Mannheim, Klinikum der Universität Heidelberg, Am Schelmenbuckel 51, 6800 Mannheim
166

Kost, Wilhelm, Verwaltungsdirektor: Bundesanstalt für Arbeit, Postfach, 8500 Nürnberg, Tel.: 09 11/1 71
653, 659

Kratzmeier, Heinrich, Prof., Dipl.-Psych.: Pädagogische Hochschule Heidelberg, Carl-Beck-Straße 7 A, 6903 Neckargemünd, Tel.: 0 62 23/18 22
387, 397

Küppers, Hans-Jochen, Dr. Ing.: Stiftung Rehabilitation Heidelberg, Vorsitzender des Forschungsbereiches Technische Rehabilitationshilfen, Bonhoefferstraße 1, 6900 Heidelberg, Tel.: 0 62 21/88 32 57
579, 590

Kütemeyer, H., Dr. med.: Leitender Arzt der Dialyse-Abteilung im Rehabilitationskrankenhaus Karlsbad-Langensteinbach, 7516 Karlsbad 1, Tel.: 0 72 02/6 14 11
109, 110, 121, 166

Kugler, Horst: Abt.-Direktor bei der Bundesversicherungsanstalt für Angestellte, Ruhrstraße 2, 1000 Berlin 88, Tel.: 0 30/86 52 23 34
533, 547

Kulenkampff, Caspar, Prof. Dr. med.: Landesrat, Landschaftsverband Rheinland, Kennedy-Ufer, 5000 Köln 21, Tel.: 02 21/8 28 31
500, 510

Kulpe, Wilhelm, Dr. med.: Abteilungsdirektor, Landesversicherungsanstalt Württemberg, Adalbert-Stifter-Straße 105, 7000 Stuttgart 40 (Freiberg), Tel.: 07 11/84 81
681, 691

Lagerström, Dieter, Dipl.-Sportlehrer: Institut für Kreislaufforschung und Sportmedizin, Carl-Diem-Weg, 5000 Köln 41, Tel.: 02 21/49 40 21
83, 98

Lange, H., Prof. Dr. med.: Medizinische Klinik der Philipps-Universität Marburg/Lahn, 3550 Marburg/Lahn
166

Legrain, M., Prof. Dr. med.: Präsident der EDTA, Groupe Hospitalier Pitie-Salpetriere, Service de Nephrologie, 83, Boulevard de l'Hopital, 75634 Paris Cedex 13, Tel.: 584.14.12
109, 114, 166

Lipinski, Christian, Dr. med.: Stiftung Rehabilitation Heidelberg, Leitender Arzt für Pädiatrie, Südwestdeutsches Rehabilitationszentrum für Kinder und Jugendliche, Im Spitzerfeld 25, 6903 Neckargemünd, Tel.: 0 62 23/80 12 78
411, 419

Mahrenholz, Lotte, Dipl.-Psych.: Berufsbildungswerk im Annastift e.V., Wülfeler Straße 60, 3000 Hannover 72, Tel.: 05 11/8 60 31
653, 666

Maiwald, Dietrich, Dr. med.: Präsident der Landesärztekammer Baden-Württemberg, Jahnstraße 40, 7000 Stuttgart 70, Tel.: 07 11/76 50 24
1, 8, *515,* 528, 530

Marquardt, Ernst, Prof. Dr. med.: Leiter der Abteilung für Dysmelie und technische Orthopädie, Orthopädische Klinik und Poliklinik der Universität Heidelberg, Schlierbacher Landstraße 200 a, 6900 Heidelberg, Tel.: 0 62 21/80 62 58
39, 46, *289, 290,* 291, 307, 701, 704

Marten, Günter, Dr. med.: Chefarzt der Rehabilitationsabteilung, Berufsgenossenschaftliche Unfallklinik, Friedberger Landstraße 430, 6000 Frankfurt 60, Tel.: 06 11/1 50 11
533, 545

Marx, Hans Gerhard, Dr. med.: Ltd. Med. Dir., Bernhard-Salzmann-Klinik, Fachkrankenhaus für Suchtkranke, Im Füchtei 150, 4830 Gütersloh, Tel.: 0 52 41/50 25 50
499, 501

Mathies, Hartwig, Prof. Dr. med.: Chefarzt der I. Medizinischen Klinik des Rheumazentrums, 8403 Bad Abbach, Tel.: 0 94 05/1 82 20
189, 198

Matthiaß, Hans-Henning, Prof. Dr. med.: Direktor der Orthopädischen Klinik und Poliklinik (Hüfferstiftung) der Westfälischen Wilhelms-Universität Münster, Hüfferstraße 27, 4400 Münster/Westfalen, Tel.: 02 51/8 37 06
469, 485

Maurer, Maximilian-Herbert, Studiendirektor: Josef-Retzer-Straße 45/II, 8000 München 60, Tel.: 0 89/88 71 16
167, 172

Mayer, Klaus, Prof. Dr. med. Dr. phil.: Ärztlicher Direktor der Abteilung Neuropsychologie mit Neurologischer Poliklinik der Universität Tübingen, Liebermeisterstraße 18 – 20, 7400 Tübingen, Tel.: 0 70 71/29 20 50
353, 354, 355, 384

Mayer-Scheu, J. Dr. theol.: Katholische Klinik-Seelsorge der Universitätsklinik Heidelberg
166

Mehs, Margret, Sozialarbeiterin (grad.): 1. Vorsitzende der Deutschen Vereinigung für den Sozialdienst im Krankenhaus, Klinikum der Johannes-Gutenberg-Universität Mainz, Langenbeckstraße 1, 6500 Mainz,
Tel.: 0 61 31/19 24 76
534, 550

Meinecke, Friedrich-Wilhelm, Dr. med.: Direktor des Berufsgenossenschaftlichen Forschungsinstituts für Traumatologie, Friedberger Landstr. 430, 6000 Frankfurt 60,
Tel.: 06 11/1 50 13 83
253, 255

Menrad, Heinz: Stiftung Rehabilitation Heidelberg, Vorsitzender des Rehabilitationsinstituts für Berufsfindung, Bonhoefferstraße 1, 6900 Heidelberg,
Tel.: 0 62 21/88 29 60
653, 663

Möllhoff, Gerhard, Prof. Dr. med.: Ltd. Reg. Med. Dir., Institut für Rechtsmedizin der Universität Heidelberg, Voßstraße 2, 6900 Heidelberg, Tel.: 0 62 21/53 24 61
289, 294, *621,* 628

Muthmann, Dietrich, Dr. med.: Leiter der Medizinischen Abteilung für schulische und berufliche Rehabilitation, Orthopädische Anstalten Volmarstein, Postfach 280, 5802 Wetter 2, Tel.: 0 23 35/63 93 85
290, 303, *469,* 490

Oesterwitz, Ingolf, Dipl.-Psych.: Stiftung Rehabilitation Heidelberg, Bonhoefferstraße 1, 6900 Heidelberg, Tel.: 0 62 21/88 27 86
603, 612

Oldiges, Franz Josef, Dr.: Geschäftsführer des Bundesverbandes der Ortskrankenkassen, Karl-Finkelnburg-Str. 50, 5300 Bonn-Bad Godesberg, Tel.: 0 22 21/8 27-1
1, 7

Paeslack, Volkmar, Prof. Dr. med.: Leiter der Abteilung für die Behandlung und Rehabilitation Querschnittgelähmter, Orthopädische Klinik und Poliklinik der Universität Heidelberg, Schlierbacher Landstr. 200 a, 6900 Heidelberg, Tel.: 0 62 21/80 63 75
15, 17, *254,* 274, 279, *700,* 707

Pape, Anne: Ltd. Krankengymnastin der Abteilung für die Behandlung und Rehabilitation Querschnittgelähmter, Orthopädische Klinik und Poliklinik der Universität Heidelberg, Schlierbacher Landstr. 200 a, 6900 Heidelberg, Tel.: 0 62 21/80 63 92
253

Penin, Heinz, Prof. Dr. med.: Universitätsnervenklinik, Venusberg, 5300 Bonn, Tel. 0 22 21/19 27 27
412, 427

Pfeifer, Wendelin: Rehabilitationsberater in der Rehabilitationsklinik Heidelberg der Stiftung Rehabilitation, Bonhoefferstraße 1, 6900 Heidelberg, Tel. 0 62 21/88-1
166

Popplow, Katja, Dipl. Psych.: Abteilung für Dysmelie und technische Orthopädie, Orthopäd. Klinik und Poliklinik der Universität Heidelberg, Schlierbacher Landstr. 200 a, 6900 Heidelberg, Tel.: 0 62 21/80 61
289, 290, 297, 306

Porst, Ursula, Krankengymnastin: Kinderklinik St. Annastift, Karolina-Burger-Str. 51, 6700 Ludwigshafen, Tel.: 06 21/5 70 22 62
470, 493

Ramcke, Ingrid, Beschäftigungstherapeutin: Stiftung Rehabilitation Heidelberg, Leiterin der Abteilung Ergotherapie, Südwestdeutsches Rehabilitationskrankenhaus Karlsbad-Langensteinbach, 7516 Karlsbad 1, Tel.: 0 72 02/6 17 87
470, 496

Räuber, Albert: Referat Behindertenfragen, Vorstandsverwaltung der IG Metall, Willi-Leuschner-Str. 79/85, 6000 Frankfurt/M.
251

Rauda, Dietrich W., Dr. rer. pol.: Soziologe und Jurist, Fachhochschule der Pfälzischen Landeskirche mit den Fachrichtungen Sozialarbeit, Sozial- und Religionspädagogik, Maxstraße 29, 6700 Ludwigshafen
253, 262

Reinhardt, Johanna, Dr. med.: Gewerbemedizinaldirektorin im Niedersächsischen Landesverwaltungsamt – Institut für Arbeitsmedizin Hannover –, Bertastraße 4, 3000 Hannover, Tel.: 05 11/32 59 80
556, 572

Rieder, Hermann, Prof. Dr.: Direktor des Instituts für Sport und Sportwissenschaft der Universität Heidelberg, Im Neuenheimer Feld 710, 6900 Heidelberg, Tel.: 0 62 21/56 46 42
311, 317

Rieth, Eberhard, Dr. phil.: Direktor der Fachkrankenhäuser Ringgenhof und Höchsten, Riedhauser Straße 57 – 71, 7983 Wilhelmsdorf bei Ravensburg, Tel.: 0 75 03/8 71 oder 8 72
499, 503

Ritz, Eberhard, Prof. Dr. med.: Leiter der Sektion Nephrologie, Klinikum der Universität Heidelberg, Bergheimer Straße 56 a, 6900 Heidelberg, Tel.: 0 62 21/1 30 41
110, 111, 143, 166

Rösler, Heinrich, Dr. rer. nat.: Orthopädische Klinik und Poliklinik der Universität Heidelberg, Schlierbacher Landstr. 200 a, 6900 Heidelberg, Tel.: 0 62 21/80 61
580, 596

Röttgen, Helene, Beschäftigungstherapeutin: Stiftung Rehabilitation Heidelberg, Schule für Beschäftigungs- und Arbeitstherapie, Rehabilitationskrankenhaus Karlsbad-Langensteinbach, 7516 Karlsbad 1, Tel.: 0 72 02/6 15 17
353, 373

Roskamm, Helmut, Prof. Dr. med.: Ärztlicher Direktor des Rehabilitationszentrums Bad Krozingen, Südring 15, 7812 Bad Krozingen, Tel.: 0 76 33/40 24 10
83, 104

Rossak, Karl, Prof. Dr. med.: Stiftung Rehabilitation Heidelberg, Leiter der Abteilung Orthopädie und Traumatologie, Rehabilitationskrankenhaus Karlsbad-Langensteinbach, 7516 Karlsbad 1, Tel.: 0 72 02/6 13 46
311, 314

Rudnitzki, Gerhard, Dr. med.: Stiftung Rehabilitation Heidelberg, Leitender Arzt Bereich Psychiatrie/Psychotherapie, Rehabilitationszentrum für Kinder und Jugendliche, Neckargemünd, Im Spitzerfeld 25, 6903 Neckargemünd, Tel.: 0 62 23/80 15 72
217, 228

Schettler, Gotthard, Prof. Dr. med. Dr. h. c. mult.: Klinikum der Universität Heidelberg, Medizinische Universitäts- und Poliklinik, Bergheimer Straße 58, 6900 Heidelberg, Tel.: 0 62 21/53 23 90
699, 701, 704

Schiller, Hans, Dr. med.: Leiter des Werkärztlichen Dienstes, Daimler-Benz AG, Werk Stuttgart-Untertürkheim, 7000 Stuttgart 60, Tel.: 07 11/3 02 21 11
243, 250

Schimpf, Klaus, Prof. Dr. med.: Stiftung Rehabilitation Heidelberg, Leiter der Rehabilitationsklinik und des Hämophiliezentrums Heidelberg, Bonhoefferstraße 1, 6900 Heidelberg, Tel.: 0 62 21/88 31 31
167, 168, 184, 185

Schleicher, Rolf, Sozialarbeiter (grad.): Geschäftsführer des Diakonischen Werkes Kassel Stadt und Land, Weimersgasse 26, 3500 Kassel, Tel.: 05 61/1 44 98
499, 505

Schmidt, Klaus L., Prof. Dr. med.: Klinik und Institut für Physikalische Medizin und Balneologie der Justus-Liebig-Universität Gießen, Ludwigstraße 37, 6350 Bad Nauheim, Tel.: 0 60 32/89 81
189, 200

Schmieder, Friedrich G., Dr. med. habil.: Kliniken Dr. Schmieder Gailingen und Allensbach, 7704 Gailingen Kreis Konstanz, Tel.: 0 77 34/60 22
354, 381

Schmitt, Karl-Heinz, Oberverwaltungsrat: Landesverband Hessen-Mittelrhein der gewerblichen Berufsgenossenschaften, Wilh.-Th.-Römheldstraße 15, 6500 Mainz-Weisenau, Tel.: 0 61 31/80 22 26
353, 366

Scholz, Josef-Franz, Dr. med.: Ltd. Medizinaldirektor a. D., Arzt für Arbeitsmedizin, Albrecht-Bengel-Straße 10, 7152 Aspach 2, Tel.: 0 71 48/89 97 und 61 81
81, *243,* 245

Schuerman, Joop, Dr. med. Dipl. Psych.: Lucas-Stichting voor Revalidatie, Schuureikenweg 60, Hoensbroek/Niederlande, Tel.: 00 31/45/21 40 00
354, 353, 376

Schütterle, G., Prof. Dr. med.: Leitender Arzt im Zentrum für Innere Medizin, Justus-Liebig-Universität Gießen, Klinikstr. 326, 6300 Lahn 1, Tel.: 06 41/7 02-1
166

Schwarz, Rainer, Dr. med.: Zentralinstitut für seelische Gesundheit, Arbeitsgruppe Behinderungsforschung, J5, 6800 Mannheim 1, Tel.: 06 21/1 70 37 43
217, 218, 234

Sauer, Robert Jaques: 1. Vorsitzender im CBF Pfullendorf, Vorstandsmitglied in der Bundesarbeitsgemeinschaft der Clubs Behinderter und ihrer Freunde, Paul Heiligstr. 6, 7798 Pfullendorf
61, 72, 608, 702, 703

Seibke, Wilfried, Dr. med.: Facharzt für Urologie, Sybelstr. 3, 3550 Marburg/Lahn, Tel.: 0 64 21/2 13 33
166

Seidel, B. U., Dr. med.: Neurochirurgische Klinik der Medizinischen Hochschule Hannover, Karl-Wiechert-Allee 9, 3000 Hannover 61, Tel. 05 11/5 32-1
486

Seifriz, Adalbert, Dr. jur. Dr. med. h. c.: Staatsminister a. D., Präsident der Stifung Rehabilitation Heidelberg, Viergiebelweg 12, 7000 Stuttgart 1
1, 2

Sohnius, Roland, Dr. med.: 1. Vorsitzender des Verbandes Deutscher Betriebs- und Werkärzte e.V., Rheinbrückenstraße 50, 7500 Karlsruhe, Tel.: 07 21/5 95 22 21
243, 244

Späth, Lothar: Ministerpräsident des Landes Baden-Württemberg, Richard-Wagner-Str. 15, 7000 Stuttgart
1, 3

Speck, Otto, Prof. Dr. phil.: Lehrstuhl Sonderpädagogik, Erziehungswissenschaftliche Fakultät der Universität München, Am Stadtpark 20, 8000 München 60,
Tel.: 0 89/88 30 91
39, 41

Spengler, A., Dr.: Deutsche Gesellschaft für Sexualforschung, Martinistraße 52, 2000 Hamburg 20,
Tel.: 04 11/4 68 32 64/27 99
616

Steinmeyer, Heinz-Dietrich: Freie Universität Berlin – Institut für Arbeits-, Sozial- und Wirtschaftsrecht, Van't-Hoff-Straße 8, 1000 Berlin 33, Tel. 0 30/8 38 21 75
412, 432

Stingl, Josef: Präsident der Bundesanstalt für Arbeit, Postfach, 8500 Nürnberg, Tel.: 09 11/1 71
1, 5

Sträßle, Ludwig, Dipl. Psych.: Dialyse Zentrum Freiburg, Lehener Straße 88, 7800 Freiburg, Tel.: 07 61/27 40 70
110, 136, 166

Strauch, Manfred, Prof. Dr. med.: Leitender Arzt der Abteilung Klinische Nephrologie und Hämodialyse, I. Medizinische Klinik Mannheim, Klinikum der Universität Heidelberg, Theodor-Kutzer-Ufer, 6800 Mannheim
166

Strauch-Rahäuser, Gunhild, Dr. med.: Ärztin für Neurologie und Psychiatrie, Schifferstadter Straße 43, 6800 Mannheim 81, Tel.: 06 21/79 57 80
110, 132, 166

Streicher, Erich, Dr. med.: Ärztlicher Direktor der Abteilung für Nieren- und Hochdruckkrankheiten, Zentrum Innere Medizin, Katharinenhospital Stuttgart, Kriegsbergstraße 60, 7000 Stuttgart 1, Tel.: 07 11/20 34-1
109, 112, 166

Stresemann, Ernst, Prof. Dr. med.: Asthma- und Allergie-Klinik Bad Salzuflen, Alte Vlothoer Str. 47 – 49, 4902 Bad Salzuflen, Tel.: 0 52 22/1 82/2 11/2 12/2 16
573

Stroebel, Hubertus: Direktor, Geschäftsführer der Bundesarbeitsgemeinschaft für Rehabilitation, Eysseneckstraße 55, 6000 Frankfurt 1, Tel.: 06 11/1 52 23 20
621, 623, 648

Tews, Hans Peter, Dr. phil.: Leiter des Forschungsbereiches für Soziologie des Forschungszentrums für Prävention und Rehabilitation der Stiftung Rehabilitation Heidelberg, Bonhoefferstraße 1, 6900 Heidelberg, Tel.: 0 62 21/88-1
166

Thom, Harald, Prof. Dr. med.: Chefarzt der Orthopädischen Abteilung des Laurentius-Krankenhauses, Postfach 60, 8501 Schwarzenbruck bei Nürnberg, Tel.: 0 91 28/72 23 51
469, 470, 471, 497

Thorbecke, Rupprecht: Freie Universität Berlin – Bereich Medizinsoziologie an der Abteilung für Neurologie im Klinikum Charlottenburg, Spandauer Damm 130, 1000 Berlin 19, Tel. 0 30/30 35 23 68
411, 423

Tolk, Jochen, Dr. med.: Vizepräsident der Deutschen Rheuma-Liga e.V., Diesterwegstraße 15, 2300 Kiel-Hasse, Tel.: 04 31/68 51 36
189, 190, 209

Trenß, G., Dr. med.: Medizinaldirektor, Leitender Arzt des Landesarbeitsamts Berlin, Friedrichstraße 34 – 37 a, 1000 Berlin 61, Tel. 0 30/25 84-1
638

Tschochner, Gerd, Sozialarbeiter (grad.): Ltd. Sozialarbeiter, Orthopädische Klinik und Poliklinik der Universität Heidelberg, Schlierbacher Landstr. 200 a, 6900 Heidelberg, Tel.: 0 62 21/80 64 21
254, 271

Uhlenbrock, Detlev, Dr. med.: Knappschaftskrankenhaus, 4700 Hamm, Tel.: 0 23 81/87 33
640, 643

Ulmer, Wolfgang T., Prof. Dr. med.: Chefarzt der Medizinischen Universitätsklinik und Poliklinik der Berufsgenossenschaftlichen Krankenanstalten „Bergmannsheil" Bochum, Hunscheidtstraße 1, 4630 Bochum, Tel.: 02 34/30 21
555, 565

Unger, Ulrike, Beschäftigungstherapeutin: Abteilung für Technische Orthopädie und Rehabilitation der Orthopädischen Universitätsklinik Münster, Robert-Koch-Straße 30, 4400 Münster, Tel.: 02 51/8 37 40
311, 320

Verkuyl, Arie, Dr. med.: Facharzt für Rehabilitation, Mevr. Leinweberlaan 16, 3971 KZ Driebergen/Niederlande, Tel.: 00 31/34 38/53 01
603, 616

Versen, Paul, Direktor, Dr. jur.: Landesverband Südwestdeutschland der gewerblichen Berufsgenossenschaften, Gaisbergstraße 7, Postfach 10 14 80, 6900 Heidelberg, Tel.: 0 62 21/52 31
555, 557, 574

Wahle, Hans, Prof. Dr. med.: Stiftung Rehabilitation Heidelberg, Leitender Arzt der Abteilung Neurologie II, Rehabilitationskrankenhaus Karlsbad-Langensteinbach, 7516 Karlsbad 1, Tel.: 0 72 02/6 13 45
353, 370

Waidner, Guenther, Dipl. Psych.: Leitender Psychologe im Landesarbeitsamt Südbayern, Schackstr. 2, 8000 München 22, Tel.: 38 77-1
674

Walczak, Leonhard, Dipl.-Psych.: Behindertenzentrum Hannover, Lathusenstraße 20, 3000 Hannover 61, Tel.: 05 11/55 50 81-84
217, 221

Watermann, Friedrich, Dr.: Hauptgeschäftsführer des Hauptverbandes der gewerblichen Berufsgenossenschaften, Langwartweg 103, 5300 Bonn 1, Tel.: 0 22 21/5 49-2 15
1, 6

Weber, Wilhelm, Dr. med.: Stiftung Rehabilitation Heidelberg, Vorsitzender des Fachbereiches Arbeitsmedizin, Berufsförderungswerk Heidelberg, Bonhoefferstraße 1, 6900 Heidelberg, Tel.: 0 62 21/88 29 54
653, 654, 655, 669, 676

Weiss-Boecker, Gabriele, Dipl. Psych.: Logopädin, Stiftung Rehabilitation Heidelberg, Rehabilitationsklinik Heidelberg, Bonhoefferstraße 1, 6900 Heidelberg, Tel.: 0 62 21/88 22 98
387, 394

Weiß, Rudolf, Oberverwaltungsrat: Landeswohlfahrtsverband Württemberg-Hohenzollern, Lindenspürstraße 39, 7000 Stuttgart 1, Tel.: 66 67-2 44
642

Wenger, Wolf-Dieter, Verwaltungsoberrat: Bundesanstalt für Arbeit, Postfach, 8500 Nürnberg, Tel.: 09 11/1 71
653, 663

Weniger, Dorothea, Dr. phil.: Abteilung Neurologie der Medizinischen Fakultät der Rheinisch-Westfälischen Technischen Hochschule Aachen, Goethestraße 27/29, 5100 Aachen, Tel.: 02 41/8 08 99 68
387, 391

Wiedemann, Elmar, Prof. Dr. med.: Stiftung Rehabilitation Heidelberg, Vorstandsmitglied Medizin und Pflege, Bonhoefferstraße 1, 6900 Heidelberg, Tel.: 0 62 21/88 24 40
515, 517, 531

Wille, Wolfgang: Verwaltungsoberrat: Bundesanstalt für Arbeit, Postfach, 8500 Nürnberg, Tel.: 09 11/1 71
167, 180

Winkelmüller, Wolfgang, Prof. Dr. med.: Neurochirurgische Klinik der Medizinischen Hochschule Hannover, Karl-Wiechert-Allee 9, 3000 Hannover 61,
Tel.: 05 11/5 32 20 34
469, 486

Winter, Brigitte, Dipl. Psych.: Myliusstraße 27, 6000 Frankfurt 1, Tel.: 06 11/72 95 04
253, 268

Wittstätter, Kurt, Prof. Dipl. disc. pol.: Fachhochschule der Pfälzischen Landeskirche mit den Fachrichtungen Sozialarbeit, Sozial- und Religionspädagogik, Maxstraße 29, 6700 Ludwigshafen
253, 262

Wolff, Renate: c/o Spastiker Zentrum Berlin e.V., Prettauer Pfad 23 – 33, 1000 Berlin 45, Tel.: 0 30/8 17 50 11
61, 71

Wurster, Willy, Direktor: Landesverband der Ortskrankenkassen Württemberg-Baden, Postfach 30 07 29, 7000 Stuttgart 30, Tel.: 07 11/8 99 71
515, 525

Kongreßeröffnung

Der Ehrenpräsident des Kongresses
Staatsminister a. D.
Dr. Dr. h. c. Adalbert Seifriz

Grußadressen

Der Ministerpräsident
des Landes Baden-Württemberg
Lothar Späth

Der Präsident
der Bundesanstalt für Arbeit
Josef Stingl

Der Vorsitzende der
Geschäftsführung der
Landesversicherungsanstalt Baden
Manfred Beck

Der Hauptgeschäftsführer
des Hauptverbandes der gewerblichen Berufsgenossenschaften
Dr. Friedrich Watermann

Der Geschäftsführer
des Bundesverbandes der Ortskrankenkassen
Dr. Franz-Josef Oldiges

Der Präsident
der Landesärztekammer Baden-Württemberg
Dr. Dietrich Maiwald

Grundsatzreferat

Der Parlamentarische Staatssekretär
im Bundesministerium
für Arbeit und Sozialordnung
Hermann Buschfort

Rehabilitation als Schlüssel zum Dauerarbeitsplatz

A. Seifriz[1]

Die Rehabilitation hat den Menschen als Aufgabe im Mittelpunkt. Sie hat im Mittelpunkt vor allem einen Menschen, der sich weitgehend nicht selbst helfen kann, eine sinnvolle und für ihn mögliche berufliche Tätigkeit zu finden, nachdem er Schädigungen aller Art, vielfach auch durch unser modernes Leben, hinnehmen mußte. Dies alles kommt ganz leicht über unsere Lippen. Wir wollen in dieser Stunde aber etwas tiefer schürfen.

Wer am Menschen wirken will, muß ein klares Menschenbild und klare Wertvorstellungen haben. Dies gilt um so mehr dann, wenn es sich um Menschen handelt, die wirklich die Hilfe der Allgemeinheit notwendig haben.

Albert Schweitzer hat das einmal so ausgedrückt: „Alle Geschehnisse, die sich in den Völkern und in der Menschheit ereignen, gehen auf geistige, in der Weltanschauung gegebene Ursachen zurück."

Wir müssen uns deshalb fragen: Welches Menschenbild und welche Wertvorstellungen haben wir, wenn wir mit der Rehabilitation den Menschen eine neue Chance für's Leben geben wollen? Diese Frage wird vor allen Dingen viel zu wenig in den politischen Parteien heute gestellt. Dies ist um so bedauerlicher, weil die Frauen und die Männer, die einmal das Grundgesetz der Bundesrepublik Deutschland geschaffen haben, von einem klaren Menschenbild und von eindeutigen Wertvorstellungen ausgegangen sind. Nur so war es ihnen möglich, ein Grundgesetz zu schaffen, das uns die Chance gibt, heute die freiheitlichste Lebenswelt zu gestalten, die jemals auf deutschem Boden gestaltet werden konnte.

Die Väter des Grundgesetzes verstanden den Menschen aus dem Ganzen heraus. Der Mensch ist dadurch, daß er lebt, ein Geschöpf des Schöpfers. Die Idee der umfassenden Rehabilitation hat ihre Basis im kirchlichen Bereich. Jeder ist ein einmaliges Geschöpf und ein einmaliger Gedanke des Schöpfers. Kein Mensch wird wiederholt geschaffen. Sein Aussehen gibt es nur einmal auf der ganzen Welt. Auch seine Gaben, seine Empfindungen sind individuell. Es gibt keinen Menschen, der nicht irgendwelche Begabungen oder Fähigkeiten hätte. Der Schöpfer hat den Menschen millionenfach Begabungen, millionenfach verschiedenes Aussehen, millionenfach verschiedene Empfindungen mitgegeben. Er erneuert bei jedem Menschen wieder einen Gedanken seiner Schöpfung. Solch ein einmaliges Geschöpf darf nicht verlorengehen. Das ist die Verantwortung, die wir miteinander und füreinander haben. Wir müssen Einrichtungen schaffen und unter uns hegen und pflegen, die das Miteinander und Füreinander bestens durchführen können. Es genügt nicht, dafür zu sorgen, daß die Gaben nicht verlorengehen. Vielmehr ist es eine hohe Aufgabe zu locken und zu rufen, daß die Gaben kommen und daß der Mensch Erfüllung findet in dem, was er an Anlagen mitbekommt. Die Freude des Lebens erlebt nur der voll, der die Gaben, die der Schöpfer ihm gegeben hat, entdeckt. Auch die Leistung, von der wir heute so viel reden, kann nur kommen, wenn die Befähigungen gerufen werden.

Sodann müssen wir wieder erkennen, daß der Mensch immer in einer Existenz zum anderen Menschen lebt. Entweder er ist Sohn oder Tochter, Vater oder Mutter, Bruder oder Schwester, Arbeitgeber oder Arbeitnehmer, Schüler oder Lehrer, Kranker oder Gesunder. Jede Beziehung zum anderen ist ein Seins-Verhältnis. In diesem Verhältnis geht es immer darum, daß einer für

[1] Hier und ebenso bei den nachfolgenden Ansprachen wurden die Anreden und die namentlichen Begrüßungen weggelassen (Anm. d. Hrsg.).

den anderen da ist und den anderen voll schätzt und achtet. Dabei ist keiner mehr. Weder der Rehabilitand, noch der, der ihn unterrichtet. Beide sind in Beziehung zueinander gesetzt. Beide können voneinander nehmen und lernen. Beide können ihr Leben sinnvoller miteinander machen. Die Väter des Grundgesetzes gingen vor allen Dingen auch von dem Gedanken aus, daß man den Menschen, der heute lebt, nicht vertrösten soll auf ein besseres Morgen. Deshalb haben sie alle ihre Gedanken auf das Heute gelenkt. Hier tritt ein Menschenbild zutage, das die Wertvorstellung mit einbringt, daß das Heute die Chance ist für den Menschen und daß das Morgen erst aus dem Heute entstehen kann. Insofern kontrastiert die Rehabilitation mit allen Weltverbesserern, die erst auf morgen vertrösten. Rehabilitation heißt: Heute zu handeln, heute dem Menschen zur Verfügung zu stehen, ihm heute zu helfen, ihm heute den Weg in eine bessere Zukunft zu ebnen. Vor allem aber müssen wir in unser Menschenbild beim Rehabilitationsgeschehen einbringen, daß es keinen Menschen gibt, der im Umgang nur gut ist, sondern jeder ist ein Sowohl-Als-auch. Der Rehabilitand ist sowohl ein auf uns zukommender guter Mensch als auch gleichzeitig einer, der uns Schwierigkeiten macht. Der Ausbilder ist einer, der mal Gutes und mal anderes einbringt. Deshalb ist der Leitsatz für alle Rehabilitation von einem sinnvollen Menschenbild her: Seid geduldig miteinander. Höchster Wertmaßstab ist nicht die Materie und das Materielle, was wir zusammen erreichen wollen. Höchster Maßstab muß der Mensch sein, den wir vor uns sehen. Ihm mit Ehrfurcht und Hingabe zu begegnen, ist Rehabilitation im tiefsten Sinne des Wortes. Wenn wir so miteinander wirken, ist die Rehabilitation nicht nur eine technische Aufgabe hohen Ranges, die wir im beruflichen Ausbildungsvorgang und im medizinisch-psychologischen Geschehen erleben; Rehabilitanden und Ausbilder erleben dann Menschsein in neuer Qualität und doch in der Weise, wie es ursprünglich bei der Schaffung des Grundgesetzes gedacht war, als wir aus dem entsetzlichen Geschehen des Dritten Reiches heraus in eine bessere Zukunft hineingehen wollten. Unter diesem Zeichen des Grundgesetzes stehen auch der Heidelberger Rehabilitationskongreß 1978 und die künftige Arbeit der Stiftung Rehabilitation Heidelberg.

In diesem Sinne erkläre ich den Heidelberger Rehabilitationskongreß 1978 in Neckargemünd für eröffnet.

L. Späth

Ich heiße Sie im Namen der Landesregierung von Baden-Württemberg sehr herzlich willkommen. Ich tue dies zugleich im Auftrag meiner Ministerkollegen aus Hessen und Rheinland-Pfalz, der Herren CLAUSS und Dr. GÖLTER, die heute anwesend sind, angesichts des dicht gedrängten Programms der Eröffnungsveranstaltung auf eigene Redebeiträge jedoch verzichtet haben.

Dies ist ein Beispiel, dem ich insofern nacheifern werde, als ich auch meinen Beitrag auf die gebotene Kürze beschränke. Ich nehme aber gerne die Anwesenheit maßgeblicher Vertreter des Bundes und einiger Bundesländer zum Anlaß, um die gute föderative Zusammenarbeit auf dem Gebiet der Rehabilitation dankbar anzuerkennen. Das Berufsbildungswerk Waiblingen, an dem der Bund einen erheblichen Teil der Investitionskosten mit getragen hat, ist ein Beispiel dafür, das südwestdeutsche Rehabilitationszentrum, an dem sich Rheinland-Pfalz maßgeblich beteiligt hat, legt ebenfalls Zeugnis ab von dieser reibungslosen Zusammenarbeit.

Ich meine, dies sollte auch einmal gesagt und gewürdigt werden in einer Zeit, in der die föderative Ordnung nach dem öffentlichen Meinungsbild mehr in einem Gegeneinander als in einem Miteinander zu bestehen scheint.

Die Fortschritte auf dem Sektor der Rehabilitation in den letzten 15 Jahren sind unverkennbar. Das Land Baden-Württemberg hat seinen Beitrag dazu geleistet, doch ich füge sogleich hinzu: Dies ist selbstverständlich und wird so bleiben. Die Verpflichtung zur Rehabilitation Behinderter wurzelt im menschlichen Selbstverständnis, und deshalb wäre es verfehlt, hier mit irgendwelchen Leistungsbilanzen hervortreten zu wollen.

Was not tut ist vielmehr: sich voll auf die Probleme zu konzentrieren, die vor uns liegen. Und diese Probleme sind gewiß nicht klein in einer Gesellschaft, die sich schnell wandelt und ein Maß von Anpassungsfähigkeit verlangt, das nicht selten auch die Kraft der gesunden Mitbürger übersteigt.

Sie haben Ihren Kongreß unter das Leitwort gestellt: „Rehabilitation als Schlüssel zum Dauerarbeitsplatz“. In der Tat bezeichnet dies eine der zentralen Aufgaben, die vor uns liegen. Die aus den Schulen ins Berufsleben überwechselnden geburtenstarken Jahrgänge werden in den nächsten Jahren den Wettbewerb um Ausbildungs- und Arbeitsplätze verschärfen. Es wird, daran besteht kein Zweifel, einen Konkurrenzdruck nach den Kriterien des Leistungsvermögens geben. Und es steht zu befürchten, daß ohne energische Anstrengungen zwei große gesellschaftliche Gruppen auf die Verliererstraße gedrängt werden: Die Ausländerkinder und die Behinderten.

Was können wir tun, um dies zu verhindern? Erstens: Unsere Fürsorge-, Pflege- und Unterrichtseinrichtungen für Behinderte weiter verbessern, dafür sorgen, daß die staatlichen und freien sozialen Einrichtungen finanziell und vor allem auch personell ausgebaut werden.

Zweitens, und dazu möchte ich ein paar Stichworte sagen: Dafür sorgen, daß die Isolierungsschranke der Gesellschaft gegenüber den Behinderten fällt – oder, sagen wir es realistisch, daß sie soweit wie möglich abgebaut wird.

Denn die eigentliche Eingliederung von Behinderten kann weder durch den Staat noch durch Rehabilitationszentren geleistet werden, sondern sie muß durch die Gesellschaft erfolgen, und das heißt durch einen Bewußtseinsprozeß in uns allen. Denn die Gesellschaft, das sind ja nicht nur die anderen, die wir gerne und leicht auf mehr Verständnis, mehr Mitmenschlichkeit, mehr Opferbereitschaft usw. verpflichten, sondern die Gesellschaft: Das sind wir alle.

Wie muß dieser Denk- und Lernprozeß aussehen, ohne den der behinderte Mensch nach meiner Überzeugung immer stärker in ein Getto gedrängt werden wird, das materiell ganz komfortabel sein mag, dafür aber psychologisch und seelisch um so schlimmere Auswirkungen hat?

Schlagwortartig gesagt: Wir müssen lernen, uns und unsere Situation für weniger normal und die Behinderten und ihre Situation für weniger anormal zu halten. Wir müssen weniger an apparative Hilfe glauben und uns mehr auf die Werte der Nächstenliebe, der Verantwortungsbereitschaft und der Geduld besinnen.

Für eine Leistungsgesellschaft einzutreten, muß ja nicht heißen: ungeduldig zu sein gegenüber allem, was von der Norm abweicht. Es muß auch nicht heißen, Jugend, Schönheit, Erfolg kritiklos anzubeten und die Tatsache des Leidens als eine Grundtatsache des menschlichen Lebens solange aus dem Bewußtsein zu verdrängen, bis sie einen als persönliche Erfahrung – und dann meistens doppelt hart – trifft.

Hier gibt es noch viel zu tun. Der erste Schritt ist, Gedankenlosigkeit und Schablonendenken abzubauen. Verführt nicht zum Beispiel die amtliche Feststellung, ein Mensch sei zu 70% behindert, zu der Bewertung, also verfüge er nur noch über 30% Arbeitskraft? Wird nicht hier und in vielen anderen Bereichen der Behinderte quantifiziert wie eine meßbare Größe, statt daß man auf die Qualität seiner Begabung, seiner Kreativität, seines Leistungwillens achtet? Oder lassen sie mich noch ein anderes Beispiel nennen, auf dessen Existenz ich erst vor kurzem hier bei meinem Kreisbesuch in Neckargemünd durch behinderte Gymnasiasten aufmerksam geworden bin: Ist es nicht beschämend, daß erst zehn Jahre nach Einführung der Bafög-Regelung bundesweit klargestellt worden ist, daß Schmerzensgelder für Behinderte nicht zu den anzurechnenden Vermögensbestandteilen zählen, die den Bafög-Anspruch zunichte machen können?

Wir müssen die Gedankenlosigkeit abbauen, wir müssen wacher und sensibler werden, wir – die Nichtbehinderten – dürfen uns unserer Stärke und angeblichen Normalität weniger gewiß sein.

Dann werden wir beginnen, die Existenz eines behinderten Kollegen am Arbeitsplatz neben uns für etwas Selbstverständliches zu halten, und wir werden vielleicht den Sinn einer These des Philosophen von WEIZSÄCKER verstehen, der vor zwei Jahren in einem Vortrag gesagt hat: Nicht nur der Behinderte braucht die Gesellschaft, die Gesellschaft braucht auch den Behinderten.

In der Tat: Wir können bei unserem Bemühen um eine humanere Arbeitswelt, bei der Eindämmung unseres Anspruchsdenkens, bei der geistigen Bewältigung schwieriger Situationen viel von unseren behinderten Mitmenschen lernen. Dies sollte uns stets bewußt sein.
Ich wünsche dem Heidelberger Rehabilitationskongreß einen erfolgreichen Verlauf.

J. Stingl

In Erinnerung an den Kongreß unter dem gleichen Leitgedanken „Rehabilitation als Schlüssel zum Dauerarbeitsplatz" vor zehn Jahren bin ich gern der Einladung gefolgt, mit Ihnen zusammen zu sein und zu Ihnen zu sprechen.
Hinter uns liegt eine stürmische Entwicklung in der Rehabilitation, insbesondere aber in dem Kernbereich der beruflichen Eingliederung Behinderter. Vor zehn Jahren begannen Sie – und die Bundesanstalt für Arbeit war stets bemüht, ihren Teil dazu beizutragen – das Netz der beruflichen Eingliederungszentren aufzubauen. Wer kann dabei Herrn Boll unerwähnt lassen? Damals wurde das Arbeitsförderungsgesetz beraten, gewann das Aktionsprogramm der Bundesregierung Gestalt und es folgten die Neuordnung des final ausgerichteten Schwerbehindertengesetzes, wesentliche Klärungen im Verhältnis der Rehabilitationsträger zueinander im Rehabilitationsangleichungsgesetz, das 20. Rentenanpassungsgesetz und schließlich als Rahmen dieses sozialpolitischen Bereichs das Sozialgesetzbuch.
Parallel dazu wuchs das Netz der Berufsförderungswerke und der Berufsbildungswerke sowie der Werkstätten für Behinderte. Mit der Vergrößerung des Angebots beruflicher Rehabilitation und der vermehrten Öffentlichkeitsarbeit der Rehabilitationsträger wuchs auch jährlich die Zahl der Mitbürger, die dieses Angebot annahmen. Sicherlich spielte in der ersten Hälfte dieses Jahrzehnts die anhaltend gute wirtschaftliche Entwicklung eine nicht zu unterschätzende Rolle: dennoch aber – das zeigt die zweite Hälfte der Dekade – kann und darf eine rezessive Phase nicht wesentlich auf die Ergebnisse einer Rehabilitation einwirken, wie wir diese verstehen und durchführen.
Auch heute noch sind Qualifikationen, sind Fachleute mit hervorragender beruflicher Ausbildung gefragt; für sie ist der Arbeitsmarkt immer offen und aufnahmefähig. Das ist nicht mehr und nicht weniger als das in die Tat umgesetzte Motto dieses Kongresses: Nämlich die Behinderung durch berufliche optimale Qualifikation möglichst auf Dauer auszugleichen. Welche Erfolge dabei global zu erzielen sind, haben die Sonderprogramme des Bundes und der Länder zur verstärkten Bereitstellung von Ausbildungs- und Arbeitsplätzen für Schwerbehinderte gezeigt. Schon mit Hilfe des ersten Sonderprogramms konnte die Vermittlungszahl von Schwerbehinderten von rd. 14000 im Jahre 1976 auf rd. 21000 im Jahre 1977 gesteigert werden.

Hinter uns liegt ein Jahrzehnt stürmischer Entwicklung in der beruflichen Rehabilitation, die wir jedoch alle, so meine ich, gemeistert und in Bahnen gelenkt haben, die tatsächlich in der weitaus überwiegenden Mehrzahl zu Dauerarbeitsplätzen führen. Aber noch bleibt genug zu tun, noch sind einige Bereiche der beruflichen Rehabilitation voller offener Fragen. Ich bin zuversichtlich, daß wir die Herausforderungen, die mit der beruflichen Rehabilitation einhergehen, aufgreifen und mit Engagement und Phantasie lösen werden. Die Bundesanstalt für Arbeit wird dabei – wie bisher schon – aus ihrem Selbstverständnis heraus Ihr Partner bleiben, in der Brückenfunktion zwischen beruflicher Rehabilitation und Arbeitsplatz. Ich wünsche dem Kongreß einen guten und erfolgreichen Verlauf.

M. Beck

Beim Rehabilitationskongreß 1978 handelt es sich nicht um eine Versammlung von vielen Festgästen, sondern um eine Demonstration der Kraft der Behinderten in unserer Gesellschaft. Wir haben diese Behinderten vor Jahren aus ihrem Randdasein geweckt und ihnen den gebührenden Platz inmitten unserer Gesellschaft zugewiesen. Ich diene Ihnen nicht mit Zahlen über die Leistungen der Rentenversicherungsträger auf diesem Gebiet. Ein Teil der Leistungen – nicht nur, aber auch der Rentenversicherungsträger – steht Ihnen in Neckargemünd unmittelbar vor Augen, materiell und ideell.

Wir lesen in letzter Zeit viel von Orientierungskrisen. Niemand weiß mehr seinen rechten Standort. Eine menschenfeindliche technisierte Gesellschaft läßt seelisch verarmen, soziale Unfreiheit führt in die Asylierung zurück. Ist das wirklich so? Wird hier nicht, wie in vielen Bereichen, von einer minimalen Minorität – dieser Pleonasmus muß erlaubt sein – die öffentliche Meinung erfunden? Es sind die gleichen Richtungsweiser, die sich über vieles in unserer Gesellschaft beklagen, dabei aber taub sind für die oft von ihnen oder aus ihrem Gedankengut gesetzten Ursachen, aber eine wehleidige Überempfindlichkeit für die Folgen an den Tag legen.

Ein Rehabilitationskongreß wie dieser und ein Rehabilitationszentrum wie Neckargemünd machen deutlich, daß wir wissen, was in unserer Zeit für den Menschen des Menschen wegen nötig ist. Freilich: Wir können nur Wege öffnen, wir können nur das Haus aus dem Keller emporziehen, die bewohnbaren Stockwerke muß der Betroffene selbst ausgestalten. Aber nur hier liegt der rechte Sinn einer Förderung auch der Behinderten in unserer heutigen Zeit. Sowenig wie die Gesunden wollen die Behinderten gegängelt sein. Es ist einfach nicht wahr, daß der Erfolg für dieses Tun erst gemessen werden kann an einer ständig lebenslangen Beobachtung des gewünschten Erfolgs. Erfolg ist schließlich nicht nur das Materielle, der bare Gewinn in der Hand; Erfolg ist auch die seelische Umstimmung für die Wiederherstellung des Selbstbewußtseins und der Selbstbehauptung.

Die öffentlichen Hände im Bereich der Sozialverwaltung haben hier – entgegen einer auch sonst heute des Biertischgeschmackes wegen gern geübten Kritik – gezeigt, daß sie zu kreativen Leistungen in der Lage sind. Wir haben nicht nur blind gestaltet, wir haben überlegt, gegründet, fortentwickelt, auf- und ausgebaut. Wir haben ein Muster der Verzahnung der sozialen Leistungen gerade im Bereich der Rehabilitation geschaffen, das sich weltweit sehen lassen kann. Die Beschwerde über einen mißlungenen Fall unter 100000 ordentlich erledigten kann den Ruf nach der Zentralisation der Zuständigkeiten nicht rechtfertigen. Einspuriges Verfahren tötet die Individualität. Gerade aber der Behinderte bedarf dieser auf ihn und nach seinen besonderen Belangen ausgerichteten Führung. Rehabilitation ist mehr als ein arbeitsmarktpolitisches Instrument, ist mehr als Gesundmachen, ist nicht bloß die Verhütung einer Rentenzahlung. In diesem Sinne wollen wir ihnen weiterhelfen, wollen wir im Rahmen der gesetzlichen Möglichkeiten, aber mit dem Schwung ideeller Begeisterung an dieser Aufgabe weiterarbeiten.

Die Träger der deutschen Rentenversicherung grüßen den Kongreß und grüßen die Behinderten.

F. Watermann

Namens des Hauptverbandes der gewerblichen Berufsgenossenschaften sage ich den Veranstaltern dieses Kongresses und den Mitwirkenden unseren Dank für ihre vielfältigen Bemühungen.

Der Sinn dieses Kongresses wird darin liegen, die mannigfachen Anregungen, die wir uns als Gebende und Nehmende von dem umfangreichen Programm dieser Veranstaltung erhoffen, erfolgreich in die Praxis umzusetzen.

Uns alle vereinigt hier die gemeinsame finale Zielsetzung, die jeder Rehabilitationsarbeit innewohnt. Es geht um die Eingliederung der Behinderten in Beruf und Gesellschaft. Voraussetzung für die Bewältigung dieser vielschichtigen Aufgaben ist ein möglichst optimaler Grad an medizinischer Rehabilitation.

Ich brauche hier nicht weiter auszuführen, daß diese Zielsetzung der Rehabilitation neben dem Aufgabenkomplex Prävention aktueller Schwerpunkt unserer sozialpolitischen Bemühungen ist. Ebenso wie die Berufsgenossenschaften die *Einheit* der medizinischen, beruflichen und sozialen

Rehabilitation als Träger dieser Aufgaben *garantieren*, ebenso sichern sie über die Arbeitsmedizin die Verbindung von Prävention zur Rehabilitation.

Die Vielzahl der Teilnehmer, ihre verschiedenartige Aufgabenstellung im Bereich der Rehabilitation, ihre unterschiedlichen Berufe, die vielfältigen gesellschaftlichen und sozialen Interessen, die sie vertreten, legen sichtbares Zeugnis ab für die Integrationskraft, die der Rehabilitation in ihrer Zielsetzung innewohnt.

Gerade vor dem Hintergrund dieser fachlichen Probleme, die das Programm dieses Kongresses in seiner Vielfalt deutlich widerspiegelt, ist es aber angezeigt, bei voller Anerkennung des gemeinsamen Nenners „Rehabilitation" nicht im Bereich der Schlagworte stehenzubleiben. Dieser Kongreß zwingt uns dazu, daß wir uns im Interesse der Bewältigung des Ganzen mit den Problemen im Detail befassen. Die erfolgreiche Lösung der individuellen Rehabilitationsprobleme des Einzelnen liegt in der Detailarbeit. Hierzu muß man sich intensiv der Sachprobleme der einzelnen Fachgebiete widmen. Hierzu gehört Fachwissen und menschliches Verständnis. Die Ausfüllung dieses schöpferischen Gestaltungsspielraumes setzt einen entsprechend freien rechtlichen Handlungsrahmen voraus, der durch dirigistische Reglementierung nicht beengt werden darf. Dabei ist es erforderlich, in gleicher Weise die Vielfältigkeit und Vielschichtigkeit unserer modernen sozialrechtlichen Verflechtungen in angemessener Weise zu berücksichtigen.

Im Sinne einer solchen nüchternen, sachbezogenen Betrachtung und nicht in einer illusionären Denkweise hat die Selbstverwaltung der gesetzlichen Unfallversicherung stets ihren Auftrag verstanden, mit allen geeigneten Mitteln Prävention und Rehabilitation zu betreiben. Wir werden unseren gesetzlichen Auftrag wie bisher im engen Zusammenwirken mit allen Trägern der sozialen Sicherheit durchführen. Prävention und Rehabilitation sind übergreifende Orientierungspunkte, die eine ständige Selbstkontrolle aller unserer Maßnahmen im Detail erfordern. Nicht im Sinne einer Egalisierung oder institutionellen Vereinheitlichung, sondern mit der Zielsetzung einer engen Koordination und Kooperation fühlen sich die Träger der Unfallversicherung der gemeinsamen Sache Rehabilitation verpflichtet.

F.-J. Oldiges

Ich freue mich, daß ich Ihnen die herzlichen Grüße der Krankenkassen übermitteln darf.

Die Krankenkassen waren und sind davon überzeugt, daß Rehabilitation nicht nur Leistung für die im Erwerbsleben stehenden Menschen sein kann. Sie muß allen Menschen zugute kommen, also auch den Kindern, den Hausfrauen und den älteren Menschen. Diesem Anliegen wurde 1974 durch die Einbeziehung der Krankenkassen in den Kreis der Rehabilitationsträger Rechnung getragen. In dieser Funktion tragen die Krankenkassen nunmehr gemeinsam mit anderen die Verantwortung dafür, daß die den einzelnen Behinderten zustehenden Rechte verwirklicht werden. Wir setzen alles daran, unseren Auftrag mit Kreativität und Phantasie zu erfüllen.

Was im Bereich der Rehabilitation weiterhin not tut, ist eine konstruktive Zusammenarbeit aller Beteiligten zugunsten der behinderten Menschen. Als positives Beispiel hierfür darf ich die Beziehungen zwischen den Krankenkassen und der Stiftung Rehabilitation hervorheben. Die Stiftung schafft im Rahmen ihrer Seminare und anderen Ausbildungsveranstaltungen für die Rehabilitationsberater der Krankenkassen die Voraussetzungen für die praktische und behindertenfreundliche Erfüllung der Anforderungen, die an die Krankenkassen gestellt werden. Ausdruck der guten Zusammenarbeit mit der Stiftung Rehabilitation ist auch das von ihr gemeinsam mit den Spitzenverbänden der Krankenkassen und der Kassenärztlichen Bundesvereinigung gegenwärtig entwickelte Modellprojekt „Rehabilitationsabklärung". Dieses Projekt zielt darauf ab, die im Einzelfall gebotenen Rehabilitationsmaßnahmen mit Hilfe sinnvoller Planung nahtlos und zügig sowie umfassend und vollständig einzuleiten und umzusetzen.

Die Stiftung Rehabilitation hat in der Vergangenheit mit ihren vielfältigen Aktivitäten wirk-

same Anstöße gegeben, konkrete Initiativen ergriffen und die Dringlichkeit der Rehabilitation öffentlich bewußt gemacht. Dafür schulden wir ihr alle Dank. Vor dem Hintergrund der bisher gemachten Erfahrungen dürfen wir auch von dieser Veranstaltung praktische Anregungen für die Lösung der anstehenden Probleme und wirksame Impulse für die Weiterentwicklung der Rehabilitation erwarten.
Ich wünsche diesem Kongreß einen guten Verlauf und vollen Erfolg.

D. Maiwald

Die Landesärztekammer Baden-Württemberg, als deren Repräsentant ich hier stehe, hat mich durch ihren Vorstand gebeten, den Initiatoren dieses bemerkenswerten und bedeutenden, alle 10 Jahre stattfindenden Heidelberger Kongresses auch 1978 besten Erfolg zu wünschen.

Mit besonderer Herzlichkeit heißt unsere Kammer die hier an einem der schönsten Plätze unseres Landes versammelten Gäste willkommen. Sie wünscht Ihnen, daß Sie größtmöglichen Nutzen aus dieser Tagung ziehen und diesen nach Hause in Ihre Länder mitnehmen mögen, um diese Rehabilitation, um die wir uns ja alle bemühen, zu fördern.
Rehabilitation betrachten wir Ärzte als Produkt integrierter und interdisziplinärer Zusammenarbeit zwischen Ärzten und hochspezialisierten Fachkräften aus ärztlichen Assistenzberufen und den Bereichen schulicher und beruflicher Aus- und Weiterbildung. Die Entwicklung der Rehabilitation seit dem letzten Heidelberger Kongreß 1968 wurde in den Fachausschüssen der Bundesärztekammer und in deren Vorstand stets mit größter Aufmerksamkeit verfolgt und immer mehr wurde bedauert, daß sich dieser Tätigkeitsbereich mehr und mehr an der freien Praxis vorbeientwickelte.
„Schlüssel zum Dauerarbeitsplatz", das ist ein so zündendes Schlagwort, das auch wir Ärzte als Programm empfinden; ein Programm, an dem wir im Interesse der Behinderten teilzunehmen wünschen. Meiner Meinung nach ist Rehabilitation im Rahmen der kassenärztlichen Tätigkeit ein dringend zu realisierendes Faktum. Der Präsident der Bundesärztekammer, Dr. CARSTEN VILMAR, hat mich als Mitglied des Vorstandes der Bundesärztekammer gebeten, angesichts seiner persönlichen Beanspruchung am heutigen Tage der hiesigen Versammlung diese unsere Sorge vorzutragen. Die Kenntnis der Ergebnisse langjähriger hausärztlicher Betreuung von Patienten, niedergelegt jeweils in einer umfassenden Dokumentation des Hausarztes über die gesamte Zeit dieser Betreuung und ergänzt durch sein spezifisches sozialmedizinisches Wissen, könnte bei vernünftiger Einbeziehung in den individuellen Gesamtplan für die richtige Beurteilung der Rehabilitanden von hohem Nutzen sein. Ich begrüße sehr die Ausführungen meines Vorredners als Sprecher des Bundesverbandes der Ortskrankenkassen. Wir werden im Symposium 17, das zu leiten ich die Ehre habe, Mittel und Wege suchen und – so hoffe ich – auch finden, um zu jener Realisierung der Rehabilitation auch in der freien Praxis zu gelangen.
Ich habe den Auftrag gehabt, Ihnen diese Meinung der Bundesärztekammer vorzutragen und ich möchte Ihnen auch von dieser Seite her die besten Wünsche zum Gelingen des Kongresses übermitteln.

H. Buschfort

Bundesarbeitsminister HERBERT EHRENBERG ist leider durch einen Sterbefall in der Familie daran gehindert, hier zu Ihnen wie vorgesehen zu sprechen. Ich möchte Ihnen seine Grüße sowie die Grüße der gesamten Bundesregierung, insbesondere des Bundeskanzlers HELMUT SCHMIDT überbringen. Der Bundesarbeitsminister läßt Ihnen herzlich danken für die Einladung, heute zur Eröffnung des Rehabilitationskongresses 1978 zu Ihnen zu sprechen. Er hätte dies sehr gerne getan, weil er sich bewußt ist, daß die Stiftung Rehabilitation, die diesen Kongreß ausgerichtet hat, große Verdienste um die Rehabilitation in der Bundesrepublik Deutschland erworben und bei der Bewältigung dieser sozialpolitisch bedeutsamen Aufgabe eng mit dem Arbeitsministerium zusammengearbeitet hat. Wir werden mit großem Interesse den Verlauf dieses Kongresses verfolgen und sind überzeugt, daß die Arbeitsergebnisse viele Anregungen geben werden für die Fortentwicklung der Rehabilitation in der Bundesrepublik Deutschland. Ich begrüße sehr, daß Sie sich zur Aufgabe gestellt haben, eine Bestandsaufnahme des Rehabilitationsgeschehens der letzten 10 Jahre vorzunehmen, Lücken aufzuzeigen und Empfehlungen für die Zukunft zu geben.

Gerade auf dem Gebiete der beruflichen Rehabilitation müssen wir stets bereit sein, kritisch zu prüfen, ob die von uns getroffenen Maßnahmen in der Tat geeignet sind, behinderten Menschen einen Dauerarbeitsplatz zu vermitteln. So gesehen, stehen wir gerade heute in einem Stadium der Bewährung. Im Rahmen des Aktionsprogramms der Bundesregierung, das mein Freund und Vorgänger WALTER ARENDT im Jahre 1970 verkündet hat, haben wir moderne Gesetze geschaffen, ein Netz von Einrichtungen für alle Bereiche der Rehabilitation auf- und ausgebaut und viele Impulse gegeben, die Wiedereingliederung behinderter Menschen in Arbeit, Beruf und Gesellschaft zu einem Kernstück unserer Sozialpolitik zu machen. Es war ein erfreuliches Zusammenwirken aller verantwortlichen Kräfte in unserem Lande. Im Verlauf dieses Geschehens hat sich aber auf dem Arbeitsmarkt ein Wandel vollzogen, der auf die Beschäftigungssituation Schwerbehinderter nicht ohne Einfluß geblieben ist. Während man in den ersten Jahren des Aktionsprogramms bei allen Planungen und Maßnahmen von einer Vollbeschäftigung ausgehen konnte, hat das Problem Arbeitslosigkeit nunmehr auch bei uns Eingang gefunden. 48000 Schwerbehinderte sind heute ohne Arbeit. Hier zwingt sich für uns die Frage auf, ob das Instrument, das wir geschaffen haben, um Schwerbehinderten einen Arbeitsplatz zu sichern, nämlich das Schwerbehindertengesetz, der ihm zugedachten Aufgabe gerecht geworden ist. Ich glaube, dies bejahen zu können.

Es ist, wie ich meine, schon ein Erfolg, wenn die Arbeitslosigkeit Schwerbehinderter in dieser Größenordnung gehalten werden könnte. Denn vom Inkrafttreten des Schwerbehindertengesetzes im Jahre 1974 an hat sich die Zahl der im Erwerbsleben stehenden Schwerbehinderten fast verdoppelt. Wir müssen weiter berücksichtigen, daß sich ein Teil der arbeitslosen Schwerbehinderten erst nach Eintritt der Arbeitslosigkeit als Schwerbehinderte hat anerkennen lassen. Dies zeigt, daß ein Verdrängungswettbewerb auf dem allgemeinen Arbeitsmarkt zu Lasten der Behinderten mit Hilfe des Schwerbehindertengesetzes, insbesondere durch Beschäftigungspflicht und Kündigungsschutz, weitgehend verhindert werden konnte. Das Gesetz hat sich auch als flexibel genug erwiesen, um die Arbeitslosigkeit Schwerbehinderter mit gezielten Maßnahmen wirkungsvoll zu bekämpfen. Hier möchte ich besonders auf die Sonderprogramme des Bundes und der Länder zur verstärkten Bereitstellung von Arbeits- und Ausbildungsplätzen für Schwerbehinderte aus den Mitteln der Ausgleichsabgabe verweisen.

Darüber hinaus bin ich überzeugt, daß eine qualifizierte Ausbildung Schwerbehinderter, wie sie in unseren Rehabilitationsstätten vermittelt wird, der beste Schutz gegen Arbeitslosigkeit ist. Wir haben ein großes Angebot freier Stellen, die nicht vermittelt werden können, weil es an den benötigten Fachkräften fehlt. Es war daher durchaus richtig, daß wir uns beim Aufbau unserer Berufsförderungs- und Berufsbildungswerke von dem Gedanken leiten ließen, daß nur eine gute und gediegene, zukunftsorientierte Ausbildung die beste Garantie für einen dauerhaften Arbeitsplatz darstellt. Insofern können wir sagen, daß sich die hohen Investitionen für diese Ausbildungsstätten auch aus heutiger Sicht durchaus gelohnt haben. Nur scheint es mir sehr wichtig zu sein, daß das Ausbildungsangebot der Berufsförderungs- und Berufsbildungswerke stets den Bedürfnissen des Arbeitsmarktes angepaßt wird. Es bedarf eines guten Zusammenwirkens mit der Bundesanstalt für Arbeit, der gerade im Bereich der Rehabilitation eine große Verantwortung übertragen worden ist. Auch Kontakte mit der Wirtschaft halte ich für unerläßlich. Nicht zuletzt ist eine Koordinierung zwischen den einzelnen Berufsförderungs- und Berufsbildungswerken zwingend geboten. Gemeinsames Handeln dieser Einrichtungen halte ich, um die Probleme zu meistern, für unerläßlich.

Ich glaube, daß hier den Arbeitsgemeinschaften der verschiedenen Einrichtungsarten eine besondere Aufgabe zukommt. Wenn wir auf dem von uns beschrittenen Weg weitergehen, bin ich überzeugt, daß unser Rehabilitationsbemühen auch in einer wirtschaftlich schwierigen Situation von Erfolg sein wird.

Selbstverständlich bleibt die Wiedergewinnung der Vollbeschäftigung die zentrale Aufgabe für Staat und Wirtschaft.

Hier müssen sich alle angesprochen fühlen: die Bundesländer nicht weniger als der Bund, Unternehmen und Gewerkschaften nicht weniger als die staatlichen Instanzen.

Die Schlüsselrolle bei der Wiedergewinnung der Vollbeschäftigung hat die Beseitigung des globalen Arbeitsplatzdefizits durch ein nachhaltiges, andauerndes Wirtschaftswachstum. Die jüngsten Konjunkturdaten zeigen, daß sich hier die Aussichten wesentlich verbessert haben.

Eine realistische Alternative zum Konzept der Bundesregierung ist bisher nicht sichtbar geworden. Dieses Konzept verbindet gezielte steuerliche Entlastungen – die eine Stärkung der Konsumkaufkraft mit mehr Steuergerechtigkeit verbinden – mit einer expansiven Gestaltung des Bundeshaushalts und überproportionaler Steigerung der Investitionen.

Schon in den vergangenen Jahren hat sich solch ein Kurs als richtig bestätigt. Im Gegensatz zu anderen vergleichbaren Industriestaaten, wo entweder die Arbeitslosigkeit immer noch oder schon wieder ansteigt, oder neue Inflationsschübe einsetzen, ist es uns gelungen, die Wiedergewinnung der Geldwertstabilität zu kombinieren mit einem langsamen – immer noch viel zu langsamen – aber doch stetigen Rückgang der Arbeitslosigkeit. Die jüngst bekanntgewordenen Zahlen für die Entwicklung der Arbeitslosigkeit im September zeigen, daß der Herbstaufschwung am Arbeitsmarkt in diesem Herbst deutlich lebhafter ist als in den vergangenen Jahren und über das saisonal übliche Maß hinausgeht.

Im Vergleich zum Vorjahr ist die Zahl der Arbeitslosen um 5,2% auf 864000 gesunken. Besonders erfreulich ist der Rückgang der Kurzarbeiterzahl, der sich seit Jahresanfang von Quartal zu Quartal verstärkt hat. Im Durchschnitt des dritten Quartals lag die Kurzarbeiterzahl um 16,1% unter dem Vorjahresniveau. Der Trend nach unten verläuft langsam, aber er ist vorhanden und muß verstärkt werden.

In dieser Situation ist es die Aufgabe der Arbeitsmarktpolitik, gezielte Hilfen zu geben, um das bestehende Angebot und die bestehende Nachfrage nach Arbeitsplätzen besser zusammenzuführen. Eine vor kurzem in unserem Auftrag erarbeitete Untersuchung beweist, daß die Arbeitslosen in ihrer überwältigenden Mehrzahl arbeitswillig sind.

Nur in 10% der Fälle, bei denen ein Vermittlungsversuch der Arbeitsämter scheiterte, lag dies an der Unwilligkeit des Bewerbers.

Gleichzeitig haben aber 56% der Arbeitslosen keine abgeschlossene Berufsausbildung. Deshalb ist die verbesserte Qualifikation durch Umschulung oder Fortbildung auch bei den Nichtbehinderten ein ganz entscheidendes Element unserer Arbeitsmarktpolitik.

In diesem Zusammenhang gewinnt auch die Frage der flexiblen Altersgrenze für Schwerbehinderte an Bedeutung. Diese soll am 1. Januar 1979 vom derzeit 62. Lebensjahr auf das 61. Lebensjahr und am 1. Januar 1980 auf das 60. Lebensjahr herabgesetzt werden.

Die Einführung der flexiblen Altersgrenze im Jahre 1972 brachte den Arbeitnehmern mehr Gestaltungsfreiheit beim Übergang vom Arbeitsleben in die Rente je nach ihren individuellen Arbeits- und Lebensbedingungen.

Auf diesem Wege sind wir jetzt im Rahmen des finanziell Möglichen weiter fortgeschritten. Die Mehraufwendungen werden bis 1981 – dem Anpassungszeitraum des 21. Rentenanpassungsgesetzes – vom Bund getragen. Daneben sind aber auch wegen der zu erwartenden positiven arbeitsmarktpolitischen Auswirkungen Minderausgaben bei der Bundesanstalt für Arbeit zu erwarten.

Die Bundesregierung hat sich bei ihrem Gesetzentwurf vorrangig von humanitären und sozialen Überlegungen leiten lassen, erwartet aber auch positive Auswirkungen auf die Beschäftigungslage, insbesondere von Schwerbehinderten. 70000 Schwerbehinderte können von diesem Angebot Gebrauch machen. Das erhöht die Chancen der 48000 – meist jüngeren – arbeitslosen Schwerbehinderten, einen angemessenen Arbeitsplatz zu finden. Ich erwarte von den Arbeitgebern, privaten wie öffentlichen, daß sie frei werdende Arbeitsplätze arbeitslosen Behinderten anbieten. Solange es noch arbeitslose Schwerbehinderte gibt, wird es eine Herabsetzung des Pflichtsatzes nicht geben.

All dies muß im großen Zusammenhang mit den Bemühungen gesehen werden, die Situation unserer Behinderten zu verbessern.

Ich bin mir bewußt, daß Rehabilitation für unsere Gesellschaft eine ständige Aufgabe ist, voller Bewegung, die immer neuer Impulse bedarf. Sie kann niemals im Bestehenden verharren wie alles, was mit unserem gesellschaftlichen Leben in Zusammenhang steht. Das bedeutet aber nicht, daß wir stets danach streben sollten, immer wieder Neues und politisch Attraktives zu schaffen. Vielmehr muß nach dem gewaltigen Aufschwung der Rehabilitation in den letzten Jahren auch eine Phase des Nachdenkens und des Konsolidierens möglich sein.

Das hat nichts mit Stagnation zu tun, im Gegenteil, ich bin der Meinung, daß all das, was wir geschaffen haben, eine hervorragende Grundlage ist für die Weiterentwicklung dieses so wichtigen Gebietes unserer Sozialpolitik. Ich bin auch der Meinung, daß Gesetze nicht schon mit ihrer Verkündung Wirklichkeit sind. Das mag wohl rechtlich so sein, für mich sind sie erst Wirklichkeit, wenn sie in die Tat umgesetzt worden sind und mit Leben erfüllt werden konnten.

Wir haben sehr moderne Rehabilitationsgesetze geschaffen, die sich zu einem großen Teil auch schon bewährt haben. Das Schwerbehindertengesetz mit seiner Bewährung in der heutigen Arbeitsmarktsituation habe ich eben angesprochen. Das betrifft nur einen Teilbereich dieses Gesetzes.

Das Schwerbehindertengesetz hatte sich ja zur Aufgabe gemacht, die Gesamtsituation des Schwerbehinderten im Arbeitsleben zu verbessern und seine Chancengleichheit zu sichern. Gewiß ist die Beschäftigungspflicht der Arbeitgeber und ihre Verpflichtung zur Zahlung einer Ausgleichsabgabe in Fällen der Nichterfüllung ein wesentlicher Bestandteil dieses Gesetzes. Ich halte aber den Kündigungsschutz, den Zusatzurlaub, die nachgehende Hilfe im Arbeitsleben sowie die Stärkung der Stellung des Vertrauensmannes für ebenso wichtig. Das alles bedarf einer gewissen Zeit des Einspielens, nicht nur in den Betrieben selbst, sondern auch im Zusammenwirken mit den Arbeitsämtern und den Hauptfürsorgestellen. Daß solches nicht von heute auf morgen geht und eine gewisse Zeit beansprucht, liegt auf der Hand. Was die Verordnungen aufgrund des *Schwerbehindertengesetzes* angeht, so wissen Sie, daß vor 2 Monaten die *Ausgleichsabgabeverordnung* in Kraft getreten ist. Sie soll eine bundeseinheitliche Verwendung der Mittel für Arbeits- und Berufsförderung Schwerbehinderter sicherstellen.

Die Verordnung über *die fachliche Anforderung der Werkstatt für Behinderte und über das Verfahren zur Anerkennung* soll noch in diesem Jahr im Entwurf fertiggestellt werden. Gerade bei einer solchen Durchführungsverordnung zeigt es sich, wie wichtig es ist, Erfahrungen der Praxis mit zu verwerten. Wir haben bereits im Jahre 1974, also kurz nach Inkrafttreten des Gesetzes im Einvernehmen mit den Ländern, den überörtlichen Trägern der Sozialhilfe und der Arbeitsverwaltung Mindestvoraussetzungen für die vorläufige Anerkennung einer Werkstatt für Behinderte aufgestellt, um möglichst schnell auch auf diesem wichtigen Gebiet der Rehabilitation die zügige Umsetzung des Gesetzes sicherzustellen, andererseits aber auch die notwendige Erfahrung für die erforderlichen Verordnungen zu sammeln.

Nach den Vorstellungen der Bundesregierung soll das Schwerbehindertengesetz erweitert werden durch Regelungen über die unentgeltliche Beförderung im öffentlichen Personenverkehr. Ein entsprechender Gesetzentwurf ist von der Bundesregierung bereits am 13. September dieses Jahres verabschiedet worden. Ziel dieses Entwurfs ist es, den besonders Betroffenen unter unseren schwerbehinderten Mitbürgern die Eingliederung in Arbeit, Beruf und Gesellschaft zu erleichtern. Sie sollen bestimmte öffentliche Verkehrsmittel ohne Entrichtung von Fahrgeld für sich und ihre notwendige Begleitung benutzen.

Dies fügt sich ein in die bisherigen Maßnahmen der Bundesregierung, die alle darauf zielen, die Lebenssituation der Schwerbehinderten umfassend zu verbessern, wo immer dies möglich ist. Auch hier wird die Grundsatzförderung des Schwerbehindertengesetzes verwirklicht, Vergünstigungen allen Schwerbehinderten unter den gleichen Voraussetzungen unabhängig von der Ursache der Behinderung einzuräumen. Der Entwurf sieht eine erhebliche Erweiterung sowohl des begünstigten Personenkreises wie auch des Begriffes Nahverkehr vor. Wir sind uns bewußt, daß das Gesetz eine finanzielle Mehrbelastung auch der Länder mit sich bringt. In Anbetracht der gewachsenen sozialpolitischen Dringlichkeit dieses Vorhabens erwartet jedoch die Bundesregierung, daß der Bundesrat den finanziellen Aspekt nicht wie im Jahre 1974 in den Vordergrund seiner Überlegungen stellt, zumal der finanzielle Mehraufwand für die Länder nicht so gravierend ist, wie das im ersten Anblick erscheinen mag. Auch diese Maßnahme ordnet sich nahtlos ein in den Gesamtrahmen der Sozialpolitik für die Behinderten, die zu einem Schwerpunkt unserer Politik geworden ist.

Was ich für die Durchführung des Schwerbehindertengesetzes gesagt habe, gilt in gleichem Maße für das Rehabilitationsangleichungsgesetz. Dieses gestaltet sich bei seiner Durchführung doch schwieriger als man ursprünglich erwartet hat. Gewiß war man sich beim Erlaß dieses Gesetzes durchaus bewußt, daß eine volle Angleichung der Reha-Leistungen damit nicht erreicht werden konnte. Man sah in dem neuen Gesetz einen ersten, aber doch beachtlichen Schritt nach vorne. Aber selbst dieser Schritt brachte viele Probleme, die besonders offenkundig werden, wenn Sie sich die mühseligen Erstellungen der Gesamtvereinbarungen vor Augen führen. Der Grund hierfür mag durchaus in unserem System der sozialen Sicherung liegen, dessen einzelne Bereiche sich bislang sehr selbständig, oft nach sehr verschiedenen Aufgaben- und Zielvorstellungen, entwickelt haben. Doch glaube ich, daß man bei mehr Verständnis für den gesetzlichen Auftrag das eine oder andere Problem sicher leichter hätte lösen können. Wir werden die Entwicklung sehr eingehend beobachten müssen und in absehbarer Zeit zu prüfen haben, ob Verordnungen oder gar weitere gesetzliche Regelungen notwendig erscheinen. Aus all dem mögen Sie erkennen, daß es auf dem Gebiete der Rehabilitation keinen Stillstand gibt und auch nicht geben darf. Für mein Haus möchte ich feststellen, daß wir das Aktionsprogramm Rehabilitation kontinuierlich in allen Bereichen durchführen und fortschreiben werden.

Im medizinischen Bereich ist der Aufbau eines flächendeckenden Netzes sozialpädiatrischer Einrichtungen erforderlich. Diese Einrichtungen sollen sich aller Formen und Schweregrade kindlicher Behinderungen annehmen. Die ambulante Versorgung wird dabei im Vordergrund stehen. Sie soll aufgrund eines umfassenden Behandlungsplans auch die Ausbildung der Eltern zur Fortführung der Behandlungsmaßnahmen, die Weitergabe von Therapieempfehlungen an Ärzte, therapeutische Fachkräfte, Kindergärten und Schulen sowie die Überwachung des Behandlungserfolges durch Nachuntersuchungen enthalten.

Das Angebot an medizinischen Rehabilitationseinrichtungen für spezielle Schadensgruppen ist noch nicht ausreichend. Das betrifft Einrichtungen für die Behandlung von Hirnverletzten, Querschnittsgelähmten sowie schweren Arbeits- und Unfallverletzten. Auch auf Lücken im Bereich der Psychiatrie muß hingewiesen werden.

Nach Auffassung der Bundesregierung müssen die Krankenhäuser zur Sicherstellung eines nahtlosen Rehabilitationsverfahrens noch mehr als bisher in das Konzept der Rehabilitation einbezogen werden. Die zur Zeit noch vorhandenen Lücken im medizinischen Bereich der Rehabilitation könnten teilweise durch die Errichtung von Rehabilitationsabteilungen an bestehenden Krankenhäusern oder im Zusammenwirken mehrerer Krankenhäuser geschlossen werden.

Im vorschulischen und schulischen Bereich der Rehabilitation kommt es darauf an, die Forderungen des Bildungsgesamtplanes, Behinderte nicht zu isolieren, durch gezielte Förderungsmaßnahmen und entsprechende organisatorische Veränderungen zu erfüllen. Insbesondere das Angebot an geeigneten Einrichtungen muß dem jeweiligen Bedarf angepaßt werden.

Die berufliche Rehabilitation ist fortzuentwickeln,

- durch Verbreiterung des Fächers der für Rehabilitanden geeigneten Berufe und Tätigkeiten,

- durch Festlegung verbindlicher fachlicher Grundsätze für die einzelnen Arten von Rehabilitationseinrichtungen,
- soweit Art und Schwere der Behinderung es erfordern, durch eine berufliche Ausbildung Behinderter entsprechend den jeweiligen Bedürfnissen nach bundeseinheitlichen Sonderausbildungsordnungen.

Ferner kommt es darauf an, die erforderliche Zahl von Ausbildungs- und Umschulungsplätzen sowie von Beschäftigungsplätzen für Behinderte, denen der allgemeine Arbeitsmarkt verschlossen ist, zu vervollständigen.

Nach dem Ausbau des vorgesehenen Netzes von 21 Berufsförderungswerken mit rd. 12000 Plätzen bestehen heute nennenswerte Lücken im Ausbildungsangebot für behinderte Erwachsene nicht mehr. Zusammen mit den Ausbildungsmöglichkeiten betrieblicher Art und den Ausbildungsplätzen in Einrichtungen zur beruflichen Rehabilitation, die nicht zu den vom Bund geförderten Berufsförderungswerken zählen, stehen ausreichend Plätze zu Verfügung.

Das geplante Netz von qualifizierten Berufsbildungswerken umfaßt in einer ersten Ausbaustufe den Bau von 24 Werken mit rd. 7000 Ausbildungsplätzen und in einer zweiten Ausbaustufe den Bau von weiteren 12 Berufsbildungswerken mit rd. 3000 Ausbildungsplätzen. Die erste Ausbaustufe ist inzwischen weitgehend abgeschlossen. Dadurch wurde der überregionale Bedarf an Ausbildungsplätzen für Körperbehinderte und spezielle Behinderungsarten – wie Hör- und Sehschädigung – abgedeckt. In der zweiten Ausbaustufe, die teilweise bereits angelaufen ist, muß nunmehr in erster Linie das Angebot an Berufsbildungswerken für Lernbehinderte abgerundet werden. Nach Abschluß dieser Ausbaustufe wird eine bedarfsdeckende Zahl von etwa 10000 Ausbildungsplätzen für jugendliche Behinderte zur Verfügung stehen.

Der Bedarf an Plätzen in Werkstätten für Behinderte wird mittelfristig auf 60000 geschätzt. Der Ausbau eines bedarfsdeckenden Netzes von Werkstätten macht große und schnelle Fortschritte, ist aber mit derzeit 35000 Plätzen in über 350 Werkstätten natürlich nicht ausreichend.

Im Bereich der beruflichen Eingliederung kommt es darauf an, daß an dem System von Beschäftigungspflicht und Ausgleichsabgabe des Schwerbehindertengesetzes festgehalten wird.
Eine Herabsetzung der Pflichtquote kommt nicht in Betracht. Nach der repräsentativen Teilerhebung der Bundesanstalt für Arbeit zum 31. Dezember 1977 waren zu diesem Zeitpunkt bereits 4,5% der Pflichtplätze (737000 Arbeits- und Ausbildungsplätze) mit Schwerbehinderten und Gleichgestellten besetzt. Diese Quote wird nach der voraussehbaren Entwicklung im Jahre 1978 um mindestens 0,3% und im Jahre 1979 weiter ansteigen, so daß schon im nächsten Jahr rd. 5% der Arbeitsplätze mit Schwerbehinderten besetzt sein werden. Bei einer Zahl von rd. 50000 arbeitslosen Schwerbehinderten und einer notwendigen Vermittlungsreserve offener Pflichtplätze wäre es jedoch unvertretbar, den Pflichtsatz herabzusetzen.

Im sozialen Bereich der Rehabilitation hat die Verbesserung der Wohnsituation der Behinderten große Bedeutung bekommen. Erforderlich sind auch weitere Einrichtungen der Freizeitgestaltung, die Behinderten und Nichtbehinderten offenstehen. Schließlich müssen für Behinderte, die für eine berufliche Eingliederung nicht oder noch nicht in Betracht kommen, Tagesstätten mit gezielten Therapie-, Pflege- und Betreuungsangeboten bereitstehen.

Besonderer Aufmerksamkeit bedarf in Zukunft die Aus- und Fortbildung von Rehabilitationsfachkräften. Der Erfolg aller Rehabilitationsbemühungen hängt wesentlich davon ab, in welchem Umfang qualifiziertes Fachpersonal zur Verfügung steht.

Durch verstärkte Forschung müssen wir Möglichkeiten der Verbesserung der Eingliederungschancen für Behinderte entwickeln. Hier kann ich auf bereits laufende und geplante Forschungsprogramme der Bundesregierung hinweisen:

- Im Rahmen des bis zum Jahre 1981 reichenden Programms der Bundesregierung „Förderung von Forschung und Entwicklung im Dienste der Gesundheit" werden die Entwicklung von technischen Hilfen für die Rehabilitation, insbesondere im Bereich der Blindenhilfsmittel und der Orthopädietechnik, sowie Weiterentwicklungen der Bewegungs- und Beschäftigungstheraphie gefördert. Ferner ist die Entwicklung von Aufklärungsprogrammen zum Abbau von Eingliederungsschwierigkeiten für Behinderte vorgesehen.

- Im Rahmen des Aktionsprogramms „Forschung zur Humanisierung des Arbeitslebens“ widmen wir den Behinderten besondere Aufmerksamkeit. In diesem Programm sind u. a. folgende Forschungsprojekte enthalten:
  Analyse von betrieblichen Rehabilitationsfällen als Ausgangspunkt für präventive Maßnahmen und Anpassungen von Arbeitsplätzen im Betrieb,
  Untersuchungen über Auswirkungen und Erfolg beruflicher Rehabilitationsmaßnahmen,
  Untersuchungen über die Arbeitszufriedenheit der Behinderten,
  Entwicklung und Erprobung von individuell angepaßten technischen Hilfen,
  Unfallverhütung am Arbeitsplatz für spezifische Behindertengruppen.

Das ist sehr erfreulich, es sollte uns aber nicht darüber hinwegtäuschen, daß noch manches in dieser Beziehung zu tun ist.

Es muß zur Selbstverständlichkeit werden, daß Behinderte in unserer Mitte mit denselben Chancen leben können wie Nichtbehinderte. Wir alle sollten uns bemühen, unseren Teil zur Erreichung dieses Zieles beizutragen.

Das gilt auch für den Behinderten selbst. Denn Solidarität mit ihm bedeutet nicht nur Verpflichtung für den Gebenden, sondern auch für den Nehmenden.

Jede Rehabilitation ist undenkbar ohne den Einsatz des Behinderten selbst. Das umfassende Angebot von Hilfen darf nicht zum Anspruchsdenken verführen, es soll dem Behinderten den Weg öffnen, um eine volle Wiedereingliederung in Beruf und Gesellschaft zu erreichen.

Die Probleme der Rehabilitation sind sehr vielschichtig. Ein Blick auf Ihr umfangreiches Programm macht dies deutlich. Ich bin überzeugt, daß viele Erkenntnisse auf diesem Kongreß gewonnen werden können, die für unsere gemeinsamen Bemühungen auf dem Gebiet der Rehabilitation von großer Bedeutung sind.

In diesem Sinne wünsche ich dem Heidelberger Rehabilitationskongreß 1978 einen guten und erfolgreichen Verlauf.

Die Hauptreferate der ersten Plenarveranstaltung

Tagesvorsitz: Sir Ludwig Guttmann, Stoke Mandeville
Oberbürgermeister Reinhold Zundel, Heidelberg

Sir L. Guttmann C.B.E., F.R.S., M.D., F.R.C.P., F.R.C.S.,
Stoke Mandeville

Prof. Dr. med. Volkmar Paeslack
Lehrstuhl für Allgemeine Rehabilitationsmedizin
der Universität Heidelberg

Aus dem Inhalt: Die rehabilitationsbezogenen Gesetze der letzten Jahre – Die Nachzüglerposition der öffentlichen Arbeitgeber – Unzureichende rehabilitative Dienste in den Krankenhäusern – Das Defizit an Kenntnissen – Die neue Approbationsordnung – Der § 368s RVO – Rehabilitationseinrichtungen und Rehabilitationsfachkräfte – Die soziale Rehabilitation als die Rehabilitation der „Person" – Behinderte, eine Randgruppe der Gesellschaft? – Langfristig pflegebedürftige geistig gesunde Behinderte – Der Gesamtplan immer noch eine Leerformel – Technische Rehabilitationshilfen – Die rehabilitative Nachsorge – Zukunftsaufgaben der Rehabilitation.

Priv. Doz. Dr. med. Erhard Ellwanger
Leitender Regierungsmedizinaldirektor
Landesversicherungsanstalt Württemberg

Aus dem Inhalt: Wovon der Begriff „Prävention" ausgeht – Die ökologischen Regelkreise Individuum, Gesellschaft, Umwelt – Die Entwicklungskurve der Menschheit: vom Muskel- in das Nervenzeitalter – Aktiva und Passiva dieses Wandels – Die Filtrierung der Risikofaktoren durch die endogene Disposition – Humanisierung des Freizeit- und Kollektivverhaltens – „Prävention vor Rehabilitation" – Die Erfassung gesundheitswidriger Verhaltensweisen – Gesicherte präventiv-medizinische Erkenntnisse – Information und Motivation (Vorbilder) – Die „protektive" Tätigkeit bestimmter Arztgruppen – Die durchschnittlichen Risikofaktoren bei Kuranwärtern – Die Erziehung zu gesundheitsbewußter Lebensweise in Kurkliniken und Berufsförderungswerken.

Einführung

L. Guttmann

Es sind jetzt gerade 20 Jahre her, daß ich auf Einladung des deutschen Kriegsversehrten-Verbandes und des deutschen Versehrten-Sport-Verbandes auf einem Kongreß über das von mir während des Zweiten Weltkrieges in England eingeführte Verfahren einer umfassenden ganzheitlichen klinischen Behandlung und sozialer Wiedereingliederung von spinalen Querschnittsgelähmten berichtete, das alle Aspekte dieses bisher so vernachlässigten Gebietes der Medizin einschloß. Führende Chirurgen und Mediziner der Bundesrepublik Deutschland, die zu diesem Problem Stellung nahmen, waren einmütig in ihrer Schilderung über die verzweifelte Situation, in der sich die meisten dieser Schwerstversehrten in Deutschland wie in vielen anderen Ländern noch befanden. Das damals vielfach gebrauchte Wort „vergammeln" für diese unglücklichen Menschen war für mich eine aktuelle Bereicherung meines deutschen Sprachschatzes. Aber dieser Kongreß hatte insofern eine historische Bedeutung als er der Auftakt einer neuen Ära in der ärztlichen Betreuung und sozialen Wiedereingliederung nicht nur des spinalen Menschen, sondern der Rehabilitation von schwer Körperbehinderten überhaupt wurde.

Wie immer bei einer neuen Entwicklung der Medizin waren es zunächst einige wenige, die auf dem komplizierten Gebiet der spinalen Paraplegie und Tetraplegie Pionierarbeit in Deutschland geleistet haben. Ich möchte heute meiner verstorbenen Kollegen und Freunde KURT LINDEMANN, ALFONS LOB und BÜRKLE-DE LA CAMP gedenken, die mit dem damaligen Leiter des Hauptvorstandes der deutschen Berufsgenossenschaften, Dr. LAUTERBACH, besonders nach ihrem Besuch des Nationalen Zentrums für Querschnittsgelähmte in Stoke Mandeville unermüdlich und beispielgebend gewirkt haben. Sie haben die neue Konzeption der alle Aspekte umfassenden Betreuung von spinalen Querschnittsgelähmten in die Tat umgesetzt und mit der aktiven und finanziellen Hilfe der Berufsgenossenschaften die ersten spinalen Zentren in Bochum, Heidelberg und Murnau errichtet, denen seither mehrere andere mit der finanziellen Unterstützung der Berufsgenossenschaften und anderer Kostenträger folgten. Heute stehen nach einer Statistik von Dr. MEINECKE insgesamt 662 Betten für die klinische Spezialbehandlung Querschnittsgelähmter in der Bundesrepublik Deutschland zur Verfügung, eine Zahl, die angesichts der ständig wachsenden Zahl traumatischer und nicht-traumatischer Paraplegiker und Tetraplegiker für ihre akute wie auch die so wichtige Nachbetreuung nicht angemessen erscheint und so bald wie möglich vergrößert werden sollte.

Für die soziale und besonders berufliche Wiedereingliederung von Querschnittsgelähmten und anderen schwer Behinderten sind in den letzten 15 – 20 Jahren ebenfalls erstaunliche Fortschritte in der Bundesrepublik Deutschland durch die Errichtung von Berufsförderungswerken gemacht worden. Hier steht zweifellos die Stiftung Rehabilitation Heidelberg an der Spitze, die sich seit 1958 durch die außergewöhnliche Arbeits- und Willenskraft und hervorragende Organisationsfähigkeit ihres Schöpfers und Leiters, meines Freundes WERNER BOLL, aus bescheidenen Anfängen zu einer der hervorragendsten Institutionen der Welt entwickelt und vielen Gelähmten und anderen schwer Behinderten die Möglichkeit gegeben hat, als vollwertige Mitglieder der Gemeinschaft ins Berufsleben zurückzukehren. Das vor wenigen Wochen vom Reichsbund in Bremen eröffnete berufliche Rehabilitationszentrum, dessen Leitung WALTER WEISS, der frühere Leiter des von der Caritas gegründeten Berufsförderungswerkes in Wildbad, innehat, ist ein weiterer Fortschritt auf diesem wichtigen Gebiet der Rehabilitation. Natürlich sollte sich kein Land in der sozialen Wiedereingliederung seiner behinderten Mitmenschen auf seinen Lorbeeren ausruhen. Mit der Schöpfung des Südwestdeutschen Rehabilitationszentrums für Kinder und Jugendliche, in dem der heutige Kongreß abgehalten wird, haben sich daher WERNER BOLL und seine Stiftung ein weiteres Monumentum aere perennius gesetzt, das vielen behinderten jungen Menschen bei ihrer sozialen Eingliederung helfen wird.

All dieses zeigt den dynamischen Fortschritt, der in der Bundesrepublik Deutschland in weniger als 20 Jahren auf dem Gebiete der Rehabilitation gemacht worden ist. Der Universität von Heidelberg gebührt das große Verdienst, als erste Universität der Welt einen Spezialisten für Rückenmarksverletzte, meinen Freund und Schüler VOLKMAR PAESLACK, zum Ordinarius für Rehabilitation ernannt zu haben, und Universitäten anderer Länder sind diesem Beispiel gefolgt. Die Tatsache, daß Professor PAESLACK der derzeitige Präsident der Internationalen Medizinischen Gesellschaft für Paraplegie ist, spricht sicherlich für die hohe internationale Wertschätzung der erstaunlichen Entwicklung, die auf dem Gebiete der Rehabilitation in der Bundesrepublik Deutschland in den letzten 20 Jahren gemacht worden ist. Das gilt auch für die Stellung deutscher körperbehinderter Sportler und Sportlerinnen im internationalen Sport für Körperbehinderte. Wer hätte 1958 gedacht, daß die Bundesrepublik Deutschland nur 14 Jahre später in Heidelberg ihre Tore für die Olympiade von 1000 spinal gelähmten Sportlern und Sportlerinnen aus 45 Ländern öffnen würde?!

Selbst in unserer materialistischen und technokratischen Zeit gibt es noch Wunder, wenn eine Idee der Humanität wie die Rehabilitation eine Realität wird. Aber das größte Wunder ist doch der Mensch, der sich durch Überwindung schwerster Körperbehinderung die Achtung als gleichberechtigtes Mitglied seiner Umwelt erwirbt.

Aufgaben und Grenzen der Rehabilitation

V. Paeslack

Nach dem Programm müßte jetzt, im Anschluß an so viele Bekenntnisse, Erfolgsberichte und gute Wünsche, ein Festvortrag folgen. Leider werde ich Sie in dieser Erwartung enttäuschen müssen.

Das mir übertragene Thema „Aufgaben und Grenzen der Rehabilitation" – also nicht etwa „Erfolge und Fortschritte in der Rehabilitation" – ist wenig geeignet, uns in festliche Stimmung zu versetzen. Es gibt vielmehr Anlaß zu kritischer und insbesondere zu selbstkritischer Überprüfung der derzeitigen Situation. Es zwingt uns, die nähere und die etwas weitere Zukunft unter dem Gesichtspunkt der Erwartungen und Planungen, der Hoffnungen und der Befürchtungen auszuloten.

Wieder gibt der Ablauf einer Dekade den Anlaß, das Thema der Rehabilitation in unserem Lande zu erörtern. Wir haben zu fragen, ob die gesetzten Ziele erreicht wurden. Konnten die Wege, die vor 10 Jahren aufgezeigt wurden, gegangen werden, erwiesen sie sich vielleicht als Irrwege oder als Sackgassen?

Dabei kann es für die hier Versammelten sicher nicht Aufgabe der nächsten drei Tage sein, sich gegenseitig oder einer mehr oder weniger interessierten Öffentlichkeit ein Kollossalgemälde des Erreichten zu entwerfen. Sinnvoll und auch notwendig dagegen erscheint es, unter Ansehung der Erfolge und Mißerfolge, der Fortschritte, der Fehlentwicklungen und der Rückschläge des letzten Jahrzehnts eine Bilanz zu ziehen und daraus ein neues, realitätsbezogenes Rehabilitationskonzept für morgen und übermorgen zu entwickeln.

Die 70er Jahre dieses Jahrhunderts wurden von den internationalen Organisationen zum „Jahrzehnt der Rehabilitation" ausgerufen.

Wir haben zu fragen: Konnte der pathetische Anspruch, der damit gestellt wurde, für unser Land erfüllt werden? Diese Frage kann nicht mit einem einfachen „ja" oder „nein" beantwortet werden – es ist vielmehr erforderlich, eine Analyse des abgelaufenen Zeitraums und der jetzt gegebenen Situation zu versuchen.

In der Bundesrepublik Deutschland wurden Rehabilitationsplanung und Rehabilitationsgesetzgebung bestimmt vom 1970 verkündeten Aktionsprogramm der Bundesregierung und von einer Reihe wichtiger Gesetzgebungen, die sich als richtungweisend für die Bemühungen um die Eingliederung Behinderter erwiesen.

In ihm wurde einerseits mit der bis dahin üblichen Vorstellung gebrochen, Rehabilitation sei nur eine andere, etwas pompösere Bezeichnung für die Rückverbringung Behinderter in Arbeit und Beruf. Gleichzeitig wurde hier, zumindest in großen Zügen, die Forderung nach einer Neudefinition der Rehabilitation im Sinne eines durchgehenden und umfassenden Geschehens zur Grundlage der Rehabilitationsplanung gemacht.

An die Stelle der verhängnisvollen Aufsplitterung in einzelne Abschnitte, Phasen oder voneinander getrennte Teilgebiete – etwa in eine sog. medizinische, eine berufliche, eine gesellschaftliche, eine schulische und etliche andere Rehabilitationen – wurde das Postulat der – nicht nur theoretischen – Einheit des Rehabilitationsgeschehens gesetzt.

Leider ist es bisher auf weite Strecken bei einem derartigen Postulat geblieben. Es ist bei weitem noch nicht gelungen, das Denken und Handeln in voneinander abgetrennten Teilbereichen der Rehabilitation abzubauen.

Die Folge davon ist, daß nur in seltenen, besonders günstig gelagerten Fällen mit dem Schädigungsereignis, das zur „Dehabilitation" führt, sogleich auch die umfassenden Leistungen der Rehabilitation wirksam werden.

Die Autoren der rehabilitationsbezogenen Gesetze der letzten Jahre betonen jeweils die Notwendigkeit, ja die Unabdingbarkeit des integrierten und integrierenden Vorgehens. Jedes einzelne der Gesetze aber greift dann doch – wie dies bei der derzeitigen Strukturierung des Systems der sozialen Sicherung in unserem Lande offenbar unvermeidlich ist – wiederum nur bestimmte isolierte Bereiche, etwa den der beruflichen Eingliederung, der sozialen Reintegration oder medizinischer Maßnahmen der Rehabilitation aus dem Gesamtprozeß heraus.

Ohne Zweifel erweisen sich die einzelnen Gesetze – ich nenne die 4. Novelle zum Bundessozialhilfegesetz, das 2. Schwerbehindertengesetz, das Gesetz über die soziale Sicherung Behinderter und das Rehabilitationsangleichungsgesetz – als wichtige Fortschritte. Sie stellen aber bei weitem noch nicht das erreichbare Optimum dar.

In weitgehender Ermangelung realitätsbezogener Ausführungsbestimmungen erweist es sich als außerordentlich schwierig, die Intentionen des Gesetzgebers auch in die Tat umzusetzen – auch hier steckt der Teufel im Detail. Die Forderung nach einheitlicher Ausrichtung und damit umfassender Anwendbarkeit der gesamten rehabilitationsbezogenen Gesetzgebung, also nach einem Bundesrehabilitationsgesetz wird wohl im Laufe der nächsten Zeit erneut und mit Nachdruck zu hören sein.

Das Rehabilitationsangleichungsgesetz vom Jahre 1974 stellt einen nützlichen Schritt in dieser Richtung dar. In der praktischen Arbeit aber erweist sich, daß die in diesem Gesetz enthaltenen Möglichkeiten vorerst längst nicht ausreichend oder aber, daß sie in bedrückend restriktiver Weise angewandt werden. Es soll nicht verkannt werden, daß in einer Reihe von sog. Gesamtvereinbarungen zur Rehabilitation vorläufige Schritte zur praktischen Nutzbarmachung dieses Gesetzes getan wurden.

Die berufliche Eingliederung aller Gruppen von Schwerbehinderten stößt trotz der wichtigen Verbesserungen, die das 2. Schwerbehindertengesetz in dieser Hinsicht gebracht hat, nach wie vor auf erhebliche Schwierigkeiten. Die Bereitschaft der Arbeitgeber, nun auch tatsächlich durch zur Verfügungstellung geeigneter Arbeitsplätze die Chancen, die das Gesetz eröffnen will, zu verwirklichen, erweist sich als sehr unterschiedlich.

Bedauerlicherweise hat insbesondere der öffentliche Dienst, haben die Bundes- und Länderverwaltungen, die Kommunen, Verwaltungen und öffentlichen Dienstleistungsbereiche längst noch nicht die Verpflichtungen erkannt, die ihnen hier übertragen wurden.

Es ist daher dringlich zu fordern, daß der öffentliche Arbeitgeber alsbald seine Nachzüglerposition auf diesem Gebiet aufgibt und die ihm zukommende Rolle eines Vorkämpfers in der beruflichen Reintegration Behinderter als verpflichtende Aufgabe begreift.

Das Rehabilitationsangleichungsgesetz war unter anderem deshalb so bedeutsam, weil es als neuen Leistungsträger die gesetzliche Krankenversicherung am Rehabilitationsgeschehen beteiligt. Damit wurde auch vom Gesetzgeber deutlich gemacht, welches Gewicht dem medizinischen Bereich im Ablauf dieses Prozesses zukommt.

Aber auch hier darf der in der Legislative gegebene richtungweisende neue Ansatz nicht darüber hinwegtäuschen, daß bis zur umfassenden praktischen Realisierung des im Gesetz gegebenen Auftrages noch ein weiter Weg zu gehen ist.

In der Tat bleibt die Wirksamkeit medizinischer Bemühungen im Bereich der Rehabilitation vorerst aus den unterschiedlichsten Gründen begrenzt, nicht selten wird sie vollständig paralysiert.

Diese Feststellung gilt für den praktischen Einsatz rehabilitativer Leistungen in den medizinischen Institutionen, vor allem im Krankenhaus. Hier kommen die vorgegebenen Möglichkeiten etwa des Sozialdienstes und der Rehabilitationsberatung, der psychologischen Dienste oder der speziell rehabilitativ orientierten therapeutischen Dienste längst nicht ausreichend zur Geltung. Meist ist auch die Ausstattung des Krankenhauses mit derartigen rehabilitativen Diensten noch immer völlig ungenügend.

Die Feststellung eines tiefgreifenden Ungenügens trifft ebenso zu für den Kenntnis- und Erfahrungsstand der an sich für die Einleitung und Durchführung medizinischer Rehabilitationsmaßnahmen Verantwortlichen. Noch immer scheitert die Umsetzung des rehabilitativen Auftrages im Bereich der Medizin auch an verfehlter Interpretation der damit gegebenen Aufgabenstellungen.

Ein nach wie vor schwerwiegendes Defizit für die praktische Durchführung von medizinischen Rehabilitationsmaßnahmen ergibt sich auch noch immer durch den unzureichenden Wissensstand des niedergelassenen Arztes ebenso wie des Arztes in der Klinik. Unscharfe, z. T. unzutreffende Vorstellungen herrschen heute wie vor 10 Jahren hinsichtlich dessen, was unter Rehabilitation im Bereich der Medizin zu verstehen ist.

Ein an sich verheißungsvoller Neuansatz in dieser Hinsicht schien mit der Verkündung der neuen Approbationsordnung für Ärzte vom 28. Oktober 1970 gegeben. Hier wurde erstmals festgelegt, daß der angehende Arzt nicht nur umfassende, überwiegend diagnostische Kenntnisse im Bereich der naturwissenschaftlichen Medizin erwirbt. Vielmehr sollen in allen Studienabschnitten Fragen der Theorie und der Praxis der Rehabilitation sowie anderer, für den Arzt bedeutsamer Bereiche der sozialen Medizin eingehend und umfassend behandelt werden.

Auf diese Weise sollen dem zukünftigen Arzt die erforderlichen Kenntnisse vermittelt werden, mit deren Hilfe er die vielzitierte Schlüsselrolle in der Rehabilitation übernehmen kann.

Diese an sich positive Tendenz darf nun aber nicht darüber hinwegtäuschen, daß es sich hier vorerst um nicht viel mehr als ein gut gemeintes, ein wenig durch schlechtes Gewissen beflügeltes, weitestgehend aber nur verbales Postulat handelt. Seine Realisierung und Praktizierung liegt noch immer in ziemlich weiter Ferne.

Die Rehabilitation hat in unserem Lande ihre Entwicklung zum heutigen Stand im wesentlichen *außerhalb* der Universität, außerhalb des medizinischen Lehr- und Forschungsbetriebes genommen. Das hat dazu geführt, daß eine wissenschaftliche Durchdringung rehabilitationsmedizinischer Fragestellungen, eine begriffliche

Analyse und die Entwicklung einer Methodenlehre auf dem Gebiet der Rehabilitation noch weitestgehend fehlen. Den heute in der Klinik tätigen jüngeren und älteren akademischen Lehrern fehlen demzufolge im allgemeinen die erforderlichen Kenntnisse und Erfahrungen. Ein entsprechendes Interesse wurde im Rahmen ihrer eigenen Ausbildung kaum je geweckt.

Es wird also vordringlich notwendig sein, in den medizinischen Fakultäten in Forschung und Lehre die Möglichkeiten der Ausbildung auf dem Gebiet der Rehabilitation entscheidend zu verbessern.

Eine gleichermaßen unbefriedigende Situation ergibt sich hinsichtlich der *ärztlichen Fortbildung* in Fragen der Rehabilitation. Zwar weisen die medizinischen Fachverbände und Standesorganisationen immer wieder darauf hin, daß die Rehabilitation zu den zentralen Aufgaben des Arztes gehört. Vorerst sind diese Appelle aber offenbar weitgehend ungehört verhallt.

Um so wichtiger erscheinen die vorsichtigen Versuche, nach neuen Wegen der Fortbildung und vielleicht auch der Weiterbildung des Arztes in Fragen der Rehabilitation zu suchen.

Es kann aber kein Zweifel bestehen, daß die bisherigen Bemühungen in dieser Richtung bei weitem nicht ausreichen und vorerst noch schwerwiegende Mängel bestehen.

Der unzureichende Kenntnisstand ist eklatant. So sind der ganz überwiegenden Mehrzahl der Ärzte die für den medizinischen Bereich wichtigsten Bestimmungen des Rehabilitationsangleichungsgesetzes vom Jahre 1974 bisher überhaupt noch nicht bewußt geworden.

Die ärztliche Mitteilungspflicht von Rehabilitationsfällen an die Krankenversicherung gemäß § 368 s RVO, mit der dem niedergelassenen Arzt ein unmittelbar nutzbares Werkzeug zur Ingangsetzung von Eingliederungsmaßnahmen für seinen Patienten in die Hand gegeben wurde, ist weitgehend unbekannt geblieben.

Nach wie vor finden wir also bei vielen Ärzten eine teils gleichgültige, teils sogar ablehnende Einstellung zu Fragen der Rehabilitation. Sie erklärt sich einerseits aus der ungewohnten Thematik, andererseits aus der Kompliziertheit und der Unübersichtlichkeit der gesetzlichen Bestimmungen und der anzuwendenden administrativen Regularien, durch die auch der interessierte Arzt schlechthin überfordert wird.

Dies ist um so gefährlicher, als die letzten Jahre nicht etwa eine Abnahme, sondern ein rasches Anwachsen der medizinisch relevanten Rehabilitationsaufgaben gebracht haben. Für neue, z. T. erheblich große Gruppen von behinderten Personen wurde die Notwendigkeit einer umfassenden Rehabilitation erkannt. Genannt seien hier die psychisch und die geistig Behinderten, hingewiesen sei auf die rehabilitativen Aufgabenstellungen in der Geriatrie und auf die Suchtkranken, aber auch auf die in den letzten Jahren bedeutsam werdenden Rehabilitationsaufgaben, die sich beim Krebskranken ergeben.

Eine zahlenmäßig immer mehr in den Vordergrund tretende Gruppe stellen ausländische Patienten dar, die teils unmittelbar Anspruch auf Rehabilitationsleistungen haben, teils in die Bundesrepublik einreisen, um auf irgendeine Weise mit teilzuhaben an dem hohen Rehabilitationsstandard, der hier zur Verfügung steht.

Für alle diese Gruppen von Behinderten wird die Entwicklung von Rehabilitationsprogrammen und die Einleitung von Rehabilitationsmaßnahmen nur dann möglich sein, wenn zuvor eine tragfähige medizinische Basis hierfür geschaffen wurde.

Dazu bedarf es einerseits entsprechender Rehabilitationseinrichtungen, andererseits eines zahlenmäßig ausreichenden und zugleich hochqualifizierten Stammes an Rehabilitationsfachkräften.

Der Bedarf an Rehabilitationseinrichtungen wurde im Aktionsprogramm der Bundesregierung erstmals definiert. Die in diesem Programm aufgestellten Forderungen wurden für den beruflichen Bereich der Rehabilitation im abgelaufenen Jahrzehnt für den Kreis der *erwachsenen* Behinderten weitgehend erfüllt – es steht heute eine insgesamt ausreichende Zahl von Ausbildungs- und Internatsplätzen in den Berufsförderungswerken zur Verfügung.

Die entsprechende Entwicklung für die berufliche Eingliederung behinderter Jugendlicher konnte offenbar nicht im gleichen Maße Schritt halten – der Ausbau der Berufsbildungswerke ist vorerst nicht als abgeschlossen anzusehen.

Gleiches ist für den Bereich der in stärkerem Maße medizinisch orientierten Einrichtungen, insbesondere also für die Rehabilitationskrankenhäuser und für die medizinischen Spezialabteilungen zur Rehabilitation bestimmter Behindertengruppen festzustellen: Hier stehen vorerst nur einige wenige Modelleinrichtungen zur Verfügung – der systematische Ausbau dieses Sektors wird eine der wesentlichen Aufgaben des kommenden Jahrzehnts sein müssen. Diese Aufgabe ist um so dringlicher, als die im Aktionsprogramm ebenfalls niedergelegte Forderung nach Ausstattung jedes Krankenhauses wenigstens mit einem Basispotential der Rehabilitation bisher weitestgehend unerfüllt blieb.

An die Länder und Kommunen ist angesichts des bisher unbefriedigten und gleichzeitig wachsenden Bedarfs an klinischen Rehabilitationseinrichtungen die Frage zu richten, ob und in welchem Umfang im Rahmen der derzeitigen Bemühungen um Abbau und Umschichtung eines angeblich oder tatsächlich vorhandenen Krankenhausbettenberges sich hier eine sinnvolle Teillösung dieses Problems anbietet.

Als gravierendes Hindernis für eine rasche Weiterentwicklung der Rehabilitation in allen, insbesondere in den medizinischen Bereichen erweist sich der Mangel an geeigneten Fachkräften. Vorerst stehen die Rehabilitationseinrichtungen im allgemeinen vor der Aufgabe, in z. T. recht aufwendigen, in der Effizienz nicht immer voll befriedigenden Verfahren die fehlenden Fachkräfte selbst auszubilden. Es fehlen überall, im pflegerischen wie im therapeutischen Dienst, im Bereich der Sozialarbeit und der Rehabilitationsberatung, im ärztlichen wie im psychologischen Dienst, in der Administration wie unter den Ausbildern Fachkräfte, die in der Lage sind, den hier gestellten speziellen Aufgaben zu entsprechen.

Der gezielte Ausbau vorhandener Ausbildungsstätten, die Neuschaffung von Spezialeinrichtungen für die Aus- und Fortbildung von Rehabilitationsfachkräften muß daher rasch und mit großem Nachdruck betrieben werden. Nur so kann die Entwicklung einer bedrohlichen Mangelsituation verhindert und die Beseitigung vorhandener personeller Lücken sichergestellt werden.

Beenden wir, insgesamt keineswegs befriedigt, diesen Versuch einer Bestandsaufnahme hinsichtlich einiger wichtiger Aspekte der Rehabilitationsmedizin, und wenden wir uns dem sozialen Bereich der Rehabilitation zu.

Ich nenne diesen Sektor bewußt an zweiter Stelle und bin mir dabei darüber im klaren, daß damit gegen die übliche Reihenfolge medizinisch – beruflich – sozial verstoßen wird.

Diese Umstellung erscheint aber korrekt und notwendig, wenn man sich über die tatsächlichen Erfordernisse, Schwerpunkte und Zielsetzungen Rechenschaft zu geben versucht: Die Gewährleistung einer individuell akzeptablen Lebensform, die Eingliederung, die Rückgliederung des Behinderten in die sozialen Strukturen, die Wiederherstellung der gesellschaftlichen Bezüge, beginnend mit der Einordnung in die Familie, die Schaffung eines tragfähigen wechselseitigen Verhältnisses zwischen dem Bürger im Rollstuhl und dem sog. „Normalen“, das sind die letztlich entscheidenden Aufgabenstellungen der Rehabilitation.

Die heute erfreulicherweise in vielen Fällen mögliche Eingliederung in eine berufliche Tätigkeit stellt einen Teil, mitunter eine Konsequenz dieser vorhergehenden Basisprozesse auf sozialem Gebiet dar. Sie hätte aber ihren Sinn und ihre Aufgabe verloren, wenn sie als Selbstzweck mißverstanden würde.

Natürlich bin ich mir darüber im klaren, daß wir uns bei einer derartigen Betrachtungsweise auf schwankenden Untergrund begeben und daß wir wohl auch Widerstand erfahren werden.

Für die medizinischen Maßnahmen der Rehabilitation wurden gesetzliche Grundlagen geschaffen, wurden Leistungsträger definiert. Gleiches gilt seit langem für den Bereich der beruflichen Wiedereingliederung. Weitgehend unklar dagegen sind die Verhältnisse im Bereich der sozialen Reintegration. Das erklärt sich nicht nur aus der Tatsache, daß – bedauerlicherweise – der Sozialhilfeträger auch durch das Rehabilitationsangleichungsgesetz nicht unmittelbar in den Verbund der Leistungsträger der Rehabilitation einbezogen wurde. Die Schwierigkeiten resultieren vielmehr vor allem aus der notwendigen Vielschichtigkeit der Bemühungen um eine soziale

Rehabilitation, aus den nach wie vor und wahrscheinlich noch auf lange Zeit unscharfen Konturen, aus der Vielzahl offener Fragestellungen, aus der emotionsgeladenen Diskussion zu diesem Thema, aus der massiven Affektbesetzung, die hier nach wie vor wirksam wird.

Um so dringlicher ist es, sich auf eine eindeutige und gemeinsame Zielsetzung zu einigen: Es geht, wie schon betont, *nicht* um die Beseitigung von pathologischen Organbefunden. Es geht auch nicht um die Eingliederung in den Arbeitsprozeß. Das Ziel ist vielmehr – und hier sollten wir uns nicht scheuen, auf die erste Definition des Rehabilitationsbegriffes durch den legendären RITTER VON BUSS zurückzugreifen – die Wiederherstellung der Menschenwürde, es geht also um die Rehabilitation der „Person".

Alle Wege, die dazu dienen können, dieses Ziel zu verwirklichen, müssen begangen werden – die Möglichkeiten der medizinischen Diagnostik und der Therapie müssen ebenso wie die Maßnahmen der beruflichen Eingliederung, pädagogische Leistungen müssen ebenso wie die in rascher Entwicklung begriffenen Rehabilitationstechnologien genutzt werden.

Legen wir eine derartige Betrachtungsweise zugrunde, so müssen wir mit Bedrückung feststellen, daß in der Praxis dem zentralen Bereich der Rehabilitation, nämlich der sozialen Reintegration, vorerst bestenfalls die Rolle eines etwas mißliebigen Anhängsels zugestanden wird. Bei ihrer Definition ist, recht unscharf, die Rede von „ergänzenden Leistungen". Bei der Begriffsbestimmung kommen immer wieder Vorstellungen zutage, die große Ähnlichkeit mit einem überholten Fürsorgedenken aufweisen. Die Diskussion zu diesem letztlich entscheidenden Thema der Rehabilitation geht mit einer gewissen Peinlichkeit einher, verläuft nicht selten im Sand von Mißverständnissen.

Noch immer sind wir nicht gänzlich von dem fatalen Denkschema freigekommen, nach dem die Behinderten eine „Randgruppe der Gesellschaft" darstellen. Noch immer sind wir bereit, diese pseudo-soziologische Feststellung als bare und auch in Zukunft gültige Münze zu nehmen.

Nur schwer gelingt es, deutlich zu machen, daß der Mann im Rollstuhl, daß das Kind, das mit einer Beeinträchtigung seiner motorischen Funktionen geboren wurde, daß der Handwerker, der von einem Herzinfarkt ereilt wurde, nicht eine Figur irgendwo „am Rande" unserer Sozietät ist. Es muß endlich begriffen und auch immer wieder deutlich gemacht werden, daß dieser querschnittgelähmte Mann, daß der Koronarkranke, daß das behinderte Kind „normale", gleichberechtigte und gleichverpflichtete Glieder unserer so vielgesichtigen Gesellschaft sind; daß es sich dabei um *unsere* Eltern und um *unsere* Kinder handelt, daß wir es selber sind, die da ein „normales" menschliches Leben führen, ein Leben, an dem wir als Außenstehende wegen der dabei für die unmittelbar Betroffenen zutage tretenden Belastungen in besonderem Maße Anteil nehmen müssen.

Unabdingbar ist es, den in den letzten Jahren in erstaunlicher Weise in Gang gekommenen Prozeß der umfassenden und permanenten Information der Öffentlichkeit über Fragen der Behinderung, über die Probleme des Behinderten im Umgang mit sich selbst und mit seiner Umwelt mit Sorgfalt fortzuführen.

Nur durch eine derartige Aufklärung, durch gegenseitiges Bekanntmachen, auch durch sorgfältige Analyse des Umfeldes des Behinderten wird es gelingen, die weiter bestehenden Vorbehalte, die noch immer aktiven, mehrheitlich unbewußten Abwehrmechanismen, die gegenüber dem behinderten Mitbürger bestehen, auszuschalten. Wichtig ist es daher, den Behinderten selbst nicht, wie dies in der Vergangenheit vielfach der Fall war, nur als Objekt, als Thema der „Behandlung" zu betrachten. Vielmehr muß er einbezogen werden in alle Denk- und Handlungsprozesse, er muß herausgelangen aus der Isolation und Gleichgültigkeit. Es geht in der Tat um eine umfassende Emanzipation des Behinderten. Es muß dafür Sorge getragen werden, daß sich mehr und mehr behinderte Menschen in unserem Lande bereitfinden, die schwierige, für sie selbst und für die Gesellschaft so wichtige Rolle des – gestatten Sie bitte diese Metapher – verantwortlichen „Bürgers im Rollstuhl" zu übernehmen.

Eine entscheidende Aufgabe bei der Verwirklichung dieser Forderung kommt den Gruppen und Verbänden zu, die sich, z. T. seit Jahrzehnten, um diese Aufgabe bemühen. Diese teils großen und einflußreichen Verbände und Vereinigungen, ebenso wie die kleinen, mehr im Verborgenen tätigen Gruppen und Clubs sollten sich in zunehmendem Maße weniger als Interessenvertreter und Lobbies für bestimmte Behindertengruppen verstehen. Sie sollten sich vielmehr – und noch mehr als bisher – der wichtigen und verantwortlichen Aufgabe, die sich ihnen stellt, bewußt werden: Mittler zu sein innerhalb der Gesellschaft für die noch immer benachteiligten, behinderten Glieder dieser Sozietät, das wechselseitige Verstehen zu fördern, die gegenseitigen Verantwortlichkeiten deutlich zu machen.

Dazu wird es auch erforderlich sein, dem einzelnen Behinderten oder einer kleineren oder größeren Gruppe behinderter Personen und auch ihren Angehörigen deutlich zu machen, daß sie selber eigene Pflichten und Verantwortungen übernehmen müssen. Die Rolle des Behinderten darf sich zukünftig nicht mehr überwiegend in einer teils duldenden, teils aggressiven Erwartungshaltung und Forderungsposition gegenüber „den anderen“ erschöpfen, wenn sie nicht auf Dauer unfruchtbar bleiben soll.

An den Gesetzgeber ebenso wie an die Leistungsträger der Rehabilitation richtet sich die Frage, welche Möglichkeiten gefunden werden können, um diesen Prozeß der sozialen Reintegration auch materiell zu ermöglichen und abzusichern. Es muß deutlich werden, daß ein demokratischer Staat, der sich seiner sozialen Aufgabenstellung bewußt ist, hier zu einer zwar schwierigen, gleichzeitig aber unabdingbaren Leistung herausgefordert ist.

Hierzu gehören beispielsweise die konsequenten Bemühungen um behindertengerechtes Bauen im öffentlichen wie im privaten Bereich. Noch immer ist dem körperlich Behinderten, aber gleicherweise auch zahlreichen alten Menschen der Zugang zu weiten Bereichen der gebauten Umwelt durch architektonische Barrieren verschlossen. Es ist unerträglich, wenn durch derartige, oftmals banale äußere Hindernisse die Teilnahme an den uns gebotenen Möglichkeiten des privaten und des öffentlichen Lebens für große Gruppen der Bevölkerung erschwert oder unmöglich gemacht wird.

Eng verknüpft mit dem hier angesprochenen ist ein anderer Fragenkreis, auf den nur kurz hingewiesen werden kann: Von Jahr zu Jahr wächst die Zahl derjenigen körperlich sehr schwer behinderten Personen, die über längere Zeit oder dauernd bei geistiger Gesundheit durch das physische Handikap von der Pflege anderer Personen abhängig sind. Nur ein Teil von ihnen kann damit rechnen, ständig eine entsprechende Versorgung in der eigenen Familie zu finden. Diejenigen, für die eine solche Möglichkeit nicht besteht, werden mehrheitlich in Altenpflegeheimen oder in Pflegeeinrichtungen für geistig schwer behinderte Menschen untergebracht. Dies ist ein bedrückender Zustand, der rasche Abhilfe notwendig macht. Es ist erforderlich, eine ausreichende Zahl von Plätzen bereitzustellen, in denen diesen Schwerbehinderten einerseits eine Wohnmöglichkeit geboten wird, in der sie sich wohlfühlen können. Andererseits muß hier das erforderliche Maß an Pflege gewährleistet sein und schließlich gilt es unter Berücksichtigung der jeweils bestehenden Behinderung auch eine sinnvolle Freizeitgestaltung und ggf. eine Möglichkeit zur Betätigung vorzusehen.

Zum gegenwärtigen Zeitpunkt gibt es in der Bundesrepublik nur eine verschwindend kleine, viel zu kleine Zahl derartiger Einrichtungen. Erforderlich ist also einerseits die Schaffung von qualifizierten Wohn- und Dienstleistungszentren, andererseits aber müssen auch alle anderen heute zur Verfügung stehenden und sich neu entwickelnden Möglichkeiten des Zusammenlebens etwa einer Gruppe von Behinderten oder auch gemeinsame Wohn- und Lebensformen zwischen Behinderten und Nichtbehinderten genutzt werden.

Die beruflichen Bereiche der Rehabilitation sollen hier nur kursorisch angesprochen werden, da sie im Rahmen der morgigen Plenarsitzung aus berufenem Munde erläutert und zur Diskussion gestellt werden.

Das Thema dieses Kongresses lautet „Rehabilitation als Schlüssel zum Dauerarbeitsplatz“. Mit dieser Themenwahl soll eine Tradition fortgeführt werden, die sich auf die vorangegangenen beiden Kongresse vor 10 und vor 20 Jahren berufen kann.

Dennoch muß anerkannt werden, daß diese Definition mißverständlich sein und zu Irrtümern Anlaß geben kann. Man könnte nämlich zu der Interpretation verleitet werden, Vermittlung in einen Dauerarbeitsplatz sei *das* Ziel der Rehabilitation schlechthin. Jedermann weiß, daß dies eine Fehldeutung wäre, die allerdings noch vor 15 Jahren durchaus gängig war und die durch manche gesetzliche Bestimmungen und durch gelegentliche administrative Verfahrensweisen auch heute noch nicht gänzlich ad acta gelegt zu sein scheint.

Die wie auch immer geartete Eingliederung oder Rückgliederung des Behinderten in eine regelmäßige Tätigkeit, in Arbeit oder Beruf, ist ein – oftmals entscheidend wichtiger – *Teilbereich* der sozialen Reintegration. Die Maßnahmen der beruflichen Wiedereingliederung haben, ebenso wie die Leistungen der kurativen Medizin, eine *Mittlerfunktion*. Sie sind nicht und sie dürfen nie zum Selbstzweck werden, wenn das eigentliche Ziel der Rehabilitation nicht verfehlt werden soll.

Dabei kann nicht nachdrücklich genug darauf hingewiesen werden, daß das heutige Denken und Handeln in der Rehabilitation einen, vielleicht den entscheidenden Anstoß aus dem beruflichen Bereich erfahren hat. Am Bemühen um die Reintegration wachsend großer Gruppen von behinderten Personen in eine sinnvolle menschenwürdige Tätigkeit hat sich die Diskussion, hat sich das allmählich wachsende Verständnis für die Notwendigkeit der umfassenden Rehabilitation entwickelt.

Für den aktiv denkenden und handelnden heutigen Menschen kann sinnvolle Existenz nur in Verbindung mit dem Bemühen um eine leistungsbezogene, sinngebende berufliche Tätigkeit verstanden werden.

Diese Feststellung wird täglich durch den beruflichen Einsatz und durch die damit verbundene Befriedigung an der eigenen Leistung bewiesen, die zehntausende von Behinderten aller Kategorien in unserem Lande erbringen. Diese eindrucksvolle Leistung ist auch die klarste und verständlichste Antwort auf die teils törichten, teils böswilligen ideologieschwangeren Verleumdungskampagnen, die von kleinen Gruppen politischer Wirrköpfe ausgehen, für die menschliche Tätigkeit und Leistung nur Reizworte aus einer verblasenen Klassenkampfpolemik sind.

Aufs Ganze gesehen haben die Bemühungen um die berufliche Eingliederung aller Behinderten im abgelaufenen Jahrzehnt zu befriedigenden Ergebnissen geführt. Insgesamt haben, dies darf man heute feststellen, die qualifizierten Einrichtungen für die berufliche Eingliederung und Wiedereingliederung Behinderter sich bewährt. Das Prinzip, nach dem diese Einrichtungen arbeiten, nämlich durch einen hohen Ausbildungsstandard und durch zur Verfügungstellung umfassender ausbildungsbegleitender Leistungen die Chancengleichheit des Behinderten zu verbessern, hat sich als richtig erwiesen.

So konnte die Gefahr einer ausufernden Arbeitslosenquote für den Schwerbehinderten vermieden werden – im wesentlichen als Resultat der Einsatzbereitschaft, der Anpassungsfähigkeit und des hohen fachlichen Könnens, die heute von einer großen Zahl qualifiziert ausgebildeter Männer und Frauen in den Arbeitsprozeß eingebracht werden. Ihre Leistung widerlegt permanent die falsche These von der angeblichen Minderleistungsfähigkeit des Behinderten.

Diese insgesamt positive Situation darf aber nicht darüber hinwegtäuschen, daß die Zahl der arbeitslosen Schwerbehinderten dennoch zu hoch ist – ein sozial-politischer Tatbestand, der von den Verantwortlichen keineswegs hingenommen werden darf. Es geht nicht an, Konjunkturschwankungen als Alibi für nur halbherzige Bemühungen gegen einen drohenden schleichenden Substanzverlust der Rehabilitation und für eine heimliche Rückkehr zu einem überholten Rentendenken zu benutzen.

Die im letzten Jahrzehnt erfolgte Entwicklung klarer Prinzipien für die Durchführung beruflicher Eingliederungsmaßnahmen trägt dazu bei, auch Lücken und Schwachstellen in diesem Bereich des Rehabilitationsgeschehens aufzuzeigen. So zeigt sich immer häufiger, daß die Ingangsetzung des ja sehr vielschichtigen Rehabilitationsprozesses nicht selten an der Kompliziertheit des Verfahrens, an Kompetenzkonflikten oder einfach am unzureichenden Sach- und Fachwissen derer scheitert, in deren Hände die Verantwortung gelegt ist. So ist die vom Gesetzgeber vorgesehene Erstellung des vielzitierten Rehabilitationsgesamtplanes, auf die bekanntlich ja ein Rechtsanspruch besteht, vorerst nicht viel mehr als eine Leerformel, bestenfalls eine Idee.

Die von den Leistungsträgern der Rehabilitation inzwischen eingerichteten Auskunfts- und Beratungsstellen sind, wie die Erfahrung zeigt, zur Zeit und wahrscheinlich auch in Zukunft kaum in der Lage, einen derartigen Auftrag zu erfüllen. Es muß daher dringlich nach Verfahrensweisen und Möglichkeiten gesucht werden, hier Abhilfe zu schaffen. Wir brauchen, wahrscheinlich am besten auf Landesebene, fachlich hochqualifizierte Einrichtungen, in denen eine Rehabilitationsabklärung erfolgen und eine umfassende, Fachbereiche übergreifende interdisziplinär angesetzte Rehabilitationsabklärung und -planung betrieben werden kann. In ihnen könnte und müßte gleichzeitig der die Fachbereichsgrenzen übergreifende, umfassende Charakter der Rehabilitation seinen Ausdruck finden.

Um die weitreichenden Zielsetzungen, die sich hier andeuten, zu verwirklichen, bedarf es des Einsatzes aller vorhandenen und der gezielten Erschließung neuer Möglichkeiten auf allen Ebenen.

Dies gilt insbesondere für das große Feld der Rehabilitationstechnologie und der technischen Rehabilitationshilfen – in diesem Feld wurden im letzten Jahrzehnt entscheidende Fortschritte erzielt, ohne deren Einwirkung der heutige Standard der Rehabilitation undenkbar wäre.

Wenn wir Behinderung als Folge einer Störung der Kommunikationsmöglichkeiten zwischen Individuum und Umwelt verstehen, so geben uns die technischen Hilfsmittel, beginnend mit kleinen Adaptionen von Kamm und Bürste, von Messer und Gabel bis hin zu elektronischen Steuergeräten, Manipulatoren, stimmgesteuerten Rollstühlen und hochentwickelten Kommunikationshilfen für Blinde und Hörgeschädigte die Möglichkeit, diese Mängel zu kompensieren. Störungen des Greifens und Haltens, der sinnlichen Wahrnehmung, Beeinträchtigungen der Fortbewegung werden auf diese Weise ausgeglichen.

Die entscheidende und ubiquitäre Funktion der technischen Rehabilitationshilfe wurde bis heute nicht ausreichend verstanden und anerkannt. So kommt es zu deprimierenden Zuständigkeitskonflikten, bei denen der sinnlose Versuch unternommen wird abzuklären, ob die zu beschaffende Hilfe dem medizinischen oder dem sozialen, dem beruflichen oder dem Freizeitbereich zuzurechnen sei.

Derartige Überlegungen verkennen einmal mehr, daß ein derartiges Auseinanderdividieren von einer verzerrten Perspektive ausgeht, die den *personalen* Charakter aller Rehabilitationsbemühungen, auch bei der Versorgung mit technischen Hilfen, verkennt.

Diese Fehlinterpretation erfolgt um so hartnäckiger, als sich bei der Versorgung mit hochentwickelten technischen Rehabilitationshilfen meist unmittelbar erhebliche finanzielle Erfordernisse ergeben. Hier wird es in der Zukunft eines grundsätzlichen Wandels in der Betrachtungsweise und in den Entscheidungsmodalitäten bedürfen, um die heute gebotenen technischen Möglichkeiten voll in den Dienst der Rehabilitation zu stellen.

Lassen Sie mich schließen mit dem Hinweis auf einen weiteren Bereich der Rehabilitation, der bislang in seiner Bedeutung nur unzureichend erkannt und völlig ungenügend bearbeitet ist – mit der rehabilitativen Nachsorge.

Dieser Terminus ist zugegebenermaßen unbefriedigend – in Ermangelung eines besseren bitte ich, ihn für den Augenblick als Arbeitstitel zu akzeptieren. Gemeint ist damit das weite Feld der auch nach Abschluß einer klinischen Behandlung oder einer institutionell durchgeführten Berufsförderung mitunter auf Lebenszeit notwendig bleibenden therapeutischen Aktivitäten, psychologischen Hilfen, finanziellen Hilfeleistungen und technischen Adaptationen zur Aufrechterhaltung und weiteren Verbesserung eines einmal erreichten Rehabilitationsstandes.

Durch den niedergelassenen Arzt, häufig in enger Zusammenarbeit mit der spezialisierten Rehabilitationsklinik müssen bei vielen schweren körperlichen und bei nahezu allen seelischen und geistigen Behinderungen Kontrollen, begleitende Hilfen und Kriseninterventionen angeboten werden.

Hilfsmittel müssen von Fachkräften überprüft und ggf. erneuert werden. Viele Schwerbehinderte, beispielsweise solche, die unter den Folgen von zentralen Lähmungen leiden, benötigen (für längere Zeit, oftmals wiederholt, gelegentlich lebenslang) begleitender rehabilitationstherapeutischer Maßnahmen – beispielsweise der Krankengymnastik, Beschäftigungstherapie oder Sprachheilmaßnahmen.

Die psycho-soziale Eingliederung gerade der Schwerbehinderten ist nicht ein Vorgang, der einmal in Gang gesetzt und dann endgültig abgeschlossen wird – auch hier bedarf es oftmals jahrelanger, immer erneuter vielschichtiger Versuche und Bemühungen.

Ebenso müssen nicht selten immer erneute Anstrengungen unternommen werden, um die Arbeitsplatzsituation und das Berufsfeld des Schwerbehinderten abzusichern und den sich jeweils neu ergebenden Forderungen anzupassen. Es darf nicht verschwiegen werden, daß hier noch viele ungelöste Fragen der Beantwortung harren.

Wollten wir jetzt versuchen, das Gesagte zusammenzufassen, so müßten wir feststellen, daß dies ein aussichtsloses Unterfangen ist: Der Prozeß und die Erfordernisse der Rehabilitation sind so vielschichtig und gehen so sehr in Spezialbereiche hinein, daß sie in ihrer Vielfalt nicht in wenigen Sätzen umrissen werden können.

Bitte lassen sie mich daher die *Zukunftsaufgaben*, die sich für die nächsten Jahre, für das kommende Jahrzehnt stellen, nur stichwortmäßig lokalisieren: Es bedarf

- der Weiterentwicklung der auf umfassende Koordination abzielenden Rehabilitationsgesetzgebung,
- der Bereitstellung einer ausreichenden Zahl von hochqualifizierten Institutionen für alle Bereiche der Rehabilitation – soweit erforderlich im Rahmen von Spezialeinrichtungen,
- der Ausbildung und Fortbildung eines ausreichend großen Potentials an Fachkräften der Rehabilitation,
- der Bewältigung noch bestehender Lücken im Ablauf der Rehabilitation, insbesondere umfassende Einbeziehung des ärztlich-medizinischen Bereichs,
- der Sicherstellung der frühzeitigen und umfassenden Rehabilitationsplanung, beispielsweise durch Institutionen zur Rehabilitationsabklärung,
- der Schaffung eines Systems der rehabilitativen Nachsorge zur Sicherung des Eingliederungserfolges,
- der umfassenden Nutzung von *vorhandenen*, der Weiter- und Neuentwicklung von *erforderlichen* Rehabilitationstechnologien,
- der Entwicklung eines den Gesamtbereich der Rehabilitation berücksichtigenden Forschungsprogramms
- und der Fortsetzung und Intensivierung der Anstrengungen um die Einbeziehung der behinderten Bürger als verantwortliche Glieder in alle Bezugssysteme unserer Gesellschaft.

Nicht nur Rehabilitation, sondern auch Prävention

– Gesundheitserziehung als Rehabilitationsinstrument –

E. Ellwanger

Dieses Thema umreißt *mehr* als nur ein wissenschaftliches Programm – es fordert eine ärztliche Stellungnahme heraus, durch die bisher traditionell gewohnte medizinische Fachgrenzen überschritten werden und auch ein völlig neues Arzt-Patient-Verhältnis angesprochen wird.

Der Begriff „Prävention“ geht davon aus, daß wir aufgrund z. T. neuer, z. T. aber auch uralter (nur zeitweilig vergessener!) Beobachtungen über kausale Zusammenhänge gewissen Krankheitsentwicklungen „prä-venire“, d. h. zuvorkommen, bzw. diese verhindern wollen.

Somit ist logischerweise vorauszusetzen, daß

1. die medizinische Forschung bestimmte Befunde oder Verhaltensweisen als gesundheitsschädlich bzw. krankheitserzeugend erkannt hat;
2. die Ärzte aufgrund solcher beobachteter Fakten Ratschläge und Methoden entwickeln konnten, die präventiv erfolgversprechend sind;
3. die Patienten sich dann solche Verhaltensanweisungen auch zu eigen machen, soweit es sich um persönliche Risikofaktoren handelt; und
4. allgemeine, d. h. gesellschafts- oder umweltbezogene Risikofaktoren durch gemeinsame Anstrengungen aller Beteiligten laufend vermindert oder, soweit möglich, ganz beseitigt werden, und daß die Entstehung neuer Noxen schon präventiv verhindert wird.

Ein einfaches, aber instruktives Schema soll uns diese Zusammenhänge verdeutlichen (Abb. 1). Anhand der Pfeile des Flußdiagramms wird deutlich, daß jedes Individuum unlösbar mit seiner *Umwelt* und mit seiner *Gesellschaft*, d. h. mit seinen „freundlichen" und „feindlichen" Zeitgenossen verkettet ist. Dies gilt gegenläufig genauso für die *Umwelt*, die Einflüsse auf den Einzelmenschen und auf die Gesellschaft ausübt, wie für die *Gesellschaft*, die dem Einzelnen Normen und Zwänge auferlegt und seit neuem auch massiv auf die Umwelt rückwirkt („Ökologie").

Der einzelne Mensch, das Individuum, konnte in früheren Zeiten die Umwelt nur geringfügig verändern – z. B. durch Rodung, Brand, Ackerbau, Jagd, Viehzucht, Siedlungsbau usw. Auch die *Gesellschaft* konnte bis vor ca. 150 Jahren

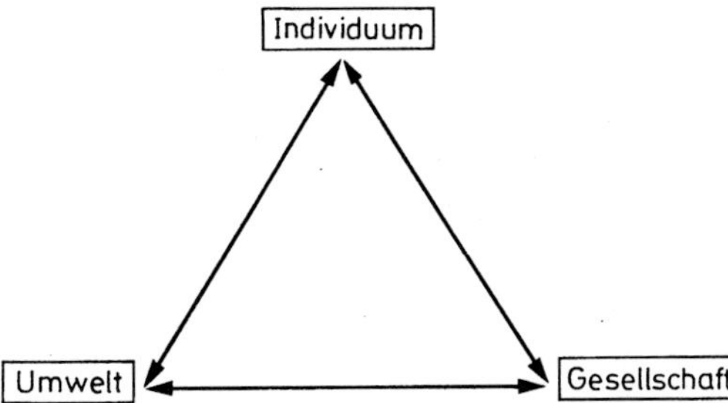

Abb. 1. Ökologische Regelkreise. (Nach Prof. FLIEDNER, Universität Ulm)

keine allzu großen Eingriffe in die natürliche Umwelt vornehmen. Jahrtausendelang war die Umwelt eine natürliche, *ohne* technisch-zivilisatorische Veränderungen.

Die *Umwelt* war dadurch weitgehend im biologischen Gleichgewicht. Das Wetter, der Urwald, die Wüste oder das Meer erwiesen sich dem Menschen früherer Zeiten oft als überlegen, da er nur seine Muskelkraft einsetzen konnte. Trotzdem ereigneten sich schon in der Antike große „Umweltpannen": Bekannt ist der Raubbau an den berühmten Zedern des Libanon, der Kahlschlag Mittel- und Süditaliens mit der folgenden Verkarstung und das Vordringen der Wüste an der nordafrikanischen Küstenregion durch den Verfall der Bewässerungskanäle.

Das Kräftespiel dieses ökologischen Dreiecks wurden aber erst in unserer Zeit *erheblich* verschoben:

Die *Umwelt* wurde seit Beginn des 20. Jahrhunderts zunehmend zivilisatorisch verändert und dadurch das biologische Gleichgewicht zum Teil zerstört.

Die *Gesellschaft* hat sich von früher überschaubaren, regionalen Größenordnungen zur Massengesellschaft gewandelt; die heute mögliche Verkehrsmobilität und der moderne Informationsfluß hat völlig neue Dimensionen für die „mobile Industriegesellschaft" mit sich gebracht.

Das *Individuum* – der einzelne Mensch – muß diese Veränderungen verkraften und sich ihnen anpassen.

So haben sich im Verlauf weniger Generationen, d. h. in rd. 150 Jahren, unsere Lebensbedingungen entscheidend gewandelt. In diesem 1% der Zeitspanne der geschichtlich überschaubaren Menschheitsgeschichte wurden die zwischen Individuum, Umwelt und Gesellschaft wirkenden Kräfte mehr – und entscheidender! – verändert als in den vorhergehenden 99% dieses Zeitablaufs, d. h. in den vorher vergangenen 15000 Jahren des historisch erkennbaren Geschichtsablaufs (Abb. 2).

Denn bis etwa ums Jahr 1800 waren unsere Vorfahren im wesentlichen auf ihre Muskelkraft und auf ihr *körperliches* Leistungsvermögen angewiesen. Sie konnten die Welt entdecken, erobern und erschließen, soweit ihre Körperkraft

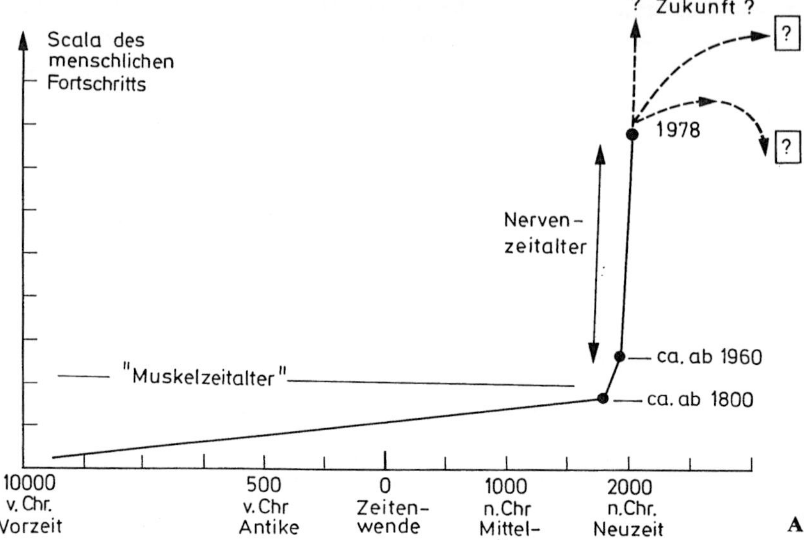

Abb. 2. Entwicklungskurve der Menschheit

und Kondition, ferner die Hilfe einiger gezähmter Tiere und ein bißchen angewandte Mechanik dies ermöglichten.

In diesem nun zu Ende gehenden *Muskelzeitalter* war das medizinische Hauptproblem die *Über*forderung des Einzelnen, sein zeitweiliger Hunger, der häufige Mangel an vielen lebensnotwendigen Bedürfnissen, sowie seine Anfälligkeit gegen Seuchen.

In dem mit unserer Generation beginnenden *Nervenzeitalter* sind die früheren, zum Überleben notwendigen muskulären Fähigkeiten des Menschen nicht mehr in gleichem Maße nötig, weil die moderne Technik das Vielfache menschlicher Muskelkraft quasi spielend bereitstellt und die Abhängigkeit von natürlichen Umweltbedingungen nur noch eine untergeordnete Rolle spielt. Dafür sind *differenzierte nervliche Anforderungen* in den Vordergrund getreten, die dem Menschen erst die „intelligente" Planung, Entwicklung und Steuerung der modernen technischen Errungenschaften ermöglichen. Die Arbeits-, Umwelt- und Gesellschafts-Bedingungen haben sich eben dadurch entscheidend verändert.

Dieser Übergang von der überwiegend ortsgebundenen, *traditionellen Agrargesellschaft* zur modernen, *mobilen Industriegesellschaft* vollzog sich *zu* schnell, um ohne Erschütterungen verkraftet zu werden.

Die *Aktiva und die Passiva dieser Bilanz einer Zeitenwende* sind rasch zusammenzustellen:

Im Verlauf der letzten 100 Jahre wurden zwar die großen Seuchen und Hungersnöte in den Industrienationen weitgehend überwunden, die früher auch das Abendland immer wieder dezimierten. Lebensrettende Operationstechniken, entscheidende Behandlungsmethoden und hervorragende Medikamente wurden entwickelt; dadurch wurde die durchschnittliche Lebenserwartung verdoppelt, die Säuglings-, Kinder- und Erwachsenen-Sterblichkeit gesenkt und somit das Spektrum der Krankheitsursachen und Sterbefälle entscheidend verschoben.

Arbeitsmedizinisch vollzog sich ein *Übergang von den großen zu den kleinen Muskelgruppen*, d. h. eine Veränderung der Arbeitshaltung und -leistung von muskulärer Allround-Bewegung im Freien zum statischen Stehen und Sitzen in witterungsgeschützten Räumen, von Schwerarbeit zu leichter Arbeit, ja zur „wachsamen Faulheit" bei nur noch beobachtenden und registrierenden Tätigkeiten.

Heute ist die körperliche *Unter*forderung bzw. die einseitig belastende Bewegungsstereotypie sowie der nervliche Dys-Streß infolge Monotonie und ständig nötiger Konzentration bei minutiös vorgegebenen Arbeitszeiten und -takten zum arbeitsmedizinischen Problem geworden.

Dagegen konnten speziell für Behinderte große

Fortschritte erreicht werden, weil diese Veränderung der Arbeitsbedingungen von schwerer zu leichter Arbeit und zum Sitzen sowie die Automation diesem Personenkreis vorher nicht gegebene Chancen am Arbeitsplatz einräumte und ihre medizinische Rehabilitation optimiert werden konnte. Ihre bessere Eingliederung in die Gesellschaft, ihre Vermittlungsfähigkeit an behindertengerechte Arbeitsplätze und ihre dabei definitiv bewiesenen Leistungen ermöglichen auch ihnen heute eine verbesserte Lebensqualität und Freizeitgestaltung – soweit der gesunde Teil unserer Gesellschaft entsprechend entgegenkommt! Dies ist ein echter humanitärer Fortschritt, der den Wegfall der Integration Behinderter in die früher übliche Großfamilie wettmachen kann.

Die rasche Veränderung der alten Lebensbedingungen brachte aber auch für die gesamte Bevölkerung *neue gesundheitliche Risiken* mit sich, weil vielen unserer Zeitgenossen die Anpassung an die veränderte neue Zeit schwerfällt – und weil eine rechtzeitige Anleitung zu gesundheitlich richtiger Lebensweise unter den veränderten Bedingungen der Industrie- und Wohlstandsgesellschaft bis vor kurzem kaum erfolgte; nur relativ wenige idealistische Ärzte befaßten sich damit, weil sie für diese Probleme eine „feinere Antenne" hatten *und* die Ratlosigkeit ihrer Patienten erkannten.

Wir wissen heute, daß chronischer Bewegungsmangel, Fehl- und Überernährung, Abusus von Genußmitteln – vor allem von Alkohol und Nikotin – sowie nervliche Überforderung („Dys-Streß") infolge „fremder Zwänge" und selbstverschuldeter falscher Lebensweise zuerst meist unterschwellig wirkende Noxen sind, die schließlich bei vielen Menschen – *nicht bei allen*! – zu den modernen Zivilisationskrankheiten führen. Sie haben heute eine überragende epidemiologische und sozialpolitische Bedeutung erlangt und in der vorhin erwähnten kurzen Zeitspanne von nur rd. 100 Jahren einen weitgehenden Wandel der Krankheitsbilder bewirkt.

Inzwischen wurde durch zahlreiche Forschungsergebnisse des In- und Auslands klar, daß dieser *Wandel der Krankheiten* vielfache Ursachen hat, die teils *exogen*, d. h. durch Umwelt-Noxen oder durch eigenes gesundheitsschädigendes Verhalten, teils *endogen* durch individuelle Erbfaktoren vordisponiert sind. Diese *multifaktorellen Zusammenhänge* zwischen exogenen Noxen und endogener Disposition sind jedoch so vielfach verwoben, daß sie noch weit jenseits unseres heute zugänglichen Wissens liegen (Abb. 3).

Vielleicht bringt die Molekularbiologie in den kommenden Jahren neue Erkenntnisse, die vermutlich zeigen werden, daß sich das *eine* Individuum gewisse exogene Risikofaktoren ungestraft leisten kann, weil erbbedingte körpereigene Schutzmechanismen einsetzen, während eine endogen *anders* determinierte Person von den gleichen Risikofaktoren geschädigt wird, weil ihr entsprechende endogene Schutzmechanismen fehlen.

Somit ergibt sich das *hypothetische Stichwort bezüglich Risikofaktoren*: „Du darfst – und Du darfst nicht!" Diese wissenschaftliche Erkenntnis macht leider unsere Bemühungen um präventiv und rehabilitiv wirksame Gesundheitserzie-

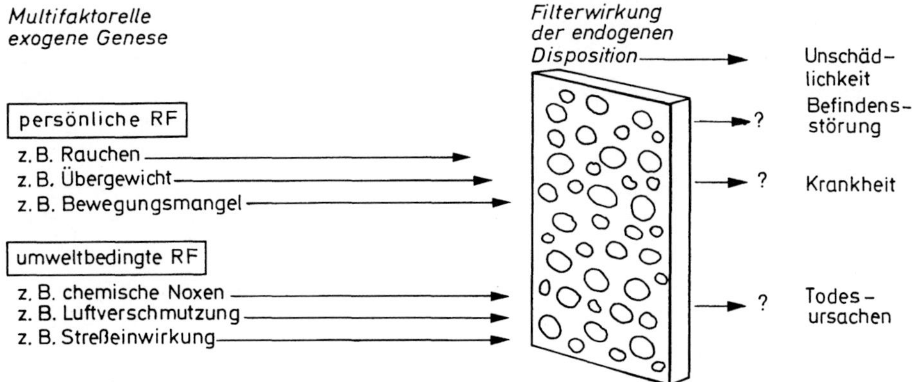

Abb. 3. Schema exogener und endogener „multifaktoreller Verkettung" von Risikofaktoren

hung nicht leicht, ganz abgesehen von daraus zwanglos abzuleitenden Meinungsdifferenzen der Gesundheitsexperten, deren widersprüchliche Aussagen zur Zeit viel Verwirrung stiften.
Aber es ist doch allemal besser, nach dem „Schrotschußprinzip" auf alle bisher erkannten Risikofaktoren zu schießen – in der Hoffnung, daß *ein* Schrot trifft, statt die Flinte ins Korn zu werfen, „weil ja noch nicht alle Fragen geklärt sind". Weiterhin ist es verhaltenspädagogisch erschwerend, daß die meisten gesundheitsschädigenden Verhaltensweisen ausgesprochenen „Lustgewinn" vermitteln. Der Übergang von der *Mangel-Gesellschaft unserer Vorfahren*, die letztmals in der Kriegs- und Nachkriegszeit bei uns herrschte, zur heutigen *Überfluß-Gesellschaft* will eben erst gelernt sein! „Wir genießen zu viel und bewegen uns zu wenig, wir leben zu anspruchsvoll und hetzen uns deshalb zwecks Verdienststeigerung zu sehr ab – und werden von außen gehetzt, dadurch unter aggressive Spannung versetzt; deshalb suchen wir wieder Ausgleich in erneutem Genuß – ein Teufelskreis!" – So Prof. SCHÄFER! (em., Universität Heidelberg).
Letztlich geht es darum, wie wir *jetzt* und *heute* mit den veränderten Umwelt- und Gesellschaftsbedingungen, vor allem mit den für die heutige Zeit physiologisch ungesunden Ernährungsgewohnheiten und mit dem neu auftretenden Bewegungsmangel körperlich und geistig fertig werden. Denn der Übergang von der *Muskelzeit* zur *Nervenzeit* setzt einen neuen Lebensstil voraus. So gesehen, wird die Präventivmedizin zu einer Frage der *Kulturhygiene*! Die neuen Bemühungen um eine *Humanisierung der Arbeitswelt* zeigen, daß das Problem inzwischen auf Teilgebieten erkannt wurde. Leider sind gleiche Bemühungen um eine *Humanisierung des Freizeitverhaltens und des Kollektivverhaltens* noch nicht ins Bewußtsein der Öffentlichkeit gedrungen!
Hier geht es um Grundsätze:
Entweder können die Ärzte „präventivmedizinisch passen" und untätig zusehen, wie die aktuellen Zivilisationskrankheiten weiterhin an der Spitze der Todesursachen liegen und auch in der Morbiditätsstatistik immer mehr Bedeutung erlangen. Das Alibi ist einfach: „Die präventivmedizinischen Fragen sind ja noch nicht ausdiskutiert – und die Patienten wollen ja gar nicht umlernen!" Bei diesem Standpunkt wird sich unsere zivilisatorisch verbesserte Lebensqualität ad absurdum führen und der Zuwachs an Lebensjahren von selbst wieder aufhören – gestoppt ist er seit den 70er Jahren sowieso schon! Dies vollzieht sich dann sozusagen als ein schicksalhafter Regelkreis der Natur.
Oder die Ärzteschaft kann die Konsequenz aus den bisher gesicherten präventivmedizinischen Forschungsergebnissen ziehen, daß die Zivilisationskrankheiten (einschl. mancher psychosomatischer und neurologischer Leidenszustände) ihre Hauptursache im gesundheitlichen Fehlverhalten der Gesellschaft und jedes Einzelnen haben. Dann müssen sich die Ärzte allerdings wieder auf ihre traditionelle Rolle als Berater und Erzieher ihrer Patienten rückbesinnen und hier ansetzen, wenn sie präventivmedizinische Effizienz erreichen wollen. Wie mühsam dies ist, welche bedeutsamen Erfolge damit aber auch erzielt werden können, wird zur Zeit beispielhaft anhand der Präv. Med. Pilotstudie in Wiesloch durch Prof. NÜSSEL, Universität Heidelberg, und durch durch engagierte niedergelassene Ärzte demonstriert.
Gesundheitspädagogisch geht es um die schwierige Frage, wie man unseren Zeitgenossen einen etwas unbequemen Verzicht auf zu großen Genußmittelkonsum und die Überwindung der körperlichen Faulheits-Inaktivität schmackhaft machen kann. Denn negativ gesehen ist so ziemlich alles, was Spaß macht, auch bedingt gesundheitsschädlich. Positiv gesehen, kann eine „maßvolle Askese" durchaus auch ihre lustbetonten Aspekte haben und zu einem neuen, positiven Lebensgefühl führen!
Offensichtlich fehlt bisher eine *kulturhygienische Meinungsbildung* – eine neue „Anschauung vom Leben" – und die Einsicht, daß auch partieller freiwilliger Verzicht auf Genußmittel und ein gesundes Leistungsstreben (z. B. im Beruf, im Hobby und im Sport) durchaus Freude am Erreichbaren wecken kann – und daß grenzenlose „Lustgewinnvorstellungen" nur zur Maßlosigkeit und schließlich zu innerer Leere führen. Diese Erkenntnis ist schon in alten Märchen nachzulesen, die so obsolet und dumm gar nicht sind, wie man eine Zeitlang behauptete.

An diesem Punkt der Überlegungen ergibt sich eine präventivmedizinische Tangente zu transzendenten Glaubensfragen – und hierbei ist der naturwissenschaftlich ausgebildete Arzt zur Zeit überfordert. Auch hier sei diese Perspektive einer Gesundheitsbildung in humanitärem und ethischem Sinne – mit einem Seitenblick auf die Philosophen und Theologen – nur angedeutet.

Der Untertitel des Themas *Gesundheitserziehung als Rehabilitationsinstrument* ergibt weitere Gesichtspunkte:

Die Verantwortlichen der deutschen Sozialpolitik haben schon 1956 anläßlich der Neufassung der Sozialversicherungsgesetze den Grundsatz postuliert, daß *Rehabilitation vor Rente* zu gehen hat. Aus heutiger Sicht ist nachzutragen, daß *Prävention vor Rehabilitation* gehen muß, wenn wir künftig bessere Erfolge auf gesundheitlichem Gebiet erreichen wollen.

Wir wissen inzwischen aus zahlreichen, weltweit erhobenen epidemiologischen Daten der letzten 20 Jahre, daß die wichtigsten Zivilisationskrankheiten unserer Zeit mit bestimmten Befunden, Verhaltensweisen und umweltbedingten Belastungen korrelieren.

Solche wichtigen, körperlich meßbaren Daten und Befunde sind z. B.:

1. Bluthochdruck
2. Übergewicht,
3. erhöhte Blut- und Harnzuckerwerte,
4. pathologische Blutfettwerte,
5. Hyperurikämie
6. pathologische Leberfunktionsproben,
7. objektivierbare Anzeichen von Ateminsuffizienz u. a.

Diese Befunde sind die Vorboten von Folgekrankheiten: z. B. Arteriosklerose mit nachfolgenden Herz-, Kreislauf- und Hirngefäßerkrankungen, verschiedenen Stoffwechselstörungen, Leber- und Bauchspeicheldrüsenerkrankungen, chronischer Emphysembronchitis, und genau diese Erkrankungen spielen heute epidemiologisch – neben den Krebserkrankungen und Unfallfolgen – die wichtigste Rolle bezüglich der Mortalitätsursachen! Auch die Morbiditätszahlen dieser Krankheiten sind enorm angestiegen.

Schwieriger wird die *Erfassung gesundheitswidriger Verhaltensweisen,* eben weil sie nicht „exakt“ faßbar sind, sondern nur durch Fragen und (ehrliche) Antworten erhoben werden könn(t)en. Zum Teil sind solche verhaltensbedingten Risikofaktoren dem Betroffenen nicht einmal voll bewußt, bevor er danach gefragt wird:

- Ab wann liegt Bewegungsmangel vor?
- Ab welchem Punkt beginnt individuelle Überernährung?
- Was ist qualitative Fehlernährung?
- Auch die fließenden Grenzen bei Nikotin- und Alkoholabusus sind die Ursache beliebter Frage- und Antwortspiele zwischen Arzt und Patient!

Heute steht fest, daß alle diese *Fehlverhaltensweisen eindeutige Risikofaktoren* bezüglich der oben erwähnten Zivilisationskrankheiten sind.

Auch die *laufende Kontrolle umweltbedingter Noxen* bringt eine Fülle von Problemen und Überwachungsaufgaben mit sich. In erster Linie geht es um die Bekämpfung der drei schädlichen „L“:

erstes L = Lärmbekämpfung;
zweites L = Luftverbesserung durch Verminderung schädlicher Stäube, Gase und Dämpfe;
drittes L = Lichtverbesserung durch helle, gesunde Arbeitsräume und Wohnstätten sowie durch ausreichenden Aufenthalt tagsüber im Freien.

Daneben haben sich die Möglichkeiten der *Kontaminierung mit chemischen Schadstoffen* und *nuklearer Strahlung* im Verlauf der Industrialisierungswelle in wenigen Jahren buchstäblich vertausendfacht, während diese Noxen bis vor 50 Jahren überhaupt noch keine Rolle spielten.

Eine wesentliche kollektive Verhaltensänderung im Sinne einer *humanitären Kulturhygiene* hat bekanntlich die Menschheit bis dato nicht fertiggebracht – als Risikofaktor ist dies leider ebenfalls zu registrieren.

Gesundheitserziehung muß also nach Lage der Dinge in verschiedenen Richtungen ansetzen:

1. Die Verantwortung für eigenes gesundheitskonformes Verhalten muß bei jedem Einzelnen geweckt und bestärkt werden.
2. Bei jedem Bürger muß an seine Mitverantwortung für die Gesundheit anderer appelliert werden.

3. Die Verantwortlichen unserer Gesellschaft müssen veranlaßt werden, kollektive Maßnahmen zur Abwehr von Gesundheitsschäden zu ergreifen (Stichwort Umweltschutz).
4. Schließlich ist eine (zutiefst „un"menschliche) religiös-humanitäre Entwurzelung mit kulturhygienischer Erziehung unvereinbar.

In jeder dieser Richtungen haben wir schon erfreuliche Ansätze zu verzeichnen, mußten wir aber auch bedauerliche Rückschläge und Mißerfolge erleben.

Jeder präventivmedizinisch verantwortungsbewußte Arzt wird beharrlich in allen Richtungen bezüglich „Vorsicht" – „Rücksicht" – „Gemeinschaftsinn" informieren, motivieren und mithelfen, um neue Verhaltensweisen einzuüben. Denn nur auf diesem Wege – in ständiger Kleinarbeit! – kann über den einzelnen Gesprächspartner für dessen eigene Gesundheit, für die Gesundheit seiner Mitmenschen und schließlich – im Schneeballsystem – für die Allgemeinheit Entscheidendes erreicht werden.

Soweit sind sich alle Gesundheitsexperten einigermaßen einig. Nur über den Weg zu diesem Ziel herrscht nach wie vor heillose Verwirrung!

So wird z. Zt. laufend versucht, den schwarzen Peter der notwendigen Verhaltensänderung zuerst „den anderen" bzw. pauschal „der Gesellschaft" zuzuschieben, bevor man bei sich selbst anfangen möchte. Große Verhaltenstheoretiker beweisen messerscharf, daß bezüglich Gesundheitserziehung jede negative Darstellung möglicher Folgen eigenen Fehlverhaltens represssiv wirke, sinnlosen Zwängen gleichkomme und als „Bestrafungssystem" abgelehnt werden müsse. Es verwundert, daß z. T. aus der gleichen Richtung bezüglich kollektiver, „gesellschaftlicher" Gesundheitsmaßnahmen bei den Verantwortlichen der Wirtschaft rigoroses Vorgehen und scharfe Repressalien gefordert werden, „da sonst ja nichts geschehe". – Ganz abgesehen davon, daß in unserem gesegneten Lande tatsächlich die einen vor Nikotin- und Alkohol-Abusus eindringlich warnen, während die anderen zur weiteren Umsatzerhöhung in dieser Branche die raffiniertesten und subtilsten Werbemethoden einsetzen! Und was der Genußmittelindustrie recht ist, scheint z. B. für den „Butterberg" und für jedwede sonstigen Produkte aus deutschen und auswärtigen Landen billig. Begleitet wird das dann allemal von medizinischem Meinungsstreit über völlig zweitrangige Details bezüglich der größeren oder geringeren Effizienz einzelner Vorsorgeuntersuchungen sowie über die Bedeutung einzelner – im Detail noch umstrittener – Risikofaktoren.

Dieser Hinweis sollte nicht mißverstanden werden: Selbstverständlich muß über alle möglichen Einwände und neuen Erkenntnisse bezüglich Risikofaktoren gesprochen und ständig weiter geforscht werden. Dies sollte aber nicht dazu führen, alle bisherigen gesundheitserzieherischen Bemühungen – auch auf gesicherten präventivmedizinischen Gebieten! – wieder einzustellen und alle Zeitgenossen zu verunsichern.

Denn die wesentlichen Punkte stehen doch längst fest! Fest steht, daß die Bevölkerung in den Industrienationen unter *Bewegungsmangel und Haltungsschäden* leidet, weil sich eben die Lebensbedingungen in diesem Punkt zu schnell änderten. Dafür muß nun ein Ausgleich in Form von Bewegungsaktivitäten aller Art, vom Pausensport über sportliche Freizeitprogramme bis zur gezielten, fachmännisch geleiteten Bewegungstherapie bei Kranken und Behinderten gefunden werden. Wir können froh sein, daß die Verantwortlichen der Sportbewegung dies inzwischen erkannten und viele Sportvereine ihre Tore auch für den Breitensport öffnen und die Ausbildung von Übungsleitern für den Breitensport als ein wichtiger gesundheitsbildender Ansatzpunkt erkannt wurde. Auch andere Aktivitäten lassen hoffen, daß hier eine Wende zu mehr körperlicher Aktivität bei der Bevölkerung eintreten wird.

Fest steht ferner, daß unser *derzeitiges Lebenstempo* – von den Arbeitsbedingungen über den Straßenverkehr bis hin zur Freizeit- und Urlaubs-„Programmierung" zu hektisch geworden ist. Jedermann glaubt, trotz reichlicher Freizeit „keine Zeit" mehr zu haben. Die Massenmedien, die tägliche Überfütterung mit Informationen, die Sensationsmache, die freiwillige und unfreiwillige Lärmbelästigung – man denke auch an allzu lautstarke Beatmusik, also an Freizeitsituationen! – tun ein übriges, um die nervöse Hetze auf die Spitze zu treiben, bis sie zum ständigen Risikofaktor des nervlichen Dys-Streß entartet. Auch hier zeigen sich erste Ansätze der Besinnung, wie dieser pathologische Verhaltenszustand vernünftig abgebaut werden kann. Von der Einhaltung eines natürlichen Tag-Nacht-Rhythmus über „streßarme" Urlaubs- und Freizeitgestaltung bis zur Sanierung des Straßenverkehrs und der Humanisierung der Arbeitsplätze ergibt sich hier ein weites Feld.

Fest steht auch, daß vernünftig eingeteilte und befriedigende Arbeit *nicht* krank macht, sondern daß eine „gesunde" Leistungsmotivation einem menschlichen Grundbedürfnis entspricht. Auch aus diesem Blickpunkt geht es um die Humanisierung der Arbeitswelt, z. B. um die Überwindung geisttötender Monotonie statt schöpferischer Betätigung. Bisher bei uns Erreichtes kann sich im weltweiten Vergleich durchaus sehen lassen!

Schließlich steht fest, daß unsere heutigen Ernährungsgewohnheiten weitgehend reformbedürftig sind. „Wie bei Muttern gekocht" entsprach eben bisher in der Regel dem früheren Nahrungsbedürfnis der Muskelzeit, wo noch kräftig körperlich geschafft wurde und wo immer wieder magere Tage, ja sogar Hungerzeiten zu erwarten waren, so daß ein kleiner Nahrungsüberhang geradezu anerzogen wurde. – Heutzutage droht aber kein Mangel, und der gelegentliche Überschuß wird zur lieben Gewohnheit, zum Bauch. Besonders gilt dies für den *Nikotin- und Alkoholabusus,* der in den früher knapperen Zeiten in diesem Umfang gar nicht hätte entstehen können. Damit soll die vielschichtige Suchtproblematik, die ebenfalls als Mitursache erkennbar ist, keineswegs bagatellisiert werden (Stichwort wiederum Kulturhygiene).

Letztlich wurde doch inzwischen ausreichend bewiesen, daß die Früherkennung von Krankheiten durch regelmäßige Vorsorgeuntersuchungen eindeutig bessere Chancen für rechtzeitige und optimale Behandlung ergibt und somit die Heilungschancen entscheidend verbessert.

In den USA wurde in den letzten 10 Jahren durch eine geduldige und systematische Gesundheitserziehung wenigstens teilweise erreicht, falsche Lebensgewohnheiten der Bevölkerung auf freiwilliger Basis zu ändern. Der Erfolg blieb nicht aus: Die *Mortalität und Morbidität an koronarer Herzkrankheit und an Hirngefäßerkrankungen* konnte in den letzten 10 Jahren in den USA um rd. ein Viertel gesenkt werden. Parallel dazu haben die US-Bürger im selben Zeitraum allerdings auch den Verbrauch an Tabakwaren sowie an tierischem Fett ebenfalls um rd. ein Viertel vermindert, dagegen ungesüßte Kohlehydrate (Gemüse, Salate usw.) vermehrt verbraucht, d. h. ihre Eßgewohnheiten entscheidend verändert und auch im Durchschnitt der Gesamtbevölkerung das Übergewicht reduziert. Ferner wird in den USA heute viel mehr Ausgleichssport betrieben als vor 10 Jahren. Durch die *Wieslocher Studie* wurden diese Erfolgsaussichten auch für deutsche Verhältnisse in einem ersten Zwischenergebnis bestätigt.

Präventivmedizinische Erfolge sind also real erreichbar, wenn eine systematische Gesundheitserziehung und Motivitation auf breiter Basis betrieben wird!

Wenn wir die angeführten Fakten kritisch überdenken und Konsequenzen daraus ziehen, wird rasch klar, daß auf die Ärzteschaft im Rahmen der Präventivmedizin zahlreiche neue Aufgaben zukommen, die von den Ärzten allein gar nicht bewältigt werden können, obwohl sie nach wie vor die *Hauptverantwortung auch für alle präventivmedizinischen Aktivitäten* übernehmen müssen. Gesundheitserziehung mit dem Ziel einer Verhaltensänderung bedarf der *Zusammenarbeit der Ärzte mit allen medizinischen Assistenzberufen* sowie mit gesundheitsmotivierten Psychologen, Pädagogen und Soziologen.

Überall da, wo ein Team von Mitarbeitern um die Betreuung von Patienten bemüht ist, sollte dieses *Team bezüglich gesunder Lebensweise vorbildlich* sein und einen einheitlichen Stil demonstrieren – dies gilt vor allem für Krankenhäuser, Rehabilitationskliniken, Sanatorien und berufliche Rehabilitationseinrichtungen. Nichts wäre blamabler, als wenn die Ärzte einer Klinik z. B. divergente Äußerungen zu Gesundheitsthemen abgeben, oder wenn das medizinische Assistenzpersonal den ärztlichen Gesundheitserziehungsbemühungen entgegenwirken würde, indem gesundheitliches Fehlverhalten demonstrativ dargeboten wird: vom Rauchen über falsche Eßgewohnheiten bis zu einem schlechten, streßerzeugenden Betriebsklima.

Dies setzt zuerst laufende Information und Motivation innerhalb jedes Betreuungsteams selbst voraus. Denn die Bedürfnisse und die„Schwachstellen“ jedes Patienten zu erkennen, sich um seine Gesundungsmotivation zu kümmern und ihn ständig durch eigenes Beispiel zu überzeugen, ist eine schwierige, aber erfolgversprechende Methode der Gesundheitserziehung.

Nicht zuletzt muß die *präventivmedizinisch engagierte Ärzteschaft* sich darüber klar werden, daß es auch der laufenden *Information und Motivation der Verantwortlichen in Politik, Wirtschaft und Gesellschaft* bedarf, damit diese die richtigen Entscheidungen zur Abwehr von Gesundheitsgefahren der Bevölkerung und zur Sanierung bestehender Gefahrenherde dort treffen können, wo der einzelne Mitbürger sonst hilflos gesundheitlichen Gefährdungen ausgesetzt wäre. Diese Aufgabe, neue Erkenntnisse auf präventivmedizinischem Gebiet – insbesondere in der Arbeitsmedizin und beim Umweltschutz, aber auch bezüglich kulturhygienischer Probleme – in *allgemeinverständliche* Daten umzusetzen, mit denen Politiker, Wirtschaftler, Arbeitgeber- und Arbeitnehmer-Verantwortliche etwas anfangen können, wurde bisher zweifellos von den Ärzten zu wenig gesehen. Eine Forschung und Lehre im Elfenbeinturm akademischer Hochburgen – ohne Ausstrahlung nach draußen und ohne Rückkopplung von draußen – können wir uns heute nicht mehr leisten.

Konsequenterweise muß sich das (hoffentlich auch in Zukunft *individuell* zu erhaltende!) Arzt-Patient-Verhältnis ebenfalls wandeln, wenn es der neuen Situation gerecht werden will. Der Arzt kann künftig nicht mehr warten und „erwarten“, daß man ihn im Krankheitsfalle aufsucht, damit er dann kurativ tätig werden kann. Vielmehr muß er in Zukunft von sich aus auf seine „Protektanten“ zukommen, um sie präventiv zu schützen und wenn nötig auf Risikofaktoren anzusprechen. Nur so kann er sie rechtzeitig für gesundheitskonformes Verhalten motivieren. Paradigmatische Beispiele für eine solche neue, präventive Medizin könnten in Zukunft die Arbeitsmediziner, die Sozial- und Rehabilitationsmediziner, die Amtsärzte und alle gesundheitspädagogisch tätigen Ärzte bei ihrer „protektiven“ Tätigkeit liefern.

Erfreulicherweise haben sich inzwischen etliche praktikable Ansätze für Präventiv-Programme – und auch erste Erfolge – ergeben: Die Rentenversicherungsträger führen bekanntlich seit Beginn der Dtsch. Sozialversicherung (1884) auch medizinische Rehabilitationsmaßnahmen durch. Früher lag der Schwerpunkt bei der Bekämpfung der damaligen Volkskrankheit Nr. 1, der Tuberkulose. Sie ist inzwischen weitgehend besiegt. Heute geht es um die *neue Volksseuche der Zivilisationskrankheiten* und um die *Krebsbekämpfung*. Die medizinische Rehabilitation wurde nach dem Kriege verstärkt wieder aufgenommen, ursprünglich vor allem für die Kriegsopfer, dann zunehmend für die berufstätigen Versicherten.

Entsprechend dem noch überwiegend kurativen Denken der Ärzte in den 50er und 60er Jahren – wo nach den gesundheitlichen Schäden großer Bevölkerungskreise durch den Krieg und die Kriegsfolgen zweifellos auch ein großer kurativmedizinischer Nachholbedarf vorlag – wurden die medizinischen Rehabilitationsmaßnahmen („Kuren“) „zur Erhaltung oder Wiederherstellung der Erwerbsfähigkeit“ ab 1956 anfangs fast völlig kurativ-apparativ ausgebaut. Die Kurpatienten wurden „be-“handelt, waren verhaltens-*passiv* und erwarteten in der Kur nur die entsprechende Verschreibung von Bädern, Massagen und sonstigen passiv-medizinischen Anwendungen. Dies förderte – sicherlich weitgehend unbewußt – ein liebes Anspruchsdenken und die Wirtschaftswunder-Vorstellung, daß alles, auch Gesundheit, mit Geld einzukaufen sei und keiner eigenen Anstrengung bedürfe.

Ab Ende der 60er Jahre stieß diese traditionelle Form der Badekur aber auf zunehmende medizinische und sozialpolitische Kritik. Man hatte nämlich inzwischen festgestellt, daß eine ganze Skala von Kurindikationsleiden mindestens z. T. mit exogenen Risikofaktoren und mit eigenem Fehlverhalten der Betroffenen zusammenhing. Dies wurde auch in zahlreichen wissenschaftlichen Untersuchungen speziell bezüglich der Kurpatienten erhärtet. So ergab z. B. eine mehrjährige Studie des Verfassers (1971 – 1976) zahlreiche Daten bei einem „durchschnittlichen“ Kollektiv versicherter Kuranwärter, die hier nur auszugsweise erläutert werden können.

Beispiel 1

Kurbewilligungsgrund:
Ischämische Herz- und Gefäßkrankheiten = insgesamt rd. 10% aller Kuren für Männer

Nikotin:
Fast 90% der M Patienten mit ischämischen Herzkrankheiten oder arteriellen Durchblutungsstörungen („Raucherbein") waren bis dato *Raucher*, davon rd. 50% starke Raucher (über 20 Zig./Tag) – nur ca. 10% Nichtraucher, meist Ex-Raucher.

Fettsucht:
Rund 40% der M Patienten obiger Einweisungsdiagnose hatten mehr als 20% Übergewicht, weitere 25% lagen zwischen 10 und 20% über dem Normalgewicht. Nur 15% bewegten sich im Bereich des „Behaglichkeitsgewichts", d. h. bis maximal 10% über dem Normalstrich nach BROCA – vom definitiven Normalgewicht oder Idealgewicht ganz zu schweigen; das waren nur 20%, also 1/5 dieser Krankheitsgruppe.

Beispiel 2

Kurbewilligungsgrund:
Leber- und Bauchspeicheldrüsenerkrankungen = insgesamt rd. 7% aller Kuren für Männer

Alkohol:
Rund 93% der M Patienten mit dieser Einweisungsdiagnose tranken bis dato „mehr als nur gelegentlich" Alkohol. Davon 47% mehr als die tägliche Toleranzgrenze bezüglich Leberschädigungen von maximal 80 g/Tag reinen Alkohols [das sind mehr als 3 große Flaschen Bier bzw. 5 kleine Flaschen Bier oder mehr als rd. 3/4 – 1 l Wein (je nach Qualität) bzw. mehr als 5 Schnäpse von 45% Vol.%]. Rund 40% blieben zwar unter dieser Menge, tranken aber immer noch „mäßig – regelmäßig". Nur 7% waren abstinent.

Beispiel 3

Kurbewilligungsgrund:
Chronische Bronchitis und Emphysem = insgesamt rd. 10% aller Kuren für Männer

Rund 85% der M Patienten mit dieser Einweisungsdiagnose waren bis dato mehr oder minder starke Raucher. Davon 45% starke Raucher (über 20 Zig./Tag). Etwa 65% dieser Diagnosegruppen hatten zu wenig körperliche Bewegung, kamen also nie „außer Atem". (Daneben bestanden Zusammenhänge zu „Staub"-Berufen.)

Beispiel 4

Bluthochdruck:
Rund 25% *aller* Kurpatienten (M u. F) hatte vor der bewilligten Kur einen bereits bekannten oder z. T. auch noch unbekannten Bluthochdruck; bei Herz-Kreislauf-Patienten und Hirngefäßerkrankungen waren es weit über 50%. Nur etwa ein Viertel von ihnen nahm regelmäßig die verordneten Arzneimittel ein. Diese Zahlen könnten für zahlreiche weitere Heilverfahren = Indikationen bis in Detail ausgeweitet werden.

Auch der *chronische Bewegungsmangel* und unbewußte – oder bewußte! – *falsche Lebensgewohnheiten* spielen eine *wichtige Rolle als Risikofaktoren*. Selbstverständlich sind gerade diese Risikofaktoren teilweise – aber eben nur teilweise! – durch „äußere Zwänge" determiniert:

Bewegungsmangel:
Rund 50% aller Berufstätigen *sitzen* heute überwiegend bei der Arbeit; rd. 30% haben „statisch gebundene" Arbeitsplätze im Stehen oder mit geringem Spielraum mit meist nur einseitiger Bewegungsbelastung;
nur rd. 15% haben während ihrer Arbeit noch überwiegend physiologische körperliche Ganzheitsbewegungen;
bei rd. 5% („Schwerarbeiter") liegt auch heute noch zeitweise eine körperliche Überbelastung am Arbeitsplatz vor.

Aber:
Rund 60% der Befragten mit komplettem oder teilweisem Bewegungsmangel trugen bisher nichts – oder viel zu wenig – dazu bei, dies in der Freizeit, am Wochenende und im Urlaub durch sinnvolle, richtig dosierte Bewegung, z. B. Gymnastik, Sport, Spiel, Wandern, Schwimmen usw., auszugleichen.

Es ist eine tragikomische Tatsache, daß „Sitzen zu müssen“ früher eine Strafe war (Nachsitzen, im Loch sitzen). Wir alle sollten uns „ent-setzen“!

Falsche Lebensweise:
Rund ein Drittel der befragten Kuranwärter gab überraschenderweise unumwunden zu, eine überwiegend körperlich und seelisch falsche Lebensweise zu praktizieren; war dabei aber ganz beruhigt: „eigentlich“ mindestens teilweise vermeidbare Hetze; „eigentlich“ zu wenig eigene Freizeitaktivitäten; „eigentlich“ zu wenig Zuwendung für die liebe Familie usw.
Ein weiteres Drittel gab an, durch vielerlei Sorgen und Nöte – von schlechten Arbeitsbedingungen, Unzufriedenheit mit dem Beruf und Lebensverlauf bis zu Partner-, Ehe- und Erziehungsschwierigkeiten, „gestreßt“ zu sein. Das waren die „Unzufriedenen“. (Die Politik spielte Gott sei Dank in diesem Zusammenhang nur eine völlig untergeordnete Rolle!)
Immerhin war das letzte Drittel gesundheitsbewußt. Es überrascht nicht, daß auch das seelische Gleichgewicht – soweit dies überhaupt registrierbar ist – offensichtlich bei dieser Gruppe stabiler war als bei den anderen, was sich deutlich an einer unterdurchschnittlichen Repräsentanz bei psychosomatischen und neurotischen Krankheiten bemerkbar machte (= „positive Alltagsbewältigung“).
Fast alle Befragten gaben an, an einer vernünftigen, gesundheitskonformen Lebensberatung, an Gruppendiskussionen und an „modellhafter Anleitung“ zu künftigen Verhaltensänderungen während der Kur sehr interessiert zu sein. Nur rd. 5% dieser befragten Kurpatienten (Durchschnittsalter rd. 46 Jahre) wollten sich bezüglich ihrer Lebensweise *nicht* dreinreden lassen.
Insbesondere war ein für uns Ärzte erfreulicher, von *rd. 90% aller Befragten* vorgetragener Hauptwunsch: „Während der Kur“ sollte der *betreuende Arzt endlich mal Zeit für die Patienten haben* und sich mit ihnen über die vorliegenden Befunde und Risikofaktoren *ohne Zeitdruck* unterhalten und sie beraten. Zu Hause hätte meist weder der Arzt – noch der Patient – dazu die „eigentlich“ nötige Zeit! Rund 80% aller befragten Kurpatienten stimmten zu, die bevorstehende Kur in Form einer „Aktiv-Kur“ durchzuführen und dabei aktives Gesundheitsverhalten zu lernen. Die Mehrzahl von ihnen (über 3/4 aller Befragten) hielt ca. 2 wöchentliche Gesundheits-Veranstaltungen während der Kur für wünschenswert: Diese Mehrheit will während der Kur auch täglich bei Spiel, Sport, Wanderungen, Beschäftigungstherapie während der Kur usw. mitmachen, um sich dabei neue Anregungen für eine gesundheitskonforme Verhaltensänderung zu holen.
Allerdings: Nur etwa 30% der Befragten waren der ehrlichen Meinung, auch nach der Kur mit gesundheitsbewußter Lebensweise durchzuhalten. Weitere ca. 60% „würden dies gerne tun“, schieben aber 1000 Entschuldigungen vor, die vielleicht teilweise sogar stimmen: „Keine Zeit“ – „Keine Anleitung zu Bewegungstherapie“ – „Kein Anschluß in Sportvereinen oder Wandergruppen“ – „keinen Kontakt mit Gleichgesinnten“ – „keine Möglichkeit hinauszukommen“ usw. Am ehesten sind diese ganzen Hinderungsgründe den doppelt belasteten Hausfrauen glaubhaft abzunehmen. Immerhin hatten rd. 60% der Befragten ein eigenes Auto – und viele waren enttäuscht, als angeraten wurde, den fahrbaren Untersatz wenigstens während der bevorstehenden Kur zu Hause zu lassen.
Somit ergibt sich offensichtlich während der medizinischen Reha-Maßnahmen aller Rentenversicherungsträger eine Fülle von Möglichkeiten und Ansatzpunkten – aber auch ein Bündel von Problemen für die Ärzte und alle Mitarbeiter auf diesem Gebiet der medizinischen Rehabilitation. Zweifellos können gesundheitserzieherische Programme nur dann optimal über die Zeit der Kur hinaus fortwirken, wenn während der Kur gesundes Verhalten auch verhaltenstherapeutisch eingeübt – und wenn für „nachher“ motiviert wird!
Noch ein Hinweis zur speziellen Situation in den *Berufsförderungswerken:*
Solche Überlegungen speziell auf die *umfassende Rehabilitation Behinderter* bezogen, ergeben auch hier wichtige präventive und gesundheitserzieherische Forderungen: Wenn wir schon Behinderte auf neue Berufe umschulen und dabei modernste Unterrichtsmethoden anwenden, sollten wir dies nicht nur für den Bereich der

künftigen Arbeit, sondern auch für den Bereich der Freizeit und des Lebensalltags tun. Die ungewohnte Lern- und Prüfungssituation bei Erwachsenen und der daraus resultierende Dys-Streß, auch die liebe Bequemlichkeit und eine (meist harmlos anfangende) Genußmittelsucht könnten sonst dazu führen, daß wir in den Berufsförderungswerken Umschüler mit großem Aufwand wegen *einer* Behinderung für einen neuen Beruf ausbilden – und während dieser Ausbildungszeit vom Milieu und der Lernsituation her infolge chronisch falscher Lebensweise während der Umschulungszeit schon die nächste Krankheit bzw. Behinderung vorprogrammieren!

Praktisch gesprochen muß während der Umschulung neben der berufsbezogenen Ausbildung auch eine humanitär fundierte *Anleitung zum Leben* vermittelt werden. Sonst hört der Umschüler während des völlig auf das Berufsziel und die Abschlußprüfung ausgerichteten Lehrprogramms meist zu wenig von gesundheitsbewußter Lebensweise, die für Behinderte besonders „lebens-“wichtig ist. Auch die praktische Anleitung zur Bekämpfung des zivilisatorischen, durch die Behinderung meist noch verstärkten Bewegungsmangels in Form von Gymnastik, Schwimmen, Sport und Spiel wird leider in den Berufsförderungswerken z. Zt. mehr oder minder an den Rand der Ausbildung abgedrängt – wie in der Schule!

Fehlt dann nicht ein wesentliches Hilfsangebot? Wir müssen deshalb die *Grundbegriffe präventiver Medizin* – insbesondere die Motivation zu gesundem Verhalten – *gerade bei Behinderten* im Ausbildungslehrplan *gebührend berücksichtigen.* Darauf aufbauend sollte dann ein entsprechendes Training zu gesunder Lebensweise „gekonnt“ angeboten werden, auch bezüglich richtiger Dosierung von Nikotin und Alkohol. Vermehrtes Rauchen und Trinken ist zwar infolge der hohen Lern- und Prüfungsanforderungen während der Umschulung als persönliche Entspannungstherapie durchaus verständlich, aber eben ungesund und eine schlechte Angewohnheit für später. Auch werden die Fachlehrer und Dozenten leider – unter dem Druck der Prüfungsanforderung – zu dem Schluß genötigt, daß „ob der Fülle des zu vermittelnden Stoffes“ gar keine Zeit mehr für eine Anleitung zu gesunder Lebensweise vorhanden sei. Wie überall, wird z. Zt. auch während der Umschulung rein kognitives Pauken überschätzt und das Gemüt sowie eine Anlernung zur Freizeitbewältigung unterschätzt.

Gesundheitsmotivations-Programme hatten sich allerdings bisher als „heißes Eisen“ im Umschulungslehrprogramm erwiesen. Zum Teil wurden ursprünglich vorhandene Ansätze zu regelmäßigem Behindertensport, die ebenso wie Gesundheitsinformation im Ausbildungspensum integriert waren, wieder fallen gelassen, weil eine Gruppe der erwachsenen Umschüler als „mündige Bürger“ reklamierten, sie ließen sich nicht zu bestimmtem Gesundheits-Verhalten und zu sportlicher Betätigung „zwingen“ und das Lernen gehe vor.

Nun ist die persönliche Verhaltensweise – ob gesundheitlich richtig oder falsch – solange eindeutig Sache jedes Einzelnen, wie er auch für sich selbst aufkommt. Wenn jemand aber von der „Gesellschaft“ bzw. von Sozialeinrichtungen Hilfe begehrt, kommen gesellschaftsrelevante Gesichtspunkte hinzu. Denn neben individuellen *Rechten* gibt es auch in einer liberalen Gesellschaftsordnung gemeinschaftsbezogene *Pflichten.* Für den speziellen Fall der medizinischen und beruflichen Rehabilitation ist in unserer Sozialgesetzgebung klar festgelegt, daß die letztlich von der Versichertengemeinschaft finanzierten „Kuren“ zur medizinischen Rehabilitation sowie Umschulungsmaßnahmen zur beruflichen Rehabilitation nicht nur wegen Krankheit oder Behinderung „notwendig“, sondern auch „erfolgversprechend“ sein müssen, wenn sie bewilligt werden sollen. Das heißt, jeder Versicherte hat sich dem Grundsatz „Alle für einen, einer für alle“ einzuordnen, wenn er finanzielle Leistungen aus dem Versichertenpool beanspruchen will, und muß deshalb auch selbst zu seiner Gesundheit bzw. Gesundung aktiv mithelfen. Denn in den letzten Jahren wurde in der Öffentlichkeit manche Kritik laut, medizinische und berufliche Rehabilitationsmaßnahmen seien „hinausgeworfenes Geld“, wenn die betreffenden Kurpatienten bzw. Umschüler nicht ihr Verhalten ändern und so zum dauerhaften Erfolg der Rehabilitationsmaßnahmen selbst mit beitragen würden.

Das letzte Wort, wie und *in welchem Umfang Gesundheitserziehung* einschließlich Bewegungstherapie als ein Teil der Rehabilitationsbemühungen in Kurkliniken und in Berufsförderungswerken betrieben werden soll, *haben zweifellos die Kostenträger* – und sie wären falsch beraten, wenn ausgerechnet an diesem Punkt gespart würde. Wo bietet sich denn sonst eine bessere Chance, erwachsenen Mitbürgern praktische Gesundheitserziehung zu vermitteln, als während der Kur oder der Umschulung, wo optimale Voraussetzungen vorhanden sind? Daß die überwiegende Mehrzahl der Kurpatienten und der Umschüler die gebotene Chance nutzt, wenn ein „gekonntes" Angebot erfolgt, konnte inzwischen durch zahlreiche Modellprojekte bewiesen werden.

Dies sollte uns anspornen, diese Chance während stationärer Rehabilitationsmaßnahmen, wo jährlich rd. 1 Mio. Kurpatienten angesprochen werden könn(t)en, sowie während der Umschulung zu nutzen und Gesundheitsprogramme quasi als „präventivmedizinisches Rezept" gezielt ärztlich zu verordnen. Wenn wir ernsthaft davon überzeugt sind, daß präventive Medizin sich nur des Instruments einer positiven und praktikablen Gesundheitserziehung bedienen kann, wenn wir im Kampf gegen die neuen Zivilisationskrankheiten effizient sein wollen, sollten wir diese „Schwachstellen" während der medizinischen und beruflichen Rehabilitation rasch ändern und der Gesundheitsbildung im Sinne einer „aktiven Hilfe zur Selbsthilfe" in den Ausbildungsprogrammen den gebührenden Platz einräumen. Wenn nur 10% der angesprochenen Kurpatienten künftig gesundheitsbewußter leben würden, wäre dies bereits ein ungeheurer präventivmedizinischer Erfolg.

Lassen Sie uns gemeinsam alle Möglichkeiten ausschöpfen, um das so notwendige präventive Denken und Handeln in der Medizin praxisbezogen anzuwenden.

Es geht um ein überlebenswichtiges Ziel.

In unserer Zeit wird die Menschheitsentwicklung in eine neue Richtung abgebogen. Dabei geht es „auf Biegen oder Brechen"!

Kriegen wir und unsere Zeitgenossen „die Kurve" beim Übergang vom Muskelzeitalter ins Nervenzeitalter?

Werden wir die veränderten Lebensbedingungen und die Verführungen der Technik in den Griff bekommen?

Müssen wir nicht gerade die Technik auch präventiv-medizinisch voll nützen, z. B. bei der Umwelt- und Arbeitsplatz-Sanierung?

Der Futurologe JEAN FOURASTIÈR prophezeite schon vor 20 Jahren: „Im Jahre 2000 werden die Ärzte mindestens zur Hälfte präventiv tätig sein müssen – oder die Menschheit wird bald danach keine Medizin mehr benötigen!"

Die Hauptreferate der zweiten Plenarveranstaltung

Tagesvorsitz: Prof. Dr. Kurt-Alphons Jochheim, Köln
Dr. C. W. de Ruijter, Hoensbroek/Niederlande

Prof. Dr. phil. Otto Speck
Institut für Sonderpädagogik der Universität München

Das behinderte Kind, S. 41
– Familie und Frühförderung –

Aus dem Inhalt: Frühförderung als Arbeit mit der Familie – Thesen zu einer familienzentrierten Frühförderung – Das Bedürfnis der Familie nach partnerschaftlicher Hilfe – Nicht unbedingt eine „Sonderfamilie" – Regionalisierung des Frühförderungssystems – Großzentren und/oder regionalisierte Frühförderung? – Interdisziplinarität erfordert Teamwork – Fortbildung der Mitarbeiter – Arbeit mit den Eltern unter Anpassung an die jeweilige Familie – Methodische Funktionalisierung und/oder Ganzheitlichkeit – Entprofessionalisierung im Sinne einer normalisierenden Überbrückung alltäglicher Erschwernisse – Zusammenfassung

Diskussionsbeitrag, S. 46
Prof. Dr. med. Marquardt, Heidelberg.

Prof. Werner Herrmann
Vorstandsmitglied Berufs- und Schulbildung
Stiftung Rehabilitation Heidelberg

Das behinderte Kind, S. 46
– Schule und soziale Integration –

Aus dem Inhalt: Definitionskompetenz „Behinderung" – Statistische Klassifikation des Behinderten-Potentials – Bildungsorganisation und Differenzierung im allgemeinen Schulwesen zur Integration behinderter Kinder/Jugendlicher – Organisationsmodelle zur optimalen Förderung und schulischen Sozialisation (Integrations-, Kooperations- und partielle Separationsmodelle) – Zuweisungskriterien zu Heimsonder-/Rehabilitationseinrichtungen – Sozialisationsziele – Mitwirkung von Fachkräften und Gesellschaft – Elternberatung und Information – Vorbereitung der Berufswahl.

Werner Boll
Vorsitzender des Vorstands der
Stiftung Rehabilitation Heidelberg

Die zeitgerechte berufliche Rehabilitation, S. 53

Aus dem Inhalt: Stagnation und Lücken gefährden Bestand des Erreichten – 80% aller Behinderten sind eingliederungsfähig – Uneinheitliche Entwicklung von Teilbereichen in der Rehabilitation – Die Synchronisation des Gesamtgeschehens „Rehabilitation“ – Schwachstellen der beruflichen Rehabilitation – Rehabilitationsabklärung und Rehabilitationsplan – Zwei Kategorien der Berufsbildungswerke – Rehabilitationsmedizin in Krankenhäusern – Berufe ohne Mobilitätsrisiko – Unzureichende Eingliederungsmöglichkieten für psychisch Behinderte – Regionalzentren zur technischen Beratung und Individualversorgung – Weiterbildungsmöglichkeiten bei besonders schweren Behinderungsauswirkungen – „Dienstleistungszentrum für Schwerbehinderte“ – Das Reservoir an Arbeitsplätzen im öffentlichen Bereich – Kritische Zusammenfassung.

Das behinderte Kind

– Familie und Frühförderung –

O. Speck

Frühförderung als Arbeit mit der Familie

Unser behindertenbezogenes Denken ist so sehr von der Professionalität beherrscht, daß die Familie eines behinderten Kindes als nichtprofessionalisiertes Kleinsystem leicht aus dem Gesichtsfeld schwindet, daß sie u. U. sogar als Störfaktor im ansonsten leichter organisierbaren Gesamtsystem der Behindertenarbeit empfunden wird. Darüber täuschen auch nicht die Kränze hinweg, die den Eltern immer wieder von Spezialisten gewunden werden, wenn ihnen z. B. das Prädikat der „wichtigsten Kotherapeuten" verliehen wird. Hier wird ein latentes Spannungsverhältnis verdeckt, das darin besteht, daß die Eltern zwar nach wie vor die eigentlichen Konsequenzen der Behinderung ihres Kindes voll zu tragen haben, ihnen das primäre Elternrecht zugesprochen bleibt, daß sie sich aber ansonsten real als von Experten abhängige Größen erfahren, dabei aber in ihren tagtäglichen Nöten nicht unbedingt erreicht werden. Die professionelle Hilfe beurteilt die eigene Effektivität als um so größer, je mehr sich die Eltern ihrem Konzept anpassen und unterordnen.

Ähnlich steht es um das Verhältnis der Familie mit einem behinderten Kind zu ihrer Umwelt. Je mehr sie den Erwartungen der anderen, ihren sozialen Animositäten, z. B. in bezug auf möglichste Unauffälligkeit, entspricht, desto eher kann sie hoffen, akzeptiert zu werden, zumindest ungeschoren zu bleiben. Diese sozialen Anpassungszwänge sind es im wesentlichen, die dazu führen *können*, daß eine Familie mit einem behinderten Kind eine „Sonderfamilie" (ROSS, 1967) wird. Ihr ganzes Gewicht erhalten die hier kurz angesprochenen Spannungsdimensionen, in denen eine solche Familie steht, wenn man die besondere Bedeutung der Familie gerade in den ersten Lebensjahren eines behinderten Kindes in Betracht zieht. Damit ist das System der Frühförderung angesprochen, von dem wir von vornherein sagen können, daß es eine Struktur zu beanspruchen hat, die am wenigsten in das bisherige Kategorienschema der Behindertenarbeit hineinpaßt:

- Es ist vergleichsweise kein Kindergarten, keine Schule, keine Klinik,
- es ist keine bloße Beratung,
- nahezu alles Förderliche spielt sich innerhalb der Familie ab,
- die professionellen Mitarbeiter sind nahezu vollständig auf die Familie angewiesen,
- es gibt keine herkömmliche Profession, die allein oder vornehmlich für Frühförderung kompetent wäre,
- keines der herkömmlichen Organisationssysteme eignet sich als Modell schlechthin für die Institutionalisierung der zwingend fachlich mehrdimensionalen, komplexen und differenzierten, absolut auf individuelle Hilfe in einer bestimmten Region hin zu konzipierenden Frühförderung.

Es ist ein gewissermaßen plötzlich und von verschiedenen Seiten her entdecktes Neuland, das offensichtlich nur dann sinnvoll erschlossen werden kann, wenn es nicht professionell kolonialisiert wird, und wenn sich die verschiedenen Entdecker zu Kooperation bereitfinden und entsprechende neue Formen dafür entwickeln. Erschwert wird diese Aufgabe gegenwärtig unglücklicherweise durch den Geburtenschwund, der in Anbetracht ungenutzter Kapazitäten zu einer Verdrängungskonkurrenz der verschiedenen Verbände und Interessengruppen führt, die bereits Züge eines „Kampfes um das behinderte Kind" anzunehmen droht.

Thesen zu einer familienzentrierten Frühförderung

Vor dem Hindergrund dieser hier skizzenhaft aufgerissenen Problematik sollen, gestützt auf unsere Erfahrungen im Aufbau eines regionalen Systems von Frühfördereinrichtungen in Bayern, einige uns wesentlich erscheinende Punkte unseres Themas thesenartig angesprochen werden.

Das Bedürfnis der Familie nach partnerschaftlicher Hilfe

Es gibt eindeutig ein Bedürfnis der Familien mit einem behinderten Kind nach einer adäquaten partnerschaftlichen Orientierungs- und Handlungshilfe, um ihr Kind selber besser fördern zu können. Dieser Trend ist international und seit Jahren zu beobachten. Er bedeutet, daß die Eltern sich gesellschaftlich und psychologisch stärker fühlen, ihr Kind zu Hause zu behalten, vor allem dann, wenn sie dabei nicht allein, d. h. ohne Hilfe, gelassen werden.

Der zweite Akzent unserer Aussage liegt auf der *Qualität* einer adäquaten partnerschaftlichen *Orientierungs-* und *Handlungshilfe*. Dieser Begriff hebt sich ab von bloßer Beratung, bloßer Anleitung, bloßer Behandlung. Er betont vielmehr die Anpassung der Hilfe an die jeweilige individuelle und familiäre Situation und ihren Assistenzcharakter. Umgekehrt ausgedrückt: Die Eltern werden nicht in die Rolle von Assistenten und bloßen Objekten externer Instanzen verwiesen. Es muß sich vielmehr um ein partnerschaftliches Verhältnis gegenseitigen Ergänzens und Teilhabens an einer gemeinsamen komplexen Aufgabe handeln.

Nicht unbedingt eine „Sonderfamilie"

Das Dasein eines behinderten Kindes führt nicht zwangsläufig zu einer sozialen Belastung der Familie, zu einer „Sonderfamilie". Die Chancen ihrer sozialen Eingliederung – zumal in den ersten Lebensjahren des Kindes – sind größer als bislang angenommen. Ihre Verbesserung ist eine Teilaufgabe der Frühförderung. In einer jüngsten Untersuchung, die von CARR (1975) in England bei Familien mit einem Down-Kleinkind durchgeführt wurde, erklärten nur 21% der Mütter, sie fühlten sich einsam. Der Mangel sozialer Kontakte scheint eher mit Persönlichkeitseigentümlichkeiten der Eltern und spezifischen sozialen Bedingungen zusammenzuhängen als mit der Tatsache der Behinderung eines Kindes.

Keine weiteren Belege für die Notwendigkeit von Frühförderung erforderlich

Die Bedeutung einer besonderen und umfassenden Frühförderung behinderter und von einer Behinderung bedrohter Kleinkinder speziell in den ersten drei Lebensjahren ist wissenschaftlich genügend abgesichert, so daß es keiner weiteren Belege für deren Notwendigkeit bedarf (SPECK u. Mitarb., 1977). Der kindliche Hirnorganismus ist in der Frühphase seiner Entwicklung in einem hohen Maße kompensationsfähig, wie es später nicht mehr erreicht wird. Die frühen Interaktionen und Lernprozesse gehören zu den erzieherisch bedeutsamsten. Es gilt, die elementaren Lernprozesse in motorischer, sensorieller, kognitiver, sprachlicher, sozialer und emotionaler Hinsicht in ihrer erzieherischen Komplexität (Ganzheitlichkeit) trotz Erschwerungen und Blockierungen anzuregen und zu fördern und dazu die Eltern durch entsprechende Assistenzen in Stand zu setzen.

Regionalisierung

Um auch das letzte Kind und die letzte Familie im Lande zu erreichen und konsistent und umfassend frühfördern zu können, ist ein regionales, auf die Vielfalt der Aufgaben eingerichtetes Frühförderungssystem erforderlich. Es läßt sich sinnvollerweise in einem offenen Verbund aus bereits vorhandenen Kapazitäten (Kliniken, Arztpraxen, Erziehungsberatungsstellen, Sonderschulen) einerseits und zusätzlich erforderlichen pädagogisch-psychologisch arbeitenden Frühförder-Insitutionen bilden. Wir haben in Bayern – gegen zahlreiche anfängliche Befürchtungen und offene Widerstände – ein solches System mit gegenwärtig insgesamt 82 Frühförderstellen aufgebaut. Es hat seine für die Regionalisierung entscheidende Grundlage in der Einschaltung der pädagogischen Organisation. Die Zuschüsse des Kultusministeriums sind inzwischen nahezu verdoppelt worden und werden 1979 4,3 Mio. DM betragen. Eine feste Beteiligung der Kultusbehörde halten wir für unverzichtbar, es sei denn, man eliminiert den Sinn einer besonderen *Früherziehung* und überläßt das behinderte Kleinkind ausschließlich medizinischer Versorgung und Sozialhilfe. Die Zusammenarbeit mit den Ärzten ist kein generelles Problem mehr. Es hat sich eine interdisziplinäre Vereinigung zur fachlichen Koordinierung aller Frühfördereinrichtungen im Lande konstituiert, die demnächst in eine feste Institution mit interministerieller Beteiligung übergeführt werden soll.

Großzentren

Großzentren mit vorrangig fachmedizinischer Orientierung (pädiatrische Zentren, Universitätskliniken) und impliziter psychologischer und pädagogischer Dienstleistung ersetzen keine Regionalisierung der Frühförderung. Sie sind zur differenzierten diagnostischen Abklärung und zur mehr punktuellen Spezialtherapie erforderlich, verlieren aber an realer Bedeutung mit der Zunahme der Wartezeiten und -listen, mit der Zunahme der Entfernungen und der Verringerung der konkreten Erreichbarkeit. Eine institutionalisierte Zu- oder Unterordnung der regionalen Frühförderstationen im Sinne von „Koronarzentren“ unter ein Superzentrum halten wir für ebenso überflüssig wie beispielsweise frei niedergelassen Ärzte die Bevormundung durch eine Universitätsklinik. Alle Risiko-Kinder erst einmal durch das Diagnostikum eines Großzentrums zu schleusen, käme einer Überorganisation gleich und wird auch von den frei praktizierenden Ärzten abgelehnt. Anders verhält es sich, wenn sich die großen Zentren auf die Funktion des offenen Angebots komplementärer, differenzierter Diagnose und Therapie beschränken und konzentrieren.

Interdisziplinarität

Frühförderung ist professionell gesehen eine interdisziplinäre Aufgabe. Es dürfte inzwischen überflüssig geworden sein, diese oft zitierte Beschwörungsformel pädagogischerseits mit dem Nachsatz zu versehen, daß auch Pädagogen (Behindertenpädagogen) dazugehören, und daß interdisziplinäre Kooperation keines apriorischen Primats einer bestimmten Disziplin bedarf. Im Gegenteil: Sie wird zu einem hochmotivierten und hocheffizienten Akt, wenn sie bar aller priorisierenden Ansprüche zu einem offenen Austausch und wechselwirkenden Lernprozeß wird. Die gegenwärtig öfters zu beobachtenden Schwierigkeiten beruhen im wesentlichen darauf, daß wir in wirklichem Teamwork zu wenig geübt sind. Die betroffenen Eltern jedenfalls können kein Verständnis für eine Diskordanz der Hilfe aufbringen, da ihrem Kind damit kein Dienst erwiesen wird. Gerade in der Frühförderung wird sichtbar, wie sehr die verschiedenen Fachdisziplinen in- und übereinandergreifen. Jede sollte ihre spezifische Kompetenz einbringen. Für die Eltern und das einzelne behinderte Kind ist vielfach nicht die Berufsgruppe entscheidend, sondern die Persönlichkeit des einzelnen Helfers, sei er Arzt oder Sonderpädagoge, Psychologe oder Sozialpädagoge, Krankengymnastin oder Beschäftigungstherapeutin, Logopäde oder Psychotherapeut. Die pädagogische Verantwortung ist für keinen von ihnen dispensierbar.

Fortbildung der Mitarbeiter

Zur fachlich speziellen und kooperativ orientierten Qualifizierung der Mitarbeiter ist ein entsprechendes Angebot an Fort- und Weiterbildung notwendig. Es gibt keine Berufsgruppe, die für die Gesamtaufgaben der Frühförderung ausgebildet wäre. Wir streben pädagogischerseits auch keinen eigenen Beruf des Früherziehers an. Allerdings gehören Inhalte der Frühförderung in alle Ausbildungsprogramme, um Spezialisierungen anzubahnen.

Arbeit mit den Eltern

Die Elternarbeit ist als Arbeit *mit* den Eltern und nicht als Arbeit *an* den Eltern zu verstehen. Dieser Grundsatz ist von radikaler Bedeutung. Die Eltern sind weder Patienten noch Schüler. Sie haben sich nicht einfach belehren und behandeln

zu lassen. Ihr Leben mit ihrem behinderten Kind ist mehr als ein bloßes Leben mit seiner Behinderung. Sie wehren sich deshalb auch – offen oder unbewußt – gegen den dominanten Therapiezwang und Leistungsdruck. Ich darf aus dem Brief einer Mutter zitieren:
„Die ständige Förderung und der Zwang zu Erfolg und Leistung hat die Kehrseite, daß ich nur selten meinen Buben einfach als Kind akzeptieren kann. Sehr schnell werde ich immer wieder darauf gestoßen, daß er behindert ist – in erster Linie jemand, dem etwas fehlt."
Sich immer wieder als „Therapeut" zu verhalten, kann die Spontaneität der Zuwendung beeinträchtigen. Schuldgefühle bei nicht eintretenden Erfolgen und Angst vor der Kontrolle können überhandnehmen. Die Eltern können sich auch den passenden Frühtherapeuten nicht aussuchen. „Ich hatte Probleme" schreibt eine Mutter, „z. B. mit den wechselnden Psychologen, denen man anmerkte, daß sie noch nie ein behindertes Kind aus der Nähe gesehen hatten. Von mir verlangt man aufgrund ihres Examens Vertrauen und Anerkennung. Für mich ist das Gefühl schwer zu ertragen, daß jemand freundlich und verständnisvoll ist, weil es zu seinem Beruf gehört."
Grenzen der Arbeit mit den Eltern zeigen sich auch da, wo sie in ihrer sonstigen sozialen und familiären Belastung derart unter Druck stehen, etwa in Familien der sozialen Unterschicht, daß eine eigene, auf die Förderung des Kindes hin orientierte Verhaltensumstellung zur Illusion wird. Die Propagierung der Mutter als Kotherapeutin ist daher eine vielfach unzulässige Verallgemeinerung. Sie ist auf die selektiven Erfahrungen in Großzentren zurückzuführen, wo nur jener Teil der Mütter in Erscheinung tritt, der dazu besonders motiviert und in der Lage ist. In der Entwicklung differenzierter Aktions- und Assistenzweisen, die betont von der Anpassung an die jeweilige Familie bestimmt sind, ohne die Entwicklungsförderung des Kindes zu gefährden, liegt eine zentrale Aufgabe der Frühförderung.

Methodische Funktionalisierung und/oder Ganzheitlichkeit

Der Methodenansatz der Frühförderung steht in der Spannung zwischen Funktionsdifferenzierung und Ganzheitssynthese, zwischen operationalisierender Entwicklungsdiagnostik und -therapie einerseits und mehr gesamtsituationsbezogenem pädagogisch-sozialen Verstehen und Handeln andererseits. Der erste Ansatz liefert differenziertes und kontrollierbares Datenmaterial hinsichtlich der Entwicklung in den verschiedenen kategorisierten Funktionen, z. B. der Grob- und Feinmotorik, des Sehens und Hörens, des Sprechens und der Kognition etc. An standardisierten Skalen lassen sich die systematisch antherapierten Entwicklungsfortschritte gewissermaßen „sauber" verfolgen. Entwicklungstabellen spiegeln aber nie das Ganze der Lebenssituation eines Menschen wider und erfassen auch kaum deren Dynamik. Entwicklungspsychologisch generalisierte Daten sind zweifellos wichtig, aber sie reichen nicht aus.
Während mehr punktuell arbeitende *Therapeuten* das entwicklungsdiagnostische und -therapeutische Instrumentarium bevorzugen, stehen ihm *Pädagogen* eher skeptisch oder kritisch gegenüber. Sie legen mehr Wert auf die Erfassung und Veränderung der Gesamtsituation eines Kindes und seiner sozialen Umgebung. Ihr feldbezogener, interaktionaler methodischer Ansatz geht nicht von standardisierten Tabellen aus, sondern gilt dem je einmalig Vorgefundenen, letztlich auch Unberechenbaren. Es ist dies ein offener Ansatz, in dem die besondere Gefahr des Vorbei-Interpretierens liegt, und der im übrigen mehr ganz persönlichen Einsatz abverlangt, der aber unverzichtbar ist.
Es wird darauf ankommen, die Interdisziplinarität in der Frühförderung auch in der Weise auszubauen, daß sich die beiden Methodenansätze ergänzen. Außerdem sollte jeweils im Einzelfall abgeklärt werden, welcher methodische Schwerpunkt zu setzen ist. Auf jeden Fall gilt es zu vermeiden, daß das behinderte Kind zum bloßen Tabellenobjekt oder zum amorphen Appendix allzu allgemeiner Konzepte wird.

Entprofessionalisierung

Frühförderung ist – wie übrigens jedes andere Feld der Behindertenarbeit – kein ausschließliches Terrain professioneller Zuständigkeit. Diese wird sich vielmehr nur als Bestandteil eines gesellschaftlich gewachsenen Systems zu verstehen haben, das so weit wie möglich alle üblichen sozialen Beziehungen einer Familie miteinschließt, also auch Verwandte, Freunde, Nachbarschaft, Gemeinde, freiwillige Helfer. Weder die Behinderung noch der entsprechende Spezialistenaufwand sollten eine Familie mit einem behinderten Kind zu einem Exotikum in ihrer Umwelt werden lassen. Wir sind in unserer Gesellschaft offenbar noch weit von einer solchen positiven und selbstverständlichen Anpassung der sozialen Bedingungen an das schicksalhafte Ereignis einer kindlichen Behinderung innerhalb einer Familie entfernt. Vorschnell reagieren wir mit dem ganzen Gewicht der Spezialinstitutionen und unserem Organisationstalent. Eine Familie mit einem behinderten Kleinkind hat unendlich viel mehr Gemeinsames mit allen Familien als Trennendes, so daß es unzulässig erscheint, sie primär als eigene Kategorie zu behandeln. Ihre Ausgliederung zu vermeiden ist möglich durch soziale Initiativen von seiten bestimmter sozialer Gruppen, insbesondere der Gemeinden, durch die Bildung von Helferkreisen u. ä. Die besonderen Bedürfnisse einer Familie mit einem behinderten Kind reichen weit über die eigentlichen Frühförderungshilfen hinaus. Es sind im Grunde ganz normale Bedürfnisse, deren Erfüllung nur spezifisch erschwert ist: abends fortzugehen, eine Behörde aufzusuchen, sich zurückzuziehen, stundenweise entlastet zu werden, Besuch empfangen zu können, dem Kind Spielgelegenheiten bieten zu können u. a. Wir arbeiten in München an einem Projekt zur Integrationsförderung durch Aufbau eines Systems nichtprofessioneller Helfer. Sie haben die Funktion der möglichst normalen Überbrückung alltäglicher Erschwernisse der sozio-kulturellen Kommunikation mit dem Ganzen.

Zusammenfassung

Wir haben auf der Grundlage wissenschaftlicher Erkenntnisse und realer Erfahrungen thesenartig zentrale und neuralgische Punkte des komplexen Zusammenhangs von Frühförderung und Familie mit einem behinderten Kind aufzuzeigen versucht. Dabei sollte durch das Abstecken des Gesamtrahmens der Stellenwert eines Frühfördersystems deutlich gemacht werden. Es kam uns darauf an, bei allem zweifellos notwendigen Aufbau fachlich differenzierter, kooperativer Spezialdienste deren dienende, assistierende Funktion gegenüber der Familie herauszuarbeiten. Es kommt an sich einem Trauerspiel gleich, wenn der Aufbau einer regionalisierten, interdisziplinären, d. h. auch pädagogisch orientierten Frühförderung, nach wie vor – offensichtlich wegen sog. Kompetenzunstimmigkeiten – in weiten Teilen der Bundesrepublik blockiert wird, obwohl nachgewiesenermaßen in der frühen Entwicklungsförderung die phasisch größten Chancen für ein behindertes Kind liegen. Eine Fehlentwicklung wäre es auch, sollte die endgültige Realisierung lediglich auf eine Fortschreibung unserer hochspezialisierten Organisationssysteme hinauslaufen, die allmählich in Gefahr sind, zum Selbstzweck zu werden. Das Aufgabenfeld der Frühförderung ist vielmehr als Herausforderung und Chance zu sehen, die Behindertenarbeit der Komplexität der realen Lebensprobleme wieder näherzubringen, die Familien mit einem behinderten Kind in ihrer Eigenqualität und sozialen Identität zu stärken und damit einen basalen Beitrag zur Integrationsförderung und Normalisierung unseres sozialen Lebens zu leisten.

Literatur

1. Bayer: Staatsministerium für Arbeit und Sozialordnung (Hrsg.): Politik für Behinderte – Bericht zur Rehabilitation in Bayern 1974–1978. München 1978
2. Carr, J.: Down-Syndrom in früher Kindheit. München, Basel: Reinhardt 1978
3. Deutscher Bildungsrat: Empfehlungen der Bildungskommission. Zur pädagogischen Förderung behinderter und von Behinderung bedrohter Kinder und Jugendlicher. Bonn, Bad-Godesberg 1973
4. Ross, A. O.: Das Sonderkind. Problemkinder in ihrer Umgebung. Stuttgart: Hippokrates 1967
5. Speck, O.: Früherkennung und Frühförderung behinderter Kinder. In: Gutachten und Studien der Bildungskommission, 2. Aufl. Bd. 25: Sonderpädagogik 1. Behindertenstatistik, Frühförderung. Deutscher Bildungsrat (Hrsg.), S. 111–150. Stuttgart: Klett 1975
6. Speck, O.: Frühförderung entwicklungsgefährdeter Kinder. München, Basel: Reinhardt 1977

Diskussionsbeitrag

E. Marquardt

Als Orthopäde fühle ich mich von Herrn Prof. Speck besonders angesprochen. Wir müssen in der Orthopädie oft schon im Säuglings- und Kleinkindesalter korrigieren, operieren und danach vorübergehend immobilisieren. Dabei besteht immer die Gefahr, daß sich beim Kind Verhaltensstörungen entwickeln, insbesondere dann, wenn die stationäre Behandlung mit einer Trennung von der Mutter verbunden ist. Während der stationären Behandlung eines Säuglings- und Kleinkindes sollte die Mutter in der Klinik anwesend sein, sie sollte ihren Säugling stillen, wenn immer dies möglich ist, sie sollte ihr Kind unter Anleitung der Schwester zurechtmachen, pflegen, füttern etc.

Die Ärzte, Schwestern, Krankengymnastinnen, Beschäftigungstherapeutinnen und Sozialarbeiter orthopädischer Kinderstationen sollten sich mit der Problematik des psychischen Hospitalismus und der frühkindlichen Deprivationen auseinandersetzen. Überhaupt sollten wir das Thema des psychischen Hospitalismus und der frühkindlichen Deprivationen unserer kleinen orthopädischen Patienten sehr ernst nehmen und auf einem der nächsten Fachkongresse ausführlich behandeln.

Das behinderte Kind

– Schule und soziale Integration –

W. Herrmann

Vorbemerkungen

Bildung, Erziehung und Sozialisation behinderter Kinder/Jugendlicher, die zu einem schulischen Bildungsabschluß in der Sekundarstufe I/II geführt werden sollen, grenzen den Rahmen meiner Ausführungen ein. Erkenntnisobjekt sind damit alle im sozialen Umfeld des heranwachsenden, behinderten Jugendlichen liegenden Integrationsfehler – Familie, Schule, außerschulische/-familiäre Kontakt- und Kommunikationsbereiche, die mit unterschiedlicher Zielsetzung zur sozialen Integration beitragen.

Da die Zugehörigkeit zur Kategorie der behinderten Jugendlichen nicht selbsterklärend ist, sind vorab die Einflüsse auf die Bestimmung von Behinderungen zu präzisieren. Es wird der Versuch unternommen, ohne quantitative Gewichtung die Benutzung des Behindertenbegriffes hier aufzuzeigen, die bedingt durch verschiedenartige Orientierung bzw. Absicht zu unterschiedlichen Aussagen führen.

- Die traditionelle Definitionskompetenz unterliegt der fachlichen Beurteilung durch Ärzte bzw. medizinische Institutionen, die mit ihren Beurteilungsmaßstäben der Diagnostik und Therapie Krankheiten mit ihren Auswirkungen – Behinderung – definieren (1). Je nach individueller Betrachtungsweise durch den Arzt bzw. entsprechende medizinische Institutionen läßt die präventiv getroffene Definition von Behinderungen eine zahlenmäßige Ausweitung der Behinderten, unter dem sehr eingeschränkten Definitionsspielraum der Rehabilitation eine zahlenmäßig konstant bzw. abnehmende Zahl an Behinderten erwarten.
- Diese Aussage wird ergänzt durch die Gesetzgebung, die nicht nur in den Schulgesetzen bzw. länderübergreifenden Vereinbarungen der Kultusminister-Konferenz festgeschrie-

ben, sondern weitergehend unter dem Gesichtspunkt der Normierung von Rechtsansprüchen in einer Vielzahl von Gesetzen, z. B. Schwerbehindertengesetz, Rehabilitationsangleichungsgesetz, den schutzbedürftigen Personenkreis erweitert bzw. eingrenzt (2). Durch sehr vage Begriffsdefinition wird auch die denkbare Zahl der Behinderten nur schwer kalkulierbar.

- Fachwissenschaftliche Begriffsdefinitionen anderer Professionen, insbesondere der Soziologie (3), sind defizit-orientiert und machen das Maß der Behinderung bzw. ihrer Eingrenzung von der statistischen Normalität abhängig. Damit wird das Benachteiligungsproblem auf statistische Normen reduziert, die keinerlei konkrete Aussagen für die notwendigen individuellen Leistungen verschiedener in der Rehabilitation praktisch arbeitender Disziplinen zur individuellen Förderung der behinderten Jugendlichen abgeben.
- Gesellschaftliche Selektionsmechanismen und Instanzen haben insbesondere im schulischen Bereich Normen zur Definition von Behinderungen gesetzt. So werden insbesondere unter dem Gesichtspunkt der die Regelschule bestimmenden Leistungsfaktoren bzw. Lernbedingungen auch diejenigen Jugendlichen als Behinderte bezeichnet, die dem originären Lernprozeß wegen spezieller Behinderungsauswirkungen nicht folgen bzw. die angestrebten Lernziele nicht in vollem Umfang erreichen können. Selbst wenn dies unter positiven Gesichtspunkten zur individuellen Förderung der einzelnen Jugendlichen ein angezeigtes Kriterium sein sollte, also begründet eine bessere schulische Förderung durch pädagogische Maßnahmen angestrebt ist, ist damit bereits eine Diskriminierung der Jugendlichen als dem normalen Lernleistungsprozeß nicht gewachsener Behinderter getroffen.

Als weitere Vorbemerkungen seien noch die statistischen Erhebungen über behinderte Jugendliche aufgeführt, die das Dilemma der Interpretation der Schätzwerte des Gesamtanteils behinderter Jugendlicher an der vergleichbaren Population in der Bundesrepublik deutlich werden lassen. Einzelne Untersuchungen der vergangenen 8 Jahre – die dabei umfassendste Darstellung in „Gutachten und Studien der Bildungskommission“ (4) von 1973 – weisen Schwankungen von 5 – 8% behinderter Kinder im schulpflichtigen Alter als sonderschulbedürftig klassifiziert auf. Dies bedeutet pro Jahr einen Zuwachs von 50000 – 80000 Kindern, die jedoch zahlenmäßig als nicht gesichert angenommen werden können.

Die einzelnen Untersuchungen gehen dabei von verschiedenen Kriterien aus bzw. sind innerhalb einzelner Bundesländer ohne jegliche zentrale Koordination und mit verschiedenartigen Fragestellungen durchgeführt worden. Trotz der sicherlich nachweisbaren Erhebungs- bzw. Schätzfehler gibt die Zahl den nachfolgenden Ausführungen ein besonderes Gewicht. Dies gilt auch unter Berücksichtigung gegenwärtiger oder zu erwartender Entwicklungen – Rückgang der Geburtenzahlen und damit der Gesamtschülerzahl, verbesserte Präventionen durch genetische Beratung bzw. durch Formen der Frühdiagnostik und Frühberatung, differenzierter Ausbau der vorschulischen Erziehungsmöglichkeiten. Abschließend kann jedoch hierzu keine Aussage über die statistische Entwicklung des Behindertenpotentials gegeben werden, da die Größe letzten Endes auch von der gesellschaftlich definierten „Normalität“ und den globalen Wechselwirkungen von Gesellschaftsordnung und Bildungspolitik bestimmt werden. In diesem Zusammenhang darf ich nur auf die sprunghaft ansteigende Zahl der sog. „Lernbehinderten“ verweisen, die sicherlich nicht allein durch eine psychologische, noch weniger medizinische oder pädagogische Definition dieser Gruppe zugeordnet werden, sondern mehr durch Ansteigen der Anforderungssituation im allgemeinen Bildungsbereich und damit einer neugesetzten Norm der „Normalität“ als Bezugsgröße.

Bildung behinderter Kinder/ Jugendlicher im Schulsystem

Bildungs- und damit sozialpolitische Zielsetzung, den Gesamterfolg rehabilitativer Maßnahmen für behinderte Jugendliche im Schulsystem zu optimieren, kann sicher durch eine verstärkte Aufnahmebereitschaft bzw. Flexibilität der allgemeinen Schulen – insbesondere Grund- und Hauptschulen – erreicht werden. Global ist damit gemeint, präventiv entstehende Behinderungen, insbesondere Lernstörungen und Lernbeeinträchtigungen bis zur psychischen Störung zu vermeiden oder zumindest dafür zu sorgen, daß sie rechtzeitig erkannt werden, um durch andere Stellen eine entsprechende Betreuung bzw. Versorgung erfahren zu können. Es wird an dieser Stelle die Frage aufgeworfen, ob die Unterrichtssituation der Grundschule mit ihren methodischen Ansätzen bzw. durch Bildungsorganisation schon alle Möglichkeiten der Individualisierung ausgeschöpft hat, die das unterschiedliche Lernvermögen bzw. Lernverhalten auch der behinderten Schüler berücksichtigen, auffangen bzw. stabilisieren.

Es wird optimistisch davon ausgegangen, daß in einer sinnvollen Nutzung innerer bzw. äußerer Differenzierungsmöglichkeiten auch behinderte Schüler entsprechend ihrem unterschiedlichen Entwicklungs- und Leistungsstand im Gruppenprozeß aufgefangen und entsprechend ihren persönlichen Bedingungen gefördert werden können. Dabei reicht sicher das Instrument des Förderunterrichts für einzelne Schüler oder für Kleingruppen, das bei besonderen Lernschwierigkeiten, Lernblockierungen oder auffälligen Leistungslücken partiell angeboten wird, nicht alleine aus.

Alle weitergehenden Maßnahmen neben der schulischen Förderung von im Einzelfall vorliegenden Behinderungsauswirkungen, z. B. Sprachstörungen, Legasthenie, Lernstörungen, Verhaltensstörungen, Bewegungsstörungen, können im allgemeinen im Schulsystem häufig nicht angegangen werden und bedingen damit intensive Bemühungen der Erziehungsberechtigten, damit diese Behinderungsauswirkungen bei ihren Kindern/Jugendlichen behandelt und aufgefangen werden können.

Integration behinderter Kinder/Jugendlicher in allgemein bildenden Schulen

Die Diskussion über die künftige Organisationsform der Bildung und Betreuung behinderter Kinder ist spätestens seit der Veröffentlichung der Empfehlungen der Bildungskommission des Deutschen Bildungsrates *Zur pädagogischen Förderung behinderter und von Behinderung bedrohter Kinder und Jugendlicher* (4) wieder in Bewegung geraten. Neben den verschiedenen Denkmodellen zur Integration bzw. Teilintegration behinderter Kinder und Jugendlicher in allgemeinen Schulen kann faktisch festgestellt werden, daß wir uns gegenwärtig in einem Übergangsstadium von der Eigenständigkeit der Sonderschule für verschiedene Behinderungsarten hin zur Integration vieler schulischer Rehabilitationsmaßnahmen in das allgemeine Schulwesen befinden. Es ist zwar außerordentlich schwer, diesen Entwicklungszustand mit seinen Trends zu beschreiben. Es wird jedoch der Versuch unternommen werden, die Organisationsmodelle zur schulischen Bildung und Sozialisation behinderter Kinder/Jugendlicher vereinfachend darzustellen.

Integrationsmodelle

Behinderte Kinder und Jugendliche verbleiben unter Nutzung aller pädagogischen Förderungsmöglichkeiten in der allgemeinen Schule. Dies bedingt gegenüber den jetzigen bildungsorganisatorischen und Förderungsmodellen eine Steigerung der Leistungsfähigkeit der allgemeinen Schulen hinsichtlich der geforderten Maßnahmen der inneren und äußeren Differenzierung, ein zusätzliches Angebot entsprechend den behinderungsbedingten Erfordernissen zur Bewältigung dieser Probleme, beginnend mit der Problembewältigung technischer Art, z. B. Zugangsmöglichkeiten der Schulen für Körperbehinderte mit schweren Behinderungsauswirkungen bis hin zu therapeutischen Möglichkeiten für diese und andere Behinderungsarten.

Denkbar ist diese Integration der behinderten Kinder und Jugendlichen auch durch Spezialisierung ausgewählter allgemeiner Schulen auf die Bedürfnisse einer oder weniger Behinderungsarten in der Form, daß die Schule, ohne im Status einer Sonderschule tätig zu werden, für die ausgewählten Behinderungsarten ein differenziertes Angebot mit allen Förderungsmöglichkeiten macht. Damit könnte vermieden werden, daß der Status der Sonderschule innerhalb einer allgemeinen Schule zu einer Diskriminierung der betroffenen Kinder und Jugendlichen führt.

Kooperationsmodelle

Sonderschule und allgemeine Schule bleiben als weitgehend selbständige Einrichtung erhalten, werden jedoch innerhalb eines Schulzentrums in Form einer Gesamtschule oder in anderen vergleichbaren Organisationsformen zusammengefaßt. Durch diese äußeren Rahmenbedingungen können auch in der inneren Schulorganisation die gemeinsame Durchführung von Unterrichtsveranstaltungen geplant, die Kinder damit in den Gruppenlernprozeß partiell eingegliedert und nur bei ihren persönlichen behinderungsbedingten Problemen in der Sonderschule gezielt gefördert werden. So ist die Schaffung von Kontaktbereichen mit den nichtbehinderten Schülern in einem solchen Schulzentrum keine Fragestellung der gegenseitigen Verständigung, sondern wird gemeinsam als Ziel zur Persönlichkeitsentwicklung in der allgemeinen und Sonderschule angestrebt, obwohl Aussonderungstendenzen dabei nicht zu vermeiden sind. Dabei könnten auch die Grenzen zwischen „sonderschulbedürftig" und „nicht sonderschulbedürftig" derart verschoben werden, daß zunehmend die Gruppe der ‚leichter Behinderten' ohne einen allzu hohen zusätzlichen Förderanspruch und Notwendigkeiten in der allgemeinen Schule verbleibt, während sich die Sonderschule echt auf die wesentlichen, besonderen Bedürfnisse der Behinderten mit schweren Behinderungsauswirkungen konzentrieren kann.

Segregations- oder Separationsmodelle

Sonderschulen für mehrere Behinderungsarten, d. h. nicht nur in der isolierten Form, wie sie in den meisten Bundesländern für einzelne Behinderungsarten vorgesehen sind, können wegen der Pluralität der einzelnen Behinderungsarten, die sich untereinander in ihren Auswirkungen in der Gruppe kompensieren können, und wegen ihrer andersartigen Soziostruktur im Vergleich zu „isolierten" Sonderschulen für einzelne Behinderungsarten einen weitergehenden Förderungsbeitrag leisten. Der Besuch dieser Schulen sollte jedoch auch nur Übergangsstruktur haben und bis zu dem Zeitpunkt befristet sein, an dem ein Übergang in ein Kooperations- oder Integrationsmodell möglich ist.

Sonderschulen für einzelne Behinderungsarten sollten nur für den Personenkreis der behinderten Kinder und Jugendlichen vorbehalten werden, bei dem keine andere Förderungsmöglichkeit – weder durch innere noch äußere Differenzierung noch durch ein hohes Maß an individueller Förderung – absehbar ist.

Die Diskussion um die Zuordnung der einzelnen Schüler zu den oben genannten Modellen, die in dieser verallgemeinerten oder ähnlichen Form in einzelnen Bundesländern bereits verfügbar sind, wird jedoch dadurch erschwert, daß durch örtliche Gegebenheiten, verschiedenartige Organisationsformen des Schulwesens innerhalb der einzelnen Bundesländer, der Stand der Ausbildung der Lehrkräfte und die Toleranz gegenüber dem Behinderten von seiten der Lehrer, der soziale Status der Eltern als Faktoren der Förderung des Kindes eine bedeutende Rolle spielen bei der Entscheidung „Sonderschule" oder „allgemeine Schule". Neben dem reinen Leistungsgesichtspunkt, der sich in der Notengebung für die einzelnen Schulfächer ausdrückt, gibt es darüber hinaus kaum pädagogisch noch psychologisch abgesicherte Auslesekriterien für die Sonderschulbedürftigkeit, zumindest gilt dies für die Grenzbereiche bei einzelnen Entscheidungen.

Erfreulicherweise ist festzustellen, daß in fast allen Bundesländern die Tendenz besteht, die Grenzen zwischen ‚Sonderschulbedürftigkeit' und ‚nicht sonderschulbedürftig' zugunsten der Integration der behinderten Kinder und Jugendlichen im allgemeinen Bildungssystem zu verschieben oder die unter Integrations- und Kooperationsmodellen angezeigten Möglichkeiten als Modelle zu versuchen. Sicher wird die idealtypische Vorstellung der totalen Integration von behinderten Kindern und Jugendlichen in das allgemeine Schulsystem jetzt und in naher Zukunft nur für eine geringe Zahl von davon Betroffenen realisiert werden können.

An dieser Stelle ist auch die Frage zu stellen, ob es für die Gesamtheit der jugendlichen Behinderten *den* erheblichen Vorteil bringt, den man insbesondere in der wissenschaftlichen Begründung prognostiziert, ohne dies durch Felderhebungen beweisbar machen zu können.

Es wird auch in Zukunft bei allen Behinderungsgruppen einen Kern von nicht ‚integrierbaren' Kindern und Jugendlichen geben, die nicht allein wegen ihrer intellektuellen Minderleistungsfähigkeit einer besonderen Förderung in Sonderschulen bedürfen, sondern wegen der im allgemeinen Schulsystem weitgehend fehlenden begleitenden Leistungen der Medizin und Psychologie mit ihren diagnostischen und therapeutischen Möglichkeiten nicht ausreichend betreut werden können. Dies gilt insbesondere für den Personenkreis der von schweren Behinderungsauswirkungen betroffenen körper- und mehrfach körperbehinderten Jugendlichen, um dies nur beispielhaft hervorzuheben, die ohne stationär vorhandene Leistungsbereiche der genannten Disziplinen einschließlich nicht-ärztlich medizinischer Fachkräfte – Logopäden, Krankengymnasten u. a. – das schulische Bildungsziel nicht erreichen werden.

Bei der Auflistung der Organisationsmodelle wurde auf die Einrichtungen nicht eingegangen, die als „Heimsonderschulen" die Bildungs- und weitgehend auch Erziehungs- und Sozialisationsfunktion übernehmen. Diese Einrichtungen kommen trotz kritischer Einstellung zu dieser Organisationsform häufig für Behinderte mit schweren Behinderungsauswirkungen als ultima ratio in Betracht.

Vom Modellansatz wären sie als Einrichtungen bei Integrations-, Kooperations- und logischerweise bei Separationsmodellen denkbar, wenn die schulische Bildungsorganisation einschließlich aller begleitenden Dienste auf den Personenkreis eingestellt und ein leistungsfähiges Rehabilitationsteam verfügbar wäre. Bis auf einzelne Ausnahmen hat sich jedoch der Typus „Heimsonderschule" als separierte „Schul-, Wohn-und Lebenseinrichtung" entwickelt, die nur für die behinderten Kinder bzw. Jugendlichen vorbehalten werden, für die nach den folgenden Kriterien keine andere Chance zur Eingliederung bestehen würde:

- Der Gesamtleistungsumfang übersteigt die an Regel- oder Sonderschulen verfügbaren Fachdienste (Pädagogik, Medizin, Psychologie, Sozialpädagogik und andere ergänzende Disziplinen, z. B. Krankengymnastik, Logopädie, Arbeits- und Beschäftigungstherapie und Pflege).
- Der Lern- und Arbeitsrhythmus bedingt grundlegend eine andere Bildungsorganisation.
- Die notwendigen Differenzierungs- und Individualisierungsprozesse im Bildungsbereich können in einer Kerngruppe in der Regel- bzw. Sonderschule mit anderen nicht durchgeführt werden.
- Familiäre, häusliche Situationen lassen keinen Raum für notwendige Entwicklungs-und Förderungsmöglichkeiten im außerschulischen Bereich.
- Kontakt- und Kommunikationsformen im weiteren sozialen Umfeld sind nur schwer realisierbar.
- Schulische Erfahrungsmöglichkeiten in regional verfügbaren Schularten bzw. Schulstufen können Begabungs- und Leistungsreserven nicht voll befriedigen.

Durch gezielte Aufnahme in Heimsonderschulen – auch hier herrscht meist die eingeschränkte Struktur für eine Behinderungsart vor, die überwunden werden müßte – kann dem Individualbedürfnis des Behinderten weitaus mehr entsprochen werden. Es findet jedoch eine Funktions- und Aufgabenverlagerung vom „normal-schulischen" und „elterlich-familiären" Bereich auf ein Rehabilitationsteam statt, das arbeitsteilig und aufgabenspezifisch Funktionen übernimmt. Auch wenn dies bei oberflächlicher Betrachtung eine Kontraindikation zur sozialen Integration darstellt, eröffnen sich in solchen Heimsonderschulen – Rehabilitationszentren – weitergehende Möglichkeiten, als dies häufig durch nicht ausreichend vorbereitete Bezugspersonen – Lehrer, Eltern, Freunde u. a. – angegangen werden könnte. Allein wenn durch eine umfassende Bildungs- und Erziehungskonzentration unter Einbeziehung der „Realwelt" mit ihren Bedingungen – hemmenden und fördernden Faktoren – die Eingliederung über das Erreichen eines Bildungszieles ermöglicht wird, sind solche Einrichtungen in vollem Umfang gerechtfertigt.

Sozialisation behinderter Kinder/Jugendlicher

Bildung und Erziehung sind ineinander verwobene, sich ergänzende und im Regelfall sich nicht ausschließende Ziele der umfassenden Lebensvorbereitung von Kindern und Jugendlichen. Das ist in höherer Intensität bei behinderten Kindern und Jugendlichen zu beachten, da, ohne auf einzelne Behinderungsarten eingehen zu wollen, häufig Erfahrungsräume für alle Wahrnehmungs- und Erlebnisformen nicht gegeben, häufig auch nicht behindertengerecht durch Schule oder Elternhaus strukturiert oder darüber hinausgehend durch andere Fachkräfte gefördert werden konnten. Es soll deshalb von den Sozialisationszielen ausgegangen werden, die von einer Gutachter-Kommission für das Bundesministerium für Jugend, Familie und Gesundheit (5) zusammengefaßt wurden.

Sozialisationsziele

- Durch Sozialisation sollen Kinder ein Maß an *Selbstsicherheit* entwickeln, das sie davor bewahrt, sich aufgrund negativer Selbstbilder in dauerhafte Abhängigkeit von anderen zu flüchten und dabei jeglichem Autoritätsdruck ängstlich nachzugeben.
- Sozialisation soll zur Bildung eines *Gewissens* beitragen, das einerseits stark genug ist, um spontane Bedürfnisse ebenso wie soziale Zumutungen moralisch kontrollieren zu können, das sich andererseits aber auch nicht auf starres Befolgen verinnerlichter Handlungsnormen ohne Ansehen der jeweiligen Situation und ohne Berücksichtigung der sozialen Konsequenzen rigider Normanwendung festlegen läßt.
- Sozialisation solle eine Entwicklung *intellektueller Fähigkeiten* anzielen, die dem einzelnen in seinen Handlungsfeldern einen sach- und sinngerechten Umfang mit Begriffen und Theorien gestatten und eine selbständige Lösung von Aufgaben ermöglichen.
- Durch Sozialisation soll eine *Leistungsmotivation* derart vermittelt werden, daß inhaltlich bedeutsame und sozial legitimierbare Gütemaßstäbe als Handlungsanreize von einzelnen angenommen und verfolgt werden, ohne daß dabei eine starre Fixierung auf „Leistung an und für sich" entsteht.
- Schließlich sollten in den Sozialisationsprozessen Bereitschaft und Fähigkeit zur „produktiven" *Konfliktbewältigung* aufgebaut werden; d. h. es sollte gelernt werden, soziale Konflikte weder zu verdrängen noch durch bloße Eliminierung des Widerstandes gewaltsam zu beseitigen.

Diese mit hohem Anspruch definierten Ziele bekommen jedoch besonderes Gewicht bei der Überlegung, ob die Schule, die Familie oder andere soziale Gruppierungen alle Eigenschaften besitzen, um den behinderten Kindern und Jugendlichen in den oben bezeichneten Zielen vermittelnd helfen zu können. Es ist jedoch an dieser Stelle die Frage erlaubt, ob Familien generell oder einzelne Mitglieder innerhalb der Familie auf solche sozialisationspolitisch angelegten Ziele vorbereitet sind bzw. diese auch zielgerichtet umsetzen können.

Elterninformation und -beratung

Generell ist hier anzumerken, daß die Elternschaft ohnehin nicht in vollem Umfang vorbereitet ist, diese häufig schwierigen Sozialisationsprozesse in Gang zu setzen, zu steuern und/oder vermittelnd einzugreifen; dies gilt um so mehr für diejenigen Eltern, die von der Behinderung ihrer Kinder besonders betroffen sind. Auch wenn gegenwärtig Bemühungen angestellt werden, insbesondere im Bereich der Frühberatung und Frühbetreuung durch Einbeziehung der Erziehungsberechtigten, im Regelfall die Mutter, umfassend informiert zu werden, entsprechende Trainings- und Therapietechniken zu erwerben und begleitend, unterstützend zu Fachkräften entsprechende Therapiemaßnahmen zu vollziehen, ist dies für den Bildungs- und Sozialisationsbereich sicherlich noch nicht erreicht. Es gilt hierbei zu überlegen – wenn man davon ausgeht, daß in der Familie, als Ausgangspunkt der sozialen Lebensformen, der Kernbereich auch in Zukunft in unserer Gesellschaft zu sehen ist –, wie die Elternbildung so weit forciert werden kann, daß sie neben Fachkräften diese Ziele mit vermitteln können.

Von dieser kritischen Aussage abgeleitet wird es jedoch verständlich, daß bei der Zielverfolgung der umfassenden Rehabilitation und Sozialisation behinderter Kinder und Jugendlicher „besondere“ Einrichtungen der Rehabilitation in Anspruch genommen werden müssen, die mit ihren dafür ausgebildeten Fachkräften solche Defizite in der Familie und darüber hinausgehend auffangen und lebensvorbereitend stabilisieren können.

Die Bemühungen zur Information und Beratung der Eltern für ein grundlegendes Verständnis für ihr behindertes Kind, die Stärkung des Erziehungswillens auch in besonders schwierigen Situationen und die Befähigung der Eltern, die Bildungslaufbahn mit all ihren begleitenden Bedingungen, ihre Kinder verständig zu begleiten, sind vielfältig angegangen. Es ist jedoch in Zukunft ein integriertes Informations- und Beratungssystem für die betroffenen Eltern zu entwickeln, das unter Nutzung bestehender Strukturen im allgemeinen Erziehungs- und Bildungssystem zur Lebens-, Familien-, Erziehungs- und Bildungsberatung beiträgt.

Aus dem Nebeneinander der Beratung durch Ärzte, vereinzelt vorzufindender Frühberatungsstellen für besondere Behinderungsarten, der Elternberatung durch konfessionell oder weltanschaulich gebundene Organisationen u. a. muß ein konzeptionell und inhaltlich abgestimmtes und als feines Netz das Land überziehendes Diagnose- und Beratungssystem entwickelt und verfügbar gemacht werden.

Vorbereitung der Berufswahl und Entscheidungsfindung

In Unabhängigkeit von der gewählten Organisationsform zur schulischen Bildung behinderter Kinder und Jugendlicher soll das differenzierte Schulsystem den Behinderten nicht nur eine ihnen gemäße Förderung in Bildung und Erziehung für den allgemeinen Lebensbereich sichern, sondern bereits frühzeitig auch zur angemessenen Arbeits- und Berufseinstellung, Leistungsmotivation unter Berücksichtigung ihrer behinderungsbedingten Einschränkungen führen (6). Es findet sich für nichtbehinderte Jugendliche bereits eine Reihe verwertbarer Ansätze in den Schulfächern „Arbeitslehre“ oder anderen solche Berufsfeldinformationen verarbeitenden Fachgebieten.

Trotz aller Bemühungen auch der für die Berufsberatung behinderter Jugendlicher stark engagierten Bundesanstalt für Arbeit mit ihren entsprechenden Beratungsdiensten ist es jedoch bis heute noch nicht in vollem Umfang für alle betroffenen Jugendlichen gelungen, Instrumente zur Entfaltung von Arbeits- und Berufsmotivationen, die die Bewältigung späterer Ausbildungs-, Berufs- und Lebenssituationen erheblich beeinflussen, anzubieten. Die methodische Verarbeitung der Informationen über Berufsfelder, Ausprägungen in Berufsbildern mit ihren arbeitsplatzbezogenen Anforderungsprofilen sollte in verstärktem Umfang durch persönlich erfahrene Praxis in Wirtschaft und Verwaltung und/oder simulierter Form erfolgen, um die Maßnahmen beim Prozeß der individuellen Berufsentscheidung fundiert vorbereitet zu haben. Geht man davon aus, daß dies in den nächsten Jahren instrumentell und methodisch verfügbar sein wird, ist noch eine Reihe von institutionell hemmenden Faktoren bei Berufsentscheidung und Berufsausbildung in unserem Bildungssystem zu überwinden.

Auf einzelne Fragen zur Berufsfindung, das verfügbare Berufsbildungsangebot, die Bildungsorganisation und beruflich-soziale Eingliederung wird hier nicht eingegangen, da dies thematisch im Hauptreferat „Die zeitgerechte berufliche Rehabilitation“ angesprochen wird.

Literatur

1. Vgl. WIEDEMANN, E.: Rehabilitation und Medizin. In: Rehabilitation und Prävention, Bd. 2: Rehabilitation. Praxis und Forschung. S. 1–15. Berlin, Heidelberg, New York; Springer 1977
2. Gesetz über die Angleichung der Leistungen zur Rehabilitation vom 7. April 1974 (BGBl Nr. 92); Neufassung des Schwerbehindertengesetzes vom 19. April 1974 (BGBl Nr. 46)
3. Vgl. THIMM, W. (Hrsg.): Soziologie der Behinderten. Neubergweiher/Karlsruhe: Schindele 1975, 3. Aufl.
4. Deutscher Bildungsrat (Hrsg.): Gutachten und Studien der Bildungskommission: Zur pädagogischen

Förderung von Behinderung bedrohter Kinder und Jugendlicher. Stuttgart: Klett 1973

5. Bundesminister für Jugend, Familie und Gesundheit (Hrsg.): Zweiter Familienbericht. Hagenbach 1975

6. Vgl. Analyse der Curricula im Rahmen der BLK-geförderten Projekte „Eingliederungsvorbereitung körperbehinderter Jugendlicher", Zwischenbericht – Forschungszentrum für Rehabilitation und Prävention, Heidelberg 1978

Die zeitgerechte berufliche Rehabilitation

W. Boll

Es gibt kein Land, in dem so viel für die berufliche Rehabilitation entwickelt wurde wie bei uns in der Bundesrepublik Deutschland. Diese Feststellung zu Beginn meiner Ausführungen halte ich aus zweierlei Gründen für unentbehrlich: Zum einen, um angemessen zu würdigen, was diejenigen, die für die Entwicklung der beruflichen Rehabilitation politische Verantwortung tragen, dafür schon getan haben. Zum anderen, um deutlich zu machen, daß dort, wo viel erreicht wurde, auch viel verlorengehen kann, wenn es zu einem Stillstand kommt, weil die notwendige Weiterentwicklung nicht im erforderlichen Umfang stattfindet.

Stellt man den gegenwärtigen Stand der Arbeits- und Berufsförderung für Behinderte dem tatsächlichen Eingliederungsbedürfnis gegenüber, so wird deutlich, daß Weiterentwicklung vonnöten ist. Denn es gibt trotz des hohen Entwicklungsstandes der beruflichen Rehabilitation Behindertengruppen, die bis heute nur unzureichend daran beteiligt sind. Daneben werden Lücken erkennbar, die den Bestand von Erreichtem gefährden. Diese Situation macht deutlich, daß sich auch die berufliche Rehabilitation mehr denn je an der Zielvorstellung orientieren muß, die für viele am Rehabilitationsgeschehen Beteiligte in der Bundesrepublik seit geraumer Zeit Richtschnur geworden ist.

Sie lautet:

- Wenn das Vorurteil gegen den Behinderten – vor allem über seine vermeintliche Minderleistungsfähigkeit – vollends abgebaut ist,
- wenn die entsprechend ausgebildeten Fachkräfte der Rehabilitation zur Verfügung stehen, und wenn vor allem die Ärzte ausreichend rehabilitativ arbeiten,
- wenn Mängel der Rehabilitationsvorbereitung beseitigt sind, die Nahtlosigkeit des Rehabilitationsablaufes erreicht ist und einige Lücken im Netz der Rehabilitationseinrichtungen geschlossen sind,

wenn also eine Reihe im Grunde genommen unschwer zu erreichender Voraussetzungen eines Tages weitgehend geschaffen sein sollten, dann könnten sehr bald 80% aller Behinderten im sog. berufsfähigen Alter Jahr für Jahr vollwertig in das berufliche Leben eingegliedert werden, und zwar unbeschadet der Behinderungsursache, der Behinderungsart und des Schweregrades der Behinderung. Dann werden sich besser noch als seither die Voraussetzungen dafür schaffen lassen, daß auch den verbleibenden 20% nicht oder nicht voll eingliederungsfähigen Behinderten, die den gleichen Anspruch auf Hilfen der Daseinsvorsorge haben, durch angemessene rehabilitative Bemühungen anderer Art ein Platz in unserer Gesellschaft erschlossen wird, der ihnen das Leben lebenswert macht.

Welche Entwicklung nahm die berufliche Rehabilitation und welche Stellung hat sie heute im Gesamtsystem der Rehabilitation?

Wir haben in der Bundesrepublik das gegliederte System der Rehabilitation. Es beruht auf einer weitgehenden Differenzierung von Zuständigkeiten der einzelnen Rehabilitationsträgergruppen. Ab der zweiten Hälfte der 50er Jahre haben die Rehabilitationsträger und die Bundesanstalt für Arbeit gemeinsam mit Bund und Ländern dem damals neu formulierten Rehabilitationsgedanken außergewöhnliche Impulse gegeben. Die Aufgabe „Eingliederung und Wiedereingliederung von Behinderten in Arbeit, Beruf und Gesellschaft" – so wurde sie im wesentlichen genannt – hat einen z. T. rasanten Aufschwung genommen. Allerdings – und das ist die Kehrseite der Medaille – dieser Aufschwung blieb lange Zeit einseitig begrenzt auf den Bereich, den wir mit beruflicher Rehabilitation bezeichnen. Das sog. Vorfeld dieser beruflichen Rehabilitation entwickelte sich nicht im gleichen Umfang, blieb z. T. unberührt davon, wenn einmal von den medizinischen Rehabilitationsleistungen der Renten- und Unfallversicherung abgesehen wird. Besonders deutlich wird die Diskrepanz dann, wenn man z. B. den Anteil des niedergelassenen Arztes oder der Krankenhäuser an diesem Entwicklungsprozeß zur neuzeitlichen Rehabilitation in den zurückliegenden 20 Jahren untersucht, oder wenn man betrachtet, daß der große Bereich der gesetzlichen Krankenversicherung erst seit kurzem institutionalisiert zum Kreis der Rehabilitationsträger gehört. Die Folge war, daß sich der Teilbereich „Berufliche Rehabilitation" auf der einen und sonstige Teilbereiche der Rehabilitation auf der anderen Seite uneinheitlich und oft auch unter Außerachtlassung kausaler Zusammenhänge entwickelten.

In jüngerer Zeit machen sich nun bei der praktischen Arbeit verstärkt hemmende Auswirkungen dieser ungleichen Entwicklung bemerkbar und weisen darauf hin, wie notwendig es ist, daß der Rehabilitationsprozeß einheitlich verläuft. Ich muß, um Mißverständnisse auszuschließen, folgendes hinzufügen:

Unser gegliedertes System der Rehabilitation brachte uns so viele Vorteile, daß es heute kaum noch ernsthaft in Frage gestellt werden kann. Aber gerade dies muß Verpflichtung für die Träger sein, bei der Durchführung ihres Rehabilitationsauftrages wie eine Einheit zusammenzuwirken. An Bemühungen dazu hat es in den letzten Jahren nicht gefehlt. Sie konnten aber nicht verhindern, daß die berufliche Rehabilitation jetzt mehr und mehr die schon angedeuteten Lücken zu spüren bekommt. Im Vordergrund steht dabei, daß es bis heute noch nicht hinreichend gelungen ist, die rechtzeitige, umfassende und nahtlos sich vollziehende Rehabilitationsabklärung und -vorbereitung zu realisieren. Es wurden zwar umfangreiche Gesamtvereinbarungen zu Papier gebracht, die aber oft in einem bemerkenswerten Widerspruch zum täglichen Handeln stehen. Eine unkomplizierte Umsetzung in die Praxis fand nur mangelhaft statt. Sie kann wohl so lange auch nicht hinreichend stattfinden, so lange das Bewußtsein dafür fehlt, daß der Leistungsteil „Berufliche Rehabilitation" weitestgehend abhängig ist von anderen Leistungsteilen der Rehabilitation und als Konsequenz daraus einige dieser anderen Leistungsteile Entwicklungsdefizite aufzuholen haben, da sonst umfassende Rehabilitation und Nahtlosigkeit des Rehabilitationsablaufes weiterhin nicht praktisch umgesetzt werden. Deshalb ist die Weiterentwicklung der sonstigen Teilbereiche identisch und deckungsgleich mit der Weiterentwicklung der beruflichen Rehabilitation. Kommt es nicht dazu, müssen manche Behindertengruppen weiterhin auf Eingliederung verzichten und werden Stagnationstendenzen fortschreiten. Gelingt es, wird bald sichtbar, daß mit den heute verfügbaren finanziellen Möglichkeiten mehr und bessere Rehabilitationsleistungen erbracht werden können. Weil dem so ist, kann der oft gehörte Einwand, daß doch schon so viel an beruflicher Rehabilitation geleistet werde, nicht akzeptiert werden. Für eine nicht unbeträchtliche Zahl von Behinderten – ich muß es noch einmal sagen – wird es erst dann einen Zugang zur Berufsförderung geben, und manche Berufsförderungsleistung wird erst dann zu einem adäquaten Ergebnis führen, wenn es zu einer über komplizierte Vereinbarungen und Appelle an den sog. guten Willen hinausgehenden Synchronisation des Gesamtgeschehens „Rehabilitation" kommt.

Im Mittelpunkt meiner Darlegungen über die zeitgerechte berufliche Rehabilitation stehen naturgemäß die Behinderten aus dem Kreis der erwähnten 80% Eingliederungsfähigen, die noch keine Eingliederungschance erhalten oder die besser eingegliedert werden müßten. Dabei komme ich nicht umhin, der irrigen Meinung entgegenzutreten, daß ein Teil dieser Eingliederungsfähigen gar nicht eingliederungswillig sei. Dem ist nicht so. Werden die Behinderten rechtzeitig und ausreichend informiert, umfassend beraten und am Entscheidungsprozeß über einen wichtigen Abschnitt ihres Lebens beteiligt – und nimmt man ihnen das Unbehagen, manipuliert zu werden –, so verlangen sie im Regelfall sehr nachdrücklich eine qualifizierte Berufsförderung. Dieses Streben des Behinderten nach Existenz und Unabhängigkeit unterscheidet sich zunächst nicht von dem Verhalten anderer Menschen. Ihm liegt ein wesentlicher Sinngehalt unseres menschlichen Daseins zugrunde, der auf der beruflichen Existenz beruht. Der Behinderte hat den gleichen Anspruch wie jeder andere Mensch auf Erfüllung dieses Sinngehaltes, wenn er sich dazu bekennt. Im Regelfall drängt er danach, da für ihn – und hier unterscheidet er sich oft von anderen – der Beruf weitaus mehr bedeuten kann als nur Broterwerb. Dies gilt allerdings nur dann, wenn ihn sein Berufsleben erfüllt, ausfüllt und ihm einiges ersetzen kann. Aus dieser Feststellung wird deutlich, welche Schlüsselrolle dem richtigen Weg zum richtigen Beruf oder Arbeitsplatz für den Behinderten in mehrfacher Hinsicht zukommt. Deshalb die Frage: Orientieren sich nun diejenigen, auf die der Behinderte angewiesen ist und die den Rehabilitationsprozeß maßgebend bestimmen, voll an dieser fundamentalen Erkenntnis? Auch hier gibt es leider nur eine differenzierte Antwort.

Zu einem beträchtlichen Teil werden mit Erfolg die Begabung und die Neigung des Behinderten voll ausgeschöpft, um in Übereinstimmung mit seinem Leistungsvermögen und den persönlichen Verhältnissen die Basis für den adäquaten Beruf oder Arbeitsplatz bilden zu können. Es gibt aber auch noch die andere Seite. Oft werden diese Grundlagen der Rehabilitation nicht genügend beachtet. In zahlreichen Fällen können nicht zuletzt auch beim Behinderten selbst Zweifel daran aufkommen, ob sich Vorbereitung und Durchführung der Berufsförderung und vor allem auch manche Bewilligungspraxis voll am Bedürfnis des Behinderten orientieren. Häufig werden selbst Binsenweisheiten nicht beachtet, wie z. B. die Erkenntnis, daß der Behinderte in der Lage ist, verlorengegangene Leistungsfaktoren auf erhalten gebliebene zu übertragen. Oder es wird außer acht gelassen, daß berufsfördernde Maßnahmen möglichst zum sozialen Aufstieg gegenüber dem früher erreichbaren Ergebnis führen müssen, keinesfalls aber zu einem Absinken. Dort, wo sie nämlich zum beruflichen Abstieg führen oder aus ähnlichen Gründen den Behinderten nicht ausreichend motivieren, bringen sie entweder von vornherein keine Eingliederung oder haben auf längere Sicht betrachtet die Endstation Frühinvalidität oder Arbeitslosigkeit schon vorprogrammiert.

Ich möchte nun ganz konkret einige Lücken und Schwachstellen der beruflichen Rehabilitation ansprechen und möglichst auch Wege zur Abhilfe aufzeigen.

Die Berufsförderung in der Rehabilitation ist, ich betonte es schon nachdrücklich, auf die rechtzeitige und richtige Vorbereitung angewiesen – einerlei ob es sich dabei um Arbeitserprobung, Berufsfindung, berufliche Anpassung, Weiterbildung oder Qualifizierung, um die volle Berufsausbildung oder berufliche Umschulung handelt, oder ob nur Hilfen zum mittelbaren Erreichen des richtigen Arbeitsplatzes erforderlich sind. Kernstück ist immer der Rehabilitationsplan. Er ist abhängig von der frühestmöglichen Rehabilitationsabklärung, damit die Weichen – immer im Einvernehmen mit dem Behinderten – richtig und rechtzeitig gestellt werden. Unentbehrliche Beteiligte an dieser Weichenstellung sind zunächst der niedergelassene Arzt und die Krankenkasse. Leider kommt ihr Bemühen bis jetzt nur unzureichend zum Tragen. Es wurden zwar Verfahren dafür entwickelt und durch Vereinbarungen abgedeckt. Diese Verfahren – ich sprach schon davon – werden nur unzureichend praktiziert und sie führen auch nicht weiter. Die Gründe, warum dies so ist oder – besser gesagt – wohl gar nicht anders sein kann, liegen auf der Hand. Solange der durchaus aufgeschlossene niedergelassene Arzt oder der zuständige Rehabilitationsberater der im allgemeinen sehr engagierten Krankenkasse nicht weiß und auch nicht wissen kann, wer eine solche Rehabilitationsabklärung mit den vielfältigen Leistungen zusammenwirkender Fachdienste bei einem Zeitaufwand von einigen Tagen durchführen kann, so lange nützen Meldeverfahren und Vereinbarungen wenig. In Kürze wird es zu einem ersten größeren Modellprojekt einer solchen möglichst lückenlosen Rehabilitationsabklärung kommen. Ich halte es für relativ kurzfristig erreichbar, Einrichtungen, die Rehabilitationsabklärung umfassend leisten können, zu entwickeln bzw. weiterzuentwickeln. Dies ist eines der vordringlich anzugehenden Probleme auf dem Weg zur zeitgerechten Anpassung auch der Berufsförderung. Es berührt nicht nur die Krankenversicherung und den niedergelassenen Arzt, sondern ähnlich stark andere Beteiligte, vor allem die Bundesanstalt für Arbeit und die gesetzliche Rentenversicherung, da es zu einem rechtzeitigen und richtigen Rehabilitationsplan, zu einem adäquaten und nahtlosen Ablauf und häufig gleichzeitig zur Kostenminderung führen kann.

Mit dieser frühzeitigen Rehabilitationsabklärung im Sinne einer umfassenden Orientierung als Grundlage für den Rehabilitationsplan würde endlich auch ein zuverlässiger Überblick über den tatsächlichen Bedarf an Früherkennung, Frühberatung und Frühbehandlung für behinderte Kinder und über Art, Umfang und Standort von dafür geeigneten Einrichtungen gewonnen. Dabei wird sich ergeben, daß noch etliches an Frühförderung geschehen muß und dazu Einrichtungen vonnöten sind, die zusammenwirkende Leistungen vielfältiger Fachdienste erbringen können und deshalb einen breiten praktischen Hintergrund brauchen. Eine Erkenntnis ist sicher noch nicht genügend im Bewußtsein derer verankert, die behinderte Kinder betreuen: Es können mehr Geburtsbehinderte und solche, die ihre Behinderung in der Kindheit erworben haben, zu einer angemessenen Berufsausbildung und zur adäquaten beruflichen Existenz kommen, wenn das frühe Erkennen der Behinderung und ihrer Auswirkungen, das rechtzeitige Erstellen des Rehabilitationsplanes und der richtige Rehabilitationsablauf sichergestellt sind.

Was heute mit Jugendlichen, die sehr schwere Behinderungsauswirkungen aufweisen und vor noch nicht allzu langer Zeit als nicht eingliederungsfähig galten, an qualifizierter Berufsausbildung und nahtlos sich anschließender Arbeitsaufnahme erreicht werden kann, beweisen jüngere Ergebnisse einiger Berufsbildungswerke. Allerdings halte ich es für erforderlich, daß aus diesen Erfahrungen heraus einige Schlußfolgerungen hinsichtlich Zahl, Art und Konzeption solcher Einrichtungen gezogen werden. Bei einem beträchtlichen Teil lernbehinderter Jugendlicher wird die ortsgebundene oder ortsnahe Förderungsmaßnahme zur Eingliederung ausreichen. Daneben sollte es für behinderte Jugendliche im Grundsatz folgende zwei Kategorien von Berufsbildungswerken geben:
Die Kategorie 1, die unbeschadet von Art, Ursache und Schwere der Behinderung solche jugendlichen Behinderten ausbildet, die zu einem vollen Berufsabschluß geführt werden können, und die Kategorie 2, die für behinderte Jugendliche arbeitet, die nur einen Abschluß der Helfer- oder Werkerebene erreichen. Der Kategorie 2 müßte eine abgegrenzte Abteilung angeschlossen sein – eine sog. Abklärungsabteilung – die für geistig behinderte Jugendliche abklären kann, ob sie die Befähigung zur begrenzten Berufsausbildung, z. B. für eine Helferausbildung, haben oder erreichen können, oder ob die Empfehlung für die Aufnahme in eine Werkstatt für Behinderte zu geben ist. Man sollte sich zur Korrektur früherer Auffassungen bereitfinden und feststellen, daß die Werkstatt für Behinderte, neben ihren anderen wichtigen Funktionen, ein wertvoller Beschäftigungsort ist, auch für solche, die z. B. eine Helferausbildung in einem Berufsbildungswerk der Kategorie 2 erhielten, daß sie aber kein Ort der systematischen Bildung im Sinne der Werkstufe oder gar der Helferebene sein kann. Wenn eingewendet wird, daß Werkstätten derartiges durchführen, dann haben sie Behinderte aufgenommen, die an einen anderen Rehabilitationsort gehören.
Eine weitere Forderung scheint mir im Zusammenhang mit der Eingliederung von Kindern und Jugendlichen verwirklichungsreif zu sein: Neben dem Anspruch auf Schulbildung, der schon besteht, muß dem behinderten Jugendlichen ein Anspruch auf Berufsbildung zugestanden werden, der nur dort seine Grenze haben darf, wo er im Einzelfall nicht mehr realisierbar ist.

Nun eine kurze Bemerkung zu den Krankenhäusern und ihrer Rolle als Ort für vorbereitende oder zusätzliche berufsfördernde Leistungen der Rehabilitation. Es muß gerade im Interesse der beruflichen Rehabilitation unablässig daran gearbeitet werden, daß möglichst bald die Krankenhausbereiche der Städte und die größeren Kreiskrankenhäuser und Kliniken mit Basis-Leistungen der Rehabilitationsmedizin ausgestattet werden. Gleichzeitig sollten für bestimmte Regionen Rehabilitationskrankenhäuser mit Leistungen bis zur Berufsvorbereitung und Berufsanpassung errichtet oder besser schon bestehende Einrichtungen dazu weiterentwickelt werden. Daneben wird es Krankenhäuser spezieller Fachrichtungen geben, bei denen die berufsfördernden Leistungen nur bis zur Berufstherapie reichen.

Viele der 80% eingliederungsfähigen Behinderten brauchen neben anderen Rehabilitationsleistungen entweder eine berufliche Neuorientierung, auch Umschulung genannt, z. B. in einem Berufsförderungswerk, da sie ihren seitherigen Beruf nicht mehr ausüben können, oder eine berufliche Erstausbildung, z. B. in einem Berufsbildungswerk, da sie wegen der Auswirkungen ihrer frühen Behinderung auf diese berufliche Rehabilitationsleistung angewiesen sind.

Die gegenwärtige Arbeitswelt kommt dem Bemühen um zukunftsorientierte berufliche Rehabilitation für diesen Personenkreis sehr entgegen. Sie bietet dem behinderten Menschen zunehmend neue Chancen. Daran hat die Abschwächung des Wirtschaftswachstums nichts geändert und wird auch zukünftig nichts ändern. Viele der herkömmlichen und gewohnten Berufe kommen für die berufliche Eingliederung von Behinderten nicht mehr im bisherigen Umfang in Frage, da sie bei der eingegrenzten Mobilität eines großen Teiles der Behinderten oft ein Risiko darstellen, das heute ausgeschaltet werden kann.

An ihre Stelle treten eine ganze Reihe ähnlicher Berufe, die für den Behinderten kein Mobilitätsrisiko mehr beinhalten, da sich bei ihnen die Einschränkung seiner körperlichen Leistungsfähigkeit nicht auswirkt. Dazu gehört die ganze Breite der feinwerktechnischen Berufe von der Feinmechanik und Optik bis zur Fertigung von mechanischen und elektronischen Geräten und Kleinmaschinen. Hinzu kommen die Berufe des Arbeitsvorbereiters oder Bedieners numerisch gesteuerter Maschinen, Tätigkeiten, die von Schwerbehinderten sitzend ausgeübt werden können. Dasselbe gilt, um ein weiteres Beispiel zu nennen, für die breite Skala aufstrebender Berufe der Qualitätskontrolle, die dem Behinderten erschlossen werden müssen, und zwar möglichst lange vor dem Zeitpunkt, zu dem sie von dem allgemeinen beruflichen Bildungsbereich in Anspruch genommen werden. Denn wenn man den Behinderten entsprechend darauf vorbereitet, kann er sich in diesen Berufen in dem gleichen Umfang wie andere nichtbehinderte Arbeitnehmer behaupten. Häufig ist er sogar leistungsfähiger als andere, da er – ich habe es schon erwähnt – kompensieren kann und der Beruf für ihn mehr ist als nur Erwerbsquelle.

Eine besondere Bedeutung haben die großen Berufsbereiche der Elektronik und der elektronischen Datenverarbeitung. Hier hat die berufliche Rehabilitation noch beachtliche Reserven, die mobilisierbar sind, und zwar für den ganz einfachen Beruf an der unteren Grenze der Facharbeiterebene bis hinauf zum Hochschulberuf.

Nicht weniger bedeutend ist der Berufsraum der kaufmännischen Verwaltung und der Dienstleistungsverwaltung einschließlich des Geld- und Versicherungswesens, des Sozialwesens und des Gesundheitswesens. Die meisten dieser erwähnten Berufsfelder werden für die berufliche Rehabilitation in der nächsten Zeit noch erheblich an Bedeutung gewinnen. Was aber besonders wichtig ist: Alle diese Berufe bieten Beschäftigungen für Behinderte aller Begabungskategorien – für einfacher begabte Behinderte, für durchschnittlich begabte, für höher begabte und für hochbegabte – und diese Berufe eignen sich eben auch für Behinderte mit besonders schweren Behinderungsauswirkungen.

Ebenso wie ich davon absehe, auf Fragen einzugehen, die für die berufliche Rehabilitation inzwischen zur Selbstverständlichkeit geworden sind – z. B. der zeitgerechte Berufsausbilder oder die Bedeutung umfassender ausbildungsbegleitender Fachdienste –, sowenig möchte ich näher auf die Formen und Methoden der Berufsausbildung eingehen, da sie heute weithin Allgemeingut geworden sind. Lernzielorientierte Ausbildungspläne und die Anwendung zeitgerechter Medien im Medienverbund gehören heute ebenso zur Grundausstattung beruflicher Eingliederung wie etwa die Vermittlung extrafunktionaler Qualifikationen.

Lassen Sie mich nun auf ein Problem hinweisen, das erst in den letzten Jahren Bedeutung erlangte und das noch gelöst werden muß:

Für die Rehabilitationseinrichtungen, die in der Lage sind, den im Interesse des Behinderten unabdingbar notwendigen mehrjährigen Vorsprung vor anderen Berufsförderungsbereichen zu erreichen und zu halten, für diese Rehabilitationseinrichtungen darf ihre Aufgabe nicht mehr mit dem Abschluß der Berufsförderung beendet sein. Hinzukommen muß noch die intensive Bemühung um eine rechtzeitige Bereitstellung und Absicherung des Arbeitsplatzes und damit der beruflichen Existenz. Die Rehabilitationsberater in diesen berufsfördernden Einrichtungen müssen zukünftig in enger Zusammenarbeit mit den Fachkräften der Bundesanstalt für Arbeit schon während der Berufsförderungsmaßnahme Voraussetzungen dafür schaffen, daß die Weichen für den richtigen Arbeitsplatz rechtzeitig gestellt werden. Die Rehabilitationsberater dieser Einrichtungen betreiben damit keine Arbeitsvermittlung, versetzen aber in vielen Fällen diejenigen, die zur Arbeitsvermittlung gesetzlich befugt und fachlich befähigt sind, in die Lage, erfolgreich tätig werden zu können.

Denn eines darf nicht mehr übersehen werden: Auch die zeitgerechte berufliche Rehabilitation hat letztlich nur dann ihren Sinn, wenn sie zur beruflichen Existenz führt und die berechtigten Erwartungen des Behinderten erfüllt. Sonst verkehrt auch sie sich in das Gegenteil.

Ich möchte eine weitere Lücke deutlich machen: Es war schon mehrfach von den Behindertengruppen die Rede, die noch nicht im gleichen Umfang wie andere Behinderte eingegliedert werden. Für sie sind jetzt vorrangig Eingliederungskonzepte zu entwickeln oder entwickelte Konzepte zu realisieren. Als Beispiel soll hier der große Personenkreis der psychisch Behinderten genannt werden. Für diese Gruppe reichen die vorhandenen Eingliederungsmöglichkeiten nicht aus. Deshalb muß eine Kombination von Bewährtem und Neuem als ein in sich geschlossenes Konzept der Rehabilitation verwirklicht werden. Dabei haben das „Trainings- und Therapiezentrum" als neue berufliche Rehabilitationseinrichtung mit intensiven begleitenden Leistungen – ein Modell ist im Aufbau – und das „Übergangswohnheim" eine besondere Bedeutung.

Die Weiterentwicklung der beruflichen Rehabilitation ist sehr stark von der rechtzeitigen und sachgerechten Versorgung des Behinderten mit technischen Hilfen abhängig. Wenn man von der rein prothetischen Versorgung einmal absieht – sie ist hier nicht gemeint –, befinden wir uns im Vergleich z. B. zu den skandinavischen Ländern in einem bemerkenswerten Rückstand, der um so erstaunlicher ist, als es Konzepte gibt, die schnell und ohne großen Aufwand zu verwirklichen sind. Notwendig ist dabei eine Dokumentations- und Informationszentrale für technische Hilfen, aber ebenso die Einrichtung von etwa fünf Regionalzentren zur technischen Beratung und Individualversorgung Behinderter. Allerdings müssen diese Einrichtungen bei Institutionen mit einem breit gefächerten Praxishintergrund angesiedelt werden. Schreibtischlösungen können kaum weiterhelfen.

Ich werde jetzt kurz auf eine ungelöste Problematik der beruflichen Rehabilitation eingehen, die vielen in zunehmendem Maße Sorge bereiten muß.

In den vergangenen Jahren konnten schon Tausende von Behinderten mit besonders schweren Behinderungsauswirkungen durch die gebotenen Hilfen der Rehabilitation zu einem vollwertigen und qualifizierten Beruf und Arbeitsplatz kommen. Die Zahl wird noch ansteigen.

Die meisten dieser eingegliederten Behinderten haben durch die zeitgerechte Rehabilitation einen Beruf erreicht, der einen hohen Innovationsbedarf hat. Mit anderen Worten heißt dies, daß eine rechtzeitige Anpassung an die sich weiterentwickelnden Arbeitsplatzanforderungen unverzichtbar ist. Nur so kann auch der Behinderte wie jeder andere seine einmal erreichte Qualifikationsstufe absichern. Nur so gelingt es ihm, seine beruflichen Kenntnisse und Fertigkeiten und damit seine Wettbewerbsfähigkeit zu erhalten. Auch die Realisierung eines weiteren beruflichen Aufstiegs, für den er besonders günstige

Grundvoraussetzungen mitbringt, ist oft allein davon abhängig.

Der größere Teil dieser Behinderten mit besonderen Behinderungsauswirkungen kann – im Gegensatz zu den anderen Erwerbspersonen – von dem vielfältigen allgemeinen Weiterbildungsangebot keinen Gebrauch machen. Das Fehlen räumlicher und sonderpädagogischer Voraussetzungen oder bildungsbegleitender Therapieleistungen schließt die Teilnahme ebenso aus wie z. B. die nicht vorhandenen behindertenspezifischen technischen Hilfsmittel oder Medien. Die Gefahr muß ausgeräumt werden, daß die erreichte Chancengleichheit wieder verlorengeht. Dazu bedarf es der Bereitstellung von entsprechenden Weiterbildungsmöglichkeiten. Ein Modell ist gegenwärtig in der Entwicklung.

Ein weiteres noch anstehendes Problem, das ebenso lösbar ist:

Es wird heute, im Gegensatz zu früher, zunehmend möglich, auch Schwerbehinderte vollwertig im Vergleich zu anderen Behinderten beruflich auszubilden. Dazu zählen z. B. Mehrfachgelähmte, Multiple Sklerose-Kranke, Gehörlose, Blinde, schwerer psychisch Behinderte, Dialysierte, Organtransplantierte und zahlreiche Gruppen von Geburtsbehinderten. Es gibt unter diesen „Schwerstbehinderten" viele, die in ihrem Beruf eine mindestens gleichwertige Leistung wie andere gleichartige Fachkräfte erbringen können, die aber wegen der Auswirkungen ihrer Behinderung dem Rhythmus eines Betriebes oder einer Verwaltung nicht oder nicht voll gewachsen sind. In der Vergangenheit galten solche Behinderte häufig zu Unrecht als nicht eingliederungsfähig, sogar als nicht bildungsfähig. Vielen von ihnen blieb in jungen Jahren das Pflegeheim, oft das Altenpflegeheim, nicht erspart, wo sie dann auf ihr Ende warteten. Heute sind sie qualifiziert auszubilden, aber eben nicht betrieblich einzugliedern. Für sie ist eine neue Form der Beschäftigung zu schaffen, da die jetzige „Werkstatt für Behinderte" das Bedürfnis in mehrfacher Hinsicht nicht abdecken kann. Notwendig ist deshalb die Verwirklichung des schon in Grundzügen entwickelten Modells eines „Dienstleistungszentrums für Schwerbehinderte". Nur damit wird es möglich sein, diesem besonderen, klar abgrenzbaren Personenkreis einen Arbeits- und Lebensraum zu bieten, der Leistungs- und Entgeltbedingungen sichert, die im Ergebnis mit denen „draußen" vergleichbar sind.

Zum Schluß möchte ich noch die Frage anschneiden, wie es gegenwärtig mit verfügbaren Arbeitsplätzen für Schwerbehinderte bestellt ist. Dabei komme ich um folgende erklärende Bemerkung nicht herum: Die Zahl verfügbarer Pflichtplätze nach dem Schwerbehindertengesetz läßt keinen Vergleich mit der Zahl der Behinderten zu, die ständig beruflich eingegliedert werden, da viele Betriebe und Verwaltungen, Gott sei Dank, Schwerbehinderte aus anderen als aus Pflichtplatzgründen einstellen. Als Gradmesser haben sie jedoch ihren Wert.

Ein Vergleich zwischen der privaten Wirtschaft und dem öffentlichen Bereich läßt den Schluß zu, daß der Erkenntnisstand über Fragen der Beschäftigung Schwerbehinderter bei der privaten Wirtschaft höher ist als beim öffentlichen Bereich. Unter „öffentlichem Bereich" verstehe ich nicht nur die Staats- oder Kommunalverwaltung, sondern auch die breite Palette z. B. der sozialen Einrichtungen, unbeschadet ihrer Rechtsform, bis hin zu den Betrieben des Geld- und Versicherungswesens. Sicher läßt sich die Beschäftigung Schwerbehinderter bei den Betrieben der privaten Wirtschaft noch verbessern. Das *große Reservoir* liegt aber im „öffentlichen Bereich", der sich bis heute der Beschäftigung von Schwerbehinderten nur unzureichend geöffnet hat. Das Dienstrecht der öffentlichen Verwaltungen und Betriebe im engeren Sinne muß reformiert oder zumindest neu interpretiert werden, da es jetzt die Einstellung Schwerbehinderter oft schon im Ansatz blockiert. Dadurch wird auch der Widerspruch erklärlich, daß Verantwortungsträger des öffentlichen Bereiches Bekenntnisse zur modernen Rehabilitation ablegen, obwohl der ihrer Verantwortung unterstellte Bereich noch kein oder aber nur ein sehr begrenztes Verhältnis zur Beschäftigung von Schwerbehinderten hat. Macht man auf diesen Widerspruch aufmerksam, kommt als Antwort oft die formal richtige Feststellung, daß die Quote von 6% beschäftigter Schwerbehinderter erfüllt oder sogar weit übererfüllt sei. Diese Quotenerfüllung oder Übererfüllung besagt aber nicht mehr viel, da sie oft nur einen „innerbetrieblichen Buchungsvorgang“ darstellt. Auf alle Fälle ist sie kein Beweis mehr dafür, daß sich ein Betrieb oder eine Verwaltung dem Rehabilitationsgedanken erschlossen hat.

Was die öffentliche Verwaltung angeht, so gibt es in jüngster Zeit einige erfreuliche Ansätze, die bald Schule machen sollten. Allerdings müssen auch politische Entscheidungen zustandekommen, wenn es nicht bei Korrekturen an den Symptomen bleiben soll.

Lassen Sie mich mit folgender kritischen Zusammenfassung und Schlußfolgerung abschließen: Es ist viel zustandegekommen im Bereich der beruflichen Rehabilitation. Für maßlose und unvernünftige Forderungen bleibt kein Raum. Trotzdem müssen Lücken geschlossen und Schwachstellen verbessert werden, die den Weg zur erreichbaren Eingliederungsquote von 80% verbauen. Daneben sollte die Erkenntnis wachsen, daß die Stagnation – falls sich die Tendenz verstärken sollte – mit Sicherheit zu einem allmählichen Abbau beruflicher Rehabilitationsleistungen führen wird. Eng verbunden damit ist die Gefahr, daß es zunehmend zur Erstarrung und zur Verwaltung des Behinderten kommt. Ich möchte hier keinen falschen Eindruck aufkommen lassen: Es ist legitim und auch an der Zeit, daß diejenigen, die für die Rehabilitation gesetzlich Verantwortung tragen, Regeln zur Verhütung und Beseitigung von Wildwuchs und von unökonomischen Verhaltensweisen aufstellen und daß sie die Einhaltung dieser Regeln überprüfen können. Wer sich dagegen wendet, setzt sich ins Unrecht. Allerdings – sinnvolle und angemessene Kontrolle mit Korrekturkompetenz ist eine Sache, unangemessene Reglementierung mit Verkrustungseffekt eine andere. Um letzteres so weitgehend wie möglich auszuschließen, plädiere ich für die Schaffung eines Bundesbeauftragten für Rehabilitation, der notwendigen Entwicklungen zum Durchbruch verhilft, Zuständigkeitsgerangel abbaut, Erstarrungen und Fehlentwicklungen verhindert und sicherstellt, daß sich das Geschehen immer am tatsächlichen Bedürfnis des Behinderten orientiert. Für ebenso wichtig halte ich, daß Bund und Länder mit einem gemeinsamen mittelfristigen Förderungs- und Finanzplan Prioritäten und Schwerpunkte setzen und daß die Bundesregierung ihr „Aktionsprogramm zur Förderung der Rehabilitation“ als Orientierungsrahmen aktualisiert und damit neue Impulse gibt. Denn die berufliche Rehabilitation ist nach wie vor auf eine maßvolle und maßgerechte Weiterentwicklung angewiesen.

Die Hauptreferate der dritten Plenarveranstaltung

Tagesvorsitz: Dr. Manfred Fink, Olten/Schweiz
Prof. Dr. Marian Weiss, Warschau

Prof. Dr. phil. Gerd W. Jansen
Pädagogische Hochschule Rheinland
Abteilung für Heilpädagogik – Köln

Der Behinderte und die Gesellschaft, S. 63
– Möglichkeiten und Grenzen der Einstellungsforschung und Einstellungsänderung –

Aus dem Inhalt: Negative Einstellungen nach wie vor sehr resistent – „Einstellungen" bestehen aus kognitiven, affektiven und aktionalen Komponenten – Beispiele der Einstellungsforschung bei verschiedenen Behinderungsgruppen – Vorstellungen, Gefühle, Handlungstendenzen der Behinderten gegenüber Nichtbehinderten – Grenzen der Einstellungsforschung – Möglichkeiten der Einstellungsänderungen – Die Beeinflussung der Nichtbehinderten – Drei Wege zur Informationsvermittlung – Verhaltensmuster, Rollenspiele, echte Begegnungen zur Beeinflussung der affektiven Komponente – Beeinflussung der Behinderten durch die Vermittlung „extra funktionaler Qualifikationen" – Die Notwendigkeit diesbezüglicher Lernprozesse – Schlußbemerkungen.

Diskussionsbeiträge, S. 71

Renate Wolf, Berlin
Dr. med. H. L. Hoffmann, Karlsruhe
Uwe Heineker, Mülheim/Ruhr
Robert Jaques Sauer, Pfullendorf
Klaus Hinrichsen, Wuppertal
Ulrich Bach, Wetter-Volmarstein

Prof. Dr. med. Kurt-Alphons Jochheim
Leiter des Rehabilitationszentrums
der Universität zu Köln:

Probleme der Forschung in der Rehabilitation, S. 74

Aus dem Inhalt: Interdisziplinäre Betrachtungsweise und gemeinsame Forschung erforderlich – Die Analyse der Eingangsvoraussetzungen der Rehabilitation – Internationale Kodifizierung der Behinderung unerläßlich (WHO-Programm 1976) – Die Prüfung des Rehabilitationspotentials im Einzelfall („Assessment") – Daten zur Einschätzung der Rehabilitationsprognose das herausragende Forschungsanliegen – Beachtliche Forschungsergebnisse auf dem Gebiet der Prothesen und Orthesen – Die

Fortentwicklung sozialer Ansprüche zwingt zu langfristigen Planungen – Überprüfung der Eingliederungsergebnisse durch langfristige Nachsorge-Programme der stationären Rehabilitationseinrichtungen – Die Weiterentwicklung des Sozialrechts verlangt Ergebnisanalysen als Entscheidungsgrundlagen – Die gesellschaftliche Teilhabe der Behinderten ein volkswirtschaftliches Problem ersten Ranges.

Der Behinderte und die Gesellschaft

– Möglichkeiten und Grenzen der Einstellungsforschung und Einstellungsänderung –

G. W. Jansen

Vorbemerkung

Finden Sie nicht auch, meine Damen und Herren, daß es sehr bedenkenswert ist, daß sich im Jahre 1978 nach Christi Geburt ein Hauptreferat eines bedeutenden Rehabilitationskongresses mit dem Thema: „Der Behinderte in der Gesellschaft – Möglichkeiten und Grenzen der Einstellungsforschung und Einstellungsänderung" beschäftigt?

Betrachtet man die Fortschritte, die in medizinischer, gesetzlicher und beruflicher Hinsicht im Rahmen der Rehabilitation Behinderter gemacht worden sind, so muß auch der kritische Beobachter zugeben, daß – trotz aller Mängel – die Situation der Behinderten in unserer Gesellschaft noch nie so optimal war.

Dem steht paradoxerweise gegenüber, daß sich die Einstellungen der Nichtbehinderten gegenüber Behinderten im Verlaufe der Zeit offenbar nicht wesentlich gewandelt haben. Wissenschaftliche Untersuchungen wie alltägliche Erfahrungen zeigen, daß der Behinderte immer wieder auf Einstellungen stößt, die man getrost als mittelalterlich bezeichnen kann. Auch interkulturelle Vergleiche zeigen, daß es offenbar grundlegende Einstellungen zu Behinderten gibt, die wir in allen Ländern und Kulturen antreffen, und die einer Änderung gegenüber offenbar sehr resistent sind (vgl. hierzu etwa RICHARDSON et al., 1968).

Kann man daraus schließen, daß die Menschheit in Teilbereichen sozial retardiert ist, oder dokumentiert sich hier ein Phänomen, das zur menschlichen Existenz dazugehört wie die Angst vor der Krankheit?

Und mit welchem Optimismus dürfen wir an die Versuche herangehen, negative Einstellungen zu verändern?

Ich will versuchen, einige Antworten zu geben.

Begriffsklärungen

Im Untertitel zu meinem Referat ist von Einstellungen die Rede. Fast noch häufiger wird bei dem, was Behinderte in der Gesellschaft erfahren müssen, von Vorurteilen gesprochen. Dieser Begriff beinhaltet, daß ohne Überprüfung über eine Gruppe von Menschen ein Urteil gefällt wird, das in aller Regel sehr negativ gefärbt ist.

Diese Sichtweise schien mir zu eng für das komplexe Geschehen, das sich in der Begegnung zwischen Behinderten und Nichtbehinderten abspielt. Ich habe mich deswegen für den Begriff der Einstellung entschieden, der sehr viel offener und vor allem wertfrei ist.

Zunächst möchte ich Sie mit einer Definition konfrontieren, die vom Altmeister der Einstellungsforschung, G. W. ALLPORT (1953), stammt:

Danach ist eine Einstellung ein seelischer und/oder nervlicher Bereitschaftszustand, der in der Erfahrung organisiert ist und einen leitenden oder dynamischen Einfluß auf die Reaktionen des Individuums auf alle Objekte und Situationen, mit denen er verbunden ist, ausübt.

Was damit gemeint ist, möchte ich an den drei Komponenten erläutern, aus denen jede Einstellung besteht.

Die kognitive Komponente

Die kognitive Komponente besagt, daß sich mit jedem „psychologischen Objekt", auf das sich eine Einstellung richtet, bestimmte Vorstellungen, Urteile und Schlußfolgerungen verbinden. Wenn ich etwa einen Querschnittsgelähmten im Rollstuhl sehe, so tauchen in mir eine Reihe von Vorstellungen und Schlußfolgerungen auf, die weit über die aktuelle Begegnung hinausgehen.

Diese Vorstellungen kommen häufig dem sehr nahe, was man als Vorurteil oder Meinung bezeichnet.

Die affektive Komponente

Mit der affektiven Komponente ist die Tatsache gemeint, daß sich mit dem „psychologischen Objekt", auf das sich eine Einstellung richtet, in der Regel ganz bestimmte Gefühle verbinden. Der Armstumpf eines Amputierten etwa löst in uns ganz bestimmte Gefühle aus, die so stark sein können, daß sie körperliche Begleitsymptome haben, daß sie also Veränderungen im vegetativen Nervensystem hervorrufen.

Die aktionale Komponente

Die Handlungs- oder Aktionskomponente einer Einstellung schließlich ruft im Individuum regelmäßig bestimmte Handlungstendenzen hervor, die – je nach dem Objekt, auf das sich die Einstellung richtet – fördernd oder schädigend sein können.
Wenn etwa eine Schulklasse von behinderten Kindern über den Wochenmarkt geht und dann mit Obst und Früchten geradezu zugedeckt wird, so ist dies eine deutliche Auswirkung dieser Handlungstendenz, die sich in den Marktfrauen regt, wenn sie die „armen behinderten Kinder" sehen.
Alle drei Komponenten wirken zusammen, die Beeinflussung einer Komponente zieht Veränderung in den anderen Komponenten nach sich. Dies ist für die Einstellungsänderung sehr wichtig.

Einige exemplarische Beispiele der Einstellungsforschung gegenüber Behinderten

Ich möchte Ihnen nun einige exemplarische Beispiele der Einstellungsforschung gegenüber Behinderten vorstellen. Bei dieser Zusammenstellung habe ich mich insbesondere an der verdienstvollen Arbeit von H. v. BRACKEN (1976) orientiert.

Einstellungen gegenüber Geistigbehinderten

Obwohl fast alle Nichtbehinderten die geistige Behinderung zu den schwersten Behinderungsformen zählen, ist das Bild über Geistigbehinderte doch recht uneinheitlich. Sie werden sehr häufig als gutmütig bezeichnet, andererseits aber auch als stumpfsinnig, wild, jähzornig, bösartig und gefährlich. Vielen Befragten kommen Geistigbehinderte unheimlich vor, sie rufen sogar Entsetzen und Grauen hervor. Bei einem Drittel der Befragten weckten geistig behinderte Kinder Angst, Abscheu und Ekel. Unsicherheit steht im Vordergrund des Verhaltens gegenüber Geistigbehinderten. Kontakte werden deshalb vermieden, als optimale Unterbringung wird das Heim angesehen, wobei diese Heime und Anstalten in abgelegenen Orten sein sollten.

Einstellungen gegenüber Sprachbehinderten

Untersuchungen über die Einstellungen gegenüber Sprachbehinderten gibt es kaum. Das deutet bereits darauf hin, daß auch von den Fachleuten eine sprachliche Behinderung als nicht so schwerwiegend angesehen wird. Dies gilt auch für die Bevölkerung.
Sprachbehinderte stoßen häufig auf unbewußte emotionale Ablehnung. Die soziale Distanz zu ihnen ist etwas herabgesetzt. In Schulklassen nehmen sprachbehinderte Kinder häufig Außenseiterpositionen ein. Insbesondere Stotterer werden häufig für geistig unterlegen gehalten.

Einstellungen gegenüber Sehgeschädigten und Blinden

Über Einstellungen zu Sehgeschädigten gibt es so gut wie keine empirischen Untersuchungen. Es ist anzunehmen, daß eine Sehschädigung als eine sehr leichte Behinderung angesehen wird, die durch optische Hilfsmittel zu korrigieren ist. Über die vielfältigen Formen von Sehschädigungen besteht wahrscheinlich in der Bevölkerung so gut wie keine Information.
Zur Blindheit dagegen gibt es einige Untersuchungen. Blindheit wird neben der geistigen Behinderung mit als die schwerste Behinderungsform angesehen. Dementsprechend wird der

Blinde von den Sehenden als ein von einem traurigen und harten Schicksal betroffener Mensch angesehen. Ihm werden in der Regel viele Sympathien entgegengebracht. Der Blinde wird als ein Mensch gesehen, der in seiner stillen, etwas gehemmten und zurückhaltenden Art zur Verinnerlichung neigt. Besonders häufig werden dem Blinden besondere Begabungen zugeschrieben. Trotz dieser relativ positiven Aussagen ist die echte Distanz zum Blinden auch relativ hoch.

Einstellungen gegenüber Hörgeschädigten und Gehörlosen

Während die Schwerhörigkeit als Behinderungsform oft unterschätzt wird, wird die Gehörlosigkeit in der Regel als sehr schwere Behinderungsform angesehen. Der Grad der Informiertheit ist sehr gering. Mit dem Begriff taubstumm verbindet sich z. B. immer noch die Vorstellung, daß es Menschen gibt, die ohne Gehör und ohne Stimme zur Welt kommen. Den so betroffenen Menschen werden Unbeherrschtheit, Mißtrauen, gedrückte Grundstimmung, schwache Vitalität und unsicheres Auftreten zugeschrieben. Die soziale Distanz ist wegen der großen Verständigungsschwierigkeiten relativ groß.

Einstellungen gegenüber psychisch Auffälligen

Psychisch Behinderte haben immer noch Schwierigkeiten, überhaupt als Behinderte anerkannt zu werden. Die Bevölkerung ist über kaum eine Gruppe so wenig informiert. In der Begegnung mit psychisch Behinderten kommt es beim Nichtbehinderten zu starken Gefühlen und z. T. großen Ängsten. Das Verhalten psychisch Behinderter wird als unkontrollierbar und nicht nachvollziehbar angesehen. Die soziale Distanz zu ihnen ist sehr groß, eine Isolation wird ähnlich stark befürwortet wie bei Geistigbehinderten.

An dieser Gruppe, in der die Übergänge zur Normalität fließend sind, und zu der wir alle mit einem Bein gehören, wird deutlich, daß der Hinweis darauf, daß jeden eine Behinderung treffen könnte, nicht die geringste Wirkung im Hinblick auf eine Einstellungsänderung hat.

Einstellungen gegenüber Körperbehinderten

An der Gruppe der Körperbehinderten läßt sich exemplarisch sehr gut darstellen, welche Momente das Zusammenleben zwischen Behinderten und Nichtbehinderten erschweren.

Der Grad der Informiertheit der Bevölkerung ist sehr gering: Nur etwa jeder 6. ist über Ursachen und Erscheinungsformen der verschiedenen Körperbehinderungen hinreichend informiert. Unwissenheit wird hier durch emotional gefärbte Vermutungen ersetzt. So glauben etwa mehr Menschen, daß durch ein schreckliches Erlebnis der Mutter während der Schwangerschaft die Behinderung eines Kindes entstehen kann als durch Komplikationen vor, während oder kurz nach der Geburt.

Die gefühlsmäßige Ablehnung gegenüber Körperbehinderten ist relativ stark. Auch hier sind Gefühle des Abscheus und des Ekels durchaus zu beobachten. Dementsprechend groß ist die soziale Distanz: Körperbehinderte Kinder sähe man am liebsten in einem Heim. Mit einem Körperbehinderten möchte man nicht unbedingt zusammen in einem Haus wohnen.

Es läßt sich also ein Wirkungsmechanismus aufzeigen, der die drei Komponenten der Einstellung betrifft:

Unwissenheit führt zu Vermutungen und falschen Vorstellungen (kognitive Komponente), die noch verstärkt werden durch die Gefühle, die sich beim Anblick der Behinderung im Nichtbehinderten abspielen (affektive Komponente), wodurch es dann zur Tendenz kommt, entweder sich selbst oder den Behinderten aus seinem Gesichtskreis zu entfernen (aktionale Komponente).

Natürlich ist es wesentlich zu wissen, mit welchen Häufigkeiten solche Vorstellungen, Gefühle und Handlungstendenzen in der Bevölkerung vorkommen. Denn an diesen Zahlen läßt sich in etwa ablesen, welche generelle Tendenz in der Gesellschaft gegenüber Behinderten besteht. Wir selbst haben vor 10 Jahren eine solche Repräsentativerhebung durchgeführt, deren Zahlenmaterial mehrfach als Beleg für die negative Einstellung der Gesellschaft zu Behinderten herangezogen worden ist. Ich muß sagen, daß es

sehr reizvoll wäre, diese Untersuchung heute zu wiederholen, um festzustellen, ob innerhalb der Gesellschaft ein Wandel in den Einstellungen stattgefunden hat.
Genauso wesentlich ist aber die Frage, was sich in der ganz konkreten Begegnung zwischen einem Behinderten und einem Nichtbehinderten abspielt. Auch dazu haben wir Untersuchungen gemacht. Danach passiert in der Begegnung folgendes: Der Nichtbehinderte wird – in der Regel überraschend – mit einem Menschen konfrontiert, der in seinem äußeren Erscheinungsbild – je nach Behinderungsart – mehr oder weniger stark von der Norm abweicht. Dieses äußere Erscheinungsbild kann das ästhetische Empfinden des Nichtbehinderten verletzen, wodurch es zu Gefühlen des Abscheus, der Ablehnung und sogar der Angst kommen kann. Bereits dadurch ist der Nichtbehinderte in seiner Handlungsfreiheit erheblich eingeschränkt. Diese Einschränkung wird noch verstärkt durch die Tatsache, daß der Nichtbehinderte nicht gelernt hat, wie er einem solchen Menschen begegnen soll. Er hat keine Verhaltensmuster für diese Begegnung zur Verfügung und wird dadurch in extremem Maße verunsichert. Er ist im wahrsten Sinn des Wortes verhaltensgestört.
Unter diesen Aspekten gesehen ist es – glaube ich – verständlich, daß der Nichtbehinderte versucht, eine solche Begegnung zu vermeiden. Dies kann er machen, indem er selbst „aus dem Felde geht“, oder indem er den Behinderten so isoliert, daß eine Begegnung unwahrscheinlich wird.
Läßt sich nun aber eine Begegnung nicht vermeiden, so kommt es häufig beim Nichtbehinderten zu inadäquaten Reaktionen, die dann der Behinderte oft als beleidigend und verletzend empfindet.
Muß das so sein? In der Interaktion haben wir es immer mit einem zweiseitigen Prozeß zu tun. Das heißt, das Verhalten des einen Partners wird mitbestimmt durch das Verhalten des anderen Partners. Es hängt also ganz wesentlich von den Reaktionen des Behinderten ab, wie der Nichtbehinderte seinerseits reagiert. Und hier hat sich nun gezeigt, daß der Behinderte, der in der Begegnung mit einem Nichtbehinderten die aktive Rolle übernimmt, der also dem Nichtbehinderten sehr deutlich zu verstehen gibt, was dieser machen soll, wie er sich verhalten soll, weitaus weniger negative Reaktionen erlebt als der Behinderte, der in einer solchen Begegnung relativ passiv ist und es dem Nichtbehinderten überläßt, nach Versuch und Irrtum die richtigen Verhaltensweisen zu finden.

Einstellungen von Behinderten gegenüber Nichtbehinderten

Wir haben deshalb – erstmalig – versucht, auch die Einstellungen von Behinderten zu Nichtbehinderten zu erfassen. Dabei hat sich unsere Vermutung bestätigt: Diejenigen Behinderten, die ihre Behinderung so weit verarbeitet hatten, daß sie in der Lage waren, auf die Nichtbehinderten zuzugehen, hatten sehr viel seltener negative Erfahrungen mit Nichtbehinderten gemacht als die Behinderten, die noch mit ihrer eigenen Problematik so beschäftigt waren, daß sie dem Nichtbehinderten kaum Hilfen in der Begegnung geben konnten.
Ein weiteres Ergebnis dieser Untersuchung war, daß viele Behinderte sich in ihrem Verhalten den Rollenerwartungen anpassen, die Nichtbehinderte vom Verhalten Behinderter haben. Das heißt konkret: Wenn Nichtbehinderte erwarten, daß Behinderte dankbar für mitleidiges Verhalten sind, dann ist die Gefahr bei Behinderten sehr groß, daß sie ihr Verhalten so einrichten, daß es bei Nichtbehinderten Mitleid hervorruft. Die klassische Ausprägung einer solchen Anpassung an die Rollenerwartung ist der beinamputierte Bettler.
Lassen Sie mich zum Abschluß dieser Darstellung exemplarischer Ergebnisse noch zwei Zahlen nennen, die das Dilemma der Interaktion verdeutlichen und gleichzeitig auf die Grenzen der Einstellungsforschung hinweisen:
In unserer Repräsentativerhebung stimmten 90% der Bevölkerung der Behauptung zu, daß manche Leute nicht wissen, wie sie sich einem Körperbehinderten gegenüber zu verhalten haben. Ein fast ebenso großer Prozentsatz der Körperbehinderten, die wir befragt hatten, stimmten der Behauptung zu, daß sie als Behinderte mehr auf die Nichtbehinderten zugehen sollten.

Problematik und Lösungsmöglichkeit werden also offenbar von beiden Seiten gesehen, trotzdem kommt es nicht zu einem entspannteren Verhältnis.

Grenzen der Erforschung sozialer Einstellungen

Drei Aspekte sollen genannt werden:

1. Man bekommt nur das heraus, was man als Untersuchungsmaterial in die Forschung eingibt. Einstellungen werden durch Fragen, Skalen, Behauptungen usw. erfaßt. Gebe ich nun nur negative Behauptungen vor, so kann ich auch nur negative Reaktionen erwarten. Umgekehrt gilt dasselbe. Gerade im Bereich der Einstellungsforschung gegenüber Behinderten ist wohl sehr häufig mit allzu negativen Vorgaben an die Arbeit gegangen worden. Deshalb zeichnen die Ergebnisse in der Regel auch so ein negatives Bild.
2. Der Befragte glaubt immer, daß der Frager eine bestimmte Antwort erwartet. Häufig werden deshalb Antworten formuliert, die in eine sozial erwünschte Richtung gehen. Dadurch werden einige Konturen des Bildes häufig zu positiv gezeichnet. Wenn ich die Bevölkerung eines Ortes, in dem ein Rehabilitationszentrum liegt, frage, ob sie bereit wäre, jeden Morgen einem Behinderten in seinen Rollstuhl zu helfen, und dann 90% mit Ja antworten, dann entspricht diese Antwort wohl der sozialen Erwünschtheit, nicht aber der Realität.
3. Dieses Beispiel kann auch für eine weitere Grenze der Einstellungsforschung herhalten. Als Einstellungsforscher weiß ich nie, inwieweit die Handlungskomponente einer Einstellung Wirklichkeit wird. Wenn bei der Frage nach persönlichen Unterstützungsmaßnahmen für Körperbehinderte 27% der Bevölkerung sagen, daß sie bereit wären, einen Geldbetrag an einen Verein für Körperbehinderte zu überweisen, und wenn 20% sagen, daß sie bereit wären, einen Körperbehinderten nach Hause einzuladen, dann müßten – wenn diese Handlungstendenzen Realität würden – sich die Vereine nicht über Finanznot beklagen können, und die Behinderten könnten sich dann vor Einladungen kaum retten.

Dasselbe gilt natürlich für negative Handlungstendenzen: Selbst diejenigen, die zur knappen Mehrheit derjenigen gehören, die lieber nicht mit einem Körperbehinderten zusammen in einem Haus wohnen möchten, werden sicher im konkreten Fall des Einzugs eines Körperbehinderten keinerlei Gegenmaßnahmen ergreifen. Sie können im Gegenteil im konkreten Fall sogar sehr kooperativ und zuvorkommend sein.

Ich erhalte also an Aussagen nur, was ich vorgebe, diese Aussagen müssen nicht notwendigerweise der „wahren“ Einstellung entsprechen, und ob ich mich darauf verlassen kann, daß sie in der realen Situation wirksam werden, ist auch noch sehr unsicher.

Wir sollten uns durch diese – überzeichnet formulierten – pessimistischen Bemerkungen nicht allzu sehr verunsichern lassen. Die Sozialwissenschaftler haben inzwischen Methoden entwickelt, mit denen sie diese Fehlermöglichkeiten so weit wie möglich in Grenzen halten.

Deshalb können wir die bisher vorliegenden Erkenntnisse durchaus zum Ausgangspunkt für Überlegungen im Hinblick auf die Veränderung von Einstellungen machen.

Möglichkeiten und Grenzen der Einstellungsänderungen

Die Beeinflussung der Nichtbehinderten

Zunächst will ich Ihnen einige Überlegungen vorstellen, die sich mit der Beeinflussung der Nichtbehinderten beschäftigen. Dazu einige Vorüberlegungen: Behinderte sind für „die Gesellschaft“ bzw. „die Bevölkerung“ z. Zt. kein sozialpsychologisches Problem, wie dies etwa für die Gastarbeiter zutrifft (denken Sie nur an die Reaktion gegenüber Gastarbeitern in Zusammenhang mit der Arbeitslosigkeit). Behinderte sind im engeren Sinne überhaupt keine echte soziale Gruppe. Sie haben keine eigenen Normen und Werte, keine eigene Kultur, sie sind häufig

– ich muß das einmal offen sagen – nicht einmal untereinander solidarisch, sie leben in der Regel viel mehr als einzelne Individuen, die sich durch ein bestimmtes Merkmal von der Masse der anderen Individuen unterscheiden, innerhalb dessen, was man gemeinhin Gesellschaft nennt. Deshalb ist es auch der Mehrheit der Bevölkerung ziemlich gleichgültig, was Behinderte machen, welche Reaktionen sie erleben und was andere Leute über Behinderte denken. Erst in der aktuellen Konfrontation mit einem Behinderten werden Vorstellungen, Gefühle und Handlungstendenzen relevant, mit denen sich Behinderte wie Nichtbehinderte auseinandersetzen müssen.

Die Beeinflussung der kognitiven Komponente

Begegnungen mit Behinderten sind für den Nichtbehinderten aber in der Regel eine Ausnahmesituation. Sie kommen so selten vor, daß ein Lernerfolg für den Nichtbehinderten unwahrscheinlich ist. Es kommt also darauf an, den Nichtbehinderten Informationen über die Situation Behinderter nahezubringen. Das heißt, man muß versuchen, die kognitive Komponente der Einstellung zu beeinflussen. Man sollte nun meinen, daß dies relativ einfach möglich sei. Schließlich gelingt es der Werbebranche ja auch, auf kommerziellem Gebiet, Informationen über Produkte an den Mann zu bringen, die dann dazu führen, daß im potentiellen Käufer der Wunsch entsteht, sich diesem Produkt zuzuwenden.

Das große Problem in unserem Fall liegt aber darin, den Adressaten dazu zu bringen, diese Information überhaupt wahrzunehmen. Der Nichtbehinderte, der weder in der Verwandtschaft noch in der Bekanntschaft einen engeren Bezug zu einem Behinderten hat, hat ja gar kein Interesse daran, sich mit den speziellen Problemen Behinderter zu beschäftigen. Die Wahrscheinlichkeit ist sogar sehr groß, daß er Informationen, die sich mit Behinderungen befassen, aus seinem Wahrnehmungsfeld verdrängen wird, da dieses Thema für ihn sehr bedrohlich ist. Wenn es in einem Aktionsprogramm der Bundesregierung im Zusammenhang mit Ausführungen über Aufklärungsarbeit heißt: „Ein jeder solle erkennen, daß der Grad zwischen Gesundheit und Behinderung nur schmal ist und er schon morgen ein Behinderter sein kann“, so ist dies werbepsychologisch gesehen der sicherste Weg, den Nichtbehinderten zu vergraulen.

Die überaus schwierige Aufgabe lautet also: Es ist eine Botschaft, die für den normalen Bundesbürger völlig uninteressant ist, gegen einen mehr oder weniger starken Wahrnehmungswiderstand an den Mann zu bringen. Bei dieser schwierigen Ausgangssituation helfen auch keine moralischen Appelle mehr. Mir sind eigentlich nur drei Wege bekannt, die zu einer Informationsaufnahme von seiten der Nichtbehinderten führen:

1. In den Massenmedien sollten mehr Informationen angeboten werden, in denen Behinderte vorkommen, weniger solche, die über Behinderte handeln.
   Konkretes Beispiel: Wenn in Kinderbüchern oder in Jugendfilmen im Fernsehen auch behinderte Kinder in einem ganz natürlichen Lebensraum vorkommen würden, ohne daß die Behinderung oder das behinderte Kind Thema des Buches oder der Sendung sind, so werden nichtbehinderten Kindern Informationsmöglichkeiten geboten, in denen primär das Kind und nur sekundär die Behinderung und ihre Folgen dargestellt werden.
2. Die Information muß so interessant gestaltet sein, daß die Neugier des Nichtbehinderten geweckt wird. Dies kann z. B. dadurch geschehen, daß ein Thema, das in weiten Kreisen der Bevölkerung auf Interesse stößt – etwa Sport – als Aufhänger benutzt wird, um besondere Probleme der Behinderten anzusprechen. So kann ein Bericht über den Rollstuhlsport im Rahmen einer normalen Sportschau als Vehikel dafür dienen, Informationen mitzuteilen, die über die eigentliche sportliche Aktivität hinausgehen.
3. Die Information muß so gestaltet sein, daß beim Nichtbehinderten ein „Aha-Erlebnis“ (hier nicht i. S. des Problemlösungsverhaltens gemeint) stattfindet. Beispiel aus einem Fernsehspot der Aktion „Jeder ist ein Teil des Ganzen“ der Bundeszentrale für Gesundheitliche Aufklärung: Die Kamera zeigt in Großaufnahme einen Herrn mittleren Alters, der in einem Männerchor mitsingt. Nach ei-

niger Zeit fährt die Kamera kontinuierlich zurück, so daß nach und nach immer mehr Mitglieder des Chores sichtbar werden. Bei dieser Fahrt wird auch deutlich, daß der Herr, der zuerst in Großaufnahme gezeigt worden ist, in einem Rollstuhl sitzt. Der Zuschauer erhält so eine ganz überraschende Information über die Relativität von Behinderung sowie über die selbstverständliche Integration im Rahmen eines Vereins etwa.

Sicher kann man auch an Orten, an denen in der Regel eine gewisse Langeweile herrscht – Eisenbahnabteile, Wartezimmer, Behörden – Material auslegen in der Hoffnung, daß der eine oder andere hineinschaut und so ganz nebenbei Informationen mitbekommt. Aber auch hier gilt, daß dieses Material die Neugier wecken oder mit einem Überraschungseffekt arbeiten sollte.

Die Beeinflussung der affektiven Komponente

In der ersten Phase kommt es darauf an, in möglichst interessanter Form interessante Informationen darzubieten, die es dem Nichtbehinderten ermöglichen, den Behinderten und seine Situation etwas anders zu sehen als vorher. Dies ist bereits schwer genug. Noch schwerer aber ist die Beeinflussung der affektiven Komponente. Am leichtesten gelingt dies noch, wenn man die extremen Gefühlsausprägungen, die sich beim Anblick von Behinderten einstellen, verstärkt. So ist es relativ leicht, negative Gefühle gegenüber Behinderten zu verstärken (man kann ja leicht ganze Gemeinden dazu bringen, sich gegen den Bau eines Hauses für Behinderte zu wenden); ebenso leicht ist es aber auch, positive Gefühle zu verstärken, wenn wir einmal davon ausgehen, daß Mitleid z. B. ein positives Gefühl ist. (Eigentlich wollte ich an dieser Stelle einmal laut darüber nachdenken, wie gut es doch möglich ist, unter Ausnutzung bestimmter affektiver Komponenten an das Geld anderer Leute zu kommen. Leider muß ich diese Überlegungen aus zeitlichen Gründen zurückstellen).

Tatsache ist jedoch, daß die Herausstellung der übergroßen Hilfsbedürftigkeit Behinderter zwar Tränen und Taler locker machen kann, einer Versachlichung der Beziehungen zwischen Behinderten und Nichtbehinderten jedoch kaum förderlich sein wird.

Wie aber ist die affektive Komponente sonst zu beeinflussen? Am ehesten geeignet sind hierzu positive Falldarstellungen, die durch ihren informativen Charakter das Interesse des Nichtbehinderten wecken. Dabei kommt es darauf an, auf der einen Seite die „Alltäglichkeit" des Behinderten zu zeigen, auf der anderen Seite die besondere Problematik, die sich aus der Behinderung ergibt, so darzustellen, daß sie für den Nichtbehinderten nicht mehr mit Angst besetzt ist. Dies gelingt am besten dadurch, daß man dem Nichtbehinderten gleichzeitig Verhaltensmuster vorführt, die er im Ernstfall einsetzen kann, um nicht handlungsunfähig zu werden.

Die Beeinflussung der aktionalen Komponente

Damit sind wir bereits bei der 3. Komponente angekommen. Die aktionale Komponente läßt sich im Grunde nur in der Begegnung selbst beeinflussen. Sicher kann man dem Nichtbehinderten anhand von konkreten Situationen Vorschläge unterbreiten, mit denen er ähnliche Situationen bewältigen könnte; wenn dies jedoch nicht häufig genug geübt wird, ist die Wahrscheinlichkeit sehr gering, daß der Nichtbehinderte Verhaltensmuster aufbauen wird, die dann im Ernstfall automatisch ablaufen können.

Da die echte Begegnung zum Lernen notwendig ist, sollte sich die Beeinflussung der aktionalen Komponente auch wirklich auf die Nichtbehinderten beschränken, die einen gelegentlichen oder regelmäßigen Kontakt zu Behinderten haben. Hier ist etwa an Familienangehörige zu denken, an Schulkameraden, an Arbeitskollegen, an Vertreter von Behörden, die mit Behinderten zu tun haben usw.

Hier hat sich das Rollenspiel als sehr effektive Maßnahme erwiesen, Einstellungen bei Nichtbehinderten zu verändern. Die Lehrer für Körperbehindertenschulen, die bei uns ausgebildet werden, müssen z. B. alle eine einsemestrige Veranstaltung besuchen, in der sie sich mit Problemen der Interaktion zwischen Behinderten und Nichtbehinderten auseinandersetzen müssen, in der sie selbst die Rolle der Behinderten übernehmen müssen. Auch bei der Schulung von Führungskräften von Betrieben, in denen vermehrt

Behinderte beschäftigt sind, hat sich diese Methode hervorragend bewährt. In ähnliche Richtung gehen auch Aktivitäten, in denen Behindete und Nichtbehinderte zunächst in kleinen Gruppen gemeinsam versuchen, Verhaltensmuster zu finden, die ein entspanntes Zusammenleben ermöglichen. Wenn dann bestimmte Lernfortschritte gemacht worden sind, kann man versuchen, mit gezielten Aktionen eine breitere Öffentlichkeit – etwa die Bevölkerung eines Stadtteils – zu informieren und zu konkretem Verhalten zu bringen.

Die Beeinflussung der Behinderten

Die Beeinflussung der aktionalen Komponente gelingt also am besten, wenn die Behinderten selbst beteiligt sind. Aber auch für die Beeinflussung der kognitiven und – mehr noch – der affektiven Komponente ist es ratsam, wenn der Behinderte selbst aktiv wird. Übernimmt der Behinderte in der Begegnung die führende Rolle, so ist der Nichtbehinderte in der Regel entlastet. Je genauer der Behinderte dem Nichtbehinderten zu verstehen gibt, wie sich dieser zu verhalten hat, um so geringer ist der Spielraum für falsches Verhalten beim Nichtbehinderten.

Deshalb sollten Behinderte so früh wie möglich lernen, diese führende Rolle zu übernehmen. Dies gelingt sicher in unterschiedlichem Maße, je nach Behinderungsart und Behinderungsschwere. Von entscheidender Bedeutung für die Fähigkeit des Behinderten, so zu reagieren, ist die Ausprägung des Selbstbewußtseins und damit indirekt die Art der Behinderungsverarbeitung.

Es ist klar, daß ein Behinderter mehr Hilfe benötigt. Ebenso klar ist, daß er sich damit abfinden muß, diese Hilfe in den entsprechenden Situationen auch zu fordern. Andererseits muß er aber auch in der Lage sein, Hilfe da zu verweigern, wo sie nicht notwendig ist. Darüberhinaus müßte er fähig sein, seinerseits Hilfe anzubieten, wo er dies kann. Hilfe fordern, Hilfe verweigern und Hilfe anbieten kann aber nur derjenige, der sich seines Wertes bewußt ist, der also trotz seiner Mängelsituation ein entsprechendes Selbstbewußtsein aufbauen konnte.

Hier liegen erhebliche Aufgaben für die Rehabilitationsfachleute. In Sonderschulen, Rehabilitationszentren, Kliniken und Berufsbildungs- und Förderungswerken wird solchen „extrafunktionalen Qualifikationen" noch immer zu wenig Wert beigemessen. Die praxisorientierte Schulung des Umgangs mit Nichtbehinderten gehört meiner Ansicht nach in jeden Lehrplan, der für die Ausbildung von Behinderten geschaffen wird.

Ein besonderes Problem bildet das äußere Erscheinungsbild des Behinderten. In allen Untersuchungen ist deutlich geworden, daß die äußerlich sichtbare Behinderung als Stigma (GOFFMAN, 1974) wirkt, das die Wahrnehmung des Nichtbehinderten in einer ganz charakteristischen Weise verändert. Außerdem haben Untersuchungen gezeigt, daß auch das übrige Erscheinungsbild von Behinderten sehr kritisch und eher negativ beurteilt wird.

Von daher gesehen wäre es vernünftig, wenn der Behinderte den kosmetischen Aspekt, was etwa Kleidung, Aussehen usw. betrifft, beachten würde. Auch die Frage, inwieweit eine Behinderung möglichst unauffällig gemacht werden sollte, ist hier zu diskutieren. So kann z. B. das Tragen einer Prothese aus kosmetischen Gründen angezeigt sein, selbst wenn dadurch die Funktionalität geringfügig beeinträchtigt wird.

Diese Überlegungen machen deutlich, daß auch beim Behinderten eine Vielzahl von Lernprozessen stattfinden muß, damit das Verhältnis zum Nichtbehinderten entspannter wird. Dazu gehört auch, daß der Behinderte Verständnis gewinnt für die Situation, in der sich der Nichtbehinderte befindet. Er muß lernen, daß der Nichtbehinderte oft nur unwissend und nicht unwillig ist, und daß viele verletzende Reaktionen nicht gewollt sind, sondern aus der Unfähigkeit zu richtigem Verhalten herrühren.

Schlußbemerkungen

Soziale Interaktionen ergeben sich selten von selbst, am wenigsten da, wo auf einer Seite normabweichendes Verhalten vorliegt. Gegenseitiges Lernen ist notwendig, wobei am Anfang dieses Lernprozesses überhaupt erst einmal die

Bereitschaft zum Lernen geweckt werden muß – und zwar auf beiden Seiten.
Ich halte es für sehr schwierig, so ganz pauschal die Einstellung der Gesellschaft gegenüber Behinderten zu verbessern. Wir können vielleicht insgesamt dafür Sorge tragen, daß unsere Gesellschaft toleranter wird; dann wird sie auch ihren behinderten Mitgliedern gegenüber mit mehr Selbstsicherheit, Gelassenheit und Verständnis reagieren. Die zwischenmenschlichen Pannen, die im alltäglichen Bereich zwischen Behinderten und Nichtbehinderten passieren, lassen sich aber nur durch ganz konkrete Lernprozesse vermeiden. Dazu können wir, die wir in der Rehabilitation von Behinderten tätig sind, am allermeisten beitragen.

Literatur

1. Allport, G. W.: Attitudes. In: Handbook of social psychology. Murchison, C. (Hrsg.)., Worchester, Mass.: Russel 1967
2. Bracken, H. v.: Vorurteile gegenüber behinderten Kindern, ihren Eltern und Schulen. Berlin: Marhold 1976
3. Goffman, E.: Stigma. Über Techniken der Bewältigung beschädigter Identität. Frankfurt: Suhrkamp 1975
4. Jansen, G. W.: Die Einstellung der Gesellschaft zu Körperbehinderten.: Schindele 1976
5. Richardson et al.: Cultural Uniformity in reaction to physical disabilities. Am. Social Rev. 1961
6. Schadewaldt, H.: Die Einstellung der Gesellschaft zum Behinderten im Laufe der Geschichte. In: Der behinderte Mensch und die Eugenik. BAG Hilfe für Behinderte (Hrsg.): Düsseldorf 1969

Diskussionsbeiträge

R. Wolf

Aus der sehr interessanten Analyse über die Entstehung von „Einstellungen" – in diesem Falle gegenüber Behinderten – wurden von Herrn Jansen meiner Meinung nach zu begrenzte Schlüsse hinsichtlich einer möglichen Veränderung gezogen.
Sinngemäß wurde gesagt:
Die Begegnung Behinderter – Nichtbehinderter ist so selten, daß selbst dann, wenn Verhaltensmuster für den Umgang miteinander bestehen, keine Automatisierung des Erlernten stattfindet.
Als ein möglicher Vorschlag zur Veränderung wurden Medienbeiträge genannt, die Behinderte im Alltag zeigen.
Weiter wurde u. a. gefordert, Nichtbehinderte durch Rollenspiele im Umgang mit Behinderten zu schulen und in dem Lehrplan von Behinderten aktives Zugehen auf Nichtbehinderte zu üben.
Ich meine, daß man vielmehr versuchen sollte, durch die Schaffung von Möglichkeiten zu einer Begegnung Behinderter und Nichtbehinderter im Alltag ein entsprechendes Übungs- und Informationsfeld zu schaffen.
Ich habe die Erfahrung gemacht, daß Kinder, die in Krippen, Kindergärten und Schulen miteinander aufwachsen, mit ein wenig Unterstützung für alle praktisch „nebenher" den gegenseitigen Umgang in der geforderten Form erlernen.

Wir, die in Einrichtungen der Sondererziehung und der Rehabilitation arbeiten, sollten folgendes überlegen:

1. Schaffen wir durch unsere wohlgemeinte Sondererziehung, die eine Zentralisierung und damit die Herausnahme der Behinderten aus dem Alltag der Nichtbehinderten zur Folge hat, nicht einen Teil der Probleme, über die im Referat gesprochen wurde?
2. Ist es nicht richtiger, Hilfen für ein gemeinsames Leben von Behinderten und Nichtbehinderten in den Regeleinrichtungen zu geben, anstatt Behinderte in unsere Sonderinstitutionen zu holen?

H. L. Hoffmann

Die Ausführungen des Referenten Professor Dr. G. W. Jansen, Köln, mit dem Titel „Der Behinderte und die Gesellschaft" sowie vielfache Diskussionsbemerkungen stellten fest, daß die Rolle des Behinderten im Bereich des öffentlichen Lebens auch heute noch von der Umwelt als zwiespältig erfaßt wird. Einerseits will und soll der Behinderte nicht als „anormal" gelten, andererseits beansprucht er aber selbstverständlich die Hilfe seiner Umwelt, um gleichwertig am Tagesgeschehen teilzunehmen. Die Dreifächerung der Einstellung zu dieser Behindertensituation, nämlich die kognitive, die affektive und aktionale Komponente lassen sich unter dem praktischen Begriff der Mentalität des Nichtbehinderten zum Behinderten und umgekehrt zusammenzufassen. Obwohl in vielen Sparten des Lebens durch Eigeninitiative oder Fremdrehabilitation durchaus vielfach leistungsfähig geworden, nimmt nach Meinung der Behinderten der Nächste (z. B. Schulkamerad, Arbeitskollege, Verkehrsteilnehmer, Vereinsmitglied) seinen behinderten Mitmenschen viel zu wenig als gleichberechtigt an; die Gesellschaft insgesamt lehne ihn praktisch immer noch weitgehend ab. Die neuerlichen Erfahrungen auf dem Gebiet der sozialmedizinischen Rehabilitation im Rahmen eines stationären Heilverfahrens mit den seit 2 Jahren inaugurierten Gesundheitserziehungsprinzipien weisen hoffnungsvolle Aspekte auf in bezug auf das Verständnis der chronisch Kranken untereinander. Die sog. passive Kur hat sich in den letzten 2–3 Jahren zu einer aktiven Rehabilitationsmaßnahme umgewandelt durch die schon lange notwendig gewordene Gesundheitserziehung/-bildung der Patienten. Die Richtlinien für die Gesundheitserziehung in den Heilbädern und Kurorten vom November 1976, inauguriert und getragen von dem Deutschen Bäderverband e. V., dem Verband Deutscher Rentenversicherungsträger, der Bundesvereinigung für Gesundheitserziehung e. V., und der Deutschen Gesellschaft für Ernährung e. V. sind bahnbrechend. Sie haben eindeutig als Ziel die Aufklärung der Kranken über Ursachen und Folgen ihrer Krankheit, über die Art der körperlichen und seelischen Behandlung durch den ärztlichen und/oder Psychotherapeuten, die Erlernbarkeit und Anwendung eigener Motivation und daraus zu folgender Initiative für die Selbstbewältigung des Krankeitsgeschehens und eine Förderung der Prävention und Nachsorgebemühungen. Durch intensiven pädagogischen und didaktischen Einsatz der therapeutischen Bezugsperson in Einzel- und Gruppenaussprachen mit entsprechendem Training erfährt der interessierte Patient umfassend Aufklärung und Wegweisung für sein Gesundheitsstreben. Dabei ist es bereits auffällig geworden, daß durch diese vielfach gefächerten Informationen zwangsläufig auch das Verständnis für den kranken Mitpatienten und speziell den Behinderten (insbesondere Kriegsbeschädigte, Unfallgeschädigte u. ä.) geweckt wird. Es ist weiter zu hoffen, daß durch vertiefte Wissensvermittlung und aktives Lernverhalten in der besinnlichen Zeit eines Kuraufenthaltes die gesamtumfassende körperlich-geistig-seelische und soziale Rehabilitation in vieler Hinsicht besseren Erfolg und Effekt zeigt. Aus diesen Situationen des Rehabilitationsgeschehens ist bereits ein deutlich merkbares verständnisvolleres Verhältnis der chronisch Kranken untereinander festzustellen, insbesondere des im üblichen Sinne der Behinderung weniger gestörten Patienten zu dem echt Behinderten, was schließlich nicht in Mitleid, sondern in tätiger Nächstenliebe und Hilfsbereitschaft ausmündet.

Zur Abrundung des Verständnisses Nichtbehinderter zu Behinderten untereinander muß jedoch betont werden, daß neben der Kooperation der Familienmitglieder bereits im Kindergarten unter den Kindern ein Lern- und Anpassungsprozeß beginnen müß, der in der Schule und in der Lehrwerkstatt fortgesetzt und insgesamt in allen Bereichen des Erwachsenenlebens ausgeformt und aktiv verwirklicht werden sollte. Menschen müssen sich in jeder Lebenslage untereinander begreifen lernen und sowohl neidlos als auch bedingungslos Hilfestellung leisten, sonst verlieren sie das Prädikat des Menschseins.

U. Heineker

In bezug auf eine wirksame Einstellungsänderung der Gesellschaft gegenüber Behinderten kommt den Massenmedien eine immense Bedeutung – aber auch Verantwortung zu.

Es geht nicht an, daß z. B. die „Aktion Sorgenkind" des ZDF Mitleidsgefühle in einer breiten Öffentlichkeit erweckt und somit auch die Bereitschaft, sich von dem Umgang mit Behinderten „freizukaufen". Entschieden zu verurteilen ist daher auch die Sendung „Danke schön – die Aktion Sorgenkind berichtet" des ZDF, wo ausschließlich von Spendern und deren Spendenhöhe berichtet wird. Hier findet keinerlei Information statt, sondern es wird nur deren soziales Image erhöht!

Vielmehr sollten in dieser Sendung nur sachliche Informationen über Behinderte vermittelt werden, ohne Mitleidsgefühle zu erwecken, vor allem auch Verhaltensbeispiele gegenüber Behinderten für den Nichtbehinderten.

Auch seien die übrigen Medien darauf hingewiesen, durch ihre Berichterstattung keine subtilen Vorurteile zutage treten zu lassen, die sich aufgrund der Stigma-Theorie nach Erving Goffman ergeben. Diesbezüglich verweise ich auf einen Artikel von Rosi Zimmermann „Immer wieder strahlende Kinderaugen" zum Thema „Das Bild des Behinderten in der Presse" („Psychologie heute", Januar 1977, S. 26ff.).

R. J. Sauer

Wir alle kennen die Aktion Sorgenkind (AS) und die Sendung „Der große Preis".

In dieser Sendung wird für die AS das notwendige Geld beschafft, das den Behinderten die Rehabilitation in allen Bereichen ermöglichen soll.

Das alles wird *für* Behinderte getan.

Ich habe noch nie einen Behinderten selbst in der Sendung als Kandidat oder als Zuschauer gesehen!

Warum wird nicht gerade „hier" mit der Integration begonnen?

Ich habe beim WDR einmal angefragt, warum man in der Sendung „Am laufenden Band" keine Behinderten als Kandidaten oder Zuschauer sieht. Die Antwort war: Man befürchtet, daß beim Bewerten der Kandidaten durch das Publikum den Behinderten aus Mitleid der Vorzug gegeben wird.

Ich behaupte, daß das Publikum auch hier nach der Qualität der Antworten und nicht der Behinderung wegen entscheiden wird!

Ich fordere die Fernsehanstalten auf, bei den Werbefilmen für die AS vom Mitleidsklischee abzugehen und statt dessen ganz stinknormale Behinderte, die im gesellschaftlichen Leben mitten drin sind, zu zeigen.

Ich fordere die Fernsehanstalten auf, in ihren Quizsendungen unter den Kandidaten auch den einen oder anderen Behinderten zu zeigen, ohne daß darauf hingewiesen wird, daß nun auch ein Behinderter mitwirkt. Das sieht der Zuschauer von selbst, und er akzeptiert den Behinderten als Kandidat und sieht in ihm nicht nur den Behinderten.

Nun habe ich aber auch Kritik an der Kongreßleitung zu üben. Beginnen wir mit der Antwort auf die Frage, wieweit der Behinderte in der Gesellschaft integriert ist, bei uns hier im Plenarsaal! Hier war in einem Grußwort gesagt worden, man solle endlich die Randgruppen auflösen und integrieren. Ich sehr hier im Saal am *Rande* die rollstuhlfahrenden Teilnehmer! Als Diskussionsredner konnte ich nicht zum Mikrofon auf dem Podium, weil das Podium nur über Stufen zugänglich ist. Übrigens – auch in dem Symposium, an dem ich teilgenommen habe, mußten zuerst einmal Stühle hinausgeschafft werden, bevor die Rollstuhlfahrer teilnehmen konnten. Man fragt sich unwillkürlich, ob bei der Kongreßplanung kein Behinderter mitgewirkt hat.

K. Hinrichsen

Ein Behinderter ist erst dann beruflich rehabilitiert, wenn er von den Arbeitskollegen als „gleichwertig" anerkannt, als *Mit*arbeiter angenommen wird.

Daher sind alle technischen und personellen Anstrengungen zur beruflichen Situation von vornherein zum Scheitern verurteilt, wenn es nicht gelingt, in der Welt der Nichtbehinderten ein besseres Verständnis für die Behinderten zu erreichen.

Dies muß mit allen Mitteln und auf allen Wegen versucht werden. Daher sollten von diesem Kongreß *sofort* Anregungen an alle beteiligten Stellen hinausgehen, entsprechende Schritte zu unternehmen und nach Wegen zu suchen. Es genügt nicht, daß diese Forderung in einigen Monaten nur in dem beabsichtigten Druckwerk erscheint.

U. Bach

Ich bin Theologe in den Orthopädischen Anstalten Volmarstein/Ruhr. – Zwei kritische Anmerkungen:

Erstens: Es wurde im Vortrag und noch deutlicher jetzt in der Aussprache herausgestellt, die Einstellung Körperbehinderter zu Geistigbehinderten sei nicht positiver als die Einstellung Nichtbehinderter zu Geistigbehinderten. Ich behaupte: Dieser Tatbestand ist völlig verständlich. Denn wir Körperbehinderten haben alle (oder fast alle) die Erfahrung gemacht, daß wir in depressiven Stimmungen von Eltern und Freunden getröstet wurden mit dem Hinweis darauf, daß *wir* „wenigstens noch" (!) denken können. „Du sitzt zwar im Rollstuhl, aber du bist klar im Kopf": Diese Einsicht sollte mich stabilisieren, sollte eine neue Basis bilden für mein Selbstwertgefühl. Ist es nicht verständlich (ich sage nicht: „richtig"), wenn ich diese Logik dann eines Tages fresse (oder wie wir heute sagen: „internalisiere")? Wenn ich trotz meiner Körperbehinderung „etwas sein" will, hat das dann geradezu zur Voraussetzung, daß ich mich vom Geistigbehinderten absetze, daß ich mich über ihn erhebe. – Im Gegensatz zu Nichtbehinderten hat *unsere* negative Einstellung zu Geistigbehinderten (solange wir nicht bewußt und konsequent gegen das angehen, was uns andressiert wurde) also sogar eine quasi-notwendige Funktion.

Zweitens: Denken wir beim Thema „Einstellung" nicht noch viel zu stark im Subjekt-Objekt-Schema? Hier der eine (der Nichtbehinderte), dort der andere (der Behinderte). Und dann fragen wir: Wie kann die Einstellung des „einen" besser werden; wie könnte der „andere" ihm dabei helfen? Das heißt: Wir denken im Gegenüber. Ich meine aber, daß wir von vornherein viel näher beieinander sind.

Ich behaupte geradezu: Die Einstellung des Nichtbehinderten zum Behinderten ist überhaupt nur die Kehrseite der Einstellung des Nichtbehinderten zu sich selbst.

Wer mir sagt: „An Ihrer Stelle hätte ich schon längst Schluß gemacht", der ist nicht einfach ein bißchen taktlos; sondern er hat Angst, nicht vor mir, aber vor seiner Zukunft, vor bestimmten Möglichkeiten seines eigenen Lebens. Solange Nichtbehinderte gesund sein *müssen*, kann es nicht anders werden. – Ich spreche in solchen Zusammenhängen gern von der „na und!"-Haltung. Ich sitze im Rollstuhl – na und? Der andere kann laufen – na und? Aufgabe müßte es für uns alle sein, zu erkennen: Es gibt die Möglichkeit, morgen arbeitslos zu sein – na und? Ich (auch als Rollstuhlfahrer) könnte nächstes Jahr blind sein – na und? Seitdem ich im Rollstuhl sitze, überfällt mich zuweilen der Gedanke: Was auf keinen Fall passieren darf: daß ich zusätzlich noch erblinde! Das heißt aber: Ich *kann* nicht sehen, ich *muß* sehen, ich verkrampfe mich in's Sehen. Das hat zur Folge: In der Begegnung mit Blinden ist mein Verhalten oft recht verkrampft.

Es ist nicht einfach, das „na und?" durchzuhalten. Das können wir wohl alle nicht immer. Aber erst wenn wir diese Sache gemeinsam anpacken, wird's besser. Denn damit sind wir bereits an einer *gemeinsamen* Aufgabe. Und die Erfahrung ist ja tausendfach gemacht worden: Wenn zwei Menschen, wenn Behinderte und Nichtbehinderte eine gemeinsame Aufgabe angehen, wird die Einstellung zueinander positiver – und auch die Einstellung, die jeder zu sich selber hat.

Probleme der Forschung in der Rehabilitation

K.-A. Jochheim

Forschung auf dem Gebiet der Rehabilitation ist unbestritten eine dringende Notwendigkeit, wenn die in diesem Fachgebiet sichtbaren Anstrengungen personeller und ökonomischer Art sinnvoll koordiniert und im Interesse der Behinderten und der sozialen Gemeinschaft voll ausgeschöpft werden sollen.

Forschungsansätze sind im Gegensatz zu biologischen Forschungsmodellen allerdings in der Regel wesentlich schwieriger und unübersichtlicher, weil Ursachen und Wirkungen so gut wie niemals – wie in vielen Bereichen der Naturwissenschaft – in monokausalen Reaktionsketten auflösbar sind.

Vielmehr greift der Prozeß der Rehabilitation in so vielfältiger Form in biologisches, psychologisches, pädagogisches und soziales Bedingungsgefüge ein, daß nur eine interdisziplinäre Betrachtungsweise das Gesamtphänomen korrekt zu analysieren vermag.

Solche Forschungsansätze mit ausgewogener Beteiligung der erwähnten Grundwissenschaften sind hingegen äußerst selten, weil neben Verständigungsschwierigkeiten durch die jeweilige Fachnomenklatur auch Vorurteile gegenüber der Objektivität der unterschiedlichen Forschungsrichtungen zu überwinden sind, die z. T. – wie zwischen Psychiatrie, Psychologie und Soziologie – echte Vertrauenskrisen ausgelöst haben.

Gemeinsame Forschung gelingt erst dann, wenn unbeweisbare Axiome von allen Partnern anerkannt und methodische Schritte auch von allen in großen Zügen verstanden werden.

Wenn schon die praktische Rehabilitationsarbeit nur in einem aufeinander eingespielten Team gelingt, so gilt dies erst recht für die wissenschaftlich korrekte Auswertung und Interpretation von Ergebnissen, unabhängig davon, ob sie im Schwerpunkt mehr der Grundlagenforschung oder mehr der angewandten Forschung zuzurechnen sind.

Eine grundsätzliche Schwierigkeit ergibt sich bereits bei dem Bemühen, die Eingangsvoraussetzungen der Rehabilitation exakt zu beschreiben, bevor spezifische Interaktionen im Sinne der Rehabilitation überhaupt begonnen haben.

Die bisher vielfach übliche Klassifikation nach medizinischen Schadensgruppen oder gar nach der Diagnose des Grundleidens – wie etwa Zustand nach Herzinfarkt oder Oberschenkelamputation rechts oder Schizophrenie – bieten kaum ausreichende Ansatzpunkte, Rehabilitationsergebnisse mit wissenschaftlicher Präzision zu erfassen.

Hierzu bedarf es vielmehr einer weit differenzierteren Datenerfassung, für die sich erste Umrisse im Programm der WHO aus dem Jahre 1976 abzeichnen, wenngleich noch langfristige Erprobungen erfolgen müssen, bevor eine internationale Kodifizierung der Behinderung mit ähnlichen Verbindlichkeiten wie die der internationalen Klassifikation der Diagnosen gelingen soll.

Der bedeutsame Ansatz im WHO-Programm besteht darin, zwischen dem medizinischen Schaden, der funktionellen Beeinträchtigung und den sozialen Auswirkungen zu unterscheiden, und somit auch die Ebenen zu erfassen, auf denen der Rehabilitationsprozeß Erfolgschancen verspricht (Abb. 1).

Wenngleich zahlreiche medizinische Schäden unbeeinflußbar bleiben oder gar, wie bei manchen degenerativen Erkrankungen, einen prognostisch ungünstigen Verlauf nehmen, so kann trotzdem mit geeigneten Methoden der Rehabilitation die funktionelle Leistung des Betroffenen wesentlich gebessert und die sozialen Auswirkungen entsprechend gemindert werden.

Ursächliche Faktoren
Krankheit
Umgebung
Gewohnheiten
Gesellschaftliche Forderungen
Schaden
Funktionelle
Einschränkung
Behinderung
Persönliche
Folgen
Verminderung der
– Unabhängigkeit
– Beweglichkeit
– Freizeitaktivitäten
– sozialen Integration
– wirtschaftlichen
Möglichkeiten usw.
Familiäre
Folgen
– Pflegebedarf
– gestörte soziale
Beziehungen
– wirtschaftliche
Belastung usw.
Gesellschaftliche
Folgen
– Fürsorgeanspruch
– Produktivitäts-
verlust
– gestörte soziale
Eingliederung
usw.

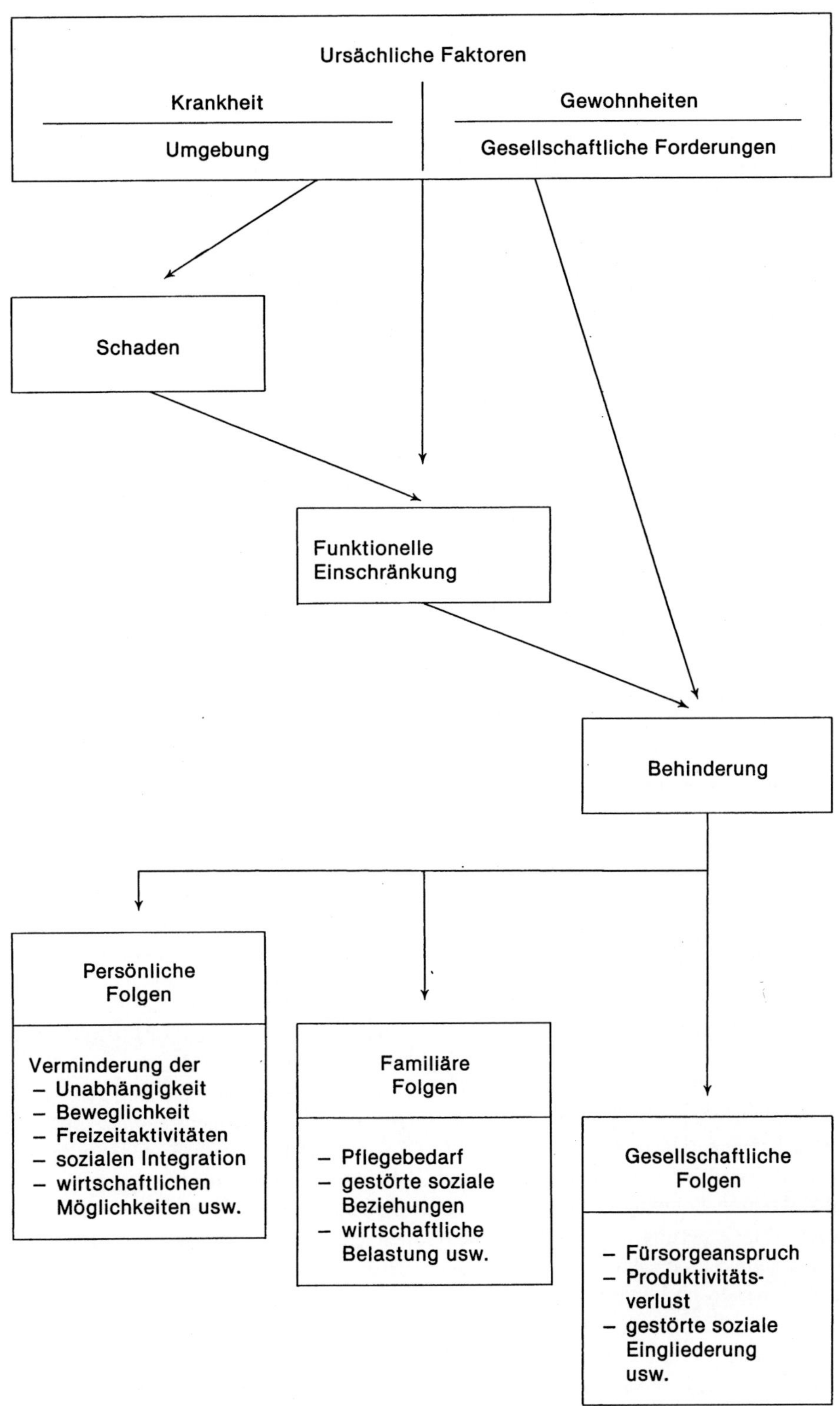

Abb. 1

Die Bezugnahme auf das soziale Aufgabenfeld, auf die Mobilität, die Selbständigkeit, die Teilhabe am Schul- oder Arbeitsleben, die ökonomische Unabhängigkeit, die Partnerschaft in Ehe und Familie und die Teilhabe am kulturellen, sportlichen und sozialen Leben entscheiden schließlich darüber, ob Rehabilitationsmaßnahmen sinnvoll und erfolgreich angewendet werden können.

Von einer so sorgfältigen Überprüfung des Rehabilitationspotentials im Einzelfall sind wir allerdings in der Forschung und erst recht in der Praxis noch weit entfernt. Voraussetzung hierfür wäre eine recht umfangreiche Datensammlung, die neben den medizinischen Befunden auch ausreichende psychologische, pädagogische, berufspädagogische und soziale Fakten enthält.

Dieser im englischsprachigen Schrifttum als Assessment bezeichnete Vorgang hat sich allerdings in der Forschung – mit Ausnahme der Berufsfindung und Berufsförderung – noch relativ wenig niedergeschlagen, obwohl der wachsende Einsatz von Datenverarbeitungsanlagen heute die Handhabung umfangreicher Datenpakete grundsätzlich zulassen würde.

Die Schwierigkeit liegt offenbar im Auffinden eines gerade noch ausreichenden Genauigkeitsgrades für die jeweiligen Einzelaspekte.

Mit dem Ziel der sozialen Auswirkungen vor Augen dürfte es jedoch gelingen, ein Raster für Verhalten und Leistung zu erstellen, das nicht nur dem jeweiligen Spezialisten noch verständlich ist.

Eine von H. Rusk vor einigen Jahren in dieser Richtung publizierte Forschungsaufgabe ist schließlich in der Praxis gescheitert, weil die Kodifizierung medizinisch kopflastig war.

Helander hat andererseits bei einer Studie in Schweden im Vergleich von rehabilitierten und nichtrehabilitierten Behinderten bezüglich ihrer beruflichen Eingliederung keine signifikanten Unterschiede hinsichtlich Art und Schwere der Behinderung feststellen können.

Statistisch relevant für die berufliche Eingliederung beider Gruppen waren schließlich Lebensalter, berufliche Vorbildung und Handgeschick.

Diese Beispiele zeigen in aller Deutlichkeit, daß Daten zur Einschätzung der Rehabilitationsprognose und ihre Kontrolle an den tatsächlichen Abläufen als herausragendes Forschungsanliegen gesehen werden müssen. Und dies ist gerade in der Bundesrepublik Deutschland vorrangig, weil im gegliederten System der sozialen Leistungen mit seinen immer noch nicht voll geklärten Zuständigkeiten insbesondere das Rehabilitationsziel, das sich aus der Rehabilitationsprognose heraus formulieren läßt, zugleich über den voraussichtlich zuständigen Kostenträger entscheidet.

Die gegenwärtig – beispielsweise im Rahmen des Anschlußheilverfahrens – getroffenen Entscheidungen über das Rehabilitationsziel sind häufig von administrativen Zufälligkeiten abhängig und entbehren der wissenschaftlich nachprüfbaren kategoriellen Ordnungsprinzipien.

Das weite Feld der technischen Hilfen hat die Forschung in den letzten Jahren erheblich befruchtet. Gerade auf dem Gebiet der Prothesen und Orthesen sind Grundlagenforschung und angewandte Forschung zu viel beachteten Detailergebnissen gekommen, die hinsichtlich der Mobilität und der Verselbständigung in Einzelfällen spektakuläre Erfolge verzeichnen konnten. Als Beispiel soll hier lediglich die myoelektrische Armprothese erwähnt werden, die bei entsprechender Auswahl der Probanden echte Fortschritte erkennen läßt. Der Einsatz derartiger differenzierter technischer Mittel läßt andererseits auch die Bedeutung von Lernfähigkeit und Motivation erkennen, weil nur zähes Üben mit derartigen Hilfen schließlich den höheren Freiheitsgrad erreichen hilft, den die technische Hilfe in Aussicht stellt.

Auch hier – wie in vielen anderen Bereichen rehabilitativer Aufgabenstellung – muß die Forschung den Blick vom Glanz technischer Perfektion stärker auf den Rehabilitanden und dessen psychologische und soziale Voraussetzungen lenken, wenn Fehlinvestitionen in Form von Hilfsmitteln im großen Stil vermieden werden sollen.

Auch hier ein konkretes Beispiel:

Die Versorgung mit Gehapparaten und eine entsprechende Gehschule gehören zum Normalprogramm der meisten Querschnittsgelähmten-

Zentren. Verfolgt man jedoch die Zahl derer, die dauerhaft Gehapparate benutzen, so läßt sich der apparative und zeitliche Aufwand vielfach nicht rechtfertigen, wenn die Gehübungen unmittelbar nach der Entlassung aus stationärer Behandlung aufgegeben werden, weil die Alltagsaufgaben durchweg auch vom Rollstuhl aus bewältigt werden können.

Der Anreiz, nur aus gesundheitlichem Aspekt an den Gehübungen festzuhalten, ohne daß daraus ein Gewinn für die Mobilität im Alltag erwächst, ist ebensowenig für den Gelähmten überzeugend wie für das Gros der unbehinderten Stadtbevölkerung, das wesentlich häufiger den Aufzug benutzt, als den Trainingsreiz regelmäßigen Treppensteigens wahrzunehmen.

Diese Überlegung, die für die Gesundheitserziehung in gleicher Weise wie für die Zielsetzung in der Rehabilitation gilt, macht vor allem verstärkte Anstrengungen in der Motivationsforschung erforderlich. Hier ist es vor allem notwendig, die Gesellschaftswissenschaften stärker zu beteiligen, um nicht von einem undifferenzierten, weitgehend von moralischen Kategorien geprägten Menschenbild auszugehen, das in der pluralistischen Gesellschaft nicht mehr generell verbindlich erscheint.

Wenn in Schweden nach Meinungsumfragen nur noch 17% der Bevölkerung die Teilnahme am Erwerbsleben als wesentliches Ziel ansehen, so nimmt es nicht wunder, daß auch in der BRD mit der Fortentwicklung sozialer Ansprüche die Entfaltung im Berufsleben an Bedürfnisse hinsichtlich des Einkommens, des Betriebsklimas und der Selbstverwirklichung geknüpft wird, die im Rahmen der Marktwirtschaft keineswegs regelmäßig und allerorts erfüllt werden können.

Die z. T. bereits als weltfremd erscheinende These von der Organisierbarkeit angemessener Arbeitsbedingungen für jedermann hat gerade für beschränkt Leistungsfähige oder Leistungswillige verbreitet zu Enttäuschungserlebnissen geführt, die nur schwer korrigiert werden können.

Die Motivation zur Mitarbeit nach Maßgabe der vorhandenen Kräfte und zu dennoch akzeptablen wirtschaftlichen Bedingungen zwingt zu langfristigen sozialen Planungen, die sich nicht mit einer Erleichterung oder Erschwerung des Bezugs von Renten, Krankengeld oder anderen Leistungen der sozialen Sicherheit pragmatisch umgehen lassen.

Die soziale Marktwirtschaft muß vielmehr unter volkswirtschaftlichen Aspekten das Arbeitskräftepotential soweit wie möglich einbeziehen und der Tendenz entgegenwirken, möglichst viele Arbeitsvorgänge gänzlich der Maschine zu übertragen.

Normen und Werte als Grundlage der Motivation hängen – wie soziale Forschungsergebnisse deutlich gemacht haben – in erheblichem Maße auch von der sozialen Klasse, von der Sozialstruktur, vom sozialen Netz in Gruppen, Nachbarschaft und Familie und von der sozialen Interaktion ab.

Derartige Forschungsergebnisse können jedoch nicht auf der Ebene der Analyse verbleiben, ohne konstruktive Ansätze für die Erziehungswissenschaften vorzubereiten, denen wiederum die Entwicklung von Methoden obliegt, grundsätzliche Erkenntnisse notwendiger gesellschaftlicher Anpassung mit dem Ziel einer weitmöglichst stabilen und gerechten Sozialordnung zu vermitteln und in praktisch-pädagogische Programme umzusetzen und deren Ergebnisse zu kontrollieren.

Die Institutionen der Rehabilitation, die Beratungsstellen, die medizinischen Rehabilitationskrankenhäuser und -abteilungen sowie die Tages- und Nachtkliniken, die Berufsbildungs- und Berufsförderungswerke sowie die Fürsorgestellen für Schwerbehinderte, aber auch die Sonderschulen der unterschiedlichen Behinderungsgruppen müssen generell ihre Programme auf die Eingliederungsergebnisse hin durch langfristige Nachsorgeprogramme überprüfen.

Nur auf diese Weise entsteht über die gute Absicht hinaus ein klares Bild bezüglich der gesellschaftlichen Gesamtleistung und der möglicherweise bereits im methodischen Ansatz erkennbaren Defizite, die die berechtigte Hoffnung der Rehabilitanden zerstören und die volkswirtschaftlichen Anstrengungen fraglich erscheinen lassen.

Im Bereich des Sonderschulwesens ist die Problematik unter dem Aspekt der Integration behinderter Kinder und Jugendlicher bereits deutlich erkennbar, hat aber bisher nur vereinzelt zu

Forschungsaktivitäten geführt, weil Modellversuche einer integrierten Schulausbildung nur vereinzelt in der Sekundarstufe begonnen worden sind.

Architektonische Hemmnisse und psychologische Barrieren haben zwar durch gesetzgeberische und publizistische Initiative eine deutliche Einengung erfahren; das Zusammenleben von Behinderten mit Nichtbehinderten in einer lebendigen Solidargemeinschaft ist jedoch nur vereinzelt Wirklichkeit geworden und hinsichtlich der erforderlichen Bedingungen zur Stabilisierung noch nicht hinreichend wissenschaftlich untersucht, um daraus pädagogische und sozialpolitische Folgerungen zu ziehen.

Die Ansätze, die BRADGART im Focus-Modell veröffentlich hat, lassen erkennen, daß nicht die moralische Pflicht, sondern der gegenseitige Vorteil – wie bei jeder anderen Form eines Zusammenschlusses – als Fundament der Stabilität unerläßlich ist.

Verständlicherweise wird oft die Frage gestellt, wie groß der Anteil der Behinderten an der Gesamtbevölkerung sei, welche Altersgruppen dabei vorherrschen, und ob die Gruppe nicht einen zu hohen Anteil am Bruttosozialprodukt verlange.

Die wissenschaftliche Antwort auf diese Frage ist schwer zu geben, weil verbindliche Zahlenangaben bisher fehlen und auch so lange nicht erarbeitet werden können, bis der eingangs dargestellte Klassifizierungsvorgang befriedigend gelöst ist.

Dennoch wäre es sicherlich möglich, schon jetzt anhand einer – nach statistischen Gesichtspunkten mit entsprechenden Kontrollen gezogenen – Stichprobe ökonomische Folgen für den Betroffenen und seine Familie und die Versichertengemeinschaft generell zu ermitteln und diese – aufgrund der bestehenden Sozialgesetzgebung zu erbringenden Leistungen der gesundheitlichen und sozialen Versorgung – mit und ohne zusätzliche rehabilitative Hilfen zu analysieren.

Dabei werden Lebensalter, Schulbildung, Art und Schwere der Behinderung, aber auch Wohnumgebung, Nachbarschaft und Familie maßgeblich auf das Ergebnis einwirken.

Die hier nur kurz gestreiften Fragen, die gerade für die Weiterentwicklung des Sozialrechts von entscheidender Bedeutung sind, bedürfen einer interdisziplinären Verbundforschung, wenn das bisher weitgehend von der Medizin geprägte Forschungsanliegen für politische Entscheidungen brauchbare Grundlagen liefern soll.

Der Aufbau eines gemeinsamen Stichwortkatalogs (Thesaurus) für die Sammlung und Ordnung des vorhandenen Schrifttums wäre ein erster Schritt, der bereits als Hilfe zur Überwindung der interdisziplinären Sprachbarrieren dient.

In den USA hat der erste Sputnik eine für die Entwicklung der Welttraumforschung entscheidende Hilfe in Form heilsamen Schreckens ausgelöst, die Forschungskräfte entwickeln zu helfen.

Ein ebensolcher Schreck wäre durchaus angemessen, wenn man sich der Tatsache entsinnt, daß in einigen Jahren im Gegensatz zur Mitte unseres Jahrhunderts – nicht mehr fünf – sondern nur noch zwei beruflich Tätige einen Rentner erhalten müssen.

Die Rehabilitation Behinderter und ihre möglichst weitgehende gesellschaftliche Teilhabe ist also auch hier ein volkswirtschaftliches Problem ersten Ranges, das jetzt mit allen verfügbaren Mitteln der Forschung differenziert erfaßt und gegliedert werden müßte, damit die uns vorschwebende Würde des einzelnen Menschen auch wirklich im Rahmen der sozialen Ordnung verwirklicht werden kann.

Die 24 wissenschaftlichen Symposien des Heidelberger Rehabilitationskongresses 1978

Einleitende Hinweise

Die wissenschaftlichen Symposien stellen durch ihren Aufbau und durch ihre Vielzahl das traditionelle und verbindene Element der Rehabilitationskongresse „Rehabilitation als Schlüssel zum Dauerarbeitsplatz" der Jahre 1958 (Freudenstadt), 1968 (Heidelberg) und 1978 (Neckargemünd) dar. Sowohl in den speziellen, bestimmte Behindertengruppen betreffenden Symposien als auch in den mit allgemeinen Rehabilitationsproblemen befaßten Symposien werden bevorzugt die Veränderungen der letzten 10 Jahre dargestellt und analysiert.

1978 standen im Vordergrund der von Experten verschiedener Disziplinen geleiteten Symposien

- der jetzige Stand der medizinischen und technischen Entwicklung,
- die interdisziplinäre Zusammenarbeit,
- die Auswirkungen der neueren Gesetzgebung und
- die durch die Arbeitsmarkt-Situation gegebenen Verhältnisse.

Allen Symposien ist hier im Kongreßbericht jeweils ein Übersichtsblatt vorangestellt; sie beginnen entsprechend dem tatsächlichen Ablauf mit dem Einleitungsvortrag des Vorsitzenden und mit den Fachreferaten der Mitglieder der Symposiumsleitung. Über die mehrstündige Aussprache, die sich an diese Vorträge anschloß, berichten fast alle Vorsitzenden in einer Kurzdarstellung des Diskussionsverlaufs. Im Wortlaut sind – analog zu den Berichten über die Plenarsitzungen – nur jene Diskussionsbeiträge wiedergegeben, die auch schriftlich eingereicht wurden.

Die Diskussionen werden mit den „Empfehlungen" abgeschlossen, die entweder 1978 erstmals formuliert oder gegenüber 1968 überarbeitet wurden. Sie lassen in aller Regel die erreichbare nächste Stufe zur Weiterentwicklung der Rehabilitation erkennen und stellen entsprechende Arbeitsthesen auf. Inhalt und Ablauf der Symposien waren von den Vorsitzenden weitgehend selbständig gestaltet worden, so daß nicht in allen Symposien abschließende Empfehlungen ausgesprochen wurden.

Einzelne Symposien erstellten ihre Empfehlungen nach der folgenden für den Heidelberger Rehabilitationskongreß 1968 festgelegten Aufgliederung (s. *Heidelberger Rehabilitationskongreß 1968 – Kongreßbericht,* 2. Aufl., Stuttgart: Gentner 1969, S. 161 ff.).

A. Statistische Angaben

Durch diesen Gesundheitsschaden bedingte

1. Morbidität (einschl. Zahl der Heilverfahren)
2. Mortalität
3. Frühinvalidität

B. Besonderheit dieses Gesundheitsschadens

1. vorwiegend betroffene Altersgruppe, ggf. Berufe, ggf. Männer und Frauen
2. Rezidivhäufigkeit (erhöhte Rückfallgefahr durch ...)
3. Beeinträchtigung der geistigen Leistungsfähigkeit (der körperlichen Leistungsfähigkeit s. D4 und D5)
4. Wesensänderungen und sonstige Besonderheiten

C. Besonderheiten medizinischer Rehabilitationsmaßnahmen

1. Fortschritte der Therapie in den letzten 10 Jahren
   a) medikamentöse Behandlung
   b) sonstige Therapie
2. Spezialeinrichtungen (erforderliche?, ggf. wo vorhanden, ggf. wo geplant?)
3. durchschnittliche Dauer der stationären Behandlung
4. Kompensationsmöglichkeiten bei Funktionsausfall (z. B. durch Training, erzielbare kompensatorische Leistungssteigerung intakt gebliebener Organe bzw. Organsysteme)
5. Zweckmäßigkeit einer Beschäftigungs- bzw. Arbeitstherapie (ggf. Vorschläge konkreter Arbeitsverrichtungen)

D. Aspekte beruflicher Rehabilitationsleistungen

1. Besonderheiten der sozialmedizinischen Begutachtung dieses Personenkreises
2. Belastungsprüfungen, praktische Arbeitserprobungen nötig?
3. Anhaltspunkte für den Zeitpunkt des Beginns berufsfördernder Maßnahmen
4. nicht mehr zumutbare Arbeitsverrichtungen (z. B. Schweregrad der Arbeit, bestimmte Körper- und Gliedmaßenhaltungen und -bewegungen, Arbeiten mit Absturzgefahr, Präzisionsarbeiten, Akkord-, Fließband-, Schichtarbeit, Nachtschicht, Arbeiten mit besonderen Anforderungen an das Arbeitsverhalten, an das Seh- oder Hörvermögen, erhöht unfallgefährdete Arbeitsplätze usw.)
5. nicht mehr zumutbare Arbeitsumwelteinflüsse (z. B. Arbeiten im Freien, Arbeiten in Nässe, Kälte, Hitze, Arbeiten unter Lärmeinwirkung, Arbeiten unter Einwirkung von Stäuben, Gasen, Dämpfen usw.).

E. Zusammenfassung

Hinweise auf Erfolgsaussichten, ggf. entsprechende Empfehlungen berufsfördernder Maßnahmen u. ä.

Wie 1968 sind es auch diesmal 24 wissenschaftliche Symposien, sie sind aber in ihrer Thematik und in ihrer Reihenfolge nicht ohne weiteres miteinander vergleichbar. Für 1978 hatte sich entsprechend den zwischenzeitlichen Wandlungen des Rehabilitationsgeschehens die Notwendigkeit neuer Symposien ergeben, während manche früheren Themen nicht mehr erneut abgehandelt werden mußten.

Der Herausgeber

1. Symposium

Die Rehabilitation von Behinderten mit ischämischer Herzkrankheit und nach Herzinfarkt

Vorsitzender: Prof. Dr. med. K. König, Waldkirch

Als Mitwirkende in der Symposiumsleitung:
Dr. med. H. Bergdolt, Wiesloch
Prof. Dr. med. K.-D. Hüllemann, Prien/Chiemsee
Dr. med. D. Lagerstrøm, Dipl. Sportlehrer, Köln
Prof. Dr. med. H. Roskamm, Bad Krozingen

K. König: Einleitungsreferat, S. 85
In den letzten 10 Jahren deutliche Verkürzungstendenzen der Phase I und II entsprechend den Richtlinien der WHO – Wende durch Anschlußheilbehandlung (AHB) – Qualitätsnormenkatalog für Kurkliniken – Gezielte Einzel- und Gruppentherapie – Phase III: Koronare Trainingsgruppen.

H. Bergdolt: Epidemiologische Ergebnisse und Gesundheitsbewußtsein bei Infarktkranken, S. 87
Die Überlebensrate nach Herzinfarkt – Risikofaktoren für koronare Herzerkrankungen – Gesundheitsbewußtsein – Studie Eberbach/Wiesloch – Die Höhenrieder Langzeitstudie – Das Hamburger Modell – Das Freiburger Baukastensystem – Das Wieslocher Modell.

K.-D. Hüllemann: Gegenwärtiger Stand der klinischen Rehabilitation, S. 89
Die Methodik und die Ergebnisse einer Umfrage bei Akut- und Rehabilitationskliniken sowie bei Rentenversicherungsträgern – Anschlußgesundheitsmaßnahmen (AGM) und Anschlußheilbehandlung (AHB) – Unterschiedliche Auffassungen – Kriterien für die Auswahl der Patienten für Rehabilitationskliniken.

D. Lagerstrøm: Die Bewegungstherapie im Rahmen der Rehabilitation, S. 98
Phasen und Ziele bewegungstherapeutischer Maßnahmen – Einstufung in Übungs- und Trainingsgruppen – Trainingsaufbau und -gestaltung – Individualität als wichtigstes Trainingsprinzip – Das „Kölner Modell" – Änderungs- und Verbesserungsvorschläge – Zusammenfassung.

H. Roskamm: Konservative und/oder chirurgische Rehabilitation?, S. 104
Die chronische koronare Herzerkrankung im Vordergrund – Einschneidenden, grundsätzlich unterschiedliche Therapiemöglichkeiten – Die 3

Gruppen der Koronarkranken – Indikationen für die Revaskularisationschirurgie und zur Koronarangiographie – Ein einheitliches Therapiekonzept aus konservativen und chirurgischen Therapieelementen.

K. König: Zusammenfassung der Diskussionsergebnisse, S. 106

Die Rehabilitation von Behinderten mit ischämischen Herzkrankheiten und Herzinfarkt

Prof. Dr. med. Kurt König, Ärztlicher Direktor der Herz-Kreislauf-Klinik Waldkirch

Im Mittelpunkt der vor 10 Jahren in Heidelberg geführten Diskussionen zur Rehabilitation von Patienten mit ischämischen Herzkrankheiten und Herzinfarkten im besonderen standen die damals kurz zuvor bekannt gewordenen Richtlinien der WHO und der Internationalen Gesellschaft für Cardiologie, die einen nach Zeitablauf und Inhalt klar definiertes Rehabilitationsprogramm enthielten. Der Rehabilitationsablauf war in drei Phasen unterteilt worden. Für die Phase I, also für die Dauer der Behandlung im Akut-Krankenhaus, hatte das WHO-Programm unter der Voraussetzung eines unkomplizierten Verlaufs eine Zeitdauer von 3 – 4 Wochen angesetzt; nach der hierzu 1968 in Heidelberg geführten Diskussion und den daraus resultierenden Empfehlungen wurde jedoch eine Verlängerung der Phase I auf 5 Wochen als für deutsche Verhältnisse angemessener erachtet.

Heute können wir feststellen, daß dieser Zeitraum für die Dauer von Phase I in den meisten westdeutschen Krankenhäusern als realisiert gelten kann. Vielerorts ist sogar in Annäherung an die ursprüngliche WHO-Konzeption eine noch weitere Verkürzung der Krankenhauszeit auf nur 4 Wochen und weniger zu beobachten.

Für die Phase II des Rehabilitationsablaufs, die laut WHO-Definition von der Entlassung aus dem Akut-Krankenhaus bis zur Wiederarbeitsfähigkeit reicht, war in den WHO-Richtlinien – wieder bei komplikationslosem Verlauf – eine Zeitdauer von durchschnittlich 2 Monaten empfohlen worden; in den Heidelberger Diskussionen ergab sich auch hier eine abweichende Auffassung dahingehend, daß für Phase II eine Ausdehnung auf 4 – 5 Monate anzustreben sei; für die Zeit zwischen dem Infarktgeschehen und der Wiederarbeitsfähigkeit wurden damit im Schnitt 6 Monate angesetzt, eine Frist, die zumindest zum damaligen Zeitpunkt angesichts der meist wesentlich längeren Zeiträume für viele nahezu revolutionär gelten mußte. Überblickt man diese Situation heute nach 10 Jahren, so ist auch für Phase II eine Annäherung an die WHO-Richtlinien erkennbar. Entscheidend für diese Entwicklung waren die sich häufenden Informationen in der Fachliteratur, wonach durch die modernen Maßnahmen der Früh-Rehabilitation weder die gefürchtete Häufung von Aneurysmen, noch eine Zunahme von Re-Infarkten oder von Infarkttodesfällen zu beobachten war. Eine entscheidende Wende brachte dann in der Bundesrepublik die Einführung des sog. Anschlußheilverfahrens; dieses Prinzip zielte auf die Einleitung eines Heilverfahrens möglichst noch vor Ablauf einer Dreimonatsfrist nach dem Infarktgeschehen. Die neueste Entwicklung verdanken wir der Initiative der BfA, Berlin; von der BfA wurde das Prinzip der sog. Anschlußheilbehandlung erarbeitet, das eine noch kürzere Frist zwischen der Entlassung aus dem Akut-Krankenhaus und der Einleitung des Heilverfahrens anstrebt; diese Frist sollte 14 Tage nicht überschreiten. Dieses im Frühjahr 1977 bundesweit unter der Abkürzung AHB angelaufene Prinzip kann heute nach $1^1/_2$ Jahren als ein überaus positiver Schritt auf dem Wege zu einer möglichst effektiven Rehabilitation gelten. Durch die Realisierung des Organisationssystems der Anschlußheilbehandlung wurde eine Verkürzung der Zeitspanne zwischen Infarkt und Rückkehr zur Arbeit auf 3 – 4 Monate ermöglicht.

Entsprechend den vor 10 Jahren formulierten Empfehlungen wurden entscheidende Fortschritte auch im Sinne einer vielfältigen Qualitätsverbesserung der angebotenen Heilverfahrensbedingungen erzielt. Die institutionelle Rehabilitation von Infarkten im weitesten Sinne, also auch unter Einschluß der Wiederholungsheilverfahren, wird heute in aller Regel nur noch im Verband eines Sanatoriums bzw. einer Kurklinik, nicht mehr nach Art der freien Kuren durchgeführt; auch diese Empfehlung war in den Heidelberger Richtlinien ausdrücklich enthalten. Die personelle Besetzung wie auch die apparative Ausstattung in Kurkliniken mußte insbesondere nach Einführung des Anschlußheilverfahrens an die wesentlich erhöhten Anforderungen angepaßt werden. Die deutsche Arbeitsgemeinschaft für präventive und rehabilitative Kardiologie hat inzwischen diesbezüglich einen Qualitätsnormenkatalog erarbeitet. Diesem Katalog zufolge sollen neben EKG und Ergometrie als Standardausrüstung die Voraussetzungen für die folgenden Untersuchungen erfüllt sein: Röntgenologische Herzvolumenbestimmung, Langzeit-EKG-Überwachung nach dem Prinzip der Funkübertragung oder Magnetbandspeicherung einschließlich Schwimmtelemetrie und Einschwemmkatheterismus; ferner muß eine in ihrer Größe der Bettenzahl der jeweiligen Klinik angemessene Intensivstation mit den entsprechenden modernen Ausrüstungen zur Notfalldiagnostik und Therapie vorhanden sein.

Auch bezüglich der zahlenmäßigen Zusammensetzung des medizinischen und paramedizinischen Personals wurden genaue Richtlinien festgelegt, auf die ich hier im einzelnen nicht eingehen kann. Als ein wesentliches Ziel im Hinblick auf die angestrebte umfassende Betreuung des Patienten im Rahmen der kardiologischen Rehabilitation wurde in der Diskussion des damaligen Kongresses die Einbeziehung der Psychotherapie erkannt. Inzwischen ist die Integration der Psychologen in das Rehabilitations-Team weitgehend vollzogen. Die Bemühungen der psychologischen Aktivitäten konzentrieren sich in Form einer Einzel- oder Gruppentherapie auf weitgefächerte Maßnahmen im Sinne einer umfassenden Gesundheitsbildung mit dem Ziel einer möglichst effektiven Bekämpfung der koronaren Risikofaktoren. Zu den besonderen Anliegen der Einzeltherapie gehören die Entängstigung des Patienten wie auch die Überwindung depressiver Zustände.

Zentrale Aufgabe der Gruppentherapie ist die Raucherentwöhnung und die Übergewichtsbekämpfung, ferner die Anwendung verschiedener Methoden zur Streßbewältigung, wie sie in Form des autogenen Trainings, der Tiefmuskelentspannung und mancherorts auch der transzendentalen Meditation zur Verfügung stehen. Solche Verfahren sind heute schon feste Bestandteile eines Rehabilitationsprogramms in modernen Rehabilitationszentren bzw. in Kurkliniken.

Auch der 1968 erhobenen Forderung nach einer engeren Kooperation zwischen Rehabilitation, Ärzten und Sozialberatern wurde – wenn auch nach unterschiedlichen organisatorischen Verfahren – weitgehend entsprochen.

Rehabilitation hat nicht nur die Wiederherstellung, sondern auch die Erhaltung der Arbeitsfähigkeit im Rahmen eines lebenswerten Lebens zum Ziel; damit sind die Aufgaben der Rehabilitation in Phase III angesprochen. Hier kann die Bundesrepublik für sich in Anspruch nehmen, eine weltweite richtungweisende Organisationsform der lebenslangen Rehabilitation ins Leben gerufen zu haben; es sind die koronaren Trainings- bzw. Übungsgruppen, wie sie sich aus dem Hamburger Modell entwickelt haben. Heute gibt es in der Bundesrepublik bereits eine sehr große Anzahl von Koronar-Gruppen, die in regelmäßigen wöchentlichen Zusammenkünften die heute für gültig erkannten Prinzipien einer wirkungsvollen Zweitprävention in somatischer und gesundheits-edukatorischer Hinsicht realisieren.

Zusammenfassend kann im Rückblick auf die vergangenen 10 Jahre gesagt werden, daß die damals gegebenen Impulse von den verantwortlichen Kräften auf erfreulich breiter Basis aufgegriffen wurden und daß viele der damals anvisierten Ziele heute schon als realisiert gelten können. Die kardiologische Rehabilitation ist hiermit wesentlich effektiver geworden, sie ist aber auch – das erscheint mir in der heutigen Zeit besonders aktuell und wichtig – in den Phasen I und II wesentlich kürzer und damit vom Gesamtkostenaufwand wesentlich billiger geworden. Zumindest für die Rehabilitation der Patienten mit koronaren Herzerkrankungen ist daher die in den letzten Jahren oft geäußerte Kritik am Wert der Rehabilitationsmaßnahmen nicht gerechtfertigt. Selbstverständlich bleibt noch viel Arbeit zu tun, und es ist das Ziel unserer Gruppe, diesbezüglich weitere Nah- und Fernziele abzustecken.

Epidemiologische Ergebnisse und Gesundheitsbewußtsein bei Infarktkranken

Dr. med. Helmut Bergdolt, Facharzt für innere Krankheiten und Röntgenologie Wiesloch

In meinem Referat berichte ich über *epidemiologische Ergebnisse der Herzinfarktforschung, das Gesundheitsbewußtsein bei Infarktkranken und die Ergebnisse der Infarktrehabilitation unter Berücksichtigung der Empfehlungen des Rehabilitationskongresses von 1968.*

Die multizentrische WHO-Herzinfarkt-Prodromalstudie ergab, daß es ein Nord-Süd-aber kein Ost-West-Gefälle der Infarkthäufigkeit gibt. Die Infarkthäufigkeit ist also unabhängig vom Gesellschaftssystem. Die Überlebensrate nach Herzinfarkt beträgt

nach 24 Stunden	78%
nach 7 Tagen	72%
und nach 12 Monaten	63%.

Nach Alter aufgeteilt ist die Überlebensrate nach einem Jahr bei Patienten

unter 45 Jahren	81,8%
von 46 – 54 Jahren	72,5%
von 55 – 64 Jahren	53,6%

Bei stationärer Behandlung ist die Überlebensrate größer, wobei allerdings berücksichtigt werden muß, daß bei den nicht stationär behandelten Patienten diejenigen mitenthalten sind, die die Klinik nicht mehr lebend erreichten.

Die Überlebensrate 5 Jahre nach Herzinfarkt war im Heidelberger Kollektiv 55%. Unter Ausschluß der nicht koronarbedingten Todesfälle ergibt sich nach dem ersten Infarktjahr für die weiteren vier Jahre eine Absterberate von 1 – 2%. Die Lebenserwartung ist also ein Jahr nach überstandenem Herzinfarkt in den folgenden vier Jahren nicht wesentlich ungünstiger als die Lebenserwartung der altersgleichen „Normal“-Bevölkerung.

Methodisch ist es außerordentlich schwierig, diese Fünfjahresbeobachtung mit Resultaten aus den Jahren vor 1970 zu vergleichen. Anhand der Unterlagen der Arbeitsgruppe NÜSSEL darf jedoch die Vermutung ausgesprochen werden, daß die Überlebensrate zwischen 1965 und 1969 um etwa 2% pro Jahr niedriger, d. h. ungünstiger war. Vielleicht hängt diese vermutete günstige Entwicklung mit der Steigerung der Behandlungsqualität zusammen. Während z. B. vor 1970 im Rahmen der Infarktnachbehandlung über eine unzureichende medikamentöse Blutdruckbehandlung berichtet wurde, konnte dies bei der WHO-Studie nach 1970 nicht gefunden werden.

Das Gesundheitsbewußtsein in der Gesamtbevölkerung ist trotz aller Aufklärungsbemühungen noch sehr mangelhaft. Dies zeigt eine Totalerhebung in Eberbach-Wiesloch, bei der 98% der 30- bis 60jährigen teilgenommen haben. Von über 10000 Untersuchten hatten 70% mindestens einen Risikofaktor. Als Risikofaktor für eine koronare Herzerkrankung gelten *Erhöhung der Neutralfette, des Cholesterins, der Harnsäure, Adipositas, Diabetes, Nikotingenuß, Hochdruck sowie Streß und Bewegungsmangel.*

Auffällig war eine deutliche Abhängigkeit der Risikofaktoren vom Körpergewicht. Überraschend fand sich auch bei Idealgewichtigen in 19% eine Cholesterinerhöhung.

Das *Gesundheitsbewußtsein* und der Erfolg gesundheitserzieherischer Maßnahmen bei Infarktpatienten läßt sich am besten an deren Rauchverhalten ablesen. Bei Eintritt des ersten Infarktes waren 37% der männlichen Patienten Raucher mit einem Konsum von mehr als 14 Zigaretten pro Tag. Bei den Reinfarktpatienten betrug die Raucherquote 25%. Das Rauchverhalten von ständig unter Kontrolle stehenden Patienten im Raum Heidelberg zeigt, daß ca. 50% derer, die bei Infarkteintritt Raucher waren, diese Gewohnheit im Laufe von zwei Jahren nach überstandenem Infarkt wieder aufnahmen. Vergleicht man die Rauchgewohnheiten des Zeitraums von 1970 bis 1973 mit denen der Jahre 1974 und 1975, so ergibt sich ein Rückgang der Raucher beim ersten

Herzinfarkt von 84 auf 67%. Die Zahl der Exraucher war in diesem Zeitraum von 16 auf 33% angestiegen. Diese Tatsache deckt sich mit dem Ergebnis der *Studie Eberbach/Wiesloch,* wo bei den 30- bis 39jährigen Männern 5% mehr Nichtraucher waren als bei den 50- bis 59jährigen. Bei Frauen war leider ein umgekehrtes Verhalten festzustellen. Raucher nehmen weniger an Kuren teil als Nichtraucher. Die psychologischen Befunde zeigen, daß Raucher und Übergewichtige oft Minderwertigkeitskomplexe haben, die mit einer Tendenz zur Vernachlässigung der Gesundheit und einer erhöhten Soziabilität vergesellschaftet sind.

Welche *Möglichkeiten, das Gesundheitsbewußtsein zu bessern,* haben sich in den letzten Jahren bewährt?

Die Ergebnisse der *Höhenrieder Langzeitstudie* und die Langzeitbetreuung von Infarktpatienten in ambulanten Koronargruppen nach dem *Hamburger Modell* zeigen, daß durch eine intensive persönliche Betreuung das Gesundheitsverhalten beeinflußbar ist.

In Höhenried werden die Patienten nach einem Heilverfahren in einjährigem Abstand zur Nachuntersuchung und zu Gruppengesprächen eingeladen. Durch diese Art der Nachbetreuung läßt sich die Zahl der Nichtraucher bei 10% gegenüber 29% in einem Normalkollektiv halten. Besonders gut waren die Ergebnisse bei Patienten in einer Diätgruppe, die regelmäßig von Diätberaterinnen besucht werden. Die Gewichtskurven blieben weitgehend konstant, während die Blutfettwerte kein einheitliches Verhalten aufweisen.

In Hamburg wurden seit 1971 ambulante Koronargruppen aufgebaut. In dieser, als Hamburger Modell bekannt gewordenen Rehabilitationsaktivität werden die Patienten nach dem Anschlußheilverfahren schriftlich aufgefordert, an einer ambulanten Koronargruppe teilzunehmen. Es wird eine wöchentliche Sportstunde unter Anwesenheit eines Arztes durchgeführt. Vorträge und Diätberatung flankieren die sportliche Rehabilitation. Durch diese Langzeitbetreuung ist es möglich, das Rauchverhalten sehr günstig zu beeinflussen. In der Sportgruppe blieben 14,8% Raucher gegenüber 34,8% bei Infarktkranken, die nicht an der Gruppentherapie teilnahmen. Das Cholesterin blieb bei Teilnehmern der Sportgruppe weitgehend konstant, das Neutralfett stieg wieder leicht an. Die Gruppenteilnehmer hielten ihr Körpergewicht konstant, der Blutdruck normalisierte sich. Die körperliche Leistungsfähigkeit nahm im ersten Jahr ca. 40% zu. In den Jahren seit 1971 haben sich in der Bundesrepublik ca. 60 ambulante Koronargruppen nach dem Hamburger Modell gebildet. Die Gruppen arbeiten nach sehr unterschiedlichen Methoden. Derzeit wird vom Infarktzentrum Heidelberg eine zentrale Erfassung über die Tätigkeit aller Koronargruppen durchgeführt. Diese Dokumentation soll dazu dienen, die effektivsten Programme zu finden. Die Betreuung von Infarktkranken in den ambulanten Koronargruppen ermöglicht einen ständigen Kontakt zwischen den Patienten und dem mitturnenden Arzt. Das kommt den im Jahre 1968 erhobenen Forderungen nach intensiver psychologischer Nachbetreuung der Infarktkranken sehr nahe. Die notwendige Entängstigung bleibt durch solche Langzeitbetreuung nach dem Heilverfahren erhalten. Wie sehr es gelingt, das psychische Befinden der Teilnehmer einer ambulanten Koronargruppe zu beeinflussen, konnte ich durch eine Fragebogenaktion in meiner Wieslocher Koronargruppe sehen. Alle Teilnehmer bejahten die Entängstigung, die Ausgeglichenheit und die Selbstsicherheit. Bei 85% waren die Herzbeschwerden gebessert.

Auch bei der primären Prävention hat sich eine Gruppentherapie zur Beeinflussung des Gesundheitsbewußtseins und des Verhaltens bewährt. Beim *Wieslocher Modell* der niedergelassenen Ärzte betreuen wir seit vier Jahren ca. 400 Patienten mit Risikofaktoren für Herz-Kreislauferkrankungen durch ein Programm mit einer wöchentlichen Sportstunde unter Teilnahme eines Arztes, mit einem langfristigen Vortragsprogramm, Diätberatung und Kochkursen. Das Modell trägt sich finanziell selbst. Mit der Kursgebühr jedes Teilnehmers von DM 60,– im Jahr werden Sporthalle, Sportlehrer, Vorträge und Kochkurse bezahlt. Es war eine Abnahme der Harnsäure um 13,9%, des Cholesterins um 17,1% und der Neutralfette um 25% festzustellen.

Einen weiteren Weg, das Gesundheitsbewußtsein zu beeinflussen, ist in dem *Freiburger Baukastensystem* von Herrn *von Droschke* zu sehen.

Nach diesem Programm sollen entsprechend den Bedürfnissen der verschiedenen Zielgruppen Aufklärungsprogramme angeboten werden, Ergebnisse dieser Aktivität liegen jedoch zur Zeit nicht vor.
Es ist zu erkennen, daß in den letzten 10 Jahren die damaligen Empfehlungen zur Rehabilitation von Infarktkranken voll erfüllt wurden. Die zunehmende Zahl von ambulanten Koronargruppen läßt erwarten, daß in nächster Zeit ein flächendeckendes Netz zur Langzeitbetreuung von Infarktpatienten in der Bundesrepublik vorhanden sein wird. Durch die Anschlußheilverfahren nach dem Herzinfarkt und die ambulanten Koronargruppen dürfte dann eine optimale Rehabilitation gewährleistet sein.

Gegenwärtiger Stand der klinischen Rehabilitation

– Ergebnisse einer Umfrage –

Prof. Dr. Klaus-Diethart Hüllemann, Ärztlicher Direktor –
Klinisches Institut für Physiologie an der Med. Klinik St. Irmingard, Prien/Chiemsee

Einleitung und Methodik

Von der Weltgesundheitsorganisation (WHO) wurden Empfehlungen ausgearbeitet, die die somatische Rehabilitation nach Herzinfarkt in drei Phasen gliedern:

I. Akutphase (Krankenhausaufenthalt bei unkompliziertem Verlauf 3 – 4 Wochen)

II. Konvaleszenz (zu Hause oder in Rehabilitationsklinik. 2 Monate, gerechnet von Entlassung aus dem Akutkrankenhaus bis Wiederaufnahme der Arbeit)

III. Postkonvaleszenz (Beruf/Rente/ärztliche Dauerbetreuung).

In Ergänzung zu den Empfehlungen der WHO für die Phase I (Krankenhausaufenthalt) wurde auf dem Heidelberger Rehabilitationskongreß 1968 eine durchschnittliche Verweildauer von 5 Wochen vorgeschlagen (REINDELL u. KÖNIG, 1969). Die Phase II (Konvaleszenz) wurde ebenfalls verlängert auf 4 – 5 Monate. Vom akuten Infarktgeschehen bis zur Wiederarbeitsfähigkeit wurden durchschnittlich 6 Monate angenommen. Anschlußheilverfahren bzw. Anschlußheilmaßnahmen (AHM) seien erstrebenswert; gesetzliche Neuordnungen seien zu verabschieden. Das erste AHM sei bis spätestens 6 Monate nach dem akuten Infarktgeschehen einzuleiten. Erst am Ende des Heilverfahrens sei die Entscheidung über die Berentung zu treffen.

Akutklinik

Inwieweit sind die 1968 in Heidelberg aufgestellten Richtlinien nach 10 Jahren als realisiert aufzufassen? Welche Veränderungen ergeben sich? Für die Beantwortung dieser Fragen wurde ein Fragebogen erarbeitet (Abb. 1a), der in Verbindung mit einem Begleitschreiben (Abb. 1b) an 53 Akutkrankenanstalten verschickt wurde. Da sich in den letzten Jahren die Tendenz zu kürzeren Aufenthalten im Krankenhaus auch in der Bundesrepublik abzeichnet, wurden auf dem Fragebogen die Zeitangaben über die Infarktphasendauer den ursprünglichen WHO-Empfehlungen entnommen (und nicht den Ergänzungen des Rehabilitationskongresses, bei dem der Krankenhausaufenthalt 1 – 2 Wochen länger dauern sollte). Bei der Ausarbeitung des Fragebogens wie auch des Begleitbriefes waren wir bemüht, durch eine ansprechende äußere Form (graphische Gestaltung, blaue Farbgebung, drucktechnische Heraushebungen) und durch Beschränkung auf nur 13 Fragenkomplexe eine hohe Rücklaufquote zu erzielen.

Kliniks-Anschrift: Juli 1978

Tel.:

Zutreffendes bitte ankreuzen □

1) Art des Krankenhauses:
Uni-Krankenhaus □ Sonst. Krh. **ohne** kardiol. Abtlg. □ Sonst.-Krh. **mit** kardiol. Abtlg. □

2) Kann aus Ihrer Sicht der Zeitplan für die somatische Rehabilitation nach Herzinfarkt über die WHO-Phasen I – III
(I: Krankenhausaufenthalt/3 – 4 Wochen
II: Zuhause oder im Sanatorium (etwa 8 Wochen)
III: Postkonvaleszenz/Beruf/Rente/ärztl. Dauerbetreuung)
als realisiert gelten?
Ja realisiert □ nein □ bitte kurze Begründung:

3) Geschätzte Wiederarbeitsfähigkeit ⩽ **55 Jahre**
50% □ 60 □ 70 □ 80 □ 90 □ >90 □
4) Wenn Sie über genaue Zahlen verfügen, bitte angeben ....%
5) Geschätzte Berentung **auf Dauer** ⩽55 Jahre
⩽10% □ 20 □ 30 □ 40 □ ⩾50 □
6) Geschätzte Wiederarbeitsfähigkeit >**55 Jahre**
⩽50% 60 □ 70 □ 80 □ 90 □ >90 □
7) Wenn Sie über genaue Zahlen verfügen, bitte angeben ....%
8) Geschätzte Berentung auf Dauer >**55 Jahre**
⩽10% □ 20 □ 30 □ 40 □ ⩾50 □

9) Wann nach akuter Klinik**aufnahme** nimmt der Herzinfarktpatient durchschnittlich seine Arbeit wieder auf?
⩽3 Mon. □ 4 □ 5 □ 6 □ 7 □ 8 □ 9 □ 10 □ 11 □ ⩾12 □

10) Halten Sie **A**nschluß**h**eil**m**aßnahmen (AHM) (stationäre Rehabilitationsaufenthalte) für
absolut notwendig □ ganz sinnvoll □ für Einzelfälle sinnvoll □
entbehrlich □ Evtl. Begründung (Vorteile des Systems. Kritik.):

11) Sollten ambulante sog. **Koronargruppen**
anstatt AHM □ ergänzend zu AHM □ überhaupt nicht □
therapeutisch genützt werden?

12) Wo sollte die Rehabilitation der Herzinfarktpatienten im Anschluß an die Akutphase (WHO I) **in Zukunft schwerpunktmäßig** durchgeführt werden?
Rehab-Klinik □ Spezialabteilung d. Akutkrh. □ „Koronargruppe" □
Spezialambulanz □ niedergel. Arzt □
Vorschläge,
Kritik:

13) Weitere Vorschläge/Kritik zur Herzinfarktrehabilitation: Benützen Sie bitte die Rückseite!
Name:

Vielen Dank für die Mitarbeit.
Freundliche kollegiale Grüße Ihr Prof. Dr. K.-D. Hüllemann

Abb. 1a. Fragebogen zur Herzinfarktrehabilitation, verschickt an Akutkliniken. Schrift blaue Farbe.

KLINISCHES INSTITUT FÜR PHYSIOLOGIE
AN DER MEDIZINISCHEN KLINIK ST. IRMINGARD

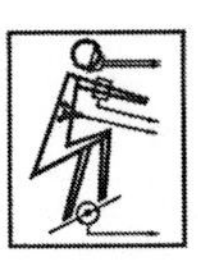

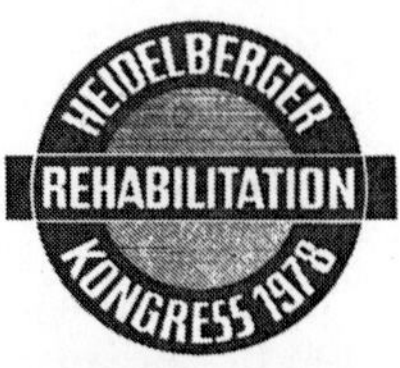

25.-27. Oktober 1978

PRIEN, DEN

OSTERNACHER STRASSE 103
D 8210 PRIEN AM CHIEMSEE
Telefon (08051) 6031

PROF. DR. K.-D. HÜLLEMANN
ÄRZTL. DIREKTOR DER
MED. KLINIK ST. IRMINGARD

Sehr geehrte Frau Kollegin,
sehr geehrter Herr Kollege!

Zusammen mit den Herren Dr. Bergdolt, Prof. Dr. König (Vorsitz), Dipl.Sportlehrer Lagerström und Prof. Dr. Roskamm bin ich mit der Leitung des Symposiums 1

-Die Rehabilitation von Behinderten mit ischämischer Herzkrankheit und nach Herzinfarkt -

beauftragt worden. Die im letzten Kongreß 1968 formulierten Empfehlungen sollen aufgegriffen werden mit der speziellen Frage, inwieweit sind die damaligen Richtlinien nach 10 Jahren als realisiert aufzufassen, was erwies sich als nicht realisierbar, was ist zu ergänzen, welche Neukonzeptionen sind zu formulieren.

Bitte unterstützen Sie diese Arbeit, indem Sie anliegenden Fragebogen ausfüllen und an mich bis

15. 8. 1978

zurücksenden.

Für pointierte Stellungnahmen bin ich besonders dankbar.

Vielen Dank für Ihre Bemühungen
und freundliche Grüße

Prof. Dr. Klaus-D. Hüllemann

Rehabilitation als Schlüssel zum Dauerarbeitsplatz – so lautet das Motto des Rehabilitationskongresses, der vom 25. bis 27. Okt. 1978 zum dritten Mal stattfindet. Initiiert wurde er 1958 in Freudenstadt, wuchs 1968 zu einem großen nationalen Kongreß in Heidelberg und wird 1978 wiederum als Heidelberger Rehabilitationskongreß von der STIFTUNG REHABILITATION ausgerichtet. Kongreßort ist das Südwestdeutsche Rehabilitationszentrum für Kinder und Jugendliche in Neckargemünd.

Trotz deutlich spürbarer Verschlechterung der Wirtschaftslage und damit des Arbeitsmarktes hat der Veranstalter das Motto der bisherigen Veranstaltungen übernommen und das nicht nur aus Tradition. Es soll der Versuch unternommen werden, eine kritische Bestandsaufnahme des letzten Dezenniums vorzunehmen, wobei nicht nur die Auswirkungen der neueren Gesetzgebung zur Sprache kommen, sondern ebenso deutlich nach den Auswirkungen der Rezession auf die Beschäftigung von Behinderten gefragt werden soll.

Der Kongreß wird verdeutlichen, daß Rehabilitation ein umfassendes Geschehen ist. Er gliedert sich in 6 Hauptreferate vor dem Plenum, wobei ausreichend Diskussionszeit eingeplant ist, und in 22 wissenschaftliche Symposien. Fortschritte in der medizinischen Diagnostik, der Therapie, der Früherkennung, Frühberatung und Frühförderung, in den Methoden der Schul- und Berufsbildung von Behinderten, sowie noch bestehende Lücken und Mängel im umfassenden Rehabilitationsverfahren werden diskutiert. Fragen der sozialen Eingliederung, der Einstellung und des Verhaltens der Gesellschaft gegenüber Behinderten werden im Ablauf der Veranstaltung einen wichtigen Platz einnehmen.

Die Ergebnisse des Kongresses werden in einem Kongreßbericht veröffentlicht. Insbesondere die Empfehlungen der einzelnen Arbeitsgruppen werden dabei einen breiten Raum einnehmen.

STIFTUNG REHABILITATION
HEIDELBERG

Abb. 1b. Begleitbrief zu den in Abb. 1a bzw. 1c wiedergegebenen Fragebögen. Schrift: blaue Farbe

Anschrift der Institution: ....
Tel. ....

Zutreffendes bitte ankreuzen ☐

1) Träger Ihrer Institution
BfA ☐ LVA ☐ Privater Träger ☐ Sonstige ☐ Bitte Angaben: ....
....
....

Nur bei Privat-Träger:
Vertragshaus der BfA ☐ LVA ☐ BfA/LVA ☐ Sonstige ☐

2) Anzahl der Betten ☐☐☐

3) In Ihrer Institution werden Anschlußheilbehandlungen (AHB) bei Koronarkranken durchgeführt
ja ☐ leider nur Einzelfälle, bemüht, mehr AHB zu erhalten ☐
Einzelfälle ☐ nein ☐ Bemerkungen: ....
....
....

4) Zur apparativen Ausstattung

4.1) EKG-Mehrkanalschreiber	ja ☐	nein ☐
4.2) Ergometrischer Meßplatz	ja ☐	nein ☐
4.3) Röntgen/Thorax	ja ☐	nein ☐
4.4) Langzeit-EKG (Telemetrie und/oder Bandspeicher)	ja ☐	nein ☐
4.5) EKG-Registrierung während Schwimmens möglich?	ja ☐	nein ☐
4.6) Einschwemmkatheter	ja ☐	nein ☐
4.7) Koronarangiographie im Haus	ja ☐	nein ☐
Möglichkeit in nahegelegenem kardiolog. Zentrum wo?.................	ja ☐	nein ☐
4.8) Intensivbehandlungseinheit (u.a. Intubation, Defibrillator, passag. Schrittmacher, Monitor, kontrollierte Beatmung)	ja ☐	nein ☐
4.9) Notfall-Alarmeinrichtung	ja ☐	nein ☐

5) Zur personellen Besetzung

5.1) Fachinternisten mit kardiolog. Spezialausbildung bzw. Qualifikation	ja ☐	nein ☐
5.2) Stationsärzte mit AHB-Erfahrung	ja ☐	nein ☐
5.3) Ständiger ärztl. Bereitschaftsdienst	ja ☐	nein ☐
5.4) Ständige *pfleger.* Versorgung d. AHB-Pat. gewährleistet?	ja ☐	nein ☐
5.5) Regelmäßiges Reanimations-*Training?*	ja ☐	nein ☐
5.6) AHB-Patienten-Zahl pro betreuender Arzt		☐☐
5.7) Zahl der diensttuenden Nachtschwestern		☐

6) Vorschläge/Kritik zur Herzinfarktrehabilitation

....

Name (Druckbuchstaben):
....
....

Vielen Dank für Ihre Mitarbeit.
Freundliche kollegiale Grüße Ihr

Prof. Dr. Klaus-D. Hüllemann

Abb. 1c. Fragebogen zur Herzinfarktrehabilitation, verschickt an Rehabilitationskliniken

Rehabilitationsklinik

1968 war man zu der Überzeugung gekommen: „Die personelle Besetzung und die apparative Ausstattung in Kurkliniken entspricht nach allgemeiner Auffassung zum gegenwärtigen Zeitpunkt noch nicht den vielfältigen Erfordernissen einer wirkungsvollen Rehabilitation; dies gilt sowohl für den somatischen, als auch für den psychologischen Bereich" (REINDELL u. KÖNIG, 1969). Richtlinien zur Qualitätsnormierung für Rehabilitationskliniken, die Anschlußheilbehandlungen bei Koronarkranken durchführen, wurden von der Deutschen Arbeitsgemeinschaft für kardiologische Prävention und Rehabilitation e. V. vorgelegt (KÖNIG, 1977). Für eine gegenwärtige Bestandsaufnahme über personelle Besetzung und apparative Ausstattung erstellten wir einen Fragebogen (Abb. 1c) und verschickten ihn an 21 Rehabilitationskliniken.

Rentenversicherungsträger

Zum Themenkomplex der Anschlußheilmaßnahmen wurde schriftlich und telefonisch der Kontakt zur Bundesversicherungsanstalt für Angestellte (Berlin) sowie zum Dachverband der Rentenversicherungsträger (Frankfurt/Main) versucht.

Ergebnisse

Von 53 angeschriebenen Akutkliniken antworteten 19 (= 36%).
Von 21 angeschriebenen Rehabilitationskliniken antworteten 19 (= 90%).

Akutklinik

In 2 Akutkliniken wurden wegen Spezialisierung innerhalb des Hauses in den angefragten Abteilungen keine Herzinfarktpatienten behandelt. Damit verblieben von 53 verschickten Fragebögen 17 (= 32%) zur Auswertung. Folgende Auswertung bezieht sich auf die Umfrageergebnisse bei 4 Universitätskliniken, 7 sonstigen Krankenhäusern *ohne* kardiologische Abteilung und 6 sonstigen Krankenhäusern *mit* kardiologischer Abteilung.

Der Zeitplan für die somatische Rehabilitation nach Herzinfarkt über die WHO-Phasen I – III gilt bei 14 von 17 Kliniken (= 82%) als realisiert. Bei jeder der 3 Krankenhauskategorien wird die Realisierung einmal mit „nein" beantwortet.

Als Begründung wird von der Universitätsklinik angeführt: „In der Phase III oft unzureichende Betreuung", vom sonstigen Krankenhaus ohne kardiologische Abteilung: „Kooperation zwischen Akutklinik, Reha-Zentrum und Hausärzten mangelhaft. Die meisten Infarktpatienten werden nach der Entlassung für ein halbes oder für ein ganzes Jahr berufs- und erwerbsunfähig geschrieben und reichen nach dieser Zeit von sich aus die Rente ein" und vom sonstigen Krankenhaus mit kardiologischer Abteilung „Vor allem in Phase I zu große Divergenzen wegen unterschiedlicher Ausprägung von Komplikationen bzw. Rhythmusstörungen. Zudem ist die Mobilisierung in hohem Maße altersabhängig, so daß Divergenzen von über 100%, bezogen auf die Zeitdauer, zustande kommen".

Die geschätzte Wiederarbeitsfähigkeit geht aus Tabelle 1 hervor, die Berentung aus Tabelle 2. Die Dauer der Arbeitsfähigkeit nach akutem Infarktereignis wird mit 6 Monaten angegeben. Die Universitätskliniken nehmen durchschnittlich 7 Monate an, wobei die Angaben zwischen 3 Monaten und kürzer und 10 Monaten schwanken. Die anderen Krankenanstalten geben im Durchschnitt 5 Monate an; die Schwankungsbreite umfaßt 4 – 6 Monate.

Tabelle 1. Geschätzte Wiederarbeitsfähigkeit nach Herzinfarkt. J. = Lebensalter, $\bar{x}$ = Mittelwert, min./max. = minimaler und maximaler Wert, Zahlenangaben in %

WIEDERARBEITSFÄHIGKEIT		
	<55 J.	>55 J.
$\bar{x}$	69	56
min./max.	50/90	50/80

Tabelle 2. Schätzzahlen der Dauerberentung nach Herzinfarkt. J. = Lebensalter, $\bar{x}$ = Mittelwert, min./max. = minimaler und maximaler Wert, Zahlenangaben in %

DAUERRENTE		
	<55 J.	>55 J.
$\bar{x}$	21	37
min./max.	10/30	30/50

Anschlußheilmaßnahmen werden von 59% der Krankenanstalten als „ganz sinnvoll" klassifiziert. Die Meinungen schwanken jedoch von „absolut notwendig" bis „entbehrlich" (Tabelle 3).

14mal (=82%) werden ambulante Koronargruppen als Ergänzung zu Anschlußheilmaßnahmen gewünscht.

10 von 17 Kliniken (59%) vertreten die Auffassung, Herzinfarktrehabilitation werde zukünftig in Rehabilitationskliniken durchgeführt. 7 Kliniken (=41%) sähen die Rehabilitation lieber in den Händen von Spezialambulanzen und/oder -abteilungen in Verbindung mit den Häusärzten.

11 Kliniken (=76%) formulieren Vorschläge bzw. Kritik (Tabelle 4).

Rehabilitationsklinik

19 von 21 Kliniken schickten einen ausgefüllten Fragebogen zurück. In der folgenden Auswertung werden nur die 15 Kliniken berücksichtigt, die nicht nur in Einzelfällen Anschlußheilbehandlungen durchführen. Die Kliniken werden getragen von Privatgesellschaften (6), Landesversicherungsanstalten (4), Gemeinden (4) und der Bundesversicherungsanstalt für Angestellte (1). Die kleinste Klinik verfügt über nur 21 Betten. 8 Kliniken bewegen sich in der Größenordnung von 110–220 Betten, 3 Kliniken in der Größenordnung von 248–252 Betten und 3 Kliniken von 400–556 Betten. Die Gesamtbettenkapazität beträgt 3673.

Alle Kliniken verfügen über EKG-Mehrkanalschreiber, Langzeit-EKG (Telemetrie und/oder Bandspeicher), ergometrischen Meßplatz, Röntgeneinrichtung. Bei 3 Kliniken kann keine Einschwemm-Katheter-Untersuchung durchgeführt werden, bei 2 Kliniken keine EKG-Registrierung während des Schwimmens. In 5 Kliniken wird koronarangiographiert; die anderen 10 Kliniken haben alle die Möglichkeit, diese spezielle kardiologische Diagnostik in einem nahegelegenen kardiologischen Zentrum durchführen zu lassen.

Bis auf eine Klinik (fehlende Angabe) verfügen alle über eine Intensivbehandlungseinheit und eine Notfall-Alarmeinrichtung.

Die Frage nach der personellen Besetzung (Fachinternisten mit kardiologischer Spezialausbildung bzw. Qualifikation, Stationsärzte mit AHB-Erfahrung, ständiger ärztlicher Bereitschaftsdienst, ständige pflegerische Versorgung der AHB-Patienten) wird von allen Kliniken mit „ja" beantwortet. Nur in einer Klinik wird kein regelmäßiges Reanimationstraining durchgeführt (1mal fehlende Angabe).

Durchschnittlich werden 18 AHM-Patienten von 1 Arzt betreut. In 3 Kliniken sind es nur 10 Patienten.

Durchschnittlich tuen 3 Nachtschwestern in der Klinik Dienst. In 4 Kliniken ist jeweils nur 1 Schwester. In einer 250-Betten-Klinik sind es jedoch 7 Nachtschwestern und in einer 550-Bettenklinik 14.

3 Kliniken machen Angaben zu Punkt 6 des Fragebogens „Vorschläge/Kritik zur Rehabilitation". Genannt wird

a) „Sorge, daß die Qualitätsnormenanforderungen bei AHM-Kliniken nicht genügend realisiert sind!"
b) „Bessere Selektion" (gemeint wohl der Patienten, die zur Anschlußheilmaßnahme kommen).
c) „Weiterbehandlung in Infarktgruppen am Wohnort überwiegend unzureichend".

Tabelle 3. Häufigkeitsverteilung zur Klassifizierung der AHM durch Akutkliniker

Absolut notwendig	Ganz sinnvoll	Für Einzelfälle	Entbehrlich	Σ
2	10	4	1	17

Tabelle 4. Häufigkeitsverteilung der Kliniken mit Vorschlägen/Kritiken zur Herzinfarktrehabilitation

Ambulante Dauerbetreuung verstärken	Ärztezusammenarbeit verbessern	Keine Kritik/ Vorschläge	Fehlender Effektivitätsnachweis	Insuffiziente Rehabilitat.-Kardiologen
6	5	4	1	1

Rentenversicherungsträger

Die schriftliche Anfrage an die Bundesversicherungsanstalt für Angestellte wurde ausführlich mit Datenmaterial beantwortet. Auf schriftliche Anfragen an die Vielzahl von Landesversicherungsanstalten wurde verzichtet. Es wurde lediglich bei dem Autor persönlich bekannten Mitarbeitern der LVA bzw. dem Dachverband in Frankfurt angerufen.

Bundesversicherungsanstalt für Angestellte

Im folgenden werden z. T. wörtlich die Ausführungen des Referats 1001 (Dr. SCHULZ, Leitender Arzt bei der Geschäftsführung) wiedergegeben.

Für die Jahre 1970 bis 1975 wurden die *A*nschlußgesundheits*m*aßnahmen (AGM) nach Herzinfarkt manuell erfaßt. Tabelle 5 gibt eine Übersicht über AGM und stationäre Heilbehandlungen (HB) wegen der Hauptdiagnosen Infarkt und Re-Infarkt.

Die *A*nschluß*h*eil*b*ehandlungen (AHB) wurden modellhaft 1976 und bundesweit ab April 1977 eingeführt. Das AHB-Verfahren unterscheidet sich vom AGM-Verfahren dadurch, daß erst nach Aufnahme in die AHB-Klinik die versicherungsrechtliche Prüfung erfolgt.

AGM und AHB laufen nebeneinander. Die AGM haben jedoch an Zahl erheblich zugenommen. Die Zahlen für HB und AHB gehen aus Tabelle 6 hervor.

Die durchschnittliche Verweildauer im Akutkrankenhaus bei den AHB-Diagnosen Herzkrankheiten betrug in den Monaten Januar bis Juli 1978 39,8 Tage. Die erste Kontaktaufnahme zwischen Krankenhausarzt und AHB-Klinik fand durchschnittlich 7 Tage vor der Entlassung statt. Zwischen Krankenhausentlassung und Aufnahme in die AHB-Klinik vergehen demnach durchschnittlich 16 Tage.

Tabelle 5. Häufigkeit der AGM (Anschlußgesundheitsmaßnahmen) in Absolutzahlen und als prozentualer Anteil der HB (stationären Heilbehandlungen) bei Herzinfarkt und Re-Infarkt. Bundesversicherungsanstalt für Angestellte

Jahr	1970	1971	1972	1973	1974	1975
HB	3073	3130	3021	4079	3650	3767
AGM	80	295	555	849	1614	20703
%	2,60	9,42	18,37	20,81	44,22	71,75

Tabelle 6. AHB und HB insgesamt bei den Diagnosen Herzinfarkt und Re-Infarkt für das Jahr 1977. Bundesversicherungsanstalt für Angestellte

Hauptdiagnose	HB insgesamt	Davon AHB
Herzinfarkt	5565	3168 = 56,93%
Re-Infarkt	358	145 = 40,50%
Σ	5923	3313 = 55,93%

Die Erfahrungen mit AHB sind bisher noch nicht als detaillierte Zusammenstellung erschienen. Vom Versicherungsträger sind Bemühungen im Gange, die Krankenhausärzte möglichst zu einer früheren Kontaktaufnahme mit der AHB-Klinik zu motivieren.

Anfang 1978 wurde eine Umfrage an die Leitenden Ärzte der zum damaligen Zeitpunkt bestehenden 43 AHB-Kliniken der BfA gerichtet. 11 Leitende Ärzte hielten alle Patienten entsprechend der Indikation ihres Hauses für AHB-geeignet, 23 Ärzte sahen 70–80% der aufgenommenen Patienten als geeignet an. Von 9 Ärzten fehlten die Angaben. 3 Ärzte meinten, AHB-Patienten seien keine oder nur eine geringe Mehrbelastung für die Klinik. 31 Ärzte führten z. T. erhebliche Mehrbelastung für einzelne bzw. alle therapeutischen Bereiche sowie die Verwaltung an (9mal fehlende Angabe).

Die Reaktion der übrigen Patienten auf die oft schwerer kranken AHB-Fälle waren selten negativ; von 19 Häusern wurden neutrale Einstellungen genannt, in 12 Häusern wirkte sich die Anwesenheit von AHB-Patienten eher sogar positiv im Sinne von zunehmender Hilfsbereitschaft aus.

Allgemein wurde aus den Erfahrungen der Schluß gezogen, daß eine Erweiterung der Indikationsbereiche sinnvoll und wünschenswert sei. Dies wurde inzwischen in die Realität umgesetzt und wird mit der bevorstehenden Neuauflage der AHB-Informationsbroschüre allgemein bekannt werden.

Die Frage nach der Wiederaufnahme der Arbeit kann noch nicht beantwortet werden, da das geplante Rückmeldeverfahren der Krankenkassen noch nicht angelaufen ist. Die Wiederaufnahme der Arbeit soll innerhalb eines Zeitraumes von 6 Monaten nach Entlassung aus der AHB-Klinik festgestellt werden. Ein Bezug läßt sich sowohl vom Entlassungdatum aus der AHB-Klinik als auch zum Aufnahmetag im Akutkrankenhaus herstellen. Das Datum des Infarktereignisses wird nicht EDV-mäßig erfaßt.

Die Zahlen der Berentungen gehen aus Tabelle 7 hervor. Bei der Interpretation ist zu berücksichtigen, daß infolge der sog. konkreten Betrachtungsweise bei der Rentengewährung in einem bestimmten Prozentsatz die juristische Entscheidung über die medizinische Beurteilung hinausgeht. Das heißt mit anderen Worten: Ein Versicherter könnte – medizinisch gesehen – wohl noch teilweise berufstätig sein, also eine BU-Rente erhalten, wird aber wegen fehlender Möglichkeiten auf dem Teilzeitarbeitsmarkt zur EU angehoben.

Landesversicherungsanstalt

Vom Dachverband in Frankfurt war telefonisch zu erfahren, daß Zahlen über Anschlußheilmaßnahmen der Rentenversicherer erstmals für das Jahr 1977 voll erfaßt werden. Die Ergebnisse werden erst im Dezember 1978 vorliegen.

Auf die Besonderheiten der Arbeiterrentenversicherung wies WANNENWITSCH hin: Arbeitern, besonders Gastarbeitern, müsse häufig beim Ausfüllen von Formularen geholfen werden; viele rechtliche Dinge seien zu klären. Aus diesem Grunde sei eine sehr rasche Verlegung aus dem Akutkrankenhaus in die Rehabilitationsklinik weniger wünschenswert. Ziel wäre, daß der Patient 2 – 3 Tage zu Hause verbringt. Ein zweites und drittes Heilverfahren müsse nicht unbedingt in einer Rehabilitationsklinik durchgeführt werden, hier sei die offene Kur billiger und gleich effektiv.

Diskussion

Vor 16 Jahren wurde bereits in der Bundesrepublik über Anschlußheilbehandlungen nach Herzinfarkt berichtet (HEINRICH u. TEICHMANN, 1962). Vor 10 Jahren wurde auf dem Heidelberger Rehabilitationskongreß die Forderung nach AHB formuliert (REINDELL u. KÖNIG, 1969). Heute sind die gesetzlichen Voraussetzungen für die Durchführung von AHB gegeben.

AHB werden von den befragten Akutklinikern unterschiedlich beurteilt. Nur 59% befürworten, daß in Zukunft die Herzinfarktrehabilitation schwerpunktmäßig in Rehabilitationskliniken verlegt wird. Ein Kliniker schreibt: „... Ich selbst stehe den Rehabilitationskliniken ... sehr zurückhaltend gegenüber ... Für mich ist das hier angesprochene Problem ein Politikum, das jeder standpunktbezogen ohne harte Daten beantwortet. Ich hoffe, daß Ihre Tagung uns hier ein wenig weiterhilft." Ein Monat nach Abschluß des Manuskriptes wurde von einer kardiologischen Universitätsabteilung der Fragebogen nachgereicht. Der Zeitplan für die somatische Rehabilitation nach Herzinfarkt über die WHO-Phasen I – III sei *nicht* realisiert: „Dieser Plan ist zu wenig elastisch und berücksichtigt nicht, daß bei vielen Patienten eine wesentlich kürzere somatische Rehabilitation nach Infarkt durchgeführt werden könnte, bei anderen dagegen diese u. U. wieder verlängert werden müßte; für etwa ein Drittel der Patienten ist er m. E. realisierbar." AHM werden als sinnvoll bzw. für Einzelfälle als sinnvoll angesehen: „Für AHM sollten genaue Indikationen bzw. Annahme-und Ausschlußkriterien aufgestellt werden; diese sollten m. E. nicht von einem Belastungs-EKG mit Einschwemm-Katheter ausgehen, dies sagt wenig." Koronargruppen werden als ergänzend zu AHM empfohlen. In Zukunft sollte die Rehabilitation schwerpunktmäßig in Spezialabteilungen des Akutkrankenhauses durchgeführt werden: „Für viele Patienten wäre eine ambulante Rehabilitation in einer Koronargruppe mit oder

Tabelle 7. Berufsunfähigkeits- (BU) und Erwerbsunfähigkeits-Rente (EU) wegen akuten Herzinfarktes, Re-Infarktes, Infarktfolgen (KHK) in Absolutzahlen und als prozentualer Anteil zu allen Diagnosen. Bundesversicherungsanstalt für Angestellte

Jahr	1976				1977			
BU/EU	BU		EU		BU		EU	
Alter	< 50	≥ 50	< 50	≥ 50	< 50	≥ 50	< 50	≥ 50
Alle Diagn.	963	5459	8489	52665	747	4236	9315	58021
KHK	43	347	220	2554	29	264	265	2539
%	4,46	6,36	2,59	4,85	3,88	6,38	2,84	4,38

ohne Verbindung zum Akutkrankenhaus möglich, eine spezielle Hospitalisation wäre, falls vom niedergelassenen Arzt eine gute Überwachung möglich ist, nicht notwendig." Bisher liegen nur harte Daten über die Zahl der Berentungen wegen eines Herzinfarktes in bezug auf die Zahl der Berentungen wegen anderer Diagnosen für BfA-Versicherte vor. Erst wenn die Ergebnisse des geplanten, aber noch nicht begonnenen Rückmeldeverfahrens der Krankenkassen vorliegen, wird diese zentrale Frage beantwortbar werden.

Sind AHB medizinisch und volkswirtschaftlich effektiv? An diesem Fragenkomplex wird gearbeitet. Gegenwärtig befindet er sich im Diskussionsstadium. – Sollte man auf Rehabilitationsmaßnahmen verzichten bis zum Vorliegen eines wissenschaftlichen Beweises der einen oder anderen Richtung, falls dieser Beweis überhaupt erbringbar ist? In § 1 Abs. 1 des Rehabilitationsangleichungsgesetzes von 1974 wird die Aufgabe der Rehabilitation festgelegt (HÜLLEMANN, 1978): „Die medizinischen, berufsfördernden und ergänzenden Maßnahmen und Leistungen zur Rehabilitation im Sinne des Gesetzes sind darauf ausgerichtet, körperliche, geistige und seelische Behinderte möglichst auf Dauer in Arbeit, Beruf und Gesellschaft einzugliedern."

„Bei dieser umfassenden Betrachtungsweise wird der kranke Mensch unter einer jeweils ganz verschiedenen Optik gesehen, der Optik der Naturwissenschaft, der Geisteswissenschaft, der Sozialwissenschaft. Naturwissenschaftliche Beweise führen zu Verstandeserkenntnis, sie dienen der Rechtfertigung der Rehabilitation. Die Verpflichtung zur Rehabilitation ist eine geisteswissenschaftliche Interpretation unserer Kultur und Tradition" (HÜLLEMANN, 1978).

So meint das Wort *Rehabilitation* „die Summe aller Bemühungen, die darauf gerichtet sind, daß der kranke Mensch so bald wie möglich und auf Dauer als selbständiges und vollwertiges Glied in unserer Gesellschaft leben kann. Folgende Aufgaben sind für die Rehabilitation charakterisierend: körperliche Adaptation an das Alltagsleben – Motivation zur gesundheitsgerechten Lebensweise – Krankheitsverarbeitung – berufliche Wiedereingliederung, evtl. Berentung. Wie erfolgreich der Umgang mit diesen Problemen gelingt, ist nicht nur für den chronisch Herzkranken bedeutungsvoll, sondern auch für die Gesellschaft, in der dieser Mensch lebt" (HÜLLEMANN, 1977). Wie die Umfrage ergab, verfügen wir über insgesamt gut ausgestattete kardiologische Rehabilitationskliniken. Sie sind aufgrund ihres personellen und apparativen Standards Krankenhäuser mit Spezialeinrichtungen und Spezialerfahrung. Nach Ansicht des Autors ist der Aufwand für eine groß angelegte Studie über Wert und Unwert von Anschlußheilmaßnahmen und damit letztlich Rehabilitationskliniken volkswirtschaftlich nicht vertretbar. Fundierte Kriterien für die Auswahl der Patienten, die einer speziellen klinischen Behandlung nach Herzinfarkt bedürfen, sind auszuarbeiten. Hierauf sollten sich für die Zukunft die medizinischen wissenschaftlichen Forschungen konzentrieren. Die gegenüber vor 10 Jahren optimalere medizinische ambulante Versorgung dürfte durch den verbesserten Ausbildungsstand der Ärzte gewährleistet sein (u. a. Spezialisierung zum Fachkardiologen, Einrichtungen von kardiologischen Abteilungen an sehr vielen mittelgroßen Krankenhäusern).

Die Rehabilitation hat sich unsere Gesellschaft, in der wir leben, als Aufgabe gestellt. Ein gesetzlicher Auftrag wurde formuliert. Die Rehabilitation von Behinderten mit ischämischer Herzkrankheit und nach Herzinfarkt versteht sich als ambulante Dauerbetreuung eines chronischen Leidens. Inwieweit der Beginn gezielter Rehabilitationsmaßnahmen in spezialisierte Kliniken verlegt werden sollte, ist noch Gegenstand der Diskussion. Die koronare Herzkrankheit ist unterschiedlich ausdifferenziert. Hieraus läßt sich ein differenziertes Vorgehen im Rehabilitationsbereich ableiten. Verbindliche Kriterien für den Aufenthalt in einer Rehabilitationsklinik sollten erarbeitet werden.

Literatur

1. HEINRICH, K., TEICHMANN, W.: Herzinfarkt und Rehabilitation. Fortschr. Med. *80*, 17–20 (1962)
2. HÜLLEMANN, K.-D.: Frühmobilisation und Rehabilitation nach Herzinfarkt, Internist (Berlin) *18*, 335–341 (1977)

3. Hüllemann, K.-D.: Rehabilitation bei koronarer Herzkrankheit. Monatskurse für ärztliche Fortbildung *28*, 347–354 (1978)
4. König, K.: Richtlinien zur Qualitätsnormierung für Rehabilitationskliniken, die Anschlußheilbehandlungen bei Koronarkranken durchführen. Jahrestagung Deutsche Arbeitsgemeinschaft für Kardiologische Prävention und Rehabilitation e. V., Bad Wörishofen 11./12. 2. 1977
5. Reindell, H., König, K.: Rehabilitation von Patienten mit Herzinfarkten und degenerativen Herzerkrankungen. In: Heidelberger Rehabilitationskongreß 1968 – Kongreßbericht, 2. Aufl. S. 269–296. Stuttgart: Gentner 1969

Die Bewegungstherapie im Rahmen der Rehabilitation von Patienten im Zustand nach Herzinfarkt

Dr. Sportwiss. Dieter Lagerstrøm, Institut für Kreislaufforschung und Sportmedizin der Deutschen Sporthochschule Köln, Lehrstuhl für Kardiologie und Sportmedizin (Leiter: Prof. Dr. med. W. Hollmann)

Einleitung

Die Bedeutung der Bewegungstherapie und des Sports im Rahmen der Rehabilitation von Patienten mit ischämischen Herzkrankheiten findet heute, dank wissenschaftlicher Erkenntnisse und praktischer Erfahrungen, weitgehend internationale Anerkennung. Die derzeitige Einschätzung von gezielten körperlichen Aktivitäten und Sport wird am besten aus den Empfehlungen der *WHO* (1968, 1976) ersichtlich, die die Frühmobilisation als Standardverfahren und den Sport als einen wertvollen Bestandteil im Rehabilitationsprozeß von Patienten im Zustand nach Herzinfarkt empfiehlt.

Phasen bewegungstherapeutischer Maßnahmen

Bei der Durchführung bewegungstherapeutischer Maßnahmen kann man sich heute an der 1968 von der WHO aufgestellten und vom Heidelberger Rehabilitationskongreß 1968 übernommenen Phaseneinteilung orientieren (Abb. 1). Da der Rehabilitationsprozeß jedoch nicht nur vom Zeitfaktor, sondern weitgehend auch vom Ausmaß und von der Art des Schadens sowie von den bestehenden regionalen und organisatorischen Möglichkeiten abhängt, lassen sich nur bei der Aufstellung eines auch zeitlich individuellen Rehabilitationsplanes jeweils optimale Lösungen erreichen. Von den verschiedenen sich derzeit anbietenden Möglichkeiten (Abb. 2), ist die Betreuung im sog. Anschlußheilverfahren (Möglichkeit I) wie es sich im „Hamburger Modell" bewährt hat, anzustreben (Ilker, 1973).

Phase I: Krankenhausaufenthalt (Phase der Hospitalisation)
Phase II: Konvaleszenz (zu Hause oder im Sanatorium)
Phase III: Postkonvaleszenz

Abb. 1. Die Phaseneinteilung des Rehabilitationsprozesses bei Patienten im Zustand nach Herzinfarkt. (*WHO*, 1968)

Diese in Hamburg, aber auch anderenorts in den letzten Jahren gewonnenen Erfahrungen lassen eine weitgehende positive Beurteilung bewegungs- und sporttherapeutischer Maßnahmen zu (Benestad, 1971; Gottheiner, 1968; Halhuber und Milz, 1972; Dennhardt et al., 1976; Hellerstein, 1973; Hollmann, 1976; König et al., 1977; Lagerstrøm, 1978b; Stein, 1973).

Ziele bewegungstherapeutischer Maßnahmen

Die Ziele bewegungstherapeutischer Maßnahmen und des Sports mit Herzinfarktgeschädig-

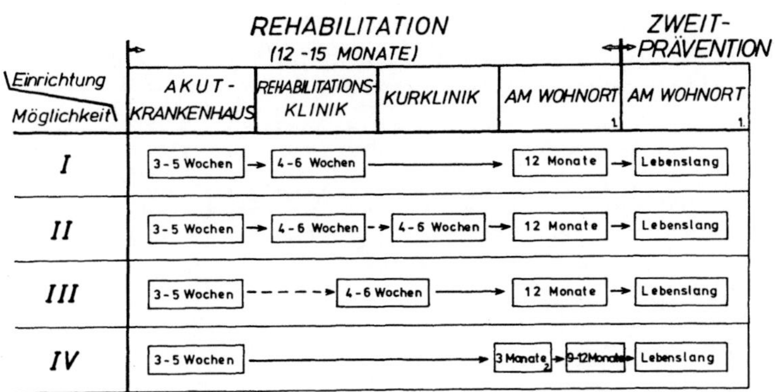

Abb. 2. Möglichkeiten der Bewegungs- und Sporttherapie für Patienten im Zustand nach Herzinfarkt (——— = im direkten Anschluß, – – – – = Zwischenaufenthalt zu Hause). *1.* je nach organisatorischen Möglichkeiten (Verein, Volkshochschule usw.); *2.* ambulant im Krankenhaus

ten liegen sowohl in der besseren Überwindung und/oder Kompensation der krankheitsbedingten psychophysischen Leistungseinbußen als auch im sportpädagogischen Bereich, d. h. in der Erziehung zum und durch Sport. Ein wesentliches Teilziel stellt in diesem Rahmen das Hinführen zu einer körperlich aktiven Freizeitgestaltung im Sinne einer Zweitprävention dar.

Einstufungsverfahren

Neben einer sorgfältigen Auswahl von Trainingsmittel und -methoden setzt eine gezielte und individuelle Trainingsgestaltung einen ansteigenden ergometrischen Belastungstest als Einstufungsverfahren voraus (ROSKAMM, 1974; ROST et al., 1977). Es genügt jedoch nicht, wie es heute vor allem in stationären Rehabilitationseinrichtungen praktiziert wird, die Patienten in Gruppen nach der erbrachten Wattleistung einzustufen, da hierbei die interindividuellen, vor allem körpergewichtsbezogenen Leistungsunterschiede nicht berücksichtigt werden. Für die Praxis hat sich die Einstufung nach der relativen Wattleistung (Watt/kg Körpergewicht) oder bei der Wahl des Laufens als Ausdauertrainingsmittel eine nomogrammatische Festlegung der individuellen Laufgeschwindigkeit bewährt (Abb. 3) (LAGERSTRØM, 1978a). Da jedes Einstufungsverfahren nur als Hilfsmittel anzusehen ist, kommt beim Training der Pulsfrequenz die Rolle eines Kontrollparameters zu.

Weicht bei der nomogrammatisch ermittelten Laufgeschwindigkeit die Pulsfrequenz von der fahrradergometrisch festgelegten Sollpulsfrequenz ab, muß eine sinngemäße Veränderung der Laufgeschwindigkeit vorgenommen werden.

Da erst ab einer Belastbarkeit von ca. 1 Watt/kg Körpergewicht von einem Sport- bzw. Trainingsprogramm gesprochen werden kann, hat sich im Rahmen der ambulanten Rehabilitation eine Einteilung der Patienten in sog. Übungs- (Belastbarkeit unter 1 Watt/kg Körpergewicht) und Trainingsgruppen (Belastbarkeit über 1 Watt/kg Körpergewicht) als sinnvoll erwiesen (LAGERSTRØM, 1978b).

Eine nochmalige Untergliederung der Trainingsgruppen ist zwar im Sinne einer homogenen Gruppenzusammensetzung vorteilhaft; bei einer entsprechenden Programmgestaltung nach dem Leitsatz: „Nur bei Ausdauerbelastungen größere, jedoch individuelle Kreislaufbelastungen entstehen zu lassen" – aber nicht erforderlich. Bei den Übungsgruppen ist bei einer individuellen Programmgestaltung keine weitere Differenzierung notwendig.

Entsprechend der 1968 vom Heidelberger Rehabilitationskongreß ausgesprochenen Empfehlung sollten ergometrische Belastungsuntersuchungen nicht nur als Einstufungsverfahren,

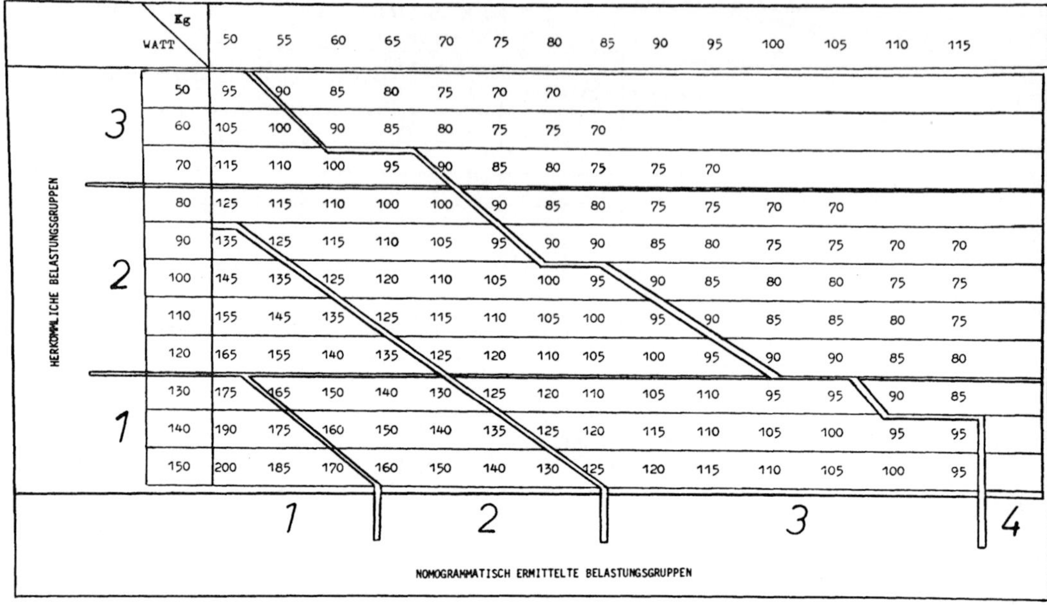

	Watt \ Kg	50	55	60	65	70	75	80	85	90	95	100	105	110	115
3	50	95	90	85	80	75	70	70							
	60	105	100	90	85	80	75	75	70						
	70	115	110	100	95	90	85	80	75	75	70				
2	80	125	115	110	100	100	90	85	80	75	75	70	70		
	90	135	125	115	110	105	95	90	90	85	80	75	75	70	70
	100	145	135	125	120	110	105	100	95	90	85	80	80	75	75
	110	155	145	135	125	115	110	105	100	95	90	85	85	80	75
	120	165	155	140	135	125	120	110	105	100	95	90	90	85	80
1	130	175	165	150	140	130	125	120	110	105	110	95	95	90	85
	140	190	175	160	150	140	135	125	120	115	110	105	100	95	95
	150	200	185	170	160	150	140	130	125	120	115	110	105	100	95

Abb. 3. Die Laufgeschwindigkeit in m/min in Abhängigkeit von der festgelegten Belastungshöhe in Watt und dem Körpergewicht

sondern auch als jährliche Kontrolluntersuchung durchgeführt werden (REINDELL und KÖNIG, 1968).

Kriterien für die Programmgestaltung

Von den verschiedenen beim Trainingsaufbau zu berücksichtigenden Kriterien kommt neben dem oben erwähnten Leitsatz der Intention, der Individualität und der Motivation eine besondere Bedeutung zu. Gerade die Individualität nimmt auch aus medizinischer Sicht einen zentralen Stellenwert beim Programmaufbau ein, da nur bei einer entsprechenden Trainingsgestaltung die Gefahren einer kardialen Überbelastung auf ein Minimum reduziert werden können. Zudem stellen individuell festgelegte Trainingsreize die Voraussetzung für eine aus physiologischer Sicht erfolgreiche Bewegungstherapie dar (LAGERSTRØM, 1978b).

Sowohl die Intention als auch die Motive unterliegen im Laufe eines Bewegungstrainings im Rahmen der Rehabilitation von Herzinfarktpatienten einem Wandel. Geht es bei der Frühmobilisation und in der Bewegungstherapie in den stationären Einrichtungen primär um eine Verbesserung der Funktionalität, so sind in der ambulanten Rehabilitation die Schwerpunkte in einem Langzeiteffekt im Sinne einer Dauerhaftigkeit zu sehen (Sporttherapie bzw. Sport).

Bewegungstherapeutische Maßnahmen

Frühmobilisation

Im Wiederherstellungsprozeß von Herzinfarktpatienten haben sich im bewegungstherapeutischen Bereich in den letzten 10 Jahren in der Phase der Hospitalisation die geringsten Veränderungen vollzogen. Die heutigen Programme der Frühmobilisation orientieren sich weitgehend an den schon 1968 von der WHO gemachten Empfehlungen und unterscheiden sich vorwiegend in der Handhabung der isometrischen Spannungsübungen. Wesentlich größere Unterschiede als in der Programmgestaltung zeigen sich in der Beurteilung verschiedener Kontraindikationen. In dieser Diskussion nimmt die Frage der Immobilisationsdauer nach dem Akutereignis einen zentralen Stellenwert ein. Bei einem unkomplizierten Krankheitsverlauf wird heute eine Beobachtungszeit mit absoluter Bettruhe von 3–10 Tagen empfohlen JESCHKE, 1971; HÜLLEMANN, 1976; LABERKE, 1970; LAUBINGER, 1974).

Bewegungstherapeutische Maßnahmen in stationären Rehabilitationseinrichtungen

Auch in den stationären Rehabilitationseinrichtungen haben sich in den letzten Jahren vergleichsweise wenige Veränderungen vollzogen. Zwar orientiert man sich in zunehmendem Maße an sportwissenschaftlichen Forschungsergebnissen und an vorliegenden Erfahrungswerten, ohne daß man jedoch von einer dem heutigen Stand des Wissens adäquaten Therapie sprechen kann (DREWS et al., 1977; HALHUBER u. MILZ, 1972; MATZDORFF, 1975). Eine wesentliche Ursache für die in vielen Kliniken zu beobachtende Diskrepanz zwischen der Diagnose und der Therapie dürfte auf den Mangel an qualifizierten Fachkräften zurückzuführen sein.

Bewegungstherapie und Sport im Rahmen der Rehabilitation am Wohnort

Von den unterschiedlichen bewegungstherapeutischen Maßnahmen haben sich im Rahmen der ambulanten Rehabilitation die größten Veränderungen vollzogen. Während man in den 60er Jahren nur vereinzelte Gruppen kannte, die auf die Initiative engagierter Ärzte hin entstanden sind, hat sich heute in zunehmendem Maße, auch aufgrund der Initiative von Ministerien, großen Organisationen und kommunaler Einrichtungen, eine dreistellige Zahl solcher Gruppen konsolidiert (DONAT, 1975; KRAUSPE, 1974; LAGERSTRØM et al., 1976). Ein Teil dieser Gruppen ist nach dem Muster des Anschlußheilverfahrens aufgebaut, der größte Teil jedoch betreut Patienten, die nach dem Akutkrankenhaus und evtl. einem Rehabilitations- oder Kurklinikaufenthalt einen kürzeren oder längeren Zwischenaufenthalt zu Hause gehabt haben.

Als Beispiel für den Programmaufbau der letztgenannten Kategorie soll kurz auf das „Kölner Modell“ eingegangen werden (Abb. 4). Der Unterschied zwischen „Kölner Modell“ und den meisten anderen Gruppen liegt darin, daß der Sport in Köln nicht einmal, sondern zweimal (in den ersten 3 Monaten dreimal) wöchentlich stattfindet, und daß nach Beendigung der Aufbauphase (Abb. 4) eine Integration der Ehepartner in die Gruppen, die eine geschlossene Struktur aufweisen, angestrebt wird. Neben dem wöchentlichen Sportprogramm werden als begleitende Maßnahmen Wanderungen, Skilanglauflehrgänge, Vorträge, Gruppentreffen und autogenes Training durchgeführt. Die in Köln mit Erfolg praktizierte Zusammenarbeit zwischen einem medizinischen Hochschulinstitut und dem städtischen Sport- und Bäderamt stellt nur eine der möglichen organisatorischen Lösungen dar. Anderenorts erweisen sich aufgrund der jeweiligen Infrastruktur vielleicht andere Organisationsmodelle als günstiger.

	Phasen und Phasendauer	Stundenaufbau
Phase I	(Adaptationsphase, ca. 2–3 Wochen)	1,2,3,4,5,8.
Phase II	(Aufbauphase, ca. 6–8 Wochen)	1,2,3,4,5,6,7.1,8.
Phase III	(Stabilisationsphase, ca. ab 4. Monat)	1,2,3,4,5,6,7,8.

Stundenelemente für den Stundenaufbau:

1. Aufwärmung	6. Kraftübungen
2. Ausdauertraining	7. Spiel
3. Dehnübungen	7.1. Übungs- und Spielformen
4. Lockerungsübungen	7.2. Spiele
5. Koordinationsübungen	8. Standardbelastung

Abb. 4. Trainingsphasen („Kölner Modell“)

Ausblick

Eine Verbesserung der bewegungs- und sporttherapeutischen Maßnahmen läßt sich in den nächsten Jahren sowohl durch eine Erweiterung des Angebotes als auch durch eine Optimierung der Übungs- und Trainingsprogramme erzielen. Im organisatorischen Bereich sollte ein weiterer Ausbau des Anschlußheilverfahrens angestrebt werden, und im Rahmen der Rehabilitation am Wohnort sollten im verstärktem Maße Übungsgruppen (Belastbarkeit unter 1 Watt/kg Körpergewicht) aufgebaut werden. Die dringlichste Aufgabe für die nächsten Jahre ist jedoch in der Ausbildung qualifizierter Fachkräfte zu sehen. Da eine Therapie weitestgehend von der Qualifikation der Therapeuten abhängt, lassen sich auch im bewegungstherapeutischen Bereich nur bei einer systematischen, den individuellen Gegebenheiten entsprechenden Therapieform optimale Effekte erwarten. Genauso wie eine fundierte Psychotherapie oder krankengymnastische Übungsbehandlung können auch optimale bewegungstherapeutische Effekte nur von qualifizierten Fachkräften erwartet werden. Ausgehend von dem heutigen Ausbildungsangebot lassen sich der spezialisierte Diplomsportlehrer als Fachmann für den Bereich der Bewegungs- und Sporttherapie und der Krankengymnast als Spezialist für die Frühmobilisation und für die Einzeltherapie bezeichnen. Des weiteren kommen als Bewegungs- und Sporttherapeuten Sportpädagogen, Krankengymnastinnen, Gymnastiklehrer und Übungsleiter, die eine Zusatzausbildung nach den 1978 ausgearbeiteten Richtlinien der Deutschen Arbeitsgemeinschaft für kardiologische Prävention und Rehabilitation erworben haben, in Betracht.

Für die klinisch stationären Rehabilitationseinrichtungen ergibt sich daraus die Konsequenz, daß in der Zukunft die bewegungstherapeutischen Abteilungen von einem für den Bereich der präventiven und rehabilitativen Kardiologie spezialisierten Diplomsportlehrer geleitet wird. Je nach Klinikgröße und Patientengut muß dann eine entsprechende Anzahl weiterer qualifizierter Diplomsportlehrer bzw. Krankengymnasten angestellt werden. Der derzeitige Trend, möglichst billige und somit häufig letztlich unqualifizierte Arbeitskräfte für den bewegungstherapeutischen Bereich einzusetzen, ist, wenn man eine auch auf Langzeiteffekte abzielende Therapie anstrebt, weder mit finanziellen, schon gar nicht mit medizinisch/therapeutischen Argumenten begründbar. Trotz Kostendämpfungsgesetz – oder gerade deswegen – müßte in den nächsten Jahren eine Angleichung zwischen der derzeitig sehr aufwendigen und teuren Diagnostik und den therapeutischen Verfahren im Sinne einer effektiveren und somit letzten Endes kostendämpfenden Behandlung von Patienten im Zustand nach Herzinfarkt angestrebt werden.

Zusammenfassung

Es wird kurz auf die Bedeutung der Bewegungstherapie im Rahmen der Rehabilitation von Patienten im Zustand nach Herzinfarkt eingegangen. Die Ziele bewegungstherapeutischer Maßnahmen und die ergometrische Belastungsuntersuchung als Voraussetzung für ein körperliches Training werden diskutiert. Ein neues praxisgerechtes Einstufungsverfahren wird beschrieben, und einige Prinzipien des Trainingsaufbaus und der Trainingsgestaltung werden dargestellt. Auf die Individualität als wichtigstes Trainingsprinzip wird besonders eingegangen.

Die Probleme und die Entwicklung innerhalb der drei Rehabilitationsphasen (nach WHO) werden erläutert. Als Beispiel der Programmgestaltung im Rahmen der ambulanten Rehabilitation wird das „Kölner Modell" beschrieben.

Im letzten Teil werden Änderungs- und Verbesserungsvorschläge für den bewegungstherapeutischen Bereich formuliert. Die Ausbildung und der Einsatz qualifizierter Fachkräfte, vor allem in stationären Rehabilitationseinrichtungen, wird als eine der dringlichsten Aufgaben angesehen, um eine Verbesserung der bewegungstherapeutischen Maßnahmen zu erreichen.

Literatur

1. Benestad, A. M.: Trainingstherapie ved koronare hjtertesykdommer. Oslo, Bergen, Tromsø: Universetetsforlaget, 1971
2. Dennhardt, W., Krasemann, E. O., Laubinger, G.: Die Herzinfarktrehabilitation nach dem

„Hamburger Modell". 3. Mitteilung: Ergebnisse und Komplikationen in den Sportgruppen am Wohnort. Herz/Kreislauf *8*, 458–462 (1976)

3. DONAT, K. (Hrsg.): Kardiologische Prävention und Rehabilitation am Wohnort. Erlangen: Straube Perimed. 1975
4. DREWS, A., HALHUBER, M. J., HOFMANN, H., MILZ, H., RUJBR, R.: Bewegungstherapie in der Rehabilitation von Herz-Kreislauf-Kranken. In: Zentrale Themen der Sportmedizin. HOLLMANN, W. (Hrsg.). Berlin, Heidelberg, New York: Springer 1977, 250–270
5. GOTTHEINER, V.: Long-range strenuous sports training for cardiac reconditioning and rehabilitation. Am. J. Cardiol. *22*, 426–435 (1968)
6. HALHUBER, M. J., MILZ, H. P. (Hrsg.): Höhenrieder Seminarbuch: Praktische Präventiv-Kardiologie. München, Berlin, Wien: Urban & Schwarzenberg 1972
7. HELLERSTEIN, H. K.: Exercise therapy in convalescence from acute myocardial infarction. Schweiz. Med. Wochenschr. *103*, 66–73 (1973)
8. HOLLMANN, W.: Rehabilitation durch Sport nach Herzinfarkt. In: Der Mensch im Sport. HECKER, G., KIRSCH, A., MENZE, C. (Hrsg.). Schorndorf: Hofmann 1976, 240–246
9. HÜLLEMANN, K.-D.: Prävention und Rehabilitation der koronaren Herzkrankheit. In: Leistungsmedizin-Sportmedizin für Klinik und Praxis. HÜLLEMANN, K.-D. (Hrsg.). Stuttgart: Thieme 186–197 (1976)
10. ILKER, H.-G.: Einrichtung von Herzinfarktsportgruppen am Wohnort. Ärztl. Prax. *25*, 3708–3711 (1973)
11. JESCHKE, D.: Frühmobilisation von Herzinfarktpatienten unter telemetrischer Kontrolle. Therapiewoche *21*, 3988–3993 (1971)
12. KÖNIG, K., DIETERLE, J., BRUSIS, O.: Die Wirkung körperlichen Trainings auf Funktion und Leistung des Herzens bei 1000 Patienten im Zustand nach Herzinfarkt. Herz/Kreislauf *9*, 607–611 (1977)
13. KRAUSPE, D.: Zum Aufbau einer motorischen Übungstherapie – Gedanken zur Stellung sportlicher Körperübungen im Bereich der Medizin aus der Sicht des Sportpädagogen. Med. u. Sport *14*, 87–91 (1974)
14. LABERKE, J. A.: Zur langfristigen Nachbehandlung des Herzinfarktes über die Konsiliarambulanz des Klinikers. Wehrmed. *8*, 121–126 (1970)
15. LAGERSTRØM, D.: Ein praxisgerechtes Einstufungsverfahren für die rehabilitative Kardiologie. Rehabilitation (Stuttg.) *17*, 36–38 (1978a)
16. LAGERSTRØM, D.: Bewegungstherapie und Sport im Rahmen der Rehabilitation von Herzinfarktpatienten. Dissertation, Köln 1978b
17. LAGERSTRØM, D., ROST, R., HOLLMANN, W.: Sport im Rahmen der Herzinfarktrehabilitation am Wohnort – Belastungskriterien, Belastungsformen und Trainingsaufbau der Kölner Infarktgruppen. In: Kölner Beiträge zur Sportwissenschaft 4. DECKER, D., LÄMMER, M. (Red.). Schorndorf: Hofmann 1976, 81–92
18. LAUBINGER, G.: Die Frühmobilisation des Herzinfarktes. Voraussetzungen und Durchführung im Akutkrankenhaus. Krankengymnastik *26*, 37–38 (1974)
19. MATZDORFF, F.: Herzinfarkt – Prävention und Rehabilitation. München, Berlin, Wien: Urban & Schwarzenberg 1975
20. REINDELL, H., KÖNIG, K.: Rehabilitation von Patienten mit Herzinfarkt und degenrativen Herzerkrankungen. In: Zehn Jahre Rehabilitation als Schlüssel zum Dauerarbeitsplatz. SCHOLZ, J. F. (Hrsg.). Stuttgart: Gentner 1968, 269–274
21. ROSKAMM, H.: Leistungsfähigkeit und Belastbarkeit bei Patienten mit koronarer Herzerkrankung (I). Herz/Kreislauf *6*, 120–122 (1974)
22. ROST, R., LIESEN, H., MADER, A., HECK, H., PHILIPPI, H., SCHÜRCH, P., HOLLMANN, W.: Die Fahrradergometrie in der Praxis. Bayer, Pharma 1977
23. STEIN, G.: Frührehabilitation nach Herzinfarkt. Bremer Ärztebl. *26*, 15–27 (1973)
24. WHO: A programme for the physical rehabilitation of patients with acute myocardial infarction. Euro 5030. Copenhagen 1968
25. WHO: Reports on specific technical matters – Disability, prevention and rehabilitation. A29/INF. DOC/1. 1976

Konservative und/oder chirurgische Rehabilitation?

Prof. Dr. Helmut Roskamm, Ärztl. Direktor des Benedikt Kreutz Rehabilitationszentrums Bad Krozingen

Was hat sich in den letzten 10 Jahren grundlegend geändert in der Rehabilitation des Herzinfarktpatienten, ich meine nicht so sehr in den organisatorischen Strukturen, sondern in den Grundauffassungen der Kardiologie über den Herzinfarkt und die Zeit danach?

Vor 10 Jahren wurde der Herzinfarkt noch vordergründig als ein akutes Ereignis mit mehr oder minder ausgeprägten chronischen Folgen angesehen, nach dem Herzinfarkt wurde der Patient als „Zustand nach Herzinfarkt" deklariert. Rehabilitation stand vorrangig unter dem Firmenschild: Nachbehandlung und Nachsorge. Die Betonung liegt auf dem Wort „nach".

Die Diskussion konzentrierte sich vor 10 Jahren im wesentlichen darauf, wie schnell in dieser Nachbehandlung die Reaktivierung geschehen dürfte.

Heutzutage konzentriert sich unsere Betrachtungsweise nicht so sehr auf den Zustand nach Herzinfarkt, sondern auf die chronische, meist progrediente Koronarerkrankung. Für diese chronische koronare Herzerkrankung ist es häufig gar nicht so wichtig, ob der Patient schon einen Herzinfarkt durchgemacht hat oder nicht.

Der Patient nach Herzinfarkt bietet uns eine Chance der Bestandsaufnahme seiner chronischen koronaren Herzerkrankung, sicherlich eine der wichtigsten Aufgaben für die Rehabilitation. Aus der Nachsorge ist eine Vorwärtsstrategie geworden.

Der zweite entscheidende Wandel bezieht sich auf folgendes: Noch vor 10 Jahren stand bei der koronaren Herzerkrankung die klassische internistische Philosophie im Vordergrund: abwarten, Zeit gewinnen, keine einschneidende Intervention. Heutzutage gibt es stark eingreifende medikamentöse Behandlungsmöglichkeiten, und es gibt die Koronarchirurgie. Es ist nicht mehr länger gerechtfertigt zuzusehen wie bei einem schicksalhaft ablaufenden Leiden.

Unsere heutzutage vorhandenen grundsätzlich unterschiedlichen Therapiemöglichkeiten verlangen eine differenzierte Betrachtung des Koronarpatienten. Ein „Über-einen-Kamm-Scheren" ist nicht mehr gerechtfertigt.

Funktioneller Zustand, einzuschlagende Therapie, Prognose und zukünftige Belastbarkeit hängen von einer Reihe heutzutage bekannter Faktoren ab. Diese werden geordnet, wenn man die Koronarkranken schematisch und vereinfacht in folgende drei Gruppen einteilt: Der Koronarkranke kann vorrangig eine Koronarinsuffizienz, eine Herzinsuffizienz oder eine schwere Arrhythmie aufweisen.

Zu der ersten Gruppe: Die Koronarinsuffizienz steht im Vordergrund. Die entscheidende Frage ist: konservative oder chirurgische Therapie? Kardiologen und Herzchirurgen aus Europa und Amerika wurden von der Weltgesundheitsbehörde vor knapp einem Jahr zu einer einwöchigen Sitzung eingeladen. Es ging um Empfehlungen für die Koronarchirurgie in Europa. Auf dieser Sitzung, deren Ergebnisse jetzt von der Weltgesundheitsbehörde veröffentlicht wurden (1), haben wir die Indikationen zur Revaskularisationschirurgie in definitiv anerkannte und nicht allgemein anerkannte eingeteilt (established and less established indications).

Definitiv anerkannte Indikationen für die Revaskularisationschirurgie sind folgende:

1. Schwere oder mäßiggradige stabile Angina pectoris, die
   a) das tägliche Leben des Patienten deutlich beeinflußt,
   b) mit objektiven Hinweisen für eine Myokardischämie verbunden ist,
   c) mit einer stenosierenden Koronargefäßsklerose verbunden ist und

d) auf eine konservative Therapie nicht adäquat reagiert.
2. Die instabile Angina pectoris wird genauso beurteilt wie die stabile Angina pectoris. (Patienten mit instabiler Angina pectoris können wegen ihrer momentanen Gefährdung selbstverständlich nur dort beobachtet werden, wo sämtliche diagnostischen und therapeutischen Möglichkeiten zur Verfügung stehen.)
3. Geringe Angina pectoris bei Vorliegen einer stärker als 50%igen Stenose des linken Hauptstammes.

Zu den nicht allgemein anerkannten Indikationen wurden gezählt:

1. Geringgradige Angina pectoris bei Patienten mit Mehrgefäßerkrankungen;
2. asymptomatische Patienten mit einer ≥50%igen Stenose des linken Hauptstammes;
3. geringgradige Angina pectoris bei Patienten mit einer schweren Stenose im proximalen Bereich des Ramus interventricularis anterior (letztere Indikation ist in den von der WHO veröffentlichten Empfehlungen nicht enthalten).

Für die richtige Weichenstellung der Patienten mit koronarer Herzerkrankung hat die Funktionsdiagnostik eine große Bedeutung. Ihre Aufgaben sind folgende:

1. Klassifizierung der Schwere der Angina pectoris;
2. Nachweis von objektiven Zeichen der Myokardischämie und
3. Voraussage der Koronarmorphologie.

Für die Voraussage der Schwere des koronarangiographischen Befundes gibt es eine Reihe von Leitsätzen:

1. Je stärker die Angina pectoris, d. h. je geringer die Belastung, bei der sie auftritt, desto häufiger muß mit einer Mehrgefäßerkrankung oder mit einer linken Hauptstammstenose gerechnet werden (2).
2. Je stärker die ischämische ST-Senkung und je steiler der Anstieg des Pulmonalkapillardruckes während körperlicher Belastung, desto häufiger muß ebenfalls mit einer Mehrgefäßerkrankung oder mit einer linken Hauptstammstenose gerechnet werden (3).
3. Bei Patienten mit überstandenem Herzinfarkt weist eine bleibende Angina pectoris auf eine Mehrgefäßerkrankung hin (4).

Die Indikation zur weiterführenden Koronarangiographie verwertet diese Erkenntnisse über die Ergebnisse der Funktionsdiagnostik. Die Indikation zur Koronarangiographie beruht immer auf einem Abwägen von Faktoren, die für, und solchen, die gegen die Koronarangiographie sprechen.

Zwei Meinungen muß entschieden entgegengetreten werden:

1. Jeder Koronarpatient bedarf einer Koronarangiographie; die obengenannten Ergebnisse zeigen eindeutig, daß z. B. Patienten, die einige Monate nach einem überstandenen Herzinfarkt weder Angina pectoris noch ischämische ST-Senkungen während Belastung aufweisen, fast nie eine Mehrgefäßerkrankung haben. Sie bedürfen nach unserer Ansicht keiner Koronarangiographie.
2. Häufig wird noch die Ansicht vertreten, daß die Koronarangiographie eine mit so hohem Risiko behaftete Methode sei, daß man sie tunlichst meiden sollte. In Zentren mit hohem Durchgang an Koronarangiographien ist das Risiko außerordentlich gering, evtl. nicht entscheidend höher als bei einer ergometrischen Untersuchung des Koronarkranken. So haben wir im Rehabilitationszentrum Bad Krozingen bei 6000 Koronarangiographien einen Todesfall gehabt.

Die zweite Gruppe von Koronarpatienten sind solche, bei denen die Herzinsuffizienz und nicht die Koronarinsuffizienz mit Angina pectoris im Vordergrund steht. In dieser Gruppe stellt sich die Frage konservative oder chirurgische Therapie sehr viel seltener. Die Indikation zur Aneurysmektomie ist immer noch kontrovers. Nur bei Vorliegen einer therapierefraktären Linksinsuffizienz sollte man sich dazu entschließen. Die besten Ergebnisse werden anscheinend dann erzielt, wenn die Aneurysmektomie mit einer notwendigen Revaskularisationsoperation verbunden wird.

Auch bei der dritten Gruppe von Koronarpatienten, bei denen die Arrhytmien im Vordergrund des chronischen Krankheitsgeschehens stehen, stellt sich die Frage konservative oder chirurgische Therapie nur sehr selten. In Einzelfällen können therapierefraktäre schwere ventrikuläre Rhythmusstörungen auch einmal durch eine Aneurysmektomie beseitigt werden.

Wichtig erscheint mir abschließend die Feststellung, daß konservative und chirurgische Therapieelemente in ein einheitliches Therapiekonzept integriert werden müssen. Die konservative Rehabilitation sollte sich nicht in eine gegensätzliche Position zur Koronarchirurgie hineindrängen lassen. Beide Therapiewege müssen einander ergänzen. Auch bei Patienten, bei denen die Koronarchirurgie indiziert ist, ist es außerordentlich nützlich, wenn vorher soweit wie möglich konservative Rehabilitationsverfahren einschließlich körperlichem Training zur Anwendung kommen. Auch nach der Operation empfiehlt sich eine konservative Rehabilitation einschließlich des körperlichen Trainings, die nach Möglichkeit sogar lebenslang durchgeführt werden sollte.

Literatur

1. Report on a Working Group: The long-term effects of coronary bypass surgery. Copenhagen: World Health Organisation, Regional Office for Europe 1978
2. ROSKAMM, H., SAMEK, L., ZWEIGLE, K., STÜRZENHOFECKER, P., PETERSEN, J., RENTROP, P., PROKOPH, J.: Die Beziehungen zwischen den Befunden der Koronarangiographie und des Belastungs-Ekg bei Patienten ohne transmuralen Myokardinfarkt. Z. Kardiol. *66*, 273 (1977)
3. ROSKAMM, H., SAMEK, L., RUPP, G., SCHNELLBACHER, K., STÜRZENHOFECKER, P., PETERSEN, J., RENTROP, P., PROKOPH, J.: Verbessert die zusätzliche Messung des Pulmonalkapillardruckes während körperlicher Belastung die Voraussage des koronarangiographischen Befundes bei Patienten ohne transmuralen Herzinfarkt? Z. Kardiol. *66*, 477 (1977)
4. SAMEK, L., ROSKAMM, H., RENTROP, P., KAISER, P., STÜRZENHOFECKER, P., SCHOBER, B., GÖRNANDT, L., VELDEN, R.: Belastungsprüfungen und Koronarangiogramm im chronischen Infarktstadium. Z. Kardiol. *64*, 808 (1975)

Zusammenfassung der Diskussionsergebnisse

Prof. Dr. med. Kurt König, Ärztlicher Direktor der Herz-Kreislauf-Klinik Waldkirch

Die Diskussion befaßte sich erneut mit einzelnen Aspekten der 3-Phasen-Einteilung der Infarktrehabilitation, wie sie seitens der Weltgesundheitsorganisation vorgeschlagen und inzwischen auch in der Bundesrepublik Deutschland als weitgehend akzeptiert gelten kann. Als Dauer für die Phase I, also für die Zeit des Krankenhausaufenthaltes nach dem Akut-Geschehen, wurde ein Zeitraum von 3 – 5 Wochen für angemessen erachtet, einen unkomplizierten Verlauf vorausgesetzt. Dies bedeutet einen Kompromiß zwischen der Empfehlung der Weltgesundheitsorganisation (3 Wochen) und dem vor 10 Jahren anläßlich des Heidelberger Kongresses gefaßten Beschlusses (5 Wochen). Die vor 10 Jahren festgelegten Kriterien im Hinblick auf die Definition eines komplizierten Verlaufs wurden bestätigt; als ein weiteres komplizierendes Merkmal wurde lediglich die Existenz von Schenkelblockierungen neu in den Katalog aufgenommen.

Für die Zeit der absoluten Bettruhe zu Beginn der Phase I wurde die Festlegung einer bestimmten Tageszahl nicht für erforderlich gehalten; diese Entscheidung soll vielmehr in Abhängigkeit vom klinischen Befund getroffen werden. Auch bezüglich der Mobilisierungsstadien (sitzen, aufstehen, gehen) wurden starre Schemata nicht für sinnvoll erachtet, zumal zahlreiche Kliniken bereits eigene derartige Schemata entwickelt haben.

Entsprechend einer vom Council für kardiologische Rehabilitation der internationalen Gesellschaft für Kardiologie ausgesprochenen Empfehlung wurde die Einbeziehung geeigneter Maßnahmen zur Bewußtmachung koronarer Risikofaktoren (Gesundheitserziehung) schon in der Phase I der Rehabilitation befürwortet. Diesbezügliche Gespräche mit dem in dieser Phase besonders leicht motivierbaren Patienten sollten allerdings vom behandelnden Arzt, nicht vom Psychologen geführt werden.

Für die Phasen II und III wurde die sog. „umfassende Betreuung" als das entscheidende Grundprinzip einer effektiven lebenslangen Rehabilitation, vor allem auch im Hinblick auf die Ziele der Zweitprävention, also der wirksamen Bekämpfung der koronaren Risikofaktoren, ausdrücklich bestätigt. Dieses Prinzip der umfassenden Betreuung umschließt die im Zuge des Rehabilitationsablaufs gleichzeitig, wenn auch bedarfsweise unterschiedlich akzentuiert angewandten medizinisch-somatischen, psychologisch-sozialen und gesundheitsedukatorischen Maßnahmen. Es bestand Einigkeit darüber, daß das Prinzip der Anschlußheilbehandlung in spezialisierten Rehabilitationskliniken (Phase II) und das Prinzip der Koronarübungsgruppen am Wohnort (Phase III) als eine besonders günstige organisatorische Voraussetzung für eine erfolgreiche Realisierung des Konzepts einer umfassenden Betreuung angesehen werden kann. Die möglichst kombinierte Anwendung der beiden Prinzipien der Anschlußheilbehandlung und der Koronarübungsgruppen ist aufgrund der wesentlich beschleunigten Rückkehr zum Arbeitsplatz besonders wirtschaftlich, weil kostendämpfend. Sie ist wegen der verfügbaren Methoden zur Diagnostik und Überwachung in hohem Maße sicher, und sie ist schließlich auch effektiver, da über gruppendynamische Prozesse besonders gute Voraussetzungen für eine lebenslange Motivation zu einem gesundheitsbewußten Leben gegeben sind.

Die Frage, ob unter Auslassung des Prinzips der Anschlußheilbehandlung die Weiterführung der Rehabilitation in Phase II auch sofort in den Koronarübungsgruppen erfolgen könne, wurde dahingehend beantwortet, daß dies prinzipiell für bestimmte unkomplizierte Fälle akzeptabel sei. Es wurde jedoch mit Nachdruck die Forderung erhoben, daß als Voraussetzung hierfür in der Akut-Klinik am Ende der Phase I geeignete diagnostische Möglichkeiten zur Selektion von Patienten mit unkompliziertem Verlauf verfügbar sein müßten. Als derartige Voraussetzungen sind folgende Methoden anzusehen: Ergometrie (Erfassung einer eventuellen Belastungskoronarinsuffizienz), Herzgrößenbestimmung (zur Erfassung pathologischer Herzgrößenverhältnisse), Geräte zur EKG-Langzeit-Registrierung mit Hilfe von Telemetrie oder Magnetbandspeichern (Erfassung gefährlicher Herzrhythmusstörungen). Leider sind in der BRD bisher nur relativ wenige Krankenhäuser in der Lage, ein entsprechendes Untersuchungsprogramm zur Selektion geeigneter Patienten anzubieten. Unabhängig hiervon wurde in der Diskussion geltend gemacht, daß die heute als essentiell erkannten Maßnahmen einer breit angelegten Gesundheitsbildung unter Einbeziehung moderner gruppendynamischer Praktiken nur im Rahmen der mehrwöchigen stationären Betreuung in einem Rehabilitationszentrum mit ausreichenden Erfolgschancen realisiert werden können. Diesbezüglich schon vorliegende Erfahrungen hätten gezeigt, daß vergleichbare Ergebnisse in Koronarübungsgruppen nicht erzielbar seien, da zu wenig Zeit für entsprechend intensive Maßnahmen zur Verfügung steht.

Zur Rehabilitation in Form der Anschlußheilbehandlung in Spezialkliniken wurde erneut, wie vor 10 Jahren, die Notwendigkeit bestimmter apparativer und personeller Voraussetzungen unterstrichen. In diesem Zusammenhang wurde auf einen seitens der Deutschen Arbeitsgemeinschaft für präventive und rehabilitative Kardiologie ausgearbeiteten Qualifikationsnormen-Katalog verwiesen.

Unter Bezug auf eines der einleitend gehaltenen Referate (Prof. ROSKAMM) wurde die Bedeutung entsprechender Richtlinien zur Indikationsstellung einer Koronarographie hervorgehoben. Besonders günstige Voraussetzungen im Hinblick auf die Entscheidung derartiger evtl. notwendiger invasiver Maßnahmen sind während der Anschlußheilbehandlung in entsprechenden Spezialkliniken gegeben.

Eine wichtige Empfehlung bezog sich auf die Rehabilitation nach Bypass-Operation. Es bestand Einigkeit darüber, daß auch nach Bypass-Operationen das Prinzip der Anschlußheilbehandlung in einem entsprechend ausgerüsteten Rehabilitationszentrum zur Anwendung kommen solle, damit auch diesen Patienten in vollem Umfang das Programm der umfassenden Betreuung angeboten werden kann.

Der Komplex der Bewegungstherapie im Rahmen der kardiologischen Rehabilitation gab Anlaß zur Diskussion einiger grundsätzlicher Aspekte. Es konnte keine definitive Einigung darüber erzielt werden, ob der Begriff „Sport" im Zusammenhang mit den bewegungstherapeutischen Aktivitäten im Rahmen der Infarktrehabilitation vertretbar sei. Im Interesse der Vermeidung einer evtl. schädlichen Motivation zu Leistungs- und Konkurrenzstreben schien die Mehrzahl der Diskutanten vom Sportbegriff abrücken zu wollen; andererseits wurden von Dr. LAGERSTRØM bestimmte psychologisch positive Rückwirkungen betont, wie sie aus einer Beibehaltung des Sportbegriffs resultieren würden. Ein Ausweg schien in der Weise gegeben, daß von einem „besonderen Sport" in der Rehabilitation die Rede sein müsse. Außerdem sei von den im Rahmen der kardiologischen Rehabilitation tätigen Bewegungstherapeuten und Übungsleitern zu fordern, daß sie durch eine gezielte Ausbildung die Voraussetzungen für eine den Umständen angemessene Vermittlung des Sportgedankens mitbrächten.

Zur Frage der Zuordnung von Infarkt-Patienten zu bestimmten Leistungsgruppen im Rahmen der rehabilitativen Bewegungstherapie (beispielsweise in Rehabilitationskliniken) bestand Einigkeit darüber, daß die im Ergometertest erreichte maximale Wattstufe nicht ausschließliches Kriterium der bewegungstherapeutisch zumutbaren Belastbarkeit sein dürfe. Unter Hinweis auf einschlägige Untersuchungsergebnisse (ROSKAMM) wurde die Tatsache einer guten Wattleistung trotz bereits sehr schlechter hämodynamischer Verhältnisse erneut betont. Ergänzend zur maximal erreichten Wattstufe müßten geeignete Bezugsgrößen der Leistung, wie das Körpergewicht (vgl. Referat Dr. LAGERSTRÖM) oder das Herzvolumen, mitberücksichtigt werden.

Die zunehmende Verbreitung der Koronarübungsgruppen machte in letzter Zeit die Notwendigkeit deutlich, daß auch solchen Patienten, die bestimmte Aufnahmekriterien primär nicht erfüllen (normale Herzgröße, 75 Watt ohne Ischämiezeichen, keine gravierenden Rhythmusstörungen, kein Verdacht auf Herzwandaneurysma), die positiven Möglichkeiten einer Koronargruppenbetreuung zugänglich gemacht werden müssen. In Befolgung eines Vorschlags von Dr. LAGERSTRÖM und in Übereinstimmung mit den entsprechenden Vorstellungen der Deutschen Arbeitsgemeinschaft für präventive und rehabilitative Kardiologie wurde folgende Klassifizierung zur Unterscheidung gefährdeter und nicht gefährdeter Infarkt-Patienten vorgeschlagen:

a) Koronare *Trainingsgruppen*; hier sind diejenigen Patienten einzuordnen, die die obengenannten Kriterien erfüllen.
b) Koronare *Übungsgruppen*; hier sind solche Patienten einzuordnen, die weniger leistungsfähig und im Sinne der obengenannten Komplikationen stärker gefährdet sind.

Hier konzentriert sich das Programm in den jeweiligen Gruppen vorwiegend auf Maßnahmen zur Gesundheitserziehung und Risikobekämpfung bei stark reduziertem bewegungstherapeutischen Programm.

2. Symposium

Die Rehabilitation des chronisch Nierenkranken und des Behinderten mit Nierentransplantat

Vorsitzender: Priv.-Doz. Dr. med. W. Huber, Heidelberg

Als Mitwirkende in der Symposiumsleitung:
Prof. Dr. med. K. Dreikorn, Heidelberg
Prof. Dr. med. C. Jacobs, Paris
Dr. med. A. Kettner, Heidelberg
Dr. med. H. Kütemeyer, Heidelberg
Prof. Dr. med. M. Legrain, Paris
Prof. Dr. med. E. Ritz, Heidelberg
Frau Dr. med. Strauch-Rahäuser, Mannheim
Dipl. Psych. L. Sträßle, Freiburg
Dr. med. E. Streicher, Stuttgart

Mitwirkende beim Rundtischgespräch:
S. 166

W. Huber, A. Kettner und H. Kütemeyer: Konzepte und Zielvorstellungen für die berufliche Wiedereingliederung des chronisch Nierenkranken, S. 121

Aus dem Inhalt: Derzeit i. allg. Berufsunfähigkeit und Berentung – Der § 368s RVO – Der Zeitpunkt zur Einleitung der Rehabilitationsmaßnahmen – Berufsspektrum im Bfw. Heidelberg – Berufsfindungsmaßnahmen – Anpassungsmaßnahmen auf 2 Niveauebenen – Die berufliche Erstausbildung Niereninsuffizienter – Die Rehabilitationsabklärung – Kriterien des Erfolges? – Erste Erfahrungen – Medizinische Komplikationen und Umschulungserfolg – Zielgruppe niedergelassene Ärzte – Der Rehabilitationsplan in den Frühstadien – Teilzeitarbeit und Teilberentung als sozialmedizinische Forderungen

K. Dreikorn: Zur Problematik der Rehabilitation nierentransplantierter Patienten, S. 128

Aus dem Inhalt: Transplantation beste Behandlung – Höherer Rehabilitationsgrad – Niedrige Transplantationsfrequenz in der BRD – Ursachen für diesen Rückstand – Die Transplantation beendet nicht die Rehabilitation – Komplikationen der immunsuppressiven Therapie – Die cushingoiden Veränderungen – Berufliche und soziale Wiedereingliederung unbefriedigend – Notwendige Reformen der Begutachtung und der Rentengesetzgebung

G. Strauch-Rahäuser: Zum Einfluß des Dialyse-Teams auf die psychosoziale Rehabilitation des chronisch hämodialysierten Patienten, S. 132

Aus dem Inhalt: Das Bewältigungsverhalten beeinflußende Faktoren – Einstellungen und Verhaltensweisen der Ärzte und Pflegepersonen – Bagatellisierende Krankheitswahrnehmung – Die affektiven Reaktionen – Das manifeste Verhalten der Patienten – Dialyse-spezifische psychische Belastungen des Teams – Zum Teil widersprüchliche Teamhaltung – Regelmäßige patientenbezogene Gruppenbesprechungen – Einheitliche und realistische Team-Einstellung

L. Sträßle: Die Rolle von Partner und Familie bei der Adaptation an die Dialyse, S. 136

Aus dem Inhalt: Heimdialyse enorme Belastung des Partners und der Familie – Kriterien einer gelungenen Adaptation – Zweifache und zugleich zwiespältige Rolle – Die einzelnen Etappen des Anpassungsprozesses – Die Teufelskreise der Belastung, des Schuldgefühls und des Machtverlusts – Die Phase der Beruhigung im 2. Jahr – Das dialytische Dauerstadium – Die Rolle der Kinder – Ausweitung der Kriterien – Schaffung von Entlastungsmöglichkeiten – Patient, Partner und Familie als medizinisch-psychotherapeutische Behandlungseinheit

E. Ritz: Zusammenfassung und Ausblick, 143

Aus dem Inhalt: Keine Gesundheit im herkömmlichen Sinne – Die vielfältigen Funktionen der Niere – Zur Frage der beruflichen Tätigkeit – Das körperliche Befinden des Hämodialysepatienten – Berufstätigkeit als therapeutisches Moment – Teilberentung und stufenweise Belastung – Die psychologische Betreuung – Gruppenarbeit des Behandlungs-Teams – Schlußfolgerungen

E. Ritz: Rundtischgespräch, S. 146

Aus dem Inhalt: Weshalb unbefriedigende berufliche Wiedereingliederung? – Jugendliche mit chronischen Nierenerkrankungen – Untersuchung der körperlichen Leistungsfähigkeit – Verlauf der chronischen Niereninsuffizienz nicht absehbar – Über Berufe für chronisch Nierenkranke – Dialysepatienten als Beschäftigte im Dialysebereich – Ausländische Patienten – Der periodische Wechsel arbeitsfähig/arbeitsunfähig krank – Ergebnisse einer Untersuchung mit je 50 Daten pro Patient – Die Ärzte wissen zu wenig über die Berufswelt ihrer Patienten – Gezielte Information in der Öffentlichkeit und bei den Arbeitgebern – Geringe Ausfallzeiten berufstätiger Patienten – Angaben über Erfolge beruflicher Rehabilitationsmaßnahmen – Transplantation die zukünftige Behandlung des chronischen Urämikers – Der Bedarf an Spätdialyseplätzen – Berufliche Tätigkeit und Behinderungsbewältigung – Ein phasisch verlaufender Prozeß – Frühzeitige und kontinuierliche psychologische Betreuung – Die Bedeutung von Glauben und Gläubigkeit – Konkrete Schlußfolgerungen

Verzeichnis der Diskussionsteilnehmer

Zur Einleitung

Priv.-Doz. Dr. med. Wolfgang Huber, Leitender Arzt des Berufsförderungswerkes Heidelberg

Es ist mir eine besondere Freude, daß die Frage der Rehabilitation des chronisch Nierenkranken und des Behinderten mit Nierentransplantat in der Zwischenzeit den Stellenwert gefunden hat, daß es in einem eigenen Symposion anläßlich dieses Kongresses behandelt werden kann.

Dieses Symposion muß – wie alle anderen auch – in relativ beengten räumlichen Verhältnissen stattfinden. Wir glauben jedoch, daß es sinnvoll war, diese Symposien in unserem Rehabilitationszentrum selbst durchzuführen, da auf diese Weise konkret ein Eindruck von Atmosphäre und täglicher Arbeit in unseren Rehabilitationszentren vermittelt wird. Hierfür waren wir bereit, gewisse technische Schwierigkeiten in Kauf zu nehmen.

Zum Organisatorischen: Die Vorträge werden nach einer Pause im anschließenden Rundtischgespräch zur offenen Diskussion stehen.

Ich darf nunmehr Herrn Prof. STRAUCH, meinen ehemaligen Lehrer, bitten, den Vorsitz zu übernehmen.

Rehabilitationsziele bei der Eingliederung niereninsuffizienter Patienten

Dr. med. Erich Streicher, Ärztlicher Direktor der Abteilung für Nieren- und Hochdruckkrankheiten, Zentrum Innere Medizin, Katharinenhospital Stuttgart

Die Behandlung niereninsuffizienter Patienten mit Dialyse oder Transplantation ist heute zur Selbstverständlichkeit geworden. Während sich früher dem Patienten die bange Frage nach einem Behandlungsplatz, also die Frage nach dem nackten Überleben stellte, kreisen heute seine Überlegungen um die Qualität des künftigen Lebens, um Freizügigkeit und soziale Stellung bzw. Erwartung. Diese Überlegungen sind maßgebend für die Motivation des Kranken für einzelne Behandlungsverfahren, z. B. für Heimdialyse oder Transplantation.

Ebenfalls hat die Gesellschaft die ursprünglich bestaunte Ausnahmeerscheinung eines Menschen, der nur durch regelmäßige Behandlung mit einer künstlichen Niere am Leben erhalten bleibt, jetzt als Normalfall akzeptiert. Die steigende Zahl der erfolgreich behandelten und selbst weiter im Leben erfolgreichen Kranken führte zu dieser Integration. So wurden z. B. im Jahre 1977 in der Bundesrepublik 5946 Patienten regelmäßig mit der künstlichen Niere behandelt. Für 1982 läßt die Hochrechnung der EDTA-Statistik ca. 18000 Patienten in der BRD erwarten.

Zu Beginn des Referats ist die Frage zu stellen, ob heute für den Teil der Patienten, der durch die Behandlung körperlich so gut rehabilitiert ist, daß er arbeiten kann, die soziale Sicherung so gut funktioniert, daß ihm der Arbeitsplatz erhalten bzw. ein adäquater neuer Arbeitsplatz geschaffen werden kann. Diese Frage ist nach meiner Erfahrung leider mit Nein zu beantworten. Diese Situation ist von uns Dialyseärzten nicht nur aus sozialen, sondern auch aus medizinischen Gründen zu beklagen. Wir wissen, daß nur der sozial integrierte und anerkannte Patient die vielfältigen psychischen Spannungen meistert, die im Laufe der Dauerbehandlung auf ihn zukommen. Für den Dialysepatienten ist die Arbeit nicht der Tribut, den er als Gegenleistung für seine körperliche Rehabilitation der Gesellschaft zu entrichten hat und den man ihm aus falschem Mitgefühl mittels Rente erlassen kann sondern eine Therapie. Es mag ein Korn Wahrheit in der Ansicht liegen, daß der behandelnde Arzt sich über den voll rehabilitierten arbeitenden Patienten besonders freut, da ihm dieser im gesteigerten Maß ein Erfolgsgefühl verschafft. Aber was schadet es, wenn dasselbe Mittel dem einen von Nutzen und dem anderen Ansporn ist. Ein treffendes Beispiel für die derzeitige Einbahnstraße ins Frührentnerdasein ist die Beschäftigung der männlichen Dialysepatienten bis zur Altersgrenze von 55 Jahren. Von 71 Patienten dieser Altersgruppe, die wir betreuen, sind aus der Gruppe der Zentrumsdialysepatienten 53% und der Gruppe der Heimdialysepatienten 46% erwerbsunfähig berentet. Viele dieser berenteten Patienten könnten und würden einer geregelten Arbeit nachgehen, wenn ihnen ein geeigneter Arbeitsplatz zur Verfügung stünde und wenn sie durch ehrliche Arbeit nicht finanzielle Nachteile in Kauf nehmen müßten. Sicher gibt es einen Teil von Patienten, die ganz bewußt von sich aus die soziale Gesetzgebung ausnutzen und durch die Kombination von Erwerbsunfähigkeitsrente und voller Berufstätigkeit zu lukrativen Doppelverdienern werden.

Die Mehrzahl der Patienten wurde aber nicht durch selbst zu vertretende Gründe in die Frührente eingeführt. Mangelnde medizinische Kenntnis der Gutachter über die Belastbarkeit des Niereninsuffizienten bzw. deren Unkenntnis über den therapeutischen Wert der Arbeit beim Dauerdialysepatient, das Drängen der Krankenkassen nach früher Berentung, die Kündigung des Arbeitsplatzes durch die Firma, bei der sie z.T. schon Jahrzehnte beschäftigt waren, die Aussichtslosigkeit für Schwerarbeiter oder Ungelernte, einen Arbeitsplatz mit leichterer körperlicher Belastung zu finden, waren die Gründe.

Unsere Rentengesetzgebung scheint in besonderem Maße das Problem aufzuwerfen, daß ein Arbeitnehmner, der von einem hochbezahlten Arbeitsplatz zu einem geringer dotierten wechselt, sich mit Arbeit schlechter stellt als mit sozialen Bezügen, daß er also für die Arbeitswilligkeit bestraft wird. In der europäischen Dialyse- und Transplantationsstatistik 1977 über Rehabilitation von Niereninsuffizienten steht die Bundesrepublik hinter Jugoslawien und Österreich mit 15,6% aus diesen Gründen arbeitsunwilligen Patienten an dritter Stelle. Es ist höchste Zeit sich zu überlegen, welche flankierenden Maßnahmen unserer hochgelobten sozialen Rentenordnung geeignet sind, diese balkanischen Zustände zu beseitigen.

1. Die Weichen für die berufliche Weiterentwicklung eines chronisch Nierenkranken müssen frühzeitig gestellt werden. Berufsfördernde Maßnahmen sind von Rehabilitationszentren wesentlich einfacher durchzuführen, außerdem ist der Fortzubildende kontinuierlicher belastbar, wenn der Zwang einer regelmäßigen Dialyse noch nicht besteht. Steigt das Kreatinin über 2 – 3 mg%, sollte die Frage nach der beruflichen Zukunft mit einem Rehabilitationsfachmann erörtert werden.

2. Das medizinische Wissen der begutachtenden Ärzte über die Niereninsuffizienz muß von uns Nephrologen so gefördert werden, daß bei der Beurteilung des Niereninsuffizienten in jedem Fall zunächst ernsthaft die Maxime „Berufsförderung geht vor Rente“ geprüft wird.

3. Die Umschulung oder Berufsförderung soll sicherstellen, daß der Patient in seinem neuen Beruf sozial nicht absteigt, daß er zumindest nicht weniger verdient als durch Rente und daß sich seine Rentenansprüche nicht vermindern.

4. Dem Drängen der Krankenkassen nach vorzeitiger Berentung darf nicht nachgegeben werden. Im Gegenteil müssen die Krankenkassen überzeugt werden, daß die Gewährung von Teilkrankengeld für regelmäßig auftretenden Arbeitsausfall infolge der Behandlung für viele Patienten die Voraussetzung zu einer beruflichen Wiedereingliederung darstellt.

5. Die Behandlungszentren selbst müssen durch Förderung der Transplantation, der Heimdialyse oder durch Einrichtung von Behandlungsnachtschichten in Zentren oder Limited-Care-Stationen die zeitliche Freizügigkeit gewähren,

die es dem Patienten ermöglicht, tagsüber ungestört seinem Beruf nachzugehen.
Schließen möchte ich mit einem Rechenbeispiel. Bei prospektiv 18000 Dialysepatienten in der Bundesrepublik sind nach Alters- und Geschlechtsverteilung der letzten EDTA-Statistik ca. 10000 männliche Dialysepatienten unter 55 Jahre zu erwarten, deren Lebenserwartung infolge der verbesserten Behandlungsbedingungen bisher von Jahr zu Jahr zugenommen hat. So beträgt z. B. derzeit bei 15 – 34 Jahre alten Heimdialysepatienten die 8-Jahres-Lebenserwartung 70%.

Es überfordert die Kompetenz und auch die Möglichkeit der praktizierenden Nephrologen, die vielschichtigen, oft sehr speziellen und vor allem zeitraubenden Arbeitsplatzprobleme dieses Heers an prospektiven Frührentnern zu lösen. Ohne fachkundige Institutionen, wie die Stiftung Rehabilitation Heidelberg, können wir die Probleme nicht lösen. Dort wissen wir unser Ziel der Eingliederung niereninsuffizienter Patienten in guten Händen, das Ziel: Rehabilitation geht vor Rente.

Die berufliche Wiedereingliederung nach Nierentransplantation

Prof. Dr. med. M. Legrain, Präsident der EDTA, und Prof. Dr. med. C. Jacobs, beide Service de Néphrologie, Groupe Hospitalier Pitié-Salpétrière, Paris

Die Wiedereingliederung ins Berufsleben ist anzusehen als eines der objektiven Mittel, die es erlauben, die Überlebensqualität im Laufe einer chronischen Krankheit zu beurteilen (4). Leider sind die Antworten auf die Untersuchungen hinsichtlich dieses Themas wenig verläßlich, und der Vergleich mit den Resultaten der multinationalen Untersuchungen wird erschwert durch soziokulturelle und wirtschaftliche Unterschiede, die zwischen den einzelnen Ländern bestehen.
Unsere Arbeit befaßt sich mit den Ergebnissen einer ins einzelne gehenden Untersuchung einer beschränkten Anzahl von Kranken, die am Hôpital de La Pitié in Paris transplantiert wurden. Daran anschließend zeigen wir einen Vergleich unserer Ergebnisse mit den Tatbeständen der einschlägigen Literatur.

Untersuchungsergebnisse des Hôpital de La Pitié

Ausführliche Veröffentlichungen darüber sind erschienen (5). Vom 1. Oktober 1972 bis 1. August 1977 wurden in der Transplantationsabteilung der urologischen Klinik des Hôpital de La Pitié (Prof. R. KÜSS) 142 Personen transplantiert. Unsere Arbeit befaßt sich mit 66 dieser Fälle, auf die folgende 3 Kriterien zutreffen:
Leben am 1. August 1977 seit länger als 4 Monaten mit einem funktionellen Transplantat (74 Fälle).
Ausüben einen Beruf vor dem Endstadium der Niereninsuffizienz (70 Fälle).
Antworten auf einem besonders für sie erarbeiteten Fragebogen (66 Fälle). Die Kranken sind 47 Männer und 19 Frauen. 63 von ihnen erhielten eine Kadaverniere. Bei dreien war der Spender ein Verwandter. 6 wurden ein zweites Mal transplantiert. Einer wurde dreimal transplantiert. Ein Viertel der Kranken wurde vor Ablauf eines Jahres mit Dialysebehandlung transplantiert. Die Hälfte der Kranken wurde länger als 2 Jahre dialysiert. Die Mehrheit der Kranken waren Arbeiter und Angestellte. Der geringe Anteil an Bauern (1,4%) erklärt sich daraus, daß die meisten Kranken aus dem hochindustrialisierten Pariser Raum stammten.

Die berufliche Tätigkeit zum Zeitpunkt der Transplantation

Die Resultate sind aus Tabelle 1 ersichtlich. Etwa 80% konnten arbeiten, doch nur die Hälfte übte eine Vollzeitbeschäftigung aus. Dieses Verhältnis schrumpft auf beinahe 20%, sobald man die Frauen in Erwägung zieht. 21% der Fälle arbeiteten aus medizinischen Gründen nicht. Letzterer Prozensatz ist bei beiden Geschlechtern gleich.

Die berufliche Tätigkeit nach der Transplantation

Die Ergebnisse stehen in Tabelle 2. Sie zeigen auf, daß bei Transplantationserfolg der Anteil der arbeitsfähigen Kranken nach einem Jahr etwa 90% beträgt, aber nur etwa die Hälfte der Kranken arbeitet wieder voll. Etwa 10% arbeiten halbtags, 30% arbeiten nicht. Ein Jahr nach der Transplantation ist das Nicht-wieder-Arbeiten bei einem Viertel der Fälle bedingt durch Arbeitslosigkeit und bei beinahe der Hälfte der Fälle durch eigene persönliche Entscheidung. Ein Drittel der Kranken nimmt soziale Unterstützungen in Anspruch, die höher liegen als der Verdienst, den sie aus einer mit ihrem Gesundheitszustand zu vereinbarenden Arbeit bezögen (Tabelle 3).

Diskussion

Die Anzahl der Arbeiten, die sich mit der Überlebensqualität nach Nierentransplantation und insbesondere mit sozioprofessioneller Rehabilitation befassen, sind wenig zahlreich (1,3,6,8). Dieses Faktum steht im Gegensatz zu dem Umfang an Arbeiten, die dasselbe Thema bei Kranken mit Dauerdialyse behandeln (2,4,7).
Die Qualität der Rehabilitation nach Transplantation hängt von Faktoren ab, die jedem Kranken eigen sind, besonders von der sozioprofessionellen Lage des Patienten vor Auftreten der Niereninsuffizienz, der Qualität der Rehabilitation im Laufe der Dialysebehandlung sowie dem klinischen Resultat der Nierentransplantation.

Tabelle 1. Berufliche Tätigkeit zum Zeitpunkt der Transplantation

	Männer		Frauen		insgesamt	
	Zahl	%	Zahl	%	Zahl	%
Arbeitsfähig	37	79	15	79	52	79
– voll	23	49	4	21	27	41
– halb	7	15	2	10	9	14
– arbeiten nicht	7	15	9	48	16	24
Arbeitsunfähig	10	21	4	21	14	21
Gesamt	47		19		66	

Tabelle 2. Arbeit vor und nach Transplantation

	vor		nach					
			1 Jahr		2 Jahre		3 Jahre	
	Zahl	%	Zahl	%	Zahl	%	Zahl	%
Arbeitsfähig	52	79	46	88	31	94	20	95
– voll	27	41	25	48	19	57	11	52
– halb	9	14	4	8	3	10	2	9
– arbeiten nicht	16	24	17	32	9	27	7	34
Arbeitsunfähig	14	21	6	12	2	6	1	5

Tabelle 3. Gründe für Nichtwiederaufnahme der Vollzeitbeschäftigung,, 1 Jahr nach der Transplantation, 27 Fälle (51%) bei 52 Kranken

Medizinischer Grund	8	(15%)
Extra-medizinische Gründe	19	(36%)
– arbeitslos	5	(26%)
– höhere soziale Unterstützungen als das Einkommen aus eigener Arbeit	6	(31%)
– persönliche Entscheidung	8	(43%)

Sie hängt ebenfalls ab von sozio-ökonomischen Faktoren und Versicherungssystemen, die in den einzelnen Ländern Geltung haben.

Unsere Ergebnisse, die mit anderen französischen Statistiken übereinstimmen, zeigen, daß etwa 80% der Kranken im Zeitpunkt der Transplantation die Vollzeitbeschäftigung ausführen können. In der Tat arbeitet die Hälfte von ihnen. Nach der Transplantation erreicht im Falle guter klinischer und biologischer Ergebnisse der Prozentsatz der Kranken, die arbeiten können, am Ende des 1. Jahres 90%. Und dieser Prozentsatz hält sich oder erhöht sich in den folgenden Jahren. Dagegen hält sich der Prozentsatz derjenigen, die wirklich voll arbeiten, bei etwa 50%. Diese Prozentsätze liegen etwas höher als jene, die während der Dialysebehandlung beobachtet wurden, besonders hinsichtlicht der Vollzeitbeschäftigung.

Die Studie europäischer Statistiken, die uns dank des EDTA-Registry zugänglich sind, bringt Resultate (9), die sich von unserer Untersuchung erheblich unterscheiden (Tabelle 4). Sie sind sehr optimistisch, und es scheint uns, daß sie über die Realität hinausgehen. Zum Beispiel liegt in

Tabelle 4. Rehabilitation nach Kadavernierentransplantation. Die Ergebnisse haben für beide Geschlechter Geltung.
(EDTA-Registry 1978; Angaben in %)

	Arbeit voll	Arbeit halb	Arbeits-los	Arbeits-unfähig
Europa	63	15	15	7
BRD	53	15	25	7
Frankreich	74	8	15	3
Dänemark	57	10	20	13
U. K.	80	3	11	6

Frankreich der Prozentsatz der voll arbeitenden Personen nach den EDTA-Ergebnissen bei 74%, also erheblich höher als es unsere Aufstellung zeigt. Die Unterschiede zwischen den einzelnen Ländern sind ziemlich groß, selbst wenn man nur die Länder Westeuropas in Betracht zieht. So beträgt z. B. der Prozentsatz der voll arbeitenden Personen ein Jahr nach der Transplantation 53%in der BRD und 80% im U. K. Dieser Mangel an Übereinstimmung ist mit großer Vorsicht zu interpretieren. Wenn diese Ergebnisse die Folge wirklicher Unterschiede in den einzelnen Ländern in der Qualität der Resultate und dem Erfolg der Rehabilitation sein können, so können sie auch eine „schlechtkontrollierte" Sammlung an Information sein. Aus diesem Grund ziehen wir Statistiken vor, die sich auf kleine mit großer Sorgfalt beobachtete Gruppen stützen, gegenüber unkontrollierten Statistiken, die sich auf große Zahlen erstrecken.

Die Diskordanz auf dem Gebiet der beruflichen Rehabilitation nach Nierentransplantation zwischen dem, was möglich ist, und dem, was wirklich ist, wird durch sozio-ökonomische und psychologische Faktoren erklärt.

Trotz eines ausgezeichneten gesundheitlichen Zustands und des Wunsches zu arbeiten kann der Patient bei der Arbeitssuche Schwierigkeiten haben. Unter gewöhnlichen Bedingungen und besonders bei Arbeitslosigkeit zögert ein Arbeitgeber immer, einen Mann einzustellen, der einem starken Risikofaktor ausgesetzt ist.

Im besten Fall verlieren jährlich vom zweiten Jahr an 5% der Fälle ihr Kadavertransplantat. Die Nichtwiederaufnahme der Arbeit kann durch Wahl des Kranken bedingt sein. Der Kranke kann unter anderem, und das mit Recht, geltend machen, daß die sozialen Unterstützungen, die ihm in der Zeit des Nichtarbeitens bewilligt wurden, höher liegen als jene, die er durch eigene Arbeit erzielen könnte. Dieser Tatbestand ist besonders dann gegeben, wenn die früher ausgeübte Tätigkeit nach einer langen Krankenperiode nicht wiedererlangt werden kann. Die Tatsache, offiziell krankgeschrieben zu sein, schließt Schwarzarbeit nicht aus. Die Ergebnisse unserer Untersuchung und die multinationalen Statistiken beweisen für viele Frauen und Fami-

lienmütter, daß das Zuhausebleiben die beste Lösung für familiäres Gleichgewicht und medizinische Probleme ist.
Durch die den Schwerkranken mehr und mehr gewährten sozialen Unterstützungen, besonders den Kranken mit chronischer Niereninsuffizienz, entspricht die Arbeit nicht immer einer vital-ökonomischen Notwendigkeit. Dagegen wird die Rückkehr zu einer normalen beruflichen Tätigkeit von vielen als ein wesentliches Element der Lebensqualität empfunden. Es kann von einiger Schwierigkeit sein, dies in der augenblicklichen wirtschaftlichen Konjunktur zu erreichen.

Zusammenfassung

Eine ausführliche und kontrollierte Untersuchung wurde bei 66 Patienten durchgeführt, die 4 Monate nach der Transplantation mit einem funktionellen Transplantat lebten. In einer solchen Gruppe ist ein Jahr nach der Transplantation und in späteren Jahren eine berufliche Vollbeschäftigung in 90–95% der Fälle möglich. Ausgeübt wird sie tatsächlich von 50–60%. Nach der Transplantation werden vom 6. Monat an medizinische Gründe von Gründen sozioökonomischer und politischer Art verdrängt, was die Nichtwiederaufnahme der Arbeit erklärt. Die Wiederaufnahme der Arbeit ist Einnahmequelle, aber auch Bestandteil der Lebensqualität. Der Prozentsatz der vollständigen beruflichen Rehabilitation ändert sich mit dem Krankenkassensystem, mit den ökonomischen Bedingungen eines jeden Landes, der Art der Berufsausübung vor und nach der Transplantation. Dieser Prozentsatz wird auch von der Wahl des Kranken bestimmt. Die Versicherungspolitik muß diese Tatsachen in Rechnung ziehen, wenn sie zu einer adäquaten Lösung kommen will.

Literatur

1. Advisory Committee to the renal transplant Registry: The 12th report of the human renal transplant registry. JAMA *233/7*, 787–796 (1975)
2. Gurland, H. J., Brunner, F. P., Chantler, C., Jacobs, C., Schärer, K., Selwood, N. H., Spies, G., Wing, A. J.: Combined report on regular dialysis and transplantation in Europe. Proc. Eur. Dial. Transplant. Assoc. *13–59* (1976)
3. Haymond, M. R., Recker, L. A., Willmert, J. G.: Vocational rehabilitation status of 125 diabetic transplants recipients. Dial. and Transplant. *6/8*, 52–56 (1977)
4. Jacobs, C., Brunner, F. P., Chantler, C., Donckerwolcke, R. A., Gurland, H. J., Hathway, R. A., Selwood, N. H., Wing, A. J.: Combined report on regular dialysis and transplantation in Europe. Proc. Eur. Dial. Transplant. Assoc. *14*, 3–70 (1977)
5. Jacobs, C., Frantz, P., Thibault, P., Luciani, J., Chatelain, C.: La réhabilitation professionnelle après transplantation rénale. In: Sem. Uro-Néphrol., Pitié-Salpétrière, 95–106. Paris: Masson 1978
6. Murray, J. E., Tilney, N. L., Wilson, R. E.: Renal transplantation, a twenty-five year experience. Ann. Surg. *184/5*, 565–573 (1976).
7. Shapiro, F. L., Schwalbach, A.: Rehabilitation: Its implementation and effectiveness in a dialysis setting. J. Chronic. Dis. *26/10*, 633–634 (1973)
8. Simmons, R. G., Schilling, K. J.: Social and psychological rehabilitation of the diabetic transplant patient. Kidney Int. *6/4* (Suppl. 1), 152–159 (1974)
9. Wing, A. J., Brunner, F. P., Brynger, H. O. A., Chantler, R., Donckerwolcke, R., Gurland, H. J., Hathway, R. A., Jacobs, C., Selwood, N. H.: Combined report on regular dialysis and transplantation in Europe. Proc. Eur. Dial. Transplant. Assoc. *15*, 4–74 (1978)

Die berufliche Rehabilitation von Dauerdialyse-Patienten

Prof. Dr. med. C. Jacobs, Hôpital Pitié Salpétrière, Paris

Eine gelungene Rehabilitation wird bei chronisch Kranken definiert durch Rückkehr zu einem aktiven Leben, das u. a. die Möglichkeit bietet, jene vor Krankheitsbefall ausgeführte Tätigkeit (oder eine gleichwertige) wiederaufzunehmen (2). Die berufliche Rehabilitation der Dauerdialyse-Patienten ist ein wesentlicher Faktor, an dem die durch die Behandlung erzielte Überlebensqualität beurteilt werden kann. Das Thema dieser Arbeit ist, ein allgemeines Bild der beruflichen Rehabilitation darzustellen, und zwar an Dauerdialyse-Patienten, die nach den von dem Registration Committee der European Dialysis and Transplant Association gesammelten Angaben (1, 3) in Europa behandelt worden sind. Die Hauptfaktoren, die Hindernisse beim Erzielen optimaler Resultate begründen, werden in der Folge dargelegt. Es wird hauptsächlich die berufliche Rehabilitation männlicher Patienten behandelt (60% aller Dauerdialyse-Patienten). Für diese kann die Eingliederung ins Berufsleben von vornherein als ein wichtigeres Objektiv betrachtet werden als für die Kranken weiblichen Geschlechts.

66,3% der in Europa in Dialysezentren behandelten männlichen Kranken sowie etwa 80% der der Heimdialyse anvertrauten übten vor Krankheitsbefall eine Vollzeitbeschäftigung aus (Tabelle 1). Das Problem der beruflichen Wiedereingliederung stellt sich infolgedessen für die große Mehrheit der sich in Dauerdialyse befindlichen Männer. Das zunehmende Ansteigen des Durchschnittsalters der dialysierten Kranken erklärt, daß 18% der in Dialysezentren behandelten Männer ihren Beruf schon aufgegeben haben, da sie bereits ihre Altersrente beziehen.

Die Qualität der beruflichen Rehabilitation von Dauerdialyse-Patienten hängt von 3 Hauptfaktoren ab:

1. Die berufliche Lage zur Zeit des Beginns der Behandlung: Diese hängt zu einem gewissen Teil von der Auswirkung einer mehr oder weniger schweren Niereninsuffizienz auf den klinischen Zustand und ebenfalls von der mehr oder weniger großen Beschleunigung der Nierendefizit-Entwicklung ab.

2. Rein medizinische Faktoren: An erster Stelle steht die Verminderung der wöchentlichen Arbeitszeit, bedingt durch die Dialysesitzungen. Die Mehrheit der Patienten wird z. Zt. in 3 Dialysesitzungen wöchentlich zu Hause oder in Dialysezentren behandelt (Tabelle 2). Bei den meisten der in Zentren behandelten Kranken beträgt die Dialysezeit wöchentlich 12 – 17 Std. Dazu kommt die Zeit für Hin- und Rücktransport von der Wohnung oder Arbeitsstelle zum Dialysezentrum. In Dialysezentren werden weniger als 8% der Kranken durch Nachtdialyse, 12% durch Abenddialyse und beinahe 80% durch Tagdialyse behandelt. Durch die Dialysebehandlung sind

Tabelle 1. Arbeitspotentialität männlicher Dialysepatienten (EDTA-Bericht VIII, 1978)

	Ganztags-beschäftigung %	Halbtags-beschäftigung %	in Ruhestand %	Patienten insgesamt
Zentrumdialyse	66,3	4,6	18,2	10762
Heimdialyse	79,6	2,1	6,6	3082

Tabelle 2. Dauerdialyseprogramm für Patienten in Europa (EDTA-Bericht VIII, 1978)
(Cuprophan dialysatoren < 1,3 m^2 Fläche)

	Patienten Zahl	Dialysestunden pro Woche			
		< 12 %	12 – 13 %	14 – 17 %	> 18 %
Zentrumdialyse					
2×/Woche	5386	22,5	22,2	45,4	9,8
3×/Woche	12238	5,5	34,0	39,2	21,3
Heimdialyse					
2×/Woche	616	14,1	12,3	36,4	37,2
3×/Woche	3634	6,0	16,0	24,1	53,9

also die Kranken an wenigstens 3 Halbtagen in der Woche gebunden. Die Sitzungen der zu Hause dialysierten Kranken dauern für viele von ihnen viel länger als für jene, die in Zentren behandelt werden. So verbringen beinahe 54% der 3mal wöchentlich zu Hause dialysierten Kranken mehr als 18 Std. und 21% mehr als 24 Std. wöchentlich in der Dialyse. Dank der freien Zeiteinteilung bei Heimdialyse wird Nachtdialyse bei 30%, Abenddialyse bei 42% und Tagdialyse bei nur 28% der Patienten durchgeführt. Für die in Heimdialyse behandelten Kranken ist die Tatsache verfügbar zu bleiben, eine sehr günstige Bedingung bei Wiederaufnahme einer beruflichen Tätigkeit.

Die Qualität der durch die Behandlung auf klinischem Gebiet erzielten Resultate und die tatsächliche Möglichkeit, die man den Kranken zur Wiedereingliederung ins Berufsleben gibt, sind oft objektiv sehr schwierig zu messen: Häufigkeit und Dauer der Krankenhausaufenthalte außerhalb der. Dialysesitzungen bei auftretenden Komplikationen stellen nur einen Teilaspekt einer solchen Analyse dar. Eine große Anzahl schwerer arbeitsbehindernder Komplikationen erfordern i. allg. keine Einweisung ins Krankenhaus. Meistens handelt es sich um Asthenie, Ermüdungserscheinungen, manchmal sogar eine Tendenz zu chronischer Depression. Solche Symptome sind wirkliche Hindernisse, wenn es um ein Wiedereinsteigen ins Berufsleben geht.

3. Der allgemeine sozio-ökonomische Kontext, in den die dialysierten Kranken gestellt sind, ist ein Element, das die berufsmäßige Wiedereingliederung entscheidend beeinflußt. Eine große Rolle spielt auch die mehr oder weniger verbreitete Arbeitslosigkeit in den verschiedenen Berufszweigen. Ferner muß der finanzielle Ertrag beruflicher Tätigkeit den sozialen Leistungen gegenübergestellt werden, die in den meisten Ländern gewährt und von einer großen Anzahl von Kranken oft noch durch Schwarzarbeit aufgebessert werden.

Nur 36,9% von 7121 in europäischen Dialysezentren behandelten männlichen Kranken, die beim Nicht-kranksein voll berufstätig gewesen wären, arbeiteten am 31. 12. 1977 wirklich ganztags, 20% arbeiteten halbtags (Tabelle 3). Die Nichtwiedereingliederung von 43% ins Berufsleben erklärt sich in vergleichbaren Prozentsätzen durch Arbeitslosigkeit (14,4%), durch entsprechende Entschädigungen, die von sozialen Einrichtungen gezahlt werden (14,2%), und durch medizinische Gründe (14,2%). Starke Unterschiede treten jedoch von Land zu Land auf. Unter den europäischen Ländern, in denen am 31. 12. 1977 in Dialysezentren ein Minimum von 200 voll arbeitsfähigen männlichen Patienten behandelt wurde, scheint die berufliche Wiedereingliederung in Italien optimal zu sein: 64,8% der Patienten nehmen die Arbeit voll wieder auf, in Frankreich 41,7%, in Spanien 38,3%. Die Halbtagsbeschäftigung wird besonders in Holland (29,4%), in Jugoslawien (28,4%) und in Spanien (23,1%) vorgezogen. Eine ganz beachtliche Anzahl von Kranken kann in der Bundesrepublik (21,1%) und in den Niederlanden (21,1%) wegen Arbeitslosigkeit keine

Tabelle 3. Rehabilitation männlicher Zentrumdialyse-Patienten mit voller Arbeitspotentialität (EDTA-Bericht VIII, 1978)

Land	Arbeiten voll %	halb %	Arbeiten nicht arbeitslos %	Renten %	med. Gründe %	Patienten insgesamt
Belgien	33,1	18,5	13,9	21,3	13,2	287
BRD	25,6	12,5	21,2	17,4	23,4	1389
Frankreich	41,7	20,0	14,1	12,8	11,3	1654
Italien	64,8	18,3	9,1	4,3	3,5	1183
Niederlande	13,5	29,4	21,1	12,9	23,1	303
Großbritannien	34,5	15,7	16,1	12,3	21,3	249
Spanien	39,3	23,1	14,1	15,4	8,1	654
Jugoslawien	10,4	28,4	11,4	37,3	12,4	201
Europa	36,9	20,4	14,4	14,2	14,2	7121

Anstellung mehr finden. Die dissuasive Wirkung sozialer Leistungen auf eine Wiederaufnahme der Arbeit scheint am höchsten in Jugoslawien (37,3%) und in Belgien (21,3%) zu liegen. Schließlich ist der Anteil medizinischer Gründe, welche die Wiederaufnahme der Arbeit verhindern, von Land zu Land verschieden.

Eine volle berufliche Rehabilitation gelingt bei 62,7% der in Heimdialyse behandelten männlichen Patienten in den europäischen Ländern, die diese Behandlung im großen Maßstab durchführen (Tabelle 4). Weniger als 25% der Kranken sind nicht beruflich tätig. Soziale Vorteile scheinen bei der Erklärung der Nichtwiedereingliederung ins Berufsleben der Heimdialyse-Patienten wichtiger zu sein als Arbeitslosen-Unterstützung oder medizinische Gründe.

In Anbetracht der bedeutenden Veränderungen, die dem Lebens-Rhythmus durch Dialysemethoden aufgezwungen werden, wäre wohl Halbtagsbeschäftigung auf der Basis von 3 Halbtagen pro Woche die beste Lösung für die Mehrheit der Dauerdialyse-Patienten. In den Westeuropäischen Ländern stößt die Halbtagsbeschäftigung bei vielen Arbeitgebern auf Widerstand. Andererseits ist der Ertrag einer solchen Beschäftigung zumeist gering. Die durch die gegenwärtige Konjunkturlage verursachten Schwierigkeiten stellen weitere Hindernisse dar für die berufliche Wiedereingliederung von Kranken, die mit irgendeinem physischen Handikap belastet sind. Eine mit Nachdruck betriebene Arbeitsaufnahme von Kranken, die nicht voll in die Produktion eingereiht werden können, ist zur Zeit wohl, wirtschaftlich gesehen, weniger gerechtfertigt als noch vor wenigen Jahren, als anhaltende wirtschaftliche Expansion Vollbeschäftigung nach sich zog. Für zahlreiche Dialysepatienten wird die Suche nach beruflicher Wiedereingliederung jedoch nicht ausschließlich durch Gelderwerb bedingt, da die sozialen Leistungen sich diesem oft angleichen. Die Notwendigkeit einer berufli-

Tabelle 4. Rehabilitation männlicher Heimdialyse-Patienten mit voller Arbeitspotentialität (EDTA-Bericht VIII, 1978)

Land	Arbeiten voll %	halb %	Arbeiten nicht arbeitslos %	Renten %	med. Gründe %	Patienten insgesamt
Frankreich	69,3	13,7	5,8	7,1	4,1	365
BRD	56,5	12,5	11,3	12,4	7,5	817
Großbritannien	66,3	7,1	9,2	10,3	7,2	709
Europa	62,7	12,5	9,1	9,5	6,2	3074

chen Tätigkeit ist wohl eher psychologisch zu verstehen. Die berufliche Wiedereingliederung in die arbeitende Bevölkerung ist zweifellos sehr oft eine der Möglichkeiten, den Dialysepatienten Einsamkeit und Ausschluß aus dem sozialen Leben zu ersparen.

Literatur

1. Jacobs, C., Brunner, F. P., Chantler, C., Donckerwolcke, R. A., Gurland, H. J., Hathway, R. A., Selwood, N. H., Wing, A. J.: Combined report on regular dialysis and transplantation in Europe. Proc. Eur. Dial. Transplant. Assoc. *14*, 3–70 (1977)
2. Salvatierra, O., Feduska, N. J., Cochrum, K. C., Najarian, J. S., Kountz, S., Belzer, F. O.: The impact of 1000 renal transplants at one center. Ann. Surg. *186*, 424–435 (1977)
3. Wing, A. J., Brunner, F. P., Brynger, H., Chantler, C., Donckerwolcke, R. A., Gurland, H. J., Hathway, R. A., Jacobs, C., Selwood, N. H.: Combined report on regular dialysis and transplantation in Europe. Proc. Eur. Dial. Transplant. Assoc. *15*, 4–74 (1978)

Konzepte und Zielvorstellungen für die berufliche Wiedereingliederung des chronisch Nierenkranken

Priv. Doz. Dr. med. Wolfgang Huber, Dr. med. A. Kettner, Rehabilitationsklinik Heidelberg und Dr. med. H. Kütemeyer, Leitender Arzt der Dialyse-Abteilung im Rehabilitationskrankenhaus Karlsbad-Langensteinbach

Einleitung

Die zunehmende technische Perfektionierung der chronisch intermittierenden Hämodialysebehandlung führt zur Besserung des körperlichen Befindens und zur Zunahme der Lebenserwartung der Hämodialysepatienten (1). Neben der medizinischen Versorgung steht heute die soziale und berufliche Wiedereingliederung im Vordergrund. Zur Zeit beinhaltet die Therapie mit der chronisch intermittierenden Hämodialysebehandlung für den terminal Niereninsuffizienten im allgemeinen Berufsunfähigkeit und Berentung.

Wege zur beruflichen Wiedereingliederung

Nach unserer Meinung sollte die Diagnose „chronische Niereninsuffizienz" auf keinen Fall automatisch zur Berentung führen (2). Im Sinne des Rehabilitationsangleichungsgesetzes in der Bundesrepublik Deutschland vom 7. August 1974 hat Rehabilitation eindeutig Vorrang vor Rente.

Renten wegen Erwerbsminderung oder Berufsunfähigkeit sollten erst nach dem Mißlingen rehabilitativer Maßnahmen durchgeführt werden. Das Ziel der rehabilitativen Maßnahmen ist die dauerhafte Wiedereingliederung von körperlich, geistig und seelisch Behinderten in Arbeit, Beruf und Gesellschaft. Laut § 368s RVO muß die Beratung des Behinderten über die Möglichkeiten der medizinischen und beruflichen Rehabilitation gewährleistet sein und eine frühzeitige Einleitung von rehabilitativen Maßnahmen erfolgen (Abb. 1).

Hausarzt bzw. behandelndes nephrologisches Zentrum haben die zentrale Funktion, dem Patienten diesen Weg zu eröffnen, und die Möglichkeit, nicht nur bei manifester, sondern auch bereits bei drohender Behinderung Rehabilitationsmaßnahmen zu ergreifen. Die Weiterleitung des Rehabilitationsantrages muß an die Krankenkassen und von dort an den zuständigen Kostenträger (Arbeitsamt oder Rentenversicherungsträger) erfolgen. Durchführung und Erfolg

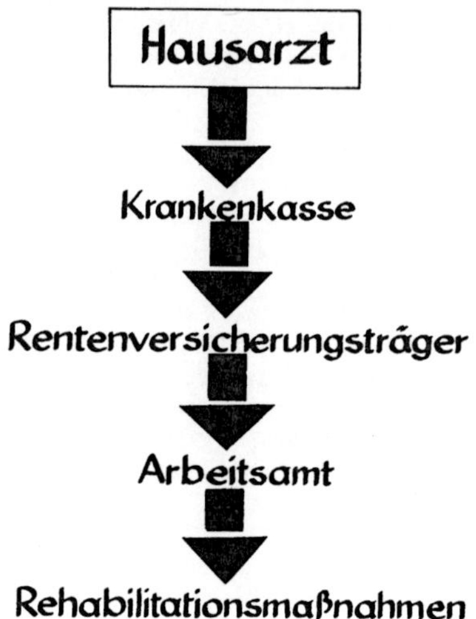

Abb. 1

der beruflichen Wiedereingliederung sind wesentlich abhängig vom Zeitpunkt der Einleitung berufsfindender Maßnahmen und von dem Rehabilitationsplan, der den somatischen und psychischen Zustand des Patienten sowie das soziale Umfeld berücksichtigt und den Neigungen des Rehabilitanden Rechnung trägt.

Berufsspektrum und Ausbildungsebenen

Durch Erlernung eines behinderungsgerechten Berufes kann den chronisch Niereninsuffizienten die Berentung erspart werden. In der Stiftung Rehabilitation ist ein Abschluß auf verschiedenen Ausbildungsebenen möglich (Abb. 2).

Insgesamt werden 32 behinderungsgerechte Berufsausbildungen auf Industrie- und Handelskammer-, Fach- und Hochschulebene angeboten, die chronisch niereninsuffizienten Patienten offenstehen (Abb. 3). Wie aus dem Berufsspektrum zu ersehen ist, ist eine Differenzierung entsprechend der Begabungsstruktur der Patienten vorgesehen: Die Berufsbilder umfassen Berufe der Elektronik, des Verwaltungswesens, der Bautechnik, der Datenverarbeitung und Informatik, des Maschinenbaus sowie Berufe aus dem medizinischen und sozialen Bereich.

Konzepte zu Maßnahmen der beruflichen Wiedereingliederung

Ergibt sich aus den sozialen Daten die Notwendigkeit der Umschulung eines chronisch Niereninsuffizienten, so werden vor ihrem Beginn zwei-bis dreiwöchige Berufsfindungsmaßnahmen durchgeführt: Das somatische Befinden wird beurteilt, testpsychologische Untersuchungen werden durchgeführt, die berufliche Neigung des Probanden wird unter Berücksichtigung der Arbeitsmarktlage ermittelt. Falls diese Zeit zur Beurteilung nicht ausreicht, kann sie durch 6monatige Förderungsmaßnahmen verlängert werden. Im Anschluß an Berufsfindungsmaßnahmen werden Umschulungsmaßnahmen mit 18 – 24 Monaten Ausbildungszeit angeboten. Eine Alternative zur Umschulungs-

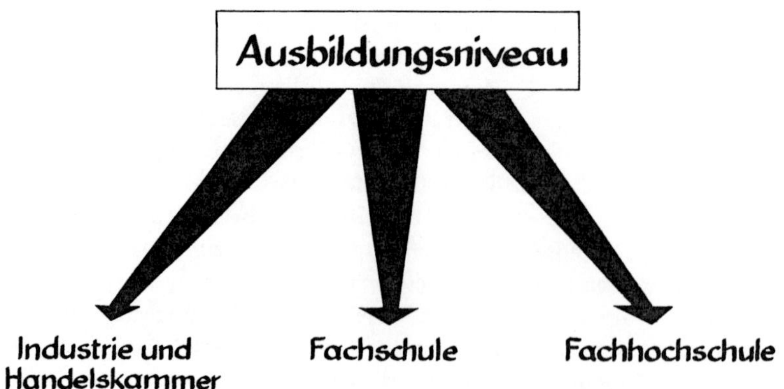

Abb. 2

Berufsspektrum und Ausbildungsebenen

Ausbildungsebene	Berufe der Datenverarbeitung/Informatik	Kaufmännische Berufe	Technische Berufe	Berufe des Sozialwesens	Nichtärztliche Medizinische Berufe
Berufe der Industrie- und Handelskammer-Ebene	• Datentypistin • Datenverarbeitungskaufmann/ Programmierer	• Büropraktiker • Büro-Verwaltungskaufmann • Industriekaufmann • Bankkaufmann	• Feinwerkmechaniker • Güteprüfer • Informationselektroniker • Funkelektroniker • Nachrichtengerätemechaniker • Teilkonstrukteur/ Maschinenbau • Technischer Zeichner • Teilkonstrukteur/Bau		
Berufe der Fachschulebene	• Staatlich geprüfter Betriebswirt DV		• Staatlich geprüfter Techniker Fachrichtungen: Bautechnik, Elektronik, Maschinenbau (Konstruktion, Qualitätswesen, NC-Technik)	• Erzieher Fachrichtung: Jugend- und Heimerziehung	• Staatlich geprüfter med.-technischer Laboratoriumsassistent(in) • Ergotherapeut (Beschäftigungstherapeut) • Physiotherapeut (Krankengymnast)
Berufe der Fachhochschulebene	• Informatiker (grad.) Fachrichtung: Wirtschaft	• Betriebswirt (grad.)	• Ingenieur (grad.) Fachrichtung: Maschinenbau, Elektronik, Architektur	• Sozialarbeiter (grad.) • Sozialpädagoge (grad.) Fachrichtung: Rehabilitation	• Logopäde

Berufsförderungswerk Heidelberg · Träger: STIFTUNG REHABILITATION

6900 HEIDELBERG 1 · BONHOEFFERSTRASSE · POSTFACH 101409 · TELEFON (06221) 881

Abb. 3

maßnahme stellen berufliche Anpassungsmaßnahmen, d. h. leichtere Tätigkeit im früheren Berufsfeld dar. Diese sind hinsichtlich der Ausbildungsdauer kürzer und bauen auf der bisherigen Ausbildung und beruflichen Erfahrung der Probanden auf (z. B. Beruf eines Werkzeugmachers – Zusatzausbildung zum Güteprüfer). Die Dauer der Anpassungsmaßnahmen beträgt 10 – 12 Monate, und das Ausbildungsspektrum umfaßt folgende Berufsgruppen: Kaufmann und Fachkaufmann verschiedener Sparten, Güteprüfung, Maschinenbau, Industrietechniker, Industriemaschinenbau, Funkelektronik, Nachrichtengerätemechanik. Bei den Anpassungsmaßnahmen steht in erster Linie die Wahrung der beruflichen Kontinuität im Vordergrund. Berufliche Kenntnisse und Fertigkeiten werden unter Berücksichtigung der Behinderungsauswirkung verwertet, so daß sich im Rahmen des alten Berufsfeldes neue Tätigkeitsgebiete erschließen, die ebenfalls langfristig zur sozialen und beruflichen Absicherung führen (3).

Abhängig von der beruflichen Ausbildung erfolgen die Anpassungsmaßnahmen auf zwei unterschiedlichen Niveauebenen:

1. im Anlern- und Helferbereich und
2. auf der Fach- und Fachhochschulebene.

Wie die berufliche Umschulung kann daher die Anpassungsmaßnahme, abhängig von der beruflichen Vorbildung, Aufstiegschancen beinhalten. Berufliche Umschulungsmaßnahmen und Anpassungsmaßnahmen sind von ihren Berufsmöglichkeiten qualitativ durchaus vergleichbar. Der Vorteil der beruflichen Anpassungsmaßnahmen liegt darin, daß die durch Krankheit bedingten Anpassungsanforderungen der neuen Lebensituation nicht zusätzlich durch Anforderungen eines neuen Berufsfeldes erhöht werden. Sind Anpassungsmaßnahmen im alten Beruf nicht möglich und strebt der Patient selbst ein neues Berufsfeld an, so sind Umschulungsmaßnahmen sinnvoll.

Für chronisch Niereninsuffiziente unter 18 Jahren und junge Erwachsene über 18 Jahren ohne berufliche Vorerfahrung oder schulischen Abschluß sind Umschulungs- und Anpassungsmaßnahmen nicht geeignet. Speziell für diesen Patientenkreis bietet das Rehabilitationszentrum für Kinder und Jugendliche in Neckargemünd die Möglichkeit der schulischen und beruflichen Ausbildung. Die Berufsausbildung in Neckargemünd ist wegen ihrer längeren Dauer von bis zu 36 Monaten als Erstausbildung für Jugendliche wesentlich geeigneter als ein zeitlich komprimiertes Umschulungsverfahren.

Bei der Wahl zwischen beruflicher Erstausbildung, Umschulung oder Anpassung sind wir bestrebt, jeden Patienten der Rehabilitationsform zuzuführen, die ihm persönlich die besten Möglichkeiten bietet. Das Ziel der beruflichen Rehabilitation bei chronisch Niereninsuffizienten streben wir nur soweit an, wie sich Berufstätigkeit und Gewinn an Lebensqualität bei ausreichender Belastbarkeit des Patienten sinnvoll ergänzen.

Zur Beurteilung der Umschulungsfähigkeit eines Patienten bieten wir die Möglichkeit der Rehabilitationsabklärung. Während eines stationären Aufenthaltes von 2 – 3 Tagen klärt ein erfahrenes Team aus Medizinern, Psychologen und Sozialarbeitern die somatische und psychische Belastbarkeit sowie die soziale Situation des Patienten ab. Dabei ergibt sich häufig, daß eine frühzeitige innerbetriebliche Umsetzung langfristig die sozialen Probleme des Patienten löst. Das Verfahren der Rehabilitationsabklärung ermöglicht eine weitgehend sichere Indikationsstellung zur beruflichen Rehabilitation und erspart den leistungsschwachen Patienten die Anstrengungen und Enttäuschungen einer mißlungenen beruflichen Umschulung.

Gibt es Kriterien hinsichtlich des Rehabilitationserfolges?

Absolut sichere Aussagen zur Beurteilung des somatischen Zustandes eines chronisch Niereninsuffizienten bei beruflicher Rehabilitation sind schwierig, da allgemein akzeptierte Parameter, die den somatischen Zustand und damit die Belastbarkeit des chronisch Niereninsuffizienten in bezug auf die Umschulungsfähigkeit ausreichend genau beschreiben, bisher nicht bekannt sind. Auch für die Gewichtung der psychischen und sozialen Faktoren, die den Ablauf der beruflichen Rehabilitation beeinflussen, gibt es noch keine allgemein verbindlichen Kriterien (4, 5, 6).

Erste Erfahrungen

Bei 47 Dialysepatienten im Alter von 17 – 39 Jahren, die wir rehabilitativen Maßnahmen zuführten, haben wir den Einfluß der somatischen, psychischen und sozialen Faktoren auf das Umschulungsergebnis analysiert.

Insgesamt wurden folgende Daten erhoben: Geschlecht, Alter, Schulbildung, Berufsausbildung, erfolgreicher Abschluß der Umschulungsmaßnahmen, Grunderkrankung, Begleiterkrankung, Dialysedauer, Serum-Kreatinin, Serum-Harnstoff, Hämoglobin, Hämatokrit, Gesamt-Eiweiß, Gewichtsschwankungen im zwischendialytischen Intervall, durchschnittliche Blutdrucksituation.

In unserer Studie befanden sich lediglich 6 Frauen im Gegensatz zu 41 Männern. Die ungleiche Geschlechtsverteilung ist darauf zurückzuführen, daß chronisch niereninsuffiziente Frauen üblicherweise im Haushalt weiterarbeiten und daher keinen berufsfindenden Maßnahmen zugeführt werden.

Übereinstimmend konnten wir bei allen Patienten beobachten, daß mit der Zunahme der zeitlichen Dauer der Dialysebehandlung der Erfolg der Rehabilitationsmaßnahmen abnahm. Daraus ergibt sich die Bedeutung einer frühzeitigen Motivation der Patienten zur beruflichen Aktivität. Der günstigste Zeitpunkt zur Einleitung rehabilitativer Maßnahmen ist das Stadium der kompensierten Retention, also die Zeit vor Konfrontation mit der chronischen Hämodialysebehandlung. Den Stadien der eingeschränkten Funktionsreserve und der kompensierten Retention wird daher in Zukunft unsere besondere Aufmerksamkeit gelten müssen. Wir meinen, eine grundsätzliche Umorientierung müsse dahingehend stattfinden, daß der chronisch Niereninsuffiziente in diesen Stadien der renalen Funktionseinschränkung nicht vorzeitig berentet, sondern rehabilitativen Maßnahmen zugeführt wird. Unterhalb einer flexiblen oberen Altersgrenze von 45 bis zu 50 Jahren ist das zunehmende Alter des Patienten keineswegs Beeinträchtigung für den Rehabilitationserfolg.

Zwischen den medizinischen Komplikationen und dem Umschulungserfolg konnten wir lediglich eine lockere Korrelation feststellen. Begleiterkrankungen der chronisch terminalen Niereninsuffizienz, wie Anämie, Hypertonie, Osteopathie, Myopathie, Polyneuropathie und Hyperlipidämie, wirkten sich erst bei dem Auftreten von mit Krankenhausaufenthalt verbundenen Komplikationen negativ auf den Rehabilitationserfolg aus. Eine Ausnahmestellung im Spektrum der Begleiterkrankung hat jedoch die renale Anämie. Eine gravierende Zunahme des Herzminutenvolumens bereits in Ruhe wies LANGE bei einem Hämoglobingehalt von 7 g% nach (7). Übereinstimmend mit dieser Untersuchung konnten wir feststellen, daß der durchschnittliche Hämoglobinwert der Rehabilitanden, die die Umschulungsmaßnahmen aufgrund mangelnder körperlicher Leistung abbrechen oder verlängern mußten, bei 7 g% lag. Die Gruppe der Patienten, die die Umschulungsmaßnahmen erfolgreich beendeten, wies hingegen einen durchschnittlichen Hämoglobinwert von 9,8 g% auf.

Das Zusammenspiel von somatischem und psychischem Befinden, sozialem Status und Motivation zur Berufstätigkeit erscheint uns für den Rehabilitationserfolg ausschlaggebend (Abb. 4). Bisher schlossen 62% der uns zugeführten chronisch Niereninsuffizienten die Umschulungsmaßnahmen erfolgreich ab (Abb. 5). Von den restlichen 38% wurden 10% der Patienten am alten Arbeitsplatz angepaßt, 22% absolvierten berufliche Förderungsmaßnahmen als Vorbereitung zu Umschulungsmaßnahmen. Ein vollständiger Abbruch der beruflichen rehabilitativen Maßnahmen erfolgte lediglich in 6% der Fälle. Aufgrund dieses positiven Ergebnisses halten wir Umschulungsmaßnahmen bei chronischer Niereninsuffizienz für sinnvoll und berechtigt. Der durchschnittliche Umschulungserfolg bei chronischer Niereninsuffizienz steht dem Erfolg der beruflichen Rehabilitation aller anderen Behinderungsarten nicht nach.

Zielvorstellungen für die berufliche Wiedereingliederung

Lassen Sie uns in diesem Zusammenhang kurz einen Vergleich mit der beruflichen Situation der chronischen Niereninsuffizienz in anderen europäischen Ländern vornehmen. Wie Sie in Abb. 6 sehen können, zeigen die EDTA-Staaten (8), daß in der Bundesrepublik Deutschland der prozentuale Anteil der voll berufstätigen Dialysepatienten mit 26,8% besonders niedrig ist. Eine mögliche Erklärung hierfür könnte die großzügige Leistung der Sozialversicherung sowie die möglicherweise weniger strenge Patientenselektion darstellen.

Ferner stehen offensichtlich in einigen Ländern eher Teilzeitarbeitsplätze zur Verfügung (s. Abb. 7). So gibt es in der Schweiz, der DDR, Schweden und Norwegen einen beträchtlichen Anteil an Dialysepatienten, die einer Teilzeitbeschäftigung nachgehen.

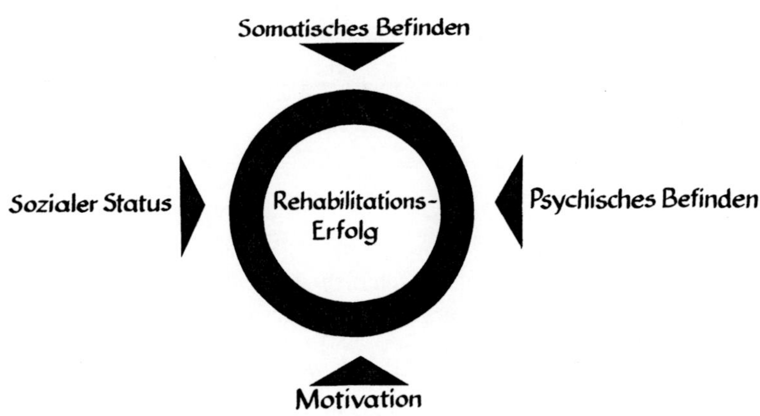

Abb.4

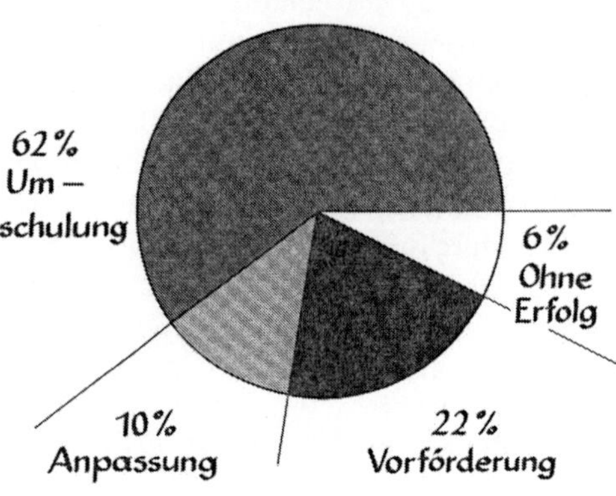

Abb. 5

Prozentualer Anteil der voll berufstätigen Klinikdialysepatienten		
	1976	1975
Irland	50,5	57,4
Italien	45,3	43,3
Spanien	40,6	44,9
Großbritannien	37,1	45,6
Österreich	34,0	40,2
Frankreich	33,8	36,6
Belgien	33,8	35,7
Tschechoslowakei	28,8	40,9
Israel	27,7	42,6
Europa	32,7	33,6
BRD	26,8	23,8

Abb. 6

Prozentualer Anteil der voll berufstätigen Klinikdialysepatienten		
	1976	1975
Schweiz	47,1	43,4
DDR	41,3	37,9
Schweden	35,1	28,5
Norwegen	31,3	28,6
Niederlande	30,3	33,3
Griechenland	27,8	30,9
Jugoslawien	21,4	29,7
Finnland	18,9	25,7
Europa	22,8	24,8
BRD	19,5	20,6

Abb. 7

Welche Möglichkeiten sehen wir nunmehr, die Wiedereingliederung des chronisch Nierenkranken aktuell zu verbessern?

1. Zielgruppe niedergelassene Ärzte: Die frühzeitige Klärung der Kostenübernahme bei rehabilitativen Maßnahmen durch die zuständigen Kostenträger ermöglicht eine rasche Aufnahme beruflicher Rehabilitationsmaßnahmen, d. h. die Meldung der Behinderung an die Krankenkassen entsprechend § 368s RVO. Mit der Meldung an die Krankenkasse dürfte es in der Regel nicht getan sein, da Rückfragen und Kontaktaufnahme mit anderen Dienststellen häufig erforderlich werden.

Sollte dieses Gesetz jemals praktische Realität erzielen, so ist eine adäquate, den tatsächlichen Einsatz der Ärzte berücksichtigende Honorierung wesentlich.

2. Rehabilitationsplan in den Frühstadien der chronischen Niereninsuffizienz: Die Erstellung eines Rehabilitationsplanes im Frühstadium der chronischen Niereninsuffizienz (eingeschränkte Funktionsreserve, kompensierte Retention) wird dann von besonderer Effizienz sein, wenn eine Kooperation zwischen Betriebsarzt, Hausarzt resp. niedergelassenem Arzt und dem jeweils betreuenden nephrologischen Zentrum gelingt, um eine für die individuelle Situation spezielle soziale und berufliche Wiedereingliederung zu erzielen.

3. Sozialmedizinische Forderungen: Im Spektrum der gesetzlich vorgeschriebenen rehabilitativen Leistungen fehlen heute sowohl die Möglichkeit einer stufenweisen Wiederaufnahme der Berufstätigkeit als auch eine möglichst flexibel gehaltene Teilberentung. Hinsichtlich der Berufstätigkeit dieser Patienten streben wir jeweils Lösungen an, bei denen der Anteil von Teilzeitarbeit und Teilberentung der individuellen Belastbarkeit des Patienten angepaßt werden kann. Durch Teilzeitarbeit ließe sich die soziale Reintegration gewährleisten, ohne zu übermäßiger körperlicher oder zeitlicher Belastung zu führen.

Die Teilberentung würde einen Ausgleich für den finanziellen Ausfall bei Teilzeitarbeit darstellen.

Eine stufenweise Wiederbelastung der Patienten mit 10 – 40 Std. pro Woche entsprechend der körperlichen und psychischen Belastbarkeit erscheint uns sinnvoll. Beiden Forderungen wurde in der schwedischen Sozialgesetzgebung entsprochen (9).

Die Realisierung dieser Forderung erscheint uns insbesondere vor dem Hintergrund unserer Erfahrung notwendig zu sein, daß eine hohe Rente die Motivation für Berufstätigkeit resp. rehabilitative Maßnahmen stark mindert. Hingegen ist die Vollzeitbeschäftigung neben dem Dialyseprogramm häufig eine Überforderung für den Patienten, die seine körperliche Leistungsfähigkeit übersteigt und ihn bei mangelnder Alternative der Teilzeitbeschäftigung zum Rentnerdasein zwingt.

Wir hoffen, daß unsere Bemühungen dazu beitragen werden, das Verhältnis von Berufstätigkeit zur Berentung bei chronischer Niereninsuffizienz zugunsten der beruflichen Wiedereingliederung zu verbessern.

Literatur

1. Huber, W., Ritz, E.: Behandlung urämischer Patienten. Dtsch. Ärztebl. *75*, 821 (1977)
2. Huber, W.: Konzept zur beruflichen Wiedereingliederung chronisch Niereninsuffizienter. Z. Arbeitsmed. Sozialmed. Präventivmed. *13*, 113 (1978)
3. Kütemeyer, H., Fischer, T.: Berufliche Anpassung – eine Form beruflicher Rehabilitation. Südwestdeutsches Rehabilitationskrankenhaus Karlsbad-Langensteinbach, Rehabilitationskongreß 1977
4. Benjamin, J., Murawski: Psychological approaches to study the uremic state. Kidney Int. [Suppl.] *2*, 206 (1975)
5. Ritz, E.: Klinisch nephrologische Probleme bei der medizinischen Rehabilitation chronisch niereninsuffizienter Patienten. Symposion: Rehabilitation bei Chronischer Niereninsuffizienz, Heidelberg, 17./18. 11. 1977
6. Misterle, R.: Der Beitrag des Sozialarbeiters bei der Rehabilitation des Dialysepatienten. Z. Arbeitsmed. Sozialmed. Präventivmed. *13*, 128 (1978)
7. Lange, H., Bode, J., Jannson, J., Thüroff, J., Tücke, M.: Ergometrische Untersuchungen von Dialysepatienten bei unterschiedlicher Hämoglobin-Konzentration. Wiss. Inf. Fres. *3*, 58 (1974)
8. Gurland, H. J.: Dialyse und Rehabilitation in Europa. Nieren- und Hochdruckkrankheiten *3*, 85 (1978)
9. Lagerström, L.: Social security in Sweden. The Federation of social Insurance Offices, September 1976

Zur Problematik der Rehabilitation nierentransplantierter Patienten

Prof. Dr. med. Kurt Dreikorn, Oberarzt der Urologischen Abteilung (Direktor: Prof. Dr. med. L. Röhl) des chirurgischen Zentrums der Universität Heidelberg

Von den derzeit zur Verfügung stehenden Behandlungsverfahren der terminalen Niereninsuffizienz stellt die Nierentransplantation zweifellos dasjenige dar, welches die beste Rehabilitation des Urämikers ermöglichen kann. So entfallen für den erfolgreich transplantierten Patienten z. B. die bei der Dialysebehandlung notwendigen diätetischen Restriktionen, insbesondere die vom Patienten als belastend empfundene Flüssigkeitsrestriktion, der Zeitverlust durch die wöchentlich 18 – 20 Std. dauernde Dialyse, die Anämie, urämische Osteopathie und zahlreiche weitere urämische Komplikationen, die durch die Dialyse nicht beseitigt werden können, da diese nur einen Teil der exkretorischen, die innersekretorische Nierenfunktion jedoch überhaupt nicht ersetzen kann.

Die gesteigerte Leistungsfähigkeit des erfolgreich transplantierten Patienten und die Unabhängigkeit vom Dialysegerät schaffen die Voraussetzungen für einen im Vergleich zur Dialysebehandlung höheren medizinischen, beruflichen, sozialen und psychischen Rehabilitationsgrad. Es sollte deshalb unser Ziel sein, möglichst viele für eine Transplantation geeigneten Urämiker mit einem funktionstüchtigen Transplantat zu versorgen. Im folgenden soll zunächst ein kurzer Überblick über den derzeitigen Stand der Nierentransplantation in der Bundesrepublik Deutschland gegeben werden, wobei eines der Hauptprobleme bei der Rehabilitation terminal niereninsuffizienter Patienten deutlich wird: die in der Bundesrepublik Deutschland im Vergleich zu anderen Ländern auffallend niedrige Transplantationsfrequenz. So wurden im Jahre 1977 nach Angaben von *Eurotransplant* in Österreich 71 (9,5/Mio Einwohner), in den Niederlanden 196 (14,2/Mio Einwohner) und in Belgien 149 (15/Mio Einwohner) Nierentransplantationen durchgeführt, während es in der Bundesrepublik Deutschland nur 384 (6,2/Mio Einwohner) waren.

Von den 6472 am 31. 12. 1976 in der Bundesrepublik Deutschland wegen terminaler Niereninsuffizienz behandelten Patienten verfügten am Stichtag 425 über ein funktionierendes Transplantat. Während die Ergebnisse der Nierentransplantation in der Bundesrepublik Deutschland dem internationalen Stand entsprechen, weist die Transplantationsfrequenz im Vergleich zu anderen europäischen Ländern seit Jahren einen bedauerlichen Rückstand auf. So betrug der prozentuale Anteil der Transplantierten an der Gesamtzahl aller wegen terminaler Niereninsuffizienz behandelten Patienten am 31. 12. 1976 in der Bundesrepublik Deutschland nur 6,6%, in den skandinavischen Ländern jedoch zwischen 47 und 73%. Der europäische Durchschnitt lag bei 18,4% (Tabelle 1). Daß die Bundesrepublik Deutschland auf dem Transplantationssektor als „Entwicklungsland" bezeichnet werden muß, geht aus Tabelle 2 hervor: Die Anzahl der Patienten mit funktionierendem Transplantat betrug am 31. 12. 1976 in der Bundesrepublik Deutschland nur 7/Mio Einwohner und liegt da-

Tabelle 1. Prozentualer Anteil der Transplantierten an der Gesamtzahl der wegen terminaler Niereninsuffizienz behandelten Patienten. (Stand 31. 12. 1977, nach Angaben der EDTA)

Land	%
Norwegen	72,8
Finnland	62,0
Dänemark	49,4
Schweden	47,4
Groß Britannien	37,7
Schweiz	36,2
Frankreich	12,7
Europa	18,4
BRD	6,6

Tabelle 2. Anzahl Patienten mit funktionierendem Transplantat/Mio Einwohner am 31. 12. 1976 (Nach Angaben der EDTA)

Land	%
Dänemark	73,2
Norwegen	58,3
Schweiz	54,3
Finnland	51,5
Schweden	47,1
Groß Britannien	26,9
Frankreich	15,9
Europa	12,7
BRD	7,0

mit weit hinter anderen europäischen Ländern zurück.

Dieses bedeutet, daß in der Bundesrepublik im Vergleich zu anderen europäischen Ländern ein weit geringerer Anteil aller transplantationsbedürftigen Urämiker transplantiert wird. Es ist an dieser Stelle nicht möglich, auf die Gründe dieses Rückstandes im einzelnen einzugehen. Die Hauptursachen liegen u. E. in erster Linie in einer mangelnden Organisation und einer unzureichenden personellen und räumlichen Ausstattung der Transplantationszentren. Die unzureichende Förderung der Nierentransplantation in der Bundesrepublik Deutschland erscheint um so unverständlicher, wenn davon ausgegangen wird, daß mit der Transplantation neben einem hohen Rehabilitationsgrad auch eine Reduktion der Kosten für die Behandlung terminal niereninsuffizienter Patienten erreicht werden kann. So konnten allein bei 300 in Heidelberg durchgeführten Nierentransplantationen bisher über 20 Mio DM an Dialysekosten eingespart werden.

Wenn die Nierentransplantation, wie eingangs ausgeführt wurde, die besten Voraussetzungen für eine optimale Rehabilitation terminal niereninsuffizienter Patienten schafft, stellt sich die Frage, ob zusätzliche rehabilitative Maßnahmen bei diesen Patienten überhaupt noch notwendig sind. Im folgenden soll dargelegt werden, weshalb gerade die transplantierten Patienten dringend derartiger Maßnahmen bedürfen und warum unsere Bemühungen um diese Patienten nicht mit der Einpflanzung einer Spenderniere als beendet angesehen werden dürfen.

Die Erfolge einer Nierentransplantation sind, gemessen an den in den letzten Jahren sich ständig verbessernden Überlebensraten der Patienten (Einjahresüberlebensrate nach Angaben der EDTA 74%, Sechsjahresüberlebensrate 50%) und der Funktionsraten der Transplantate (Einjahresfunktionsrate nach Angaben der EDTA 50–60%, Fünfjahresfunktionsrate 35%), beachtlich (Tabelle 3), jedoch aus verschiedenen Gründen noch unbefriedigend, was sich auch auf die Rehabilitation der transplantierten Patienten auswirkt.

So ist der Erfolg einer Nierentransplantation trotz ständig neuer Erkenntnisse auf dem Gebiet der Immunologie im Einzelfall nicht voraussehbar. Für die Patienten, die das Transplantat wegen Abstoßung oder anderer Komplikationen später wieder verlieren, muß eine Möglichkeit zur weiteren Hämodialysebehandlung gegeben sein. Hieraus wird deutlich, daß Transplantation und Dialyse keine konkurrierenden, sondern sich gegenseitig ergänzende Behandlungsverfahren darstellen.

Auch der transplantierte Patient kann aus verschiedenen Gründen nicht als völlig gesund im herkömmlichen Sinne bezeichnet werden.

Neben häufig auftretenden depressiven Verstimmungen aus Angst vor dem Transplantatverlust durch Abstoßungsreaktionen können bei den Patienten vielfältige medizinische Komplikationen auftreten, die in erster Linie auf die Nebenwirkungen der zeitlebens erforderlichen immunsuppressiven Therapie zurückzuführen sind und die die Rehabilitation erheblich erschweren können. In Tabelle 4 sind die wichtigsten Komplikationen der immunsuppressiven Therapie dargestellt.

Tabelle 3. Patientenüberlebensrate (in %) nach Dialyse bzw. Transplantation. (Nach Angaben der EDTA)

	Jahre nach Behandlungsbeginn				
	1	2	4	6	8
Heimdialyse	94	87	77	68	60
Klinikdialyse	86	75	60	49	44
Verw.-Nieren-Tpl.	86	81	73	65	60
Leichennieren-Tpl.	74	67	58	50	45

Tabelle 4. Mögliche Komplikationen der immunsuppressiven Therapie

Azathioprin		*Steroide*
Leber: Cholestase		*akute postoperative Phase*
Transaminasen-erhöhung	*Infektionen*	verzögerte Wundheilung
Hepatitis	Bakterien	gastrointestinale Blutung
	Viren	gastrointestinale Ulzeration
	Pilze	Pankreatitis
Spermiogenese:		Psychose
Azoospermie	Onkogenese	Thromboembolie
Teratospermie		
Hämatopoese:		*Spätphase:*
Thrombozytopenie		Osteoporose
Leukopenie		Osteonekrose
		Linsentrübung
		Cushingoid
		Hyperlipidämie
		Diabetes
		Herzinfarkt
		Hautveränderungen

Auch die cushingoiden Veränderungen, insbesondere des Gesichtes, die vor allem bei hoher Steroid-Dosierung auftreten, können, insbesondere bei Frauen, zu psychischen Belastungen führen. In der Regel ist es jedoch möglich, die kosmetischen Veränderungen durch entsprechende Diätvorschriften und Reduzierung der Steroid-Dosis zu vermindern und die psychische Belastung durch eine psychologische Führung zumindest teilweise herabzusetzen. Aus eigenen Erfahrungen wissen wir jedoch, daß allein die, wenn auch nur vorübergehenden, kosmetischen Veränderungen zu erheblichen familiären Problemen führen können, bis hin zur Ehescheidung. Auch die wahrscheinlich steroidbedingten ossären Komplikationen, wie Hüftkopfnekrosen, können die Rehabilitation transplantierter Patienten erheblich beeinträchtigen (Abb. 1).

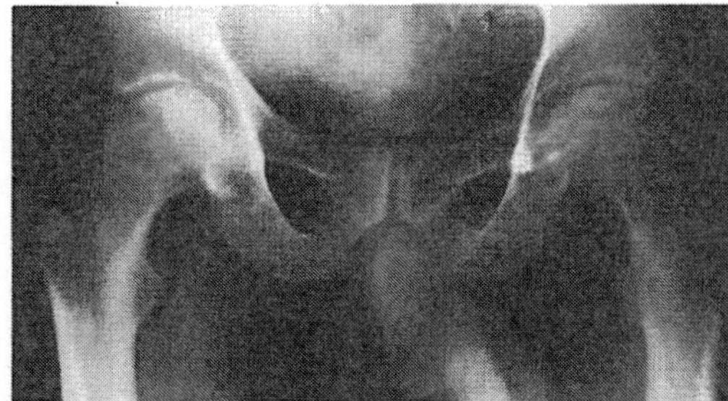

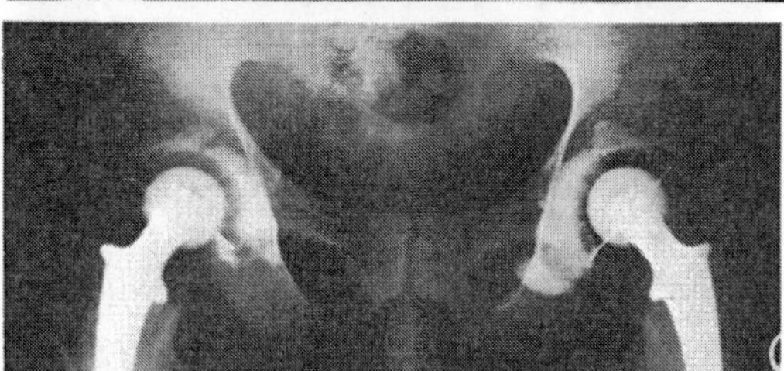

Abb. 1. Bilaterale Hüftkopfnekrose nach Nierentransplantation (*oben*), Zustand nach beidseitiger Endoprothese (*unten*)

Was den Stand der beruflichen und sozialen Wiedereingliederung erfolgreich nierentransplantierter Patienten betrifft, so sind nach eigener Erfahrung ca. 70% der erfolgreich transplantierten Patienten ein Jahr nach der Transplantation aus medizinisch-somatischer Sicht ganz oder halbtags arbeitsfähig. Bei den übrigen 30% verhindern die geschilderten somatischen Komplikationen, insbesondere die Komplikationen der immunsuppressiven Therapie, eine befriedigende berufliche und soziale Rehabilitation. Von den Patienten, die im somatischen Sinne als arbeitsfähig betrachtet werden können, gehen jedoch nur etwa 30–40% einer beruflichen Erwerbstätigkeit bzw. einer entsprechenden häuslichen Tätigkeit nach. Die Gründe für diese auffällige Diskrepanz sind mannigfaltig. Es besteht kein Zweifel darüber, daß zahlreiche Patienten deshalb keiner Erwerbstätigkeit nachgehen, weil im Präterminalstadium der Niereninsuffizienz eine Vollberentung erfolgte, die angesichts des heutigen Standes der Medizin auf diesem Gebiet zwar nach erfolgreicher Transplantation nicht mehr gerechtfertigt ist, im Einzelfall jedoch überhaupt nicht oder nur sehr schwer rückgängig zu machen ist.

Der Rehabilitation hinderlich ist ebenfalls die Tatsache, daß bei Patienten, die nach der Transplantation einer Teilbeschäftigung nachgehen können, so gut wie keine Möglichkeit der Teilberentung gegeben ist. Dieses bedeutet, daß sich der transplantierte Patient, der eine Teilbeschäftigung wieder aufnimmt, in der Regel in finanzieller Hinsicht in einer schlechteren Situation befindet als der berentete Patient. Für eine bessere Rehabilitation nierentransplantierter Patienten sind deshalb entsprechende Reformen im Begutachtungswesen und der Rentengesetzgebung dringend erforderlich. Eine vorzeitige Berentung sollte möglichst vermieden und nur in besonderen Fällen eine Rente auf Zeit gewährt werden. Was die rehabilitativen Maßnahmen im engeren Sinne betrifft, so ist die volle berufliche und soziale Wiedereingliederung bei transplantierten Patienten nur dann zu erreichen, wenn die Maßnahmen zur Rehabilitation möglichst früh einsetzen, vorzugsweise schon im präterminalen Stadium der Niereninsuffizienz. In unserem eigenen Zentrum hat sich dabei insbesondere bei Berufsfindungsmaßnahmen Jugendlicher und Umschulungsmaßnahmen Erwachsener die Zusammenarbeit mit qualifizierten Fachkräften der Rehabilitationszentren bewährt.

Zusammenfassend läßt sich feststellen, daß die Nierentransplantation zweifellos das Verfahren darstellt, das bei der Behandlung der chronischen Niereninsuffizienz die weitestgehende medizinische Rehabilitation ermöglicht. Energische Anstrengungen sind erforderlich, um die derzeitig rückständige Transplantationsfrequenz in der Bundesrepublik Deutschland zu steigern. Da jedoch auch die transplantierten Patienten nicht als gesund im herkömmlichen Sinne betrachtet werden können, sind Maßnahmen zur beruflichen und sozialen Wiedereingliederung dringend notwendig. Diese sollten bereits frühzeitig eingeleitet werden. Unerläßlich sind ebenfalls Reformen im Begutachtungswesen und in der Rentengesetzgebung sowie die Schaffung einer vermehrten Anzahl „geschützter Arbeitsplätze", um dafür Sorge zu tragen, daß die beruflich rehabilitierten transplantierten Patienten Aussichten auf eine angemessene Berufsausübung haben.

Nur wenn die genannten Bedingungen erfüllt sind, werden wir in der Lage sein, die medizinischen, beruflichen, sozialen und psychischen Rehabilitationsmöglichkeiten auszunutzen, die die Nierentransplantation uns bietet.

Literatur

1. COHEN, B., v. ROOD, J.: Eurotransplant Foundation, Annual Report 1977
2. GURLAND, H. J.: Dialyse und Rehabilitation in Europa. Nieren- und Hochdruckkrankheiten, *3* 85 (1978).
3. HUBER, W., RITZ, E.: Behandlung urämischer Patienten. Dtsch. Ärztebl. *14*, 821 (1978)
4. JACOBS, L., BRUNNER, F. P., CHANTLER, C., DONCKERWOLCKE, GURLAND, H. J., HATHWAY, R. H., SELWOOD, N. H., WING, A. J.: Combined report on regular dialysis and transplantation in Europe. Proc. Eur. Dial. Transplant. Assoc. *14*, 3 (1977)
5. PACH, J., WANIEK, W., DOSTAL, G., MERGUET, P.: Berufliche Rehabilitation unter Langzeitdialyse und nach Nierentransplantation. Inn. Med. *4*, 222 (1974)
6. WEINGARD, D., LÜTTGEN, F. M., KLUTHE, R.: Zur Frage der Rehabilitation bei fortgeschrittener chronischer Niereninsuffizienz. Nieren- und Hochdruckkrankheiten, *3*, 85 (1978).

Zum Einfluß des Dialyse-Teams auf die psychosoziale Rehabilitation des chronisch hämodialysierten Patienten

Frau Dr. med. Gunhild Strauch-Rahäuser, Fachärztin für Neurologie und Psychiatrie, Mannheim

Einführung

Dem körperlich Kranken stehen für die Anpassung an seine veränderte, schwierige Lebenssituation eine Reihe von Reaktionsmöglichkeiten zur Verfügung, die unter dem Begriff „Bewältigungsverhalten" zusammengefaßt werden. Diese individuellen Möglichkeiten der Anpassung – und damit die Voraussetzungen für eine psychosoziale Rehabilitation – werden durch Umweltfaktoren beeinflußt. Dazu sind die berufliche Situation zu rechnen, die familiären Bedingungen, aber auch Einstellungen und Verhaltensweisen des Personenkreises, dem die Behandlung des Patienten obliegt, also vor allem die der Ärzte und Pflegepersonen (KIELY, 1972; LIPOWSKY, 1970; VISOTSKY et al., 1970). – Im Falle des chronisch hämodialysierten Patienten ist der Kontakt zum behandelnden Team hinsichtlich der zeitlichen Dauer so intensiv, daß man von einem vergleichweise starken Einfluß des Teams auf das Bewältigungsverhalten des Patienten ausgehen muß.

Es erscheint sinnvoll, Ärzte und Pflegepersonen hier als Einheit zu behandeln, obwohl nicht auszuschließen ist, daß der Einfluß der Pflegepersonen auf die psychosoziale Rehabilitation des Dialysepatienten infolge der größeren Häufigkeit der Kontakte intensiver ist. Dabei muß offen bleiben, ob der Umstand, daß das einschlägige Schrifttum sich ganz überwiegend mit Dialysepflegepersonen beschäftigt (FOSTER u. MCKEGNEY, 1977/78, FREYBERGER, 1973; KAPLAN DE-NOUR u. CZACZKES, 1968; KAPLAN DE-NOUR u. CZACZKES, 1971; KAPLAN DE-NOUR u. CZACZKES, 1974; KAPLAN DE-NOUR u. CZACZKES, 1977; MLOTT, 1974; MOORE, 1972), ebenfalls in diesem Sinne zu interpretieren ist, oder ob die Erklärung hierfür darin liegt, daß Pflegepersonen vielleicht eher für Untersuchungen über das eigene Verhalten motiviert sind als Ärzte.

Wenn hier vom Einfluß des Teams auf den Patienten die Rede ist, so sind darunter ganz überwiegend die Auswirkungen unbewußter Einstellungen und Verhaltensweisen zu verstehen.

Wesentliche Komponenten des Bewältigungsverhaltens

Um die Möglichkeiten des Teams zur Einflußnahme auf die psychosoziale Rehabilitation des Patienten durchsichtig zu machen, ist es erforderlich, sich die wesentlichen Komponenten des Bewältigungsverhaltens beim Patienten zu vergegenwärtigen, nämlich die Art der Krankheitswahrnehmung, die affektiven Reaktionen und das manifeste Verhalten (STRAUCH-RAHÄUSER, 1977).

Die Krankheitswahrnehmung des Dialysepatienten ist ganz überwiegend bagatellisierend, d. h. der Patient verleugnet partiell die vorhandenen Belastungen (ABRAM, 1969; SHORT u. WILSON, 1960; STRAUCH-RAHÄUSER et al., 1977). Diese Wahrnehmungsform dient dazu, die affektiven Reaktionen auf ein erträgliches Maß zu reduzieren. Dies darf jedoch nicht solche Ausmaße annehmen, daß diese Reaktionen gänzlich unterdrückt werden, oder daß das manifeste Verhalten negativ beeinflußt wird.

Das Erleben und Äußern affektiver Reaktionen wie Trauer und Auflehnung sind für den Patienten unerläßlich, um über Einschränkungen und Verluste hinwegkommen zu können. Wenn diese Reaktionen aus inneren oder äußeren Ursachen unterbleiben, können pathologische Reaktionen wie Depression oder psychosomatische Komplikationen auftreten (STRAUCH-RAHÄUSER, 1975).

Unter manifestem Verhalten sind nach außen hin wahrnehmbare Handlungen und Haltungen zu verstehen. Im Falle des Dialysepatienten ist ein angemessen aktives Verhalten positiv zu bewerten; es scheint jedoch auch möglich zu sein, daß Patienten über vorwiegend passives Verhalten zu einer gewissen psychischen und sozialen Stabilität finden, wobei jedoch in der Regel die berufliche Rehabilitation mißlingt. – Bei Vermeidungsverhalten als Folge einer zu stark bagatellisierenden Krankheitswahrnehmung wird die Krankheit weitgehend ignoriert, was dazu führen kann, daß den therapeutischen Erfordernissen entgegengehandelt wird.

Team-Reaktion auf die Dialysesituation und auf das Bewältigungsverhalten des Patienten

Auf der Basis dieser Erkenntnisse scheint sich eine geeignete Strategie des Dialyse-Teams zur Ausübung eines positiven Einflusses auf die psychosoziale Rehabilitation des Patienten anzubieten:

a) Auf zu stark ausgeprägte bagatellisierende Krankheitswahrnehmung des Patienten sollte korrigierend im Sinne größerer Realitätsbezogenheit eingewirkt werden.

b) Affektive Reaktionen des Patienten wie Trauer oder Auflehnung sollten vom Team unterstützt, zumindest aber verständnisvoll toleriert werden.

c) Aktive Verhaltensweisen des Patienten sollten vom Team gefördert werden.

Die Praxis zeigt jedoch, daß es für das Team alles andere als leicht ist, in der beschriebenen Weise den Interessen des Patienten gerecht zu werden. Es kann vielmehr kein Zweifel daran bestehen, daß im Team Tendenzen vorhanden sein können, die den Bedürfnissen des Patienten entgegenlaufen. Das Team hat nämlich seinerseits dialysespezifische, psychische Belastungen zu bewältigen. Diese bestehen im wesentlichen darin, daß dem Patienten zwar ein Weiterleben ermöglicht wird, die durchschnittliche Lebenserwartung aber bei weitem nicht derjenigen der Normalbevölkerung entspricht, und daß das Leben, zu dem das Team dem Patienten verhilft, durch zahlreiche Restriktionen belastet ist. Trotz der Genugtuung, dem Patienten das Weiterleben ermöglichen zu können, bleibt dem Dialyse-Team eine Hauptbefriedigung ärztlicher und pflegerischer Tätigkeit versagt, nämlich die, den Patienten gesund machen oder sein Befinden entscheidend bessern zu können.

Zur Bewältigung dieser Belastungen bedient sich das Team – ähnlich wie der Patient – in erster Linie eines bagatellisierenden Wahrnehmungsstils. Untersuchungen von KAPLAN DE-NOUR lassen vermuten, daß das Team die Dialysewirklichkeit sogar ausgeprägter verleugnet als der Patient (KAPLAN DE-NOUR, 1971). Dies bedeutet, daß dialysebedingte Beschwerden oder Schwierigkeiten des Patienten vom Team überhaupt nicht oder nicht ausreichend wahrgenommen werden.

Daraus ergibt sich, daß im Team eher eine Tendenz besteht, die bagatellisierende Krankheitswahrnehmung des Patienten zu verstärken, als sie in Richtung einer realistischeren Wahrnehmung zu beeinflussen. – Die grundsätzlich notwendigen Trauerreaktionen des Patienten werden vom Team eher beschwichtigt oder unterdrückt, da sie unbewußt als Vorwurf erlebt werden, als eine Erinnerung an die Unzulänglichkeit der dem Patienten vermittelten Therapie. – Aggressionen des Patienten werden in aller Regel nicht als Auflehnung gegen sein schweres Schicksal, sondern als persönliche Angriffe verstanden und daher ebenfalls häufig unterdrückt. Ein persönlicher Angriff ist anscheinend leichter zu ertragen und als ungerechtfertigt zurückzuweisen als die Auflehnung des Patienten gegen das Leben unter Dialysebedingungen. – Obwohl das Team erwartet, daß der Patient außerhalb des Dialysezentrums ein aktives Leben führt und möglichst auch einer beruflichen Tätigkeit nachgeht, werden häufig durch Überfürsorglichkeit eher passive Verhaltensweisen des Patienten gefördert (KAPLAN DE-NOUR et al., 1968; MLOTT, 1974). Es würde in dem hier gegebenen Rahmen zu weit führen, die Ursachen dieser z. T. widersprüchlichen Teamhaltung zu erörtern. – Der bagatellisierende Wahrnehmungsstil des Teams kann ein Vermeidungsverhalten des Patienten begünstigen.

Da sich das Team hinsichtlich seines Wahrnehmungsstils nicht völlig einheitlich verhalten kann, werden oft erheblich voneinander abweichende Einstellungen und Erwartungen an den Patienten herangetragen. Der Dialysepatient wird es jedoch leichter haben, sich an seine Situation anzupassen, sich psychisch und sozial zu stabilisieren, wenn die therapeutische Umgebung seine Schwierigkeiten und Bedürfnisse einheitlich beurteilt. So gelingt es selbstverständlich um so leichter, einen Patienten beruflich zu rehabilitieren, wenn seine Möglichkeiten nicht überschätzt werden, das Rehabilitationsziel also realistisch ist. KAPLAN DE-NOUR bestätigt diese Erfahrung anhand ihrer Untersuchung an 7 Dialysezentren (KAPLAN DE-NOUR u. CZACZKES, 1974a, b); KAPLAN DE-NOUR, 1975) und kommt zu dem Ergebnis, daß der Rehabilitationsgrad des Patienten davon abhängig zu sein scheint, wie einheitlich und realistisch die Einstellung des Teams gegenüber der Situation des Patienten ist.

Wir meinen, daß eine bis zu einem gewissen Grad bagatellisierende Wahrnehmung beim Team jedoch unerläßlich ist, wenn es nicht in seiner Handlungsfähigkeit, vielleicht sogar in seiner Motivation für die ohnehin hohe Anforderungen an die fachliche Qualifikation stellende Tätigkeit eingeschränkt werden soll.

Zum Problem einer für den Patienten positiven Team-Einstellung

Es stellt sich die Frage, wie das Team zu einer Einstellung gelangen kann, die zwar auch den Team-Interessen dient, in erster Linie jedoch den Interessen des Patienten nicht abträglich ist oder sich bestenfalls positiv auf dessen psychosoziale Rehabilitation auswirkt.

Wir sind der Auffassung, daß regelmäßige wöchentlich stattfindende patientenbezogene Besprechungen, an denen nicht nur Ärzte und Pflegekräfte, sondern unbedingt auch andere mit dem Patienten befaßte Personen wie etwa Krankengymnasten, Sozialarbeiter, Seelsorger teilnehmen, geeignet sind, zu einer einheitlichen und relativ realistischen Team-Einstellung beizutragen. Nach unserer eigenen Erfahrung ist es von Nutzen, wenn solche Gruppenbesprechungen unter der Leitung eines psychosomatisch orientierten Psychiaters oder Psychologen stattfinden.

Die Ergebnisse einer von uns 1975 durchgeführten Untersuchung, in der wir die Beurteilung von Dialysepatienten durch Pflegepersonen in 2 verschiedenen Zentren verglichen, bestätigen diese Empfehlung:

Team A (im folgenden werden die beiden untersuchten Gruppen als „Team" bezeichnet, obwohl die Ärzte der betreffenden Dialyse-Einrichtungen nicht in die Untersuchung einbezogen waren) hatte über mehrere Jahre wöchentlich an patientenbezogenen Gruppenbesprechungen unter Leitung eines analytisch ausgebildeten Psychiaters teilgenommen, während Team B über keine vergleichbaren Erfahrungen verfügte. Beide Teams beurteilten Patienten ihres Zentrums anhand des Gießen-Tests (BECKMANN et al., 1975); dieser enthält die Skalen: soziale Resonanz, Dominanz, Kontrolle, Grundstimmung, Durchlässigkeit, soziale Potenz. – Gleichzeitig wurde der objektive körperliche Zustand der Patienten mit der von uns entwickelten LSK (STRAUCH et al., 1977) bestimmt.

Team A zeigte eine signifikant höhere Übereinstimmung in der Beurteilung der Grundstimmung (Vorhandensein oder Nichtvorhandensein von Depressivität und Ängstlichkeit), der sozialen Resonanz und sozialen Potenz. – Die mit dem LSK-Wert ermittelte körperliche Verfassung korrelierte bei Team A positiv mit sozialer Resonanz bzw. sozialer Potenz; d. h. je schlechter der körperliche Zustand war, desto niedriger wurden soziale Potenz und soziale Resonanz eingestuft. Team B hingegen beurteilte kränkere Patienten zwar als gefügiger, traf aber keine darüberhinausgehenden Unterscheidungen. – Daraus kann geschlossen werden, daß bei Team A, das über mehrjährige Gruppenerfahrung unter Leitung eines Psychiaters verfügte, die Wahrnehmung der Situation des Dialysepatienten realistischer und einheitlicher war als bei Team B.

Zusammenfassung

Der Einfluß des Dialyse-Teams auf die psychosoziale Rehabilitation des Patienten besteht in erster Linie in der Einwirkung auf das Bewältigungsverhalten des Patienten. Unbewußte eigene Bewältigungsstrategien des Teams können den Interessen des Patienten hier entgegenstehen. Entscheidend ist eine einheitliche und relativ realistische Team-Einstellung gegenüber der Situation des Patienten. Patientenbezogene Gruppenbesprechungen, wenn möglich unter Leitung eines Psychosomatikers, können dazu beitragen, dies zu ermöglichen.

Literatur

1. ABRAM, H. S.: Psychotherapy in renal failure. Curr. Psychiatr. Ther. *9*, 86–92 (1969)
2. BECKMANN, D., RICHTER, H. E.: Gießen-Test (GT). Handbuch. Bern: Huber 1975
3. FOSTER, F. G., MCKEGNEY, F. P.: Small group dynamics and survival on chronic hemodialysis. Int. J. Psychiat. Med. *8*, 105–116 (1977/78)
4. FREYBERGER, H.: Das Berufsbild der Dialyseschwester und des Dialysepflegers. In: Praxis der Dialysebehandlung. FRANZ, H. (Hrsg.). Stuttgart: Thieme 1973
5. KAPLAN DE-NOUR, A.: The influence of physicians 'behaviour and teams' attitudes on adjustment of chronic patients. In: Therapy in psychosomatic medicine. ANTONELLI, F. (Hrsg.). Roma: Pozzi 1975
6. KAPLAN DE-NOUR, A., CZACZKES, J. W.: Emotional Problems and Reactions of the Medical Team in a Chronic Haemodialysis Unit. Lancet *9*, 987–991 (1968)
7. KAPLAN DE-NOUR, A., CZACZKES, J., W.: Professional Team Opinion and Personal Bias – A Study of a Chronic Hemodialysis Unit Team. J. Chron. Dis. *24*, 533–541 (1971)
8. KIELY, W. F.: Coping with severe illness. Adv. Psychosom. Med. *8*, 105–108 (1972)
9. KAPLAN DE-NOUR, A., CZACZKES, J. W.: Professional team opinion and personal bias – A study of a chronic hemodialysis unit team. J. Chronic. Dis. *24*, 533–541 (1971)
10. KAPLAN DE-NOUR, A., CZACZKES, J. W.: Team-patient interaction in chronic hemodialysis units. Psychother. Psychosom. *24*, 132–136 (1974a)
11. KAPLAN DE-NOUR, A., CZACZKES, J. W.: Bias in assessment of patients on chronic dialysis. J. Psychosom. Res. *18*, 217–221 (1974b)
12. KAPLAN DE-NOUR, A., CZACZKES, J. W.: Nurses rejection and acceptance of patients. Ment. Health Soc. *4*, 85–94 (1977)
13. LIPOWSKY, Z. J.: Physical illness, the individual, and the coping process. Psychiatr. Med. *1*, 91–162 (1970)
14. MLOTT, S. R.: The dialysis nurse: A special breed? J. S. C. Med. Assoc. 115–118 (1974)
15. MOORE, G. L.: Nursing response to the longterm dialysis patient. Nephron *9*, 193–199 (1972)
16. SHORT, M. J., WILSON, W. P.: Roles of denial in chronic hemodialysis. Arch. Gen. Psychiatry *20*, 433 (1960)
17. STRAUCH, M., LIPKE, R., SCHAFHEUTLE, R., STRAUCH-RAHÄUSER, G.: Die Beurteilung des somatischen Zustands chronisch hämodialysierter Patienten mit Hilfe einer standardisierten Kriterienliste (LSK). Nieren- und Hochdruckkrankheiten *4*, 141–143 (1977)
18. STRAUCH-RAHÄUSER, G.: Der chronisch hämodialysierte Patient als Beispiel für seelische Reaktionen auf unheilbare Krankheit. Ärzteblatt Baden-Württemberg *11*, 543–544 (1975)
19. STRAUCH-RAHÄUSER, G.: Psychische und soziale Probleme des Dialysepatienten. Nieren- und Hochdruckkrankheiten *6*, 234–237 (1977)
20. STRAUCH-RAHÄUSER, G., LIPKE, R., SCHAFHEUTLE, R., STRAUCH, M.: Measurement problems in long-term dialysis patients. J. Psychosom. Res. *21*, 49–54 (1977)
21. VISOTSKY, H. M., HAMBURG, D. A., GROSS M. E., LEBOVITS B.: Coping behaviour under extreme stress. Arch. Gen. Psychiat. *5*, 423–448 (1961)

Die Rolle von Partner und Familie bei der Adaptation an die Dialyse

Ludwig Sträßle, Diplompsychologe, Freiburg

Einleitung

Partner und Familie des Dialysepatienten spielten für die Pioniere der Dialyse, die noch sehr stark mit medizinisch-technischen Anfangsschwierigkeiten beschäftigt waren, zunächst keine Rolle. Erst als deutlich geworden war, daß die Dialyse keine momentane notärztliche Maßnahme blieb, sondern ein Potential an langfristig intermittierend behandlungsbedürftigen Patienten schuf, aber nur eine begrenzte Anzahl von Dialyseplätzen zur Verfügung stand, wurden Partner und andere Familienangehörige als medizinische Hilfskräfte ins Auge gefaßt (14). Vielfach veranlaßte erst der Widerstand der Familie (16), mit ihrem Patienten und der Maschine nach Hause geschickt zu werden, oder das Scheitern des Heimdialyseprogramms die Verantwortlichen (34), nach psychologischen Ursachen zu forschen. Bald mußte man erkennen, daß die Heimdialyse dem Patienten zwar Vorteile bringt, Partner und Familie aber langfristig enorm belastet werden (24, 32, 37). Man bemühte sich vor allem, brauchbare Prädikatoren für den Erfolg der Heimdialyse und Selektionskriterien für die Auswahl zur Heimdialyse zu gewinnen (36, 16). Dabei entdeckte man zunehmend den Einfluß, den Partner und Familie generell – abgesehen von der spezifischen Behandlungsform – auf die Rehabilitation des Patienten haben (5, 17, 28).

Begriffserklärung

Der Begriff „Adaptation" bezeichnet allgemein „jede Form der Anpassung des Organismus (physiologisch und psychologisch) an gegebene oder veränderte Umweltbedingungen (6b), speziell beschreibt er den Vorgang des Unwirksamwerdens eines Stimulus für den Organismus (vgl. 39). Bezogen auf den Dialysepatienten bedeutet dies, daß im allgemeinen die Adaptation erreicht ist, wenn gewisse von der Dialysesituation ausgehende Stimuli, die bestimmte psychische Reaktionen auslösen, ihre Auslöserfunktion verloren haben.

Im besonderen stimmen verschiedene Autoren darin überein, daß folgende Kriterien eine gelungene Adaptation an die Dialyse anzeigen (8, 21, 11a):

1. Volles Akzeptieren der irreversiblen Nierenerkrankung und ihrer Behandlung und daraus resultierende Kooperationsbereitschaft mit dem medizinisch/therapeutischen Programm,
2. Erreichen einer konstruktiven Aktivität,
3. Streben nach Selbständigkeit,
4. Aufrechterhaltung befriedigender zwischenmenschlicher Beziehungen.

Die Rolle des Partners und der Familie bei der Adaptation an die Dialyse

Aufgrund der räumlichen und emotionalen Nähe zum Patienten spielen Partner und Familie im Prozeß der Bewältigung von terminaler Nierenerkrankung und notwendigen Behandlungsmaßnahmen eine *zweifache* und zugleich *zwiespältige Rolle:*

Sie sind in so hohem Maße vom Schicksal des Patienten mitbetroffen, daß sie ähnliche Stadien der Krankheitsbewältigung durchlaufen müssen wie der Patient. Dabei haben sie eine *doppelte Aufgabe* zu erfüllen: einmal die aus Krankheit und Behandlung resultierenden eigenen Verzichtleistungen, Verluste, Enttäuschungen, Ängste, Aggressionen, Schuldgefühle und Hoffnungslosigkeit zu verarbeiten und zugleich bzw. gerade dadurch die Anpassungsbemühungen des Patienten zu unterstützen (6a, 10, 34).

Zwiespältig ist diese Rolle deshalb, weil die Adaptation des Patienten an die Dialyse und die seines Partners und seiner Familie in einer engen *Wechselwirkung* zueinander stehen (4): Je besser Partner und Familie mit dem Kranken zurechtkommen und ihre Beeinträchtigungen verarbeiten, desto weniger wird der Patient sich als Last empfinden oder an Selbstwert verlieren, und um so mehr positive Kräfte kann er für seine eigene Rehabilitation freisetzen. Das Wohlergehen des Patienten, seine Zuverlässigkeit und sein Akzeptieren der Erkrankung erleichtern es der Familie, mit dem Patienten zu leben. Umgekehrt, je schlechter der medizinische und psychosoziale Zustand des Patienten ist, desto bedrückter, hoffnungsloser und belasteter präsentiert sich die Familie; und wiederum je weniger es Partner und Familie gelingt, sich zu adaptieren, desto mehr werden sie für den Patienten zum zusätzlichen Belastungsfaktor, der seine Adaptation behindert.

Im folgenden soll versucht werden, beispielhaft *die Doppelrolle von Partner und Familie in einzelnen Etappen des Anpassungsprozesses an die Dialyse* psychologisch darzustellen und Bedingungen zu beschreiben, die ihre stützende Rolle in eine für den Patienten belastende vertauschen (vgl. dazu 20, 25).

Prämorbides Stadium

Der Anpassungsprozeß an die Dialyse beginnt nicht erst mit dem Start der künstlichen Niere, sondern schon beim Auftreten von schwerwiegenden Symptomen einer Nierenerkrankung. Desgleichen entstehen Bedingungen für das Gelingen oder Scheitern der Adaptation nicht erst mit der Dialyse, sondern schon in prämorbiden Persönlichkeits- und Verhaltensmerkmalen des Patienten wie auch in prämorbiden Qualitäten der Partnerbeziehung und des Familienlebens (vgl. 3, 17, 18, 20, 21, 35, 36).

Noch vor dem Arzt können Partner und Familie für den Patienten *primäre Anlauf- und Beratungsstelle* sein und noch lange vor dem Psychologen/Psychotherapeuten *emotionalen Rückhalt* bei aufkeimenden Ängsten geben. Im weiteren Krankheitsverlauf wird gerade dieser emotionale Rückhalt eine ganz entscheidende Rolle spielen (vgl. 10, 12, 34).

Prädialytisches Stadium

Die sichere *Diagnose* einer terminalen Nierenerkrankung schockiert nicht nur den unmittelbar betroffenen Patienten, sondern alle, die ihm nahestehen (12). Partner und Familie können dann ein hilfreicher Faktor für die Krankheitsbewältigung des Patienten sein, wenn eine enge emotionale Beziehung der Familienmitglieder zum Patienten und untereinander besteht, Partner und Familie einander existentielle Geborgenheit vermitteln, auch und gerade das kranke Familienmitglied wertschätzen und den Ausdruck von Gefühlen – auch wenn sie für die Familie konfliktgeladen sind – erleichtern und akzeptieren (10, 12, 21, 28, 34, 35).

Die vielfach und vielerorts beschriebenen *Belastungen* (z. B. 11b, 30, 31, 33, 35, 36, 38) *für Partner und Familie* beginnen nicht erst mit der Dialyse oder gar erst mit der Heimdialyse, sondern mit jeder Verschlimmerung der Nierenerkrankung, Verschärfung und Verlängerung der konservativen Behandlungsmaßnahmen: Von der Umstellung des Speiseplans auf Diätkost (38) wird die Familie sicherlich weniger betroffen als von der zunehmenden Arbeitsunfähigkeit des Brotverdieners, wodurch sich der Lebensstandard der Familie erheblich verringern kann (11b, 38). So wird auch der Anfangsschock bei Bekanntwerden der chronischen Nierenerkrankung das Familiengefüge weniger erschüttern als jahrelanges zunehmend regressives Verhalten des Patienten (32). Spannungen, Frustrationen, Aggressionen, Rollen- und Abhängigkeitskonflikte können Partner und Familie ständig unter Druck setzen. Solche materiellen, räumlichen, zeitlichen, sozialen, familiären und intrapsychischen Belastungsfaktoren (11b, 31) werden im prädialytischen Stadium meist als vorübergehende Erscheinung in Kauf genommen und mögliche Verschlechterungssymptome weitgehend verdrängt. Mit jedem manifesten Schritt in Richtung Dialyse – z. B. durch verschärfte Eiweißrestriktion oder Shunt-Operation – sinkt die Hoffnung, daß der Patient wieder gesundet und die Familie von Belastungen befreit wird.

Entscheidende Weichen für das Bewältigungsverhalten der Gesamtfamilie werden schon hier gestellt. Bislang gibt es jedoch nur wenige systematische Ansätze, die in den Bewältigungsprozeß psychohygienisch in Form von Patienten/Partner-Vorbereitungsunterricht und psychotherapeutischer Begleitung eingreifen (FP).

Dialytisches Anfangsstadium

Die Dialysebehandlung beginnt in der Regel unter dem negativen Vorzeichen eines *Initial-Schocks:* erkennen zu müssen, daß die Nierenerkrankung irreversibel und nur noch mit Hilfe einer Prothese – Maschine, Transplantat – zu überleben ist. Dann aber, wenn sich der urämische Zustand des Patienten durch die Behandlung bessert, Appetit, Leistungskraft, Leistungswille und Zuversichtlichkeit ansteigen, faßt auch die Familie wieder Hoffnung auf eine irgendwie geartete Besserung: die sog. *Honeymoon-Phase* beginnt (20).

In diesem Stadium sind Partner und Familie gerne bereit, sich für ihren Patienten einzusetzen, kommt ihm doch die Behandlung sichtlich zugute. Die Erleichterung darüber, Greifbares für den Patienten tun zu können, birgt jedoch zugleich die Gefahr in sich, daß der Kranke von den Gesunden noch mehr entmachtet wird (37). Verhalten sich Partner und Familie übermäßig fürsorglich, um ihrer eigenen Hilflosigkeit angesichts der Krankheit zu entgehen, entmündigen sie dadurch den Patienten und machen ihn von ihrer Fürsorge abhängig (vgl. 2, 35). Der zu passiv-hilflosem Verhalten neigende Patient klammert sich daran und empfindet jede Einschränkung der familiären Fürsorge als Liebesentzug und existentielle Bedrohung (12). Die räumliche und emotionale Nähe (20) beginnt ambivalent zu werden (FP, 11b, 37), schon vorher bestehende Spannungen in der Partnerbeziehung nehmen zu (3). Partner und Familie sehen sich immer stärker beansprucht und in einer Art *Teufelskreis der Belastung* gefangengehalten; eine *Phase der Ernüchterung* (20) setzt ein: Sie ersetzen immer mehr den Rollenverlust und Funktionsausfall des Patienten, orientieren sich nur noch an seinen Grenzen und nicht mehr an seinen Möglichkeiten, schränken ihren eigenen Bewegungsraum immer mehr ein (23) und müssen zusätzliche Verzichte und Frustrationen auf sich nehmen (38). Sie haben Angst, vor dem Patienten zuzugeben, daß es ihnen zuviel wird. Sie neigen dazu, ihre eigene Lage zu beschönigen und den Konflikt zu verdrängen (23). Ein zu starkes Maß an Verdrängung und zu rigide gehandhabte Verdrängungsmechanismen stürzen den Familienverband in einen emotionalen Teufelskreis (1, 13). Der Patient hat das Gefühl, für seine Familie an Wert verloren zu haben und nur noch eine Last zu sein. Er verhält sich ihr gegenüber so, daß er die Bestätigung sucht, trotz seiner Krankheit und den damit verbundenen Folgeerscheinungen noch geliebt, wertgeschätzt und nicht verlassen zu werden. Die Familie spürt diesen Anspruch und gerät nun in Konflikt: Gesteht sie ein, bis an die Grenzen des Erträglichen belastet zu sein, muß sie befürchten, daß der Patient noch hoffnungsloser und depressiver wird. Sie kann diesem Schuldgefühl entgehen, indem sie sich dem Patienten verstärkt zuwendet und tatsächliche Belastungen verdrängt. Mit jeder neu auftretenden Komplikation – medizinisch, technisch, psychisch – schwindet die Hoffnung auf eine irgendwie geartete Besserung des Zustandes ihres Patienten und auch die Hoffnung auf Befreiung aus der eigenen unverschuldeten Misere – es sei denn durch Scheidung oder Tod. Leicht kann der Partner in den *Teufelskreis des Schuldgefühls* geraten, wünscht er sich doch insgeheim, sich niemals mit dem Patienten eingelassen zu haben und sich von ihm zu trennen; bisweilen wünscht er sogar den Tod des Patienten, um selber noch etwas vom Leben zu haben (38).

In der Regel verdrängen die Partner solche – in ihren Augen moralisch verwerflichen – psychischen Reaktionen oder verkehren sie ins Gegenteil, indem sie sich umso mehr für ihren Patienten aufopfern. Dadurch entgehen sie momentan ihren Schuldgefühlen, fühlen sich aber noch mehr überfordert, Trennungs- und Todeswünsche treten verstärkt auf und führen wiederum zu vermehrten Schuldgefühlen (34). Bald werden sich alle Beteiligten überfordert fühlen und ihr Heil in der Flucht suchen: in noch ausgedehnterer Verdrängung oder in der Flucht in psychosomatische Erkrankungen, die zumindest zeitweilig von der übertriebenen Nähe zum Patienten befreien. Als Folge der Angst- und Schuldgefühle verfestigt sich der familiäre Verdrängungsmechanismus. Dadurch verarmt die innerfamiliäre Kommunikation (29); der Patient gerät leicht ins kommunikative „Aus", es bilden sich Koalitionen zwischen Patient und Partner einerseits und Partner-Restfamilie andererseits (34). Der Partner wird in seinem Bemühen, allen Ansprüchen gerecht zu werden, verbraucht. Wenn der Patient nun gewahr wird, daß Partner und Familie durch seine Krankheit und durch sein Verhalten immer mehr belastet werden, muß er fürchten, zu allen übrigen Verlusten hinzu auch noch das ihm Liebste zu verlieren. Diese Angst kann ihn zu außerordentlichen Leistungen anspornen oder ihn so lähmen, daß er noch kränker wird und seine Familie noch mehr belastet, was seine Angst steigert und ihn noch mehr blockiert. Er wird dann immer unfähiger werden, seinen Beitrag zur Erhaltung der Familie und zu seiner eigenen Rehabilitation zu leisten. Zusätzliche Schuldgefühle – der Verderber der Familie zu sein – lassen Selbstbestrafungstendenzen in Form von Suizidgedanken aufkommen, mit denen er sich und seine Familie von der Last befreien möchte (20). Etwa im zweiten Dialyse-Jahr tritt eine *Phase der Beruhigung* ein. Die Dialyse wird im positiven Sinne zur Routine, dialysespezifische Ängste verschwinden (FP), man hat sich irgendwie mit der Dialyse arrangiert. Das Leben geht zwar weiter, allerdings nur auf Sparflamme. Diese Erfahrung, daß zwar dialysespezifische Angst verschwindet, die Angst vor der Zukunft aber anwächst (37), daß Dialyse keine vorübergehende Sache ist, sondern eine Behandlung auf unbestimmt lange Lebenszeit (38), daß Verluste und Verzichte nicht nur für einen kurzen Zeitraum, sondern auf Jahrzehnte hinaus erbracht werden müssen, leitet wohl die schwierigste Phase der Krankheitsbewältigung für alle Beteiligten ein (37).

Dialytisches Dauerstadium

Dieses Stadium beginnt mit dem Gewahrwerden, daß es möglich ist, mit der Dialyse auf Dauer zu leben, daß aber niemals wieder der Zustand vor der Dialyse oder gar vor der Erkrankung erreicht werden kann (37), auch nicht durch eine Transplantation.

Gerade der Aspekt der *Behandlung auf Dauer* verleiht jetzt manchen Belastungen ein besonderes Gewicht: Mag der Verzicht auf Reisen, Geselligkeit oder auf berufliche Fortbildung für viele Partner noch angehen (38, FP), so bedeutet der Verzicht auf Zärtlichkeiten und sexuelle Begegnung vor allem für junge Paare einen unersetzlichen Verlust (FP). Selbst stabile Partnerschaften tragen schwer daran, zumal sexuelle Funktionsstörungen in engem Zusammenhang mit Eifersucht, Minderwertigkeitsgefühl, Verlust der Dominanzposition in Familie und Gesellschaft (15), Aggressivität als Machtdemonstration, Depression (7, 19, 20, 33), Angst vor dem Verlust des Partners (3) und Abhängigkeit vom Partner (21, 34) stehen. Der betroffene Partner andererseits muß nicht nur sexuelle Frustrationen tolerieren, sondern auch mit dem komplizierten Folgeverhalten seines Patienten zurechtkommen. Gelingt es ihnen nicht, Rollenumkehrungen und Funktionsausfälle flexibel zu handhaben, offen miteinander zu kommunizieren, Enttäuschungen ohne versteckten Vorwurf und Verlustängste ohne indirekte Erpressung einander mitzuteilen, können selbst emotional intakte Beziehungen in den *Teufelskreis des Machtverlusts* geraten: Sehr häufig ist bei Patienten die Dominanzposition in der Familie mit beruflicher und sexueller Leistungsfähigkeit verknüpft, so daß bei krankheitsbedingtem Leistungsrückgang die gewohnte Selbstbestätigung ausbleibt und der Patient auch in seiner Familie entthront wird (19, 34). Der vorher aktiv unterdrückte oder freiwillig submissive Partner ergreift die Macht bzw. wird durch die veränderte Situation gezwungen, die Fäden in die Hand zu nehmen (17). In dem Maße, wie der Partner an Möglichkeiten zur Selbstbestätigung gewinnt, verliert der Patient an psychosozialer und physischer Potenz (15). Ein befriedigendes Sexualleben ist nur schwer erreichbar, weil der intensive Wunsch des Partners nach sexuellem Zusammensein ebenso als Druck empfunden wird wie mangelndes sexuelles Interesse (33). Häufig findet sich die Patientin nicht mehr erotisch anziehend und fühlt sich – abgesehen von organischen Komponenten – sexuell gehemmt und blockiert. Um Enttäuschungen zu verhindern, stellen die Paare ihre sexuellen Aktivitäten häufig ganz ein – oft indem der Patient seine Krankheit vorschiebt oder durch aggressiv-gereiztes Verhalten emotionale Spannungen mit seinem Partner provoziert (20). So kann er sich zwar den Partner „vom Leib halten", doch richtet er zugleich eine Mauer auf, die ihn nicht nur vor neuen Versagenserlebnissen schützt, sondern auch von der Zuwendung seines Partners ausschließt und ihn vereinsamt. Der Patient lebt in ständiger Sorge, seinen Partner zu verlieren, da er ja „nichts mehr bieten" kann. Eifersüchtig überwacht er jeden seiner Schritte und lauert auf Anzeichen des Absprungs. Er versucht, seinen Partner zu halten, indem er sich verstärkt von ihm abhängig macht. Mit der Heimdialyse schließlich glaubt er, ihn an sich gebunden zu haben. Der Partner wiederum fühlt sich auf Gedeih und Verderb an den Patienten gefesselt (38). Er versucht, sich unbemerkt kleine Freiheiten zu verschaffen, wehrt sich aggressiv gegen die Gefangenschaft oder ergibt sich resigniert in sein Schicksal. Spannungen zwischen den Paaren und innerhalb der Familie nehmen zu, Kommunikation und gemeinsame Aktion werden eingeschränkt, medizinisch/technische Komplikationen bei der Durchführung der Heimdialyse häufen sich. Letztlich entscheidet die Bewältigung dieses Abhängigkeitskonflikts über Gelingen oder Scheitern der Heimdialyse und des Familienlebens (36).

Die Rolle der Kinder

Die Rolle der Kinder in der Adaptation eines kranken Elternteils ist ebenso zwiespältig wie die des Partners. Kinder können für den Patienten zum wichtigen Stabilisierungsfaktor werden, wenn der Patient das Gefühl hat, von ihnen noch gebraucht zu werden und noch so leistungsfähig zu sein, daß er ihnen nützen kann. Wo der Patient den Eindruck gewinnt, nichts mehr für seine Kinder tun zu können, ja ihnen durch seine Krankheit Schaden zugefügt zu haben – durch Vererbung der Nierenkrankheit – oder immer noch zuzufügen, werden sie für ihn zum zusätzlichen Belastungsfaktor.

Es gibt nur wenige Untersuchungen zur Belastung der Kinder (11b, 22, 30). Man kann jedoch festhalten, daß je nach Alter des Kindes und Qualität der Beziehung zum Patienten die Dialyse sich auf das Verhalten auswirkt. Maschine und Dialyseprozedur beeindrucken dabei das Kind weniger als der unmittelbar erlebte Umgang des Patienten und der restlichen Familie mit der Dialyse (11b). Ein Patient, der aus der Dialyse kein Schreckens-Ritual macht, sich mit seinen Kindern während der Dialyse spielerisch beschäftigt und der Familie nicht verlustig geht, wird weniger ängstigend empfunden als ein Patient, der unter Wadenkrämpfen stöhnt, unter Blutdruckabfällen leidet und nicht mehr ansprechbar ist. Es liegt auf der Hand, daß solche Erlebnisse das Kind emotional anrühren, was symptomatologisch als Konzentrations- und Leistungsstörung in der Schule, Verstörtheit oder Verschlossenheit in Erscheinung treten mag (30). Es besteht die Gefahr, daß das Kind mit seinen emotionalen Bedürfnissen nach Zuwendung zu kurz kommt, wenn der Patient zu sehr im Mittelpunkt der Familie steht (22). Es zeigt dann Verhaltensstörungen, die auf einen Mangel an Zuwendung schließen lassen (Fallstudien in FP, 30).

Konsequenzen

Ausweitung der Kriterien für gelungene Adaptation

Die eingangs erwähnten Kriterien für erfolgreiche Adaptation an die Dialyse müssen nach diesen Ausführungen wie folgt erweitert werden:

1. Geringe Belastung des Partners und der Familie,
2. Gelingen der Rollenumstrukturierung und Aufrechterhaltung der Familienfunktionen nach innen und außen (9),
3. Möglichkeit zur persönlichen Entfaltung für alle Familienmitglieder,
4. Herstellung des emotionalen Gleichgewichts im gesamten Familienverband.

Schaffung von Entlastungsmöglichkeiten für Partner und Familie

Ein gewisses Ausmaß an Belastungen ist aus der Natur der Erkrankung heraus nicht zu vermeiden; inwieweit jedoch zusätzliche Belastungen durch die Heimdialyse-Behandlung von Partner und Familie getragen werden müssen, bedarf der Überprüfung (34). Es darf nicht sein, daß diejenige Behandlungsmethode als beste gilt, die zwar dem Patienten Vorteile bringt, auf längere Sicht jedoch die Familie so schädigt, daß sie ihre für den Patienten notwendige Rückhaltfunktion verliert.

Deshalb genügt es nicht, das Programm der Feriendialysen (10) auszubauen oder die Möglichkeit der Auffangdialyse (6a) im Zentrum anzubieten; es muß auch möglich sein, daß nach jahrelanger Heimdialyse wieder eine andere Behandlungsform – z. B. Limited-care-Dialyse (27) – ohne moralischen Gegendruck gewählt werden kann (34, 37). Als alternative Behandlung sollte die Transplantation gerade dem auf Dialyse eingefahrenen Patienten nahegebracht werden; dazu bedarf es auch sorgfältiger Vorbereitung des Partners und der Familie auf die Zeit vor, während und nach der Transplantation.

Psychologisch-psychotherapeutische Stützung und Prophylaxe

Wie aufgezeigt, beginnt der Adaptationsprozeß an die Dialyse schon vor der eigentlichen Dialysebehandlung. Es ist deshalb notwendig, alle am Bewältigungsprozeß direkt Beteiligten – inkl. Dialyse-Team – noch im prädialytischen Stadium *psychologisch auf die Dialyse hinzuführen* (17, 19, 34) durch Information, Erfahrungsaustausch, Schulung im Umgang mit Konflikten (FP, 38). *Gruppentreffen* von Partnern unter psychologischer Leitung (26, 25) oder als Selbsthilfegruppen (6a) können wesentlich zur Krankheitsbewältigung der Partner beitragen. Das Schwergewicht müßte auf der *supportiven Partner- bzw. Familientherapie* liegen zur Aufarbeitung von destruktiven Schuldgefühlen und Aggressionen (16), zur Öffnung der innerfamiliären Kommunikation, Verarbeitung von Verlust-Gefühlen und Stärkung der familiären Solidarität (6a, 10, 20, 30, 38). Wer dem Partner und der Familie zumutet, für den Patienten verantwortlich zu sein, muß dafür Sorge tragen, daß sie nicht Schaden erleiden. Partner und Familie können die Adaptation des Patienten an die Dialyse fördern oder hindern, je nachdem wie weit sie dessen Krankheit und Behandlung verarbeitet haben. Es kann nicht genügen, sich nur auf den Patienten zu konzentrieren; vielmehr müssen Patient, Partner und Familie als medizinisch-psychotherapeutische (psychosomatische) Behandlungseinheit betrachtet werden.

Literatur

1. Alexander, L.: The double-bind theory and hemodialysis. Arch. Gen. Psychiatry *33,* 1353 – 1356 (1976)
2. Bailey, G. L., Mocelin, A. J., Hampers, C. L., Merrill, J. P.: Adaptation of spouse pairs to home dialysis. Dial. Transplant. *1,* 28 – 36, 46 (1972)
3. Beard, M. P.: Changing family relationships. Dial. Transplant. *4,* 34 – 41 (1975)
4. Brackney, B. E.: The impact of chronic home hemo dialysis on the marital dyad. University of Michigan 1975.
5. Brown, T., Feins, A., Parke, B., Paulus, D.: Living with long-term home dialysis. Ann. Intern. Med. *81,* 165 – 170 (1974)

6a. Drees, A.: Möglichkeiten und Grenzen einer Psychotherapie bei der Rehabilitation chronisch-organisch Kranker am Beispiel des Dialysepatienten. Niedersächsisches Ärztebl. *17,* 564 – 570 (1976)

6b. Drever, J., Fröhlich, W. D.: Wörterbuch zur Psychologie. S. 21. Nördlingen: DTV 1969

7. Finkelstein, F. O., Finkelstein, S. H., Steele, T. E.: Assessment of martial relation-ships of hemodialysis patients. Am. J. Med. Sci. *271/1,* 21 – 28 (1976)
8. Freyberger, H.: Psychotherapeutische Möglichkeiten und psychosoziale Rehabilitierungsprozesse bei chronisch Nierenkranken im Dauerdialyse-Programm, Fortschr. Med. *91/3,* 93 – 95 (1973)
9. Freyberger, H.: Therapieziele bei Dauerdialysepatienten in psychosomatischer Sicht. Therapiewoche *27,* 5854 – 5862 (1977)
10. Freyberger, H.: Psychosoziale Rehabilitationsprozesse und psychotherapeutische Möglichkeiten bei Dialysepatienten. Therapiewoche *40,* 5784 – 5787 (1975)

11a. FRIEDMAN, E. A., GOODWIN, N. J., CHAUDHRY, L.: Psychosocial adjustment of family to maintenance hemodialysis I. N. Y. State J. Med. *70*, 629–637 (1970)

11b. FRIEDMAN. E. A.: Psychosocial adjustment of family to maintenance hemodialysis II. N. Y. State J. Med. *70*, 767–774 (1970)

12. GREENBERG, I. M., WELTZ, S., SPITZ, C., BIZZOZERO, O. J.: Factors of adjustment in chronic hemodialysis patients. Psychosomatics *16*, 178–184 (1975)

13. HAGBERG, B.: Psychological factors of importance in adaptation to home dialysis. In: Opuscula medico-technica Lundensia XIII. The Gambro Symposium on Home Dialysis, May 30–31, 1974. S. 24–37. Lund, Schweden 1975

14. HAMPERS, C. L., MERRILL, J. P., CAMERON, E.: Hemodialysis in the home – a family affair. Trans, Am. Soc. Artif. Intern. Organs *11*, 3–6 (1965)

15. KAPLAN DE-NOUR, A.: Hemodialysis: sexual funtioning. Psychosomatics *19*, 229–235 (1978)

16. KAPLAN DE-NOUR, A., CZACZKES, J. W.: Resistance to home dialysis. Psychiatry in Medicine *1*, 207–221 (1970)

17. KAPLAN DE-NOUR, A., FISHER, G., MASS, M., CZACZKES, J. W.: Diagnosis and therapy of families of patients on chronic hemodialysis. Mental Health Soc. *1*, 251–256 (1974)

18. KESSEL, M., Heimdialyse als familiäres Problem. Verh. Dtsch. Ges. Inn. Med. *77*, 241–243 (1971)

19. LEVY, N. B.: Psychological sequelae to hemodialysis. Psychosomatics *19*, 329–331 (1978)

20. LEVY, N. B.: Coping with maintenance hemodialysis – psychological considerations in the care of patients. Springfield 1976

21. MALLARD, W. P., Rehabilitation level of home hemodialysis patients and pre-dialysis training social factors. Dial. Transplant. *6*, 15–18, 80 (1977)

22. MASS, M., KAPLAN DE-NOUR, A.: Reactions of families to chronic hemodialysis. Psychosom. *26*, 20–26 (1975)

23. MAURIN, J., SCHENKEL, J.: A study of the family unit's response to hemodialysis. J. Psychosom. Res. *20*, 163–168 (1976)

24. McKEE, D. C.: Effects of hemodialysis and home dialysis training on kidney patients and their spouses. The University of North Carolina at Chapel Hill 1976

25. MICKLIN, C. F.: Personal observations of spouse/parent groups. Dial. Transplant. *6*, 26–28 (1977)

26. NEWTON, J. R., BOHNENGEL, A.: Psychoeducational meetings with the spouses of E5RD patients. Dial. Transplant. *7*, 632 (1978)

27. PALMA, J. R. DE, ABUKURAH, A., RUBINI, M. E.: Self-care hemodialysis. Dial. Transplant. *1*, 20–28 (1972)

28. PENTECOST, R. L., ZWERENZ, B., MANUEL, J. W.: Intrafamily identity and home dialysis success. Nephron *17*, 88–103 (1976)

29. PENTECOST, R. L.: Family study in home dialysis. Arch. Gen. Psychiatry *22*, 538–546 (1970)

30. RITTER, K. H. J.: Psychologische Probleme in Familien von Heimdialysepatienten. Therapiewoche *26*, 2593 (1976)

31. SHAMBAUGH, P. W., HAMPERS, C. L., BAILEY, G. L., SNYDER, D., MERRILL, J. P.: Hemodialysis in the home: emotional impact on the spouse. Trans. Am. Soc. Artif. Intern. Organs *13*, 41–45 (1967)

32. SHAMBAUGH, P. W., KANTER, S. S.: Spouses under stress: group meetings with spouses of patients on hemodialysis. Am. J. Psychiatry *125*, 928–936 (1969)

33. STEELE, T. E., FINKELSTEIN, S. H., FINKELSTEIN, F. O.: Hemodialysis patients and spouses. Marital discord, sexual problems and depression. J. Nerv. Ment. Dis. *162*, 225–237 (1976)

34. STEWART, S., JOHANSEN, R.: A family systems approach to home dialysis. Psychother. Psychosom. *27*, 86–92 (1976/77)

35. STRAUCH-RAHÄUSER, G.: Psychische und soziale Probleme des Dialysepatienten. Nieren- und Hochdruckkrankheiten *6*, 234–236 (1977)

36. STRELTZER, J., FINKELSTEIN, F., FEIGENBAUM, H., KITSEN, J., COHN, G. L.: The spouses' role in home dialysis. Arch. Gen. Psychiatry *33*, 55–58 (1976)

37. TODD MOCK, L. A., KOPEL, K.: Psychosocial aspects of home and in-center dialysis. Dial. Transplant. *6*, 36–43 (1977)

38. WRIGHT, T. M.: Family therapy and the nephrology patient. Dial. Transplant. *4*, 61–62, 82 (1975)

39. ZETKIN, M., KÜHTZ, E.-H., FICHTEL, K. (Hrsg.): Wörterbuch der Medizin. S. 10. Berlin: VEB 1968

FP FRANKE, B., STRÄSSLE, L.: Psychosoziale Rehabilitation terminal chronisch Nierenkranker. Unveröffentl. Forschungsbericht, Freiburg 1978

Zur Rehabilitation niereninsuffizienter Patienten – Zusammenfassung und Ausblick

Professor Dr. Eberhard Ritz, Rehabilitationszentrum für Chronisch Nierenkranke im Klinikum der Universität Heidelberg

Die zur Behandlung chronisch niereninsuffizienter Patienten zur Verfügung stehenden Maßnahmen, Hämodialyse und in gewissem Sinne auch Transplantation, sind weit davon entfernt, Patienten im herkömmlichen Sinne „gesund" werden zu lassen. Ein Leben mit der künstlichen Niere bedeutet Überleben mit der unvollkommenen „Prothese eines inneren Organs".

Die Niere hat nicht nur die Aufgabe, toxische Endprodukte des Stickstoff-Stoffwechsels durch Exkretion zu entfernen; sie spielt vielmehr zusätzlich eine wichtige Rolle in der Homöostase des „milieu intérieur" und stellt eine endokrine Drüse dar, durch die mehrere Hormone, wie Erythropoetin, das Vitamin D-Hormon 1,25-Dihydroxycholecalciferol, Renin und Protaglandine, sezerniert werden. Die Hämodialyse ersetzt nur die allerprimitivste dieser Funktionen, die Entfernung harnpflichtiger Substanzen durch den Vorgang der Diffussion über eine semipermeable Membran. Bei dialysierten Patienten ersetzt die Hämodialyse jedoch nur etwa 7 – 10% der normalen exkretorischen Funktion und die innersekretorische Funktion überhaupt nicht. Damit ist der hämodialysierte Patient weiterhin als hochgradig niereninsuffzient zu betrachten. Da eine „Gesundung" des Patienten durch kurative Verfahren nicht möglich ist, ergibt sich die Notwendigkeit, diesem sozusagen durch die moderne Technologie erst geschaffenen Behindertenkreis die zahlreichen Möglichkeiten moderner Rehabilitation zu erschließen (1 – 5).

Selbst nach Nierentransplantation, die zur Wiederherstellung der oben geschilderten Funktionen der Nieren führt, kann wegen der lebenslang notwendigen immunsuppressiven Therapie mit ihren Komplikationen eine so weitgehende Behinderung auftreten, daß auch bei diesem Personenkreis rehabilitative Maßnahmen notwendig werden können.

Nachdem zahlreiche technische und medizinische Probleme der Hämodialyse, die noch vor wenigen Jahren zu einer ständigen vitalen Bedrohung des Patienten führten, heute gelöst sind, muß mit zunehmendem Nachdruck gefordert werden, daß heute die Hämodialyse nicht nur das *Überleben* des Patienten garantiert, sondern ihm auch ein Höchstmaß an *Lebensqualität* vermittelt. Zumindest für einen Teil der Patienten schließt dies die Möglichkeit der beruflichen Tätigkeit ein.

Zur Frage der beruflichen Tätigkeit hämodialysierter Patienten

Zunächst stellt sich hier die Frage, ob und inwieweit hämodialysierte Patienten in der Lage sind, einer beruflichen Tätigkeit nachzugehen. Selbst wenn Dialysepatienten nach heutigen Maßstäben optimal hämodialysiert werden, verbleiben Störungen der körperlichen Befindlichkeit und der Leistungsfähigkeit, z. B. eine Beeinträchtigung der Muskelkraft (6), eine Beeinträchtigung der Dauerbelastungsfähigkeit infolge eingeschränkter kardiovaskulärer Funktionsreserve (7) und eine Restbehinderung im Bereich zentralnervöser Funktionen (Vigilanz, Merkfähigkeit, Gestimmtheit) infolge der teilweise weiter bestehenden urämischen Hirnstoffwechselstörung (8 – 11). Nicht zu vergessen sind hier auch die psychologischen Probleme, die bei der Anpassung an das Dialyseschicksal entstehen.

Dennoch kann nach allgemeiner Erfahrung das körperliche Befinden von Hämodialysepatienten so weit gebessert werden, daß eine Wiederaufnahme beruflicher Tätigkeit bei der überwiegenden Mehrzahl der Patienten aus somatisch-medizinischen Gründen möglich ist. Erstaunlicherweise ist nach eigenen Erfahrungen bei beruflich tätigen Hämodialysepatienten die Ausfallzeit durch interkurrente Erkrankungen nur

3% und liegt damit sogar noch niedriger als der Gesamtkrankenstand im Bereich der RVO-Kassen.
Selbstverständlich sind wegen der eingeschränkten körperlichen Leistungsfähigkeit dem Dialysepatienten viele Berufe nicht mehr zumutbar (schwere körperliche Arbeit, Schichtarbeit, Akkordarbeit etc.) und die dreimal wöchentlich 3- bis 8stündige Behandlungsdauer am Hämodialysegerät erschwert die Einhaltung der üblichen 40-Stunden-Woche, zumindest bei Patienten, die keine Heimdialyse durchführen.
Bei der medizinischen Rehabilitation hämodialysierter Patienten gelang es den Nephrologen in der BRD zwar, im Vergleich zum außerdeutschen Ausland einen beachtlichen Standard zu erreichen. Dem hohen medizinischen Standard entspricht jedoch nicht ein gleich hohes Maß an sozialer und beruflicher Reintegration hämodialysierter Patienten.
Wir glauben, daß eine der Hauptaufgaben bei der sozialen Reintegration hämodialysierter Patienten darin besteht, dem Patienten, der beruflich tätig war, die Wiederaufnahme der beruflichen Tätigkeit zu ermöglichen. Dies ist nicht etwa deshalb notwendig, weil berufliche Arbeit die höchste Verwirklichung menschlicher Lebensinhalte darstellt. Dies ist auch nicht etwa deshalb erforderlich, weil eine wirtschaftlich so starke Nation wie die unsere auf den Anteil dieser vergleichweise wenigen Kranken am Sozialprodukt angewiesen ist. Berufliche Tätigkeit ist nach unseren Vorstellungen vielmehr deshalb notwendig, weil sie ein *therapeutisches Moment* darstellt, das dem Patienten hilft, sein Schicksal als Behinderter zu bewältigen und seine – in unserer Gesellschaft ja durch die berufliche Tätigkeit stark geprägte – Rolle in Gesellschaft und Familie wieder aufzunehmen. Aus dieser Überlegung heraus glauben wir, trotz der selbstverständlich jedem von uns bekannten Situation auf dem Arbeitsmarkt, Maßnahmen fordern zu dürfen, die die berufliche Tätigkeit unserer Patienten ermöglichen. Hier handelt es sich ja häufig um junge Patienten, Patienten in den Zwanzigern und Dreißigern; wie die alltägliche Erfahrung im Umgang mit diesen Patienten zeigt, ist nichts dem Selbstwertgefühl, der Erfüllung eines Lebenszieles und dem Ausfüllen einer sozialen Rolle abträglicher als ein Frührentner-Dasein. Es wäre abwegig zu glauben, mit beruflicher Tätigkeit allein seien die Probleme der Anpassung an das Schicksal des chronisch Nierenkranken zu bewältigen; aber sie stellt sicherlich *ein* sehr wichtiges Element dar und ein Element, bei dem mit vergleichsweise geringen gesetzgeberischen Mitteln wirkungsvoll Abhilfe geschaffen werden kann.
Die klinische Erfahrung zeigt, daß speziell der ältere Dialysepatient, der nicht mehr in vollem zeitlichem Umfang arbeiten kann, finanziell bestraft wird, wenn er wieder beruflich tätig ist. Mit einer Vollberentung, die ihm in der Regel nicht abgesprochen wird und billigerweise auch nicht abgesprochen werden kann, stellt er sich finanziell wesentlich besser mit einer Teilzeitarbeit, mit der nicht die volle 40-Stunden-Woche ausgefüllt wird. Das Problem von Patienten, die somatisch arbeitsfähig sind, der Arbeit jedoch nur in zeitlich beschränktem Umfang nachgehen können, stellt sich in dieser krassen Form erst seit wenigen Jahren. Die Sozialgesetzgebung hat wohl deshalb von diesem Kreis behinderter Patienten, der zwar im Prinzip arbeitsfähig ist, jedoch nicht in vollem zeitlichem Umfang seine Arbeit wieder aufnehmen kann, noch nicht gebührend Notiz genommen. Eine befriedigende Lösung dieses Problems ist unseres Erachtens nur durch die Schaffung der Möglichkeit der Teilberentung zu erreichen. Eine weitere Notwendigkeit sehen wir in der Schaffung der Möglichkeit der stufenweisen Wiederaufnahme der beruflichen Tätigkeit nach der akuten Krankheitsphase und nach interkurrenten medizinischen Komplikationen.

Psychologische Betreuung der Dialysepatienten und des Dialyse-Teams

Unser Bemühen, den Patienten wieder zu reintegrieren, darf sich nicht darin erschöpfen, dem hämodialysierten Patienten die Wiederaufnahme der beruflichen Tätigkeit zu ermöglichen. Es ist dies ein Gebiet, dem zweifelsohne ein hoher Stellenwert zukommt, dem wir auch aufgrund der in Heidelberg lokal gegebenen Möglichkeiten ein besonderes Augenmerk widmen und auf dem durch geeignete sozialgesetzgeberische Maßnahmen in besonders wirkungsvoller Weise rasche Besserungen erzielt werden können. Es ist jedoch klar, daß das Problem der vollen sozialen Wiedereingliederung weit vielschichtiger ist. Die zahlreichen Probleme bei der Anpassung des Dialysepatienten an sein Dialyseschicksal wurden in der Literatur eingehend diskutiert (12 – 16). Wie kein anderer Kranker im Bereich der Inneren Medizin ist der hämodialysierte Patient psychischen Belastungen ausgesetzt: der Abhängigkeit vom Gerät, vom behandelnden Arzt und vom Pflegepersonal; der Ungewißheit hinsichtlich der eigenen Lebenserwartung; der Einschränkung familiärer, beruflicher und gesellschaftlicher Aktivitäten; der Beeinträchtigung der körperlichen Befindlichkeit u. a. m. Zahlreich sind die psychologischen Abwehrmechanismen und Fehlhaltungen, die bei Dialysepatienten beobachtet werden: Verleugnung, Regression, Hypochondrie, Autoaggression, Projektion, Reaktionsbildung etc. Es ist ganz sicher, daß die Hämodialyse einen dramatischen Eingriff in das Lebensschicksal und die Lebensgestaltung des einzelnen Patienten darstellt und daß die adäquate psychische Verarbeitung des Dialyseschicksals Voraussetzung eines erfolgreichen Wiedereinfügens in die soziale Umwelt und die Arbeitswelt darstellt.

Wir glauben jedoch, unsere Bemühungen, psychologische Stützen und Anpassung zu geben, dürfen sich nicht allein auf den Patienten konzentrieren. Auch der behandelnde Arzt und die behandelnde Schwester sehen sich beim Umgang mit derartig chronisch kranken Patienten mit psychologischen Problemen konfrontiert. Sie erleben hier Extrem-Situationen, die Randbedingungen menschlicher Existenz darstellen können. Auch der behandelnde Arzt und die behandelnde Schwester müssen eigene Ängste verdrängen und sich Fragen stellen, wie der Frage nach dem Sinn des Leidens und – angesichts mancher Patientenschicksale – der metaphysischen Frage nach dem Sinn des Lebens überhaupt.

Es ist klar, daß diese Probleme nicht vom behandelnden Arzt allein gelöst werden können. Hier müssen neue Wege beschritten werden, wobei uns die Gruppenarbeit eines Behandlungs-Teams als Ziel vorschwebt. Dieses Behandlungs-Team sollte Pflegepersonal, Sozialarbeiter, Reha-Berater, Psychologe und Seelsorger umfassen. Wir sehen das Ziel nicht darin, Patienten und Behandlungs-Team permanent psychiatrisch und psychologisch zu betreuen. Eine derartige Vorstellung wäre völlig abwegig; die Rolle des Psychiaters sollte auf die Krisenintervention beschränkt bleiben. Wir glauben aber, daß durch entsprechende psychologische Schulung der Umgang der behandelnden Ärzte und Pflegekräfte mit den häufig frustrierenden chronisch Kranken problemloser gestaltet werden kann, daß die Frustationstoleranz erhöht und das Auge für das Erkennen psychologischer Probleme bei den Patienten geschult werden kann.

Schlußfolgerungen

Aus der Vielzahl der sich bei der Behandlung chronisch niereninsuffizienter Patienten stellenden Probleme wurden hier zwei Gebiete herausgegriffen, wo eine Änderung der heutigen Gegebenheiten besonders drängend erscheint:

1. die berufliche Wiedereingliederung niereninsuffizienter Patienten und
2. der interdisziplinäre Ansatz bei der Betreuung hämodialysierter Patienten in Form eines Behandlungs-Teams.

Abhilfe auf diesen Gebieten ist nur möglich durch die Schaffung der notwendigen *Voraussetzungen auf dem Gebiet der Sozialgesetzgebung*, insbesondere der Schaffung der Möglichkeit der Teilberentung und der stufenweisen Belastung, und durch entsprechende *personelle Ausstattung der Dialyseeinheiten*. Sozialarbeiter, Rehabilitationsberater und Psychologen müssen nach unserer Auffassung fester Bestandteil des Personalplanes sein und bei Pflegesatzbehandlungen – zumindest in Form von Teilstellen – als notwendiger Bestandteil des Dialyse-Teams anerkannt werden.

Im Interesse unserer Patienten müssen wir uns zur Durchsetzung dieser Forderung an die Öffentlichkeit und die zuständigen politischen Instanzen wenden.

Literatur

1. Ritz, E.: Medizinische Gesichtspunkte bei der beruflichen Wiedereingliederung chronisch-niereninsuffizienter Patienten. Arbeitsmedizin *13/6*, 114 – 118 (1978)

2. HUBER, W., RITZ, E.: Behandlung urämischer Patienten – Probleme der beruflichen Wiedereingliederung. Dtsch. Ärztebl. *75/14*, 821–825 (1978)
3. HUBER, W., RITZ, E., KETTNER, G.: Vocational rehabilitation ofuremic patients. Clin. Nephrol. (im Druck)
4. RITZ, E.: Medizinische Probleme bei der beruflichen Wiedereingliederung niereninsuffizienter Patienten. Nieren- und Hochdruckkrankheiten (im Druck)
5. HUBER, W., RITZ, E., PFEIFER, W.: Berufliche Wiedereingliederung chronisch niereninsuffizienter Patienten. Klinikarzt (im Druck)
6. LANGE, H., BODE, J. CH., JANSSEN, J., THÜROFF, J., TÜCKE, M.: Ergometrische Untersuchungen bei unterschiedlicher Hämoglobinkonzentration. In: Aktuelle Probleme der Dialyseverfahren und der Niereninsuffizienz. V. Symposium Innsbruck. *Dittrich, P. v.* (Hrsg.), S. 100–111. Bindernagel 1974
7. BOLT, W., SIEBERT, H. G.: Leistungsbegrenzende Faktoren bei terminaler Niereninsuffizienz (Spiroergometrische und Stoffwechseluntersuchung), In: Aktuelle Probleme der Dialyseverfahren und der Niereninsuffizienz. V. Symposium Innsbruck. *Dittrich, P. v.* (Hrsg.), S. 111–118. Bindernagel 1974
8. TESCHAN, P. E.: Electroencephalographic and other neurophysiological abnormalities in uremia. Kidney Int. 210–216 (1975)
9. HYMAN, P. R., KOOI, K. A.: Visually evoked cortical responses in renal insufficiency. Univ. Mich. Med. Center J. *35*, 177–179 (1969)
10. GINN, H. E.: Neurobehavioral dysfunction in uremia. Kidney Int. 217–221 (1975)
11. EDWARDS, A. E., KOPPLE, J. D., MILLER, J. M., FIELDS, L. G., DER, D. F.: Time perception and hemodialysis. Nephron *19*, 140–146 (1977)
12. FRIEDMAN, E. A., GOODWIN, N., CHAUDHRY, L.: Psychosocial adjustment to maintenance hemodialysis. N. Y. State J. Med. 629 (1970)
13. GENTRY, W. D., DAVIS, G. C.: Cross-sectional analysis of psychological adaptation to chronic hemodialysis. J. Chronic. Dis. *25*, 545 (1972)
14. ABRAM, H. S.: Psychiatric reflections on adaption to repetitive dialysis. Kidney Int. *6*, 67 (1974)
15. STRAUCH-RAHÄUSER, G.: Der chronisch hämodialysierte Patient als Beispiel für seelische Reaktionen auf unheilbare Krankheit. Ärztebl. Baden-Württemberg *11*, 543 (1975)
16. WERTZEL, H., VOLLRATH, P., RITZ, E., FERNER, H.: Analysis of patient-nurse interaction in hemodialysis units. J. Psychosom. Res. *21*, 359 (1977)

Rundtischgespräch[1]

Ritz

Die erste Frage, die man sich vorlegen muß, wenn man die Reihe der Referate aus dem deutschen Bereich und dem europäischen Ausland heute Nachmittag gehört hat, ist die Frage, weshalb die berufliche Wiedereingliederung bei niereninsuffizienten, hämodialysierten oder auch transplantierten Patienten so schlecht ist. Gleich zu Beginn möchten wir diskutieren, welche Faktoren nach Ansicht der Teilnehmer dieses Rundtischgespräches hierfür in erster Linie verantwortlich sind.

Die Herren SCHÜTTERLE, HEINZE und STRAUCH sind Kollegen mit umfangreichen Erfahrungen im chronischen Dialyseprogramm. Wir möchten sie bitten, zu erläutern, welche Faktoren ihrer Meinung nach für den schlechten Stand der beruflichen Wiedereingliederung in erster Linie verantwortlich sind.

Schütterle

Die Formulierung der zur Rehabilitation chronisch Nierenkranker einerseits notwendigen und andererseits geeigneten Maßnahmen stößt nach meinen bisherigen Erfahrungen auf wesentliche Schwierigkeiten aus zwei Gründen:

1. Der Begriff „Rehabilitation“ wird recht uneinheitlich interpretiert. Unschärfe der Defi-

[1] Alphabetisches Verzeichnis der Diskussionsteilnehmer s. S. 166! Die unmittelbare Gesprächsform der Diskussion wurde bewußt belassen (Anm. d. Hrsg.).

nition und wechselnde Akzentuierung des im übrigen nicht aus der Sicht des Patienten für wichtig Gehaltenen erschweren die Konvergenz aller Beteiligten auf eine gemeinsame Zielsetzung und deren Realisierung.

2. Im Gegensatz zur üblicherweise gebrauchten Terminologie – sie fand auch im Rahmen dieses Symposions Anwendung – gibt es meiner Ansicht nach „den Nierenkranken" ebensowenig wie „den Leberkranken", „den Herzkranken" oder „den Rheumatiker". Die in diesen Begriffen enthaltene Pauschalierung behindert den Versuch einer jedem Patienten gerecht werdenden, damit auf das Individuum ausgerichteten Hilfsmaßnahme. Diese kann damit den Bedürfnissen des einzelnen bestenfalls annähernd gerecht werden.

Zu 1

Den Begriff der Rehabilitation zu definieren und für seine einheitliche Anwendung zu sorgen, steht anderen zu. Ich möchte mich deshalb hiermit an dieser Stelle nicht auseinandersetzen. Die mir bislang bekanntgewordenen offiziellen und individuellen Definitionen enthalten für mich nicht akzeptable Passagen oder Unschärfen. In keiner Umschreibung des Begriffes Rehabilitation sind vom Patienten selbst vermittelte Wünsche erkennbar. Man muß vielmehr den Eindruck haben, daß – sicherlich in guter Absicht – dem Patienten quasi genormtes Glück oktroyiert werden soll. Daraus muß Unzufriedenheit und Enttäuschung resultieren. Diese dokumentieren sich in den von Herrn Dr. HUBER für dieses Gespräch aufgeworfenen Fragen.

Möchte man den Nutzeffekt der Bemühungen um eine Erhöhung des Wohlbefindens eines chronisch Kranken steigern, dann müssen meines Erachtens folgende Forderungen erfüllt werden, und damit möchte ich den obengenannten zweiten Punkt ansprechen:

Jedes Konzept, das der Rehabilitation – gleichgültig wie man dieses definiert – dienen soll, muß vom ärztlichen Standpunkt aus dem einzelnen Patienten in seiner individuellen physischen und psychischen Befindlichkeit zentrale Bedeutung einräumen. Das heißt, den aus einer chronischen, unheilbaren Krankheit resultierenden subjektiven Wünschen und Bedürfnissen ist entsprechende Relevanz zuzumessen. Hieraus folgt, daß Umstrukturierungen im Zuge rehabilitativer Maßnahmen nicht auf den durch seine Krankheit ohnehin veränderten und damit in seiner Flexibilität eingeschränkten Patienten kumuliert werden sollten. Von ihm kann bestenfalls eine meist minder ausgeprägte Adaptation an unveränderbare äußere Bedingungen erfolgen.

Wenn das Wohlbefinden der Patienten wirkliche Priorität haben soll – wie dies in den Definitionen des Begriffes Rehabilitation allenthalben Bestandteil ist – dann kann diesem nur dadurch entsprochen werden, daß man seine gesamte Umgebung auf ihn ein- und nicht ihn umstimmt. Daraus folgt nach meinem Eindruck eine wesentliche Akzentverschiebung der derzeitigen Bemühungen.

Hierfür wie für die Beurteilung der Befindlichkeit, d. h. des physischen und psychischen Leistungsvermögens eines Patienten, fehlen bislang Bemessungskriterien. Jeder, der mit chronisch Kranken, in diesem Falle Nierenkranken umgeht, weiß, daß identische Konstellationen der üblicherweise gemessenen Parameter mit außerordentlich differenziertem Allgemeinzustand einhergehen können. Das subjektive Befinden hat hierzu eine fast nur zufällige Beziehung. Sie kann von internistischer Seite nicht bemessen werden. Es gibt einige Versuche, die körperliche Verfassung chronisch Nierenkranker mit allgemein reproduzierbaren Parametern zu bewerten. Sie sind jedoch in der bisherigen Form nicht ausreichend. Es ist anzunehmen, daß sie in Verbindung mit ergometrischen Meßwerten aussagekräftiger werden. Hochdruck, Anämie, Azidose, Myo- und Polyneuropathie mit ihren vielfältigen Beziehungen zu ausnahmslos allen Organen und Organsystemen machen die Erstellung eines umfassenden Testprogramms schwierig. Untersuchungsergebnisse, die als Normwerte und zum Vergleich diesen könnten, gibt es lediglich als Resultat einiger Studien, die sich auf Teilfunktionen beschränken. Die Inhomogenität der untersuchten Patientengruppen – meist Dialysepatienten – läßt eine Kumulation der Ergebnisse zu einem allgemein gültigen Bezugssystem nicht zu.

Vorläufige Befunde einer Gießener Arbeitsgruppe, die z. T. in Zusammenarbeit mit dem dortigen Physiologen, Professor BRÜCK, erhoben wurden, lassen folgendes annehmen: Im chronischen Hämodialyseprogramm befindliche Patienten können kurzfristig nahezu normale Arbeit leisten. Dauerbelastung wird nicht toleriert. Die Patienten sind wider Erwarten trainierbar. Allerdings steigen Blutdruck, Herz- und Atemfrequenz z. T. in Abhängigkeit vom Grad der Anämie gegenüber Gesunden unter gleichzeitiger Verschlechterung der gemessenen funktionalen Parameter um das Mehrfache an. Patienten, die wegen eines bei ihnen bestehenden Hochdrucks β-Rezeptoren blockierende Pharmaka einnehmen, lassen den der Belastung adäquaten Herzfrequenzanstieg vermissen. Hier vermag lediglich die Spiroergometrie die zur Beurteilung der Leistungsgrenze notwendigen Daten zu vermitteln.

In dem Befund, demzufolge körperliche Dauerbelastung von Dialysepatienten ohne zusätzliches Training nicht erbracht werden kann, mag einer der Gründe zu sehen sein, die die überproportionale Zahl invalidisierter Arbeiter im Vergleich zu anderen Berufsgruppen zu erklären imstande sind.

Im sicherlich nicht repräsentativen Krankengut unserer Klinik, dem ein Limited-care-Zentrum angeschlossen ist – die Kranken werden von meinem Mitarbeiter, Herrn Prof. LEBER, versorgt – ergab eine Recherche, die von 68 (48 Männern, 20 Frauen) der befragten 84 Patienten beantwortet wurde, folgendes (Tabelle 1):

Das mittlere Lebensalter beträgt 47 Jahre. Von 36 vollberenteten Patienten sind 22 schon vor der Einleitung der Dialysebehandlung berentet gewesen, das entspricht 61%. Mit Ausnahme von 2 Patienten glaubten alle vorberenteten, keiner regelmäßigen Beschäftigung mehr nachgehen zu können. Die grobe berufliche Differenzierung der berenteten Patienten ergab die in Abb. 1 wiedergegebenen Relationen. Bemerkenswert scheinen mir hier – bei allem Vorbehalt gegenüber einer möglichen Überinterpretation – die Gruppen der Arbeiter und Hausfrauen. Eine mögliche Ursache für die im Vergleich zu anderen Berufsgruppen verhältnismäßig hohe Zahl berenteter Arbeiter könnte deren krankheitsbedingte Unfähigkeit zu körperlicher Dauerbelastung sein. Dem gegenüber bleibt Hausfrauen, die alle ihrer eigenen Einschätzung entsprechend einer regelmäßigen täglichen Beschäftigung nicht mehr nachgehen zu können glauben, aufgrund äußerer Bedingungen nichts anderes übrig, als ihren Haushalt weiterhin zu versorgen. Hier findet das subjektive Befinden bei zu unterstellender dauernder Überbelastung offenkundig keine Berücksichtigung.

Tabelle 1. Von der Medizinischen Klinik Gießen behandelte Patienten im chronischen Hämodialyseprogramm

Befragte Patienten	n = 84	
Antworten (m 48, w 20)	n = 68	
Mittleres Lebensalter	n = 68	47 Jahre
Mittleres Lebensalter der vollberenteten Patienten	n = 36	51,1 Jahre
Mittleres Lebensalter der noch berufstätigen Patienten	n = 29	42,5 Jahre
Vor Einleitung der Dialysebehandlung berentet	22/36 = 61%	

Diese Feststellungen bedürfen der Absicherung. Eine differenzierter angelegte Studie an einem großzahligen Patientengut ist in Vorbereitung.

Die bisherigen allgemeinen Erfahrungen in bezug auf die Rehabilitation chronisch nierenkranker Patienten veranlassen zu folgenden Schlüssen:

Die Berentung erfolgt zu frühzeitig, anstelle der frühzeitigen Berentung sollte die eventuelle Umschulung, insbesondere aber die Vorbereitung der familiären und beruflichen Umgebung auf ein zu erwartendes verändertes Leistungsvermögen der Patienten treten. Eine Umschulung – sofern sie vom Patienten gewünscht wird – sollte bis höchstens zum 50. Lebensjahr vorgenommen werden.

Zur Beurteilung der physischen und psychischen Leistungsbreite eines Patienten müssen Testprogramme entwickelt werden. Diese sollen – reproduzierbar – in die Lage versetzen, den aktuellen Status zur Voraussetzung von gerichteten Hilfsmaßnahmen zu machen. Diese müssen den Neigungen und Fähigkeiten des Patienten Rechnung tragen. Hiermit ist insbesondere die Einflußnahme auf die familiäre und berufliche Umgebung angesprochen.

Rehabilitationsmaßnahmen sollten nicht zur Alibifunktion im Rahmen erwünschter und not-

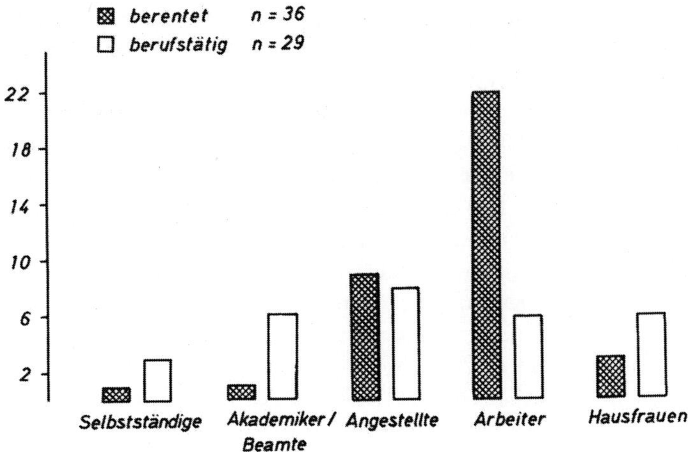

Abb. 1. Beruflicher Status von 65 Patienten im chronischen Hämodialyseprogramm

wendiger Sozialleistungen degradiert werden, indem sie im Sinne des „ut aliquid fiat" Anwendung finden.

Ritz

Ich glaube, Herr HUBER und ich sind uns einig in der Beurteilung der Situation dahingehend, daß eine frühzeitige Erfassung der chronischen Niereninsuffizienz und die Abklärung der beruflichen Situation notwendig sind. Ein ganz wichtiger Gesichtspunkt wurde von Ihnen bereits angeschnitten. Das ist die Tatsache, daß für die weniger qualifizierten Arbeiter das Risiko der Berentung besonders hoch ist. Ihnen müssen wir durch entsprechende, von Herrn HUBER bereits dargestellte Maßnahmen wie Anpassung und Umschulung einen Zusatz an Qualifikation vermitteln, um die Berentung zu verhindern. Wir wollen nun noch die Meinung von Herrn HEINZE und Herrn STRAUCH zu der Frage des Standes der beruflichen Wiedereingliederung bei chronischer Niereninsuffizienz hören.

Strauch

Zu dem, was Herrn SCHÜTTERLE berichtet hat, habe ich nicht viel hinzuzufügen. Wahrscheinlich kommt nur eine relativ kleine Patientenzahl, die in der Größenordnung von 10% liegen dürfte, für Umschulungsmaßnahmen in Frage.

Ritz

Zu der Zahl, welcher Prozentsatz der niereninsuffizienten Patienten besonderen Maßnahmen der Umschulung und beruflichen Anpassung zugeführt werden muß, laufen derzeit von der *Stiftung Rehabilitation* Untersuchungen, über die später Herr TEWS noch berichten wird. Es ist befriedigend zu hören, daß genau die Zahl von 10%, die Herr HUBER und ich im Gespräch ermittelt haben, von Ihnen, Herr STRAUCH, geteilt wird. Jedoch sind die übrigen 90% der Patienten sicher nicht problemlos hinsichtlich der Rehabilitation. Es ist ein dankbares Aufgabengebiet hier im Sinne stützender Maßnahmen, wie z. B. Schwerbehindertenausweis, einzugreifen.

Huber

Wir beobachten zunehmend mehr, daß jugendliche Patienten auf uns zukommen, die man eigentlich nicht mehr zu den Kindern zählen kann, und daß die Frage der Erstausbildung dieser Jugendlichen ein großes Problem ist. Damit gewinnt die Frage der Erstausbildung von jugendlichen Patienten zunehmend an Bedeutung.

Heinze

Ich will den Argumenten, die bis jetzt gefallen sind, nichts hinzufügen. Die erste Frage für mich lautet: Warum sind es so wenig Patienten, die beruflich wieder eingegliedert werden? Mein Unbehagen dabei ist, daß ein Patient bei einem Wiedereingliederungsverfahren von einem bestimmten Standpunkt auf Null absinkt und dort wieder anfangen muß. Das halte ich nicht für gut. In dem Zusammenhang meine ich, daß die Zahlen, die hier für den Start rehabilitativer Maßnahmen genannt wurden, nämlich Kreatininwerte von 2–3 mg %, sich zwar manchmal nicht umgehen lassen, jedoch nicht festgelegt sein sollten. Ich meine, daß in dem Moment, wo bei einem Patienten eine chronische Niereninsuffizienz diagnostiziert wird, sofort rehabilitativ gedacht werden muß. Das würde für mich bedeuten, daß in diesem Moment eine Gruppe damit Befaßter sich Gedanken macht, wie dieser Patient innerhalb seines Lebensbereiches in einen geeigneten Beruf hereinkommen und darin auch bleiben kann, wenn das Stadium der aggressiven Therapie kommt. Deshalb gehört essentiell zu einem solchen Beratungsteam nach meiner Auffassung derjenige Arzt, der die Umstände des Lebens unter chronischer Dialysebehandlung und nach Transplantation beurteilen kann. Ich finde also, man sollte so früh wie möglich Berufsplanungen einleiten, so daß der Beruf später nicht gewechselt werden muß und der Patient in seiner Lebensumgebung bleiben kann. Das setzt voraus, daß der Arbeitgeber genau weiß, welches Sorgenkind in seinem Betrieb aufwächst, und er darauf vorbereitet ist, diesem Sorgenkind auch in späteren, schwierigen Zeiten eine adäquate Form der Arbeit zu ermöglichen. Weitere Punkte, die mir bei Rehabilitationsmaßnahmen Unbehagen schaffen, sind die lange zeitliche Dauer und die große örtliche Entfernung vom Lebensbereich des Patienten. Ich muß hinzufügen, daß in unserem Bereich Südbaden, in dem wir immerhin eine Patientenzahl von 200/Mio Einwohner zu betreuen haben, seit Jahren jedermann nach der für ihn geeigneten Form dialysiert wird. Unsere Patientenklientel ist eine im Grunde ländliche Bevölkerung, die sicher mehr als ein Stadtbewohner in die Umgebung eingebunden ist und die es daher besonders hart trifft, einen Standortwechsel in einer so schwierigen Phase des Lebens zu vollziehen. Die hervorragende Arbeit, die hier in Heidelberg geleistet wird, ist für mich ein Modell und ich wünsche mir, daß dieses Modell adaptiert wird an die Möglichkeiten der Peripherie. Man sollte die Rehabilitationsmaßnahmen unter einfacheren Bedingungen in Patientennähe verwirklichen. Ein dritter Punkt, den ich erwähnen möchte, ist die Rolle des Arztes der potentiellen Rehabilitanden. Es war von Team die Rede. Das ist gewiß richtig und es kann durchaus sein, daß in einem Team von Patient zu Patient unterschiedlich akzentuiert gehandelt wird. Aber ich meine, im Durchschnitt sei es angemessen, wenn der doch im Mittel den besten Überblick über den Patienten habende Arzt sich hier mehr als ein ständiger Begleiter des Patienten fühlt und darin eine soziale Verpflichtung sieht. Er muß also für diesen Patienten, finde ich, verfügbar sein. Er sollte das tun aus intimer Kenntnis der Lebensumstände des Patienten vor Ort. Das bedeutet natürlich, daß die Zahl der Patienten, die ein solcher Doktor mit Dialyseerfahrung betreuen kann, nicht zu groß sein darf. Nicht zu groß sein, das bedeutet, daß kleinere Zentren entstehen müssen. Man wird sagen: „Um Gottes Willen – unökonomisch." Das läßt sich organisatorisch auffangen. Ich glaube, daß der Dialysearzt die beste Stütze für seinen zu rehabilitierenden Patienten ist, der in jeder Lebenslage verfügbar ist und der es z. B. auch fertig bringt, den Patienten über die vielen unangenehmen Hürden und die Inhumanität beim Umgang mit Behörden hinwegzuhelfen.

Ritz

Vielen Dank, Herr Heinze, für Ihre Ausführungen, aus denen die Erfahrungen von 10 oder mehr Jahren Dialysepraxis spricht. Ich glaube, jeder kann Ihnen nur beipflichten, daß die Weichenstellung so früh wie möglich erfolgen sollte. 2,5 mg % Serum-Kreatinin ist sicherlich nur ein ganz grober Richtwert und bei Jugendlichen, bei denen eine chronische Nierenerkrankung bekannt ist, muß in jedem Fall die Berufswahl berücksichtigt werden. Sie haben ein sehr wichtiges Problem angeschnitten. Wir freuen uns natürlich, daß Sie die Heidelberger Bemühungen als nachahmenswertes Modell betrachten. Es ist sicherlich die beste Reklame, die man sich für die Institution denken kann. Ich glaube, bedenkenswert ist die Frage der Zentrengröße. Es ist hier sicherlich nicht der Ort, das auszudiskutieren. Ich glaube, daß hier auf die Nephrologie ganz entscheidende Strukturfragen zukommen: Die Fragen der Schaffung nephrologischer Abteilungen an Städtischen Krankenhäusern sowie die Eindämmung der Privatdialyse, die meines Erachtens noch erfolgen muß, um Laufbahnchancen für nephrologische Kollegen zu schaffen. Das sind Voraussetzungen, um das von Ihnen angestrebte Ziel überschaubarer Zentren mit Lebensstellungen für Nephrologen zu schaffen. Ich wollte Herrn LANGE, den wir auch noch zu dem ersten Punkt konsultieren wollen, um eine Stellungnahme bitten.

Lange

Voraussetzung für die Rehabilitation von Kranken sind Ausmaß und Einschränkung der körperlichen Leistungsfähigkeit. In Marburg haben wir seit einigen Jahren Untersuchungen zur körperlichen Leistungsfähigkeit von Dialysepatienten und Transplantierten durchgeführt. Dabei interessierten uns vor allen Dingen 3 Fragen:

1. Wie ist die aktuelle körperliche Leistungsfähigkeit der Dialysepatienten und der Transplantierten?
2. Worauf beruht die verminderte körperliche Leistungsfähigkeit dieser Patienten?
3. Sind die Patienten trainierbar und, wenn ja, in welchem Umfang?

Die körperliche Leistungsfähigkeit stellt eine wesentliche Grundlage des subjektiven Wohlbefindens dar. Sie kann als Maß für den Erfolg kurativer Maßnahmen herangezogen werden. Außerdem ist sie die Voraussetzung für die Rehabilitation von Kranken. Um das Ausmaß der Leistungsbeeinträchtigung festzustellen, sind in den vergangenen Jahren Untersuchungen an Dialysepatienten und nach erfolgreicher Nierentransplantation durchgeführt worden. Dabei wurden die isometrische Muskelkraft von 3 verschiedenen Muskelgruppen im Dynamometer nach HETTINGER und die kreislaufdynamische Leistungsfähigkeit am elektrodynamisch gebremsten Fahrradergometer in Verbindung mit der Ergometrieeinrichtung der Fa. JAEGER, Würzburg, gemessen.

Die absolute Muskelkraft der männlichen und der weiblichen Dialysepatienten lag um 30–50% deutlich unter den Vergleichswerten einer untrainierten Kontrollgruppe jugendlicher gesunder Probanden. Dabei war die Muskelkraft der Männer stärker vermindert als die der Frauen. Die Verminderung der Muskelkraft betraf vor allem die untere Extremität, nach der Transplantation kam es in beiden Gruppen zu einer Zunahme der Muskelkraft.

Auch die kreislaufdynamische Leistungsfähigkeit der Dialysepatienten war erheblich vermindert. Bei einer Herzfrequenz von 130/min lag die absolute Leistung der Dialysepatienten zwischen 25 und 35 Watt. Dabei handelte es sich um ausgewählte, gut rehabilitierte Patienten, die sich anschließend einem vierwöchigen Training ihrer Ausdauerleistung unterzogen. Bei einer nicht ausgewählten Gruppe von Dialysepatienten dagegen war die Leistungsfähigkeit, bei der gerade noch ein steady state erreicht wurde, noch geringer und betrug in allen Fällen weniger als 1 Watt/kg Körpergewicht. Nach der Transplantation kam es zu einer Zunahme der Ausdauerleistungsfähigkeit, die indessen bei diesen Untersuchungen nicht das Niveau von Gesunden erreichte. Ein ähnliches Verhalten zeigte die Herzfrequenz unter einer Belastung mit 40 Watt: Sie lag bei den Dialysepatienten am höchsten, ging nach erfolgreicher Transplantation zurück, erreichte aber die niedrigen Werte der Gesunden nicht.

Die Verminderung der Muskelkraft wird subjektiv weniger stark empfunden als die Verminderung der kreislaufdynamischen Leistungsfähigkeit oder der Ausdauerleistung. Für den Dialysepatienten ist nach unseren Untersuchungen das Gehen zu ebener Erde mit etwa derselben Anstrengung verbunden wie ein Dauerlauf für den untrainierten Gesunden. Die verminderte Ausdauerleistung ist wahrscheinlich vor allem auf die infolge der Anämie reduzierte Sauerstoffkapazität des Blutes zurückzuführen. Dialysepatienten, die unter einer Anämie von 8 mg % mit 50 Watt am Fahrradergometer belastet wurden, entwickelten 3mal höhere Laktatkonzentrationen (und auch Exzeßlactatkonzentrationen) als Gesunde. Nach Transfusionen führte dieselbe Belastung bei einem Hb = 10 g% zu wesentlich niedrigeren Laktatspiegeln. Eine Normalisierung der Laktatproduktion (d. h. der anaeroben

Energieumwandlung) trat aber bei diesen Dialysepatienten auch unter einem Hb = 13 g % nicht auf. Nach erfolgreicher Nierentransplantation normalisiert sich der Hämoglobingehalt im Verlaufe des ersten Vierteljahres. Mit der höheren O_2-Kapazität kommt es wahrscheinlich zu der verbesserten Ausdauerleistung. Immerhin scheint sie sich trotz Heilung der Niereninsuffizienz und Rückbildung der Anämie nicht in allen Fällen zu normalisieren. Möglicherweise ist dafür das Blutdruckverhalten nach der Transplantation von Bedeutung: 12 und 24 Monate nach erfolgreicher Transplantation hatten mehr als 50% der Patienten einen ebenso hohen oder höheren Blutdruck als unter der Dialysebehandlung. Anämie und Bluthochdruck gehören neben zahlreichen anderen wahrscheinlich zu den wichtigsten Prädiktoren der altersbezogenen körperlichen Leistungsfähigkeit bei Dialysepatienten und nach Nierentransplantation. (Aus dem SFB 122 *Adaptation und Rehabilitation*, hier: Prädiktoren der Leistungsfähigkeit bei Dialysepatienten und nach Nierentransplantation.)

Ritz

Vielen Dank Herr LANGE. Wir waren ausgegangen von der Frage, warum der Stand der beruflichen Wiedereingliederung so schlecht ist. Alle Vorredner und Diskussionsteilnehmer waren sich darin einig, daß die Patienten aus somatischen Gründen leistungseingeschränkt sind und daher bestimmte Berufe physisch nicht zumutbar sind. Aus den Ausführungen von Herrn SCHÜTTERLE war hervorgegangen, daß dies vorzugsweise die Arbeiter betrifft, die insbesondere auf Muskelkraft und Dauerleistung angewiesen sind. Aus den Ausführungen von Herrn LANGE ging hervor, daß wahrscheinlich noch entscheidender als die Muskelkraft, die ja im heutigen Arbeitsleben eine immer geringere Rolle spielt, die Frage der Dauerleistung ist. Diese Erfahrung hinsichtlich der verminderten Dauerbelastbarkeit deckt sich auch mit unserer Erfahrung mit chronisch Nierenkranken in der *Stiftung Rehabilitation.*

Gretz

In Ergänzung zu den Ausführungen von Herrn HEINZE möchte ich anmerken: Da die berufliche Rehabilitation von chronisch Nierenkranken im Stadium der kompensierten Retention am erfolgversprechendsten ist, befindet sich der behandelnde Nephrologe in einem großen Dilemma. Bis heute kann er nämlich den zeitlichen Verlauf der chronischen Niereninsuffizienz nicht absehen, was den Erfolg von Rehabilitationsmaßnahmen gefährden kann.

Es liegen z. Zt. zwar einige Arbeiten vor, die anhand eines logarithmischen bzw. eines reziproken Modells versuchen, den Verlauf des Serum-Kreatininanstieges und damit den Verlauf der Niereninsuffizienz vorherzusagen. Uns erschienen diese Modelle von pathophysiologischer und statistischer Seite nicht ausgereift. Bei allen Arbeiten, die mit dem logarithmischen und reziproken Modell arbeiten, ist die Vorhersage des Verlaufes der chronischen Niereninsuffizienz daher nicht gesichert.

In unserer Studie, die 121 Serum-Kreatininverläufe erfaßt, konnten wir zeigen, daß der Serum-Kreatininanstieg nicht mit einfachen Modellen zu beschreiben ist, wie es auch Abb. 2 demonstriert. Wir sehen als einzige Möglichkeit zur mathematischen Erfassung des Serum-Kreatininverlaufes die Verwendung eines Polynom 2. Grades. Allerdings meinen wir, daß die Anwendbarkeit dieses Modells in einer prospektiven Studie zu klären ist. Zusammenfassend läßt sich sagen, daß es bis heute keine Möglichkeit gibt, den Verlauf der chronischen Niereninsuffizienz anhand des Serum-Kreatininspiegels vorherzusagen. Es erscheint uns daher sinnvoll, rehabilitative Maßnahmen so früh wir möglich zu beginnen.

Ritz

Vielen Dank für die Ausführungen. Das schlägt natürlich in dieselbe Kerbe, die schon Herr HEINZE geschlagen hat. Die Entscheidungen der beruflichen Zukunft der Patienten sollen sich nicht an fixen Kreatininwerten orientieren, sondern die berufliche Situation des Patienten soll unmittelbar nach Erkennen der chronischen Niereninsuffizienz berücksichtigt werden. Fassen wir noch einmal zusammen:

Alle Teilnehmer dieses Rundtischgespräches sind sich einig, daß die berufliche Wiedereingliederung erschwert wird durch die verminderte

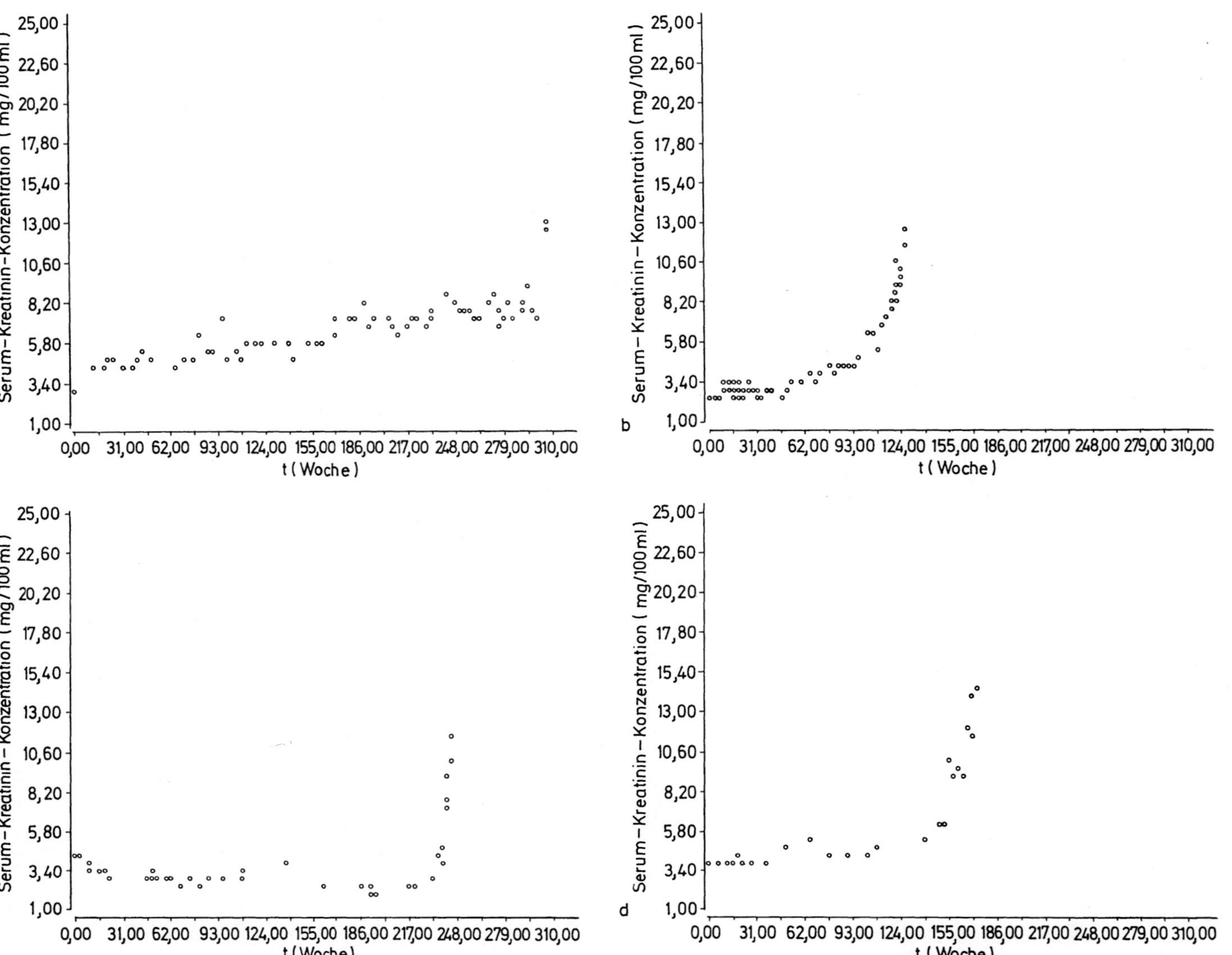

Abb. 2a – c. Vier Beispiele für den Verlauf des Serum-Kreatinins

Leistungsfähigkeit. Dabei spielt weniger das Problem der absoluten Muskelkraft als das der kreislaufdynamischen Belastungsfähigkeit eine entscheidende Rolle. Wie aus den Ausführungen von Herrn Dr. HUBER hervorging, ist die Hauptvariable, die uns zu schaffen macht, die Anämie des Patienten. Alle sind sich einig, daß das Hauptmotiv, weshalb Patienten in so hohem Maße nicht berufstätig sind, mehr in Fragen der Sozialgesetzgebung, in Fragen der Psychologie und der Motivation zu suchen ist. Die weitere Frage, die wir uns vorlegen müssen, ist die, ob wir bei der Bemühung, dem Patienten neue Berufsfelder zu erschließen, aufgrund somatischer Prädiktoren vorhersagen können, in welchem Beruf ein Patient voraussichtlich leistungsfähig sein wird oder nicht.

Huber

Diese Frage läßt sich bislang lediglich global beantworten. Lassen Sie es mich wie folgt zusammenfassen: Der chronisch Nierenkranke ist nicht geeignet für eine Tätigkeit, die gekennzeichnet ist durch schwere körperliche Arbeit, Schichtarbeit, Überstunden sowie Tätigkeiten in ungünstigen klimatischen Bedingungen.

Wir beobachten häufig, daß Dialysepatienten und chronisch Nierenkranke dazu tendieren, Berufe im Gesundheitswesen zu wählen. Ich glaube, das ist eine kritische Sache. Die Hepatitis sowie die verminderte Infektabwehr bei chronisch Nierenkranken sind Probleme, mit denen wir als Dialyseärzte praktisch immer konfrontiert werden. Ich habe diesbezüglich große Bedenken. Wir haben deswegen den Beruf des medizinisch-technischen Assistenten aus unserem Angebot der beruflichen Wiedereingliederungsmaßnahmen bei Dialysepatienten gestrichen.

Heinze

Veto, ich meine warum? Ich kann nur aus eigener Erfahrung sagen, daß drei Angehörige unserer Gruppe Dialysepatienten sind und im Dialysebereich ausgezeichnet arbeiten. Ich habe keine Bedenken, es dabei zu belassen. Die Frage, die wir uns seinerzeit ängstlich gestellt haben, nämlich ob das Verkraften, Dialysepatient zu sein und in der Dialyse zu arbeiten, vielleicht eine zu große Belastung darstellen könnte, hat sich bei unserer Beobachtung als nicht begründet herausgestellt. Ich möchte also die Beschäftigung solcher Patienten in diesem Bereich durchaus nicht ausschließen.

Ritz

Wir sind uns darüber klar, daß dies, gesehen in der Gesamtpopulation der Dialysepatienten, zahlenmäßig ein geringes Partikularproblem ist. Mich würde doch interessieren, die Meinungen von Herrn MAYER-SCHEU und von Frau BANTHIEN, die ja mit dem Umgang dieser Patienten große Erfahrungen haben, zu hören.

Mayer-Scheu

Das ist schwierig. Ich halte es für wesentlich, daß Dialysepatienten anderen Dialysepatienten entscheidend helfen können. Ich denke da auch an eine Untersuchung, die Frau STRAUCH in Mannheim vor einiger Zeit gemacht hat. Als hilfsreichste Helfer in der Bewältigung der Krisen der Dialyse hatten die Patienten bei dieser Untersuchung zum großen Teil die Mitpatienten an den Anfang plaziert. Daß natürlich eine psychologische Begleitung notwendig ist, weil auch andere Mechanismen ablaufen, ist selbstverständlich. Ebenfalls gehört dazu ein gewisser Reifegrad in der Bewältigung der eigenen Trauer und der Bewältigung der eigenen Krise in der Dialyse.

Banthien

Die Diskussion, ob Dialysepatienten in Dialyseeinrichtungen arbeiten sollen, habe ich inzwischen in mehreren Gruppen verfolgt. Ich habe den Eindruck, daß das Problem weniger auf der Seite der Dialysepatienten liegt. Ich habe das Gefühl, daß das Dialyseteam sich belastet fühlen könnte durch einen Patienten, der bei ihnen gleichzeitig dialysiert wird, weil ihre Intimsphäre als Team sozusagen gestört wird durch diesen Patienten, der eine Doppelrolle innehat. Das war das Ergebnis einer Diskussion in unserem Team und wir haben unter Dialysepsychologen überlegt, ob z. B. an unseren Versammlungen Dialysepatienten teilnehmen sollten. Diese Diskussion verlief ziemlich kontrovers. Wir waren bereit, uns damit auseinanderzusetzen und dabei sind zahlreiche Aspekte genannt worden. Zum einen muß man die Belastung des Patienten durch die ständige Konfrontation mit den negativen Seiten seiner kranken Rolle berücksichtigen. Für unsere eigene Arbeit haben wir von Patienten, die bei unseren Versammlungen dabei waren, große Anregungen bekommen. Ich glaube nicht, daß man zu einer einheitlichen Beurteilung des Problems kommen kann und möchte lediglich sagen, wenn ein Dialysepatient in einem Team arbeiten sollte, muß es ausführlich vorbereitet und mit Team und Patienten abgesprochen sein.

Heinze
Ich würde sagen, wir sollten es nicht zu sehr theoretisch machen, sondern probieren. Wir haben es probiert und es ging sehr gut. Ich meine auch nicht so sehr „Team", ich meine „anfangen". Die Dialysezentren sind auch eine Arbeitsstelle.

Ritz
Ich glaube, das ist nur ein Partikularproblem, durch das sicherlich das Problem der beruflichen Wiedereingliederung im allgemeinen, das uns ja jetzt hier bedrückt, nicht zu lösen ist.

Aus dem Publikum
Wir haben eine Personengruppe im Dialysebereich vergessen, deren Rehabilitation und Umschulung außerordentlich schwierig ist: Das sind die Ausländer, d. h. die nicht deutschen Patienten, vor allem aus dem südost-europäischen Raum, die nicht einmal deutsch sprechen können und die für die Wirtschaft nur interessant sind, wenn sie gesund sind und arbeiten können. Diese Patienten sind praktisch völlig ohne Versorgung und aufgrund der sprachlichen Barriere auch ohne Betreuung. Was geschieht mit denen? Der Anteil ist sehr groß und betrifft in unseren Bereichen ein Drittel der Patienten.

Ritz
Will jemand dazu Stellung nehmen?

Pfeifer
Ich darf vielleicht sagen, daß die berufliche Wiedereingliederung von Ausländern in Heidelberg von Anbeginn in unserer Arbeit ein Problem war und auch geblieben ist. Aufgrund mangelnder schulischer und beruflicher Vorbildung und sprachlicher Schwierigkeiten haben wir erhebliche Probleme, diese Leute überhaupt einer beruflichen Rehabilitationsmaßnahme zuzuführen.

Ritz
Ich glaube, jeder von uns ist sich darin einig, daß die beste Maßnahme die ist, den Patienten in seinen Kulturkreis zu reintegrieren und ihm die Dialyse in seinem eigenen Lande zu ermöglichen. Wir haben mit Italienern und Spaniern, denen wir Dialyseplätze vermittelt haben, nur gute Erfahrungen gemacht.

Aus dem Publikum
Darf ich direkt protestieren. In Spanien ist das Problem sicher zu lösen, aber z. B. bei den türkischen Arbeitnehmern stehen dieser Lösung die fehlenden Behandlungsplätze gegenüber. Außerdem bekommen die ausländischen Arbeitnehmer bei uns eine Erwerbsunfähigkeitsrente oder eine Berufsunfähigkeitsrente, die sie in ihrem Heimatland nie erhalten würden.

Kähne
Lassen Sie mich einige Angaben zu sozialpolitischen und sozialrechtlichen Aspekten der Eingliederung chronisch Nierenkranker machen: Wie in dem Beitrag von Herrn HUBER bereits angedeutet, bestehen neben der medizinischen Problematik eine Reihe sozialer Probleme, die für die Lebensbewältigung des Dialysebedürftigen von großer Bedeutung sind.

Neben die letztlich vordringliche Aufgabe der Sicherstellung der medizinischen Versorgung – und somit der Garantie des „Weiter-leben-Könnens" – stellt sich sofort die Frage nach der Ausgestaltung dieses wiedergewonnenen oder erhaltenen Lebens.

Dabei muß bedacht werden, daß diese Frage prophylaktisch *für* und *mit* dem Patienten bereits zu einem Zeitpunkt gestellt und möglichst beantwortet wird, bevor dieser sich selbst in einem sozialen Abseits sieht.

Neben anderen Fachdiensten ist hier insbesondere der Sozialarbeiter aufgerufen, seine Kenntnisse und Fähigkeiten für den Patienten einzubringen.

Der Dialysebedürftige ist im periodischen Wechsel dialysebedingt wenige Tage in der Regel als grundsätzlich arbeitsfähig und arbeitsunfähig krank einzustufen. Hieraus resultieren mannigfache Schwierigkeiten.

Das Sozialrecht kennt – von ersten zaghaften Versuchen der Definition einer Teilarbeitsunfähigkeit abgesehen – nur die Alternativen „arbeitsfähig" und „arbeitsunfähig krank". Der Arbeitgeber möchte einen Mitarbeiter, auf dessen Leistungsfähigkeit er sich verlassen kann, und der nicht von vornherein das Risiko krankheitsbedingter Arbeitsausfälle und damit verbundener Personalfolgekosten mit in den Betrieb einbringt. Die Familie möchte die „vollwertige" Mutter, den „vollwertigen" Vater, sei es als Ehepartner, sei es als Bezugsperson für die Kinder oder als Garant der wirtschaftlichen Sicherstellung der Familie.

Der Dialysebedürftige, der sich – vielleicht überraschend für ihn selbst – in der Rolle des Behinderten findet, sieht Möglichkeiten und persönliche Freiheiten dahinschwinden, denn er kann nicht mehr grundsätzlich jede Arbeit verrichten, Urlaubszeiten frei gestalten, muß Ernährungsrestriktionen hinnehmen sowie einen Teil seiner Zeit der „lebensgarantierenden" Maschine opfern. Die Fülle dieser auf einmal auf den Dialysebedürftigen zukommenden Probleme, die Unsicherheit der Bewältigungsmöglichkeit ist so groß, daß man ihn dabei nicht auf sich allein gestellt sein lassen darf.

In der Bundesrepublik Deutschland besteht zwar ein insgesamt ausgezeichnetes Netz einer sozialen Sicherung, doch sind die Regelungen in den meisten Fällen so kompliziert, daß ihnen der bis dahin mit ihnen nicht vertraute Bürger völlig hilflos gegenübersteht. Es bedarf neben der Information des Dialysebedürftigen über die Möglichkeiten und Grenzen der zur Verfügung stehenden Hilfspalette in vielen Fällen auch deshalb noch der sachkundigen Hilfe, weil nicht immer Phantasie und Mut der Gesetzesanwender so gut wie die Gesetze selbst sind; dies gilt besonders dann, wenn es erforderlich ist, neue Wege zu beschreiten. Das jedoch ist bei der vorliegenden Problematik der Fall.

Will man aus humanitären, allgemein sozialpolitischen und nicht zuletzt auch finanziellen Erwägungen den Kreis der Frührentner möglichst klein halten, so müssen dem Dialysebedürftigen, der ja langjährig voraussehbar abwechselnd arbeitsfähig und arbeitsunfähig krank ist, attraktive Möglichkeiten aufgezeigt werden, die es ihm lohnenswert erscheinen lassen, sich über das Maß des nichtbehinderten Bürgers hinaus anzustrengen – und das muß er –, um im Arbeitsleben zu bleiben, seine Rolle in der Familie weiter zu übernehmen und seine sozialen Beziehungen zu gestalten und zu pflegen.

Da – im folgenden soll von dem verheirateten, bisher berufstätigen Mann, dessen Frau den Haushalt und die Kinder versorgt, ausgegangen werden – die berufliche Tätigkeit und die damit verbundene wirtschaftliche Sicherstellung der Familie aus unterschiedlichen Gründen von äußerster Bedeutung ist, müssen die angebotenen Hilfen gerade hier deutlich sichtbar und möglichst früh einsetzen. So könnte sich beispielsweise ein Sozialarbeiter darum bemühen, eine evtl. notwendige Umsetzung im Betrieb zu initiieren, Gleitzeitvereinbarungen für den Dialysebedürftigen zu konzipieren oder zu prüfen, wieweit Krankenkassen bereit sind, einen potentiellen dialysebedingten Verdienstausfall zu übernehmen; bei notwendigem Betriebswechsel könnte er vielleicht den potentiellen Einstellungsbeschluß beim neuen Arbeitgeber erleichtern durch Hinweise auf die Hilfsangebote aus dem Bereich des Schwerbehindertengesetzes oder des Arbeitsförderungsgesetzes und der dazu ergangenen Anordnung Reha.

Dem Dialysebedürftigen könnte er hierdurch zeigen, daß seine besonderen persönlichen Anstrengungen durch die Sozialversicherungsgemeinschaft honorierbar sind, und daß er nicht frühzeitig zum Rentner mit all seinen sozialen Folgen abgestempelt werden muß und das Postulat „Reha vor Rente" nicht eine Leerformel ist.

Im übrigen darf nicht verschwiegen werden, daß die Berufsunfähigkeitsrente – und um diese dürfte es in der Regel gehen – im Einzelfall sogar langfristig zu wirtschaftlichen und sozialen Folgeschäden führen kann (berufliche Aufstiegschancen, Gesamtaltersversorgung etc.). Auf das Durchschlagen der Berufsunfähigkeitsrente zur Erwerbsunfähigkeitsrente und die

Möglichkeit, damit letztlich alle Eingliederungsbemühungen zunichte zu machen, sei nur verwiesen.

Meiner Ansicht nach ist es dringend erforderlich, für Dialysebedürftige die Möglichkeit der Teilzeitarbeit zu eröffnen und den damit gegenüber früher erlittenen Arbeitsentgeltverlust durch eine Quasi-Rente, die *Brutto-Entgelt*-Charakter hat, auszugleichen, um mit Sicherheit die obengenannten Folgeschäden zu vermeiden.

Dies könnte über unmittelbare Zuwendungen der Hauptfürsorgestellen aus den Mitteln der Ausgleichsabgabe nach dem Schwerbehindertengesetz, durch permanente Eingliederungshilfen (besser: Ausgliederungsverhinderungshilfen) der Bundesanstalt für Arbeit oder mit Hilfe des Instrumentariums des Lohnfortzahlungsgesetzes geschehen. In letztem Fall müßte die dialysebedingte partielle, durch den Dialyseplan genau vorhersehbare Teilarbeitsverhinderung mit den gesetzlich vorgesehenen 42 Tagen Lohnfortzahlungsanspruch im Krankheitsfall aufgerechnet werden und könnte somit durch den Arbeitgeber durch *echtes Arbeitsentgelt* abgegolten werden. Der Arbeitgeber wiederum hätte in vielen Fällen die Möglichkeit der Umlage nach dem Lohnfortzahlungsgesetz oder – und dies müßte erst noch geregelt werden – sollte sich diese Aufwendungen von einem Sozialleistungsträger (Bundesanstalt für Arbeit, Hauptfürsorgestellen) zurückholen können. Auf diese Weise würde nicht nur eine meines Erachtens rechtlich zweckmäßige und sozialpolitisch sinnvolle Lösung für einen sozial besonders betroffenen, klar definierten Behindertenkreis geschaffen, sondern durch die „optische Gleichstellung" mit den nichtbehinderten Arbeitnehmern die besondere Anstrengung des Dialysebedürftigen honoriert und sicherlich sein Selbstwertgefühl gefestigt.
Dies wiederum wird dringend benötigt, um den angesprochenen Restriktionen in persönlichen Bereichen wie Familie, Freizeitgestaltung etc. begegnen zu können.

Generell ist erforderlich, daß durch geeignete Helfer und geeignete Hilfen verhindert wird, daß in der Regel grundsätzlich arbeitsfähige Dialysebedürftige ausgegliedert und somit eingliederungsbedürftig werden oder aber als „Eingliederungsfall" im dornigen Feld der Sozialbürokratie hängenbleiben.

Die Motivation und Kraft des Dialysebedürftigen, durchzuhalten und aktiv an die Gestaltung seines nun sicher veränderten Lebens zu gehen, muß in den meisten Fällen durch hohe Einsatzbereitschaft und eine Fülle hier nicht angesprochener Hilfestellungen und Zuwendungen seitens der betreuenden Ärzte, Schwestern, Psychologen, Seelsorger, Sozialarbeiter und insbesondere der Familien des Betroffenen gestützt und abgesichert werden, daß es selbstverständlich sein sollte, die sozialrechtlich- und sozialbürokratische Umwelt problemadäquat zu formen oder umzuformen. Nicht der Buchstabe des Gesetzes, sondern sein *Geist*, nicht die soziale Administration, sondern die Problematik des Individuums muß im Mittelpunkt aller Bemühungen stehen!

Mancherlei große und kleine Schritte in diese Richtung wurden bereits gemacht, doch reichen diese noch nicht aus. Neue Wege müssen begangen werden. Von den genannten Helfern im Betreuungsteam der chronisch Nierenkranken ist insbesondere der Sozialarbeiter aufgrund seiner umfassenden Ausbildung und speziell seiner Rechts- und Institutionenkenntnis aufgerufen, solche Wege aufzuzeigen.

Ritz

Wir hatten uns die Frage vorgelegt, was nun die praktischen Erfahrungen auf dem Gebiet der beruflichen Tätigkeit niereninsuffizienter Patienten sind. Die Ausführungen von Herrn JACOBS und die vorgelegten statistischen Daten zeigen, daß globale Erhebungen recht wenig Aussagekraft haben. Was wir brauchen, sind exakte detaillierte Daten, oder um Herrn LEGRAIN zu zitieren: „Eine kleine Stichprobe gut untersuchter Patienten ist wesentlich aussagekräftiger als eine Mammutanalyse an Riesenpopulationen von Dialysepatienten, die nur über ein sehr großes Raster beantwortet werden können." Vielleicht kann Herr TEWS aufgrund seiner eigenen Erhebungen kurz einige Probleme anreißen.

Zielsetzung und Methode unserer Untersuchung[2]: Erhoben wurden je 50 Daten pro Patient nach Angaben und Einschätzung der Dialyseärzte. Erwünscht waren (über die Daten der EDTA-Statistik hinausgehend) neben sozialstatistischen Daten (Alter, Geschlecht usw.) etwas genauere Angaben zur Berufstätigkeit, medizinische und sonstige Angaben über Zusatzkomplikationen, Befindlichkeits- und Verhaltenseinschätzungen, Formen der Problembelastung.

Es sollten durch diese Erhebung einerseits Basisinformationen auch zur Beurteilung weitergehender Rehabilitationsziele (z. B. Berufstätigkeit, Behinderungsbewältigung) gewonnen werden, andererseits war festzustellen, welche Informationen über Dialysepatienten überhaupt durch die Ärzte zu erhalten sind.

Einige Ergebnisse: Die hier dargestellten Ergebnisse beschränken sich auf 1. den Informationsstand der Ärzte bzw. Dialysezentren, 2. einige Angaben zur Berufssituation der Patienten und 3. einige Zusammenhänge zwischen Angaben zur beruflichen Situation und mit dieser zusammenhängenden Variablen.

1. Informationsstand

Einige sozialstatistische Daten können im allgemeinen von den Ärzten verläßlich angegeben werden. Dagegen sind in wesentlich geringerem Maße Angaben zu Fragen der Berufstätigkeit (Einschätzung über mögliche Berufstätigkeit und notwendige Veränderungen) und der Problembelastung erfolgt. Die Frage nach der Berufstätigkeit z. B. blieb bei den bis zu 60jährigen in 12% der Fälle unbeantwortet, bei der Beurteilung der notwendigen beruflichen Veränderung fehlten Daten zu 44%, bei den Arbeitslosen wurden gar zu 50% keine Angaben zur eventuellen Notwendigkeit eines Arbeitsplatzwechsels gemacht. Das zeigt, daß entweder Ärzte hierüber nichts wissen oder sie dies jeweils nicht beurteilen können. Da andererseits die ermittelten Daten in der Literatur ausführlich für Rehabilitationsziele als einflußreich behandelt werden, muß gefragt werden, über welche Daten Ärzte verfügen müßten. Die Verfolgung weitestgehender Rehabilitationsziele (Berufstätigkeit, Behinderungsbewältigung usw.) setzt die Verfügbarkeit über solche Informationen in größerem Umfang voraus.

2. Berufstätigkeit und potentielle Berufstätigkeit

Im folgenden finden sich einige Angaben zur Berufstätigkeit. Unter den bis einschließlich 60jährigen sind 39% voll berufstätig, 35% arbeitslos, ‚schwarz' arbeiten 3,5% und teilzeitbeschäftigt sind 22,6%. Entgegen häufig geäußerter Ansicht ist somit der Anteil der Schwarzarbeitenden (jedenfalls soweit die Ärzte davon wissen) relativ gering.

Aus Tabelle 2 ist – soweit dazu Angaben vorlagen – die Einschätzung der Ärzte zur potentiellen Berufstätigkeit zu entnehmen. Hier also ist das berufliche Rehabilitationspotential durch entsprechende Untersuchungen zu ermitteln. Aus Tabelle 2 geht hervor, daß die Ärzte die Zahl derjenigen, die voll bzw. teilzeit berufstätig sein könnten, nicht gering einschätzen.

Im gleichen Beruf könnten nach medizinischem Urteil 59%, in einem anderen Beruf 41% der Dialysepatienten, die arbeitslos sind, tätig sein. Zwar sind durch die hohe Zahl fehlender Angaben die Aussagen über mögliche Berufstätigkeit im gleichen Beruf bzw. in einem anderen Beruf sehr eingeschränkt. Trotzdem lassen sich einige quantitative Hinweise für das berufliche Rehabilitationspotential finden – die Zahl der Fälle also, die für eine berufliche Rehabilitationsabklärung in Frage kämen.

Tabelle 2. Nicht Berufstätige und Arbeitslose bei unter 60jährigen und Einschätzung möglicher Berufstätigkeit

	Fälle abs.	%
könnte nicht berufstätig sein	59	39
könnte teilzeit berufstätig sein	64	43
könnte vollzeit berufstätig sein	27	18

[2] Die Untersuchung wurde im Rahmen eines von der DFG geförderten Projektes („Behinderungsbewältigung in der medizinischen Rehabilitation") vom Forschungsbereich Soziologie des Forschungszentrums für Rehabilitation und Prävention (Träger: *Stiftung Rehabilitation*) durchgeführt. Auswertung: W. K. SCHREIBER. Mitarbeit: E. RITZ, W. HUBER, J. ZELT.

Eine weitere geforderte Spezifizierung (notwendige Umsetzung, Betriebswechsel) zeigt dann die Überforderung der Ärzte. So könnten nach medizinischem Urteil am alten Arbeitsplatz 35% arbeiten. Eine Umsetzung wird bei 23%, Betriebswechsel bei 31% als nötig angesehen. Versucht man die Hauptgründe für fehlende Berufstätigkeit anzugeben, so schätzen die Ärzte die Höhe der Rente nicht als dominierenden Grund (14%) ein. Gewichtiger sind die zu hohe Belastung (54%) und der fehlende Arbeitsplatz (33%).

3. Einige Hypothesen zur Berufstätigkeit

Eine Reihe bekannter Zusammenhänge ließ sich auch durch diese Untersuchung bestätigen. So sind ungelernte/angelernte Arbeiter seltener berufstätig als z. B. leitende Angestellte, Beamte und Selbständige. Arbeiter sind eher arbeitslos oder arbeiten ‚schwarz'. Ebenso arbeiten Dialysepatienten mit höherem Bildungsabschluß häufiger. Eine klare Beziehung zwischen Höhe des Hb-Wertes und Berufstätigkeit besteht bei den Patienten nicht. Erwartet wurde, daß voll berufstätige Dialysepatienten wesentlich seltener vormittags dialysiert werden; dies ist nicht der Fall (Tabelle 3).

Weiterhin ist bedeutsam, daß zwischen der Häufigkeit von medizinischen Komplikationen, psychischer Belastung und Berufstätigkeit nach den Einschätzungen der Ärzte keine Beziehung besteht. Die Chancen zur Berufstätigkeit werden i. allg. in der Großstadt für besser gehalten. Rentenempfänger (BU/EU) unterscheiden sich nicht von *nicht*-Rentenempfängern durch objektiv und subjektiv als größer eingeschätzte Belastungen. Insgesamt werden Dialysepatienten in den Großstädten bessere berufliche Chancen eingeräumt als in mittleren Städten und im ländlichen Bereich.

Tabelle 3. Schichtbeginn bei unter 60jährigen berufstätigen Patienten (absolut)

	Frühschicht	sonstige
Zentrumsdialyse	30	23
Limited Care	13	13
Heimdialyse	1	87

Schlußfolgerungen: Aus den Daten lassen sich m. E. folgende Schlußfolgerungen ableiten:

1. Soll Rehabilitation – hier in besonderem Maße berufliche – das Handlungssystem der Dialysezentren in stärkerem Maße bestimmen (und zwar unabhängig von sonst sozialpolitisch zu schaffenden Bedingungen wie Teilberentung u.ä.), so ist festzulegen, welche Daten über die Patienten regelmäßig zu erheben sind. Ohne solche Kenntnisse ist das Rehabilitationspotential bei Dialysepatienten nicht systematisch auszuschöpfen. So sollte sich z. B. eine Arbeitsgemeinschaft der Dialysezentren dem Entwurf eines gemeinsamen Dokumentations- und Informationssystems widmen.

2. Die Dialyseärzte sind offenbar häufig bei der Beurteilung beruflicher Fragestellungen überfordert. Deshalb sind Organisationsformen zu finden (zentral-dezentral/ambulant-stationär), um die berufliche Rehabilitationsabklärung zu erreichen – und zwar möglichst vor dem Stadium dauerhafter Dialyseabhängigkeit.

3. Eine Reihe von Gründen, die von der Berufstätigkeit abhalten, sind – zumindest nach Einschätzung der Ärzte – nicht so dominant wie häufig behauptet (hohe Rente, Schwarzarbeit, Zusatzkomplikationen usw.). Damit erhält die objektive Berufssituation (Art des Berufes, erforderliche Qualifikation usw.) und deren subjektive Einschätzung (Motive zur Aufrechterhaltung der Berufstätigkeit, sich stellende Alternativen usw.) insgesamt eine größere Bedeutung. Die hier wirksamen Bedingungen sind jedoch nur durch entsprechende Erhebungen bei den Patienten selbst festzustellen.

Ritz

Herr Tews, es ist ja immer eine gewisse Sprachbarriere zwischen Soziologen und Medizinern zu überschreiten. Wenn ich Ihre Ausführungen auf einen ganz groben, für mich wenig schmeichelhaften Nenner bringen darf, so wissen die Ärzte verdammt wenig, was ihre Patienten beruflich tun, und wie sie beruflich gestellt sind. Es ist sicherlich beschämend, und ich glaube, die einzige Schlußfolgerung, die man daraus ziehen kann, ist die Tatsache, daß dieses Problem durch ein Team gelöst werden muß.

Eine weitere wichtige Frage, die durch Ihre Daten aufgeworfen wird, ist natürlich die nach der Rentengerechtigkeit. Ich glaube, es ist erschütternd festzustellen, daß somatisch die berenteten Patienten genauso gut oder genauso schlecht dran sind wie die berufstätigen nicht berenteten Patienten. Herr HUBER und ich wollten, nachdem wir so viele in der Praxis tätige Dialyseärzte hier haben, einige Punkte diskutieren, die mit dem Alltag zu tun haben. Ein sehr wunder Punkt nach unserer Erfahrung ist die Erfüllung der Auflagen des Schwerbehindertengesetzes durch die zuständigen Arbeitgeber oder Behörden.

Streicher

Bis vor $1^1/_2$ Jahren war es relativ leicht, für die Patienten mit Hilfe von Schwerbehindertenausweisen gewisse Vergünstigungen zu bekommen. Wir sehen aber, daß in den letzten Jahren zunehmend immer mehr und immer detailliertere Fragen zurückgekommen, und ich finde eine gewisse Schizophrenie im Denken der Behörden: Auf der einen Seite werden so banale und detaillierte Fragen gestellt bei einer eigentlich ganz klaren, somatischen Situation eines Patienten und auf der anderen Seite wird ganz kritiklos einem Patienten geraten, seine Rente zu beantragen. Hier klafft also eine gewisse Assoziationslücke im behördlichen Denken.

Heinze

Ja, das trifft im wesentlichen auch unseren Eindruck. Ich meine nur, dieser Eindruck als solcher ist nun mal ein Tatbestand. Man ist überrascht, wenn man hinter den Einzelfall hakt, daß es dann doch gar nicht so selten gelingt – außer beim Staat, das ist wirklich schwierig aus verschiedenen Gründen –, Patienten eine berufliche Chance zu geben. Das führt mich zu dem Punkt, den ich vorhin vergessen habe, zu erwähnen in unserer Frage, was könnte Rehabilitation fördern. Es ist eine sehr bewußte Informationsarbeit in der Öffentlichkeit, vor allen Dingen bei potenten Arbeitgebern. Wir hinken hinter dem zurück, was doch bei Diabetikern gang und gäbe ist. Und da bin ich der Meinung, daß diese Informationsarbeit nicht vom Team, sondern vom Arzt geleistet werden muß. Das Renomee des Arztes könnte den Weg zum Arbeitgeber ermöglichen und diesen motivieren, einen nierenkranken Menschen zu beschäftigen. Es sind ja immer nur Einzelfälle, und es kommt nach meinem Dafürhalten im Bereich der Wirtschaft auf die individuelle Verfügbarkeit des sich für den Patienten verantwortlich fühlenden Arztes an.

Ritz

Ich glaube, das war einer der wichtigsten Diskussionsbeiträge bislang und ich bin der Meinung, daß dieses Problem der Informationslücke zwei Aspekte hat. Einmal die Informationslücke, die im Kollegenkreis noch besteht in bezug auf die Einschätzung der Leistungsfähigkeit der Patienten. Um ein Protestbeispiel anzuführen, möchte ich berichten, daß trotz meiner gegenteiligen Stellungsnahme Patienten, die seit 8 Jahren erfolgreich nierentransplantiert sind und ein normales Serum-Kreatinin hatten, von Gutachtern und Arbeitsamtsärzten lebenslang total erwerbsunfähig geschrieben wurden. Also ist hier sicherlich Aufklärungsarbeit zu leisten. Wichtiger noch erscheint mir, was Sie angesprochen haben, nämlich die individuelle Initiative, die ja gerade im Bereich der *Stiftung Rehabilitation* auch für die Weitervermittlung umgeschulter Patienten von Wichtigkeit ist. Dadurch wird einem Arbeitgeber eine realistische Einschätzung des Risikos vermittelt, das er mit der Beschäftigung eines niereninsuffizienten Patienten eingeht. Und es wurde ja bereits vorher erwähnt, daß die Ausfallzeiten berufstätiger hämodialysierter Patienten erstaunlicherweise mit 3–5% unter dem RVO-Krankenstand sind. Somit ist die Beschäftigung eines derartigen Patienten ein durchaus zumutbares Risiko für den Arbeitgeber.

Huber

Wenn wir einen Patienten beruflich zu vermitteln haben, so sind wir wie folgt vorgegangen: Sowohl der Reha-Berater als auch der Arzt sind zu dem potentiellen Arbeitgeber gefahren und haben gemeinsam versucht, den Patienten zu vermitteln. Das gemeinsame Vorgehen der beiden Berufssparten war wichtig. Einerseits sind wir Ärzte mit den gesetzgeberischen Bestimmungen einfach überfordert, andererseits müssen wir jedoch von der klinischen Seite her versuchen zu vermitteln.

Seibke
Ich spreche als niedergelassener Urologe in Marburg mit etwa 6000 Patienten im Jahr und betreue 32 Patienten mit einem Serum-Kreatininwert zwischen 2,5 und 5 mg%. Für mich hat sich bisher in keinem einzigen Fall die Frage der Einleitung rehabilitativer Maßnahmen gestellt. Unsere Stadt wird geprägt durch die Universität und durch das Fehlen von Industrie. Alle meine chronisch niereninsuffizienten Patienten würden bei einer Dekompensation weiter in ihrem Beruf arbeiten können. Da ist eine Hausfrau dabei, da sind selbständige Beamte, vor allen Dingen auch Angestellte der Universitätsverwaltung. Ich kann sagen, daß die Frage der beruflichen Wiedereingliederung regional unterschiedlich ist. Als Repräsentant der niedergelassenen Ärzte möchte ich folgendes Postulat aufstellen: Man sollte die Einleitung von Rehabilitationsmaßnahmen von dem Gesetzgeber her vereinfachen, so daß auch der niedergelassene Kollege zur Erledigung der Formalitäten mit wenig Zeitaufwand imstande wäre.

Ritz
Herr SEIBKE, Sie haben zwei sehr wesentliche Punkte angesprochen. Das eine ist das Fehlen harter Daten über den wirklichen Bedarf an rehabilitativen Maßnahmen. Die Untersuchung von Herrn TEWS hat gezeigt, welche Schwierigkeiten sich einer derartigen Datenerhebung in den Weg stellen. Herr STRAUCH hat ähnlich wie wir orientierend einen Bedarf an notwendiger beruflicher Rehabilitation bei 10% der Patienten geschätzt. Die Hoffnung, eine Vereinfachung des Instanzenweges zu finden, ist bei der Tendenz der Deutschen zur bürokratischen Perfektion zwar lobenswert, aber ich bin in dieser Hinsicht etwas pessimistisch. Wir haben uns hier in Heidelberg bemüht, über unsere Reha-Beratung auch für auswärtige Kollegen eine Informationsstelle zu schaffen, und das ist sicherlich sinnvoll zur Vereinfachung des Instanzenweges.

Kösters
Ich habe noch eine Frage an Herrn HUBER: Wieviele Patienten von denen, die eine Umschulung beendet haben, haben Sie an einen Arbeitsplatz vermitteln können? Wir muten dem Patienten unter Umständen zu, seinen Heimatort zu verlassen, $1^1/_2$ Jahre eine Umschulung zu absolvieren, können ihm aber nicht garantieren, daß er nach dieser Zeit einen Arbeitsplatz findet. Das hat sich bei uns mehrfach als großes Problem erwiesen.

Huber
Herr KÖSTERS, diese Frage ist die entscheidende Frage rehabilitativer Maßnahmen überhaupt. Auch wir glauben nicht, daß die Umschulung ein Allheilmittel ist. Wir haben hier die sehr differenzierte Palette von Anpassungsmaßnahmen, Umschulungsmaßnahmen bis zur Rehabilitationsabklärung dargestellt. Ich habe das Instrument „Rehabilitationsabklärung" geschildert, das dazu dienen soll, dem Patienten eine sinnlose Umschulungsmaßnahme ohne Möglichkeit eines späteren Arbeitsplatzes zu ersparen. Die Zahlen über die berufliche Wiedereingliederung der bei uns umgeschulten chronisch niereninsuffizienten Patienten kann ich Ihnen nennen: 15 Patienten mit chronischer Niereninsuffizienz, überwiegend Dialysepatienten, haben bei uns die Umschulungsmaßnahme abgeschlossen. Mit Ausnahme eines Patienten sind alle Rehabilitanden wieder in den Arbeitsmarkt eingegliedert. Die Umschulungsmaßnahmen selbst haben bisher 62% der Patienten mit Erfolg abgeschlossen, weitere 22% absolvieren berufliche Förderungsmaßnahmen als Vorbereitung zu Umschulungsmaßnahmen. Wir gehen davon aus, daß die Arbeitsplatzvermittlung mit Hilfe von Arzt, Psychologe und Reha-Berater nach erfolgreicher Umschulung bei 70 – 90% liegt.

Schütterle
Herr HUBER, Herr BIEDERMANN hat vor 4 Jahren gesagt, daß von den Rehabilitanden, die im BFW umgeschult wurden, 4% Nierenkranke waren und 4 – 5 Dialysepatienten. Frage: Haben sich diese Zahlen bzw. Relationen geändert und, wenn ja, in welcher Größenordnung?

Huber
Zur Zeit schulen wir 52 chronisch niereninsuffiziente Patienten (im Stadium der kompensierten Retention, der Dialyse und nach Transplantation) um. Bezogen auf die Gesamtzahl der Reha-

bilitanden im Berufsförderungswerk Heidelberg macht die Zahl der chronisch niereninsuffizienten Rehabilitanden ca. 2,5% aus.

Streicher

Ich glaube, das Problem liegt darin, daß es im Augenblick so schwierig ist, die initiale Weiche zu stellen und den Patienten von vornherein an die richtige Stelle zu vermitteln. Der Arzt ist in der Lage, die körperliche Belastbarkeit des Patienten in Watt anzugeben. Wenn er dann gefragt wird, ob er als Arbeitnehmer mit dieser oder jener Maschine arbeiten kann, dann sagt er vielleicht leichtfertig ja und weiß gar nicht, um was für eine Tätigkeit es sich handelt.

Was die Erschwernisse durch die Formalitäten betrifft, so meinte Herr HUBER, daß eine bessere Dotierung ein Anreiz zur Ausfüllung der Formulare sei. Das glaube ich nicht. Wenn Sie sich einmal 1 Stunde Zeit nehmen, um so ein Formular auszufüllen, oder meinetwegen auch $1^1/_2$ Stunden, dann ist es doch wirklich nicht zu viel verlangt. Sie haben ja nicht 100000 von niereninsuffizienten Patienten zu behandeln. Aber wenn die Formulare ausgefüllt und abgesandt sind, kommen die Rückfragen. Und dann folgt ein Rattenschwanz von Fragen und Sie laufen sich schließlich, wie so eine Ratte im Stoffwechselkäfig, langsam tot. Und am Schluß kommen Sie also zu einem Zitat eines Adligen, der hier in der Nähe auf einer Brücke gehaust hat, und sagen, die sollen mich doch alle mal . . .

Und jetzt sind wir eigentlich bei dem, was die Jesuiten als erste Predigt gemacht haben, nämlich wie sie die Hölle an die Wand gemalt haben. Und dann kam immer der zweite Prediger, der ihnen dann den Himmel versprochen hat, und diesen Himmel erhoffen wir uns heute von ihnen, von den Reha-Beratern, die uns die Brücke zu den verschiedenen Stationen bauen sollen.

Ritz

Ich habe vor 10 Jahren Herrn HEINZE, als ich ihn zum ersten Mal getroffen habe, für komplett verrückt gehalten, als er mir erzählt hat, daß man mit chronischer Hämodialyse einen Patienten 10 Jahre am Leben halten kann. Ich muß sagen, die Wirklichkeit hat ihm recht gegeben. Wenn Sie mich fragen, wie in Zukunft die Behandlung des chronischen Urämikers aussieht, so glaube ich, daß der Weg, den wir zu beschreiten haben, die erfolgreiche Transplantation ist. Bei der Planung unserer Rehabilitationsbemühungen sollten wir davon ausgehen, daß der Anteil der transplantierten Patienten in Zukunft größer wird.

Lange

Die wichtigste Grundlage für die Rehabilitation, meine ich, ist der bestmögliche Gesundheitszustand des Patienten und den kann nur eine erfolgreiche Transplantation erzielen. Die erfolgreiche Nierentransplantation ist nicht nur dazu geeignet, den Gesundheitszustand des Patienten zu verbessern, sondern sie bedeutet auch eine Zunahme der Lebenserwartung dieser Menschen. Nun wissen wir ganz zweifellos, es ist nicht jeder Patient für eine Transplantation geeignet. Wenn man die Erfolgszahlen betrachtet, die statistisch überprüft sind, muß man zu diesem Schluß kommen, daß die Transplantation das definitive Ziel der Behandlung der chronischen Niereninsuffizienz sein sollte. In Marburg wurden am 1. 10. 1978 100 dialysepflichtige Patienten behandelt und von diesen 100 Patienten leben 35 mit einem funktionierenden Transplantat. Also exakt 35% der von uns betreuten, sonst dialysepflichtigen Patienten sind Transplantierte, die eben einen wesentlich besseren Rehabilitationszustand aufweisen als der chronisch Niereninsuffiziente. Nun ist aber auf der anderen Seite nicht zu verkennen, daß auch der erfolgreich Transplantierte nicht in jedem Fall als Gesunder aufzufassen ist. Er hat doch in einem hohen Prozentsatz einen Bluthochdruck. 50% der Patienten entwickeln erst nach der Transplantation einen Bluthochdruck, den sie bei der Dialysebehandlung nicht hatten, und der Bluthochdruck beinhaltet eine mehr oder weniger stark ausgeprägte Leistungsminderung. Etwa nur 50% der Transplantierten, wie wir von Herrn LEGRAIN und Herrn JACOBS gehört haben, sind beruflich rehabilitiert. Die Ursachen dieser geringen Rehabilitationsrate sind nicht nur in der frühen Berentung zu sehen, sondern auch in den somatischen Komplikationen wie Hochdruck, Gefahr der chronischen Abstoßung und Wiederaufnahme der Dialysebehandlung. Ebenfalls ist die psychische Situation der Patienten durchaus nicht so beschaffen, daß man sagen könnte, sie verhalten sich wie Normalpersonen.

Hentschel

Die bisherigen Erfahrungen bei den Eingliederungsbemühungen haben gezeigt, daß eine Arbeitsaufnahme oftmals daran scheitert, weil kein Spätdialyseplatz (ab etwa 17.30 Uhr) in Wohnortnähe zur Verfügung steht.

Könnten nämlich die Dialysen im Anschluß an die übliche Arbeitszeit durchgeführt werden, so wäre in einer Vielzahl der Fälle sowohl dem Arbeitgeber als auch dem Arbeitnehmer geholfen.

Es darf nicht verkannt werden, auch bei bestem Wissen ergeben sich durch den Arbeitsausfall an den Dialysetagen für den Arbeitgeber große Schwierigkeiten. Die betrieblichen Arbeitsabläufe lassen sich oft, wenn überhaupt, nur durch eine Mehrarbeit der Arbeitskollegen des Dialysepflichtigen aufrechterhalten. Und dies bedeutet für die arbeitswilligen und arbeitsfähigen Rehabilitanden, die auf eine dauernde Dialysebehandlung angewiesen sind, neben der Verdiensteinbuße eine zusätzliche psychische Belastung.

Wenn ich nun alle hier anwesenden Dialyseärzte darum bitte, darauf hinzuwirken, daß allen Dialysepatienten, die nach einer beruflichen Rehabilitationsmaßnahme ins Berufsleben zurückkehren oder erstmals einmünden, ein Spätdialyseplatz zur Verfügung gestellt werden kann, so befürworte ich dennoch eine Anpassung der Sozialgesetzgebung und alle bereits erwähnten Maßnahmen, die darauf abzielen, das Leben dieser Patientengruppe erträglicher zu machen. Nachtdialysen erscheinen mit jedoch kein vollwertiger Ersatz zu sein, da die Ruhepausen bis zum Arbeitsbeginn am Morgen in aller Regel nicht ausreichend sind.

Ritz

Der nächste Punkt, den wir ansprechen wollten, ist die Frage, welchen Stellenwert bei der Behinderungsbewältigung die berufliche Tätigkeit von hämodialysierten und transplantierten Patienten hat. Frau BANTHIEN hat sich speziell mit der Frage befaßt und ich darf Sie bitten, dazu Stellung zu nehmen.

Banthien/Kallinke

Psychologische Probleme bei chronisch Kranken werden in der Literatur meist berichtet in Form von Hinweisen auf

- psycho-pathologische Symptome und Verhaltensauffälligkeiten bei Patienten,
- Probleme des Personals bzw.
- Probleme im sozialen Umfeld des Patienten.

Die Lösung dieser Schwierigkeiten wird erwartet von psychiatrischen und psychologischen Konsiliardiensten für besonders „auffällige“ Patienten und, seltener, von einer Fortbildung des Pflegepersonals.

Psychische Beschwerden und Verhaltensauffälligkeiten bei chronisch Kranken werden also implizit als individuelle, einer psychotherapeutischen Behandlung bedürftige Symptome gewertet; außer Betracht bleiben bei dieser Einschätzung einmal die chronisch organische Krankheit, auf die der Patient reagiert, und zum anderen die Reaktion des Personals auf dieses Verhalten des Patienten.

Demgegenüber wird hier die Ansicht vertreten, daß psychische Symptome bei Dialysepatienten – ähnlich wie bei anderen Behinderten und chronisch Kranken – Ausdruck eines phasisch verlaufenden Prozesses sind, in dessen Verlauf sich der Patient mehr oder weniger aktiv mit seiner Behinderung auseinandersetzt.

Die psychische Belastung durch eine Dialysebehandlung ist erheblich. Im Einzelfall hängt das Ausmaß der subjektiven Belastung wesentlich von den Fähigkeiten zur Streßbewältigung ab, über die ein Mensch bereits bei Eintritt der Behinderung verfügt. Nach den bisher vorliegenden Erfahrungen kann es jedoch als sicher gelten, daß jeder Dialysepatient, wenn auch in unterschiedlichem Ausmaß, Hilfe benötigt.

Es wird allgemein angenommen, daß eine Erwerbstätigkeit an einem behinderungsgerechten Arbeitsplatz einen wesentlichen Beitrag zur psychischen Stabilisierung leisten kann.

Bei Rehabilitationsbemühungen für Dialysepatienten ist jedoch immer wieder zu beobachten, daß nicht wenige Patienten zeitweise weder aktiv

an der medizinischen Behandlung mitwirken noch die Chance einer beruflichen Wiedereingliederung erkennen bzw. ergreifen können.
Nicht ohne Berechtigung wird dies auch zurückgeführt auf eine zu große Bereitschaft der Kostenträger zu frühzeitiger Berentung, auf fehlende Möglichkeiten zur Teilzeitarbeit bzw. auf die mangelnde Motivation bestimmter Patienten, wieder eine berufliche Tätigkeit aufzunehmen.
Dabei wird allerdings übersehen, daß es im Prozeß der Behinderungsbewältigung Stadien gibt, in denen eine aktive Mitarbeit des Patienten an neuen beruflichen Perspektiven unwahrscheinlich ist. In diesen Zeiten ist der Patient voll damit beschäftigt, die von ihm unmittelbar erlebten Auswirkungen der Behinderung, d. h. den Verlust von befriedigenden Lebensmöglichkeiten zu erkennen, anzuerkennen und zu betrauern. Längerfristige Überlegungen und Aktivitäten, die weitere Anpassungen nötig machen, pflegen ihn rasch zu überfordern.
Für die aktive Auseinandersetzung mit der Behinderung benötigt der Patient einen Zeitraum von u. U. vielen Monaten, in denen er zeitweise nur unzuverlässig bei der medizinischen Behandlung und noch weniger bei der Bewältigung von längerfristigen beruflichen Bemühungen mitwirken kann.
Wird er zu früh, zu stark oder während einer Phase der Resignation belastet, so kann er mit vermehrter Verzweiflung, passivem Widerstand oder offener Opposition reagieren. Nicht selten kommt es dann zu Konflikten zwischen Patient und Personal, das sich bei seinen Bemühungen vom Patienten im Stich gelassen und zurückgewiesen fühlt.
Durch eine frühzeitige und kontinuierliche psychologische Betreuung der Patienten und durch eine enge Zusammenarbeit des medizinischen und Rehabilitationspersonals mit einem erfahrenen klinischen Psychologen lassen sich solche Konflikte in beiderseitigem Interesse bearbeiten oder sogar vermeiden.
Die Tätigkeit von Psychologen in Dialyseabteilungen sollte vor allem darin bestehen, daß sie Angehörigen und Personal durch gemeinsames Bearbeiten von konkreten Problemen aufzeigen, wie man den Prozeß der Behinderungsbewältigung fördern kann: durch nachhaltige Unterstützung des Patienten in aktiven Phasen und durch gelassenes, klientenzentriertes Eingehen auf Verhaltensprobleme, wenn der Klient vorübergehend mit Rückzug und Resignation reagiert.
Ziel psychologischer Intervention auf Dialyseabteilungen sollte also sein, anpassungsfördernde Aktivitäten bei Patienten und Personal zu unterstützen, anpassungshemmende Prozesse aufzuheben oder zu mildern und auf diese Weise die medizinische und berufliche Rehabilitation zu fördern.

Mayer-Scheu

Frau BANTHIEN, Sie haben eine kleine Psychoschneise in die Diskussion geschlagen, in der ich als einziger Nichtnaturwissenschaftler beeindruckt bin von den Fakten, die mich fast erschlagen haben. Ich bin der einzige Nichtnaturwissenschaftler und ich komme als einziger noch mehr von außen als Sie. Ich bin seit 9 Jahren an den Kliniken in Heidelberg und gehöre eigentlich im strengen Sinne nicht zum therapeutischen Team, wenngleich sich die Zusammenarbeit in den letzten Jahren beträchtlich vermehrt und verbessert hat. Das spielt eine große Rolle für die Art der Arbeit, die ich als Seelsorger leisten kann. Wir wollen nicht auch noch versuchen, einen Patienten gesund zu machen oder zur Berufstätigkeit zu motivieren oder gar zum Glauben zu bekehren. Ich meine damit nicht etwa, daß mir die Gläubigkeit des Patienten als Pfarrer gleichgültig ist. Ich bin der Meinung, daß Glauben in einem sehr viel umfassenderen Sinn eine ganz wesentliche Rolle spielt bei der Frage der Bewältigung von Krankheit. „Glauben" nicht im Sinne einer Kirchentreue, sondern im Sinn von „Sich-einlassen-können" auf die Wirklichkeit, auf die Realität des Lebens in der Konfrontation mit dem Tod, die gerade bei Dialysepatienten latent immer wieder zutage tritt. Und als der einzige, der nicht stechen, nicht anhängen kann, der keine Entscheidungsgewalt in der Klinik hat, der aber während der Dialyse regelmäßig Patienten besucht, mache ich die Erfahrung, daß ich andere Informationen bekomme als das Team. Das war am Anfang für mich schwierig, und wir haben endlich gelernt, daß wir einfach als verschiedene Rollenträger angesprochen wurden und dabei sehr wichtige Dinge erfuhren. Daß die Patienten mir gegenüber sehr viel mehr in der Form der Anklage über die Behandlung reden, hat mir am Anfang Schwierigkeiten bereitet. Ich habe gedacht, ich müßte doch unser Team verteidigen, ich könnte doch gar nicht unloyal sein gegenüber dem Krankenhaus. Bis ich dann ganz langsam durch die Supervision meiner Arbeit durch unsere Balintgruppe gelernt habe, daß der fruchtbare Anfang eines Prozesses zur Bewältigung der Krankheit eines Patienten als erster Schritt die Anklage sein kann. Der zweite Schritt ist dann die Klage. Der dritte Schritt ist die Auseinandersetzung mit der Realität, auch Trauer. Ich habe gemerkt, daß ich nicht dazu da bin, die Wirklichkeit zu verändern durch eine Spritze, durch eine Maßnahme oder ein Versprechen, sondern daß es meine Aufgabe ist, den Prozeß zuzulassen und den Patienten dabei zu begleiten. Daß sich dabei tatsächlich eine Veränderung vollzieht, merkt man oft sehr viel später. Ich denke an einen gemeinsamen Patienten, den wir, Herr RITZ, jahrelang nicht nur betreut haben, sondern an dem wir uns auch oft gerieben haben. Dabei wurde mir klar, was es für einen leistungsorientierten Karrieremann bedeutet, völlig seine Rolle zu verlieren in der Familie, im Beruf, wo er immerhin noch arbeiten kann, aber degradiert arbeitet, und ich sah, wie dieser Mann dazu gekommen ist, eine neue Rolle in seiner Familie zu suchen und zu finden. Zum ersten Mal begann er mit seinen Kindern zu sprechen und zu spielen. Das waren wesentliche Schritte, die sich über 5 – 6 Jahre Dialysebehandlung mit Transplantation, mit einer Abstoßung, mit Heimdialyse, Aufgebenmüssen der Heimdialyse wegen häuslicher Konflikte erstreckten. Ich hätte für diesen Mann nicht sagen können: Beruf ja oder Beruf nein. Entscheidend war, so glaube ich, daß dieser Mann in seinem Leben eine andere Dimension gefunden hat, die ihm die Behinderungsbewältigung ermöglichte.

Ritz

Vielen Dank, Herr MAYER—SCHEU. Ich betrachte Sie und Frau BANTHIEN als Ombudsmann der Patienten, die uns, wie ich schon sagte, in unserem Optimismus sicherlich ein notwendiges Korrektiv geben und uns zwingen, aus der Sicht des Patienten das für ihn bestmögliche und realisierbare Rehabilitationsziel zu definieren.
Ich hätte gerne noch um eine abschließende Stellungsnahme aus der Praxis der Rehabilitation gebeten zu der Frage, welche konkreten Schlußfolgerungen wir aus unserem heutigen Gespräch ziehen wollen, wo wir die Akzente setzen sollen, welche Probleme noch gelöst werden müssen und vor allem, welche institutionellen Maßnahmen zu treffen sind, um die Rehabilitationssituation chronisch niereninsuffizienter Patienten zu verbessern.

Huber

Lassen Sie mich kurz zusammenfassen. Ich glaube, die wichtigsten Voraussetzungen sind die Veränderungen im sozial-gesetzgeberischen Bereich. Herr STREICHER hat das praktisch dargestellt, daß neben der Teilzeitarbeit, Teilberentung, stufenweiser Wiedereingliederung in die Arbeit die Frage besonders wichtig ist, wie der Papierwust der Formulare zu bewältigen ist. Hier müssen wir als Anlaufstelle für die Rehabilitation das Angebot einer Rehabilitationsabklärung machen, um den nephrologischen Zentren die Arbeit zu erleichtern. Das ist eine wesentliche Erfahrung aus unserer Arbeit.
Schwieriger zu lösen ist die Frage der Sozialgesetzgebung. Beeindruckt hat mich, daß diese Problematik nicht nur eine deutsche, sondern eine europäische ist.
Zusätzlich möchte ich betonen, daß ohne Teameinsatz, d. h. ohne kooperativen Einsatz von Pflegepersonal, Rehabilitationsberatern, Psychologen wir als Ärzte allein nicht in der Lage sein werden, die Fragen der Rehabilitation zu bewältigen. Dabei ist mir klar, daß der Arzt in diesem Bereich eine zentrale Rolle spielt und auch weiterhin spielen muß. Ich glaube aber, daß der Teamansatz ganz entscheidend ist.
Ich meine, es geht auch heute letztlich um ein Stück Chancengleichheit, das wir versuchen zu praktizieren. Mir ist klar gewesen und durch die Diskussion noch einmal bestätigt worden, daß rehabilitative Maßnahmen für den Patienten kein Allheilmittel sind. Wir müssen für jeden einzelnen unserer Patienten versuchen, seiner individuellen Situation entsprechend vorzugehen,

und dabei stellt die berufliche Rehabilitation lediglich eine, wenn auch wichtige Möglichkeit dar.

Diskussionsteilnehmer

1. BANTHIEN, V., Dipl.-Psychologin, Berufsförderungswerk Heidelberg der Stiftung Rehabilitation
2. DREIKORN, K. Prof. Dr. med., Chirurgische Klinik Heidelberg, Abteilung Urologie, Klinikum der Universität Heidelberg
3. GRETZ, N. cand. med., Rehabilitationsklinik Heidelberg der Stiftung Rehabilitation
4. HEINZE, V. Prof. Dr. med., Vorsitzender der Arbeitsgemeinschaft Klinische Nephrologie der Bundesrepublik Deutschland, Freiburg
5. HENTSCHEL, W., Arbeitsberater, Berufsförderungswerk Heidelberg der Stiftung Rehabilitation
6. HUBER, W., Priv.-Doz. Dr. med., Leitender Arzt des Berufsförderungswerkes Heidelberg der Stiftung Rehabilitation
7. JACOBS, C. Prof. Dr. med., Hôpital Pitié Salpétrière, Paris
8. KÄHNE, O. Dr. rer. pol., staatlich anerkannte Fachhochschule für Sozialarbeit, Berufsförderungswerk Heidelberg der Stiftung Rehabilitation
9. KALLINKE, D. Dr. med., Dipl.-Psych., Vorstandsmitglied Psychologie der Stiftung Rehabilitation
10. KETTNER, A. Dr. med., Rehabilitationsklinik Heidelberg, Stiftung Rehabilitation
11. KÖSTERS, W. Priv.-Doz. Dr. med., Abteilung Nephrologie/Hämodialyse, I. Medizinische Klinik der Städtischen Krankenanstalten Mannheim, Klinikum der Universität Heidelberg
12. KÜTEMEYER, H. Dr. med., Leitender Arzt der Dialyse-Abteilung, Rehabilitationskrankenhaus Karlsbad-Langensteinbach
13. LANGE, H. Prof. Dr. med., Medizinische Klinik der Philipps-Universität, Marburg/Lahn
14. LÉGRAIN, M. Prof. Dr. med., Präsident der EDTA, Hôpital Pitié Salpêtrière, Paris
15. MAYER-SCHEU, J. Dr. theol., Katholische Klinik-Seelsorge, Universitätsklinik Heidelberg
16. PFEIFER, W., Rehabilitationsberater, Rehabilitationsklinik Heidelberg, Berufsförderungswerk der Stiftung Rehabilitation
17. RITZ, E. Prof. Dr. med., Leitender Arzt des Rehabilitationszentrums für Chronisch Nierenkranke, Sektion Nephrologie der Medizinischen Klinik, Klinikum der Universität Heidelberg
18. SCHÜTTERLE, G. Prof. Dr. med., Leitender Arzt im Zentrum für Innere Medizin, Justus-Liebig-Universität, Gießen
19. SEIBKE, W. Dr. med., Facharzt für Urologie, Marburg/Lahn
20. STRÄSSLE, L. Dipl.-Psychologe, Freiburg
21. STRAUCH, M. Prof. Dr. med., Leitender Arzt der Abteilung Klinische Nephrologie und Hämodialyse, I. Medizinische Klinik Mannheim, Klinikum der Universität Heidelberg
22. STRAUCH-RAHÄUSER, G. Dr. med., Fachärztin für Neurologie und Psychiatrie, Mannheim
23. STREICHER, W., Dr. med., Ärztlicher Direktor, Katharinenhospital, Stuttgart
24. TEWS, H.-P. Dr. phil., Leiter des Forschungsbereiches für Soziologie, des Forschungszentrums für Prävention und Rehabilitation des Berufsförderungswerkes Heidelberg der Stiftung Rehabilitation

3. Symposium

Die Rehabilitation von Behinderten mit Hämophilie

Vorsitzender: Prof. Dr. med. K. Schimpf, Heidelberg

Als Mitwirkende in der Symposiumsleitung:
W. Hoppe, Köln
M.-H. Maurer, München
W. Wille, Nürnberg

Aus dem Inhalt: In der BRD etwa 4300 Hämophilie-Kranke – Weitere statistische Angaben – Lebenslange Blutungsneigung – Die moderne Therapie mit Gerinnungsfaktorenhochkonzentraten – Hauptaugenmerk: Prävention – Radfahren und Schwimmen als Basissport – Die kontrollierte Selbstbehandlung – Gegebenenfalls Dauerbehandlung möglich – Komplikationen der Substitutionstherapie – Seit 10–15 Jahren Rückgang der Mortalität – Beispiele für geeignete Berufe

Kriterien für die internatsmäßige Ausbildung kindlicher und jugendlicher Bluter

Aus dem Inhalt: Die Fragebogen-Aktion der Deutschen Hämophiliegesellschaft – Die verschiedenen Kranheitstypen – Die Berufssituation – Soziale Gegebenheiten – Der Anteil an Arbeitslosen und Frührentnern – Kündigungen wegen Krankheit – Nur wenige im Beamtenverhältnis auf Lebenszeit – Umschulungsbereitschaft – Negative und positive Erfahrungsberichte – Unterschiedliche Situationseinschätzung

Aus dem Inhalt: Keine Arbeitsmarkt-Untersuchungen für die einzelnen Behinderungsarten – Nach wie vor Problemgruppen erhöht arbeitslos – Bessere Vermittlungsergebnisse durch die Sonderprogramme aus den Mitteln der Ausgleichsabgabe – Besetzungsquote der Pflichtplätze 4% – Eine Struktur-Untersuchung der arbeitslosen Schwerbehinderten – Die Arbeitsmarktlage für Behinderte

Aus dem Inhalt: SB-Gesetz bewußt final angelegt – Vorteile der jüngeren Sozialgesetzgebung – Ihre Nachteile – „Einstellungsblockade“ von wirklich Behinderten – Forderungen an Gesetzgebungs- und Exekutivorgane – Engere Fassung des SB-Begriffs – Erhöhte Pflichtquote der öffentlichen Hand – Weitere notwendige Vergünstigungen

Einleitungsreferat

Prof. Dr. med. Klaus Schimpf, Ärztlicher Direktor der Rehabilitationsklinik und des Hämophiliezentrums Heidelberg, Stiftung Rehabilitation Heidelberg

Die Hämophilien sind X-chromosomal rezessive Erbleiden, woraus sich ihre weltweite relative Häufigkeit von etwa 7 pro 100000 Einwohner erklärt. In der Bundesrepublik leben unter 61 Mio Einwohnern etwa 3 500 Hämophilie-A- und 770 Hämophilie-B-Kranke. Exakte Zahlen sind nicht bekannt, da keine Meldepflicht für angeborene Krankheiten besteht. Bei 25 – 35% ist die Familienanamnese trotz sorgfältiger Prüfung leer. Demnach exisitiert eine erhebliche Neumutationsrate. 55% der Hämophilen weisen schwere oder mittelschwere Formen auf [Gerinnungsfaktor-VIII- (Hämophilie A) oder -IX-Aktivität (Hämophilie B) unter 1 bzw. 5%]. Sie erleiden durchschnittlich zwischen 25 und 50 Blutungen pro Jahr, wobei 3/4 Spontanblutungen (ohne eruierbare traumatische Ursache) sind, die zu 40% aus dem Schlaf heraus auftreten. Nur 6% der Blutungen sind äußere Blutungen einschließlich der in die inneren Schleimhäute; das Gros der Blutungen betrifft die Gelenke (70 – 80%), wobei vor allem Knie-, Sprung- und Ellenbogengelenke betroffen werden; dann folgen die Muskelblutungen (10 – 15%). Ihre Folgen sind vor allem rezidivierende chronische Gelenkentzündungen mit ähnlichem Verlauf wie beim chronischen Gelenkrheumatismus. So haben im 5. Lebensjahr schon 10% der Bluter ein krankhaft verändertes Gelenk; mit 20 Jahren sind es 100%, wobei dann im Durchschnitt 4 Gelenke pro Patient befallen sind. Patienten mit milden Hämophilien (Faktor-VIII- oder -IX-Aktivität 6 – 25%) und Subhämophilien (Faktor-VIII- oder IX-Aktivität 26 – 45%) erleiden fast nur traumatische Gelenk- und Muskelblutungen, entgehen also meist der nachfolgenden Körperbehinderung und bluten bedrohlich nur bei größeren Operationen oder Verletzungen. Sie entgehen auch der vollständigen Erfassung.

Ab 1965 (Kryopräzipitat) und besonders 1968 (Glycin-gefälltes Hochkonzentrat) gelang es durch Fortschritte auf dem Gebiet der biochemischen Präparation, die den Patienten fehlenden Gerinnungsfaktoren aus gespendetem Blut gesunder Personen so weit zu konzentrieren, daß die Konzentrate nach schweren Verletzungen oder großen Operationen über Wochen bis hin zur vollständigen Wundheilung ohne Volumenüberlastung des Kreislaufs in die Vene injiziert werden können. Seitdem ist die Gefahr zu verbluten weitgehend ausgeschlossen. Damit sind auch große Operationen in jeder Richtung möglich geworden, vor allem ist es auch möglich geworden, kleine und große rehabilitative orthopädische Eingriffe wie Synovektomien, Sehnenverlängerungen, Umstellungsosteotomien, Gelenkersatz und Arthrodesen fast komplikationslos durchzuführen. Bei rehabilitativen orthopädischen Operationen muß mit einer Krankenhausbehandlung zwischen 8 und 16 Wochen gerechnet werden. Die durchschnittliche Dauer stationärer Aufenthalte von Blutern – unabhängig vom Aufnahmegrund – beträgt 22 Tage (190 Aufnahmen 1975/76/77 im Hämophiliezentrum Heidelberg). Aufgrund der Erfolge der modernen Substitutionstherapie kann das Hauptaugenmerk neben der Rehabilitation der bestehenden nun immer mehr auf die Verhütung der zu erwartenden Körperbehinderung gerichtet werden.

Dazu gehört es, daß der Hämophile schon im voraus den zu erwartenden Sekundärfolgen durch regelmäßiges Training und Sport entgegenarbeitet. Basissport sind Radfahren und Schwimmen (vor allem Rückenkraulen) wegen der achsengerechten Bewegung von Knie- und Ellenbogengelenken. Kampfspiele, Geräteturnen und Sprungdisziplinen sind zu vermeiden. Bei eingetretenen reaktiven Schäden am motorischen Apparat ist eine regelmäßige krankengymnastische Überwachung der Übungsbehandlung obligatorisch. Andernfalls würden die gut trainierten Muskelgruppen übermäßig beübt und diejenigen, welche vor allem trainiert werden müßten, ungewollt vernachlässigt. Bei nicht mehr zu beseitigenden Defiziten, Fehlstellungen und Fehlhaltungen am Bewegungsapparat gelten die üblichen Regeln der konservativen orthopädischen Behandlung oder apparativen Versorgung. Durchgeführt werden sollten sie nie ohne den mit Hämophilieproblemen hämatologisch erfahrenen Spezialisten.

Da die Blutungsneigung über die ganze Lebensspanne hin fast gleich stark bleibt, muß die weitere Prävention, unabhängig davon, wie weit schon eine Körperbehinderung besteht, das ganze Leben lang fortgeführt werden. Denn jede voll ausgebildete Gelenkblutung ist so schmerzhaft, daß sie den Patienten über Tage an das Bett oder den Stuhl fesselt, wenn nicht beim ersten Beginn sofort Gerinnungsfaktorenkonzentrat zugeführt wird. Erfolgt diese Frühtherapie nicht, kommt es neben dem Erguß jedesmal zu einem länger anhaltenden Reizzustand des Gelenkes. Er führt sofort zu einer reflektorischen Innervationshemmung der das Gelenk bewegenden Muskulatur, besonders der Strecker, und damit zu einem Schaden, der erst in Tagen bis Wochen durch Training wieder aufgeholt werden kann. Bei wiederholten unzureichenden Faktorensubstitutionen bleibt der Trainingszustand ständig unter der Norm, was zu Mängeln in der Gelenkstabilität und zusammen mit dem Reizzustand der Kapsel zu Gelenkdegenerationen und bei Kindern zu Wachstumsstörungen und einer Hemmung der motorischen Entwicklung führt.

Die Zeit, um bei einer beginnenden Blutung einen erfahrenen Arzt zu einer Frühsubstitution aufzusuchen, ist fast immer zu lang. Deshalb wurde 1961 – 1972 die von Hämophiliezentren kontrollierte Selbstbehandlung eingeführt. Etwa 2/3 der in der Bundesrepublik betreuten Patienten mit schweren und mittelschweren Hämophilien spritzen sich heute die Gerinnungsfaktoren selbst in die Vene ein. Durch diese Methode ging die Dauer der blutungsbedingten jährlichen Bettlägerigkeit von 45 auf 1,5 Tage und der dadurch notwendigen Krankenhausaufenthalte von 10 auf 1 Tag zurück. Bei vielen Blutern wird neuerdings in Zeiten besonders starker Blutungsneigung eine Dauerbehandlung mit einer Erhaltungstherapie durch 3 (bei der Hämophilie A) oder 2 (Hämophilie B), gelegentlich auch häufigere Faktorkonzentratinjektionen pro Woche angeordnet. Sie sind mit den täglichen Insulininjektionen des Zuckerkranken zu vergleichen. Seitdem können viele erwachsene Bluter ohne Ausfälle berufstätig sein und die meisten Kinder und Jugendlichen, soweit nicht schon schwere Behinderungen eingetreten sind, normale Kindergärten und Schulen besuchen. Deshalb braucht das Platzangebot für Bluter in Schulinternaten, in Berufsbildungseinrichtungen und in Berufsförderungswerken nicht mehr erweitert zu werden. (Die Kombination dieser drei denkbaren Ausbildungsinternate ist in der *Stiftung Rehabilitation* in Heidelberg verwirklicht, auf deren Gelände sich auch die Rehabilitationsklinik Heidelberg mit dem Hämophiliezentrum Heidelberg befindet, die allen Hämophilen zur ambulanten und stationären Behandlung und Betreuung offensteht.)

Das Haupthindernis, die moderne Substitutionstherapie heute schon ohne Einschränkung zu loben, ist die mit ihr verbundene fast sichere Infektion durch Hepatitiserreger. Die Infektion erreignet sich trotz sorgfältigster Auswahl der Blutspender und Behandlung der Gerinnungsfaktorenpräparate während der Herstellung. Die Hämophilen werden zum größten Teil schon bei der Behandlung der ersten Blutung infiziert. Bei der Hälfte bis zwei Drittel von ihnen entwickelt sich später eine chronische Leberentzündung, wie durch Gewebsuntersuchungen festgestellt werden konnte. Es erscheint z. Zt. als der medizinische Hauptzukunftswunsch, daß dieses Problem bewältigt wird. Wahrscheinlich beginnt er dann Wirklichkeit zu werden, wenn aktive Impfungen gegen die infektiösen Hepatitiden eingeführt werden können.

Eine weitere ernste Komplikation bei der Substitutionstherapie ist, daß etwa 8% der Bluter einen Antikörper gegen die ihnen fehlende und zur Therapie injizierte Gerinnungsfaktorenaktivität bilden. Diese Antikörper können die Wirkung der injizierten Faktoren vollkommen hemmen. Doch ist es seit wenigen Jahren gelungen,

Faktorenkonzentrate zu entwickeln, die trotzdem wirksam bleiben, so daß dieses Problem innerhalb der nächsten 10 Jahre weitgehend beherrscht werden dürfte.
Die Mortalität der Bluter ist seit der Einführung der modernen Therapie mit Gerinnungsfaktorenhochkonzentraten vor 10–15 Jahren so zurückgegangen, daß die Zahlen noch nicht groß genug sind, um schlüssige Aussagen machen zu können. Von 271 Blutern des Hämophiliezentrums Heidelberg verstarben von 1973–1978 sieben, aber nur einer unmittelbar an einer Blutung. Die häufigste Todesursache war mit 2 der Verkehrsunfall.

Die Intelligenz des Hämophilen entspricht dem Bevölkerungsdurchschnitt. Von da her ist seine Berufswahl nicht eingeschränkt. Er soll aber einen Beruf wählen, der keine besondere Verletzungsgefahr erwarten läßt (wie z. B. den des Schreiners) und einen, der keine besondere körperliche Belastung erfordert. Er soll vielmehr mit der vorhandenen oder einer evtl. noch zu erwartenden Körperbehinderung ausgeübt werden können. Beispiele für geeignete Berufe unter den Ausbildungsberufen des Berufsförderungswerkes Heidelberg sind in Tabelle 1 angekreuzt.

Tabelle 1. Liste der 30 Berufe des Lehrprogramms, für die im Berufsförderungswerk Heidelberg ausgebildet werden kann (bald werden es 50 sein). Die Eignung oder Nichteignung für Patienten mit Hämophilie ist durch + (geeignet), ± (je nach Art der Behinderung geeignet oder nicht) oder ∅ (nicht geeignet) markiert

Gewerbliche Fachberufe
± Feinmechaniker
± Fertigungsprüfer

Technische Fachberufe
∅ Energie-Elektroniker
++ Funk-Elektroniker
∅ Industrie-Elektroniker
± Teilkonstrukteur/Bau
± Teilkonstrukteur/Maschinenbau

Kaufmännische Fachberufe
+ Büropraktiker
+ Bürokaufmann
+ Industriekaufmann

Fachberufe der Datenverarbeitung
+ Programmierer/Datenverarbeitungskaufmann
+ Programmierer/Datenverarbeitungskaufmann (Blinde)
± Operator für elektronische Datenverarbeitung
± Datentypist(in)

Staatlich geprüfter Techniker
Fachrichtungen:
+ Hochbau
+ Elektronik
+ Maschinenbau
∅ Arbeitsvorbereiter für numerisch gesteuerte Maschinen

+ *Medizinisch-Technischer Assistent*

Staatlich geprüfter Betriebswirt
Fachrichtungen:
+ elektronische Datenverarbeitung
+ Wirtschaft

Graduierte Ingenieure
Fachrichtungen:
+ Elektrotechnik
+ Hochbau und Konstruktion
+ Maschinenbau

Graduierte Betriebswirte
Schwerpunkte
+ Beschaffungswesen
+ Fertigungswirtschaft
+ Absatzwirtschaft
+ Personalwesen
+ Rechnungswesen
+ Organisation und Datenverarbeitung

Diskussionsbemerkung

Dr. med. H. Benz

Kriterien für die internatsmäßige Ausbildung kindlicher und jugendlicher Bluter

Es gibt keine absoluten Kriterien für eine solche Aufnahme. Unter günstigen Voraussetzungen könnte jeder Bluter – mit welchem Ausmaß der Behinderung auch immer – daheim versorgt werden.
Die Praxis zeigt jedoch, daß diese Voraussetzungen im Einzelfall nicht gegeben sind und auch nicht geschaffen werden können. Probleme kann es bei der medizinischen Versorgung, der Ausbildung und der psychosozialen Situation eines Bluters geben. Häufig kommen mehrere Probleme zusammen und potenzieren sich.
So wird z. B. eine notwendige Substitution versäumt, weil

die Blutung nicht rechtzeitig realisiert wird,

die Heimselbstbehandlung nicht durchführbar oder

der Weg zur geeigneten ärztlichen Behandlung relativ zu weit ist.

Auch kann die krankengymnastische Behandlung und die sonstige medizinische Versorgung vor Ort nicht durchführbar sein.

Die für einen Behinderten besonders wichtige *Schul- und Berufsausbildung* kann gefährdet sein, weil

die krankheitsbedingten Fehlzeiten zu hoch sind,

die notwendige Einsicht zum Lernen fehlt,

nicht aufgeklärte Lehrer und Ausbilder Angst vor der Bluterkrankheit haben,

die Ausbildungsstätte nicht behindertengerecht oder

ein geeigneter Ausbildungsplatz nicht in vertretbarer Nähe ist.

Psycho-soziale Schwierigkeiten treten beim Bluter nicht selten auf, weil die Mutter Schuldgefühle wegen der vererbten Bluterkrankheit hat. Die übergroße Besorgtheit und Ängstlichkeit der Mutter kann beim Kind zu Entwicklungsstörungen führen. Eine reaktive Waghalsigkeit und Aggression kann dann ohne Rücksicht auf die Grundkrankheit ausgelebt werden.

Das Gesagte macht deutlich, daß der Rat zu einer internatsmäßigen Ausbildung nur individuell gegeben werden kann. Deswegen entscheidet hier im Reha-Zentrum ein Team von Ärzten, Lehrern, Psychologen und Sozialpädagogen über die Aufnahme.

Ziel aller Bemühungen ist, dem kindlichen und jugendlichen Bluter für sein weiteres Leben eine optimale Startposition zu schaffen: eine größtmögliche körperliche Bewegungsfreiheit sowie geistige und seelische Entfaltung.

Die berufliche Situation der Hämophilen in der Bundesrepublik Deutschland

Maximilian-Herbert Maurer, Studiendirektor, München

Vorläufige Auswertung einer Befragung der Deutschen Hämophiliegesellschaft zur Bekämpfung von Blutungskrankheiten e. V., 1978

Umfang und Methode der Untersuchung

Die Deutsche Hämophiliegesellschaft verschickte im Juli 1978 2500 Fragebögen an ihre Mitglieder. Bis zum Zeitpunkt der Auszählung ergab sich ein Rücklauf von 922 Fragebögen, von denen 912 ausgewertet werden konnten, das entspricht einem relevanten Rücklauf von 36,5%. Zehn Fragebögen wurden leer zurückgesandt. Aus einer Reihe von Gründen hat die DHG keine sicheren Angaben, wie viele ihrer Mitglieder selbst Patienten sind. Die fördernden Mitglieder bzw. die ärztlichen und nichtärztlichen Betreuungspersonen konnten den Fragebogen daher sinngemäß nicht ausfüllen. Bezogen auf kranke Mitglieder dürfte sich der Rücklauf sicher auf etwa 50% erhöhen.

Da die Befragung nicht auf einer Zufallsauswahl beruht, können die Ergebnisse keine repräsentativen Aussagen begründen. Wie die weiteren Ausführungen zeigen werden, dürfte es sich wohl um eine etwa in die positive Richtung verzerrte Auswahl handeln, worauf im einzelnen noch eingegangen wird. Wenn man aber davon ausgeht, daß mit dieser Befragung immerhin ein erster Schritt getan ist im Hinblick auf die systematische Erfassung der gesellschaftlichen Situation einer zahlenmäßig sehr kleinen und deshalb in ihrem Einfluß eingeschränkten Behindertengruppe der BRD, so kommt diesen Daten doch eine gewichtige Bedeutung zu.

Der verwendete Fragebogen hat einen Umfang von einer Seite und umfaßt 17 teils geschlossene, teils offene Fragen sowie einen Raum für zusätzliche erläuternde Bemerkungen. Die Fragebögen wurden unter Beifügung eines vorfrankierten Rückantwortumschlages postalisch verschickt.

Die zurückgekommenen Fragebögen wurden mit Hilfe der EDV ausgewertet, wobei aus zeitlichen Gründen bis zu dieser Tagung noch nicht alle Möglichkeiten einer solchen Auswertung erschöpft werden konnten. Ein ausführlicher Bericht, der noch auf weitere Details eingehen wird, soll deshalb später in den Hämophilie-Blättern erscheinen.

Die folgenden Ausführungen beziehen sich weitgehend auf Häufigkeitsauszählungen und Kreuztabellierungen.

Die Verteilung der Befragten auf verschiedene Krankheitstypen

In der Deutschen Hämophiliegesellschaft sind Betroffene organisiert, die an unterschiedlichen Blutgerinnungsstörungen leiden, wobei in der Befragung die vier Kategorien Hämophilie A, Hämophilie B, von-Willebrand-Jürgens-Syndrom und sonstige Blutgerinnungsstörungen verwendet wurden.

Von den 912 Befragten liegen vom Krankheitstyp 870 auswertbare Antworten vor (Tabelle 1). Im weiteren ist immer von Befragten die Rede, gleichgültig ob es sich um Erwachsene handelt, die die Fragen selbst beantwortet haben, oder um Kinder, deren Eltern den Fragebogen für sie ausgefüllt haben. Unter Befragten sind also immer die betroffenen Hämophilien zu verstehen. Daß für 42 Personen, das sind immerhin knapp 5%, keine Angaben über den Krankheitstyp vorliegen, kann zweierlei Gründe haben. Einmal konnte die Anordnung der Frage auf dem Fragebogen mißverständlich interpretiert werden bzw. verwirrend wirken, zum anderen ist anzunehmen, daß viele Betroffene bzw. deren Eltern über die Ausprägung der Krankheit nicht genau

Tabelle 1. Befragte Hämophile nach Krankheitstyp (N = 870)

Krankheitstyp	Häufigkeit absolut	in %	Anteil weiblicher Befragter
Hämophilie A	633	72,8	–
Hämophilie B	118	13,6	–
von-Willebrand-Jürgens-Syndrom	102	11,7	} 54 ≙ 45,4%
sonstige	17	2,0	
Summe	870	100	

Bescheid wissen. Letzterer Grund dürfte das Hauptgewicht haben, da gerade partielle Unwissenheit über die Krankheit, wie sie sich auch in anderen Untersuchungen schon nachweisen ließ (1), das Verständnis der Frage erst erschwert haben dürfte.

Die Berufssituation der befragten Hämophilen

Die Berufsausbildung

593 befragte Hämophile hatten zum Zeitpunkt der Befragung ihre Schullaufbahn beendet, sei es mit oder ohne anerkanntem Abschluß. Von ihnen machen 579 Personen Angaben darüber, ob sie eine Berufsausbildung zumindest begonnen haben. Die Ergebnisse sind in Tabelle 2 zusammengefaßt.

Über den Stand der Ausbildung zur Zeit der Befragung wurden von 524 Personen Angaben gemacht (Tabelle 3).

Die Ausbildungsberufe der befragten Hämophilen verteilen sich auf 47 Berufsgruppen (3), wobei bestimmte Berufsgruppen besonders häufig vertreten sind. 502 Personen machten Angaben über ihren Ausbildungsberuf; in Tabelle 4 sind die Berufsgruppen aufgelistet, in denen mindestens 3% der Befragten ausgebildet sind oder werden, einschließlich der Ausbildung an Hochschulen und Fachhochschulen.

Tabelle 2. Befragte Hämophile nach mindestens begonnener Berufsausbildung (N = 579)

Berufsausbildung vorhanden	Häufigkeit absolut	in %
ja	518	89,5
nein	61	10,5
Summe	579	100

Tabelle 3. Befragte Hämophile nach Stand der Berufsausbildung (N = 524)

Stand der Ausbildung	Häufigkeit absolut	in %
derzeit in Ausbildung (außer Studium)	50	9,5
derzeit Studium	49	9,4
Ausbildung abgebrochen	27	5,2
Ausbildung abgeschlossen	398	76,0
Summe	524	100

Tabelle 4. Befragte nach Berufsgruppen des Ausbildungsberufes (N = 502)

Berufsgruppe	Nummer in der Systematik	Anteil in %
Elektriker	31	3
Geistes- u. Naturwissenschaftler	88	3
Mechaniker	28	3,2
Rechtswahrer, -berater	81	3,2
Ärzte, Apotheker	84	3,2
übriger Gesundheitsdient	85	3,2
Technische Sonderfachkräfte	63	3,6
Bank-, Versicherungskaufleute	69	3,8
Lehrer	87	3,8
Ingenieure	60	4,4
Warenkaufleute	68	10,4
Bürofach-, Bürohilfskräfte	78	25,5

Das statistische Bundesamt teilt die bestehenden Berufe in der BRD in 99 Berufsgruppen ein. Von diesen 99 möglichen Berufsgruppen ausgehend kann man also feststellen, daß 70% der befragten Hämophilen in nur 12% der möglichen Berufsgruppen ausgebildet sind, wobei nochmals ein deutlicher Höhepunkt bei den kaufmännischen und Büroberufen zu erkennen ist. Das heißt, daß Hämophile schon in ihrer primären Berufsentscheidung, der Wahl eines Ausbildungsberufes, eingeschränkt sind, woraus sich eine eingeschränkte Chance auf dem Arbeitsmarkt konsequent folgern läßt.

Die Berufsausübung

Von den Befragten geben 360 Personen an, in welchem Beruf sie gegenwärtig tätig sind. Auch hier lassen sich wieder bestimmte Schwerpunkte erkennen. In Tabelle 5 sind die Berufsgruppen aufgeführt, in denen mindestens 3% der befragten Hämophilen zum Zeitpunkt der Befragung tätig sind.

Wenn man auch hier wieder von den 99 bestehenden Berufsgruppen ausgeht, zeigt sich, daß sich 58% der Befragten bezüglich ihrer gegenwärtig ausgeübten Berufe auf nur 8% der theoretisch möglichen Berufsgruppen verteilen. Hämophile sind also in ihrer tatsächlichen Berufsausübung noch mehr als in ihrer Ausbildung auf einige wenige Berufe eingeschränkt. Daß damit auf dem Arbeitsmarkt angesichts der wachsenden Bedeutung von beruflicher Flexibilität und Mobilität ihre Chancen relativ gering sind, ist evident.

Tabelle 5. Befragte Hämophile nach Berufsgruppen des gegenwärtig ausgeübten Berufes (N = 360)

Berufsgruppe	Nummer in der Systematik	Anteil in %
Ingenieure	60	3,1
Ärzte, Apotheker	84	3,3
Dienstleistungskaufleute	70	3,6
Rechnungskaufleute	77	3,9
Datenverarbeitungsfachleute		
Lehrer	87	5,0
Unternehmer, Organisatoren	75	6,4
Wirtschaftsprüfer		
Bank-, Versicherungskaufleute	69	7,8
Bürofach-, Bürohilfskräfte	78	25,3

Die soziale Situation der Hämophilen, soweit sie durch die Berufsausübung bestimmt ist

Der Anteil der Arbeitslosen und Frührentner

Von den Personen, die die Schule beendet haben, sind zum Zeitpunkt der Befragung 213 nicht berufstätig, wobei unter Berufstätigkeit die Ausübung einer auf Erwerb ausgerichteten und den Lebensunterhalt zum überwiegenden Teil sichernden Tätigkeit verstanden wird. Zu den Arbeitslosen werden auch Jugendliche gezählt, die keinen Ausbildungsplatz bekommen (Tabelle 6).

In bezug auf die Arbeitslosigkeit läßt sich wieder ein Vergleich zum Bundesdurchschnitt herstellen (Tabelle 7).

Tabelle 6. Befragte Hämophile nach Gründen für gegenwärtige Nichtberufstätigkeit (n = 912, N = 213)

Nicht-Berufstätige	Häufigkeit absolut	in % (N)	in % (n)
Hausfrauen	23	10,8	2,5
Rentner, Pensionäre	11	5,2	1,2
Frührentner	23	10,8	2,5
in Weiterbildung	8	3,8	0,9
Beschäftigung in Behindertenwerkstatt	1	0,5	0,1
Arbeitslose	17	22,1	5,2
ohne Angaben	113	53,1	
	213	100	

Tabelle 7. Wohnbevölkerung und befragte Hämophile nach Arbeitslosigkeit und Rentenempfang

	Anteil der Arbeitslosen in %	Anteil von Rentenempfängern u. dgl. in %
Wohnbevölkerung (n = 61420000)	1,5 – 2,0	18,4
Befragte Hämo. (n = 912)	5,2	3,7

Der Anteil der Arbeitslosen unter den befragten Hämophilen liegt also höher, als im Bundesdurchschnitt zu erwarten wäre. Daß unter den befragten Hämophilen weniger Rentenempfänger sind als im Bundesdurchscnitt, ist wohl einmal durch die doch für ältere Hämophile noch geltende geringere Lebenserwartung zu erklären. (So sind ja beinahe ein Drittel der Befragten noch Schüler.)

Von den 47 arbeitslosen Hämophilen geben 38 an, wegen ihrer Krankheit arbeitslos zu sein, das sind 80,9%. Die Krankheit dürfte sich auf die höhere Wahrscheinlichkeit, arbeitslos zu werden, durch zwei Komponenten auswirken: 1. Viele Hämophile sind durch ihre Krankheit körperlich gehandikapt, sie weisen hohe Fehlzeiten wegen ihrer Krankheit auf und können viele Tätigkeiten wegen ihrer Krankheit von vornherein nicht ausführen. Außerdem dürften ihrer Anstellung viele Vorurteile potentieller Arbeitgeber entgegenstehen. 2. Hämophile sind wegen ihrer durch die eingeschränkte Berufsausbildung mangelhaften beruflichen Flexibilität schwer zu vermitteln. Zusammengenommen mit einer eventuellen vergangenen Arbeitslosigkeit machen immerhin 23,9% der befragten Hämophilen mit beendeter Schulausbildung die Angabe, mindestens einmal im Leben arbeitslos gewesen bzw. gegenwärtig arbeitslos zu sein.

84 befragte Hämophile machen Angaben darüber, wie lange sie während ihrer gesamten nachschulischen Laufbahn insgesamt arbeitslos waren bzw. sind (Tabelle 8).

Auch hier ist ein allerdings nur bedingter Vergleich zum Bundesdurchschnitt möglich (Tabelle 9).

Diese Zahlen sind nur bedingt vergleichbar, weil es sich bei den Hämophilen bei der Dauer der Arbeitslosigkeit auch um die Summe mehrerer Phasen von Arbeitslosigkeit handeln kann, während sich die Zahlen für den Bundesdurchschnitt auf die Dauer einer zum Auswertungszeitraum andauernden Arbeitslosigkeit beziehen. Dennoch kann man wohl sagen, daß die Dauer der Arbeitslosigkeit bei Hämophilen vergleichsweise hoch ist.

Tabelle 8. Befragte arbeitslose Hämophile nach Dauer der Arbeitslosigkeit (N = 84)

Häufigkeit	Dauer der Arbeitslosigkeit bis 1/2 Jahr	1/2–1 Jahr	1–2 Jahre	2–3 Jahre	3 Jahre u. mehr
absolut	28	20	12	14	10
in %	33,3	23,8	14,3	16,7	11,9

Tabelle 9. Arbeitslose im Bundesdurchschnitt und befragte arbeitslose Hämophile nach Dauer der Arbeitslosigkeit (in %) [Statistisches Bundesamt (Hrsg.): Statistisches Jahrbuch für die BRD. S. 104. Wiesbaden 1978]

	Dauer der Arbeitslosigkeit bis 1/2 Jahr	1/2–1 Jahr	1–2 Jahre	2 Jahre u. mehr	
Hämophile (N = 84)	33,3	23,8	14,3	28,6	100
Bundesdurchschnitt (N = 911257)	59,7	21,8	11,7	6,9	100

Fälle von Kündigungen wegen Krankheit

65 Personen, das sind 11% der befragten Hämophilen mit beendeter Schullaufbahn, geben an, wegen ihrer Krankheit bzw. wegen der damit verbundenen Konsequenzen schon mindestens einmal auf einer Arbeitsstelle gekündigt worden zu sein. 61 Personen machen Angaben über die Häufigkeit solcher Kündigungen (Tabelle 10).

Es kommt also sehr häufig vor, daß einem Hämophilen wegen seiner Krankheit zwei- bis dreimal oder sogar öfter der Arbeitsplatz gekündigt wird. Aus den Bemerkungen geht hervor, daß es zusätzlich noch mehrere Fälle gibt, in denen vom Arbeitgeber zwar gekündigt wurde, der Betrof-

Tabelle 10. Befragte Hämophile nach Häufigkeit der Kündigung wegen Krankheit (N = 61)

Anzahl der Kündigungen	Häufigkeit absolut	in %
1	34	55,7
2	16	26,2
3	8	13,1
öfter	3	4,9

fene aber erfolgreich widersprechen oder vor dem Arbeitsgericht die Kündigung rückgängig machen lassen konnte.

Der Anteil der Beamten und Selbständigen
Von den 371 Personen, die Angaben über ihren gegenwärtigen bzw. früheren Beruf machen, äußern sich 69 über die Art der Berufsausübung hinsichtlich der Variablen „selbständige Berufsausübung" und „Beamtenverhältnis auf Lebenszeit" (Tabelle 11).

Wenn man ganz grob rechnet, daß von den befragten hämophilen Berufstätigen etwa 15% in Berufen tätig sind oder waren, in denen die Übernahme ins Beamtenverhältnis angestrebt wird bzw. zur üblichen Berufslaufbahn gehört (besonders Lehrer und Verwaltungsberufe im öffentlichen Dienst), so ist der Anteil derer, die tatsächlich ins Beamtenverhältnis übernommen wurden, mit knapp der Hälfte sehr gering. So wird auch in den Bemerkungen häufig darauf hingewiesen, daß der Befragte die Übernahme bisher vergeblich angestrebt habe bzw. diese bereits endgültig abgelehnt sei.

Die Befragten, die ihren Beruf selbständig ausüben, weisen häufig darauf hin, darin die einzige Chance zu sehen, ihren Lebensunterhalt zu verdienen, da nur so die Möglichkeit besteht, krankheitsbedingte Ausfälle auszugleichen.

Das Verhältnis der befragten Hämophilen zu Umschulungen

(bezogen auf Umschulungsmaßnahmen durch das Arbeitsamt und in speziellen Rehabilitationseinrichtungen)

Im Fragebogen wurde die Bereitschaft eruiert, an einer Umschulungsmaßnahme teilzunehmen. Dazu nahmen von den Personen, die ihre Schulbildung beendet haben, 372 Personen Stellung. Ihre Antworten wurden in drei Kategorien eingeteilt:

1. Grundsätzliche Bereitschaft ohne konkrete Vorstellung in dem Sinn, daß eine solche Maßnahme unter den gegebenen Umständen als nicht notwendig erachtet wird, der Befragte im Falle des Eintritts einer solchen Notwendigkeit aber bereit wäre, sich umschulen zu lassen.
2. Bereitschaft mit konkreter Vorstellung, d. h. dem Befragten erscheint eine Umschulung in seiner gegenwärtigen Situation als wünschenswert, und er hat auch ein bestimmtes Umschulungsziel.
3. Eindeutige Verneinung einer Umschulungsbereitschaft.

Bezogen auf die 372 Antworten ergibt sich eine Verteilung gemäß Tabelle 12.

Von allen Befragten, die die Schule hinter sich haben und im berufsfähigen Alter sind, halten immerhin 16 Prozent in der gegebenen Situation eine Umschulung für wünschenswert.

Die hauptsächlich gewünschten Umschulungsberufe liegen in den in Tabelle 13 aufgeführten Berufsgruppen.

31 Personen geben an, bereits einmal umgeschult worden zu sein, das sind 5,2% der Befragten mit beendeter Schullaufbahn. Die meisten erfolgten Umschulungen weisen in die Berufsgruppe der Büroberufe.

Tabelle 11. Befragte Hämophile nach Art der Berufsausübung (N = 69 bzw. N = 371)

Berufsausübung	Häufigkeit absolut	in % (N = 69)	in % (N = 371)
selbständig	42	60,9	11,3
im Beamtenverhältnis	27	39,1	7,3
Summe	69	100	

Tabelle 12. Befragte Hämophile nach Umschulungsbereitschaft (N = 372)

Umschulungsbereitschaft	Häufigkeit absolut	in %
grundsätzlich	72	19,4
ja, konkret	93	25,0
nein	207	55,6
Summe	372	100

Tabelle 13. Befragte Hämophile nach gewünschten Umschulungsberufen (N = 88)

Berufsgruppe	Nummer der Systematik	Anteil in %
Elektriker	31	5,7
Gesundheitsdienst	85	5,7
Geistes- und Naturwissenschaften	88	9,1
Rechnungskaufleute, Datenverarbeitung	77	10,2
Techniker	62	13,6
Büroberufe	78	15,9

Die Auswertung der erläuternden Bemerkungen

Der Fragebogen ließ den Befragten am Schluß Platz, zu ihrer Schul- und Berufslaufbahn weitere Bemerkungen zu machen. Von dieser Möglichkeit machten 214 Personen Gebrauch. Die Bemerkungen wurden im Nachhinein in Kategorien differenziert, die im folgenden kurz beschrieben werden.

Bemerkungen mit negativer Tendenz

1. *Schulschwierigkeiten:* Hämophile sind nicht geistig behindert, sondern weisen im Durchschnitt den gleichen oder sogar einen höheren IQ auf, wie andere Schüler (4). Wenn sie Probleme in der Schule haben, dann meist deshalb, weil sie wegen ihrer Krankheit oft fehlen. Häufig wird auch darüber geklagt, daß weiterführende Schulen schwer erreichbar sind, daß hämophile Kinder anscheinend routinemäßig vom Schulbesuch mindestens ein Jahr zurückgestellt werden, daß Lehrer und Mitschüler zu wenig Verständnis für die besondere Situation hämophiler Schüler zeigen. Ein großer Anteil hämophiler Schüler muß zur Erreichung eines Abschlusses ungleich mehr Mühe und Zeit (und Geld) aufwenden als die gesunden Mitschüler, eine Tendenz, die mit der Höhe des Schulabschlusses zunimmt.
2. *Berufsprobleme:* Hier wird am häufigsten bemerkt, daß die Wahl der Ausbildung und des Berufes stark eingeschränkt ist und viele diesbezügliche Wünsche begraben werden müssen. Des weiteren äußern viele Befragte ihre ständige Angst vor Kündigungen, was in einigen Fällen zu einem Verschweigen der Krankheit am Arbeitsplatz führt, in anderen dazu, daß Hämophile auf ihren Urlaub verzichten, um ihre krankheitsbedingten Fehlzeiten auszugleichen. Viele Hämophile fühlen sich gegenüber gleich oder schlechter ausgebildeten Kollegen im beruflichen Aufstieg zurückgesetzt.
3. Die *Übernahme ins Beamtenverhältnis* ist für viele Hämophile eine unüberwindliche Hürde. Die vorgezeichnete Berufslaufbahn endet für sie an der Tür zur Praxis des Amtsarztes. Gerade für Behinderte, deren Lebenschancen in vieler Hinsicht eingeschränkt sind, bedeutet die relative Sicherheit des Beamtenstatus einen besonderen Wert.
4. *Medizinische Probleme* werden in einigen Fällen genannt, wobei meist geklagt wird über Therapiefehler bei Krankheiten, die primär mit der Hämophilie zwar nichts zu tun haben, bei denen aber Folgeerkrankungen bei rechtzeitiger Berücksichtigung der Hämophilie hätten vermieden werden können. So werden Routineangelegenheiten wie Zahn- oder Blinddarmoperationen manchmal zur lebensbedrohenden Krise oder führen zu lebenslänglichen Behinderungen und Krankheitszuständen.
5. *Schwierigkeiten mit Behörden* beziehen sich meist auf Konflikte mit dem Arbeits- und Sozialamt, den Renten- und Krankenversicherungen, den Sozial- und Arbeitsgerichten. Dabei geht es dann um die Gewährung finanzieller Unterstützung oder etwa um die Anerkennung der Berufsunfähigkeit etc.

Bemerkungen mit positiver Tendenz

6. Auf eine *positive Reaktion der Umwelt* weisen einige Befragte hin, wobei meistens ausgeführt wird, daß die erreichte Schulbildung oder der erlangte berufliche Status nur durch die Unterstützung oder zumindest die wohlwollende Toleranz von Lehrern, Mitschülern, Kollegen, Vorgesetzten u. a. zu erreichen war. Gerade hier zeigt sich auch an Beispielen, mit welchen verhältnismäßig einfachen

Mitteln den Hämophilen schon geholfen werden kann, sei es die etwas flexiblere Gestaltung der Arbeitszeit oder auch nur die Verlegung eines Klassenzimmers in das Erdgeschoß einer Schule.

7. Erleichterung durch die *Heimselbstbehandlung* stellen viele Befragte fest, wobei es sowohl bei Schülern als auch bei Berufstätigen besonders um die weitgehend mögliche Vermeidung von Fehlzeiten geht.
8. Ihre Schul- oder berufliche *Erstausbildung in einem Rehabilitationszentrum* oder einer ähnlichen Einrichtung gemacht zu haben, wird hier als positive Bemerkung gewertet, da sich hierin doch eine akzeptierende Einstellung gegenüber der Krankheit und eine gewisse Offenheit für öffentlich angebotene Hilfen zeigt.

Die Verteilung der 214 Bemerkungen auf diese Kategorien zeigt Tabelle 14.

Die deutliche Betonung von Schwierigkeiten in Schule und Beruf zeigt, wo Maßnahmen zur Verbesserung der Situation Hämophiler anzusetzen haben. Aus den Bemerkungen wird vielfach deutlich, daß hierbei schon durch eine bessere Information der Umwelt und somit durch einen Abbau von Vorurteilen zugunsten einer gewissen Toleranz viel getan wäre.

Die Hypothese einer tendenziellen Verbesserung der Situation Hämophiler seit den 60er Jahren

Da sich seit den 60er Jahren die Therapiemöglichkeiten bezüglich der Hämophilie stürmisch entwickelt und verbessert haben, wird angenommen, daß sich somit auch die allgemeine Situation der jüngeren Hämophilen gegenüber der älterer Hämophiler verbessert habe. Dieser Annahme soll anhand einiger ausgewählter Aspekte im folgenden nachgegangen werden, wobei die Befragten eingeteilt werden in die Gruppe der vor 1955 geborenen und die Gruppe der 1955 und später geborenen.

Tabelle 14. Befragte Hämophile nach Art der erläuternden Bemerkungen (N = 214)

Art der Bemerkung	Häufigkeit absolut	in %
1. Schulprobleme	56	26,2
2. Berufsprobleme	57	26,6
3. Beamtenverhältnis	12	5,6
4. Medizin. Probleme	10	4,7
5. Behördenprobleme	6	2,8
6. pos. Umweltreaktion	7	3,3
7. Heimselbstbehandlung	9	4,2
8. Ausbild. Reha-Zentrum	18	8,4
9. sonstige	39	18,2
Summe	214	100

Der Vergleich der erreichten Schulabschlüsse (Tabelle 15)

Hier zeigt sich also kaum ein Unterschied zwischen älteren und jüngeren Hämophilen. Dies kann natürlich mitbestimmt sein durch den Umstand, daß evtl. in beiden Altersgruppen die Personen mit relativ hoher Schulbildung den Fragebogen ausgefüllt haben und dadurch eine so ähnliche Verteilung entsteht.

Der Vergleich der Umschulungsbereitschaft

Differenziert nach Altersgruppen ergibt sich für die Umschulungsbereitschaft im Sinne des Wunsches nach einer Umschulung mit konkreter Zielvorstellung folgendes Bild (Tabelle 16).

Tabelle 15. Ältere und jüngere befragte Hämophile mit abgeschlossener Schulbildung nach erreichten Schulabschlüssen (in %)

	Schulabschlüsse Sonder- und Haupt-schul-abschl.	mittlere Reife	Hochschulreife	
ältere Hämophile (N = 410)	46,8	28,3	24,9	100
jüngere Hämophile (N = 152)	45,4	30,3	24,4	100

Tabelle 16. Jüngere und ältere Hämophile nach konkretem Umschulungswunsch

ältere Hämophile (N = 286)	Umschulungswunsch bei 24,1%
jüngere Hämophile (N = 84)	Umschulungswunsch bei 28,6%

Das zeigt, daß jüngere Hämophile eher geneigt sind, ihre Situation nicht als unveränderbar hinzunehmen, und eher bereit sind, aktiv zur Veränderung beizutragen und dazu auch konkrete Vorstellungen zu entwickeln.

Unterschiedliche Situationseinschätzung ausgedrückt in positiven und negativen Bemerkungen

Wenn man von einer grundsätzlich günstigeren Situation jüngerer Hämophiler ausgeht, sollte man annehmen, daß sich dies auch in den zusätzlich gemachten Bemerkungen ausdrückt (Tabelle 17).

Tabelle 17. Ältere und jüngere befragte Hämophile nach positiven und negativen Bemerkungen

	positive Bemerkungen in %	negative Bemerkungen in %	sonstige Bemerkungen in %	
ältere Hämophile (N = 139)	9,4	69,8	20,9	100
jüngere Hämophile (N = 75)	28,0	58,7	13,3	100

Hier zeigt sich also deutlich ein positiveres Ergebnis bei den jüngeren Hämophilen. Sie machen sichtbar weniger negative und erheblich mehr positive Bemerkungen als die älteren Hämophilen.
Aus diesem Ergebnis kann man vielleicht mit aller angesichts der wenigen einbezogenen Daten gebotenen Vorsicht doch den einen Schluß ziehen, daß jüngere Hämophile subjektiv ihre Situation weniger desolat einschätzen und eher in der Lage sind, aktiv ihnen gebotene Unterstützung anzunehmen, daß es aber eines weiteren, bislang nur unzureichend erfolgten Schrittes bedarf, bis sich eine Verbesserung auch in der objektiv feststellbaren gesellschaftlichen Situation niederschlägt. Immerhin sind gerade jüngere Hämophile wieder eher betroffen von Arbeitslosigkeit, Numerus clausus etc.

Schlußbemerkungen

Die Auswertung der Daten hat gezeigt, daß es sich bei den Personen, die den Fragebogen ausgefüllt haben, sicher nicht um eine repräsentative Gruppe handelt. Sie sind jünger und besser ausgebildet, als im Durchschnitt zu erwarten wäre. Es ist sicher so, daß ein solcher Fragebogen eher von jüngeren mit besserer Schulbildung ausgefüllt wird. Diese Einschränkung muß bei der Interpretation der Daten und bei der Entwicklung von Schlußfolgerungen unbedingt in Betracht gezogen werden. Andererseits sind diese Daten die systematische Auswertung konkret gemachter Aussagen und artikulierter Bedürfnisse, wie sie von einer Bevölkerungsgruppe hier vorliegen. Deshalb dürfen sie wohl beanspruchen, als Grundlage für medizinisches und soziales sowie politisches Handeln zu dienen. Um so mehr als sich erwarten läßt, daß die Hämophilen in der BRD im Durchschnitt noch größere Probleme haben, als diese Befragung gezeigt hat.

Anmerkungen

1. Institut für Freie Berufe der Universität Erlangen-Nürnberg (Hrsg): Zur Rehabilitation von Hämophilen. S. 25f., Stuttgart 1976
2. König, R. (Hrsg.): Handbuch der empirischen Sozialforschung. Bd. 2, S. 126f., Stuttgart 1973 (3)
3. Statistisches Bundesamt (Hrsg.): Klassifizierung der Berufe, Ausgabe 1970, Stuttgart 1970
4. Institut für Freie Berufe der Universität Erlangen-Nürnberg (Hrsg.): Zur Rehabilitation von Hämophilen. S. 44ff., Stuttgart 1976

Die Rehabilitation von Behinderten mit Hämophilie

Wolfgang Wille, Verwaltungsoberrat in der Hauptstelle der Bundesanstalt für Arbeit, Nürnberg

Derzeitige Wirtschaftslage und Auswirkungen auf den Arbeitsmarkt

Die rezessionsbedingte Arbeitslosigkeit mit im Durchschnitt 1 Mio Arbeitslosen seit mehreren Jahren hatte ihre Auswirkungen auch auf Arbeitnehmer mit gesundheitlichen Einschränkungen. Trotz einer gewissen Absicherung im Arbeitsleben durch Statusrechte, wie z. B. das Schwerbehindertengesetz, und durch verstärkte Rehabilitationsmaßnahmen nehmen Behinderte genauso wie die gesamte übrige Arbeitnehmerschaft an den Höhen und Tiefen des sozialen Umfelds aller abhängig Beschäftigten teil.

Spezifische Arbeitsmarktuntersuchungen und Daten für einzelne Arten von Behinderungen sind noch nicht bekannt. Bei schwereren Behinderungen – bei Hämophilie mit mehrfachen jährlichen Blutungen wird in der Regel von einer Minderung der Erwerbsfähigkeit von 50 – 100% ausgegangen – können jedoch Aussagen und Trends der Schwerbehindertenstatistik der Bundesanstalt für Arbeit zur Beurteilung mit herangezogen werden.

Der Konjunktureinbruch im Jahre 1974 blieb für die Beschäftigungschancen arbeitsloser Schwerbehinderter nicht ohne Auswirkungen. Deren Zahl belief sich – jeweils auf Ende Juli bezogen – 1974 auf 11 600 und stieg 1975 kontinuierlich auf 25 000 an, betrug 1976 38 100, erhöhte sich 1977 auf 40 000 und stieg 1978 auf 48 000 an. Die Arbeitsmarktzahlen des September 1978 weisen mit 47 500 arbeitslosen Schwerbehinderten eine leichte Verbesserung auf dem Arbeitsmarkt aus.

Vergleicht man das heutige Erscheinungsbild mit dem letzten Konjunktureinbruch vor gut 10 Jahren – 1967 –, so ist zu erwarten, daß erst nach einer Verbesserung der Arbeitsmarktsituation auch mit einer besseren Wiedereingliederung arbeitsloser Schwerbehinderter gerechnet werden kann.

Wieder jeweils auf Ende Juli eines Jahres bezogen waren 1966 nur 4 800 Schwerbehinderte arbeitslos. 1967 stieg die Zahl auf 12 100 an, um danach wieder bis 1970 auf 4 500 abzusinken. Zu den heutigen Zahlen ist zu bemerken, daß durch die geänderte Rechtslage im Jahr 1974 – das bis dahin geltende Schwerbehindertenrecht wurde von dem am 1. Mai 1974 in Kraft getretenen Schwerbehindertenrecht abgelöst – Arbeitslose immer noch den Status eines Schwerbehinderten zuerkannt bekommen. Die Gesamtzahl von ca. 47 500 arbeitslosen Schwerbehinderten unterstreicht jedoch nach wie vor die sehr deutlichen Auswirkungen der derzeitigen Arbeitsmarktlage auf diesen Personenkreis.

Zur richtigen Beurteilung der Entwicklung in bezug auf die Arbeitslosigkeit von Schwerbehinderten muß man zusätzlich berücksichtigen, daß die Bundesregierung und die Länder aus Mitteln der Ausgleichsabgabe nach dem Schwerbehindertengesetz 100 Mio DM zur Bereitstellung von Arbeits- und Ausbildungsplätzen für Schwerbehinderte zur Verfügung stellten. Zusammen mit diesem Sonderprogramm war es den Dienststellen der Bundesanstalt für Arbeit im Jahr 1977 möglich, nicht weniger als 21 900 Schwerbehinderte wieder einzugliedern. Dies war das höchste Vermittlungsergebnis dieser Personengruppe seit 1964. Die Steigerung der Vermittlungszahlen gegenüber 1976 machte gut 50% aus. Mit dem Sonderprogramm konnten 8 700 Schwerbehinderte durch die BA vermittelt werden.

Aufgrund dieser positiven Erfahrungen war die Bundesanstalt froh, daß ein neues Programm dieser Art zum zweiten Mal am 1. 1. 1978 wiederum mit einem Volumen von 100 Mio DM angelaufen ist. Vom Januar bis September 1978 konnten bereits wieder fast 16 500 Schwerbehinderte in Arbeit vermittelt werden, davon mit Hilfe dieses zweiten Sonderprogrammes 6300 Behinderte. Die rege Nachfrage nach diesen Förderbeträgen läßt hoffen, daß einer ähnlich hohen Zahl von Schwerbehinderten wieder geholfen werden kann. In die gleiche Richtung geht auch die Zahl der auf Pflichtplätze nach dem Schwerbehindertengesetz beschäftigten Personen. Betrug die Besetzungsquote im Oktober 1975 erst 3,8%, so ist diese bis Dezember 1977 auf über 4% angestiegen.

Eine im übrigen auch von der Bundesanstalt für Arbeit angeregte und erhoffte gesetzliche Neuregelung, die Altersgrenze für schwerbehinderte Renten- und Pensionsantragsteller zu senken, könnte darüberhinaus zu einer gewissen Entlastung führen. In der Gesetzesvorlage wird davon ausgegangen, daß ein Personenkreis von ca. 70000 Schwerbehinderten begünstigt sein wird.

Da eine Reihe von absoluten Zahlen für sich allein einer arbeitsmarktpolitischen Interpretation nicht unmittelbar zugänglich ist, hat die Bundesanstalt Ende September 1975 eine Strukturuntersuchung speziell für den Personenkreis der arbeitslosen Schwerbehinderten durchgeführt und dabei aufschlußreiche Erkenntnisse gewonnen. So war z. B. die berufliche Qualifikation bei arbeitslosen Schwerbehinderten im Vergleich zur nichtbehinderten Zahl überdurchschnittlich günstig. Gegenüber knapp 35% bei Nichtbehinderten haben z. B. 41% der Schwerbehinderten eine betriebliche Ausbildung (Lehre) abgeschlossen. Dies dürfte auch mit ein Ergebnis von Rehabilitationsmaßnahmen gewesen sein. Bei der Dauer der Arbeitslosigkeit mußte hingegen festgestellt werden, daß Schwerbehinderte im Durchschnitt weit länger arbeitslos waren.

Um das gegenwärtige Ausmaß der Arbeitslosigkeit unter den Schwerbehinderten genau abschätzen zu können, müßte man eine spezifische Arbeitslosenquote für die Schwerbehinderten berechnen. Dafür sind jedoch die statistischen Voraussetzungen noch nicht gegeben. Aus den Beobachtungen der Arbeitsämter war zu schließen, daß sich in der Anfangsphase der Rezession 1974 unter den am Erwerbsleben teilnehmenden Schwerbehinderten die Arbeitslosigkeit nicht so ausgeprägt darstellte wie im Durchschnitt aller Erwerbspersonen. Zweifelsohne dürfte hier das Schwerbehindertengesetz mit seinen Schutzbestimmungen nicht ohne Einfluß gewesen sein.

Die weitere Entwicklung hat jedoch gezeigt, daß ein Schwerbehinderter, der erst einmal arbeitslos geworden ist, nur mit weitaus größeren Anstrengungen wieder eingegliedert werden kann, als dies bei gesunden Erwerbspersonen der Fall ist. Die Strukturuntersuchungen – letztmals im Mai 1978 – haben ergeben, daß sich die Arbeitsmarktlage für Personen ohne gesundheitliche Einschränkungen seit dem Sommer 1975 konjunkturell nicht mehr wesentlich verschlechtert hat. Die leichte Besserung auf dem Arbeitsmarkt, wie sie seit Monaten zu beobachten ist, hat sich, wie die jetzt vorliegenden Ergebnisse erkennen lassen, vorwiegend auf die Gruppen beschränkt, die schon bisher eher unterdurchschnittlich von Arbeitslosigkeit betroffen waren. Umgekehrt zeigt sich bei Personen mit gesundheitlichen Einschränkungen ein nach wie vor sehr hoher Anteil an den Arbeitslosenzahlen.

Es muß sogar angenommen werden, daß sich die Arbeitsmarktlage für Erwerbspersonen mit gesundheitlichen Einschränkungen offenbar erneut etwas verschlechtert hat. Der Anteil dieser Gruppe an der Gesamtarbeitslosenzahl beträgt jetzt 28,8%, nach 26,8% im September 1977 und 25,0% im Mai 1977. Untersucht man noch die Arbeitslosigkeit nach ihrer Dauer und den gesundheitlichen Einschränkungen, so ist festzustellen, daß Schwerbehinderte nur bei einer Arbeitslosigkeit von bis zu 6 Monaten nicht in dem ausgeprägten Maße von Arbeitslosigkeit betroffen werden wie der übrige Durchschnitt. Bei längerfristig Arbeitslosen hingegen muß darauf hingewiesen werden, daß die soziale Problematik eher wächst. Bei einer Dauer der Arbeitslosigkeit von 1 – 2 Jahren sind Schwerbehinderte $1^1/_2$mal so häufig wie Nichtbehinderte beteiligt. Der Anteil wächst auf das vierfache, wenn man sich die Dauer der Arbeitslosigkeit von 2 Jahren und länger ansieht.

Abschließend ist festzustellen, daß die Entwicklung am Arbeitsmarkt für Schwerbehinderte noch ungünstiger verlaufen wäre, wenn nicht arbeitsmarktpolitische Instrumente in Form von Sonderprogrammen und Hilfen zur Rehabilitation in nicht unerheblichem Umfang eingesetzt worden wären.

Der derzeitige Stand sozialrechtlicher Bestimmungen im Hinblick auf die Behinderten mit Hämophilie – positive und negative Auswirkungen der jüngeren Sozialrechtssetzung

Winfried Hoppe, Assessor, Köln

Es finden sich nur wenige Rechtsquellen, die sich mit der Hämophilie als spezifischer Behinderungsform befassen. Das ist indessen angesichts der finalen Ausrichtung des neuen Schwerbehindertenrechts, das nicht mehr nach der Ursache der Behinderung differenziert, sondern den Wiedereingliederungsgedanken in den Mittelpunkt stellt, nicht verwunderlich. Die Sozialrechtssetzung der jüngeren Zeit hat für die Hämophilen erhebliche Vorteile, aber auch Nachteile gebracht:

Vorteile der jüngeren Sozialrechtssetzung für die Hämophilen

Für den nicht krankenversicherungspflichtigen Teil der Hämophilen bzw. ihrer Eltern – also namentlich die Selbständigen und die über der Krankenversicherungspflichtgrenze Liegenden –, bedeutete das zum 1. 7. 1975 in Kraft getretene Gesetz über die Sozialversicherung Behinderter, mit dem die Beitrittsberechtigung zu den gesetzlichen Krankenkassen für die Behinderten statuiert wurde, wegen des kostenträchtigen Leidens oftmals die Befreiung von materieller Not.

Mit der durch die „Anhaltspunkte für die ärztliche Begutachtung Behinderter nach dem Schwerbehindertengesetz“[1] vorgenommenen MdE-Einstufung je nach dem Schweregrad der Hämophilie wurde den die Hämophilen begutachtenden Ärzten ein den Grundsätzen der Gleichbehandlung entsprechender Maßstab für die Einstufung nach dem SchwbG an die Hand gegeben, der sich bewährt hat.

[1] Hrsg.: Bundesminister für Arbeit, Bonn 1977 (hier: S. 77).

Ebenfalls in den „Anhaltspunkten . . .“ (S. 15) hat der Bundesminister für Arbeit bestimmt, daß bei der Hämophilie bei der Notwendigkeit der Substitutionsbehandlung – und damit schon bei einer Restaktivität von antihämophilem Globulin von 5% und darunter – stets bis zur Vollendung des 6. Lebensjahres, darüber hinaus aber häufig je nach Blutungsneigung und Reifegrad auch noch weitere Jahre Hilflosigkeit anzunehmen sei. Für die Eltern des jungen Hämophilen hat dies die Rechtfertigung des höchsten Pauschbetrages für Behinderte nach § 65 EStDV/§ 26 LStDV zur Folge.

Die beachtliche Ausweitung des Netzes der Landesschulen für Körperbehinderte in Vollzug des BSHG (Eingliederungsmaßnahmen) durch die Träger der überörtlichen Sozialhilfe hat eine von den äußeren Umständen her dem normalen Bildungsgang angeglichene Beschulung der durch ihr Leiden besonders bedrohten hämophilen Behinderten mit sich gebracht, die sonst – für ihre psychische Entwicklung ungünstiger – durch Privatlehrer hätten beschult werden müssen.

Am 11. 7. 1978 (MBl. NW S. 1170) hat der Innenminister des Landes NW „Richtlinien zur Durchführung des Schwerbehindertengesetzes im öffentlichen Dienst im Lande NW“ erlassen, in denen u. a. die Verbeamtungsfähigkeit der Behinderten und damit auch der Bluter nunmehr nicht mehr der Rechtsprechung überlassen ist. Nach jenem Erlaß können „Schwerbehinderte auch dann als für ein Beamtenverhältnis gesundheitlich geeignet angesehen werden, wenn zwar ihre vorzeitige Dienstunfähigkeit infolge ihrer Behinderung nicht mit einem hohen Grad an Wahrscheinlichkeit auszuschließen ist, jedoch aufgrund amtsärztlicher Beurteilung erwartet werden kann, daß sie nicht vor Ablauf von 10 Jahren eintreten wird.“

Soweit noch nicht geschehen, steht zu erwarten,

daß die übrigen Bundesländer gleichsinnige Regelungen erlassen werden.

Nachteile der jüngeren Sozialrechtssetzung für die Hämophilen

Durch seinen weiten Behinderungsbegriff ermöglicht das SchwbG den Arbeitgebern, die Pflichtquote der Behindertenarbeitsplätze mit *tatsächlich* weniger schwer behinderten Mitarbeitern, die indessen *rechtlich* i. S. d. SchwbG als Schwerbehinderte anerkannt werden müssen, zu besetzen und damit Arbeitsplätze den tatsächlich Schwerbehinderten, zu denen unstreitig auch die Hämophilen gehören, zu sperren. Privilegiert werden demnach durch das SchwbG die tatsächlich leichter Behinderten, die jedoch des gesetzlichen Schutzes weniger bedürfen. Daß die Ausweitung des geschützten Personenkreises durch das SchwbG dem engeren und damit schutzwürdigeren Kreis der Schwerbehinderten gravierende Nachteile gebracht hat, beweist die tagtägliche Praktizierung des SchwbG durch die Arbeitgeber, ob privatwirtschaftliche oder öffentliche. Der Vorwurf, den Sinn des SchwbG zu unterlaufen, richtet sich dabei, das sei hier betont, nicht gegen den privaten Arbeitgeber. Er nimmt seine legitimen Rechte wahr, wenn er das Gesetz, so weit eben möglich, zu seinen Gunsten ausschöpft. Der Vorwurf ist vielmehr in erster Linie an den Gesetzgeber zu adressieren: Dadurch, daß z. B. auch leicht anämische Frauen im gebärfähigen Alter, die sich einer Totaloperation unterzogen haben, für die Blutarmut und für das durch die Operation erlittene seelische Trauma bereits mit mehr als 50% behindert einzustufen sind, ist es den Arbeitgebern leichtgemacht, die Mindestquote an Schwerbehinderten aus den Reihen der bereits bei ihnen Beschäftigten zu rekrutieren, ohne einen einzigen Schwerbehinderten neu einstellen zu müssen. Leider ist das angeführte Beispiel kein Einzelfall.

Damit aber ist der Sinn des Schwerbehindertengesetzes in sein Gegenteil verkehrt worden, wenn Einstellungsblockade von wirklich Behinderten seine Auswirkung ist.

Beklagenswert ist ferner das schlechte Beispiel, das viele öffentliche Arbeitgeber bieten, die die Zahlung der sie nicht treffenden, weil aus Steuermitteln beglichenen Ausgleichsabgabe in Kauf nehmen, weil sie die 6-%-Pflichtquote nicht erreicht haben.

Forderungen an Gesetzgebungs- und Exekutivorgane

Der Schwerbehindertenbegriff muß enger gefaßt werden, um die Beschäftigung der tatsächlich schwer Behinderten zu erreichen.

Der öffentlichen Hand sollte eine erhöhte Pflichtquote auferlegt werden, die um so eher zumutbar erscheint, als die öffentliche Hand überwiegend Schreibtischarbeitsplätze anzubieten hat, die nur ein Mindestmaß an körperlicher Rüstigkeit erfordern und damit an sich für einen Großteil der Behinderten geeignet sind.

Nr. 12 der „Voraussetzungen für Vergünstigungen“ der „Anhaltspunkte für die ärztliche Begutachtung Behinderter“ sollte eine Erweiterung dahingehend erfahren, daß nach der „Verwaltungsvorschrift zur StVO“ als außergewöhnliche Gehbehinderung auch die Arthrose anerkannt wird. Erfahrungsgemäß leiden nämlich viele erwachsene Hämophile an diesem Folgeschaden ihrer Krankheit.

Schwerbehinderte Abiturienten, deren Kreis wegen des ausgeuferten Schwerbehindertenbegriffes allerdings einzugrenzen wäre, sollten bei der „Zentralstelle zur Vergabe von Studienplätzen“ (ZVS) in Dortmund unter Ausweitung der bei der ZVS geltenden Härteklausel einen Punktebonus erhalten. Zur Begründung könnte man sich an den allgemeinen sozialrechtlichen Grundsatz, der seine Ausformung z. B. auch im Beamtenrecht gefunden hat, anlehnen, wonach Schwerbehinderte bei der Besetzung von Stellen im öffentlichen Dienst bevorzugt zu berücksichtigen sind, sofern sie gleich geeignet wie gesunde Bewerber sind.

Zusammenfassend darf festgestellt werden, daß es hämophiliespezifische Forderungen an die staatlichen Organe nicht gibt. Das Sozialrecht der jüngeren Zeit hat den Besonderheiten der Hämophilie alles in allem in notwendigem, aber auch ausreichendem Maße Rechnung getragen.

Die Forderung nach einer Einengung des Schwerbehindertenbegriffs ist allgemeingültig, käme aber bei Verwirklichung auch den Hämophilen zugute, die als schwer von einem angeborenen organischen Leiden Betroffene ganz sicherlich zu dem Kern der Zivilbehinderten gehören.

Kurzdarstellung des Diskussionsverlaufs

Prof. Dr. med. Klaus Schimpf, Heidelberg

Unter den Teilnehmern am Symposion saßen viele Hämophile oder Eltern von Hämophilen, die durch ihre Mitgliedschaft in der Deutschen Hämophiliegesellschaft und durch die Kontakte mit den sie betreuenden speziell erfahrenen Ärzten sehr gut über die vorgetragenen Probleme orientiert waren. Man war sich schnell über die wichtigsten Gebiete einig, auf denen vor allem Verbesserungen angestrebt werden müssen. Zu allererst ist es die Situation des Hämophilen an seiner Arbeitsstelle. Nach vielfältiger Erfahrung besteht allgemeine Unaufgeklärtheit bis zu Unkenntnis über die Probleme der Hämophilie. Man meinte, daß dies u. a. mit der Seltenheit des Krankheitsbildes zusammenhänge. Bevor ein Bluter an seinen Arbeitsplatz kam, war niemand aus seiner Umgebung dazu angeregt worden, sich über die speziellen Probleme dieser Krankheit genau zu informieren. Die Unaufgeklärtheit betrifft nach den Erfahrungen der Diskussionsteilnehmer in gleicher Weise die Arbeitskollegen, die Personalabteilungen der Betriebe, die Betriebsräte. Es sei kein Zutrauen vorhanden. Man glaube nicht, daß ein Bluter seinen Arbeitsplatz ausfüllen könne. Oft scheint fälschlich angenommen zu werden, daß er durch Verbluten nach außen bei Verletzungen am Arbeitsplatz gefährdet sei. Bereits deswegen wird offenbar häufig mit der Einstellung gezögert. Die Furcht vor späterer Unkündbarkeit des Hämophilen mit seinem Schwerbehindertenstatus und das mangelnde Zutrauen zu seinen Arbeitsleistungen sind Momente, die häufiger veranlassen, nach der Anstellung verlängerte Probezeiten festzulegen.

Wegen der Seltenheit des Krankheitsbildes verspricht es wenig, das Informationsdefizit durch allgemeine Aufklärungsaktionen, z. B. Versenden von Merkblättern, zu verringern. Viel besser ist es, in jedem einzelnen Fall individuell aufzuklären: Nachdem der Patient sein Einverständnis gegeben hat, ruft der ihn betreuende Arzt, abhängig davon, wo das meiste Informationsbedürfnis gesehen wird, das Arbeitsamt, den Vertrauensmann des Betriebes für Schwerbeschädigte, die Personalabteilung oder den Betriebsrat an und klärt über das Krankheitsbild der Hämophilie auf. Besonders wichtig ist es auch, die Hauptfürsorgestelle, die vor Ort erscheint und den Behindertenarbeitsplatz besichtigt, genauestens zu informieren.

Daß die Arbeitslosenquote bei Blutern etwas geringer ist als beim Durchschnitt aller Behinderten, spricht dafür, daß sich ein Bluter erfolgreich im Beruf behaupten kann. Die Möglichkeiten, als Bluter in den Beamtenstatus aufgenommen zu werden, sind in der Bundesrepublik unterschiedlich. Zumindest in Nordrhein-Westfalen kann es bei einem Schwerbehinderten dann geschehen, wenn Dienstunfähigkeit nicht vor Ablauf von 10 Jahren zu erwarten und der Anwärter nicht älter als 42 Jahre ist. Viel hängt offenbar davon ab, wie die zuständigen Amtsärzte den einzelnen Fall beurteilen. Auch in dieser Situation erscheint es zweckmäßig, daß der Hämophile dem ihn behandelnden Hämophilie-Arzt gestattet, über das Krankheitsbild und seine Prognose zu informieren.

Empfehlungen[1]

Prof. Dr. med. Klaus Schimpf, Heidelberg

A_1 Morbidität

Die Häufigkeit der Hämophilien, X-chromosal rezessiv vererbte Krankheiten, beträgt weltweit etwa 7 pro 100000 Einwohner. In der Bundesrepublik sind also auf 61 Mio Einwohner etwa 4270 Hämophile zu erwarten. 55% von ihnen entfallen auf die schweren und mittelschweren Formen, die unter den pathognomonischen spontanen Blutungen leiden. 82% sind Hämophilie-A-, 18% Hämophilie-B-Kranke, die sich in ihrem klinischen Erscheinungsbild nicht unterscheiden. Patienten mit schweren und mittelschweren Formen bluten 12- bis 36mal pro Jahr und mehr, nur zu 6% nach außen oder in die inneren Schleimhäute, dagegen zu 70–80% in die Gelenke und zu 10–15% in die Muskulatur. Etwa $^3/_4$ der Patienten mit schweren Hämophilien sind in der kontrollierten Selbstbehandlung geschult, so daß trotz der großen Blutungszahl wenig stationäre Aufnahmen notwendig sind. Bei orthopädisch-rehabilitativen Operationen, wie Synovektomien, Sehnenverlängerungen, Korrekturosteotomien, Arthrodesen, Gelenkersatz, muß mit stationären Aufenthalten zwischen 4 und 16 Wochen gerechnet werden. Die durchschnittliche Dauer aller stationären Aufenthalte von Blutern, unabhängig vom Aufnahmegrund, liegt bei 3 Wochen.

A_2 Mortalität

Seit Einführung der modernen Gerinnungsfaktorenkonzentrate ab 1965 ist die Mortalität stark zurückgegangen. Zur Zeit sind die unter moderner Therapie gewonnenen Zahlen noch zu klein, um sichere Angaben machen zu können. Von 271 Blutern des Hämophiliezentrums Heidelberg verstarben von 1973–1978 7, davon nur 1 unmittelbar an einer Blutung.

A_3 Frühinvalidität

Es liegen nicht genügend Unterlagen für exakte Zahlenangaben vor. Man kann nur indirekte Schlüsse aus dem Beschäftigungsgrad der Hämophilen ziehen.

B_1 Vorwiegend betroffene Altersgruppe

Das Leiden ist angeboren und manifestiert sich praktisch nur bei Männern. Weibliche Hämophile sind außerordentliche Raritäten. Die harmlose Neigung zu blauen Flecken manifestiert sich schon im ersten Lebensjahr. Rezidivierende Gelenkblutungen werden mit Beginn des Laufenlernens bemerkbar. Als Folge davon haben in der Altersgruppe 1–5 Jahre 10% der Patienten, mit 16 Jahren bereits 100% der Patienten mindestens ein Gelenk mit hämophiler Arthropathie. Mit 16 Jahren sind pro Patient im Durchschnitt bereits 3 Gelenke, 5 Jahre später $4^1/_2$ Gelenke betroffen, wonach die Zahl kaum noch ansteigt.

B_2 Rezidivhäufigkeit

Die Blutungsneigung nimmt im Laufe des Lebens nicht wesentlich ab.

B_3 Beeinträchtigung der geistigen Leistungsfähigkeit

Es besteht keine Beeinträchtigung. Der Intelligenzquotient entspricht der normalen Verteilung in der Bevölkerung.

[1] Siehe „Einleitende Hinweise“ auf S. 81.

B_4 Wesensveränderungen und sonstige Besonderheiten

Direkte Beziehungen zwischen dem Schweregrad der Gerinnungsstörung und seelischen Veränderungen bestehen nicht. Die Persönlichkeitsentwicklung des Bluters wird stark davon beeinflußt, wie seine Eltern Emotionen wie Schuldgefühl, Schmerz, Trauer, Angst, Zorn über die Bluterkrankheit ihres Kindes bewältigen oder bewältigt haben. Eine überbeschützende Haltung der Mutter kann den Bluter zu passivem Verhalten und zu Versorgungswünschen erziehen, aber auch zu rekurrierend risikosuchendem Gebahren, wobei Unverletzlichkeit bewiesen werden soll. Der an die Seite gedrängte Vater hat dann zu wenig Einfluß auf die Entwicklung eines Männlichkeitsbewußtseins seines Sohnes. Wenn ein Bluterkind in stark überbeschützender familiärer Umgebung aufgewachsen sein sollte, dürfte das Einleben bei Schulbeginn erschwert sein. Nur dann, wenn die Lehrer unaufgeklärt bleiben, dem Kind ängstlich gegenüberstehen und sich ebenfalls überbeschützend verhalten, setzen sich die Schulanfangsschwierigkeiten auf die Dauer fort. Deshalb sollen Bluterkinder wie gleichaltrige gesunde Kinder möglichst schon vorher den Kindergarten besuchen. Die jeweiligen Erziehungspersonen müssen über das Krankheitsbild informiert werden (die Deutsche Hämophiliegesellschaft, Rathausgasse 7, 8000 München 60, sendet auf Anforderung Informationsblätter für Lehrer und Erzieher zu). Seelische Schwierigkeiten im Berufsleben sind, wenn sie auftreten, Folge der geschilderten Kindheitsentwicklung. Seit Einführung der kontrollierten Selbstbehandlung hat sich die psychologische Situation der Patienten offenbar stark geändert: Der Patient muß sich nicht mehr wie vorher machtlos gegenüber seinen Blutungsepisoden fühlen und seinen Körper als etwas Fremdes empfinden. Er ist nun in der Lage, für sich selbst zu sorgen, erlebt seinen Körper als von ihm beherrscht und ist nicht mehr gezwungen, die Therapie anderen zu übertragen. Unabhängig kann er sich physische und emotionale Wünsche erfüllen, und zwar ohne Furcht, evtl. eintretenden Blutungsereignissen hilflos ausgeliefert zu sein. Es wird berichtet, daß durch diese neuen Möglichkeiten Affekte wie Angst, Depression, Hilflosigkeit abgenommen haben und die Patienten im positiven Sinne eigennütziger geworden sind. Keiner von ihnen wünscht zur früheren Art der an den Ort des Krankenhauses zentrierten medizinischen Versorgung zurückzukehren. Die Patienten haben das Gefühl erworben, das Recht zu einem normalen autonomen Leben zu besitzen, sowohl aus physischer wie aus beruflicher Sicht.

C_1 Fortschritte der Therapie in den letzten Jahren

a) Medikamentöse Behandlung

In den letzten 15 Jahren gelang es durch Fortschritte auf dem Gebiet der biochemischen Präparation die den Patienten fehlenden Gerinnungsfaktoren aus dem gespendeten Blut gesunder Personen so weit zu konzentrieren, daß die Konzentrate nach schweren Verletzungen oder großen Operationen über Wochen bis zur vollständigen Wundheilung ohne Volumenüberlastung des Kreislaufes injiziert werden können. Seitdem ist die Gefahr zu verbluten weitgehend ausgeschlossen. Damit sind große Operationen in jeder Richtung möglich geworden, und es wurde auch möglich, rehabilitative Eingriffe am Bewegungsapparat praktisch komplikationslos durchzuführen.

Da Konzentrate auch in genügender Menge vorhanden sind, kann bei jeder beginnenden Gelenk-, Muskel- oder sonstigen Blutung früh (d. h. innerhalb 1 Std. nach Beginn erster Beschwerden) substituiert werden. In befriedigender Schnelligkeit wurde es erst möglich, nachdem die Patienten mit schwerer und mittelschwerer Hämophilie in der kontrollierten Selbstbehandlung durch i.v.-Injektionen von Gerinnungsfaktorenkonzentraten geschult werden konnten. Etwa $^3/_4$ dieser Verlaufsformen werden heute mit dieser Methode betreut.

b) Sonstige Therapie

Jetzt konnten gleichzeitig auch regelmäßige krankengymnastische Übungsprogramme, die stets auch präventiv-rehabilitativ betrieben werden müssen, in die Therapie aufgenommen werden; ebenso konnte von da ab Sportausübung verordnet werden, wobei Schwimmen und Radfahren Basissportarten sind.

C_2 Spezialeinrichtungen

a) Medizinische

Da das Leiden von Geburt an besteht, Blutungen lebenslang ständig neu auftreten, muß die kurative Behandlung der Blutungen und die rehabilitative Behandlung dadurch verursachter Funktionsstörungen am Bewegungsapparat lebenslang betrieben werden. Der Patient befindet sich also bis auf Ausnahmen in ständigem Kontakt mit einem betreuenden Bluterzentrum, ohne räumlich daran gebunden zu sein. Diese Zentren haben sich trotz der im Hinblick auf andere Leiden relativ geringen Zahl der Bluter gebildet; denn nur so ist gewährleistet, daß sie durch speziell erfahrene Ärzte betreut werden und neueste Erkenntnisse unmittelbar angewendet werden können. Operative Eingriffe sollten z. B. immer nur in enger Zusammenarbeit mit einem Hämophiliezentrum und dem angeschlossenen Gerinnungslaboratorium oder einem entsprechend hämatologisch erfahrenen Arzt durchgeführt werden.

b) Nicht-medizinische

Der Besuch des normalen Kindergartens, der normalen Schule, der normalen Berufsausbildungsstätte sollte stets angestrebt werden.
Der Besuch von Spezialeinrichtungen für die Schul- und Berufsausbildung, an die ein Hämophiliezentrum angeschlossen ist, kommt in immer weniger Fällen in Frage, wobei die medizinische (z. B. fehlende Möglichkeit zur kontrollierten Selbstbehandlung), familiäre oder psychische Situation die Internatsausbildung notwendig machen kann (sei es in einem Schulinternat, einem Berufsbildungsinternat oder einem Berufsförderungswerk). Ist sie notwendig, sollte sie aber unbedingt angestrebt werden.

Die *Stiftung Rehabilitation* in Heidelberg besitzt sämtliche Einrichtungen, die zur kurativen Therapie und medizinischen, schulischen oder beruflichen Rehabilitation von Blutern gebraucht werden. Ebenso besteht bei ihr die Möglichkeit zu Ferienaufenthalten von Bluterkindern. Das Hämophiliezentrum der Stiftung befindet sich in der Rehabilitationsklinik Heidelberg (Postfach 101409, 6900 Heidelberg 1, Tel. 06221/882910). Es erteilt jederzeit Auskünfte.
Darüberhinaus sind umfassende Auskünfte auch zu erhalten bei der Bundesgeschäftsstelle der Deutschen Hämophiliegesellschaft zur Bekämpfung von Blutungskrankheiten e.V. (Rathausgasse 7, 8000 München 60, Tel. 089/833039).

C_3 Durchschnittliche Dauer der stationären Behandlung

Siehe A_1.

C_4 Kompensationsmöglichkeiten bei Funktionsausfall

Im Vordergrund der rehabilitativen Therapie stehen krankengymnastische Übungsprogramme und sportliche Betätigungen wie Schwimmen und Radfahren (zur Erhaltung oder Verbesserung der Beweglichkeit und muskulären Gelenkstabilität). Falls therapieresistente schmerzhafte chronische Gelenkentzündungen oder Fehlstellungen bestehen, die bei Belastung unerträglich werden, müssen orthopädische rehabilitative Operationen durchgeführt werden wie Synovektomien, Korrekturosteotomien, Arthrodesen und in Einzelfällen Gelenkersatz.

C_5 Zweckmäßigkeit einer Beschäftigungs- bzw. Arbeitstherapie

Beschäftigungs- und Arbeitstherapie können in Einzelfällen notwendig sein und müssen dann nach der eingetretenen Behinderung individuell festgelegt werden.

D_1 Besondere sozial-medizinische Begutachtung des Personenkreises

Es sind keine spezifischen Besonderheiten vorhanden. Die Notwendigkeit muß im Einzelfall nach der jeweiligen Situation festgestellt werden.

D_2 Belastungsprüfungen

Wie D_1.

D_3 Anhaltspunkte für den Zeitpunkt des Beginns berufsfördernder Maßnahmen

Das Problem einer beruflichen Rehabilitation in dem Sinne, daß ein Vorberuf nicht mehr ausgeübt werden kann, kommt auf die Hämophilen heute weniger oft zu, da sie bereits mit dem Leiden in die Schul-, Berufsausbildung und das Berufsleben einzutreten pflegen. Patienten mittleren Alters, die nicht mit den Möglichkeiten der modernen Therapie aufgewachsen sind, können aber mit der Frage der beruflichen Umschulung konfrontiert werden. Auskünfte darüber erteilen alle Rehabilitationsträger, insbesondere die Arbeitsämter, die in diesen Fällen in der Regel berufsfördernde Maßnahmen finanzieren. (Siehe auch Punkt C_{2b}).

D_4 Nicht mehr zumutbare Arbeitsverrichtungen

Für die Berufswahl des Bluters sollten folgende Tätigkeiten ausgeklammert werden: alle Berufe, die Verletzungsgefahr bedeuten, starke körperliche Mobilität, lebenslang eine Feinbeweglichkeit der oberen Extremität oder eine Beweglichkeit der oberen Extremität in vollem Ausmaße verlangen, das Tragen schwerer Gegenstände beinhalten.

D_5 Nicht mehr zumutbare Arbeitsumwelteinflüsse

Bei bestehender hämophiler Arthropathie, unter der die überwiegende Zahl der Bluter zu leiden hat, ist eine Arbeit in Kälte und Nässe nicht zuzumuten.

4. Symposium Die Rehabilitation von Rheumatikern

Vorsitzender: Prof. Dr. med. M. Franke, Baden-Baden

Als Mitwirkende in der Symposiumsleitung:
M. Beck, Karlsruhe
Dr. med. G. Josenhans, Bad Bramstedt
Dr. med. D. Kallinke, Dipl. Psych., Heidelberg
Prof. Dr. med. H. Mathies, Bad Abbach
Prof. Dr. med. K. L. Schmidt, Bad Nauheim
Dr. med. J. Tolk, Kiel

D. Kallinke: Die Bedeutung von psychologischen Faktoren, S. 206

Aus dem Inhalt: Drei Hypothesen – Persönlichkeitsveränderungen bei cP-Patienten – Verhaltensauffälligkeiten wahrscheinlich Krankheitsfolge – Schlußfolgerungen – Präventiv orientierte Dauerbehandlung – Krankenführung – Frühzeitige berufliche Rehabilitation

J. Tolk: Besondere Probleme der Nachsorge (Beschäftigungstherapie), S. 209

Aus dem Inhalt: Ein Teufelskreis – Betreuung des Rheumakranken auf 4fache Weise – Die ablenkende Beschäftigungstherapie – Die funktionelle Beschäftigungstherapie – Die Besserung gestörter Funktionen – Hilfen zur Selbsthilfe – Haushaltstraining – Die berufliche Situation – Rückerlangung der Arbeitsfähigkeit – Die Aufgaben der Deutschen Rheuma-Liga

M. Franke: Empfehlungen, S. 214

Einleitungsreferat

Prof. Dr. med. Martin Franke, Ärztlicher Direktor des Staatlichen Rheumakrankenhauses Baden-Baden

Die Empfehlungen 1968 werden im folgenden in 7 Punkten zusammengefaßt:

1. Forderung der Frühdiagnose unter dem besonderen Hinweis auf die Erfolgsaussichten berufsfördernder Maßnahmen.
2. Zur Beurteilung des medikamentösen Behandlungseffektes bei den chronisch-entzündlich rheumatischen Erkrankungen wurde die Zusammenarbeit rheumatologischer Behandlungszentren empfohlen.
3. Zur Weiterentwicklung der medikamentösen Behandlung dieser Erkrankungen wurde die Förderung der Grundlagenforschung gewünscht.
4. Zur Behandlung des Patienten mit chronisch-entzündlichem Rheumatismus wurde die Notwendigkeit des Ausbaus von Universitätsabteilungen und Spezialkliniken sowie der Ausbau von Rheumabehandlungszentren an Kurorten herausgestellt.
5. Es wurde der Ausbau der interdisziplinären Zusammenarbeit zwischen dem internistischen Rheumatologen und dem operierenden Orthopäden als besonders wichtig bezeichnet.
6. Die Bedeutung der physikalischen Therapie für die Rehabilitation des Kranken mit chronisch-entzündlichem Rheumatismus wurde genannt. Die Notwendigkeit der qualitativ und quantitativ ausreichenden Ausbildung medizinischer Assistenzberufe wurde angesprochen.
7. Schließlich wurde die Wichtigkeit der Arbeitsplatzauswahl mit Rücksicht auf die im Einzelfall schwer vorhersagbare Prognose der entzündlich-rheumatischen Erkrankungen herausgestellt.

Im folgenden wird ein Überblick darüber gegeben, was dazu in den letzten 10 Jahren erreicht werden konnte:

1. Das Problem der Frühdiagnose besteht nach wie vor. Das hat vielerlei Gründe, auf die im Rahmen dieses Symposiums einzugehen sein wird. Als ein Grund kann die in der Bundesrepublik Deutschland noch nicht gelöste Frage der ärztlichen Weiterbildung auf dem Gebiet der rheumatischen Erkrankungen angesehen werden.
2. Die Zusammenarbeit rheumatologischer Zentren auf dem Gebiet der klinischen Pharmakologie hat sich positiv entwickelt. Es sind zahlreiche Ergebnisse multizentrischer Studien entstanden. Mit Sorge wird in der Zukunft auf die große Diskrepanz zwischen der Forderung nach dem absolut sicheren Medikament und der Diffamierung der Arzneimittelprüfung in der Öffentlichkeit hingewiesen.
3. In der Förderung der medizinischen Grundlagenforschung macht sich noch der Mangel an Universitätsabteilungen für Rheumatologie bemerkbar.
4. Auch für die Behandlung der Kranken mit chronisch-entzündlichen Rheumaleiden ist der Ausbau von Spezialkliniken und Universitätsabteilungen noch hinter dem Bedarf zurückgeblieben.
5. Die interdisziplinäre Zusammenarbeit hat sich in den letzten 10 Jahren deutlich weiterentwickelt. Die Zahl der Patienten mit chronisch-entzündlichem Rheumatismus, die operativ behandelt werden konnten, hat sich erheblich vermehrt.
6. Die Möglichkeiten der physikalischen Therapie am Heimatort der Kranken sind noch unzureichend. Den Rheumakliniken werden zu wenig Personalstellen für medizinische Assistenzberufe (insbesondere Krankengymnasten) zugewiesen. Die Zahl der niedergelassenen Krankengymnasten, die in der Lage sind, Patienten mit chronisch-entzündlichen rheu-

matischen Erkrankungen zu behandeln, ist viel zu gering.

7. Die Entwicklung prognostischer Kriterien bei der chronischen Polyarthritis und der ankylosierenden Spondylitis hat sich in den letzten Jahren in bescheidenem Umfang weiterentwickelt. Gezielte Forschungsansätze sind hier zu fördern. Es fehlen prognostische Aussagen über die Bewährung der Arbeitsplatzauswahl für den chronisch-entzündlichen Rheumatiker auf längere Sicht.

Es wird zu diskutieren sein, welche Empfehlungen des Jahres 1968 zehn Jahre später erneut oder in einem weitergefaßten Sinn wiederaufgenommen werden müssen. Zunächst soll die derzeitige Situation durch die einzelnen Referenten als Diskussionsgrundlage vorgetragen werden.

Besonderheiten der Rehabilitation von Rheumakranken

Manfred Beck, Erster Direktor der Landesversicherungsanstalt Baden, Karlsruhe

Anläßlich des Welt-Rheumajahres 1977 ist die Dimension der Erkrankungen des rheumatischen Formenkreises mehr und mehr in die öffentliche Diskussion gerückt und bis jetzt auch darin geblieben. Hierzu bedurfte es leider – wie in anderen Bereichen auch – der Vorstellung eines imponierenden Zahlenmaterials. Wir wissen alle, daß die 20 Mio Rheumatiker, die, um es etwas salopp zu sagen, auf dem öffentlichen Meinungsmarkt gehandelt werden, zu $^9/_{10}$ als eigentliche Rehabilitationsfälle – sieht man von der Notwendigkeit einer gelegentlichen stationären Heilbehandlung einmal ab – nicht in Erscheinung treten. Sicherlich sind auch diese $^9/_{10}$ für die Volksgesundheit und die volkswirtschaftliche Gesamtrechnung bedeutsam. Wenn wir aber unterstellen, daß einem Staatsgebilde von sozialer Rechtsordnung in erster Linie Grundsätze des Humanismus zugrunde liegen, so sollte sich die heutige Diskussion auf *die* Erscheinungsformen des Rheumatismus beschränken, die für den Betroffenen Jahrzehnte andauernde, sich ständig verschlechternde und zu Verkrüppelungen und Invalidität neigende Erkrankungen darstellen.

Es ist für den nichtärztlichen Praktiker keine Frage, daß – dies ist allen Erkrankungsformen gemeinsam – jedwede Rehabilitation ihre Bedeutung erst durch wirksame, d. h. vor allen Dingen breit gestreute präventive Maßnahmen erhält. Eine solche präventive Schwelle habe ich im Bericht über den Reha-Kongreß 1968 vergeblich gesucht; sie ist auch nicht vorhanden. Wenn aber die rheumatischen Erkrankungen so bedeutsam sind, daß von der Volkskrankheit Nr. 1 gesprochen wird, so muß doch am Anfang aller Überlegungen die Frage stehen, ob nicht die Einführung einer entsprechenden Vorsorgeuntersuchung das zwangsläufige Ergebnis sein muß. Die Binsenwahrheit, daß sich die Rehabilitationschancen entsprechend dem Fortschreiten der Erkrankung verschlechtern, sei hier nur der Vollständigkeit wegen angefügt. Ich kann als Laie nicht ausschließen, daß ein solches Vorhaben möglicherweise nicht durchführbar ist. Eine ernstgemeinte Diskussion muß sich aber auch mit diesem Thema beschäftigen.

Hieraus ergibt sich als weitere Konsequenz die Forderung nach einer qualitativ und quantitativ ausreichenden entsprechenden Ausbildung des ärztlichen Nachwuchses. Diese Forderung war bereits auf dem 68er Kongreß erhoben worden, ohne daß für mich hier ernsthafte Ergebnissse zu erkennen gewesen wären. Ich sehe z. B. die Problematik der Einführung einer weiteren Teilgebietsbezeichnung „Rheumatologe" durchaus, ohne dies hier besonders zu vertiefen.

Es scheint mir aber – reflektierend auf die Bedeutung des Rheumatismus – ein berechtigtes Anliegen, daß der sachkundige Arzt als solcher vom Patient erkannt werden muß. Ob dies auch auf anderem Wege erreichbar ist, weiß ich nicht. Die Notwendigkeit hierzu ist aber gegeben. So weist die – bislang nicht veröffentlichte – Statistik des Landesverbandes Baden-Württemberg der Deutschen Rheuma-Liga von zehn Ratsuchenden sieben als Fragesteller nach einem geeigneten Arzt aus.
Als weitere logische Folge wäre bei dem hier angesprochenen Patientenkreis das Erfordernis einer möglichst frühzeitigen Erstellung eines Gesamtplanes zu nennen. Dieses im Gesetz über die Angleichung der Leistungen zur Rehabilitation enthaltene Instrument hat nunmehr seine Konkretisierung durch eine entsprechende Gesamtvereinbarung aller Gruppen der Rehabilitationsträger erfahren. Es muß aber dann wirkungslos bleiben, wenn es bei der Ärzteschaft in Ambulanz und Krankenhaus an der Resonanz fehlt. Diese Gefahr möchte ich besonders hervorheben, da ich von meinen Gesprächspartnern aus dem Kreis der Träger der gesetzlichen Krankenversicherung weiß, welche unendliche Mühe es bislang erforderte und offensichtlich weiterhin erfordert, dem Vertrag zu § 368s RVO, in dem sich die Ärzteschaft den Kassen gegenüber zur Anzeige von Rehabilitationsfällen verpflichtet hat, in der Praxis zum Durchbruch zu verhelfen. Bestätigt wird diese reservierte Haltung auch durch die Erfahrungen der LVA Baden im Bereich der Anschlußheilbehandlungen. In den ersten neun Monaten dieses Jahres wurden 733 Anschlußheilbehandlungen bewilligt; eine Zahl, die ohnehin den echten Bedarf nicht wiedergibt. Hiervon entfielen aber auf rheumatische Erkrankungen gerade 39 Fälle, das sind etwas über 5%. Die gleiche Indikation schlägt aber, bezogen auf die Summe aller stationären Heilbehandlungen, mit rund 30% zu Buche. Es muß daher die Frage erlaubt sein, mit welcher Begründung eine Erneuerung der Rehabilitationsabläufe gefordert werden kann, wenn die bisher zur Verfügung stehenden Mittel eine so schmale renz des Krankheitsgeschehens beigetragen haben. Ich denke in diesem Zusammenhang an eine sorgfältige Beobachtung und statistische Auswertung der einzelnen rheumatischen Erscheinungsformen. Mit einigem Erschrecken habe ich feststellen müssen, daß eine solche Statistik nicht vorhanden ist. Trotz umfangreicher und manchmal sicher auch überzogen erscheinender Datensammlungen ist es nicht möglich, die Erkrankungsfälle oder Zahl der stationären Heilbehandlungen, z. B. wegen chronischer Polyarthritis, auch nur annähernd korrekt wiederzugeben. Sicherlich ist zuzugestehen, daß gerade in diesem Bereich die Diagnosefindung nicht unproblematisch ist. Der Umstand aber, daß eine Statistik möglicherweise mit Fehldiagnosen belastet ist, darf auf keinen Fall dazu führen, auf eine solche Statistik einfach zu verzichten.
Schließlich und endlich erscheint es mir notwendig, das Rehabilitationskonzept neu zu überdenken. Ich ziele hier weniger auf den Teilbereich der beruflichen Rehabilitation ab. Es trifft zwar zu, daß an den Arbeitsplatz des Rheumatikers je nach Erkrankung besondere Anforderungen zu stellen sind. Dies gilt auch für andere Krankheitsgruppen und ist somit kein spezifisches Problem. Wesentlicher erscheint mir hier die medizinische Rehabilitation in Form der stationären Heilbehandlung. Hier hat ganz allgemein gerade in den letzten 10 Jahren eine Bewegung hin zu sowohl personell als auch apparativ hervorragend ausgestalteten Schwerpunktkliniken stattgefunden. Die damit vorhandenen therapeutischen Möglichkeiten werden nach meiner Einschätzung im Hinblick auf eine durchaus denkbare komplette Nachbetreuung zu wenig genutzt. Der Patient darf nach einer stationären Heilbehandlung nicht nur mit dem Gebot, dies oder jenes zu unterlassen, sich in dieser oder jener Richtung zu bewegen etc., entlassen werden, sondern muß in der Obhut des Rehabilitationsträgers verbleiben. Hierzu gehören – etwas, das auch jetzt schon regelmäßig geschieht – nicht nur ein Therapieplan zur ambulanten Weiterbetreuung, der auch etwas substantieller

Früherkennung und Frühbehandlung bei chronischer Polyarthritis und ankylosierender Spondylitis

Dr. med. Gerhard Josenhans, Ärztlicher Direktor der Rheumaklinik Bad Bramstedt

Bei chronischen Erkrankungen läßt sich die Diagnose meist erst im Krankheitsverlauf stellen, d. h. je früher die Diagnose, desto geringer ihre Sicherheit. Hieraus ergeben sich Probleme für die Frühbehandlung, die einerseits vor Erreichen des Vollbildes einsetzen, andererseits aber eine Übertherapie mit den entsprechenden Risiken vermeiden sollte.

Bei der chronischen Polyarthritis (cP) liegen die Probleme nicht so sehr bei der frühen Diagnose, sondern vielmehr bei der zu späten Aufstellung eines umfassenden Behandlungsplanes, zu dem der Gesetzgeber den Rentenversicherungsträger und den behandelnden Arzt verpflichtet. Zur Früherkennung der cP eignen sich die New-York-Kriterien 1 und 2, mit deren Hilfe eine wahrscheinliche Diagnose schon in den ersten 6 Monaten nach Beschwerdenbeginn zu stellen ist (Abb. 1). Das Auftreten radiologischer Veränderungen an den gelenkbildenden Skeletteilen, wie gelenknahe Demineralisation, Schwund der subchondralen Grenzlamellen, Usuren und Gelenkspaltverschmälerung, sichern die Diagnose, helfen aber bei der Abgrenzung innerhalb der Gruppe chronischer Arthritiden, die ohne Nachweis des Rheumafaktors verlaufen, nur wenig (Abb. 2). Als Empfehlung kann gelten, daß die cP dann behandlungsbedürftig ist, wenn die New-York-Kriterien 1 und 2 erfüllt sind, d. h. schon vor Eintritt röntgenologischer Veränderungen, auch bevor der Rheumafaktor im Serum nachweisbar wird. Es ist zuzugeben, daß in diesem Stadium der cP eine sichere Differentialdiagnose noch nicht möglich ist, was bei der Abwägung des therapeutischen Risikos zu berücksichtigen ist. (Es sollte also in dieser Phase z. B. noch kein D-Penicillamin eingesetzt werden.)

Die Spondylitis ankylosans (aSp) wird nur selten früherkannt. BYWATERS nimmt an, daß im Durchschnitt 5 Jahre verstreichen, bis die Diagnose gestellt wird. Unter den 600 Fällen von SCHILLING (1974) standen 6% im klinischen Verdachtsstadium, bei dem bis zum Auftreten röntgenologischer Verdachtssymptome durchschnittlich 2,6 Jahre seit dem Auftreten erster Beschwerden vergingen. Das präspondylitische Stadium bemißt SCHILLING mit 5,2 Jahren.

Chronische Polyarthritis
New-York-Kriterien 1966

1. Gelenkschmerzen an mindestens drei Gelenken während einer Attacke.
2. Schwellung, Bewegungseinschränkung, Subluxation oder Ankylose an mindestens drei Gelenken. Davon müssen zwei Gelenke symmetrisch sowie ein Handgelenk oder ein Fuß betroffen sein.
3. Röntgenologische Veränderungen Grad 2 und mehr an Händen, Handgelenken oder Füßen.
4. Nachweis eines Rheumafaktors im Serum.

Abb. 1

Chronische Polyarthritis
Röntgenologische Veränderungen

0 = sicher keine pathologischen Veränderungen
1 = zweifelhafte pathologische Veränderungen
2 = geringe, aber sichere pathologische Veränderungen
3 = mittelschwere pathologische Veränderungen
4 = schwerste pathologische Veränderungen

(nach „Atlas of Standard Radiographs of Arthritis")

Abb. 2

Zur Sicherung der Diagnose der aSp sind auch heute noch die New-York-Kriterien von 1966 zu empfehlen (Abb. 3). Frühe Zeichen, die den Verdacht auf eine beginnende aSp lenken, sind in erster Linie die flüchtige Synovialitis an den Gelenken der unteren Extremitäten im 2. und 3. Lebensjahrzehnt sowie fibroostitische Beschwerden im selben Lebensalter, wobei ausdrücklich darauf hinzuweisen ist, daß diese Frühzeichen nahezu ebenso häufig bei Frauen wie bei Männern bestehen, eine Erkenntnis der letzten 10 Jahre. Bei diesen Patienten ist eine Röntgenuntersuchung der Kreuz-Darmbein-Gelenke sowie eine HLA-Typisierung zu fordern, auch wenn keine Wirbelsäulenbeschwerden angegeben werden. In den letzten Monaten habe ich in der Ambulanz 14 Patienten, darunter 7 Frauen mit ausschließlich peripherer Gelenksymptomatik beobachtet, die ohne Beschwerden an der Wirbelsäule Frühzeichen der SI-Arthritis aufwiesen. Ein Teil der Fälle mit SI-Arthritis und Reiter-Syndrom wird sicherlich später in eine aSp übergehen, wobei die Tendenz zur Ausprägung der vollen Symptomatik der aSp bei Frauen offensichtlich geringer ist als bei Männern. Offensichtlich klingt die SI-Arthritis bei einem nicht unbeträchtlichen Anteil von selbst wieder ab, so daß eine Gleichsetzung der SI-Arthritis mit dem präspondylitischen Stadium der aSp nicht gerechtfertigt erscheint, wie dies von SCHILLING (1974) vorgeschlagen wurde.

Als „Minimalkriterien" der aSp können bei genetischer Disposition (HLA-B27) eine SI-Arthritis, bei der noch nicht unbedingt das „bunte Bild" nach DIHLMANN vorhanden sein muß, gemeinsam mit der Einschränkung der Beweglichkeit eines Wirbelsäulenabschnitts in allen Ebenen angesehen werden (Abb. 4). Da bis zur Erfüllung dieser Minimalkriterien im Durchschnitt 2,6 Jahre verstreichen (SCHILLING, 1974), läßt sich die aSp also nicht früh im zeitlichen Sinne erkennen. Konsequenzen für die Therapie ergeben sich jedoch nicht, da keine genügend erprobte Basistherapie existiert und die funktionserhaltende krankengymnastische Behandlung erst mit Einschränkung der Beweglichkeit eines Wirbelsäulenabschnitts erforderlich wird.

An präventiven Maßnahmen stehen lediglich genetische Beratungen in Familien von cP- oder aSp-Kranken zur Verfügung.

Die Erfolgsaussichten der Frühbehandlung lassen sich nur beurteilen, wenn der natürliche Verlauf dieser Erkrankungen bekannt ist. Hierüber existieren bei der cP keine verläßlichen Angaben, am ehesten noch die statistische Untersuchung von SHORT und BAUER (1948) aus der Vorcortison-Ära, die über den Verlauf von 250 mit einfachen medikamentösen und orthopädischen Maßnahmen behandelten Fällen von cP berichten. Hiervon blieben nach einer Krankheitszeit von 6 – 12 Monaten 10% über die Beobachtungszeit von 12 – 31 Jahren in einer fast kompletten klinischen Remission. In unterschiedlich behandelten großen Kollektiven von BYWATERS sowie der Rheumaklinik Bad Bramstedt ist mit einer vollständigen Remission bei 20%, mit einer Remission mit mäßigen Residuen bei 25%, mit persistierender Aktivität, die zu progredienten Gelenksveränderungen unterschiedlichen Ausmaßes führen, bei 45% und mit etwa 10% einer unaufhaltsam progredienten Erkrankung mit kompletter Hilflosigkeit zu rechnen (Abb. 5). Bei den Schwierigkeiten in der Prognose des Einzelfalles sind die unmittelbar nach Maßnahmen der medizinischen Rehabilitation erzielten Erfolge mit Kritik zu betrachten,

Spondylitis ankylosans
New-York-Kriterien 1966

1. Einschränkung in der Beweglichkeit der Lendenwirbelsäule in allen Ebenen
2. Anamnestisch oder gegenwärtig Schmerzen im dorsolumbalen Übergang oder in der Lendenwirbelsäule
3. Einschränkung der Atemexkursion auf 2,5 cm oder weniger
4. Röntgenologisch: Sacroiliitis

Abb. 3

Spondylitis ankylosans
„Minimalkriterien"

1. Einschränkung in der Beweglichkeit der Lendenwirbelsäule in allen Ebenen
2. Sacroiliitis
3. HLA-B27

Abb. 4

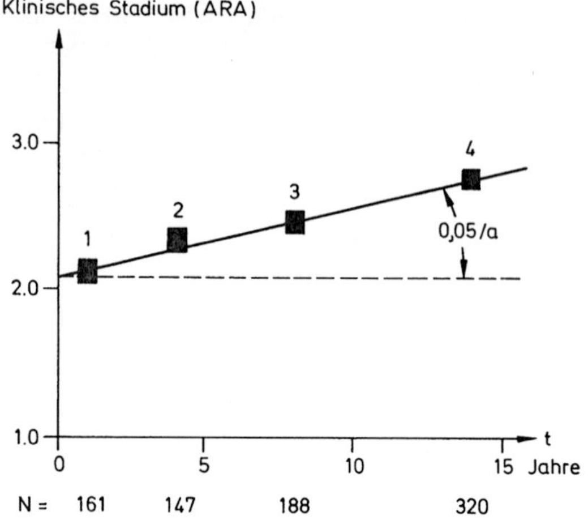

Abb. 5. Durchschnittliche Abhängigkeit des klinischen Stadiums (ARA) von der Krankheitsdauer bei chronischer Polyarthritis (cP).
(Alle Fälle: $\sum$ N = 816)

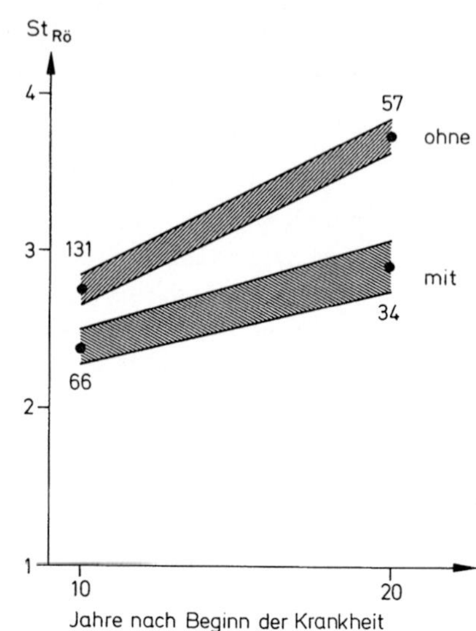

Abb. 7. Mittleres röntgenologisches Stadium der Spondylitis ankyl. ohne und mit klinischen Heilverfahren

wie die Nachuntersuchungen von MATHIES (1972) und WEISS zeigen, während KAUFMANN (1976) die Erfolge von Heilverfahren etwas günstiger beurteilt.

Bei der aSp lassen sich zumindest grobe Fehlhaltungen der Wirbelsäule durch eine konsequente physikalische Therapie unter Bevorzugung der Krankengymnastik vermeiden, obwohl die Versteifung eines oder mehrerer Wirbelsäulenabschnitte nicht immer zu verhindern ist. Bei der aSp sind die Erfolge medizinischer Rehabilitationsmaßnahmen unbestreitbar (Abb. 6, 7). Auch der beruflichen Rehabilitation kommt bei der aSp eine besondere Bedeutung zu, da nach unseren Erfahrungen ein relativ großer Anteil der Kranken in Berufen tätig ist, die den Verlauf ungünstig beeinflussen (Tabelle 1).

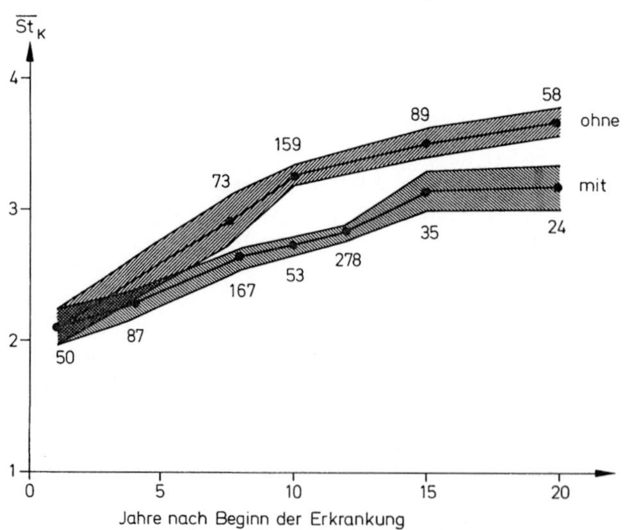

Abb. 6. Mittleres klinisches Stadium der Spondylitis ankylosans ohne und mit klinischen Heilverfahren

Tabelle 1

	Chronische Polyarthritis		Ankylosierende Spondylitis		Arthrose		Spondylochondrose	
	N	%	N	%	N	%	N	%
Schwere Arbeit	182	18,2	241	24,1	267	26,7	314	31,4
Leichte und mittelschwere Arbeit	818	81,8	759	75,9	733	73,3	686	68,6
	1000	100,0	1000	100,0	1000	100,0	1000	100,0

Zusammenfassung

Bei der cP liegen die Probleme nicht so sehr bei der früheren Diagnose, sondern vielmehr bei der zu späten Aufstellung eines umfassenden Behandlungsplanes. Zur Früherkennung der cP eignen sich die New-York-Kriterien 1 und 2, mit deren Hilfe eine wahrscheinliche Diagnose schon in den ersten 6 Monaten nach Beschwerdenbeginn zu stellen ist. Therapiebedürftigkeit liegt ebenfalls bei Erreichen der New-York-Kriterien 1 und 2 vor, wobei bei der Basistherapie das therapeutische Risiko besonders beachtet werden muß.

Die aSp wird nur selten früherkannt. Im weltweiten Durchschnitt verstreichen 5 Jahre bis zur ersten Diagnose. Auch heute noch sind die New-York-Kriterien 1966 zu empfehlen, aus denen „Minimalkriterien" abgeleitet werden (vgl. Abb. 4).

Frühe Zeichen, die den Verdacht auf eine beginnende aSp lenken, sind in erster Linie die flüchtige Synovialitis an den Gelenken der unteren Extremitäten, die ebenso wie fibroostitische Beschwerden im 2. und 3. Lebensjahrzehnt bei Frauen ebenso häufig wie bei Männern auftreten. Bei Frauen entwickelt sich jedoch nur bei einem kleinen Teil das Vollbild der aSp. Konsequenzen für die Therapie ergeben sich aus der relativ späten Diagnose jedoch nicht, da keine genügend erprobte Basistherapie bekannt ist und die funktionserhaltende Krankengymnastik erst bei beginnender Bewegungseinschränkung erforderlich wird. Durch Maßnahmen der medizinischen Rehabilitation wird der Krankheitsverlauf der aSp günstig beeinflußt. Die berufliche Rehabilitation sollte bei allen Patienten in Bück- und Trageberufen eingeleitet werden.

Literatur

1. Bywaters, E. G. L.: In: F. Schilling, Spondylitis ankylopoetica. In: Handbuch der medizinischen Radiologie. Bd. VI/2. Berlin, Heidelberg, New York: Springer 1974
2. Josenhans, G.: Prognose und Rehabilitation bei entzündlichen rheumatischen Erkrankungen. Méd. et Hyg. (Genève) *27*, 488–489 (1969)
3. Josenhans, G.: Frühe SI-Arthritis ohne klinische Symptomatik. Symposion der Ges. der Rheumatologen Jugoslawiens und der Dtsch. Ges. Rheumatologie. Zagreb, Oktober 1978
4. Kaufmann, F.: Ergebnisse katamnestischer Erhebungen nach medizinischen Rehabilitationsmaßnahmen der Rentenversicherung. S. 28–49, 99–123. Dtsch. Rentenversicherung 1976
5. Mathies, H.: Sozialmedizinische Fragen bei der Therapie rheumatischer Erkrankungen. Schlesw.-Holst. Ärztebl. *25*, 277–284 (1972)
6. Schilling, F.: Spondylitis ankylopoetica. In: Handbuch der medizinischen Radiologie. Bd. VI/2: Röntgendiagnostik der Wirbelsäule. Redigiert von L. Diethelm, S. 452–689. Berlin, Heidelberg, New York: Springer 1974
7. Short, Ch. S., Bauer: N. Engl. J. Med. *42*, 238 (1948)
8. Treiber, W.: Der Verlauf der Ankylosierenden Spondylitis. Verh. Dtsch. Ges. Rheumatol. *1*, 101–104 (1969)
9. Weiss, G.: In: H. Mathies „Sozialmedizinische Fragen bei der Therapie rheumatischer Erkrankungen" Schlesw.-Holst. Ärztebl. *25*, 277–284 (1972)

Entwicklungstendenzen der Forschung auf dem Gebiet der Ätiologie der chronischen Polyarthritis

Prof. Dr. med. Hartwig Mathies, Chefarzt der I. Medizinischen Klinik des Rheuma-Zentrums Bad Abbach

Trotz beachtlicher immunologischer Forschungsergebnisse ist die Ursache der chronischen Polyarthritis nach wie vor unbekannt. Hypothetische Vorstellungen sind:

1. Ein unbekanntes Antigen bildet mit dagegen gebildeten 7 S IgG Antikörpern Immunkomplexe, die sich in der Synovialis finden und dort von Leukozyten phagozytiert werden, die ihrerseits Enzyme freisetzen, die letztlich die Entzündung bedingen.
2. Daneben finden sich spezifisch gegen Synovialantigene sensibilisierte Antikörper, wobei diskutiert wird, ob es sich hier um eine Abwehrreaktion gegen bereits verändertes Gewebe handelt.
3. Als „Erstantigen" werden latente Viren diskutiert, die zirkulierende Antikörper induzieren und mit diesen die ersten Immunkomplexe bilden.
4. Virusstrukturen könnten eine Antigenverwandtschaft gegenüber Kollagenbausteinen haben, wobei Antikörper gegen das Virus mit Synovialgewebe, vielleicht auch nur mit bereits durch irgendwelche Noxen alteriertem Synovialgewebe, kreuzreagieren. Damit wäre auch die Gelenklokalisation des Prozesses zu erklären.
5. Viren könnten, wie evtl. auch andere schädigende Noxen, körpereigene Gewebsstrukturen so verändern, daß sie zum Antigen und damit zum Ausgangspunkt des pathologischen Immungeschehens werden.

Entwicklungstendenzen der Prognose-Kriterien

Die Prognose der chronischen Polyarthritis ist sehr schwer zu beurteilen, da sie einen individuell so unterschiedlichen Verlauf hat und von der Qualität, Konsequenz und schließlich auch von den Möglichkeiten der Therapie entscheidend abhängt. Wir haben einmal durch eine Studie ermittelt, daß bei einem ambulanten Krankengut bei einer Krankheitsdauer von 20 Jahren 25% der Funktionskapazität bezüglich der Alltagsfunktionen (Index bei voller Funktion = 280 Punkte) eingebüßt werden. Die Prognose hinsichtlich Arbeits-, Berufs- und Erwerbsfähigkeit ist aus den bestehenden Statistiken nicht zu beurteilen, da die benutzte Systematik der Krankheiten auf dem rheumatologischen Sektor nicht annähernd die heutige Klassifikation berücksichtigt und die alleinige sichere Erfassung der chronischen Polyarthritis nicht gestattet. Hier sind nur die rheumatischen Erkrankungen in ihrer Gesamtheit zu beurteilen. Ich habe kürzlich in einer zusammenfassenden Statistik über die zur Verfügung stehenden Daten berichtet. Es dürfte sicher sein, daß die Prognose sich entscheidend verbessern ließe, wenn eine optimale medikamentöse und physikalische präventiv orientierte Therapie durchgeführt werden würde. Die Prognose läßt sich nur verbessern, wenn die Therapie verbessert wird.

Entwicklungstendenzen der medikamentösen Therapie

In den letzten 10 Jahren sind wohl neue Präparate in den Handel gebracht worden. Ohne diese Neuentwicklungen hier ausführlich schildern zu können, kann zusammenfassend gesagt werden, daß entscheidende Entdeckungen nicht gemacht und auch wohl nicht erwartet werden konnten. Wir haben aber gelernt, mit den uns zur Verfügung stehenden Mitteln durch gezielten Einsatz und Berücksichtigung bewährter Anwendungsrichtlinien besser umzugehen. Leider werden die

Chancen der therapeutischen Möglichkeiten noch nicht annähernd genutzt. Das gilt besonders auch für die bisher völlig vernachlässigte funktionserhaltende Bewegungstherapie am Wohnort.

Positive und negative Aspekte der derzeitigen Behandlungsverfahren

Trotz aller Ansätze, die Heilverfahren effektiver zu gestalten, ist die Versorgung der Rheumakranken bei uns nicht optimal. So läßt sich auch die Frage nach den positiven Aspekten der derzeitigen Behandlungsverfahren schwer beantworten. Als relativ positiv ist zu vermerken, daß in einigen Kureinrichtungen (Sanatorien, Kurkliniken) die physikalischen Behandlungen nicht mehr schematisch und mit der Forderung der Nutzung „ortsgebundener Kurmittel" ohne Rücksicht auf die vorliegende Erkrankung, ihr Stadium usw., sondern gezielter erfolgen. Es war eine für den Rheumatologen unerträgliche Zeit, als man bewußt auf eine dringend notwendige medikamentöse Therapie verzichtete und die Heilverfahren nur zur Anwendung der ortsgebundenen Kurmittel, oft ohne Rücksicht auf die vorliegende Erkrankung, nutzte. Auf der anderen Seite ist aber als negativ zu vermerken, daß die Behandlung am Wohnort fast ausschließlich medikamentös ist, und auch das nicht immer fachlich ausreichend. Es fehlt einerseits die Erkenntnis der unabdingbaren Notwendigkeit der laufenden funktionserhaltenden Bewegungstherapie, andererseits aber auch die Möglichkeit dazu. Es fehlt die nötige Anzahl ausreichend geschulter Krankengymnastinnen und auch von Seiten der Krankenversicherungen die Bereitschaft und Möglichkeit der Kostenübernahme, die über eine begrenzte Anzahl von Behandlungen pro Jahr hinausgeht. Die physikalische Therapie ist immer noch die Domäne der Kuren und Heilverfahren, für die die Rentenversicherung zuständig ist, die ihrerseits keine Möglichkeit sieht, auch außerhalb der Badeorte Behandlungskosten für die physikalische Therapie zu übernehmen. Wenn wir das gegliederte Versicherungssystem beibehalten wollen, ist hier eine Änderung der Rollenverteilung dringend notwendig. Ich habe einmal gesagt, daß es für jeden Rheumakranken nur *eine* optimale Behandlung geben kann und daß die Behandlung nicht davon abhängen darf, wo sie erfolgt und wer der jeweilige Kostenträger ist. Das ist aber heute immer noch der Fall. Beim heutigen Stand der internationalen Rheumatologie ist es jedoch völlig unverständlich, warum man sich in Deutschland immer noch gegen das Teilgebiet „Rheumatologie" sperrt, um so mehr als die Rheumatologie auf unseren Universitäten nur völlig ungenügend gelehrt wird. Das ist wohl auch der Grund dafür, daß die Problematik der rheumatischen Erkrankungen nicht annähernd gekannt wird, so daß in Unkenntnis ein rheumatologisches Spezialfach nicht für notwendig erachtet wird. Ein Blick über die Grenzen in die Länder der Europäischen Gemeinschaft sollte uns eigentlich die Augen öffnen. Alle Überlegungen lassen sich in der Forderung zusammenfassen: von der Rehabilitation zur Prävention.

Entwicklungstendenzen der Rehabilitation bei ankylosierender Spondylitis

(unter besonderer Berücksichtigung der Veränderungen in den letzten 10 Jahren)

Prof. Dr. med. Klaus L. Schmidt, Oberarzt an der Klinik für Physikalische Medizin und Balneologie (Gf. Direktor: Prof. Dr. med. V. R. Ott) am Klinikum der Justus-Liebigs-Universität Gießen, Bad Nauheim

Obwohl die ankylosierende Spondylitis (aSp) zu den selteneren und eher gutartig verlaufenden rheumatischen Krankheiten gehört, stellt sie für Rheumatologen, Orthopäden und Internisten nach wie vor ein Rehabilitationsproblem ersten Ranges dar. Dies liegt wohl vor allem daran, daß es überwiegend junge Männer in der beruflichen Ausbildung oder in den ersten Berufsjahren sind, die von diesem Leiden ergriffen werden.

In den letzten 10 Jahren haben sich die überraschendsten Entwicklungen bei der aSp weniger auf dem Sektor der Therapie und Rehabilitation, als viel mehr im Bereich der Immunologie und der damit verbundenen Ätiologieforschung ergeben. Es muß freilich einschränkend bemerkt werden, daß wir von einer Aufklärung der Ätiologie dieses so eigentümlichen Leidens mit seiner spezifischen morphologischen Kombination von Entzündung und Ossifikation noch weit entfernt sind; die erregende wissenschaftliche Entdeckung einer Assoziation der aSp mit dem Transplantationsantigen HLA-B27 (Brewerton et al., 1973; Schlosstein et al., 1973) hat aber auch die Ätiologieforschung wesentlich befruchtet. Es sei schon jetzt vorweggenommen, daß wir allem Anschein nach auch die lange Jahre gültigen Zahlen für die *Morbidität der aSp* korrigieren müssen; statt 1‰ der Gesamtbevölkerung sind es möglicherweise 10- bis 15mal so viele Menschen, die an einer (meist unerkannten) Spondylitis leiden (Calin u. Fries, 1975; Cohen et al., 1976).

Ätiologie

Während die aSp jahrzehntelang das Stiefkind der Immunologie war, da sich die bei anderen rheumatischen Erkrankungen typischen Immunphänomene hier nicht nachweisen ließen, hat die Entdeckung des Leukozytenantigens HLA-B27 bei 80 bis über 90% der aSp-Patienten Kliniker und Immunologen in gleicher Weise alarmiert. Positive und negative Aspekte dieses „Risikoanzeigers“ sind in Tabelle 1 zusammengestellt. Für die Rehabilitation, mehr aber noch für die gleich wichtige Prävention ergeben sich vor allem ganz neue Möglichkeiten, Risikopatienten zu erfassen und u. U. die Frühdiagnose zu verbessern; es darf aber nicht verschwiegen werden, daß die Untersuchung auf Vorhandensein oder Fehlen des HLA-B27 auch nicht überbewertet werden darf (Tabelle 1). Nach der Aufdeckung der Zusammenhänge zwischen HLA-B27 und aSp sowie verwandter Erkrankungen erhielten auch die immunologischen Untersuchungen wieder Auf-

Tabelle 1. Positive und negative Aspekte des HLA-B27-Nachweises bei ankylosierender Spondylitis

1. Positive Aspekte

Risikoträger in aSp-Sippen leichter identifizierbar

Evtl. tatsächliche Morbidität an aSp feststellbar

Evtl. Aussagen zur Prognose möglich (HLA-B27 signifikant häufiger positiv bei frühem Beginn)

Früherkennung der aSp in besonderen Fällen erleichtert

2. Negative Aspekte

Fehlender Nachweis von HLA-B27 schließt aSp nicht aus

HLA-B27-Nachweis ersetzt *nicht* Anamnese, klinische Untersuchung, Röntgenaufnahme der Iliosakralgelenke

Für andere Rassen (z. B. Neger) gilt die hohe Assoziation zwischen aSp und HLA-B27 nicht

HLA-B27 ist wahrscheinlich nicht einziges mit aSp gekoppeltes Antigen (auch B7 und Bw16 scheinen assoziiert zu sein)

Gefahr des Mißbrauchs der HLA-B27-Untersuchung als „Rheumafaktor bei ankylosierender Spondylitis“

Gefahr der Fehldeutung von Rückenschmerzen aus anderer Ursache als spondylitisch, weil B27 positiv

trieb; es mehren sich jetzt die Hinweise, daß es auch bei der aSp die oft vermutete Immunpathogenese gibt (Tabelle 2).

Die in Tabelle 3 in Anlehnung an YOUNG et al. (1978) aufgestellte *Arbeitshypothese zur Ätiologie der aSp* darf aber nicht darüber hinwegtäuschen, daß das Bindeglied zwischen Entzündung und Verknöcherung noch immer nicht gefunden ist. Die Vermutung BENEKES (1969), daß unter dem Einfluß eines infektiösen Agens unbekannte Induktoren undifferenzierte Bindegewebszellen zur Proliferation und Transformation in Knorpel- und Knochenzellen anregen, sollte weiter verfolgt werden. Nach wie vor muß man jedenfalls davon ausgehen, daß die Auslösung einer aSp ein multifaktorielles Geschehen ist und das Transplantationsantigen HLA-B27 keineswegs die einzige oder eine unabdingbare „spondylitische Erbanlage" ist (NIKBIN et al., 1976). Die Beziehungen zwischen den bei aSp so häufigen Urogenitalinfekten und der eigentlichen Wirbelsäulenerkrankung müssen weiter untersucht werden; in letzter Zeit wurden Klebsiellen als mögliches auslösendes Agens diskutiert (EBRINGER et al., 1977).

Tabelle 2. Ätiologie und Pathogenese der ankylosierenden Spondylitis: Hinweise auf Beteiligung von Immunreaktionen

1 . Signifikante Assoziation der aSp mit dem Leukozytenantigen HLA-B27 (evtl. auch Bw16 und B7) (Viele Beob.; VAN DEN BERG LOONEN et al., 1977)
2. Kreuzreaktion zwischen HLA-B27 positiven Leukozyten und Klebsiellen sowie Yersinien (EBRINGER et al., 1977)
3. Vermehrung zirkulierender Immunoblasten (EGHTEDARI et al., 1976)
4. Verstärkte Lymphozytentransformation in Gegenwart von Bedsonia-Antigen (PATTIN et al., 1976)
5. Gesteigerte zellvermittelte Immunreaktion gegenüber nativem oder aggregiertem Immunoglobulin G (BLUESTONE et al., 1975)
6. Vermehrung von Immunglobulinen (gesteigerte B-Zellaktivität durch mangelhafte T Zell-Kontrolle?) (EGHTEDARI et al., 1976; KRIEGEL et al., 1969; NIKBIN et al., 1975; VEYS u. VAN LAERE, 1973)
7. Nachweis von Immunkomplexen im Serum (CORRIGALL et al., 1978)
8. Verringerte „mixed lymphocyte reaction" bei Trägern von HLA-B27 (NIKBIN et al., 1976)

Tabelle 3. Ätiologie der ankylosierenden Spondylitis: Arbeitshypothese unter Berücksichtigung der Assoziation mit bestimmten Transplantationsantigenen (Nach YOUNG et al., 1978)

1. *Voraussetzung:* Ererbte *Disposition* (HLA-B27 und/oder andere Antigene, die mit Antigenen von Mikroorganismen kreuzreagieren)
2. *Start: Infektion* mit Mikroorganismen, die teilweise mit den ererbten körpereigenen Antigenen kreuzreagieren
↓
3. *Antikörperbildung* gegen Mikroorganismen u. körpereigenes Antigen
↓
4. *Entzündung* (Komplementaktivierung)
↓
5. *Chronifizierung* durch rekurrierende Infektion (Grund: Mikroorganismus kann nicht völlig eliminiert werden und stimuliert immer wieder die Produktion kreuzreagierender Antikörper)

Medikamentöse Therapie

Während für die medikamentöse Therapie der rheumatoiden Arthritis (chronischen Polyarthritis) ein ganzes Arsenal von Medikamenten [nichtsteroidale Antiphlogistika, Medikamente der Langfrist-(Basis-)Therapie, Cortisonoide und in jüngster Zeit Substanzen zur Immunmodulation (Levamisol)] zur Verfügung steht, hat die Pharmakotherapie der aSp in den letzten 10 Jahren keine revolutionären Neuerungen zu verzeichnen. Obenan stehen noch immer die nichtsteroidalen Antiphlogistika als Mittel der ersten Wahl, die aber keinesfalls immer als Dauertherapie notwendig sind; Cortisonoide sind nur in wenigen Fällen maligner Verlaufsformen oder polyarthritischer Komplikationen erlaubt; die Mittel der Basistherapie haben bei der unkomplizierten aSp bisher nicht überzeugt, obwohl es ermutigende Einzelbeobachtungen gibt. Die Therapie mit Immunmodulatoren befindet sich noch im Versuchsstadium. BOERSMA (1976) kommt aufgrund einer retrospektiven Analyse zu dem Schluß, daß Phenylbutazon die Ossifikationen verlangsamen könne. Insgesamt aber scheinen wir von der Erfüllung unseres therapeutischen Wunschtraumes, die pathognomonischen Verknöcherungen (die ja weder lokal noch zeitlich fest mit den entzündlichen Veränderungen gekoppelt sind) verhindern zu können, offenbar noch weit entfernt zu sein. Dadurch ist das Gewicht auch heute noch auf die physikalische Therapie und die Rehabilitation verlagert.

Prognose

Daß die Prognose der aSp hinsichtlich einer Heilung schlecht, im Hinblick auf eine drohende Invalidisierung aber eher gut ist, ist allgemein bekannt. Es sind höchstens 10–20% der Patienten, die mit einem vorzeitigen Ausscheiden aus dem Berufsleben rechnen müssen. Wenn man davon ausgeht, daß die tatsächliche Morbidität der aSp möglicherweise höher als 1‰ ist (unerkannte, blinde Krankheitsfälle?), muß diese Zahl wahrscheinlich noch nach unten korrigiert werden. Dieses eher bessere Abschneiden der aSp im Vergleich zu den Gelenkleiden ist damit zu erklären, daß bei Befall eines Wirbelsäulensegmentes noch immer ein benachbartes funktionell einspringen kann und die Wirbelsäule als überwiegendes Stützorgan auch mit eingeschränkter Beweglichkeit noch wichtige Funktionen beibehält; die schwere Rheumainvalidität ist fast immer eine „Gelenkinvalidität" (BELART, 1977). Für die Rehabilitation des Spondylitikers wirken sich auch das meist bessere Allgemeinbefinden, der geringere Medikamentenverbrauch und die größere Belastbarkeit (auch gegenüber physikalisch-balneologischer Therapie!) im Vergleich mit dem Arthritiker positiv aus (OTT u. SCHMIDT, 1971).

Rehabilitation

Negative Faktoren

Wenn auch die Rehabilitationsprognose unkomplizierter Spondylitisfälle insgesamt als gut bezeichnet werden kann, so können Besonderheiten des Verlaufs sich doch in ganz dramatischer Weise als negativ auswirken (Tabelle 4). Aber auch bei unkompliziertem Krankheitsverlauf ist der Erfolg aller Rehabilitationsbemühungen davon abhängig, zu welchem *Zeitpunkt die Diagnose* gestellt wird (u. a. DE BLÉCOURT, 1973; FOWLKS et al., 1960; FRANKE, 1968; JOSENHANS, 1971, 1974a, b; MATHIES, 1970; OTT et al., 1975; SCHILLING, 1974; SCHMIDT, 1974; SCHWENK, 1969; TREIBER, 1969). Leider, und daran hat sich in den letzten 10 Jahren nichts Grundlegendes geändert, vergehen auch heute noch im Mittel 7 Jahre, bis die Diagnose einer aSp gestellt wird (u. a. OTT et al., 1975). Dies ist deshalb um so bedauerlicher, als die Rehabilitation des Spondylitikers häufig gleich mit der Diagnosestellung beginnen muß. Über die daraus resultierenden Schlußfolgerungen s. unter „Bilanz und prospektive Erfordernisse".

Tabelle 4. Rehabilitationsprognose bei ankylosierender Spondylitis: Ungünstige krankheitsbedingte Voraussetzungen

1. Periphere Polyarthritis
2. Coxitis, Gonitis
3. Rezidivierende Iritiden mit Folgen
4. Aorteninsuffizienz
5. Rasch einsetzende totale Versteifung der Wirbelsäule in ungünstiger Haltung
6. Hypergammaglobulinämie („Gammatyp" nach SCHILLING)
7. Selten: Lungenfibrose, Cauda equina-Syndrom, schwere atlantoaxiale Dislokation

Positive Faktoren

Als für den Rehabilitationserfolg positiv wirkt sich die gute Motivierbarkeit der meisten Patienten aus; diese ist aber nicht immer a priori vorhanden, sondern muß erst über den mitunter langen und schmerzhaften Weg bis zur Stellung der Diagnose und der Einsicht in das weitere Schicksal erworben werden (FOWLKS et al., 1960). Einige der Kennzeichen des mit Erfolg Rehabilitierten sind in der Tabelle 5 zusammen-

Tabelle 5. Rehabilitation bei ankylosierender Spondylitis: Charakteristika des *erfolgreich* Rehabilitierten („accomodator") gegenüber dem *erfolglosen* Rehabilitanden („resigner"). (Nach FOWLKS et al., 1960)

Die mit Erfolg Rehabilitierten

- waren im Mittel jünger
- hatten eine bessere Schulbildung
- lebten häufiger mit Ehefrauen zusammen
- die Diagnose war bei ihnen früher gestellt worden

gestellt. Für weibliche aSp-Patienten – falls sie Hausfrauen und damit „Akkordarbeiterinnen ohne Lohn" sind (BELART, 1977) – wirkt sich der im allgemeinen günstigere Krankheitsverlauf aus; es gibt aber auch bei Frauen schwere und rasch fortschreitende Verlaufsformen.

Veränderungen der letzten 10 Jahre

Beim Vergleich dreier Patientenkollektive unserer Klinik (50 Männer, 1963 – 65 stationär behandelt; 50 Männer, 1976 – 78 stationär behandelt; 50 Frauen, 1970 – 78 stationär behandelt) fällt zunächst auf, daß *das mittlere Lebensalter* zum Zeitpunkt der stationären Aufnahme bei den in den letzten Jahren behandelten Männern signifikant geringer ist, die Aufnahme also *früher* erfolgte (1963 – 65: 39 Jahre, 1976 – 78: 34 Jahre). Dies ist zweifelsohne ein erfreulicher Aspekt, wenn er auch nicht verallgemeinert werden kann. Das Aufnahmealter der weiblichen Patienten lag nochmals signifikant unter dem der beiden männlichen Kollektive. Das Verhältnis der Kostenträger verschob sich gegenüber den früheren Jahren (überwiegend LVA-Patienten) massiv zu den Krankenkassen-Patienten. Die Zeitdauer bis zur Stellung der Diagnose änderte sich in den letzten Jahren nicht signifikant. Hingegen ist auffallend, daß unter den männlichen Spondylitis-Patienten neuerer Zeit und bei den Frauen frühere Sacroiliitis- und Spondylitis-Stadien häufiger vertreten sind, also doch *frühere Krankheitsstadien* zur Aufnahme kommen (Abb. 1). Auffallend ist bei allen drei Gruppen die große Anzahl internistischer Begleiterkrankungen (25; 33; 36), unter denen die Struma (total 20%) und der Diabetes (total 14%) weit an der Spitze stehen. Insgesamt 9% der 150 Kranken hatten Iritiden, 5% eine Coxitis, 6% eine periphere Polyarthritis ohne Unterschiede zwischen den ersten und den letzten Jahren. Nur die Spondylodiszitis hat zugenommen. Umschulungen in einen anderen Beruf waren im Kollektiv der letzten Jahre mit 14% über dreimal so häufig wie 1963 – 65; insgesamt haben 38% der Männer ihren Beruf gewechselt, aber durchaus nicht immer als Folge der aSp. 3% haben auch einen Beruf ergriffen, der sogar körperlich schwerer war als der vorherige. Der Prozentsatz des wirklich krankheitsbedingten Berufswechsels dürfte sich in einer kleineren Größenordnung bewegen; BORMANN (1968) gab 25% an.

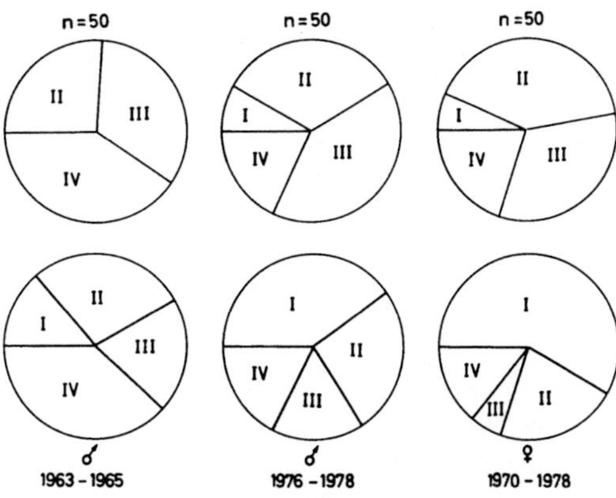

Abb. 1. Sacroiliitis-Stadien (*oben*) und Wirbelsäulen-Stadien bei 3 Gruppen stationär behandelter Patienten mit ankylosierender Spondylitis zum Zeitpunkt der Aufnahme

Obwohl diese klinikspezifischen Ergebnisse keinesfalls verallgemeinert werden dürfen, hat man also doch den Eindruck, als ob in den letzten Jahren jüngere Patienten mit früheren Krankheitsstadien behandelt und der Rehabilitation zugeführt werden. Bei den Frauen mit aSp waren 66% berufstätig, 34% Hausfrauen; bei 15% der Berufstätigen war ein Berufswechsel notwendig.

Bilanz und prospektive Erfordernisse

Auf die Voraussetzungen einer optimalen Rehabilitation Rheumakranker in der Bundesrepublik Deutschland sowie auf derzeitige Mängel und Verbesserungsmöglichkeiten sind MATHIES, FRANKE, JOSENHANS u. a. in den letzten Jahren immer wieder eingegangen; die hier gestellten Forderungen (sie sind z. T. auch schon vor über 10 Jahren vom Europarat erhoben worden!) sind aber größtenteils noch nicht erfüllt. Die für die aSp in dieser Hinsicht drängenden Wünsche sind in Tabelle 6 zusammengestellt und dürften viel Stoff für die anschließende Diskussion bieten. Tabelle 7 soll nur noch einmal an die Möglichkeiten der innerbetrieblichen Adaptation des Ar-

Tabelle 6. Rehabilitation bei ankylosierender Spondylitis: Bilanz und prospektive Erfordernisse

Unbefriedigend	*Wünschenswert*
Die Diagnose ankylosierende Spondylitis wird auch heute noch zu spät gestellt.	Verbesserung der Krankheitsfrüherkennung
Die kurörtliche Therapie u. Rehabilitation – nach wie vor unentbehrlich – ist in manchen Fällen allein nicht ausreichend, mitunter auch nicht ganz optimal.	Möglichkeit ständiger, auch ambulanter physikalischer Therapie mit voller Kostenübernahme.
Die umfassende Überwachung u. Behandlung am Wohnort ist nicht immer gewährleistet, dadurch ist die Gesamt-Betreuung der aSp-Patienten lückenhaft u. diskontinuierlich.	Möglichkeit kurzfristiger stationärer Behandlung (ohne Zeitdruck) in rheumatologischen Spezialabteilungen sowie der ambulanten rheumatologischen Konsiliar-Behandlung.
	Enge Zusammenarbeit aller Mitglieder des Reha-Teams.
Die Möglichkeiten der „kleinen" Rehabilitation am Arbeitsplatz werden oft nicht voll ausgeschöpft.	Bessere Ausnutzung der „kleinen" Rehabilitation am Arbeitsplatz.
	Nach Berufswechsel: Sicherstellung einer Anstellung im neuen Beruf.

Tabelle 7. Möglichkeiten einer innerbetrieblichen „kleinen Rehabilitation" bei ankylosierender Spondylitis. (Nach VOGEL, 1974)

1. Bedienung zweier Maschinen statt einer einzigen
2. Einsatz als „fliegender Kontrolleur"
3. Beschäftigung in Lager, Wareneingang, Versand, Innentransport, Werkzeugausgabe usw.
4. Anpassung von Maschinen an bestehende Behinderungen
5. Einsatz an „numerisch gesteuerten" Maschinen (Drucktastenbedienung)
6. Höhenanpassung von Maschinen, Arbeitsplatz, Sitzgelegenheit
7. Einschaltung von „Entspannungsgymnastik" bei vorübergehend unvermeidbaren fixierten Haltungen
8. Vermeidung von Zugluft, Fußbodenkälte, Nässe

beitsplatzes des Rheumatikers erinnern, die mit Einschränkungen auch für den Spondylitiker gilt (VOGEL, 1974). Um aber eine wirklich umfassende Rehabilitation aller dafür in Frage kommenden Rheumakranken auf die Dauer zu garantieren, wird es sicher unumgänglich sein, daß dem Spezialfach Rheumatologie bald der Platz eingeräumt wird, der ihm seiner Bedeutung nach zusteht und der ihm in den meisten anderen europäischen Ländern auch bereits zugebilligt wurde. Auch die ärztliche Ausbildung in rehabilitationsmedizinischen Fragen ist sicher noch verbesserungsbedürftig.

Literatur

1. BELART, W.: Über die Lebensqualitäten des chronisch behinderten Rheumakranken. Colloquia rheumatologica *1*, 41 – 44 (1977)
2. BENEKE, G.: Morphologie und Pathogenese der ankylosierenden Spondylitis. Verh. Dtsch. Ges. Rheumatol. *1*, 5 – 20 (1969)
3. BLÉCOURT, J. J. DE: 533 patients with ankylosing spondylitis, seen and followed in the period 1948 to 1971. Ann. Rheum. Dis. *32*, 383 – 384 (1973)
4. BLUESTONE, R., GOLDBERG, L. S., WEISBART, R. H., MORRIS, R. J., HOLBOROW, E. J.: Abberant immunity in (HL-A)W 27-positive rheumatic disease. Ann. Rheum. Dis. *34* (Suppl. 1), 46 – 48 (1975)
5. BOERSMA, J. W.: Retardation of ossification of the lumbar vertebral column in ankylosing spondylitis by means of phenylbutazone. Scand. J. Rheumatol. *5*, 60 – 64 (1976)
6. BORMANN, U.: —Diskussionsbeitrag im Symposion 11: Rehabilitation von Patienten mit chronischem Rheumatismus. In: Kongreßbericht des Heidelberger Rehabilitationskongresses 1968. SCHOLZ, J. F. (Hrsg.), s. 432 – 435. Stuttgart: Gentner 1968
7. BREWERTON, D. A. (ed.): Symposium on histocompatibility and rheumatic disease. Ann. Rheum. Dis. *34* (Suppl. 1) (1975)
8. BREWERTON, D. A., CAFFREY, M., HART, F. D., JAMES, D. C. O., NICHOLLS, A., STURROCK, R. D.: Ankylosing spondylitis and HL-A 27. Lancet *1973 I*, 904
9. CALIN, A., FRIES, J. F.: Striking prevalence of ankylosing spondylitis in healthy W 27 positive males and females: a controlled study. N. Engl. J. Med. *293*, 835 – 839 (1975)

10. COHEN, L. M., MITTAL, K. K., SCHMID, F. R.: Increased risk for spondylitis stigmata in apparently healthy HLA W 27 men. Ann. Intern. Med. *84*, 1–7 (1976)
11. CORRIGALL, V., PANAYI, G. S., UNGER, A., POSTON, R. N., WILLIAMS, B. D.: Detection of immune complexes in serum of patients with ankylosing spondylitis. Ann. Rheum. Dis. *37*, 159–163 (1978)
12. DICK, H. M., STURROCK, R. D., GOEL, G. K.: The association between HL A antigens, ankylosing spondylitis and sacroiliitis. Tissue Antigens *5*, 26–32 (1975)
13. EBRINGER, R., COOKE, D., CAWDELL, D. R., COWLING, R., EBRINGER, A.: Ankylosing spondylitis: Klebsiella and HL-A B 27. Rheumatol. Rehabil. *16*, 190 (1977)
14. EGHTEDARI, A. A., DAVIS, P., BACON, P. A.: Immunological reactivity in ankylosing spondylitis. Circulating immunoblasts, autoantibodies, and immunoglobulins. Ann. Rheum. Dis. *35*, 155–157 (1976)
15. EUROPARAT (Hrsg.): Empfehlung zur Rehabilitation von Behinderten. XXIV (AP(66)3) Rehabilitation von Personen, die an ankylosierender Spondylitis leiden. Rehabilitation *7*, 52–53 (1968)
16. FÄHNDRICH, W. H.: Die Organisation der Rheumabekämpfung. Z. Rheumatol. *10*, 122–130 (1951)
17. FAN, P. T., CLEMENTS, P. J., YU, D. T. Y., OPELZ, G., BLUESTONE, R.: Lymphocyte abnormalities in ankylosing spondylitis. Ann. Rheum. Dis. *36*, 471–473 (1977)
18. FOWLKS, E. W., BRIDGES, J. A., HOPKINS, D.: Adaptation to Marie-Strumpell-Arthritis. Arch. Phys. Med. Rehabil. *41*, 516 (1960)
19. FRANKE, M.: Rehabilitation von Patienten mit chronischem Rheumatismus, Symposion 11. In: Kongreßbericht des Heidelberger Rehabilitationskongresses 1968. SCHOLZ, J. F. (Hrsg.), S. 421–424. Stuttgart: Gentner 1968
20. GERBER, N., VELTEN, A. VON, BÖNI, A., WAGENHÄUSER, F.: Spondylitis ankylosans (Bechterew) und Gewebsantigen HLA-B 27. III. Erblichkeit der Spondylitis ankylosans (Bechterew). Z. Rheumatol. *36*, 230–238 (1977)
21. HILL, H. F. H., HILL, A. G. S., BODMER, J. G. : Clinical diagnosis of ankylosing spondylitis in women and relation to presence of HLA-B 27. Ann. Rheum. Dis. *35*, 267–270 (1976)
22. HÜLSMANN, P.: Berufliche Möglichkeiten für Rheumatiker mit Funktionseinschränkungen. Arbeitsmed. Sozialmed. Präventivmed. *9*, 133–137 (1974)
23. JENNING, A.: Probleme der beruflichen Rehabilitation. Therapiewoche *24*, 814–819 (1974)
24. JOSENHANS, G.: Der Kranke mit chronischer Polyarthritis und ankylosierender Spondylitis im Beruf. Arbeitsmed. Sozialmed. Arbeitshygiene *6*, 207–210 (1971)
25. JOSENHANS, G.: Koordination medizinischer und beruflicher Rehabilitation. Therapiewoche *24*, 809–814 (1974a)
26. JOSENHANS, G.: Rehabilitation von Rheumatikern. Z. Allgemeinmed. *50*, 1127–1130 (1974b)
27. KRIEGEL, W., BURGER, R., KAPP, W., ALEXOPULOS: Die Immunglobuline bei Ankylosierender Spondylitis. Verh. Dtsch. Ges. Rheumatol *1*, 206–211 (1969)
28. MATHIES, H.: Rehabilitation bei Erkrankungen des rheumatischen Formenkreises. Ther. Ggw. *109*, 1445–1481 (1970)
29. MATHIES, H.: Rheumatismus und Arbeitsplatz. Sozialmedizinische Problematik. Arbeitsmed. Sozialmed. Präventivmed. *9*, 129–130 (1974)
30. MOLL, J. M. H., WRIGHT, V.: Chest and spinal movement in ankylosing spondylitis. Rheumatol. Rehabil. *13*, 30–31 (1974)
31. NIKBIN, B., BREWERTON, D. A., BYROM, N., JAMES, D. C. O., MALKA, S., MCLEOD, L., SLATER, L., WARREN, R. E., HOBBS, J. R.: Lymphocyte function in ankylosing spondylitis. Ann. Rheum. Dis. *34* (Suppl. 1), 49–52 (1952)
32. NIKBIN, R., BREWERTON, D. A., JAMES, D. C. O., HOBBS, J. R.: Diminished mixed lymphocyte reaction in ankylosing spondylitis, relatives, and normal individuals all with HL-A 27. Ann. Rheum. Dis. *35*, 37–39 (1976)
33. OTT, V. R., SCHMIDT, K. L.: Probleme der kurörtlichen Rehabilitation bei ankylosierender Spondylitis und rheumatoider Arthritis. Z. Angew. Bäder-u. Klimaheilkd. *18*, 318–323 (1971)
34. OTT, V. R., SCHMIDT, K. L.: Rehabilitation von Patienten mit chronischem Rheumatismus. In: Rehabilitation. JOCHHEIM, K.-A., SCHOLZ, J. F. (Hrsg.), Bd. II. Stuttgart: Thieme 1975
35. OTT, V. R., WURM, H.: Spondylitis ankylopoetica. Darmstadt: Steinkopff 1957
36. OTT, V. R., SCHINGNITZ, G., SCHMIDT, K. L.: Diagnostic facts and problems in ankylosing spondylitis. Scand. J. Rheumatol. [Suppl.] *4/8*, No. 20–07 (1975)
37. PATTIN, S., DUROSOIR, J.-L., THABAUT, A., DOURY, R.: Le test de transformation lymphoblastique avec l'antigène bedsonien (TLL bedsonien) dans les syndromes de Fiessinger-Leroy-Reiter anciens et récents et dans les spondylarthrites ankylosantes. Etude complémentaire. Rev. Rhum. Mal. Osteoartic. *43*, 407–410 (1976)
38. RESNICK, D., DWOSH, I. L., GOERGEN, T. G.: Clinical and radiographic abnormalities in ankylosing spondylitis: a comparison of men and women. Radiology *119*, 293–297 (1976)
39. RUDERMANN, R. J., WARD, F. E.: HLA B 27 in black patients with ankylosing spondylitis. Lancet *1977 I*, 610
40. SCHILLING, F.: Spondylitis ankylopoetica. In: Handbuch der medizinischen Radiologie. DIET-

HELM, L., HEUCK, F., OLSSON, O., RANNIGER, K., STRNAD, F., VIETEN, H., ZUPPINGER, A. (Hrsg.), Bd. VI/2, S. 452–469. Berlin, Heidelberg, New York: Springer 1974

41. SCHILLING, F., VORLAENDER, K. O.: Der Gamma-Typ der Spondylitis ankylopoetica. Verh. Dtsch. Ges. Inn. Med. *80*, 1418–1420 (1974)
42. SCHLOSSTEIN, L., TERASAKI, P. I., BLUESTONE, R., PEARSON, C. M.: High association of an HL-A antigen, W 27, with ankylosing spondylitis. N. Engl. J. Med. *288*, 704 (1973)
43. SCHMIDT, K. L.: Rehabilitation bei rheumatoider Arthritis und ankylosierender Spondylitis: Prüfung der Voraussetzungen. Rehabilitation *16*, 65–71 (1977)
44. SCHWENK, G.: Berufswechsel, Arbeitsunfähigkeit und Berufsunfähigkeit infolge Spondylitis ankylosans. Verh. Dtsch. Ges. Rheumatol. *1*, 219–222 (1969)
45. TREIBER, W.: Der Verlauf der ankylosierenden Spondylitis. Verh. Dtsch. Ges. Rheumatol. *1*, 101–104 (1969)
46. VAN DEN BERG LOONEN, E. M., DEKKER SAEYS, B. J., NEUWISSEN, S. G. M.: Histocompatibility antigens and other genetic markers in ankylosing spondylitis and inflammatory bowel disease. J. Immunogenet. *4*, 167–175 (1977)
47. VEYS, E. M., VAN LAERE, M.: Serum IgG, IgM and IgA levels in ankylosing spondylitis. Ann. Rheum. Dis. *32*, 493–496 (1973)
48. VOGEL, H.: Aufgabe des Werksarztes in der Betreuung von Rheumatikern. Arbeitsmed. Sozialmed. Präventivmed. *9*, 141–143 (1974)
49. YOUNG, C. R., EBRINGER, E., ARCHER, J. R.: Immune response inversion after hyperimmunisation. Possible mechanism in the pathogenesis of HLA-linked diseases. Ann. Rheum. Dis. *37*, 152–158 (1978)

Die Bedeutung von psychologischen Faktoren für Genese, Verlauf und Rehabilitation von rheumatischen Erkrankungen

(am Beispiel der chronischen Polyarthritis)

Dr. med. Dieter Kallinke, Dipl. Psych., Vorstandsmitglied der Stiftung Rehabilitation Heidelberg

Hypothesen

Die Bedeutung von psychologischen Faktoren ist stets anerkannt worden, umstritten ist jedoch nach wie vor ihre Stellung und Funktion im Krankheitsprozeß. Im einzelnen werden folgende Hypothesen diskutiert:

1. *Psychosomatische Hypothese*
   Man nimmt an, daß bestimmte psychische Auffälligkeiten („Rheumapersönlichkeit") bereits vor Beginn der organischen Erkrankung bestehen und ihre Manifestation bedingen oder mitbedingen.
2. *Somato-psychische Hypothese*
   Die beobachteten psychischen Veränderungen bei Rheumapatienten werden als Folgeprodukt des organischen Krankheitsprozesses angesehen.
3. *Verlaufshypothese*
   Es wird nicht ausgeschlossen, daß psychologische Faktoren an der Erstmanifestation der organischen Erkrankungen beteiligt sind. Betont wird jedoch die Bedeutung von Verhaltensänderungen, die sich aus der organischen Erkrankung ergeben und den Verlauf der organischen Krankheit wesentlich beeinflussen.

Ergebnisse

In den vergangenen Jahrzehnten hat es nicht an Berichten gefehlt, die bestimmte Perönlichkeitsmerkmale für das Auftreten rheumatischer Erkrankungen verantwortlich machen (jüngste Übersicht bei HOFFMAN, 1974).

Im einzelnen wird immer wieder darauf hingewiesen, daß Patienten mit einer chronischen Polyarthritis (cP) äußerlich gefaßt und auffallend geduldig wirken, bei näherer Betrachtung jedoch voll von selbstbestrafenden und unausgelebten aggressiven Impulsen sind, die über anhaltende Muskelspannung bzw. über das Immunsystem entzündliche bzw. nichtentzündliche rheumatische Erkrankungen in Gang setzen oder halten können (BRÄUTIGAM u. CHRISTIAN, 1973).

Fast alle vorliegenden Arbeiten sind jedoch retrospektiver Natur, so daß durchweg die Frage offenbleibt, ob die beschriebenen Persönlichkeitsveränderungen Ursache oder Folge der rheumatischen Erkrankung sind.

Prospektiv angelegte Studien haben andererseits immer wieder Hinweise darauf gegeben, daß die vielzitierten Persönlichkeitsveränderungen bei cP-Patienten wahrscheinlich eine Folge der organischen Erkrankung sind:

- LAWRENCE (Nach LEISTNER et al., 1972) fand unter 45 gesunden Probanden, die später an einer cP erkrankten, nicht mehr abnorme Persönlichkeitsmerkmale als dem Erwartungswert für die Normalpopulation entsprach.
- Patienten, die kürzer als ein Jahr an einer cP leiden, zeigen aufgrund der mit dem im MHQ (Middlesex Hospital Questionaire) gewonnenen Daten nicht mehr psychoneurotische Zeichen als die Normalpopulation (CROWN u. CROWN, 1973; CROWN et al., 1975).
- Patienten, die länger als ein Jahr an einer cP leiden, zeigen hingegen bei verschiedenen Untersuchern im MMPI neurotische Verhaltensänderungen (z. B. KRÜSKEMPER u. ZEIDLER, 1975) bzw. Zeichen vermehrter Depressivität (ZEIDLER, et al., (1978).
- Diese Beobachtungen lassen sich mit MMPI und Tennessee Self Concept Scale bei Patienten mit längerer Krankheitsgeschichte bestätigen, sie scheinen jedoch nicht für cP-Patienten spezifisch, sondern generell für chronisch Kranke gültig zu sein (SPERGEL et al., 1978).

Verhaltensauffälligkeiten bei cP-Patienten scheinen also nicht Bedingung, sondern Folge der organischen Krankheit zu sein und eher eine besondere Variante von Persönlichkeitsveränderungen bei chronischen organischen Krankheiten darzustellen.

Nach KIVINIEMI (1977) resultieren aus dem unberechenbaren rheumatischen Krankheitsprozeß: Angst, soziale Unsicherheit und wahrscheinlich schmerzbedingte (JOSENHANS u. STRAUBE, 1968) passive Verhaltenstendenzen.

Diese Verhaltensphänomene sind bedeutsam, weil sie mit Sicherheit mehr als nur das erlebnismäßige, psychologisch faßbare Korrelat der organischen Erkrankung darstellen. Sie können den Verlauf des organischen Krankheitsprozesses möglicherweise über eine streßbedingte Beeinträchtigung des Immunsystems beeinflussen (HENDRIE et al., 1971; SOLOMON et al., 1974; STEIN et al., 1976; AMKRAUT u. SOLOMON, 1977), sicher aber dadurch, daß der in der Regel verunsicherte und depressive Patient bei funktionserhaltenden Übungen und bei der Planung von behinderungsgerechten beruflichen Perspektiven oft nur mangelhaft kooperiert.

Zusammenfassend kann man also festhalten, daß Verhaltensauffälligkeiten bei cP-Patienten wahrscheinlich Folge der organischen Krankheit sind, daß sie den Verlauf der Krankheit ungünstig beeinflussen und deshalb bei rehabilitativen Überlegungen zu berücksichtigen und zu beeinflussen sind.

Schlußfolgerungen: präventiv orientierte Dauerbehandlung, Krankenführung, frühzeitige berufliche Rehabilitation

Erste Voraussetzung für eine erfolgreiche Behandlung und Rehabilitation von Rheumapatienten ist eine kompetente und kontinuierliche ärztliche und krankengymnastische Behandlung des Patienten an seinem Wohnort. Dieses in der BRD nur ausnahmsweise realisierte Behandlungskonzept dürfte nach Erfahrungen in anderen Ländern wesentlich dazu beitragen, daß der Verlauf von rheumatischen Erkrankungen günstig beeinflußt (BANDILLA et al., 1978) und resultierende Verhaltensauffälligkeiten vermindert werden können (Prävention).

Zweite Voraussetzung für gute Behandlungs- und Rehabilitationserfolge bei Rheumapatienten ist, daß die oben beschriebenen psychischen Probleme bei Rheumapatienten frühzeitig wirksam beeinflußt werden. Dafür ist – außer bei Menschen, die unabhängig von der rheumatischen Erkrankung ohnedies erhebliche psychische Probleme haben – nur selten eine psychotherapeutische Behandlung erforderlich; denn es geht ja gerade nicht darum, eine hypothetische, für die Manifestation der cP ursächlich bedeutsame „Rheuma-Persönlichkeit" psychotherapeutisch zu behandeln. Vielmehr sollen Patienten angeleitet werden, angesichts der unausweichlichen Realität ihrer Krankheit nicht in Angst und Depression zu verfallen, sondern sich aktiv damit auseinanderzusetzen, um die funktionellen Einbußen so gering wie möglich zu halten und trotz der chronischen Erkrankung ein möglichst normales Leben führen zu können.

Erstes Gebot einer kompetenten „Krankenführung" ist, daß die Patienten über Natur und wahrscheinlichen Verlauf ihrer Krankheit anschaulich und umfassend informiert werden. Wenn sie auf neue Schübe nicht vorbereitet sind, werden sie in Angst und Hilflosigkeit verfallen, sobald sich die Krankheit von neuem in Erinnerung bringt.

Information ist jedoch nur eine notwendige und keine hinreichende Bedingung für die Bewältigung einer chronischen Krankheit. Durch Information und eigene Erfahrungen wird der Patient gezwungen, sich mit der Tatsache auseinanderzusetzen, daß er auf wichtige Funktionen und daran gebundene Befriedigungsmöglichkeiten zunehmend verzichten muß. Verlust und Verzicht lösen natürlicherweise Trauer, d. h. depressiv getönte Zustände aus, die der Patient durchleben muß, bevor er aktiv an die Realisation neuer Lebensperspektiven herangehen kann.

Einer kompetenten Krankenführung kommt also die Aufgabe zu, den Patienten so lange und so oft dosiert mit den eingetretenen oder bevorstehenden Funktionseinbußen und den damit verbundenen Verlusten zu konfrontieren (Trauerarbeit), bis die traurige Verstimmung weicht und neue Aktivitäten möglich werden. Gleichzeitig sollte der Patient jedoch unter Berücksichtigung seiner jeweiligen Belastbarkeit nicht aus der Verantwortung für die Erhaltung seiner körperlichen Funktionsfähigkeit entlassen und für geringste Anstrengungen in dieser Richtung anerkannt werden (Zeitlin, 1977; Kallinke, 1978).

Menschen mit den für cP-Patienten beschriebenen Verhaltensstörungen erliegen leicht den Verführungen, die von der Krankenrolle ausgehen. Die Krankenrolle kommt den passiven Verhaltenstendenzen des Patienten entgegen, behindert ihn jedoch bei der Durchsetzung seiner Bedürfnisse und bewirkt dadurch längerfristig eine Zunahme depressiver Verstimmungen (Kallinke, 1978).

Ziel einer kompetenten Krankenführung ist es, daß der Patient die Grenzen, aber auch die trotz dieser Grenzen gegebenen Möglichkeiten zu einem sinnvollen und befriedigenden Leben ergreifen lernt.

Wenn Menschen trotz bestehender funktioneller Einbußen den Versuchungen der Krankenrolle zu widerstehen und aktiv an ihr Leben heranzugehen lernen, werden sie auch rechtzeitig jene beruflichen Umorientierungen vorbereiten können, die bei einem kleineren Teil von ihnen erforderlich werden. Fortschritte bei der Behandlung und Rehabilitation von cP-Patienten setzen also qualifizierte Behandlungsangebote voraus sowie Ärzte, die ihre chronischen Patienten dazu motivieren können, diese Behandlungs- und Rehabilitationsangebote in vollem Umfange zu nutzen.

Praktische Übungen zum Umgang mit chronisch kranken Menschen („Krankenführung") sind noch immer nicht Gegenstand der ärztlichen Ausbildung. Deshalb sind gezielte, problemorientierte, psychologisch-psychotherapeutische Weiterbildungsangebote für Ärzte dringend erforderlich.

Literatur

1. Amkraut, A., Solomon, G. F.: From the symbolic stimulus to the patho-physiologic response: immune mechanisms. In: Psychosomatic medicine. Current trends and clinical application. Lipowski, Z. J., Lipsitt, D. R., Whybrow, P. C. (eds.). New York: Oxford University Press 1977
2. Bandilla, K., Deicher, H., Kallinke, D., Kröger, H., Lemmel, E.-H., Mathies, H., Miehlke, K.: Zur Situation der Patienten mit Erkrankungen des rheumatischen Formenkreises in der Bundesrepublik Deutschland. Berichte, Robert-Koch-Institut des Bundesgesundheitsamtes. Berlin: Reiner 1978

3. Bräutigam, W., Christian, P.: Psychosomatische Medizin. Ein kurzgefaßtes Lehrbuch für Studenten und Ärzte. Stuttgart: Thieme 1973
4. Crown, S., Crown, J. M.: Personality in early rheumatoid disease. J. Psychosom. Res. *17*, 189–196 (1973)
5. Crown, S., Crown, J. M., Fleming, A.: Aspects of the psychology and epidemiology of rheumatoid disease. Psychol. Med. *5*, 291–299 (1975)
6. Hendrie, H. C., Paraskevas, F., Baragar, F. D., Adamson, J. D.: Stress, immunoglobin levels and early polyarthritis. J. Psychosom. Res. *15*, 337–342 (1974)
7. Hoffman, A. L., Psychological factors associated with rheumatoid arthritis. Review of literature. Nurs. Res. *23*, 218–234 (1974)
8. Josenhans, G., Straube, W.: Über das Verhalten von Rheumatikern. In: Krank sein in seiner organischen und psychischen Dimension. Grenzach 1968
9. Kallinke, D.: Die Bedeutung von Depressionen für die Manifestation und den Verlauf von rheumatischen Erkrankungen. Akt. Rheumatologie *3*, 107–111 (1978)
10. Kiviniemi, P.: Emotions and personality in rheumatoid arthritis. A control study. Scand. J. Rheumatol. [Suppl.] *18*, 1–132 (1977)
11. Krüskemper, G., Zeidler, H.: Testpsychologische Untersuchungen an Patienten mit chronischer Polyarthritis. Dtsch. Med. Wochenschr. *160*, 1833–1837 (1975)
12. Leistner, K., Kunath, H., Bauer, B., Tanner, E.: Ausgangspunkt und Meßmethodik einer Komplexstudie (klinische, soziale und Persönlichkeitsmerkmale). Beitr. Rheumatol. *18*, 163–172 (1972)
13. Solomon, G. F., Amkraut, A. A., Kasper, P.: Immunity, emotions and stress. With special reference to mechanisms of stress effects on the immune system. Ann. clin. Res. *6*, 313–322 (1974)
14. Spergel, P., Ehrlich, G. E., Glass, D.: The rheumatoid arthritic personality: a psychodiagnostic myth. Psychosomatics *19*, 79–86 (1978)
15. Stein, M., Schiavi, R. C., Camerino, M.: Influence of brain and behavior on the immune system. Science *191*, 435–440 (1976)
16. Zeidler, H., Töröck, M., Krüskemper, H. L.: Somatische Daten und erhöhte Depressionsskalen im MMPJ bei Patienten mit chronischer Polyarthritis und Spondylitis ankylopoelica. Akt. Rheumatologie *3*, 149–153 (1978)
17. Zeitlin, D. J.: Psychological issues in the management rheumatoid arthritis. Psychosomatics 7–14 (1977)

Besondere Probleme der Nachsorge (Beschäftigungstherapie), begleitende Maßnahmen durch die Rheuma-Liga

Dr. med. Jochen Tolk, Vizepräsident der Deutschen Rheuma-Liga, Kiel

Abb. 1 zeigt den „Teufelskreis", in den ein Kranker mit einer chronisch „rheumatischen" Erkrankung gerät. Die „rheumatische" Erkrankung führt zu einer Funktionsbehinderung des Bewegungsapparates, es folgen Minderung oder Verlust des Umweltbezuges, die zu einer vermehrten Passivität des Kranken und seiner Umgebung führen. Die krankheitsbedingte Passivität verschlechtert das Leiden und somit die Funktionsbehinderung im Bereich des Bewegungsapparates. Der Teufelskreis ist geschlossen.

Um einen behinderten Rheumakranken im Alltag betreuen zu können, muß versucht werden, diesen „Teufelskreis" zu durchbrechen. Dies erscheint grundsätzlich auf 4fache Weise möglich, wobei alltagsmedizinische und Rehabilitationsmaßnahmen nur willkürlich zu trennen sind:

1. Die medizinische Betreuung des Rheumakranken am Wohnort muß durch fachlich ausgebildete Rheumatologen gewährleistet sein, wobei der Rheumatologe überwiegend als Konsiliarfacharzt betrachtet werden muß.

   Weitere Voraussetzung ist die Intensivierung der Erforschung „rheumatischer" Erkrankungen, wobei schulmäßig, wissenschaftlich-experimentell und klinisch-kasuistisch vorgegangen werden muß.
2. Die Selbstverantwortung des Rheumakranken muß ihm und seiner Umgebung als wichtigste Voraussetzung des Heilungsprozesses

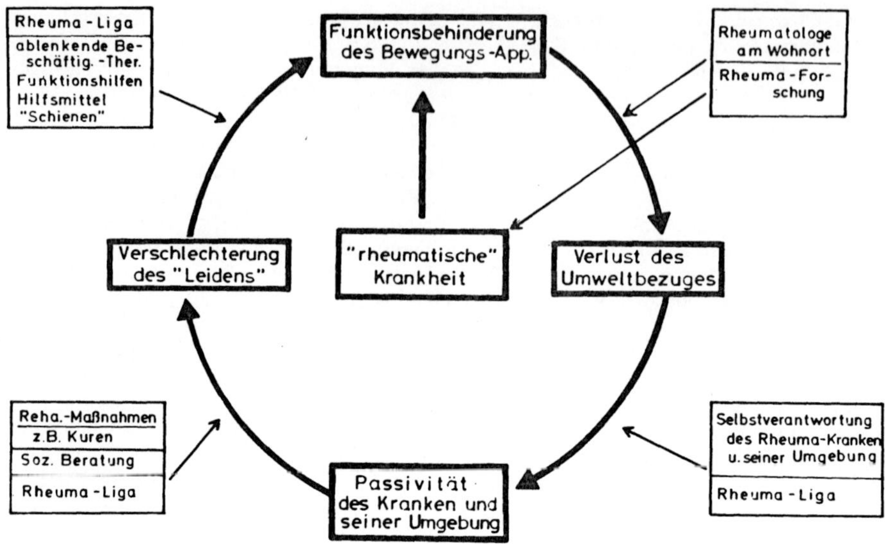

Abb. 1

erklärt und konsequent aktiviert werden. Hier liegt die Hauptaufgabe der Deutschen Rheuma-Liga e. V.

3. Rehabilitationsmaßnahmen, z. B. Kuren oder Heilverfahren, müssen qualifiziert durchgeführt werden können. Diese heute als Rehabilitationsmaßnahmen erklärten Behandlungen sind z. B. beim Weichteilrheumatismus von ausschlaggebender Bedeutung, da oft psychische und in der Umgebung des Kranken zu suchende krankheitsauslösende Faktoren bekannt sind.

Durch eine Kur, möglichst als stationäre Kur zu verordnen, kann der Kranke vorübergehend einer „krankmachenden Umgebung" entweichen, sich auf sich selbst besinnen und durch qualifizierte Kurbehandlung beschwerdefrei, manchmal sogar gesund werden. Für den Kurerfolg nicht zu unterschätzen ist das Erlebnis des „Kurkranken", eigentlich gesünder zu sein als sein stärker behinderter Bettnachbar.

Selbstverständlich muß an dem Problem des „Kurunwesens" gearbeitet werden.

Zusätzlich muß eine qualifizierte Sozialberatung am Wohnort sichergestellt sein, wobei berechtigte Wünsche des Kranken verwirklicht werden müssen, andererseits unberechtigte Forderungen sachlich reduziert werden sollten.

4. Bei nicht besserungsfähigen Funktionsbehinderungen des Bewegungsapparates kommt der ablenkenden Beschäftigungstherapie, der Versorgung des Kranken mit Funktionshilfen und Hilfsmitteln sowie einer evtl. Schienenversorgung große Bedeutung zu. Es handelt sich hierbei um Aufgaben, die von der Beschäftigungs- oder Ergotherapie erfüllt werden.

Die Beschäftigungs- oder Ergotherapie wird in Deutschland leider nur in wenigen Rheumakliniken durchgeführt und fehlt in der ambulanten Alltagstherapie ebenso wie in allgemeininternistischen Krankenhäusern, die z. Zt. überwiegend die stationäre Betreuung des Rheumakranken übernehmen.

Die Beschäftigungstherapie gliedert sich auf in die „ablenkende" und die „funktionelle" Ergotherapie.

Die ablenkende Ergotherapie dient der Kontaktaufnahme pflegebedürftiger alter oder kranker Menschen, die von sich aus zur Eigenaktivität nicht mehr fähig sind und somit beschäftigt werden müssen (Abb. 2).

Die Aufgaben der funktionellen Ergotherapie sind:

1. Besserung gestörter Funktionen des Bewegungsapparates,
2. Hilfen zur Selbsthilfe,
3. Haushaltstraining,

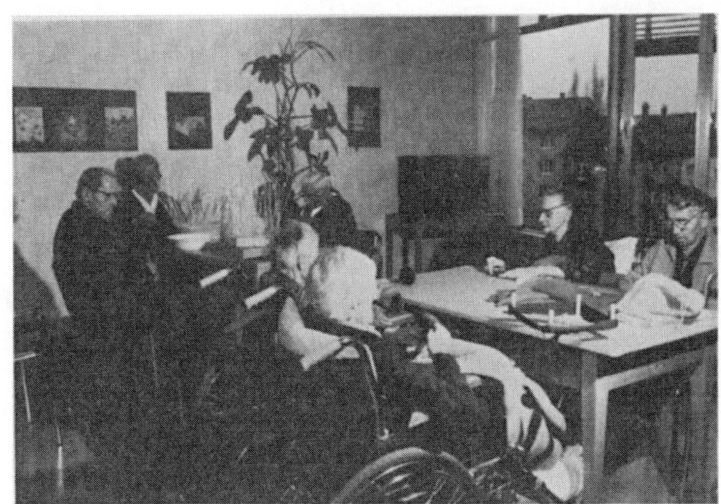

Abb. 2

4. Abklärung der beruflichen Situation,
5. Rückerlangung der Arbeitsfähigkeit, ggf. mit entsprechenden Hilfsmitteln.

1. Besserung gestörter Funktionen des Bewegungsapparates

Es ist bekannt, daß längerdauernde Schmerzen und Krankheitszustände zu einer Atrophie der das Gelenk bewegenden Muskelgruppen führen. Nur aktive Therapieformen wirken einer solchen muskulären Atrophie entgegen.

Die funktionelle Beschäftigungstherapie gewinnt an Bedeutung, da abstrakte Bewegungsübungen unter Anleitung einer Krankengymnastin vom Kranken in Eigenregie nur unregelmäßig wiederholt werden. Die Ergotherapie baut die aktive Bewegungsbehandlung funktioneller Behinderungen ein in eine Beschäftigung, die weitmöglichst Neigungen und Begabungen des einzelnen Kranken berücksichtigen wird. Tätigkeiten wie z. B. Teppichknüpfen, Holz- und Webarbeiten steigern wegen ihres Realwertes den Ehrgeiz des Kranken, so daß er eher zur täglichen Wiederholung verführt wird als dies durch abstrakte krankengymnastische Übungen geschieht.

Abbildung 3 zeigt die Tätigkeit an einem Tischwebstuhl, der zu einer Bewegung der Schulter-, Ellenbogen-, Hand- und Fingergelenke zwingt. Der Webfaden wird mit dem Bein gespannt, wobei die Muskulatur des Oberschenkels sowie des

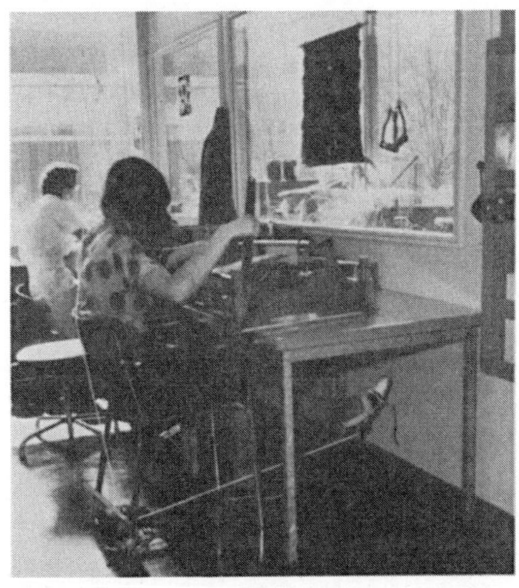

Abb. 3

Hüft- und Kniegelenkes geübt wird. Als weitere Beispiele sind Stick- oder Holzarbeiten zu nennen (Abb. 4). Bei Erkrankungen der Schultergelenke, insbesondere bei Teilversteifungen sind Arbeiten an der schiefen Ebene angezeigt.

2. Hilfen zur Selbsthilfe

Bei nicht besserungsfähigen Funktionseinschränkungen des Bewegungsapparates sind

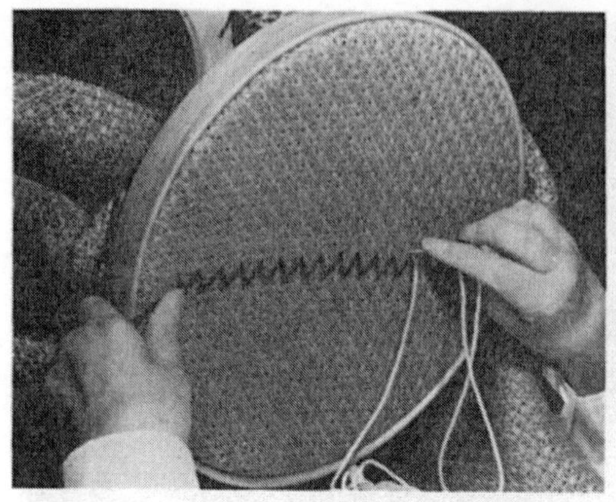

Abb. 4

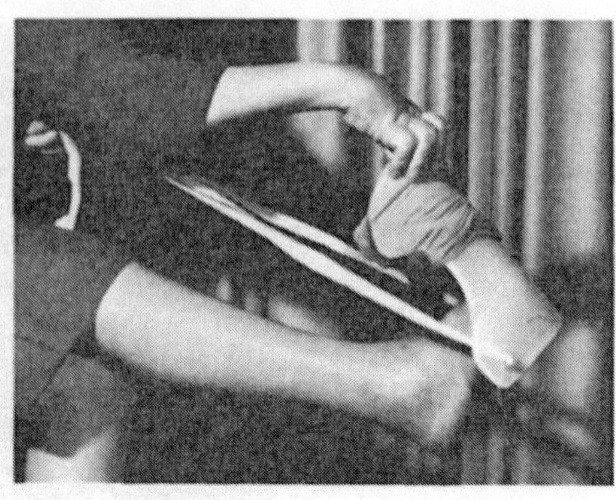

Abb. 6

Hilfsmittel erforderlich, die keineswegs teuer, aber sinnvoll sein müssen, z. B. die Styroporkugel als einfache Schreibhilfe und Emblem der Rheuma-Liga (Abb. 5). Besonders wichtig sind Hilfen, die umweltunabhängige Körperpflege ermöglichen, z. B. Reinigen und Trocknen der Füße sowie Hilfen zum Ankleiden, z. B. beim Anziehen der Strümpfe (Abb. 6).

Es ist bekannt, daß die Adaptation an ein Hilfsmittel eine psychologisch schwierige und langwierige Aufgabe darstellt. Passivität des Kranken und der „Wunsch zum Leiden" sprechen gegen eine solche Aktivität. Es ist daher notwendig, daß geschulte Ergotherapeuten nach entsprechender Problemanalyse den entsprechenden Aufwand in der Alltagsversorgung des Rheumakranken betreiben. Nur so ist gewährleistet, daß notwendige und bereits gekaufte Hilfsmittel und Funktionshilfen wirklich verwendet werden und nicht unbenutzt herumliegen.

Als Hilfen zur Selbsthilfe sind auch die verschiedenen korrigierenden Schienen aufzufassen, wie sie bei verschiedenen Funktionsausfällen rheumatischer Erkrankungen Verwendung finden (Abb. 7).

3. Haushaltstraining

Die Adaptation an Haushaltshilfsgeräte muß den Kranken geduldig und konkret gezeigt werden. Abstrakte Vorschläge der behandelnden Ärzte reichen nicht aus. In einem ergotherapeu-

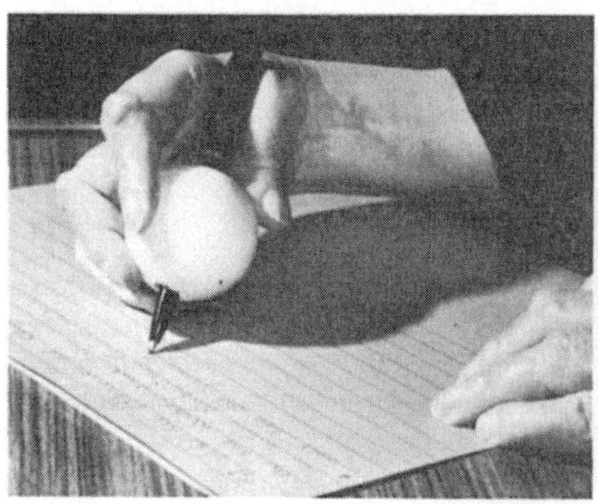

Abb. 5

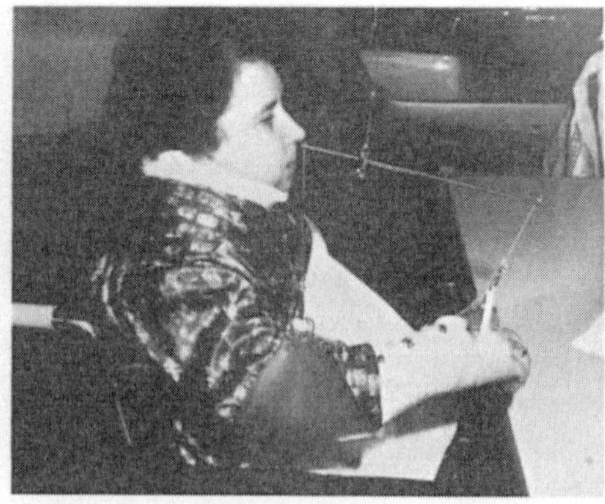

Abb. 7

tischen Behandlungszentrum, das möglichst jeder regionalen Arbeitsgemeinschaft der Rheuma-Liga in Deutschland angegliedert sein sollte, müßten eine Lehrküche und eine Lehrbadestube vorhanden sein, in denen der Patient zu umweltunabhängiger Selbsthilfe, also Körperpflege sowie Haushaltsarbeiten, angelernt werden könnte.

Für die Haushaltsarbeit stehen wiederum viele Hilfsmittel zur Verfügung. Auch diese müssen in jedem Fall individuell, ausdauernd und unter ständiger Kontrolle durch eine ambulant arbeitende Ergotherapeutin zur Anwendung kommen.

4. u. 5. Abklärung der beruflichen Situation und Rückerlangung der Arbeitsfähigkeit, gegebenenfalls mit entsprechenden Hilfsmitteln

In enger Zusammenarbeit mit der Fürsorgerin wird die Beschäftigungstherapeutin individuelle Arbeitsbedingungen des Kranken erfassen und entsprechend korrigierende Hilfsmittel entwerfen müssen. Arbeitsplatzveränderungen müssen mit dem Arbeitgeber besprochen werden, um den behinderten Rheumakranken möglichst lange arbeitsfähig zu erhalten.

So kann z. B. die Arbeitsfähigkeit einer Sekretärin dadurch erhalten bleiben, daß durch Aufkleben kleiner Schaumgummiplättchen auf die Tasten der Schreibmaschine an sich funktionsunfähige Finger nicht mehr abgleiten und den notwendigen Anschlag auf der Maschine bewirken.

Auch solche „Rehabilitationsmaßnahmen" scheitern oft an der schicksalhaften Passivität des Kranken.

6. Folgerungen für die Alltagstherapie

Um nun Zukunftsperspektiven der Deutschen Rheuma-Liga aufzuzeigen, muß zunächst die Eigenverantwortlichkeit und Eigeninitiative des Rheumakranken geweckt und aktiviert werden. Dies muß in ausdauernder, wohnortnaher und laienverständlicher Aufklärungsarbeit erzielt werden. Gruppengymnastik, Warmwassergruppenschwimmen, ablenkende und funktionelle Beschäftigungstherapie in Gruppen fördern die Eigenaktivität des einzelnen und motivieren ihn somit zur konstruktiven Mitarbeit.

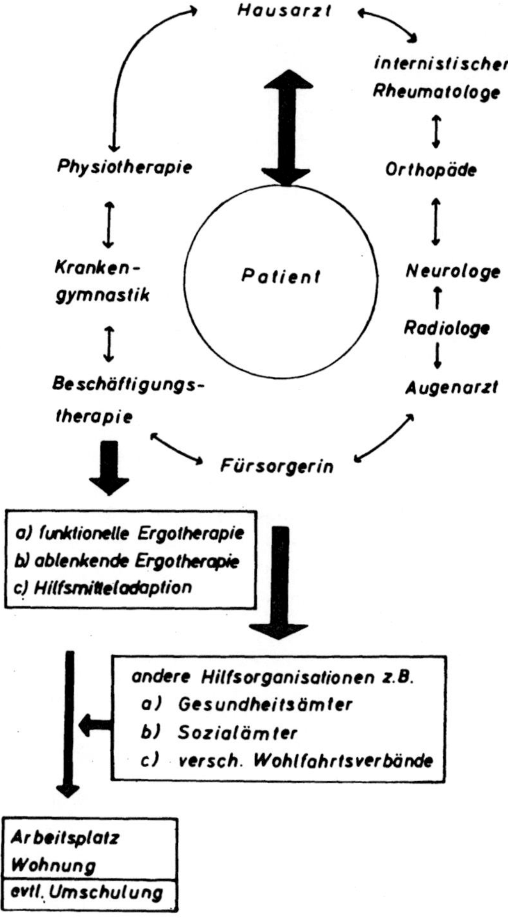

Abb. 8

Da der Rheumakranke den Bezug zu seinem Behandlungsteam durch den Hausarzt herstellen muß, kommt diesem die entscheidende „Rehabilitationsgröße" zu (Abb. 8). Der Hausarzt sollte mehr als in der Vergangenheit mit internistischen Rheumatologen, Orthopäden, Neurologen und über diese hinaus auch mit Beschäftigungstherapeuten, Krankengymnasten und Sozialinstanzen Kontakt suchen.

Der Hausarzt gestaltet die erste „innerfamiliäre" Sozial- oder Rehabilitationsarbeit. Diese erste Stufe bedeutet, Kranke und ihre Umgebung zur Selbsthilfe zu motivieren. Darüber hinaus muß sich zwischen Arzt und Kranken ein partnerschaftliches Verhältnis entwickeln.

Die Partnerschaft ist abhängig von der Art der „rheumatischen" Erkrankung. Bei Erkrankungen wie der Gicht steht die sachlich medizinische Information sowie die medikamentöse Therapie im Vordergrund.

Bei dem langfristig verlaufenden und oft zu erheblichen Gelenkzerstörungen führenden entzündlichen Gelenk- und Wirbelsäulenrheumatismus möchte ich das Partnerschaftsverhältnis zwischen Hausarzt und Kranken als „unbarmherzige Barmherzigkleit" bezeichnen. Dies soll ausdrücken, daß der Arzt nur mit unbarmherziger Konsequenz und oft gegen die Passivität und die „Bereitschaft des Kranken zum Leiden" zu einem für alle befriedigenden Therapieerfolg kommt. – So ist diese Alltagsbetreuung gelegentlich nicht frei von Spannungen, die vom Arzt konstruktiv mit dem Kranken als Partner durchlebt werden müssen. Im anderen Falle wäre der Arzt als „beleidigter Therapeut" anzusehen, der an den oft schrecklichen Folgen des Gelenkrheumatismus resigniert. Für den Kranken bliebe dann nur der Weg zur Pflegestation mit Dauersiechtum.

Die Alltagsbetreuung des Rheumakranken ist somit abschließende Therapie und Rehabilitation zugleich. Von einer optimalen Versorgung dieser jenseits des Lebens stehenden Kranken sind wir noch weit entfernt und werden eine einheitlich optimale Behandlung vielleicht nie erreichen.

Die Rheuma-Liga bleibt mit ihren Instanzen, dem Bundesverband, den Landesverbänden und regionalen Arbeitsgemeinschaften aufgefordert, die heute in vielen Dingen schlechte Betreuung zu verbessern. Sie wird die Aufgaben mit Nachdruck und langfristig erfolgreich erfüllen.

Empfehlungen

Prof. Dr. med. Martin Franke, Baden-Baden

Die Rehabilitation des Kranken mit chronisch-entzündlich rheumatischen Leiden, nämlich der chronischen Polyarthritis (rheumatoide Arthritis) mit ihren Sonderformen und der ankylosierenden Spondylitis (Morbus Bechterew), muß von den Kostenträgern so abgesichert werden, daß sie kontinuierlich in dazu geeigneten Krankenhäusern, Sanatorien und am Wohnort des Patienten durchgeführt werden kann. Sie muß nicht nur die Wiedereingliederung des Kranken in seinen Beruf, sondern auch die Wiederherstellung der Fähigkeit bedeuten, sein persönliches Leben zu gestalten.

Für die medizinische Rehabilitation dieser Krankheit ist im einzelnen zu fordern, daß die Behandlung in Krankenhäusern bzw. Sanatorien erfolgt, die über angemessene Möglichkeiten physikalischer Therapie und über Einrichtungen der Beschäftigungstherapie verfügen.

Die unbedingt frühzeitig zu beginnende medizinische Behandlung der Kranken am Wohnort sollte im Hinblick auf die notwendigen medizinischen Spezialkenntnisse in Diagnostik und Therapie unter Beratung eines in der Rheumatologie erfahrenen Arztes erfolgen.

Die Notwendigkeit eines frühzeitigen, alle Behandlungsmöglichkeiten einschließenden, systematischen Therapieplanes wird häufig verkannt.

Hierzu wird die Forderung erhoben, daß in der Bundesrepublik Deutschland endlich die in den europäischen Ländern praktisch überall vorhandene Weiterbildungsqualifikation des Arztes für rheumatologische Erkrankungen eingeführt wird. Außerdem ist die studentische Ausbildung in der Rheumatologie zu verbessern.

Nur so können Prävention und kontinuierliche medizinische Rehabilitation des Kranken mit chronisch-entzündlich rheumatischen Leiden gewährleistet werden.

Die gesetzlichen Krankenversicherungen müssen garantieren, daß die physikalische Therapie für diese Patienten, insbesondere die Bewegungstherapie, zeitlich unbegrenzt weitergeführt werden kann. Eine ärztliche Praxis, in der nur einige Kranke mit chronischer Polyarthritis behandelt werden, ist eben mit anderen Praxen nicht mehr „vergleichbar". Ein „Durchschnitt der Leistungen" kann hier keine Gültigkeit haben.

Die Verbesserung der medizinischen Rehabilitation muß auch die Grundlagenforschung im Auge haben. Die Ätio-Pathogenese der entzündlich-rheumatischen Erkrankungen ist zwar in einzelnen Bereichen bekannt. Die Therapie ist aber so lange noch nicht als „ideal" zu bezeichnen, wie die Ätio-Pathogenese nicht weitergehend aufgeklärt ist.

In der medizinischen Rehabilitation gibt es aber auch noch „Umsetzungsprobleme" zu lösen, da vorhandenes medizinisches Wissen noch nicht voll in die Praxis übertragen wird. In diesem Zusammenhang muß noch einmal auf die notwendige Aus- und Weiterbildung der Ärzte verwiesen werden. Auch die medizinischen Assistenzberufe (z. B. Krankengymnasten) müssen darin einbezogen werden. Es darf nicht verkannt werden, daß neben diesen Umsetzungsproblemen auch die mangelhafte Einsicht des Patienten die notwendige frühzeitige Einleitung eines systematischen Behandlungsplanes oft verhindert. Hier ist die Aufklärungsarbeit der „Deutschen Rheuma-Liga", die sich insbesondere auch dieser Aufgabe annimmt, nachhaltig zu unterstützen.

Bei den bereits durch die chronisch-entzündlich rheumatischen Erkrankungen Behinderten muß die Gewährung sog. „körperferner" Hilfsmittel durch die gesetzlichen Krankenkassen den dafür zutreffenden Bestimmungen der gesetzlichen Unfallversicherung angepaßt werden. Nur so ist es gewährleistet, daß der Kranke u. a. auch mit Hilfsmitteln, wie z. B. speziellen Eßbestecken, Anziehhilfen und Küchenhilfen, versehen wird, die ihm die Wiedereingliederung ermöglichen.

Die medizinische Rehabilitation – wie im übrigen auch die Prävention der entzündlich-rheumatischen Erkrankungen – erfordern eine enge interdisziplinäre Zusammenarbeit. Eine solche Zusammenarbeit mit den Orthopäden ist bereits weitgehend gewährleistet. Neurologen, Augenfachärzte und Hautfachärzte, zu denen Kranke mit entzündlich-rheumatischen Leiden erstmals kommen, müssen darauf bedacht sein, diese Patienten unmittelbar einer umfassenden medizinischen Rehabilitation im Sinne einer frühzeitig einsetzenden, systematischen Therapie zuzuführen.

Die ärztliche Betreuung dieser Kranken bedarf der besonderen psychologischen Kenntnisse, die dem Arzt durch entsprechende Fachkräfte zu vermitteln sind.

Für die berufliche Wiedereingliederung wird folgendes empfohlen:

1. Die Arbeitsplatzauswahl muß die voraussichtliche Entwicklung (medizinische Prognose) berücksichtigen. Der Arbeitsmediziner bedarf hierzu der Beratung durch den Rheumatologen.
2. Für diese Kranken müssen die gesetzlichen Voraussetzungen für eine Teilzeitarbeit mit den Möglichkeiten der Zahlung von Ausgleichsgeldern geschaffen werden.
3. Die Effizienz sozialmedizinischer Maßnahmen, speziell auch berufsfördernder Maßnahmen, bei den Kranken mit entzündlich-rheumatischen Leiden kann nur überprüft werden, wenn die Statistiken der Sozialversicherungen statt der allgemeinen Diagnose „Rheuma" die differenzierte Rheuma-Diagnose, hier spez. die chronische Polyarthritis (rheumatoide Arthritis) mit ihren Sonderformen und die ankylosierende Spondylitis, zugrundelegen.

Die von den Teilnehmern dieses Symposions aufgestellten Forderungen dürfen und sollen nicht darüber hinwegtäuschen, daß von den Sozialversicherungen erhebliche Leistungen für die Rehabilitation der Kranken mit entzündlich-rheumatischen Leiden erbracht wurden. Es stünde um diese Kranken wesentlich schlechter, wenn nicht schon seit Jahrzehnten solche Pionierarbeit geleistet worden wäre. Es darf und soll auch nicht verkannt werden, daß ein Teil der 1968 aufgestellten Forderungen in der Zwischenzeit erfüllt werden konnte.

Die Forderungen 1978 konzentrieren sich darauf, daß für die Kranken mit chronisch-entzündlich rheumatischen Leiden eine kontinuierliche Rehabilitation gewährleistet sein muß. Diese ist nur durch einen frühzeitig einsetzenden, ununterbrochenen ambulant und stationär durchgeführten, systematischen Therapieplan unter ständiger, begleitender Beratung eines auf diesem Fachgebiet speziell erfahrenen Arztes möglich.

Dafür sind bestimmte medizinische und sozialmedizinische Voraussetzungen zu erbringen.

5. Symposium — Die Rehabilitation des psychisch Behinderten

Vorsitzender: Prof. Dr. med. G. Bosch, Berlin

Als Mitwirkende in der Symposiumsleitung:
Frau Ch. Haerlin, Heidelberg
Dr. med. G. Rudnitzki, Neckargemünd
Dr. med. R. Schwarz, Mannheim
L. Walczak, Dipl. Psych., Hannover

G. Bosch: Einleitungsreferat, S. 219

Aus dem Inhalt: Keine wesentlichen neuen Erkenntnisse – Weitgehend gleichgebliebene therapeutische und soziale Methoden – Gewisse Weiterentwicklung im Denken der Allgemeinheit durch die Psychiatrie-Enquête – Nicht mehr ausschließlich vom Krankenhaus ausgehende Versorgung – Komplementäre Dienste und spezielle Rehabilitationseinrichtungen – Die nachfolgenden 4 Grundsatzreferate – Rehabilitationsbemühungen müssen flexibel sein – Grundsätzliche Fragen

L. Walczak: Die Bedeutung des geschützten Arbeitsmarktes für die berufliche Rehabilitation psychisch Behinderter, S. 221

Aus dem Inhalt: Das Arbeitsangebot in Anstalten und Landeskrankenhäusern – Die Tätigkeiten in Werkstätten für Behinderte – Übliche Arbeitsbereiche in Werkstätten für Behinderte – Das dreistufige Programm einer Werkstatt für Behinderte – Die 5 Unterscheidungsmerkmale des geschützten Arbeitsmarktes – Aufnahmekriterien und Klientel – Die Funktionen und die augenblicklichen Bedingungen des geschützten Arbeitsmarktes – Verunsichertes Betreuungspersonal – Besseres Freizeitangebot und Intensivierung der Nachsorge – Gesonderte Einrichtungen für die berufliche Rehabilitation psychisch Behinderter?

Ch. Haerlin: Die berufliche Wiedereingliederung nach der Behandlungsphase, S. 225

Aus dem Inhalt: Spezielle Gesichtspunkte der bestehenden Einrichtungen – Ein speziell ausgebildeter Berater – Praktische Erprobung durch Berufsfindungsmaßnahmen – Die Ausbildungsgänge in Berufsförderungswerken – Berufsfindung und Ausbildung möglichst nahe beim Wohnort – Der psychosoziale Dienst der Hauptfürsorgestellte in Köln als Modell – Eine Fachärztin für Psychiatrie im werksärztlichen Dienst der BASF – Das geplante Trainings- und Therapiezentrum für 50 psychisch Behinderte – 5 Thesen über Erfordernisse der Rehabilitation psychisch Behinderter

G. Rudnitzki: Aspekte und Ansätze psychiatrisch/psychotherapeutischer Prävention, S. 228

Aus dem Inhalt: Ein in Deutschland besonders belastetes Thema – Definition der Primär-, Sekundär- und Tertiär-Prävention – Operationali-

Einleitungsreferat

Prof. Dr. med. Gregor Bosch, Leiter der Abteilung für Sozialpsychiatrie der Freien Universität Berlin

Das Symposium Nr. 15 des Heidelberger Rehabilitationskongresses hatte sich 1968, vor 10 Jahren also, mit den für Wiedereingliederungsbemühungen wichtigen Patientengruppen der Psychotiker und ihren jeweiligen Behinderungen befaßt und sich in einer grundsätzlichen und damals neuartigen Weise mit der Rehabilitation im Krankenhaus und in der Nachsorge beschäftigt. Wenn wir in den Referaten unseres Nachfolgesymposiums Nr. 5 – die niedrigere Ziffer kann sicher als Ausdruck einer erkannten höheren Priorität unseres Anliegens gewertet werden – unser Thema anders strukturiert und, zumindest auf den ersten Blick, enger gehalten haben, so hat dies mehrere Gründe:

Zunächst ließe sich vieles auch 10 Jahre später nur erneut feststellen und wiederholen: Noch immer stellt die durch seelische Störungen bedingte Reduktion von Arbeitsfähigkeit in unseren Industriegesellschaften ein quantitativ und qualitativ erstrangiges Problem dar, das die seinerzeit in einer Resolution geforderten Anstrengungen auch heute noch begründet.

Wir haben bei unseren Überlegungen auch heute die gleichen Kerngruppen von Behinderten vor Augen, die damals beschrieben wurden. Auch diesmal bleibt die Problematik der Rehabilitation von Suchtkranken und von Hirngeschädigten eigenen Symposien vorbehalten.

Es läßt sich auch kaum behaupten, daß neue Erkenntnisse der vergangenen 10 Jahre die seinerzeit für die verschiedenen Krankheitsgruppen subtil differenzierten rehabilitativen Notwendigkeiten wesentlich verschoben hätten. Sinngebung des Lebens und soziale Anerkennung des Behinderten bleiben grundlegende Ziele unserer Bemühungen, die Auffassung eines psychotischen Verlaufs als eines psychosozialen Prozesses hat sich weitgehend durchgesetzt, die Vermeidung von Hospitalismus und die frühzeitige Aktivierung von geistigen und manuellen Fertigkeiten, von Initiativen und sozialen Kontakten sind in ihrer Bedeutung heute unbestritten. Auch die therapeutischen und sozialen Methoden, die Mittel also zum rehabilitativen Ziel, sind mit den Stichworten begrenzter Selbstverantwortlichkeit im Rahmen therapeutischer Milieustrukturen, der gestuften Realitätsnähe von Belastungen und Anforderungen, der Frühentlassung, der Ergänzung der Bemühungen am Patienten selbst durch Einbeziehung von Familie, Bezugspersonen, Vorgesetzten, der Notwendigkeit der Aufklärung und Orientierung der Öffentlichkeit und – last not least – des Einbaus aller Bemühungen in ein gemeindenahes Versorgungssystem gestern wie heute in ihren wesentlichen Aspekten benannt.

Wenn wir diesmal solche Aspekte am Beispiel spezieller Rehabilitationseinrichtungen und unter den besonderen Gesichtspunkten der Prävention und der gesetzlichen Voraussetzungen behandeln, so sind die Gründe für ein solches Vorgehen gleichwohl darin zu sehen, daß sich in den letzten 10 Jahren, wenn auch noch wenig in der Realität, so doch zumindest im breiten Denken aller an der Versorgung *psychisch Kranker* und *Behinderter* Beteiligten einiges weiterentwickelt hat.

Vor 10 Jahren – also noch vor Beginn des großangelegten Versuchs, die Prinzipien und Leitlinien einer Psychiatriereform in einer Enquête festzuschreiben – stand die Behandlung im Krankenhaus noch ganz im Vordergrund. Das war auch dann der Fall, wenn, wie damals hier, gesehen und betont wurde, daß rehabilitative Bemühungen schon in die Behandlung selbst eingebaut werden müssen. Es erwies sich inzwischen aber als zunehmend wichtig, Versorgung nicht mehr ausschließlich vom Krankenhaus ausgehend zu konzipieren. Nachsorge und ergänzende Einrichtungen schoben sich zumindest tendenziell in den Vordergrund, und das hat auch Konsequenzen für die Vorstellungen, wie, wo und wann Rehabilitation geschehen muß. Auch die Psychiatrie-Enquête hat dem Rechnung getragen und den sog. komplementären Diensten – Tages- und Nachtkliniken, spezialisierten Heimen, Wohngemeinschaften für psychisch Behinderte etc. – spezielle Rehabilitationseinrichtungen an die Seite gestellt.

Die ersten beiden Referate befassen sich mit solchen speziellen rehabilitativen Diensten. Daß es sich hierbei nicht immer um absolut Neues, sondern auch um die Adaptation eines für eine andere Klientel konzipierten Instrumentes handeln kann, mag der Beitrag von Herrn WALCZAK zeigen. Er wird beispielsweise danach fragen, wie eine Werkstätte für Behinderte beschaffen und organisiert sein soll, wenn sie nicht wie bisher fast ausschließlich den Bedürfnissen geistig Behinderter Rechnung tragen soll, und was erforderlich ist, wenn sie nicht die alleinige Funktion einer beschützenden Dauerarbeit für psychisch Behinderte übernehmen, sondern für diese auch als Übergangseinrichtung zur beruflichen Wiedereingliederung dienen will. Explizit mit Möglichkeiten und Organisationsformen zur mittelbaren Wiedereingliederung in das allgemeine Arbeitsleben nach der Entlassung aus klinischer Behandlung beschäftigt sich der Beitrag von Frau HAERLIN. Auch ihre Schilderungen und Überlegungen werden die Frage berechtigt erscheinen lassen, ob Rehabilitationseinrichtungen für psychisch Behinderte mit Brückenfunktion zwischen Behandlungsmilieu und der realen Außen- und Arbeitswelt nach den Modellen für andere Behinderungsformen gestaltet werden können. Und beide Beiträge machen deutlich, daß sich Rehabilitation bei unserer Behindertengruppe sicher noch mehr als bei anderen nie auf den beruflichen Aspekt allein beschränken kann, sondern immer mit Maßnahmen zur sozialen Wiedereingliederung untrennbar verflochten bleiben wird, wenn sie erfolgreich sein soll.

Beide Beiträge weisen aber auch darauf hin, daß rehabilitative Bemühungen zu sehr verschiedenen Zeitpunkten einer Patientenkarriere einsetzen können. Ist der tradierte Akzent bei Werkstätten heute noch weitgehend der einer arbeitsmäßigen Dauerversorgung, so weisen Vorstellungen wie die von Herrn WALCZAK und vor allem viele der von Frau HAERLIN zu schildernden Beispiele auf das immer wichtiger gewordene Bedürfnis hin, rehabilitative Bemühungen möglichst schon sehr früh, sozusagen von Anfang an ins Spiel zu bringen.

Bemühungen zur Wiedereingliederung verlagern sich, verlängert man diese Tendenz konsequent genug, in solche zur Verhinderung von Ausgliederung. Die präventiven Modelle, die Herr RUDNITZKI vorstellt, gehen noch einen Schritt weiter: Nicht mehr die Vermeidung des Abreißens von emotionalen sozialen und beruflichen Kontakten, sondern bereits deren Gefährdung stehen im Blick solcher Bemühungen, die sich folgerichtig vor allem auf Risikogruppen und auf besonders gefährdete Entwicklungsphasen, etwa im Kindes- und Jugendalter, richten. Die Notwendigkeit einer Rehabilitation verwandelt sich bei solchen Klienten schließlich in Bemühungen zur Sicherung einer persönlichkeitskonformen Habilitation.

Dies ist ein Ansatzpunkt, der sich weit von jedem Verständnis von Rehabilitation als bloßer Reparatur oder Kompensation entfernt. Solches Reparatur- und Kompensationsdenken wird dem Wesen psychischer Störungen indessen nie gerecht. Sie sind nicht einfach, wie ein Unfall oder eine körperliche Erkrankung, gleichsam „äußere" Ereignisse. Auch bei vorsichtiger Betrachtung wird man heute selbst bei den endogenen Psychosen nicht mehr ohne weiteres eine reine „Schicksalhaftigkeit" annehmen können. Und sicher führt eine psychische Krankheit nicht zu statischen Ausfallserscheinungen, deren Konstanz man, wie beim Verlust einer Extremität etwa, annehmen und deren Behinderungsgrad man verläßlich und auf Zeit kalkulieren könnte. Sinnvolle Rehabilitationsbemühungen müssen daher dem komplexen und wechselnden Ausprägungsgefüge psychischer Störungen Rechnung tragen: Sie müssen flexibel sein. Wir alle wissen, was solcher Flexibilität als Antwort auf immer wieder wechselnde Bedürfnisse leider oft entgegensteht: Auch die gesetzlichen Möglichkeiten – unentbehrliche Grundlage unserer Arbeit – sind am Modell körperlicher Behinderungen orientiert. Auch sie berücksichtigen nicht, daß Rehabilitation bei unseren Klienten häufig ein sich immer wiederholender und im Grenzfall lebensbegleitender Prozeß sein wird. Auch sie haben jene vereinfachende Einlinigkeit eines auf Abschluß zielenden „Rehabilitationsgeschehens" im Sinn, die uns auch manche unserer schönen psychiatrischen Rehabilitationsmodelle vorspiegeln möchten. Zudem wollen sie mittels fein ziselierter Definitionen Behandlung, wie schon immer von Pflege, so auch von Rehabilitation abgrenzen, obwohl jede Behandlung rehabilitative Elemente enthält und jede Rehabilitation auch unmittelbar auf die Störungen selbst zielt und damit auch eine Behandlung ist.

Schließlich scheint der Gesetzgeber sogar zu glauben, eine nur „soziale" von der „beruflichen" Rehabilitation sauber trennen zu können. Auch solche Zerlegungen werden dem Wesen psychischer Störungen nicht gerecht. Sie zwingen uns lediglich eine sachlich oft nicht gerechtfertigte alternative Antwort auf die Frage auf, wann ein seelisch Leidender eigentlich „krank" und wann er „behindert" sein soll.

Herr SCHWARZ wird solche Schwierigkeiten in seinem Referat aufzeigen und damit zu Überlegungen beitragen, die auf die zuvor behandelten Probleme übergreifen, sie problematisieren und damit erneut bedenken lassen. Dies mag vielleicht unbequem scheinen, zumal unser gegliedertes Versicherungssystem einen prinzipiellen Ausweg nicht in Sicht stellt. Aber in einem Symposium, das 10 Jahre vergangener Entwicklung berücksichtigen und 10 kommende Jahre in Empfehlungen vorausahnen soll, dürfen, so meine ich, grundsätzliche Fragen nicht deshalb ungestellt bleiben, weil wir keine Lösung parat haben. Wir mögen uns damit trösten, daß Fragen auch hier wichtiger als Antworten sein können.

Die Bedeutung des geschützten Arbeitsmarktes für die berufliche Rehabilitation psychisch Behinderter

Leonhard Walczak – Dipl. Psych., Behindertenzentrum Hannover GmbH, Hannover

Der geschützte Arbeitsmarkt

Psychisch Behinderten, die in Anstalten und Landeskrankenhäusern stationär untergebracht sind, werden schon seit jeher Arbeiten in den zu diesen Einrichtungen gehörenden Betrieben angeboten. Diese Arbeiten wurden aber in der Regel nicht im Sinne von Rehabilitationsmaßnahmen angeboten, sondern eher als körperlicher Ausgleich zum ansonsten untätigen Dasein in der Anstalt. Das Arbeitsangebot war dementsprechend auch häufig auf Hilfstätigkeiten z. B. in der Gärtnerei, der Reinigung oder der Küche beschränkt. Dadurch waren die Aussichten für die psychisch Behinderten, auf dem allgemeinen Arbeitsmarkt eingegliedert bzw. wiedereingegliedert zu werden, sehr gering.

Werkstätten für Behinderte bieten dagegen weitgefächerte und nach Schwierigkeitsgraden differenzierte Tätigkeiten an. Innerhalb der verschiedenen Arbeitsbereiche, die in der Regel sämtlich auf industrielle Fertigung ausgerichtet sind, existieren sowohl manuell und intellektuell anspruchslose, einfache Arbeiten als auch anspruchsvolle, komplizierte Arbeiten. Zu den üblichen Arbeitsbereichen der Werkstätten für Behinderte gehören Abteilungen wie die Holzverarbeitung, Metallverarbeitung, Textilabteilung, Druckerei und Papierverarbeitung und der Montagebereich. Alle diese Bereiche werden von den institutionellen Förderern zumeist großzügig mit modernen Maschinen ausgerüstet, die auch in Betrieben auf dem allgemeinen Arbeitsmarkt eingesetzt werden. Deshalb geht man davon aus, daß ein Behinderter, der diese Maschinen bedient oder zumindest Teilfunktionen an diesen Maschinen ausübt und gleichzeitig „störungsfrei" mit seinen Arbeitskollegen umgeht, die gleichen Tätigkeiten auch auf dem allgemeinen Arbeitsmarkt durchführen kann.

Um dies zu erreichen, wird in einer Werkstatt für Behinderte mit einem dreistufigen Programm gearbeitet: Eingangsbereich, Trainingsbereich und Produktionsbereich. In dem Eingangsbereich sollen die für eine Aufnahme in die Werkstatt für Behinderte notwendigen Bedingungen „Gemeinschaftsfähigkeit" und „Werkstattfähigkeit" des Behinderten überprüft werden. Zudem dient er einer Bestandsaufnahme der augenblicklich vorhandenen Fähigkeiten und Fertigkeiten des einzelnen, auf der dann das individuell abgestimmte Förderprogramm in der Trainingsstufe basiert. In diesem Trainingsbereich soll sowohl das Arbeitsverhalten als auch das Sozialverhalten des einzelnen sowie seine berufliche und handwerkliche Qualifikation unter geschützten Bedingungen soweit trainiert werden, daß er entweder auf dem allgemeinen Arbeitsmarkt vermittelt oder zumindest in den Produktionsbereich der Werkstatt für Behinderte eingegliedert werden kann. In diesem Bereich schließlich soll dem Behinderten immer noch unter weitgehend geschützten Bedingungen ein Dauerarbeitsplatz angeboten werden, der seiner jeweiligen Behinderung gerecht wird.

Der geschützte Arbeitsmarkt unterscheidet sich im wesentlichen durch fünf Faktoren vom allgemeinen Arbeitsmarkt: 1. Komplexe Arbeiten werden in ihre verschiedenen Handlungs- und Tätigkeitsabläufe zergliedert und damit für den Behinderten überschaubarer. 2. In einer Werkstatt für Behinderte sollen Arbeiten ohne Termin- und Zeitdruck durchgeführt werden, zumindest soll dieser auf ein Mindestmaß reduziert sein. 3. Leistungs- und Produktionsdruck sollen sich auf die in einer Werkstatt für Behinderte tätigen Behinderten nicht auswirken. 4. Zusätzliche, die Arbeit begleitende, flankierende Maßnahmen sollen von sozialpädagogisch, medizinisch und/oder psychologisch geschulten Kräften angeboten werden. Diese Maßnahmen sollen dazu dienen, sowohl Unter- als auch Überforderung der Behinderten zu vermeiden und ein in den einzelnen Schritten genau aufeinander abgestimmtes Förderprogramm durchzuführen. 5. Es besteht ein rechtlicher Unterschied: Der Behinderte hat keinen Arbeitnehmerstatus. Er arbeitet ohne Arbeitsvertrag und ohne den damit verbundenen rechtlichen Schutz. Für ihn gilt kein Tarifvertrag, der die Entlohnung regelt. Es gibt keine Gewerkschaft oder andere Vertretung, die seine Interessen wahrnimmt.

Zum Verbundsystem der Einrichtungen des geschützten Arbeitsmarktes gehören außerdem die Berufsförderungswerke. Auf diese wird noch an anderer Stelle des Symposiums eingegangen.

Aufnahmekriterien und Klientel

Die Werkstatt für Behinderte steht jedem Behinderten offen, unabhängig von seiner Behinderungsart und vom Schweregrad der Behinderung. Damit ein Behinderter in einer Werkstatt für Behinderte aufgenommen werden kann, muß ihm vom Arbeitsamt bestätigt werden, daß er auf dem allgemeinen Arbeitsmarkt nicht vermittlungsfähig, jedoch trotzdem in der Lage ist, „ein Mindestmaß wirtschaftlich verwertbarer Arbeitsleistung" zu erbringen. Damit ist er „werkstattfähig". Darüber hinaus muß „Gemeinschaftsfähigkeit" vorhanden sein. Es darf keine akute Suizidgefährdung und keine Drogen- bzw. Alkoholabhängigkeit vorliegen. Die „medizinische Rehabilitation" muß abgeschlossen sein.

Aufgrund dieser Kriterien kann (und muß) eine Werkstatt für Behinderte sowohl geistig als auch körperlich und psychisch Behinderte aufnehmen. Es werden Arbeitsplätze angeboten für Personen, deren Behinderung irreparable Schädigungen und Störungen hinterlassen hat, oder deren Behinderung fortschreitet und einen weiteren Persönlichkeitsabbau bzw. einen Abbau im Arbeits- und Leistungsverhalten nach sich ziehen kann. Für diesen Personenkreis werden Dauerarbeitsplätze angeboten. Die Kriterien er-

möglichen aber auch eine Aufnahme von Behinderten, die nach einer nicht ganz fest umrissenen Übergangszeit wieder auf dem allgemeinen Arbeitsmarkt tätig sein können.
Diese recht vagen Aufnahmekriterien machen deutlich, daß die Aufnahme eines Behinderten in eine Werkstatt für Behinderte nicht nur abhängig ist von der Person, sondern auch von der Einrichtung, in der der Behinderte aufgenommen werden soll. So ist z. B. „Gemeinschaftsfähigkeit" eines Behinderten immer auch abhängig von dem Vermögen oder Unvermögen der Bezugsgruppe, in der er arbeitet, mit seinen Problemen umzugehen. Des weiteren ist sie abhängig von der pädagogischen Qualifikation des Betreuungspersonals. Ähnliches gilt für die anderen Kriterien.

Die Funktionen des geschützten Arbeitsmarktes

Seitdem psychische Erkrankungen rechtlich auch als Behinderungen anerkannt werden, haben psychisch Behinderte auch einen rechtlichen Anspruch auf einen ihrer Behinderung angemessenen Arbeitsplatz. Dieser soll ihnen in der Regel zunächst in einer Werkstatt für Behinderte angeboten werden. Dabei ist zu Beginn der Maßnahme die voraussichtliche Aufenthaltsdauer völlig unwichtig. Gefragt wird vielmehr nach den konkreten Arbeitsschwierigkeiten und den gerade bei psychisch Behinderten hinzukommenden sozialen und persönlichen Schwierigkeiten, die eine Eingliederung in die Gemeinschaft behindern.
Im Eingangs- und Trainingsbereich soll der Behinderte die Möglichkeit erhalten, sich schrittweise an den regulären Arbeitsprozeß zu gewöhnen. Ausdauer und Durchhaltevermögen, Konzentrationsfähigkeit, Leistungsbereitschaft und ähnliche berufliche Fähigkeiten sollen trainiert werden. Darüber hinaus sollen soziale Fähig- und Fertigkeiten, z. B. im Umgang mit Arbeitskollegen, erworben bzw. wiederhergestellt werden. Eine realistische Selbsteinschätzung soll aufgebaut werden.
Im Anschluß daran soll der Behinderte aus verschiedenen Arbeitsplätzen den für ihn passenden aussuchen. Hier schließt sich dann die eigentliche „berufliche" Anlernphase an, die je nach dem Vermögen des Behinderten verschieden weit durchgeführt wird. An dieser Stelle kann sich bereits entscheiden, ob der Behinderte aufgrund des durchlaufenen Lernprozesses in der Lage sein wird, auf dem allgemeinen Arbeitsmarkt zu arbeiten oder nicht. Dementsprechend wird der Behinderte dann entweder auf einem Dauerarbeitsplatz in der Werkstatt für Behinderte eingegliedert, der ihm eine sinnvolle Beschäftigung entsprechend seiner Behinderung garantieren soll, oder er wird von der Einrichtung auf einen Arbeitsplatz auf dem allgemeinen Arbeitsmarkt entsprechend der in der Werkstatt für Behinderte ausgeübten Tätigkeit oder sogar auf einen Ausbildungsplatz vermittelt.
Diese beiden Funktionen werden dem geschützten Arbeitsmarkt vom Gesetzgeber vorgegeben. Sie können aber nur sinnvoll erfüllt werden, wenn gleichzeitig nach den für psychisch Behinderte möglicherweise krankmachenden Bedingungen der Arbeitswelt gefragt wird, und wenn die Arbeit innerhalb des geschützten Rahmens an die Menschen angepaßt wird und nicht umgekehrt. Mit der Suche nach solchen Lösungsmöglichkeiten kann auch von Werkstätten für Behinderte ein Beitrag zur Humanisierung der Arbeitswelt geleistet werden, und der geschützte Arbeitsmarkt kann Signalfunktion für den allgemeinen Arbeitsmarkt erhalten.

Die augenblicklichen Bedingungen des geschützten Arbeitsmarktes

Im Selbstverständnis gerade der neuen, großen Werkstätten für Behinderte steht berufliche Rehabilitation als (Wieder-)Eingliederung auf dem allgemeinen Arbeitsmarkt für geistig, körperlich und psychisch Behinderte im Vordergrund, wenn man sich auch einig ist, daß nur ein kleiner Teil der Behinderten „draußen" wieder wird arbeiten können. Eine Eingliederung auf dem allgemeinen Arbeitsmarkt ist aber nach dem üblichen Verständnis der Rehabilitationsträger nur dann möglich, wenn in der Werkstatt für Behinderte möglichst „echte" Arbeitsbedingungen herrschen. Hier werden die Besonderheiten des

geschützten im Gegensatz zum allgemeinen Arbeitsmarkt wieder relativiert, bis auf die rechtliche Stellung der Behinderten als Arbeitnehmer, die ihnen – trotz aller Echtheit der Produktionsbedingungen – nicht gewährt werden kann. Die Arbeitsbedingungen „draußen" werden aber in der Regel nicht hinterfragt, sondern mit nur geringen Abweichungen in den Werkstätten für Behinderte reproduziert.
Die Werkstätten für Behinderte fühlen sich in der Regel immer noch vorrangig für geistig Behinderte zuständig, ein Umstand, der aus der historischen Entwicklung verständlich ist. Problematisch ist dabei jedoch, daß das Betreuungspersonal – in erster Linie Werkmeister oder Gesellen –, wenn überhaupt, dann nur zur Förderung geistig Behinderter eine Zusatzausbildung durchlaufen hat und im Umgang mit psychisch Behinderten – verständlicherweise – verunsichert und mit den üblichen Vorurteilen belastet ist.
Entsprechend dieser Ausrichtung ist auch das Arbeitsangebot und die Arbeitsplatzgestaltung. Arbeiten werden in einzelne, sich ständig wiederholende Handgriffe zergliedert, vereinfacht, obwohl dies unter Umständen eine Erschwerung der Arbeitsbedingungen für psychisch Behinderte bedeutet bzw. die Gefahr besteht, daß die noch vorhandenen Restfähigkeiten der Behinderten auf Dauer dadurch auch verlorengehen.

Hinterfragt werden muß auch noch einmal der Sinn der Zusammenarbeit von Personen mit verschiedenen Behinderungsarten in einer Einrichtung, vor allem auch deshalb, weil dies heute schon fast zu einem Zwang ausgeartet ist, ohne daß die Bedingungen in den Werkstätten für Behinderte entsprechend geändert worden wären.

Die überörtlichen Träger der Sozialhilfe haben sich in ihrem Referentenentwurf zur Werkstatt für Behinderte nicht dazu durchringen können, für den Personenkreis der psychisch Behinderten neue Berufsgruppen als Betreuer zuzulassen. Pädagogisch und psychologisch geschultes Personal, das sowohl Behinderten als auch Betreuern die dringend benötigte Hilfestellung geben könnte, ist nicht in ausreichendem Umfang bewilligt.

Entsprechend dieser Ausrichtung der Werkstätten für Behinderte sind psychisch Behinderte häufig die „Störenfriede" in einer Werkstatt für Behinderte, sie sind unbequem und stören den auf optimale Produktion ausgerichteten Arbeitsablauf. Die Behinderung wird u. U. zu „Faulheit", „Arbeitsscheu" oder einfachem „Nicht-Wollen" umfunktioniert.

Vergessen wird allzu leicht, daß eine Behinderung nicht einseitig durch eine Anpassung an die Arbeitswelt aufgehoben werden kann, sondern daß eine Vielzahl von Faktoren im Sozial- und Persönlichkeitsbereich aufgearbeitet werden muß, die bei Nichtbeachtung wieder negative Rückwirkungen auf das Arbeits- und Leistungsverhalten der Behinderten haben (können). Hier muß auch auf dem geschützten Arbeitsmarkt – oder zumindest zusätzlich dazu – ein besseres Freizeitangebot geschaffen und die Nachsorge intensiviert werden. Der Begriff der „medizinischen Rehabilitation" muß neu überdacht werden, damit die berufliche Rehabilitation evtl. bereits früher, bevor die Behinderten aus dem beruflichen Arbeitsprozeß ausgegliedert sind, ansetzen kann.

Die Mehrzahl der Werkstätten für Behinderte hat noch nicht optimale Bedingungen zur beruflichen Rehabilitation psychisch Behinderter schaffen können. Überlegt werden muß, ob die Strukturen der Werkstätten für Behinderte überhaupt in diese Richtung verändert werden können, oder ob es sinnvoller ist, für die berufliche Rehabilitation psychisch Behinderter andere, neue Einrichtungen zu schaffen bzw. die wenigen heute bereits vorhandenen Ansätze stärker zu fördern.

Die berufliche Wiedereingliederung nach der Behandlungsphase

Christiane Haerlin, Beschäftigungs- und Arbeitstherapeutin, Stiftung Rehabilitation, Heidelberg

Dieser Beitrag beleuchtet einige Aspekte der „späten" Rehabilitation und wendet sich somit an alle, die sich um langfristig psychisch Kranke und Behinderte bemühen. Sie finden sich heute entweder dauerhaft in einem psychiatrischen Krankenhaus oder kurzfristig, gehen aber zum wiederholten Male durch die bekannte Drehtüre ein und aus.

Die Rehabilitation dieser Kranken und Behinderten gelingt nur,

- wenn einerseits die bestehenden rehabilitativen Einrichtungen spezielle Gesichtspunkte berücksichtigen – auch bei jeder Gruppe von Körperbehinderten müssen spezielle Gesichtspunkte berücksichtigt werden,
- und wenn andererseits zu den bestehenden Einrichtungen einige neue Alternativen hinzu kommen.

Bestehende Einrichtungen, die rehabilitativ wirken können, sind außer den Krankenhäusern

- ambulante Nachbetreuungsdienste,
- das Arbeitsamt,
- die Berufsfindung,
- das Berufsförderungswerk.

Wenn nicht schon während des Krankenhausaufenthaltes der Stationsarzt, Sozialarbeiter oder das Pflegepersonal konkrete Kontakte zwischen dem Patienten und einem *nachbetreuenden Dienst* knüpft, ist ein Großteil der Rehabilitationschance verspielt. Nachbetreuung und somit Vorbereitung auf die Rehabilitation außerhalb des Krankenhauses kann durch einen Sozialarbeiter des Krankenhauses, einen Psychotherapeuten, ambulante Beratungsstellen und Praxen, manchmal durch einen Mitarbeiter des Gesundheitsamtes erfolgen. Wichtig ist, daß sich möglichst eine Person verantwortlich fühlt und den Patienten, wenn nötig, zu Hause besuchen kann.

Handelt es sich um gravierende Arbeits- und Berufsprobleme, ist diese Kontaktperson aufgerufen, mit dem ehemaligen Patienten den Weg zum Arbeitsamt zu gehen.

Die Rehabilitationsabteilung des *Arbeitsamtes* ist aus vielen guten Gründen nicht nach Behindertengruppen gegliedert. Für psychisch Behinderte muß aber über kurz oder lang an diesem äußerst wichtigen Ort ein speziell ausgebildeter und erfahrener Berater sein. Diese Entwicklung bahnt sich hie und da bereits an. Der Berater muß die komplizierte, wechselnde und vielschichtige Motivationslage des psychisch Behinderten erkennen können und durch eine psychodynamisch orientierte Gesprächsführung erreichen, daß der Behinderte selbst zu einer Klärung seiner beruflichen Schritte kommt. Als besonders günstig hat sich das englische Modell des Disablement Resettlement Officer erwiesen. Er ist Mitarbeiter des Arbeitsamtes, verbringt aber die Hälfte seiner Zeit in Fachkrankenhäusern, wo er die Patienten frühzeitig kennen lernen und rehabilitative Schritte einleiten kann. Auch im Bereich des Arbeitsamtes ist das wichtigste Rehabilitationsmittel die gut aufgebaute, langfristige Beziehung zwischen Berater und Patient.

Für die meisten psychisch Behinderten gilt – das ist vor allem durch engliche Untersuchungen erhärtet –, daß psychologische Tests, ärztliche Untersuchungen und Gespäche allein keine zuverlässige Ermittlung der vorhandenen und fehlenden Arbeitsfähigkeiten des psychisch Behinderten garantieren. Die *praktische Erprobung* in einer möglichst realistischen Arbeitsatmosphäre muß hinzukommen (1).

Deshalb wird die Beratung des Arbeitsamtes oft durch die praktische Erprobung im Rahmen einer *Berufsfindungsmaßnahme* ergänzt werden. Während die meisten Behinderten dort hinkommen, um zwischen mehreren Ausbildungsmöglichkeiten nach ihrer Eignung und Neigung zu wählen, müssen psychisch Behinderte zuallererst ihre Ausbildungsfähigkeit grundsätzlich feststellen, bevor ein spezieller Ausbildungsgang gewählt werden kann (2). Ist eine Ausbildung nicht möglich oder – wie in vielen Fällen – nicht sinnvoll, so besteht die Aufgabe darin, die Vermittlungs- und Arbeitsfähigkeit festzustellen. Diese hängt weitgehend von den Kontakt- und Kommunikationsfähigkeiten bzw. -störungen ab. Im Verbund mit Psychiater und Psychologe muß der Arbeitstherapeut durch Einzel-und Gruppenarbeiten in technischen, kaufmännischen, zeichnerischen und anderen Bereichen ein realistisches Bild des Arbeitsverhaltens des psychisch Behinderten gewinnen. Durch diese Teamarbeit kann der Betroffene mit einem gut fundierten beruflichen Vorschlag rechnen.

Gehen wir einen Schritt weiter zu den Ausbildungsstätten für erwachsene Behinderte, den *Berufsförderungswerken*. Alle, die heute Erfahrung mit psychisch Behinderten haben, sind sich darin einig, daß die verkürzten und anspruchsvollen Ausbildungsgänge für diesen Personenkreis nur mühsam zu meistern sind. Um Berufsförderungswerke für psychisch Behinderte mehr zu öffnen – und an dieser Stelle möchte ich fordern, daß jedes Berufsförderungswerk prinzipiell auch psychisch Behinderte aufnehmen soll –, muß neben der psychotherapeutischen Beratung die Infrastruktur auf den psychisch Behinderten ausgerichtet werden: Kleine Ausbildungsgruppen, wenig Frontalunterricht, Ausbildungsgänge in deutlich abgegrenzten Abschnitten, die eine mehrwöchige Unterbrechung und Pause erlauben, und das Wiederholen einzelner Abschnitte sowie Abschlüsse nach Teilausbildungen – das wären Ausbildungshilfen, die die verschärften Ausbildungsbedingungen etwas ausgleichen könnten. Zudem kann das Wohnen in kleinen familiären Gruppen während der Ausbildung eine Hilfe sein. Mit zunehmenden psychischen Problemen auch bei den anderen Behindertengruppen gewinnen diese Forderungen eine breite Basis.

Ebenso wichtig wie das eben Gesagte ist die Forderung, daß Berufsfindung und Ausbildung *möglichst nahe beim Heimatort* stattfinden soll. Der Berater des Arbeitsamtes oder anderer Kostenträger sollte sich immer um die nächstgelegene Möglichkeit bemühen, um die äußerst wichtigen Kontakte zu Familie, Freunden und betreuenden Therapeuten nicht zu gefährden.

Was für den Querschnittsgelähmten der Rollstuhl bedeutet, ist für den psychisch Behinderten eine gute, langfristige Beziehung. Dies führt direkt zu neuen Alternativen und ergänzenden Diensten:

Hier soll das Beispiel
- eines psychosozialen Dienstes in Köln,
- einer psychiatrischen Versorgung im Rahmen eines werksärztlichen Dienstes in Ludwigshafen,
- eines geplanten Trainings- und Therapiezentrums genannt werden.

In Köln existiert als Modellversuch der Hauptfürsorgestelle ein Team von Sozialarbeitern, die ohne den längeren Weg über Arbeitsberatung, Berufsfindung und Berufsförderungswerk im Falle einer schwierigen beruflichen Wiedereingliederung den Patienten sozusagen an der Klinikpforte abholen und mit ihm direkt zum zukünftigen Arbeitsplatz gehen (3). Diese psychiatrisch erfahrenen Sozialarbeiter bemühen sich also um Arbeitsstellen und – wichtiger noch – um die Beratung des Betroffenen am Arbeitsplatz. Für Klienten, die nicht am Arbeitsplatz besucht werden wollen, bieten sie abendliche Gesprächsgruppen und Einzeltermine an, um die Probleme am Arbeitsplatz zu besprechen und notwendige Hilfestellung zu geben. Dieser *psychosoziale Dienst* ist sehr bemüht, das örtliche Beziehungsnetz des Klienten – seine Familie, Freunde, Therapeuten – aufrechtzuerhalten, wenn nötig neu zu beleben.

Eine weitere Möglichkeit der längerfristigen Kontaktaufnahme und Betreuung vor Ort praktiziert der *Werksärztliche Dienst* eines großen Chemiekonzerns, der BASF (4). Es ist der einzige mir bekannte Großbetrieb, der eine *Psychiaterin* beschäftigt. Direkt vor Ort können Probleme am Arbeitsplatz bearbeitet werden, Umplazierungen stattfinden, Arbeitserprobung und neue berufliche Ausrichtung eingeleitet werden.

Ich möchte an dieser Stelle die Behauptung aufstellen: Gäbe es mehr psychiatrische Mitarbeiter direkt im Betrieb, könnten viele Einweisungen ins Krankenhaus verhindert und Arbeitsplätze länger erhalten werden; Rehabilitation ließe sich in enger Zusammenarbeit mit der Personalabteilung, dem werksärztlichen Dienst und der Helfergruppe im Betrieb durchführen. Dies hätte den großen Vorteil, daß der psychisch Erkrankte nicht ausgegliedert werden muß und Hilfe durch ihm bekannte Personen erfährt.

Während der Arbeit in der Berufsfindung des Berufsförderungswerks Heidelberg sahen wir viele psychisch Behinderte, die zu gesund für das Krankenhaus, zu wenig leistungsfähig für eine Ausbildung und zu anspruchsvoll für eine Werkstatt für Behinderte erschienen. Wir schlugen ihnen ein Training ihrer Arbeitsfähigkeiten mit begleitender Psychotherapie bzw. Soziotherapie vor. Danach könnten sie später direkt an einen Arbeitsplatz vermittelt, evtl. angelernt werden oder sich auf eine Ausbildung vorbereiten.

Der Vorschlag erschien uns gut, die Realisierung war aber äußerst schwierig. Aus diesem Mangel heraus wird im nächsten Jahr mit der Stiftung Rehabilitation, dem psychiatrischen Landeskrankenhaus und der Stadt Wiesloch ein *Trainings-und Therapiezentrum* errichtet für 50 psychisch Behinderte (5). Es wird im gewerblich technischen, kaufmännischen und Dienstleistungsbereich ein Arbeitsplatztraining für 6 – 12 Monate anbieten. Dort sollen nicht nur einzelne berufliche Fertigkeiten trainiert, sondern vor allem Kontakt- und Kommunikationsprobleme am Arbeitsplatz unter die Lupe genommen werden. Soziale Kompetenzen werden auch in dem räumlich getrennten, aber zugehörigen Wohnhaus trainiert: Probleme des täglichen Lebens im Wohnen, im familiären Bereich, in der Freizeit werden mitberücksichtigt werden. Dabei ist es wichtig, Hilfe zur Selbsthilfe zu geben und nicht eine erneute „Verwaltung“ des Betroffenen nach dem Krankenhausaufenthalt abrollen zu lassen. Frühzeitige Kontakte zu Arbeitgebern und Hilfestellung am Arbeitsplatz sollen Brücken bauen. Das Zentrum wird möglichst regional arbeiten.

Nachstehend fünf Thesen über die Erfordernisse der sog. „späten“ Rehabilitation des psychisch Kranken und Behinderten:

1. Schon vor der Entlassung ist eine „Rehabilitationskontaktperson“ notwendig, die die Wege direkt zur Arbeitswelt oder zum Arbeitsamt ebnet.
2. Zwischen Arbeitsamt und psychiatrischem Krankenhaus muß eine personelle Verzahnung stattfinden.
3. Berufsfindung und Berufsausbildung müssen sich spezieller auf den psychisch Behinderten einstellen durch psychiatrisch erfahrenes Personal und einen Ablauf in möglichst überschaubaren, kleinen Gruppen und Abschnitten. Sie sollen vom Heimatort nicht weit entfernt sein, um das persönliche Beziehungsnetz aufrechtzuerhalten.
4. Außer den Möglichkeiten des Arbeitsamtes, der Berufsfindung, der Berufsförderungswerke und der Werkstätten für Behinderte brauchen wir anspruchsvolle Zentren zum Training von Arbeitsplatzfähigkeiten mit begleitender Psychotherapie bzw. Soziotherapie.
5. Um die hier genannten Verbesserungen der bestehenden Dienste und den Aufbau einiger neuer Einrichtungen voranzutreiben und vor allem ständig die Koordination aller Hilfen für den einzelnen Betroffenen gut gestalten zu können, sollte in jeder Region eine *spezielle Koordinationsstelle* für die Rehabilitation psychisch Behinderter eingerichtet werden. Diese könnte an eine Beratungsstelle, ein Berufsförderungswerk, eine Poliklinik oder Tagesklinik angegliedert werden.

Literatur

1. Bennett, D., Watts, F.: Previous occupational stability as a predictor of employment after psychiatric rehabilitation. Psychol. Med. (1977)
2. Haerlin, C.: Erfahrungen aus der praktischen Berufsfindung für psychisch Behinderte. Beschäftigungstherapie und Rehabilitation *2* (1976)
3. Mitteilungen der Hauptfürsorgestelle: Zur Sache Arbeitsplätze für seelisch Behinderte sichern. *4* (1977)
4. Kleinsorge, H.: Psychische Erkrankungen in der Arbeitswelt. Diagnostik *10* (1977); Rehabilitation psychisch Kranker im Industriebetrieb. Diagnostik *6* (1973)
5. Stiftung Rehabilitation: Das Trainings- und Therapiezentrum, ein neues Modell zur Eingliederung von Behinderten. Informationsschrift der Stiftung Rehabilitation Heidelberg

Aspekte und Ansätze psychiatrisch/psychotherapeutischer Prävention

Dr. med. Gerhard Rudnitzki, Arzt für Neurologie u. Psychiatrie, Psychotherapie u. Psychoanalyse, Zentralinstitut für Rehabilitationsabklärung, Neckargemünd

Einführung

Prävention psychiatrischer Krankheiten und Behinderungen ist in Deutschland ein besonders belastetes Thema, seit es von einem politischen Regime im Zusammenhang mit einer radikalen rassistischen Praxis akzentuiert wurde. Wer heute außerhalb fachlicher Kreise von Psychiatrie spricht, weckt eher Assoziationen, die mit Begriffen wie ‚Schlangengrube', ‚Irrenhaus', ‚Drehtür-Psychiatrie' und anderen belegt sind, als daß er Interesse für Menschen mobilisiert, die mit ihrem Erleben an der Realität scheitern. So ist gegenwärtig noch die häufigste Form von Prävention im Kontext mit Psychiatrie die Vermeidung und Verleugnung der Tatsache, daß mehr als $^{1}/_{10}$ unserer Bevölkerung psychiatrisch/psychotherapeutischer Hilfestellung bedarf.

Definiton

Indessen gibt es bei den Experten keine Schwierigkeiten zu definieren und zu differenzieren, was unter Prävention psychischer Störungen verstanden werden soll.

Primär-Prävention

Primär-Prävention soll das erstmalige Auftreten aller psychischen Störungen verhindern. Dazu gehört die genetische Prävention (Eugenik) als Vorbeugung gegen Erbkrankheiten; dazu gehören auch Maßnahmen im medizinischen, psycho-sozialen, sozio-kulturellen und sozioökonomischen Bereich.

Sekundär-Prävention

Dagegen hat die Sekundär-Prävention zum Ziel, durch Früherfassung und Frühbehandlung die Verkürzung der Dauer von Erkrankungen und die Verhinderung von Rückfällen zu erreichen.

Tertiär-Prävention

Tertiär-Prävention soll die chronischen Auswirkungen von psychischen Störungen vermeiden oder mildern.
Bei allen drei Präventionsschritten sind beraterische, therapeutische und rehabilitative Maßnahmen relevant.

Operationalisierung

Deswegen ist die Verwirklichung von Prävention keineswegs an spezielle präventive Methoden und Techniken gebunden und schon gar nicht eine Aufgabe oder ein (neuer) Schwerpunkt der Medizin, sondern ein Gemeinschaftsunternehmen aller gesellschaftlichen Kräfte.

Stand der wissenschaftlichen Entwicklung

Die genetische Forschung ermöglicht für die meisten sog. großen psychischen Störungen, wie die Schizophrenien, manisch-depressiven Psychosen, Epilepsien und die verschiedenen Schwachsinnsformen, keine weitgehenden generellen Konsequenzen. Immerhin hat sie Beurteilungskriterien für den Grad diesbezüglicher Erkrankungsrisiken ermittelt. Über die anderen psychiatrisch/psychosomatischen Syndrome gibt es nurmehr einzelne genetische Untersuchungsansätze und -ergebnisse. Häufig in krassem Gegensatz zu genetischen Untersuchungsansätzen und -ergebnissen sowie Erklärungsmodellen stehen die Ansätze und Resultate psychoanalytischer und psychodynamischer Studien sowie lerntheoretischer Konzepte psychischer Störungen und die Schlüsse aus soziologischen Befunden.

Politische Perspektiven

Dabei spielen unterschiedliche gesellschafts-, kultur- und gesundheitspolitische Situationen eine erhebliche Rolle. So ist es ein Unterschied, ob die ‚Träger' bestimmter aus unserer Sicht psychopathologischer Syndrome (in beispielsweise melanesischen Stammesgemeinschaften) bedeutsame mediale Funktionen im Rahmen ihrer Stammesgemeinschaft erhalten, oder ob ein erregter, ‚unverständliches Zeug' redender Mitmensch bei uns unter der Diagnose paranoid-halluzinatorische Schizophrenie mit Psychopharmaka behandelt und in eine geschlossene Abteilung eines psychiatrischen Landeskrankenhauses eingewiesen wird. Die Ausdrucksvielfalt psychischer Leistungen der Menschen ermöglicht eine Vielfalt von Reaktionen und Interaktionen, aus denen nach den jeweils herrschenden sozio-kulturellen Rahmenbedingungen auch politische Maßstäbe und Perspektiven für ‚abweichendes Verhalten' resultieren. Werden Präventionsaspekte wie Eugenik und Euthanasie bedeutsam, so wird man auf ein anderes gesellschaftliches ‚Klima' schließen dürfen, als wenn sekundär- und tertiärpräventive Entwicklungen unter Aspekten wie Psychotherapie oder Rehabilitation bevorzugt gefördert werden.

Realisierungswege

Je nach wissenschaftlichem und/oder politischem Standpunkt, d. h. je nach Einstellung zum anderen, andersartigen, befremdlichen Mitmenschen erscheinen unterschiedliche Wege der Prävention möglich. Danach ist jede präventive Forderung prinzipiell operationalisierbar, wenn darunter verstanden wird, die Zahl bestimmter menschlicher Merkmalsträger zu reduzieren. Bei ökologischer Betrachtung der Aufgabe Prävention psychischer Störungen erscheint die Verbesserung sozio-ökonomischer Existenzbedingungen, das Aufhalten der Migration in industrielle Ballungsräume und die Verlangsamung des technologischen Fortschritts bzw. dessen Anpassung an regionale Gegebenheiten als vorrangiges Maßnahmenbündel.

Adressaten

Die Systeme der Gesundheitsversorgung in den sog. westlichen Industrie-Nationen entwickeln die obengenannten präventiven Ansätze bezüglich psychischer Störungen bzw. psychischer Gestörtheit entweder in Orientierung an der naturwissenschaftlichen Medizin (medizinisch-diagnostische Kriterien) oder in Orientierung an den durch Generationsunterschiede gegebenen Aufgabenspektren (Altersgruppen) und erst seit einigen Jahrzehnten an Problemen unterschiedlicher sozialer Schichten und neuerdings an kritischen Situationen (Schwellensituationen), die im Lebenslauf jedes einzelnen Menschen auftreten.

Diagnostische Gruppen

Für die sog. großen psychiatrischen Störungen bieten die Vertreter der genetischen Prävention mit dem Modell der genetischen Beratungsstelle einen Prototyp für ein flächendeckendes System kooperativer Zentren an. Diese sollen sich unmittelbar und mittelbar an die mit besonderen Erkrankungs- und Vererbungsrisiken ‚behafteten' Personengruppen wenden, um deren Zeugungsbereitschaft zu reduzieren und deren Fortpflanzungsfähigkeit auszuschalten.

Altersgruppen

Die existenten Tätigkeitsbereiche der Kinder- und Jugendpsychiatrie, der Erwachsenenpsychiatrie und der Alterspsychiatrie weisen darüber hinaus darauf hin, daß die verschiedenen Altersgruppen unterschiedliche kurative Probleme aufgeben. Je nach institutionellem Standort werden mehr oder weniger sekundär- und tertiärpräventive Aufgaben von der Psychiatrie übernommen.

Soziale Gruppen

Der multiprofessionelle und interdisziplinäre Ansatz der rund 100jährigen, aber erst seit wenigen Jahrzehnten auf breiter Front praktizierten Sozialpsychiatrie verfolgt mit den Prinzipien Regionalität, Gemeindenähe und Sektorisierung akzentuiert sekundär- und tertiärpräventive

Ziele im Sinne der besonderen Brücksichtigung sozial benachteiligter Personengruppen.

Situation

Die psychotherapeutischen Arbeitsrichtungen, insbesondere die Psychoanalyse sowie die lerntheoretisch fundierten Psychotherapierichtungen, postulieren primärpräventive Konzepte für die verschiedenen kritischen Lebensphasen (wie z. B. Schwangerschaft, Geburt, postnatale Entwicklung, Kindes- und Jugendalter, Erwachsenenalter, höheres Alter) und Lebensbereiche (wie z. B. Arbeit und Wohnen). Dabei erfahren zwar situationsspezifische Risiken im Hinblick auf das Auftreten psychischer Störungen besondere Beachtung, ohne daß jedoch genetische bzw. konstitutionelle oder sozio-ökonomische Risikofaktoren vernachlässigt werden. Wichtig ist auch hierbei die Forderung nach Gemeindenähe sowie kontinuierliche multiprofessionelle Kooperation, wobei gruppen- bzw. soziodynamische Beurteilungs- und Vorgehensweisen besondere Bedeutung erhalten.

Instanzen

In der Bundesrepublik haben und halten wie in allen westlichen Industrienationen die Ärzte, insbesondere die niedergelassenen Ärzte, die Schlüsselstellungen im jeweiligen Gesundheitsversorgungssystem. Dadurch ist Gesundheitsversorgung trotz weitreichender präventiver Möglichkeiten kurativ geblieben.

Ärzte

Für die Prävention psychischer Störungen sind die niedergelassenen Ärzte bei uns bis heute weder von ihrer Aus- und Weiterbildung noch von ihren Leistungsmöglichkeiten her (s. die Gebührenordnungen!) ausgestattet. Mit der Etablierung des Nervenarztes vor wenig mehr als 50 Jahren als niedergelassenem Arzt wurden überhaupt erst Voraussetzungen für sekundär- und tertiärpräventive Maßnahmen geschaffen. Bis dahin mußte jeder ‚Irre‘ asyliert werden, weil es keine alternativen Angebote gab. Heute werden 90% aller psychisch Kranken von rund 1300 kassenärztlich tätigen Nervenärzten und ca. 700 ärztlichen Psychotherapeuten betreut. Die Fortschritte der Psychopharmakotherapie und der Psychotherapie ermöglichen diesen Ärzten inzwischen auch sekundärpräventive Wirkungen bei psychisch Gestörten; weil Therapiewirkungen, lassen sich diese Erfolge jedoch nicht als Effekte einer präventiven Strategie interpretieren. Sie sind am Anlaß einer akuten Symptomatik mit dem Ziel, diese zu lindern oder zu beseitigen, entstanden und bleiben patientenzentriert, mit nur begrenzten präventiven Weiterungen im Rahmen des sozialen Umfeldes des Kranken. Primärpräventive Maßnahmen verbieten sich als ärztliche Maßnahmen durch das Ausmaß der Beanspruchung der Ärzte und die Grenzen der für sie maßgeblichen Gebührenordnungen.

Nicht-Ärzte

Zahlreiche von Nicht-Ärzten besetzte psychosoziale, Erziehungs- und Ehe-, Suchtkrankenusw. Beratungsstellen kommunaler und sog. freier Träger vertreten in der Bundesrepublik Deutschland wie auch insbesondere in den nordwest- und nordeuropäischen Nachbarstaaten sowie in den USA präventive Konzepte im Hinblick auf psychische Störungen, wobei primär- und sekundärpräventive Akzente gesetzt werden können, weil Familie und Schule, Peer-Gruppen und Arbeitskollegen nicht selten in den Beratungsprozeß einbezogen werden bzw. daran teilnehmen.

Systematische Präventionsansätze

Trotz zahlreicher und wiederholter programmatischer Ansätze zur Prävention psychischer Störungen sind einschlägige systematische Ansätze noch nirgends in einem Maße verwirklicht, daß ein Erfahrungsaustausch möglich ist.
Systematische Prävention psychischer Störungen läßt sich ohne wiederholte Screenings, das sind umfassende Untersuchungen im Hinblick auf die Risikogruppen in der Bevölkerung und die Risikofaktoren für Entstehung und Verlauf psychischer Erkrankungen, sowie ohne Trans-

fer, d. h. Umsetzung der daraus entwickelten Konsequenzen für die Präventionspraxis in überschaubaren resp. kontrollierbaren Bereichen, nicht verwirklichen.

Screenings

Zahlreiche epidemiologische Untersuchungen in den westlichen Industrienationen haben seit Beginn der 30er Jahre wiederholt bestätigt, daß der Prozentsatz der sog. großen psychischen Störungen in der Bevölkerung gleichbleibt, und daß die Faktoren für diese und die zahlreichen anderen Manifestationen psychischer Gestörtheit in aller Regel nicht, d. h. nicht einmal vorwiegend durch medizinische resp. psychiatrisch/psychotherapeutische Maßnahmen zu beeinflussen sein dürften. Die daraus resultierenden großen gemeindepsychiatrischen Programme, z. B. in Dänemark, England, den Niederlanden und den USA, widmeten sich zunächst den durch die Untersuchungen offenkundig gewordenen Versorgungsdefiziten, erzielten dabei jedoch vorwiegend beachtliche Sanierungserfolge in der Primärversorgung. Andererseits eröffnete die mit derartigen Programmen verbundene systematische Dokumentation den Blick in neue ‚Abgründe', wie z. B. in den, daß in Den Haag trotz Bevölkerungsreduktion, Slumbeseitigung und Aufbau eines dichten Netzes psychiatrisch/psychotherapeutischer Dienste in den letzten 10 Jahren die Suizidrate um den Faktor 10 gestiegen ist.

Regionales Kooperationssetting

Seit 18 Monaten entwickelt das Forschungszentrum für Rehabilitation und Prävention der Stiftung Rehabilitation Heidelberg zusammen mit dem Zentralinstitut für Rehabilitationsabklärung hier im Hause und einem, d. h. dem einzigen niedergelassenen Nervenarzt in einer ländlichen Region in der Nachbarschaft dieses Zentrums ein psychiatrisch/psychotherapeutisches Versorgungsangebot, in dessen Rahmen präventive Akzente Priorität haben. Der Konzipierung dieses Versorgungsangebots gingen demographische Untersuchungen voraus, aus deren Ergebnissen der Schluß gezogen werden konnte, daß der Altkreis Sinsheim eine sozio-kulturell, arbeitsmarkt-politisch und bezüglich seiner Gesundheitsversorgung weitgehend geschlossene Region ist. Bis vor 18 Monaten ohne psychiatrisch/psychotherapeutische Versorgung, könnten hier – so vermuteten die Projektmitarbeiter – über ein einschlägiges Angebot die Möglichkeiten eines komplexen Experiments regionaler, gemeindenaher und sektoraler sozialpsychiatrischer Therapie, Prävention und Rehabilitation demonstriert werden. Überraschend war, daß sich nach 1 Jahr herausstellte, daß 90% aller Patienten des Nervenarztes aus der Region kamen, die aufgrund der zuvor erhobenen demographischen Daten als Einzugsbereich ‚definiert' worden war. Überraschend war ferner, daß es bereits 1 Jahr nach Eröffnung der Praxis gelang, eine psychosoziale Arbeitsgemeinschaft mit Teilnehmern aus nahezu allen für die psychosoziale Versorgung der Region zuständigen Diensten, Organisationen und Institutionen als Verein zu konstituieren. Inzwischen nehmen fast 1/4 (14) der niedergelassenen und angestellten Ärzte der Region an einer Balint-Gruppe teil, die im Rahmen des Projekts durchgeführt wird: Dabei handelt es sich außer dem einen Nervenarzt ausschließlich um Ärzte anderer Fachrichtungen. Damit sind für den beschriebenen geographischen Bereich ganz wesentliche Voraussetzungen geschaffen, Populationen mit erhöhten Risiken für psychische Störungen und diesbezügliche Risikofaktoren im Sinne primärer, sekundärer und tertiärer Prävention zu berücksichtigen.

An einem Beispiel soll skizziert werden, in welchem Umfang dies möglich ist: Eine von einem Frauenarzt an den Nervenarzt mit der Frage nach der Indikation für eine Schwangerschaftsunterbrechung überwiesene Mutter von 4 Kindern berichtete von ihren jahrelangen Depressionen. Es ergaben sich bei ihr Hinweise auf eine schwere Persönlichkeitsstörung. Ihr Mann, Hilfsarbeiter, sei seit 20 Jahren immer wieder wegen Nervenzusammenbrüchen (Krankenhaus-Diagnose: Paranoid-halluzinatorische Schizophrenie) in stationärer Behandlung des nächstliegenden Psychiatrischen Landeskrankenhauses. Die zwei ältesten Kinder hätten extreme Schulschwierigkeiten. Hier war es möglich, die Frau und den Mann im Sinne einer Entscheidung zum Abbruch der aktuellen Schwangerschaft zu beraten, beiden Eheleuten erstmals eine kontinuierliche ambulante psychotherapeutisch akzentuierte psychiatrische Behandlung anzubieten (diese auch zu verwirklichen) und mit dem ältesten Kind der Familie über das zuständige Arbeitsamt Berufsfindungsmaßnahmen im hiesigen Institut für Rehabilitationsabklärung einzuleiten; das zweite Kind wurde für Berufsfindungsmaßnahmen vorgemerkt. Denn beide Kinder werden wegen schwerer vorwiegend milieubedingter psychischer Leistungsstörungen keinen Hauptschulabschluß erreichen und eine Ausbildung in einem geschützten Milieu mit psychiatrisch/psychotherapeutischen Begleitmaßnahmen benötigen. Dieses zwar ungewöhnliche, aber nicht seltene Beispiel zeigt auf, wie wirksam ein regionales Kooperationssetting gleichermaßen therapeutische, rehabilitative und primärpräventive Maßnahmen ermöglicht, wenn die verschiedenen Dienste und Angebote unseres Gesundheitswesens und der Arbeitsverwaltung systematisch genutzt werden.

Evaluation

Problematisch ist die Verwirklichung solcher Versorgungsprojekte und erst recht von deren primärpräventiven Teilunternehmungen, wenn die Auswertung von deren Arbeit ihre höhere Leistungsfähigkeit gegenüber etablierten Versorgungsformen unter Beweis stellen soll.

Wissenschaftlicher Anspruch

Zum einen werden selbst mit einer umfangreichen Fallsammlung der obengenannten Art keineswegs die geltenden Kriterien wissenschaftlicher Erfolgskontrolle erfüllt, wenn nicht mindestens Vergleichsgruppen vorgewiesen werden können. Zum anderen erfordert eine wissenschaftlich überzeugende evaluative Aussage eine langjährige Begleitung dieser Fälle mit gründlichen Nachuntersuchungen usw. Das alles ist zwar vorgesehen, läßt sich aber ohne (zusätzliche) Forschungsfinanzierung nicht realisieren.

Politische Kontrolle

Der Propagierung und Realisierung eines Versorgungskonzepts wie dem oben skizzierten steht der Einwand entgegen, so gerate Gesundheitsversorgung leicht unter politische Kontrolle; es bestehe die Gefahr dirigistischer Eingriffe durch einzelne der teilnehmenden Dienste und Institutionen, die einer ‚Systemveränderung' den Weg weisen könnten, wenn einmal der gesamte Versorgunsansatz mit allen Klientendaten im Sinne auch technologischer Rationalisierung dokumentiert wird.

Demokratische Verfassung

Auf derselben Linie operieren Hinweise auf die demokratische Verfassung unseres Staatswesens, in der auch die freie Arztwahl und die freie Wahl des Ausbildungs- und Arbeitsplatzes verankert ist. Die Festschreibung eines präventiv orientierten Versorgungskonzepts wie des oben erwähnten konterkarriere über mehrere Monopolpositionen (*ein* Nervenarzt, *eine* Arbeitsverwaltung, *eine* Rehabilitationsinstitution in der Region) demokratische Grundrechte und reglementiere bei wegen des Erfolgszwangs stringenter Durchführung der einzelnen Maßnahmen die durch ihre psychische Störung abhängigsten der Bürger unseres Staatswesens.

Zusammenfassung und Ausblick

Abschließend soll mit zwei Thesen zum Ausdruck gebracht werden, daß psychiatrisch/psychotherapeutische Prävention genausowenig wie jede andere auf Effizienz angelegte Maßnahme auf die Verwirklichung von Grundbedingungen verzichten kann:

1. Bei Berücksichtigung der multifaktoriellen Verursachung und Unterhaltung psychischer Störung sind multiprofessionelle und interdisziplinäre Antworten erforderlich; die Relevanz sozio-kultureller und sozio-ökonomischer Faktoren verlangt systematische Ansätze.
2. Psychiatrisch/psychotherapeutische Arbeit berücksichtigt heute die bekannten psychosozialen Voraussetzungen gesunder menschlicher Existenz; diese bestehen u. a. in angemessenen Freiräumen für die individuelle psychische Entwicklung und in der Reduktion

von sozialen Angstquellen. Das heißt: Psychiatrisch/psychotherapeutische Prävention läßt sich als Anspruch, Ziel und Praxis (nur dann) verwirklichen, wenn entsprechend den gegebenen oder herstellbaren Voraussetzungen gehandelt wird. Eine Ideologisierung des Vorsorgegedankens ist – wie ich hoffe, gezeigt zu haben – inzwischen überflüssig.

Literatur

1. Bericht über die Lage der Psychiatrie in der Bundesrepublik Deutschland. Zur psychiatrischen und psychotherapeutisch/psychosomatischen Versorgung der Bevölkerung – mit Anhang. Deutscher Bundestag, 7. Wahlperiode, Drucksache 7/4200 und 7/4201. Bonn 1975
2. CIOMPI, L.: Primärprävention psychischer Störungen. In: Bericht über die Lage der Psychiatrie ... (a.a.O.) S. 760–786
3. CRANACH, M. v., FINZEN, A. (Hrsg.): Sozialpsychiatrische Texte. Berlin, Heidelberg, New York: Springer 1972
4. HÄFNER, H., REIMANN, H.: Spatial distribution of mental disorders in Mannheim, 1965. In: Psychiatric epidemiology. Proceedings of the International Symposium held on Aberdeen University 22–25 July 1969. HARE, E. H., WING, J. K. (Hrsg.), S. 341–354 London: Oxford University Press 1970
5. HARBAUER, H., LEMPP, R., NISSEN, G., STRUNK, P.: Lehrbuch der speziellen Kinder- und Jugendpsychiatrie. Berlin, Heidelberg, New York: Springer 1976
6. HOLLINGSHEAD, A. B., REDLICH, F.: Der Sozialcharakter psychischer Störungen. Frankfurt/Main: Fischer 1975
7. International Labour Office: Vocational rehabilitation of the mentally restored. (Authors: HAERLIN, Chr., KALLINKE, D., RAVE-SCHWANK, M., RUDNITZKI, G.) Geneva 1979
8. MECHANIC, D.: Psychiatrische Versorgung und Sozialpolitik. München, Berlin, Wien: Urban & Schwarzenberg 1975
9. MITSCHERLICH, A.: Thesen zur Stadt der Zukunft. Frankfurt/Main: Suhrkamp 1971
10. OESTERREICH, K.: Psychopathologie des Alterns. Heidelberg: UTB 1975
11. PÖRKSEN, N.: Kommunale Psychiatrie. Reinbek bei Hamburg: Rowohlt 1974
12. Primärprävention psychischer Störungen. In: Bericht über die Lage der Psychiatrie ... (a.a.O.) S. 385–395
13. RADEBOLD, H., BECHTLER, H., PINA, I.: Psychosoziale Arbeit mit älteren Menschen. Freiburg: Lambertus 1973
14. REDLICH, F. C., FREEDMAN, D. X.: Theorie und Praxis der Psychiatrie. Frankfurt/Main: Suhrkamp 1970
15. RUDNITZKI, G., HUBER, R.: Kooperationsformen für die psychotherapeutische Versorgung im Aufgabenbereich des niedergelassenen Arztes. Psychother. Med. Psychol. *27*, 43–48 (1977)
16. RUDNITZKI, G., SCHIEFENHÖVEL, W., SCHRÖDER, E. (Hrsg.): Ethnomedizin – Beiträge zu einem Dialog zwischen Heilkunst und Völkerkunde. Barmstedt: Kurth 1977
17. RUDNITZKI, G., HUBER, R., JACOBI, H., JACOBI, I., VALET, W.: Sozialpsychiatrische Regionalversorgung: Soziodynamischer Therapieansatz oder Psycho-Regionaler Kompromiß. Praxis der Psychotherapie *23*, 165–172 (1978)
18. SCHRÖDER, E. (Hrsg.): Faktoren des Gesundwerdens in Gruppen und Ethnien. Wiesbaden: Steiner 1977
19. STEUER, W.: Gesundheitsvorsorge. Stuttgart: Thieme 1971
20. STRÖMGREN, E.: Zur institutionellen und personellen Organisation sozialpsychiatrischer Dienste aufgrund bisheriger Ergebnisse epidemiologischer Forschung. In: Perspektiven der heutigen Psychiatrie. EHRHARDT, H. E. (Hrsg.) Frankfurt/Main: Gerhards 1972
21. STROTZKA, H.: Einführung in die Sozialpsychiatrie. Reinbek bei Hamburg: Rowohlt 1968
22. THARP, R. G., WETZEL, R. J.: Verhaltensänderungen im gegebenen Sozialfeld. München, Berlin, Wien: Urban & Schwarzenberg 1975
23. WENDT, G. G.: Heutiger Kenntnisstand der genetischen Prävention. In Bericht über die Lage der Psychiatrie ... (a.a.O.) S. 787–796
24. World Health Organization: The law and mental health: harmonizing objectives. Geneva 1976

Gesetzgebung und Praxis in der Rehabilitation psychisch Behinderter

Dr. med. Rainer Schwarz, Psychiatrische Klinik am Zentralinstitut für Seelische Gesundheit, Mannheim

Definitionen

Aufgabe der Rehabilitation ist es, bei körperlich, geistig oder seelisch Behinderten eine Behinderung auszugleichen und die Betroffenen bei der sozialen und beruflichen (Wieder-)Eingliederung in die Gesellschaft zu unterstützen. Diese Formulierung beinhaltet die übliche Unterscheidung von medizinischer, beruflicher und sozialer Rehabilitation. Vor allem bei seelisch Behinderten ist diese Aufteilung jedoch nur sehr schwer möglich, da zum Wesen einer psychischen Störung bzw. Behinderung gerade auch die Unfähigkeit zur Aufrechterhaltung spezifischer sozialer Funktionen oder Rollen (in Beruf, Familie, sozialer Gruppe etc.) gehört (SCHWARZ u. MICHAEL, 1977).

In der Psychiatrie wird, wie in der organischen Medizin, Behinderung im wesentlichen mit chronischer Erkrankung gleichgesetzt. „Unter seelisch Behinderten sind vor allem chronisch psychisch Kranke zu verstehen. Zu ihnen zählen Personen mit abnormen psychischen Dauerzuständen, z. B. nach schizophrenen Psychosen oder nach hirnorganischen Erkrankungen" (Enquête-Bericht, Anhang Teil A, 1975).

Der Begriff der (psychischen) Behinderung ist auch in der Gesetzgebung der Bundesrepublik Deutschland unzureichend definiert und wird zudem sehr uneinheitlich verwandt bzw. interpretiert. Eine die soziale Dimension psychischer Erkrankung und Behinderung einbeziehende Definition findet sich im Bundessozialhilfegesetz mit seiner Eingliederungshilfeverordnung in der Fassung vom 1. 2. 1975, die über eine ausschließlich auf die Berufs- bzw. Erwerbsunfähigkeit bezogene Interpretation von Behinderung hinausgeht. Seelisch behindert im Sinne des § 39, Abs. 1, Satz 1 des Sozialhilfegesetzes sind danach Personen, „bei denen in Folge seelischer Störung die Fähigkeit zur Eingliederung in die Gesellschaft in erheblichem Umfange beeinträchtigt ist".

Neuere gesetzliche Bestimmungen

Die wichtigsten gesetzlichen Vorschriften im Zusammenhang mit der Rehabilitation psychisch Behinderter sind in der Reichsversicherungsordnung, dem Bundessozialhilfegesetz, dem Arbeitsförderungsgesetz, dem Schwerbehindertengesetz, dem Berufsbildungsgesetz und dem Gesetz über die Angleichung der Leistungen zur Rehabilitation enthalten (Überblick s. auch Wegweiser der Bundesarbeitsgemeinschaft für Rehabilitation, 1975).

Eine der wichtigsten gesetzlichen Entscheidungen der letzten 10 Jahre war die Gleichstellung von geistig und seelisch Behinderten mit körperlich Behinderten. Das am 1. 10. 1974 in Kraft getretene Rehabilitationsangleichungsgesetz hat die Aufgaben der Rehabilitation in § 1 dahingehend umschrieben, daß die medizinischen, berufsfördernden und ergänzenden Maßnahmen und Leistungen zur Rehabilitation im Sinne dieses Gesetzes darauf auszurichten sind, körperlich, geistig und seelisch Behinderte möglichst auf Dauer in Arbeit, Beruf und Gesellschaft einzugliedern, wobei den Behinderten bei der Anwendung dieses Gesetzes diejenigen ausdrücklich gleichgestellt werden, denen eine Behinderung droht. Danach hat bei gleichem Tatbestand jeder Anspruchsberechtigte, ungeachtet des für ihn zuständigen Rehabilitationsträgers, grundsätzlich Anspruch auf die gleiche Leistung.

Die Rehabilitationsträger (Krankenversicherung, Rentenversicherung, Bundesanstalt für Arbeit, Unfallversicherung, Kriegsopferversorgung, örtliche und überörtliche Sozialhilfeträger) haben nach § 17 des Entwurfs eines Sozialgesetzbuches von 1975 darauf hinzuwirken, daß jeder Berechtigte die ihm zustehenden Sozialleistungen in zeitgemäßer Weise umfassend und schnell erhält, daß die hierfür geeigneten und notwendigen Einrichtungen ausreichend zur Verfügung stehen, und daß der Zugang zu den Sozialleistungen möglichst einfach gestaltet wird.

Weitere neuere Bestimmungen als Voraussetzung verbesserter Rehabilitationsleistungen für psychisch Behinderte sollen hier noch hervorgehoben werden:

- Im neuen Schwerbehindertengesetz vom 1. 5. 1974 haben auch psychisch Behinderte bei einer Minderung der Erwerbsfähigkeit von (30%) 50% besondere Rechte auf Beschäftigung und Sicherung ihrer Arbeitsplätze erhalten (s. auch SCHOTTKY et al., 1976).
- Durch das Gesetz über die Sozialversicherung Behinderter sind mit Wirkung vom 1. 7. 1975 nicht nur die Behinderten, die in Werkstätten für Behinderte tätig sind, sondern auch solche, die in „Anstalten, Heimen oder gleichartigen Einrichtungen beschäftigt werden oder für den Träger der Einrichtungen Dienstleistungen erbringen“, in die gesetzliche Kranken- und Rentenversicherung einbezogen worden.
- Auf der Rechtsgrundlage des BSHG und der Eingliederungshilfeverordnung nach § 47 BSHG haben auch psychisch Behinderte, die nicht zum Kreis der von anderen Sozialleistungsträgern begünstigten Personen gehören, Anspruch auf Hilfe. Die Maßnahmen umfassen heilpädagogische Hilfen für Kinder, die noch nicht im schulpflichtigen Alter sind, Hilfen zur Ausbildung für einen angemessenen Beruf und eine angemessene Tätigkeit sowie zur Sicherung der Eingliederung in das Arbeitsleben.
- Maßnahmen zur Rehabilitation bei seelischen und geistigen Störungen im Kindes- und Jugendalter sind auch nach dem Jugendwohlfahrtsgesetz möglich.
- Der Leistungskatalog der gesetzlichen Krankenversicherung ist um Belastungserprobung und Arbeitstherapie (§ 182 RVO), die Gewährung einer Behandlung und Pflege in Kureinrichtungen (§ 184a RVO) und um ergänzende Leistungen, die unter Berücksichtigung von Art und Schwere der Behinderung erforderlich sind, um das Ziel der Rehabilitation zu erreichen oder zu sichern, erweitert worden.
- Eine Leistungspflicht der Krankenkassen für aus Gründen der öffentlichen Sicherheit in ein Krankenhaus eingewiesene Patienten ist nur dann noch ausgeschlossen, wenn der Versicherte ausschließlich aus Gründen der öffentlichen Sicherheit im Krankenhaus untergebracht ist und dort lediglich verwahrt wird. Diese reine „Sicherungsverwahrung“ gibt es aber in der psychiatrischen Versorgung nicht mehr.

Rehabilitationsmaßnahmen in der Praxis

Diese und eine Reihe weiterer hier aus Platzmangel nicht angeführter gesetzlicher Bestimmungen (s. auch den Enquête-Bericht, 1975) haben in den letzten 10 Jahren ohne Zweifel eine wesentliche Verbesserung der gesetzlichen Voraussetzungen für Rehabilitationsmaßnahmen psychisch Behinderter geschaffen. Trotz dieser Verbesserungen der Gesetzgebung zeigen sich in der praktischen Durchführung von Rehabilitationsmaßnahmen noch erhebliche Mängel.

Dieses liegt nur z. T. an noch bestehenden Gesetzeslücken, wie z. B. in bezug auf die Arbeitsentlohnung von Behinderten während (teil-)stationärer Behandlung und in beschützten Werkstätten, an der Nichteinbeziehung von Rehabilitationsleistungen der Sozialhilfe in das Rehabilitationsangleichungsgesetz (so daß sich zunächst für die intramural untergebrachten und meist auf Sozialhilfe angewiesenen psychisch Behinderten keine wesentliche Änderung ergibt) oder an den viel zu geringen Ausgleichsabgaben (100 DM) des Arbeitgebers für nicht besetzte Arbeitsplätze nach dem Schwerbehindertengesetz. Erst bei Detailkenntnis der gesetzlichen Formulierungen werden Unsicherheiten bzw. Unzulänglichkeiten durch „Muß“- und „Kann“-Vorschriften, Vor- und Nachrangigkeiten etc. (hierzu s. auch HOHM, 1977) deutlich.

Der allgemeine Mangel an Personal und Einrichtungen bzw. deren regionale Ungleichverteilung, die Unzulänglichkeiten der ärztlichen Gebührenordnung (die apparative Leistungen besser honoriert als verbale), die mangelhafte Differenzierung psychiatrischer Behandlungsangebote (besonders Übergangswohnheime, Wohngemeinschaften und Werkstätten fehlen) und vor allem auch die Unübersichtlichkeit der gesetzlichen Bestimmungen sowie die Zersplitterung der Kostenträger beschränken die Wirksamkeit der gesetzgeberischen Maßnahmen.

Weitere Ursachen für die Lücke zwischen gesetzlichen Bestimmungen und ihrer praktischen Anwendung hängen mit dem Wesen psychischer Störungen bzw. mit deren unzureichendem Verständnis zusammen. Dies zeigt sich in Situationen, in denen die gesetzliche Gleichstellung der psychisch Behinderten mit den Körperbehinderten in der Praxis eine Ungleichstellung bedeutet, wenn z. B. Arbeitgeber bei der Vergabe von Arbeitsplätzen für Schwerbehinderte die Körperbehinderten wegen größerer Zuverlässigkeit am Arbeitsplatz und einfacherer zwischenmenschlicher Beziehungen vorziehen, wenn der Schwerbehindertenausweis bei psychisch Behinderten Stigmatisierung bedeutet, oder wenn Sachbearbeiter im Arbeits- und Sozialamt keine Erfahrungen im Umgang mit psychisch Behinderten haben.

Bei der multifaktoriell bedingten Entstehung und Entwicklung psychischer Erkrankungen und Behinderungen ist der Stellenwert der einzelnen beteiligten Faktoren noch nicht ausreichend sicher festzulegen, was die Einschätzung von Erwerbsminderungen bzw. der Arbeits(un)fähigkeit erschwert.

Wesentliche Merkmale von psychischen Behinderungen insbesondere bei Psychosen sind Antriebsstörungen und Initiativeverlust. Sie erschweren es den Betroffenen z. B. bei der beruflichen Rehabilitation bzw. Umschulung in Berufsförderungswerken, den (den körperlich Behinderten zumutbaren) hohen Anforderungen an Motivation und Initiative gerecht zu werden. Umweltbedingte Einflüsse spielen bei psychischen Behinderungen eine erheblich größere Rolle als bei organisch bedingten Behinderungen. Sie verschränken sich schließlich besonders bei anhaltenden Behinderungen in solch intensiver Weise, daß ein gestörtes (Sozial-)Verhalten ein Teil der Störung selbst ist. Dies wird am Beispiel des schizophrenen Defektes besonders deutlich. Damit erweisen sich die in der Gesetzgebung verankerten und durch die verschiedenen zuständigen Rehabilitationsträger repräsentierten alternativen Unterscheidungen (Arbeitsfähigkeit *oder* Arbeitsunfähigkeit; medizinische *oder* berufliche Rehabilitation) als zu starr und wirken sich nachteilig auf die Rehabilitationsmaßnahmen für die Betroffenen aus. Am Beispiel der Kostenübernahme für Übergangseinrichtungen (insbesondere Wohnheime) für psychisch Kranke wird das besonders deutlich (s. auch HENKE, 1978): Mit dem Hinweis, daß in Übergangsheimen keine ausreichende medizinische Rehabilitation im Sinne einer Krankenhausbehandlung bzw. Behandlung in einer Spezialeinrichtung erfolgt (§ 184 RVO), lehnen die Krankenkassen eine Kostenübernahme in Übergangsheimen ab. Dabei wird übersehen, daß, wie bereits erwähnt, Störungen des Sozialverhaltens zum Wesen psychischer Behinderungen gehören und damit Teil der medizinischen Rehabilitation sind, wenn man diese unglückliche Unterscheidung beibehält. In Mannheim (Elisabeth-Lutz-Heim) ist nun bis zur endgültigen Klärung der überörtliche Sozialhilfeträger (Landeswohlfahrtsverband) als Kostenträger eingesprungen. Damit wird eine Gleichstellung der psychisch Behinderten jedoch verhindert, da die Sozialhilfe nachrangig ist, was bedeutet, daß der Betroffene bei etwaigem Vermögen Eigenleistungen erbringen muß. Dies führt im weiteren dazu, daß nur Angehörige unterer sozialer Schichten Übergangswohnheime in Anspruch nehmen.

Drei Gesichtspunkte im Zusammenhang mit Gesetzen und ihrer praktischen Anwendung bei der Rehabilitation psychisch Behinderter sollen hier noch einmal zusammenfassend hervorgehoben werden:

1. Die psychische Behinderung ist ein multifaktoriell bedingtes, dynamisches Geschehen, dessen Ausmaß sich im Langzeitverlauf erheblich verändern kann. Gesetzliche Bestimmungen können dem nur annähernd flexibel genug entsprechen, sollten aber einen Spielraum für flexible Rehabilitationsmaßnahmen sicherstellen.
2. Neben der Beseitigung noch bestehender Gesetzeslücken (auf einige mögliche Verbesse-

rungen wurde bereits hingewiesen) muß die weitere Vereinheitlichung des bestehenden Gesetzeswerkes, wie sie im neuen Sozialgesetzbuch vorgesehen ist, vorangetrieben werden. Damit werden integrierte Rehabilitationsmaßnahmen erst möglich und Verzögerungen können verringert werden.

3. Die Trennung in medizinische, berufliche und soziale Rehabilitationsmaßnahmen ist bei psychisch Behinderten besonders schwer möglich und sollte aufgegebenen werden, „da diese Begriffe lediglich unterschiedliche Facetten derselben Hilfeart bedeuten" (Enquête-Bericht, Anhang Teil A, 1975).

Literatur

1. Bericht über die Lage der Psychiatrie in der BRD: Rechtliche Probleme bei der Versorgung psychisch Kranker und Behinderter in der BRD. Drucksache 7/4200, S. 355–384. Bonn 1975. Anhang Teil A, Definitorische Hinweise. Drucksache 7/4201, S. 3. Bonn 1975.
2. Bundesarbeitsgemeinschaft für Rehabilitation: Wegweiser zur Eingliederung von Behinderten in Arbeit, Beruf und Gesellschaft, 2. Auflage. Frankfurt 1975
3. Hohm, H.: Berufliche Rehabilitation von psychisch Kranken. Weinheim: Beltz 1977
4. Henke, N.: Wer trägt die Kosten für die Betreuung von psychisch Kranken in Übergangsheimen? Zentralblatt für Sozialversicherung, Sozialhilfe und Versorgung *32*, Heft 1/2, 21–27 (1978)
5. Schwarz, R., Michael, J.: Zum Konzept von (psychischer) Behinderung. Nervenarzt *48*, 656–662 (1977)
6. Schottky, L., Kreiczirek, W., Claes, W.: Das neue „Gesetz zur Sicherung der Eingliederung in Arbeit, Beruf und Gesellschaft" (SchwbG, Fassung vom 29. 4. 1974) – Seine Möglichkeiten und Konsequenzen für die Psychiatrie und Neurologie. Psychiatr. Prax. *3*, 94–104 (1976)

Kurzdarstellung des Diskussionsverlaufs und Empfehlungen

Prof. Dr. med. Gregor Bosch, Berlin

Die Teilnehmer des Symposiums 5 des Heidelberger Rehabilitationskongresses 1978 waren sich darüber einig, daß die soziale und berufliche Integration der psychisch Kranken und Behinderten in die Gesellschaft nach wie vor eine noch weitgehend ungelöste Aufgabe von erstrangiger Bedeutung darstellt. Zwar haben sich viele der beim Heidelberger Rehabilitationskongreß 1968 erarbeiteten Empfehlungen als Forderungen heute allgemein durchgesetzt. Ihre breite Realisierung ist aber weit hinter dem Stand der heutigen Erkenntnisse und Möglichkeiten zurückgeblieben.

Angeregt durch die Referate und die ergänzenden Diskussionen haben sich die Teilnehmer des Symposiums mit einigen besonders wichtig scheinenden Problemkreisen beschäftigt, in Kleingruppen eine Reihe von Forderungen und konkreten Vorschlägen hierzu erarbeitet und diese dem Plenum des Symposiums vorgelegt. Diesen im folgenden zusammenfassend formulierten Empfehlungen liegen Leitlinien zugrunde, die den Teilnehmern des Symposiums beim heutigen Stand der Entwicklung der Rehabilitation psychisch Kranker und Behinderter besonders wesentlich erschienen, und die teilweise bereits in den Referaten angesprochen worden waren. Zu diesen Prinzipien gehören:

Die Unteilbarkeit des rehabilitativen Prozesses

Die Rehabilitation psychisch Behinderter kann von der Sache her nicht in eine medizinische, berufliche und soziale Rehabilitation zerlegt werden. Eine solche durch die Zuständigkeiten verschiedener Versicherungsträger erzwungene Trennung läßt sich weder für den zeitlichen Ablauf der Rehabilitation noch für ihre inhaltlichen Momente vertreten. Medizinisch-therapeutische Maßnahmen überschneiden sich bei psychisch Kranken und Behinderten mit solchen der beruflichen Rehabilitation ebenso, wie diese ohne begleitende und sie überdauernde soziale Eingliederungsmaßnahmen nicht zum Erfolg führen können. Der Wiedereingliederungsprozeß wird daher sowohl durch den administrativen Zwang der Verpflichtung verschiedener Kostenträger wie durch getrennt arbeitende Rehabilitationsorgane erheblich behindert. Als besonders gravierendes Beispiel ist die fehlende Zuständigkeitsregelung der Kostenträger bei der Unterbringung in Übergangseinrichtungen (Heimen) zu nennen, obwohl eine solche Plazierung in vielen Fällen die soziale Voraussetzung für das Gelingen einer beruflichen Rehabilitation ist. Eine praktikable und einheitliche Lösung der Kostenfrage ist deshalb ebenso dringend erforderlich wie eine interdisziplinäre und interinstitutionelle Zusammenarbeit bei der Rehabilitation, die sich in befriedigender Weise nur durch einen regionalen Verbund von Personen, Diensten und Einrichtungen für die Prävention, Behandlung und Rehabilitation psychisch Gefährdeter, Kranker und Behinderter lösen läßt.

Die Notwendigkeit von Vorsorge

Rehabilitative Bemühungen bei psychischen Störungen beinhalten in besonderem Maße früh einsetzende Hilfe, die nicht erst auf Wiedereingliederung, sondern schon auf Verhinderung einer gesellschaftlichen Ausgliederung bereits oder potentiell Betroffener zielen. Bei bestimmten Risikogruppen, die sowohl durch diagnostische wie durch spezifische soziale Merkmale oder auch durch den Durchgang durch bestimmte kritische Lebensphasen definiert sein können, müssen präventive Gesichtspunkte in den Vordergrund treten. Wenn psychische Behinderung – wie es ein Teilnehmer definiert hat – eine Störung ist, aufgrund derer eine regelrechte Entwicklung im Bildungs-, Ausbildungs-, Arbeits-, Wohn- und soziokulturellen Bereich nicht durchschreitbar oder nicht abschließbar ist, so wird sich auch eine solche Prävention, wie die Rehabilitation im engeren Sinne, weit in soziale und allgemeine gesellschaftliche Bereiche hinein zu erstrecken haben.

Die Bedeutung langfristiger Nachsorge

Es muß frühzeitig dafür gesorgt werden, daß auch nach Abschluß gezielter rehabilitativer Maßnahmen eine konstante begleitende Betreuung gesichert ist, die oft langfristig und notfalls lebensbegleitend zur Verfügung stehen muß. Flankierende soziale Hilfen sind beispielsweise sowohl während einer beruflichen Rehabilitationsphase wie nach deren Abschluß erforderlich. Sie sollten, sofern erforderlich, sowohl bei der Arbeitssuche wie danach als arbeitsbegleitende Dienste zur Verfügung stehen und müssen sich nicht nur dem Behinderten selbst, sondern auch dessen Umwelt im privaten und beruflichen Raum zuwenden, indem sie durch Kontakte mit familiären oder beruflichen Partnern und Vorgesetzten des Behinderten zum Verständnis für dessen Probleme beitragen. Neben fachlich kompetenten Trägern der Nachsorge sollte sich diese nach Ansicht der Teilnehmer des Symposiums weit mehr als bisher der Mitarbeit von freiwilligen Helfern bedienen. Es schien den Teilnehmern ferner wichtig darauf hinzuweisen, daß nachsorgende Dienste, so weit sie nicht von der Rehabilitationseinrichtung – etwa einer Werkstatt für Behinderte – selbst organisiert werden, mit dieser eng zusammenarbeiten und möglichst schon während einer vorausgehenden Behandlungsphase den Kontakt mit dem Behinderten aufnehmen sollten.

Stufung und Flexibilität der Rehabilitation

Die Wiedereingliederung psychisch Kranker ist kein linearer Prozeß, bei dem eine statische Behinderung durch kontinuierliche Übungsvorgänge zunehmend behoben oder kompensiert wird. Alle rehabilitativen Maßnahmen und die ihnen dienenden Institutionen haben der Vielfältigkeit psychischer Störungen in Ausprägung und Verlauf Rechnung zu tragen. Es ist daher eine Vielfalt von Einrichtungen und Möglichkeiten vorzusehen. Einrichtungen der beruflichen Rehabilitation müssen auch vom Denken in starren Regeldurchgängen abkommen. Eine undurchlässige Trennung in Eingangs-, Trainings- und Produktionsbereiche in Werkstätten für Behinderte wird dem Wesen psychischer Störungen und Behinderungen ebensowenig gerecht wie eine pedantische Unterscheidung von Berufsfindungs-,

Berufsanpassungs-, Berufserprobungs-, Ausbildungsmaßnahmen und Maßnahmen eines allgemeinen vorberuflichen Arbeitstrainings. Zu fordern sind pädagogisch-therapeutische Arbeitsplätze, die dem jeweiligen Stand der Behinderung in bezug auf zeitliche, intellektuelle und Leistungsanforderungen angepaßt werden können. Sofern diese nicht beschützte Dauerlösungen darstellen, werden sie meist eher der praktischen Erprobung und der Abtastung zumutbarer und erfolgversprechender Vermittlungs- und Arbeitsfähigkeiten dienen als einem eigentlichen Erwerb spezifischer beruflicher Fähigkeiten. Ausbildungsgänge im engeren Sinne, die nach Ansicht der Teilnehmer des Symposiums nur bei Bildung kleiner Ausbildungsgruppen Erfolg versprechen, sollten flexibler gestaltet werden. Sie müssen für psychisch Behinderte abschnittsweise gegliedert werden, was Unterbrechungen und Wiederholungen gestattet, und die Möglichkeit beinhalten, Abschlüsse zeitlich gestuft zu absolvieren. Eine vorherige zeitliche Festlegung der Beendigung der Ausbildung- oder Umschulungsmaßnahmen durch die Versicherungsträger oder die Institution ist abzulehnen.

Öffnung der Institutionen für psychisch Behinderte

Vorhandene Einrichtungen zur beruflichen und sozialen Rehabilitation sollten grundsätzlich für psychisch Behinderte zugänglich sein. Ihre Bedingungen und Strukturen müssen auch an die Belange dieser Behindertengruppe angepaßt werden. Die vor allem für geistig Behinderte konzipierten Werkstätten für Behinderte sollten unter Beachtung der oben aufgeführten Voraussetzungen, vor allem unter Einbeziehung spezieller begleitender Dienste, so konzipiert werden, daß sie in entsprechenden Teilbereichen oder Teilinstitutionen der größeren intellektuellen Leistungsfähigkeit psychisch Behinderter Rechnung tragen. Jedes Berufsbildungs- und Berufsförderungswerk sollte psychisch Behinderten offenstehen, seine Bildungsangebote sollten den beschriebenen Notwendigkeiten angepaßt werden. Da in der Bundesrepublik Deutschland bereits ein flächendeckendes Netz solcher Einrichtungen entstanden ist, könnte die Plazierung von Rehabilitanden im Gegensatz zu heute dann sofort regional erfolgen. Besonders wichtig erschien den Teilnehmern die Intensivierung und bessere Ausnutzung intermediärer Lösungen zwischen berufs- oder arbeitsrehabilitativen Maßnahmen und der ungeschützten beruflichen Tätigkeit auf dem freien Arbeitsmarkt. Die Teilnehmer empfahlen die Entwicklung begleitender Zwischenstufen mit begleitender therapeutisch-pädagogischer Betreuung und voller Bezahlung der geleisteten Arbeit. Da solche nicht diskriminierenden Arbeitsplätze nicht nur in speziellen Einrichtungen betrieblichen Charakters oder im Bereich des öffentlichen Dienstes, sondern besonders auch auf dem breiten Sektor privater Unternehmen zur Verfügung stehen sollten, müssen die gesetzlichen Regelungen entsprechend modifiziert und so gestaltet werden, daß sie eine ausreichende Motivation für die Aufnahme dieser Klientel bieten, den zusätzlichen Belastungen des Betriebes gerecht werden und ein erforderlicher Aufwand stützender Zuwendung von Mitarbeitern gesichert ist.

Regionalisierung und Gemeindenähe

Die Teilnehmer des Symposiums wiesen mit großem Nachdruck und in unwidersprochener Übereinstimmung darauf hin, daß eine befriedigende Lösung der Aufgabe der Wiedereingliederung psychisch Kranker und Behinderter nur im Rahmen eines regionalen Versorgungssystems möglich ist, in dem alle Dienste zur Vorbeugung, Behandlung und Wiedereingliederung dieses Personenkreises innerhalb eines geographisch abgegrenzten Gebietes funktionell verbunden sind. Nur unter dieser Voraussetzung kann bei der ganz überwiegenden Zahl der Fälle ein Abbruch bestehender sozialer Kontakte vermieden und die stabile Bildung neuer sozialer und beruflicher Bindungen gesichert werden. Rehabilitationsmaßnahmen in einer weit vom Wohngebiet des Betroffenen liegenden Einrichtung, etwa einem Berufsförderungswerk, bergen dagegen die Gefahr eines Rückfalls bei der Trennung von der Rehabilitationsstätte und der nicht vorbereiteten Rückkehr in die geographische und soziale Herkunftsumwelt. Besonders wichtig ist das enge Zusammenwirken behandelnder und rehabilitativer Dienste in der Region. Bei der Vielfältigkeit der Trägerschaft von Behandlungs- und

Rehabilitationseinrichtungen in der Bundesrepublik müssen daher Lösungen gefunden werden, die eine Kooperation und Koordination aller Einrichtungen sichern. Es darf in Zukunft nicht mehr möglich sein, daß eine rehabilitative Einrichtung weder über einen eigenen Nachsorgedienst verfügt noch mit einem solchen im Sinne einer integrierten beruflichen und sozialen Rehabilitation zusammenarbeitet. Es erschien den Teilnehmern des Symposiums richtig, auch unter dem Gesichtspunkt der Rehabilitation regionale psycho-soziale Fachdienste zu empfehlen, welche die Öffentlichkeit und die Betroffenen über gemeindenahe rehabilitative Möglichkeiten informieren, diese Maßnahmen vermittels ihrer Kenntnis von Anforderungsprofilen und Indikationen der Institutionen einleiten und koordinieren, präventiv und beratend tätig sein sowie für die langfristige betreuende Begleitung Sorge tragen können. Solche Dienste können durchaus geeigneten bestehenden Institutionen angegliedert sein. Auf jeden Fall müssen regionale Organe für die generelle Koordination und Aufgabenverteilung gebildet werden, die – etwa in Form von Ausschüssen mit entsprechenden Einflußmöglichkeiten – die Durchführung aller Rehabilitationsmaßnahmen möglichst in regionalen Rehabilitationseinrichtungen, zumindest im Sinne regional orientierter Rehabilitationskonzepte, sichern helfen.

Qualifikation der Mitarbeiter
Der Erfolg rehabilitativer, präventiver und rückfallpräventiver Maßnahmen ist in starkem Maße von der Fähigkeit und dem Können der in diesem Bereich Tätigen abhängig. Im Rahmen der dringend gebotenen Verbesserungen und Verbreiterungen der Ausbildung aller an der Versorgung psychisch Kranker und Behinderter beteiligten Berufsgruppen sind präventive, rückfallpräventive und rehabilitative Aspekte stärker zu berücksichtigen. Es ist mehr Wert auf den Erwerb von Fähigkeiten im Umgang mit psychiatrischen, psychologischen und pädagogisch-therapeutischen Methoden zu legen. Alle an der Vorbeugung und Wiedereingliederung beteiligten Personenkreise sollten bereits in ihrer Grundausbildung ein Basistraining im Hinblick auf psycho-soziale Kompetenz erhalten. Ausbildungsgänge und Ausbildungsordnungen sind entsprechend zu revidieren, einschlägige Weiterbildungsgänge und Fortbildungskonzepte zu entwickeln, für welche die von der Deutschen Gesellschaft für Soziale Psychiatrie (DGSP) angebotenen Möglichkeiten ein Modell sein können. Die bei der Rehabilitation besonders bedeutsame interdisziplinäre Zusammenarbeit der verschiedenen Berufsgruppen muß bereits in den Bildungskonzepten berücksichtigt werden. Weiter- und Fortbildungsgänge, welche die besonderen Gegebenheiten und Bedürfnisse bei psychisch Behinderten zum Inhalt haben, sollten insbesondere für die Rehabilitationsberater bei den Versicherungsträgern, vor allem aber im Bereich der Arbeitsverwaltung (Arbeitsämter) baldmöglichst eingerichtet werden, damit nicht weiterhin an den Möglichkeiten der Behinderten vorbeigeplant wird und der Erfolg einer Maßnahme damit von vornherein zum Scheitern verurteilt ist.

Einbeziehung der Öffentlichkeit
Die Wiedereingliederung psychisch Kranker und Behinderter kann nur gelingen, und Ausgliederungen können nur vermieden werden, wenn die Gesellschaft und ihre Träger als Bezugspersonen der Betroffenen und der Betreuer den rehabilitativen Prozeß mittragen. Hierzu ist in erster Linie eine noch bessere und breitere Information der Öffentlichkeit über die heutigen Möglichkeiten der Rehabilitation, um die sich auf überregionaler Ebene beispielsweise die Bundesarbeitsgemeinschaft für Rehabilitation bemüht, und – auf regionaler Ebene – über die vorhandenen Einrichtungen dringend erforderlich. Durch eine solche umfassende, stetige und für Betroffene und ihre Partner individuelle Information ist nach heutiger Erkenntnis ein Abbau von Vorurteilen am erfolgreichsten zu erreichen und eine Sensibilisierung der Kontakt- und Entscheidungspersonen, etwa vorgesetzter Personalstellen in Großbetrieben, für die erforderlichen präventiven und rehabilitativen Maßnahmen am ehesten möglich. Nach Ansicht der Teilnehmer kann auch die Mitarbeit freiwilliger Rehabilitationshelfer („Laien") wesentlich zu einem verständnisvolleren Kontakt mit der Umgebung des Rehabilitanden beitragen.

Modelleinrichtungen und Rehabilitationsforschung
Die Rehabilitation psychisch Behinderter muß durch eine Intensivierung der bisher nur in Ansätzen vorhandenen Rehabilitationsforschung und durch die kontrollierte Erprobung neuer rehabilitativer Modelle vorangetrieben und weiterentwickelt werden. Es sollten Forschungsaufträge an Personen, Dienste und Einrichtungen vergeben werden, die besonders geeignet sind für Untersuchungen darüber, unter welchen Bedingungen Arbeitsplätze auf dem allgemeinen und auf dem beschützten Arbeitsmarkt zur Wiedereingliederung psychisch Behinderter geeignet sind, und wie die Arbeitsplätze beschaffen sein müssen, um eine Ausgliederung behinderter bzw. gefährdeter Personen zu vermeiden. Es sollten Konzepte entwickelt, gefördert und wissenschaftlich geprüft werden, die gemeindenahe präventive, therapeutische und rehabilitative Maßnahmen für psychisch Auffällige, Gestörte, Kranke und Behinderte anbieten. Besonderer Förderung bedürfen Ansätze, die sowohl die medizinischen als auch die sozialen sowie die beruflichen Aspekte berücksichtigen. Für die an systematischen Versorgungsansätzen beteiligten Personen, Dienste und Einrichtungen sollte auch die Möglichkeit geschaffen werden, an der Erforschung der multifakturiellen Genese und des Verlaufs psychischer Störungen, Auffälligkeiten, Krankheiten und Behinderungen mitzuwirken.

Gesetzliche Grundlagen
Es schien den Teilnehmern des Symposiums dringend erforderlich, die gesetzlichen Grundlagen für rehabilitative Maßnahmen den Erfordernissen besser anzupassen. In diesem Zusammenhang wurde das Anliegen einer weiteren Vereinheitlichung des bestehenden Gesetzeswerkes besonders betont. Erst mit einer solchen Vereinheitlichung werden integrierte Rehabilitationsmaßnahmen generell ermöglicht und können Verzögerungen verhindert werden, wie sie trotz des Reha-Angleichungsgesetzes heute noch an der Tagesordnung sind. In dieses Gesetz sollten auch die Rehabilitationsleistungen der Sozialhilfe einbezogen werden. Die Teilnehmer betonten ferner die Dringlichkeit der Kostenregelung für Übergangsheime sowie die Schaffung gesetzlicher Grundlagen für eine verbesserte und flexible Arbeitsentlohnung von Behinderten während (teil-)stationärer Behandlung und in Werkstätten für Behinderte. Erforderlich ist auch eine Novellierung des Schwerbehindertengesetzes. Die Teilnehmer des Sympsoiums sprachen sich für eine Erhöhung der Ausgleichabgaben des Arbeitgebers für nichtbesetzte Arbeitsplätze aus und für eine Auflage, wonach psychisch Behinderte in einem definierten zahlenmäßigen Verhältnis zu anderen Behinderten in den Betrieben integriert werden müssen. Zusätzlich sollten Betriebe, die psychisch Behinderte beschäftigen, verpflichtet werden, für deren flankierende Betreuung Sorge zu tragen. Als undiskutabel erschienen den Teilnehmern alle Forderungen nach bestimmten prozentual festgelegten Arbeitsleistungen als Voraussetzung für rehabilitative und beschützende Maßnahmen. Hilfsangebote für Behinderte und damit die Möglichkeit ihrer gesellschaftlichen Integration dürfen nicht abhängig gemacht werden von der wirtschaftlichen Verwertbarkeit ihrer Fähigkeiten, der Zwang zur Produktivität darf die therapeutisch-rehabilitativen und humanen Aspekte nicht verdrängen. In einem sozialen Rechtsstaat hat nach Ansicht der Symposiumsteilnehmer jedes Individium ohne Rücksicht auf seine Leistungsfähigkeit einen Anspruch auf die ihm adäquate Unterstützung und Förderung.

6. Symposium Rehabilitation und Betriebsärztlicher Dienst

Vorsitzender: Dr. med. R. Sohnius, Karlsruhe

Als Mitwirkende in der Symposiumsleitung:
Frau B. A. Ehrlicher, Coburg
Dr. med. H. Schiller, Stuttgart
Dr. med. J. F. Scholz, Aspach

R. Sohnius: Einleitungsreferat, S. 244

Aus dem Inhalt: Im Leitthema des Kongresses der Dauerarbeitplatz – Es fehlt ein Symposium für Personalleiter, Betriebsräte usw. – Körperlich Behinderte relativ leicht einzugliedern – Fast unüberwindliche Probleme bei geistigen und seelischen Defekten – Der Betriebsarzt als vermittelnder Partner – Das Arbeitssicherheitsgesetz – Die Notwendigkeiten der Wiedereingliederung von Menschen mit Defektheilungen haben zugenommen – Koordination nicht ohne rechtzeitige und umfassende Unterrichtung aller Beteiligten

J. F. Scholz: Der Behinderte aus betriebsärztlicher Sicht, S. 245

Aus dem Inhalt: Die Situation des Behinderten im Betrieb – Seine Beziehungen und Verhaltensweisen – Die Unverträglichkeit bestimmter Belastungsfaktoren – Fehlzeiten – Medikamentenkonsum am Arbeitsplatz – Möglichkeiten und Grenzen der betriebsärztlichen Betreuung – „Selektion“ bei Einstellungsuntersuchungen? – Gesundheitliche Eignung und Leistungsfähigkeit – Anpassung des Arbeitsplatzes – „Schonarbeitsplätze“ – Folgerungen und Vorschläge

B. A. Ehrlicher: Rehabilitation in gewerblichen Mittel- und Kleinbetrieben, S. 248

Aus dem Inhalt: Veraltete Produktionsanlagen und fehlende Ausweichmöglichkeiten – Wenig differenzierte Arbeitsplätze – Die Umgestaltung von Arbeitsplätzen – Fehlzeiten wirken sich stärker aus – Die lückenhafte Kommunikation zwischen behandelndem Arzt und Betriebsarzt – Fehlende Einsatzmöglichkeiten, aber auch fehlender Einsatzwille des Behinderten – Lösungsansätze

H. Schiller: Rehabilitation und Werksarzt, S. 250

Aus dem Inhalt: Ärztliche Atteste für die Personalabteilung – Die richtige Adressierung von Mitteilungen an den Betriebsarzt – Ärztliche Schweigepflicht und die Weitergabe der Diagnose – Die Forderung nach Arbeitsplatzwechsel in den Entlassungsberichten nach Heilverfahren

Diskussionsbeiträge, S. 251

Einleitungsreferat

Dr. med. Roland Sohnius, 1. Vorsitzender des Verbandes deutscher Betriebs- und Werksärzte e.V., Karlsruhe

Das Thema dieses Kongresses lautet: „Rehabilitation als Schlüssel zum Dauerarbeitsplatz". Am ersten Vormittag dieses Kongresses haben wir sehr viel über Rehabilitation gehört, aber leider so gut wie nichts über den „Dauerarbeitsplatz". Demzufolge ist auch bei der Durchsicht der einzelnen Themen der Symposien ein solches für Personalleiter, Betriebsleiter, Betriebsräte, Betriebsingenieure u. a. zu vermissen. Nach Abschluß der medizinischen Rehabilitation wird der Behinderte von einem Tag auf den anderen aus seiner sicheren und behüteten Umgebung, der Behindertenwerkstatt, in die freie Wildbahn entlassen und ist mehr oder weniger für acht Stunden seines Tages kompetenten und nicht kompetenten Ratgebern ausgeliefert.

Relativ leicht sind die Schwierigkeiten zu überwinden, wenn es sich beim Behinderten „nur" um eine körperliche Behinderung handelt. Es ist nicht problematisch, einen Menschen mit einer Unterschenkelprothese in die Arbeitswelt einzugliedern. Es ist ein Gesunder, der einige besondere Schwierigkeiten hat. Sie lassen sich vielfach technisch lösen. Ergibt sich die Behinderung jedoch aus Gründen eines geistigen oder die Gefühlswelt betreffenden Defektes, werden die Probleme fast unüberwindlich. Wer die öffentliche Diskussion verfolgt, stößt immer wieder auf die gleichen Probleme. Hier kann nur der Betriebsarzt als vermittelnder Partner helfen. An dieser Stelle ist jedoch auf eine mangelnde organisatorische Zusammenarbeit hinzuweisen.

Vor der Zeit des Arbeitssicherheitsgesetzes gab es in der Bundesrepublik nur eine geringe Zahl von Betriebsärzten. Dies hat sich erheblich geändert. Deshalb ist es erforderlich und auch angebracht, den Betriebsarzt in den Bereich Rehabilitation voll einzuschalten.

Wir müssen nun versuchen sicherzustellen, daß im Rehabilitationsverfahren der betriebsärztliche Dienst vermehrt angesprochen wird. Die zuständigen Institutionen müssen veranlaßt werden, mit den Betriebsärzten, die ja auch vielfach zugleich niedergelassene Ärzte sind, Kontakt aufzunehmen und auf die Notwendigkeiten für die Wiedereingliederung der Behinderten hinzuweisen.

Die Hoffnung, daß sich nach genügend langer Zeit nach dem letzten Kriege die Probleme vereinfachen werden, weil die Kriegsbeschädigten nach und nach aus dem Arbeitsprozeß ausscheiden, hat sich nicht erfüllt. Die Fortschritte in der Medizin haben dazu geführt, daß zahlreiche Menschen heute nicht mehr dem Tode ausgeliefert sind. Die Konsequenz ist aber das, was wir die Defektheilung nennen. Der Straßenverkehr fordert ebenfalls seine Opfer. Alle diese Menschen haben einen Anspruch auf Hilfe und Wiedereingliederung in die menschliche Gesellschaft, wozu in erster Linie der Dauerarbeitsplatz gehört. Nicht nur der Betriebsarzt allein ist für diese Maßnahmen zuständig und aufgerufen, die Probleme mit lösen zu helfen.

Unabdingbare Voraussetzung für eine gute Koordination aller beteiligten Stellen ist eine rechtzeitige und umfassende Unterrichtung. Rehabilitationseinrichtungen, die eine medizinische Rehabilitation zum Abschluß bringen, müssen veranlaßt werden, mit den Hausärzten, den Betriebsärzten und denjenigen Stellen Kontakt aufzunehmen, die letzten Endes zuständig sind für die Wiedereingliederung in den Beruf.

Unser Symposion soll in dieser Richtung einige Gedanken entwickeln, die als Richtlinie vorgegeben werden können.

Der Behinderte aus betriebsärztlicher Sicht

Dr. med. Josef-Franz Scholz, Arzt für Arbeitsmedizin, Aspach

Die Eingliederung eines Behinderten in den Arbeitsprozeß wird mit Recht als die Feuerprobe aller vorausgegangenen Rehabilitationsmaßnahmen angesehen. Daher kommt der Stellung des Behinderten im Betrieb eine besondere Bedeutung im gesamten Rehabilitationsgeschehen zu.

Die Situation des Behinderten im Betrieb

Die Stellung des Behinderten im Betrieb hat der Gesetzgeber festgelegt; die entsprechenden Bestimmungen sind in verschiedenen Gesetzen, vor allem im Schwerbehindertengesetz verankert. Der anerkannte Schwerbehinderte besitzt einen erhöhten Kündigungsschutz, er hat einen erweiterten Urlaubsanspruch, und er kann einen Anspruch geltend machen auf einen behinderungsgerechten Arbeitsplatz, ggf. auf technische Arbeitshilfen. Nicht selten gewährt der Betrieb seinen Behinderten Sonderregelungen hinsichtlich Arbeitsablauf und Arbeitszeit oder sonstige Vergünstigungen. Besonders gegenüber einem im Betrieb Verunfallten ist das Entgegenkommen aller im Betrieb zuständigen Stellen erfreulich weitgehend, auch wenn dieser den vorher innegehabten Arbeitsplatz nicht mehr ausfüllen kann. Hier hat offensichtlich die Erziehungs- und Aufklärungsarbeit der Berufsgenossenschaften, vor allem der Berufshelfer – oft im Zusammenwirken mit den Betriebsärzten – reiche Früchte getragen.

Die zwischenmenschlichen Beziehungen des Behinderten im Betrieb sind verständlicherweise in erster Linie eine Persönlichkeitsfrage, sie zeigen aber doch bestimmte Besonderheiten. In aller Regel ist das Verhältnis des Behinderten zu seinem Vorgesetzten gut, dank seiner guten Arbeitsverhaltensweisen, über die noch zu sprechen sein wird. Bemerkenswert ist in diesem Zusammenhang die Scheu des Behinderten, immer wieder auf seine Behinderung durch die Behinderung aufmerksam zu machen, wenn der Vorgesetzte bei der Arbeitsverteilung offensichtlich an die Behinderung gar nicht mehr gedacht hat, was besonders bei äußerlich nicht erkennbaren Behinderungen häufiger vorkommt, als man annimmt.

Die Beziehungen zwischen Behinderten und ihren Arbeitskollegen lassen sich verallgemeinernd und grob vereinfachend mit den Worten charakterisieren: Toleranz groß, Interesse gering, Hilfsbereitschaft unterschiedlich.

Toleranz groß: Auch schwere körperliche Behinderungen, Entstellungen, Anfälle usw. werden akzeptiert und in der Gruppe mitgetragen.

Interesse gering: Details über die vorliegende Gesundheitsschädigung, Symptome, Verlauf, Therapie u. ä. interessieren nicht, sie werden als völlig private, als ureigenste Angelegenheit des Behinderten gesehen und mit Stillschweigen übergangen.

Hilfsbereitschaft unterschiedlich: Es gibt leuchtende Beispiele unermüdlicher kameradschaftlicher Hilfe besonders gegenüber Schwerstbehinderten, i. allg. aber will niemand auf Dauer durch die Behinderung eines Arbeitskollegen belästigt, in seiner Arbeit beeinträchtigt oder zu zeitraubenden Hilfeleistungen in Anspruch genommen werden.

Die Verhaltensweisen des Behinderten und seine Arbeitseigenschaften sind von der Tatsache geprägt, daß dem Behinderten sein Arbeitsplatz in aller Regel mehr bedeutet als nur die Möglichkeit, Geld zu verdienen. Mit Recht wird die

Treue der Behinderten zu ihrem Arbeitsplatz und die Anhänglichkeit an ihren Arbeitsplatz hervorgehoben. Die besondere Verantwortung, die der Behinderte für seinen Arbeitsplatz empfindet, ist wohl die tiefere Ursache für die immer wieder berichtete erstaunliche Feststellung, daß bei Behinderten die Fehlzeiten im Betrieb durch Arztbesuche, Arbeitsunfähigkeit und nicht selten sogar durch Kuren geringer sind als bei Nicht-Behinderten. Der Behinderte macht im allgemeinen von seiner Behinderung kein Aufheben, ihm ist das Unauffällig-Sein und das Unauffällig-Bleiben ein echtes Bedürfnis. Er versucht ständig, ggf. unter Einsatz seiner Leistungsreserven oder mit Hilfe von Medikamenten, seine Leistungs- und Stimmungsschwankungen zu überbrücken.

Aber ebenso wie es *den* Hirnverletzten nicht gibt, gibt es auch nicht *die* Arbeitseigenschaften der Behinderten. Einzelne Behinderte können durch Überempfindlichkeiten, aggressives Verhalten oder neurotische Störungen zu recht schwierigen und letzten Endes unerträglichen Arbeitskollegen werden. Das sind aber Ausnahmen. Schwerwiegend sind die Folgen solcher Ausnahmefälle, wenn sich ein Betrieb von einem untragbar gewordenen Schwerbehinderten nicht oder nur unter großen Opfern lösen konnte, und wenn dann diese Erfahrung mit *einem* Behinderten gegenüber allen Behinderten als Entscheidungsgrundlage genommen wird.

Zweifelsohne gibt es Ermüdungs- und Belastungsfaktoren einzelner Arbeitsplätze und Berufe, die bestimmten Behindertengruppen in aller Regel unzumutbar sind. Doch auch hier und besonders hier muß man sich vor Verallgemeinerungen hüten. So sind z. B. sehr viele, aber keineswegs alle Hirnverletzten lärmüberempfindlich; manche Behinderungsarten erfordern längere Anlernzeiten, andere nicht. Im allgemeinen weichen die eigentlichen Arbeitsleistungen der Behinderten von denen der Nicht-Behinderten weder zum Negativen noch zum Positiven ab. Überdurchschnittlich ist sehr häufig die Zuverlässigkeit der Behinderten bei ihrer Arbeit; nicht wenige Behinderte neigen dazu, sich zu überfordern oder sich überfordern zu lassen.

Die Möglichkeiten und Grenzen betriebsärztlicher Betreuung Behinderter

Bei einer Analyse der Möglichkeiten und Grenzen betriebsärztlicher Betreuung Behinderter erweisen sich die Aufgaben des Betriebsarztes als eindeutig vorgezeichnet. Im Arbeitssicherheitsgesetz heißt es, der Betriebsarzt habe „in Fragen des Arbeitsplatzwechsels sowie der Eingliederung und Wiedereingliederung Behinderter in den Arbeitsprozeß“ den Arbeitgeber und sonstige verantwortliche Personen zu beraten. Dadurch sind für den Betriebsarzt in seiner neutralen Mittlerstelle zwischen Betriebsleitung und für seine Gespräche mit seinen fachlichen Gesprächspartnern, dem Sicherheitsingenieur, den Sicherheitsfachkräften und dem Vertrauensmann der Schwerbehinderten die Aufgaben aufgezeigt und die Grenzen abgesteckt. Es ist immer der Betriebsarzt, der für den Betrieb die gesundheitliche Eignung und die Leistungsfähigkeit eines Arbeitsnehmers beurteilt und die Eignung von Arbeitsplätzen im Betrieb für Behinderte prüft. Nach dem Wortlaut des ASiG hat der Betriebsarzt „zum Schutze der Gesundheit auf Arbeitsrhythmus, Arbeitszeit, Pausenregelung, Gestaltung der Arbeitsplätze, Arbeitsablauf und Arbeitsumgebung Einfluß zu nehmen“.
Trotzdem können den betriebsärztlichen Entscheidungen im Einzelfall recht enge Grenzen gesetzt sein, und zwar nicht nur deswegen, weil jeder Betrieb nur eine sehr begrenzte Zahl von Arbeitsplätzen mit herabgesetzten Leistungsanforderungen, sog. Schonarbeitsplätze, besitzt. Es liegt so gut wie nie an einer zu strengen Auslesetaktik des Betriebsarztes, wenn Behinderte aufgrund betriebsärztlicher Untersuchungen abgelehnt werden, denn der Betriebsarzt fürchtet sich nicht vor im Einzelfall eben noch tragbaren Risiken. Es kann aber zwangsläufig zu einer Ablehnung kommen, auch wenn seitens der Behinderung der Arbeitsplatz durchaus möglich und geeignet wäre, wenn Gesundheitsschäden festgestellt werden, die nach den berufsgenossenschaftlichen arbeitsmedizinischen Grundsätzen die Beschäftigung auf diesem Arbeitsplatz ausschließen.

Schwerwiegender als ausgeprägte körperliche Behinderungen können sich für die Vermittlerrolle des Betriebsarztes psychische Auffälligkeiten auswirken; im Betrieb ist für abnorme Verhaltensweisen, Aggressionen und Wesensänderungen die Grenze des Tragbaren in aller Regel sehr rasch erreicht.

Vorurteile und vorgefaßte Meinungen der Arbeitskollegen gegenüber Behinderten ganz allgemein oder gegenüber bestimmten Behindertengruppen, z. B. gegenüber Hirnverletzten, können die Einstellung eines Behinderten und die Umwandlung seines Arbeitsplatzes in einen Dauerarbeitsplatz ungemein erschweren. Im Betrieb diese Vorurteile zu beseitigen, hier aufklärend zu wirken und sachlich zu informieren, ist eine vordringliche Aufgabe des Betriebsarztes.

Eine gute Arbeitsatmosphäre ist für jeden Behinderten wichtig. Es kommt ganz entscheidend darauf an, daß er von seinen Arbeitskollegen, von seinem Vorarbeiter, von seinem Meister akzeptiert wird, daß seine engere Arbeitsumwelt – falls nötig – um die Besonderheiten seiner Behinderung weiß und z. B. bei einem Epileptiker auch einmal einen Anfall in Kauf nimmt. Diese Voraussetzungen zu schaffen, ist eine weitere Aufgabe des Betriebsarztes, sie ist schwierig, aber unverzichtbar, und sie läßt sich nicht delegieren.

Folgerungen und Vorschläge

Aus der Analyse der Situation des Behinderten im Betrieb und aus der Analyse der Grenzen und Möglichkeiten ihrer betriebsärztlichen Betreuung ergeben sich Folgerungen und Vorschläge.

1. Die Rehabilitationsträger und die Rehabilitationseinrichtungen müßten in den Betriebsärzten die Adressaten, die Gesprächspartner für ihre Wünsche und Anregungen bezüglich Arbeitsplatz und Arbeitsablauf sehen. Sie sollten dabei allerdings nichts verlangen, was mit den Realitäten des Arbeitslebens unvereinbar ist. Andererseits beweist die enorme Diskrepanz zwischen der Häufigkeit, mit der in den Entlassungsberichten auf die künftige Leistungsfähigkeit eines Rehabilitanden detailliert eingegangen wird, und der Seltenheit, mit der diese Entlassungsberichte in die Hände der Betriebsärzte gelangen, die allseits fehlende Kommunikation.
2. Da der Betriebsarzt seine Entscheidung bei Einstellungsuntersuchungen praktisch immer sofort treffen muß, auch wenn der gesundheitliche Sachverhalt äußerst schwierig ist und – wie z. B. bei Epileptikern – weitgehend von Vorbefunden abhängt, wären einheitliche Verfahrensregelungen der Zusammenarbeit mit allen Stellen, die über Befundunterlagen verfügen, – allerdings mit Zustimmung des Untersuchten – notwendig und zweckmäßig. Eine solche Zusammenarbeit würde sich auch kostendämpfend auswirken.
3. Vergünstigungen bzw. Sonderregelungen für Behinderte können im Einzelfall notwendig sein, z. B. geänderte Arbeitszeiten, besondere Pausenregelungen, reservierte Parkplätze, verlängerte Anlernzeiten und ggf. obligate Vorstellungen beim Betriebsarzt nach längeren Arbeitsunfähigkeitszeiten.
4. Die immer noch in fast allen ärztlichen Gutachten vordergründige Kategorisierung Behinderter „nur für leichte körperliche Arbeiten“ oder „eben noch für mittelschwere Arbeiten geeignet“ muß einer differenzierten Beurteilung der möglichen und der nicht zumutbaren Arbeitsbedingungen und Leistungsanforderungen Platz machen.

Qualifiziert ausgebildete Behinderte sind fast immer besonders leistungsfähige und besonders motivierte Arbeitnehmer. Das ist leicht zu erklären: Jede dauernde Behinderung muß psychisch verkraftet werden, sie wirkt schicksalbestimmend und persönlichkeitsformend. Der oft langwierige Rehabilitationsprozeß verlangt dem Behinderten eine beträchtliche Eigenleistung ab, eine Leistung, die fast immer die Leistungsanforderungen einer üblichen Arbeitnehmertätigkeit übertrifft. Beide Momente wirken sich günstig auf Leistungsvermögen und Leistungswillen aus.

Im Betrieb bleibt – daran ist nichts zu ändern – die Produktion vorrangig, und der Fertigungsprozeß soll nicht durch menschliche Unzulänglichkeiten beeinträchtigt werden. Die Humanisierung der Arbeit, die Anpassung des Arbeitsplatzes an den Menschen, muß und kann trotzdem konsequent weiterverfolgt werden. Sie ist nicht nur eine Aufgabe des Betriebsarztes, sie ist eine Gemeinschaftsaufgabe aller für die Verhältnisse im Arbeitsleben zuständigen Stellen. Sie ist besonders verantwortungsvoll, aber auch besonders erfolgversprechend, wenn es sich um einen Behinderten und seinen Arbeitsplatz handelt.

Rehabilitation in gewerblichen Mittel- und Kleinbetrieben

Brigitte Astrid Ehrlicher, Vorsitzende des Verbandes für arbeitsmedizinische Fortbildung e.V., Coburg

Behinderte in Mittel- und Kleinbetrieben einzusetzen, wurde aus der Sicht dieser Betriebe in ihrer Problematik der praktischen Durchführbarkeit vom Gesetzgeber nicht ausreichend berücksichtigt.

In ihrer überwiegenden Mehrheit sind dies Traditionsfirmen in Familienbesitz, auf kleinstem Raum errichtet und ohne nennenswerte Ausweichmöglichkeiten und Flexibilität. Natürlich werden Produktionsvorgang und -ablauf so weit wie möglich der fortschreitenden Technisierung angepaßt, die Spezialisierung auf möglichst wenig Produktionsarten jedoch bleibt erhalten, d. h. fast alle Arbeitsplätze stellen an den Beschäftigten die gleichen Anforderungen. Die wenigen leichteren, ggf. für Behinderte geeigneten Arbeitsplätze werden zwangsläufig für im Betrieb langjährig beschäftigte, ältere Mitarbeiter und chronisch Kranke benötigt.

Nicht nur wegen der gesetzlichen Auflagen – und hier beziehe ich mich auf meine persönlichen Erfahrungen –, sondern weil gerade Mittel- und Kleinbetriebe, vielleicht bedingt durch die Überschaubarkeit der Belegschaft, intensiver auf die Probleme des einzelnen eingehen, den Behinderten besonders berücksichtigen, kann man in diesen Betrieben auf sehr viel Verständnis für den Behinderten zurückgreifen, findet man besondere Bereitschaft zur Rehabilitation. So finden sich bei der Umgestaltung von Arbeitsplätzen, abgestimmt auf die Leistungsfähigkeit und Einsetzbarkeit des Behinderten, fast immer Mittel und Wege.

Ein fast unüberwindbares Problem stellt jedoch häufig die Arbeitsumgebung dar. So finden sich z. B. die sanitären Einrichtungen, Umkleide-und Waschräume im Kellergeschoß, Aufenthaltsräume und Kantine im obersten Stockwerk. Dazwischen liegen als oft unüberwindbares Hindernis Treppen und, da Fuß- und Fahrwege in den Produktionshallen nicht getrennt sind, gefährliche Wege.

Den Luxus – Sie verzeihen mir bitte diese minimale Übertreibung – den Luxus, eine gesonderte Behindertenabteilung einzurichten, kann sich kaum einer dieser 90% aller gewerblichen Betriebe leisten.

Ein weiteres und nicht zu unterschätzendes Problem sind die Ausfallzeiten Behinderter, nicht wegen des im Abstand von ca. 2 Jahren erforderlichen Heilverfahrens, sondern wegen der übrigen häufigen Krankschreibungen. Leider ist hier eine erschreckende Verschiebung dieser Fehlzeiten festzustellen – eine Verschiebung dahingehend, daß der als schwerbehindert anzusehende weitaus mehr Bereitschaft zur Anpassung, zur Leistung erkennen läßt als der nicht direkt auf Hilfe und Rücksichtnahme angewiesene Behinderte.

Letztere aber sind zahlenmäßig in der Mehrheit und führen somit immer wieder zu personellen Engpässen, denn Mittel- und Kleinbetrieben steht kein Ersatzpersonal zur Verfügung. Die Produktion aber muß reibungslos ablaufen. Sich dann zugunsten des notwendigen ungehinderten Produktionsablaufs von diesen Behinderten zu trennen, ist fast unmöglich, was bedauerlicher-, aber auch zwangsweise nicht selten dazu führt, daß Betriebe lieber die Ausgleichsabgabe leisten, als einen Behinderten einzustellen. Diese Ausgleichsabgabe kann und darf aber nicht die Lösung des Problems Behinderter sein.

Bei dem Versuch des betriebsärztlichen Dienstes, sich mit dem jeweiligen behandelnden Arzt in Verbindung zu setzen, stößt man jedoch immer wieder – obwohl der behandelnde Arzt weder Arbeitsplatz noch Leistungsanforderung kennt – auf die schon fast lakonisch klingende Bemerkung „der, die – – sollte lieber Rente bekommen" oder auch „ich verstehe selbst nicht, warum trotz dieser vielen Krankschreibungen der Rentenantrag abgelehnt wurde". Wenn schon der behandelnde Arzt eine derart negative Einstellung zur Rehabilitation einnimmt, welche Möglichkeiten bleiben dann noch einem Betrieb? Letztlich landet dann der Behinderte mit der Einstellung seines behandelnden Arztes zur Einsatzfähigkeit, die angeblich nicht besteht, beim betriebsärztlichen Dienst und stellt hier mit minimaler, meist total fehlender Leistungsbereitschaft Ansprüche an den Arbeitgeber, die dieser beim besten Willen nicht erfüllen kann – mit dem Ergebnis einer erneuten Krankschreibung!

Soweit zum Behinderten an sich in Mittel- und Kleinbetrieben.

Nun zeigt jedoch die Praxis, daß die Anzahl der in den Betrieb wieder einzugliedernden Behinderten erheblich zurückgegangen ist, daß das Angebot an gesetzlich zur Verfügung zu stellenden Behinderten-Arbeitsplätzen größer ist als die Nachfrage, was letztlich sicher zum Umdenken veranlassen muß. Die Schwerpunkte der Rehabilitation müssen verlagert werden.

Die gesetzliche Regelung, derzeit sicher an überholten Zahlen orientiert, sollte den tatsächlichen Bedarf in gewissen Abständen neu ermitteln und sich dann an Produktionsart und Betriebsgröße orientieren. Dabei wäre es denkbar, die immer mehr steigende Anzahl chronisch Kranker zu berücksichtigen. Nicht wenige chronisch Erkrankte bedürfen fast der gleichen Rücksichtnahme und Rehabilitation wie der vom Gesetz her anerkannte Behinderte.

Eine unverzichtbare Hilfe bei der Rehabilitation wäre eine engere Zusammenarbeit zwischen behandelndem und Betriebsarzt. Der behandelnde Arzt sollte den Betriebsarzt genauestens über Zustand und Einsatz- bzw. Belastungsmöglichkeiten des Behinderten informieren und diesem so bei der Gestaltung eines entsprechenden Arbeitsplatzes behilflich sein. Eine Bescheinigung, wonach der derzeitige Arbeitsplatz für den Behinderten zu schwer sei, ist für den Betriebsarzt so gut wie wertlos.

Sicher mehr gefördert werden könnte die Motivation des Behinderten zur Eigenleistung etwa durch Umschulung. Dabei hinderlich allerdings ist sicher die Trennung von häuslicher Umgebung und Familie, zumal ggf. bereits eine längere Trennung durch Krankenhausaufenthalt vorausging. Dazu wäre es erforderlich, kleinere Rehabilitationszentren, Behindertensportzentren oder Schulen in den einzelnen Bundesländern zu errichten. Damit könnten die Rehabilitationsmaßnahmen besser überschaubar gesteuert werden, wobei dann auch eine bessere Anpassung an die Veranlagung des einzelnen möglich würde.

Rehabilitation und Werksarzt[1]

Dr. med. Hans Schiller, Facharzt für Chirurgie – Arbeitsmedizin, Leiter des Werksärztlichen Dienstes Daimler-Benz AG, Werk Stuttgart-Untertürkheim

Nachstehend sollen zwei Dinge angesprochen werden, die im Rahmen der Rehabilitation in der Zusammenarbeit zwischen Werksarzt und außerhalb der Industrie stehenden Ärzten eine große praktische Rolle spielen.

Das ärztliche Attest enthält meist nur die Äußerung, daß der Patient XY aus gesundheitlichen Gründen einen leichteren Arbeitsplatz haben sollte. Ein solches Attest für den Betrieb, also z. B. für die Personalabteilung, ohne Angabe der Diagnose ist in Ordnung, nur ist es für den Personalsachbearbeiter sehr schwierig, wenn er ohne Mithilfe des Werksarztes, sei dieser haupt- oder nebenberuflich tätig, den richtigen sog. leichteren Arbeitsplatz finden soll.

Es ist daher den Ärzten, die Atteste ausstellen, sehr zu empfehlen, sich über die in ihrem Einzugsgebiet arbeitenden haupt- und nebenberuflichen Werksärzte zu erkundigen. Die Atteste sollten dann direkt diesem Werksarzt zugesandt werden, aber nicht in dieser Form:

An Firma XY
z. Hd. des Werksarztes Dr. med. XY.

Briefe, die an eine Firma z. Hd. von . . . gehen, werden und dürfen von der Poststelle bzw. dem bearbeitenden Büro geöffnet werden.

Die Anschrift muß heißen:

Herrn Dr. med. . . .
Werksarzt in Firma XY,

dann wird der Brief diesem direkt gegeben und vorher nicht geöffnet.

Erfahrungsgemäß gibt der Patient dem behandelnden Arzt so gut wie immer seine Zustimmung zur Mitteilung der Diagnose an den Betriebsarzt, da dies ja in seinem eigenen Interesse geschieht; dadurch ist auch den sich aus der ärztlichen Schweigepflicht ergebenden Verpflichtungen Genüge getan. Meist wird der Werksarzt nur so in der Lage sein, zusammen mit der Personalabteilung bzw. dem Arbeitseinsatz einen für den Mitarbeiter günstigen Arbeitsplatz zu vereinbaren.

Nach Heilverfahren gehen uns häufig Mitteilungen der Landesversicherungsanstalten bzw. der Bundesversicherungsanstalt zu, mit der Maßgabe, daß der aus der Kur Zurückgekehrte unbedingt einen anderen Arbeitsplatz haben müsse. Meist werden die Betriebsangehörigen schon während der Kur von den Ärzten im Kurbereich für einen anderen Arbeitsplatz motiviert, obwohl sie zunächst gar kein Interesse daran haben. Ich sage das aus langjähriger Erfahrung; in der Tat ist es so, daß die meisten Mitarbeiter nach ihrer Kur gar keinen anderen Arbeitsplatz wollen und brauchen. Es ist einem Kurarzt nicht zu verübeln, wenn er den Arbeitsablauf in den verschiedenen Industriebetrieben nicht kennt, er sollte sich aber, bevor er im Abschlußgutachten die schwerwiegende Äußerung tut, daß ein Arbeitsplatzwechsel notwendig sei, die Mühe machen, bei seinem Kurgast anzufragen, in welchem Betrieb er arbeitet, und ob dort ein haupt- oder nebenberuflicher Werksarzt tätig ist. Eine telefonische Rücksprache mit diesem könnte sicher manche unangenehme Situation für Arzt und Patient vermeiden. Ein Arbeitsplatzwechsel bedeutet ja oft nicht nur pekuniäre, sondern auch psychologische Schwierigkeiten für den Betroffenen selbst und u. U. auch für seine Stellung in der Familie.

Diese beiden von mir genannten Punkte sind zwar Randerscheinungen der Rehabilitation, sie können aber im organisatorischen Ablauf für das Berufs- und Arbeitsschicksal des einzelnen genauso wichtig sein wie die eigentlichen Rehabilitationsmaßnahmen.

[1] Wegen kurzfristiger Verhinderung des Autors vom Vorsitzenden des Symposiums auszugsweise vorgetragen.

Diskussionsbeiträge

Dr. med. Stark, Werksarzt der BASF AG, Ludwigshafen

Nach dem 2. Weltkrieg wurde in der BASF eine Versehrtenwerkstätte für Schwerbeschädigte gegründet. Sie existiert heute noch, hat aber den Charakter geändert. Sie ist jetzt vorwiegend mit Unfallgeschädigten, kranken und behinderten älteren Mitarbeitern belegt.

Seit 1974 besteht eine „Kommission für Schwerbehinderte". Sie besteht aus

dem Firmenbeauftragten der Personalabteilung,
dem Schwerbehindertenvertrauensmann,
einem Betriebsratsmitglied,
einem Werksarzt.

Sie hat die Betreuung der Behinderten wahrzunehmen, Mitarbeiter und Vorgesetzte mit dem Schwerbehindertengesetz vertraut zu machen, Umsetzungen vorzunehmen und Mitarbeiter wieder einzugliedern. Ihre Bemühungen hatten Erfolg auf allen Ebenen, zumal sie Kompetenzen besitzt. Dank ihrer Aufklärungsarbeit stieg die Quote der Schwerbehinderten von 1,8% (1974) auf 5,43% (1978).

Klaus Growitsch, Referent, Deutsche Angestellten-Gewerkschaft, Bundesvorstand, Ressort Sozialpolitik, Hamburg

Ich möchte auf einen gewissen Widerspruch zwischen den Aussagen von Herrn Dr. SCHOLZ und Frau EHRLICHER hinsichtlich des Einsatzwillens und der Fehlzeiten von Behinderten aufmerksam machen.
Frau EHRLICHER hat u. a. davon gesprochen, daß für Klein- und Mittelbetriebe die Beschäftigungsmöglichkeit mit einer „leichten" Arbeit oder in einer besonderen Behindertenabteilung nicht gegeben ist. Der generelle Verweis von Behinderten in derartige Arbeitsbereiche birgt für mich die Gefahr der Diskriminierung und der Demotivation von Behinderten in sich. Der Behinderte braucht nicht den „leichten", sondern einen seiner Behinderung gerecht werdenden Arbeitsplatz. Auf diesem Arbeitsplatz kann er durchaus „schwere", verantwortungsvolle Tätigkeiten verrichten.
Fehlzeiten sind im Zweifel nicht Ausdruck eines Ausnutzens gesetzlicher Möglichkeiten, sondern die Auswirkung eines falschen Einsatzes im Betrieb. Je schlechter das Betriebsklima, das wissen wir aus vielen Untersuchungen, desto größer die Krankheitshäufigkeit. Mit dem richtigen Arbeitsplatz, mit der Übertragung von Verantwortlichkeiten werden die Fehlzeiten abgebaut. Im Grunde aber ist das kein behindertenspezifisches Problem, es betrifft alle Arbeitnehmer und schwarze Schafe gibt es bekanntlich auch überall.
Die mangelnde Kommunikation unter den Ärzten, zu der meine Vorredner schon einiges gesagt haben, ist nicht nur für die Betriebsärzte ein Problem, die Praktiker haben ihre Probleme mit dem Krankenhaus und umgekehrt. Ich möchte hierzu keine generelle Aussage machen, sondern darauf hinweisen, daß u. U. Angaben über Schwerbehinderte in Personalakten eingehen. Hier möchte ich die entscheidenden Hemmnisse für eine Information der Betriebsärzte durch den Behinderten und seinen Hausarzt sehen. Ich meine, die Betriebsärzte sind aufgefordert, solchen Kommunikationshemmnissen entgegenzutreten.

Albert Räuber[1], Referat Behindertenfragen, Vorstandsverwaltung der IG Metall, Frankfurt

Das Betriebsverfassungsgesetz stellt dem Betriebsrat, das Personalverfassungsgesetz dem Personalrat, das Schwerbehindertengesetz dem Schwerbehindertenvertrauensmann und das Arbeitssicherheitsgesetz dem Betriebsarzt die Aufgabe, die Eingliederung besonders schutzbedürftiger Personen – schwerbehinderte Arbeitnehmer und sonstige erwerbs- und leistungsgeminderte Personen – in den Betrieb zu fördern. Zu diesen Aufgaben gehören unter anderem:

- ☐ bevorzugte Unterbringung im Betrieb, Zuweisung eines geeigneten Arbeitsplatzes;

[1] Die Ausführungen von A. RÄUBER sind wörtlich entnommen aus SCHMIDT, G., RÄUBER, A.: Der Schwerbehinderte und sein Recht. 4. Aufl. Schriftenreihe der Arbeitskammer des Saarlandes (1978).

- ☐ Übertragung einer den Kräften und Fähigkeiten entsprechenden Arbeitsaufgabe;
- ☐ Gestaltung des Arbeitsplatzes und der Arbeitsaufgaben nach humanen und sozialen Gesichtspunkten;
- ☐ bestehende Vorurteile abzubauen und darauf zu achten, daß Arbeitnehmer wegen Behinderung oder Überschreitung bestimmter Altersstufen nicht benachteiligt werden;
- ☐ bevorzugte Berücksichtigung der Belange der Behinderten und älteren Arbeitnehmer bei der beruflichen Bildung.

Die Realisierung der genannten Aufgaben ist auf jeden Fall leichter möglich und wirkungsvoller, wenn in den Betrieben in enger Zusammenwirkung die Aufgaben angepackt werden.

Deshalb wird eine gemeinsame Kommission des Betriebsrats für behinderte und ältere Arbeitnehmer empfohlen, die gemäß § 28 und § 80 Abs. 3 BetrVG zu bilden ist. Als Mitglieder der Kommission kommen in Frage:

Betriebsratsmitglieder, der Schwerbehindertenvertrauensmann, der Stellvertreter des Schwerbehindertenvertrauensmannes, der Betriebsarzt, der Sicherheitsingenieur/-beauftragte und Vertrauensleute.

Bei Bedarf oder aktuellem Anlaß Erweiterung der Kommission durch den Beauftragten des Arbeitgebers und den Sicherheitsingenieur.

Innerbetrieblich ist die Zusammenarbeit mit dem Arbeitssicherheitsausschuß (§ 11 ASiG), dem Ausschuß für Arbeitsplatzgestaltung (Ergonomieausschuß §§ 90/91 BetrVG) und Personalplanungsausschuß (§ 92 BetrVG) Voraussetzung für eine erfolgreiche Tätigkeit.

Im Bereich des Personalvertretungsgesetzes sollte analog verfahren werden.

Außerbetriebliche Zusammenarbeit

Zu den außerbetrieblichen Stellen, mit denen Kontakte notwendig sind, gehören unter anderem: Hauptfürsorgestelle, Fürsorge- und Versorgungsämter, Arbeitsverwaltung, Gewerbeaufsicht, Berufsgenossenschaft, Selbstverwaltungsorgane der Sozialversicherungsträger, zuständige Gewerkschaft, Arbeitskammer, Behindertenverbände und die Verbände der Freien Wohlfahrtspflege.

Diese Kontakte sind die besten Voraussetzungen, daß die zugunsten der Arbeitnehmer – besonders der schutzbedürftigen Personen – geltenden Gesetze und Verordnungen, Unfallverhütungsvorschriften, Tarifverträge und Betriebsvereinbarungen angewendet und eingehalten werden.

Die Einhaltung zu überwachen ist Aufgabe des Betriebsrates gemäß § 80 Abs. 1 BetrVG und des Schwerbehindertenvertrauensmannes nach § 22 Abs. 1 SchwbG. Analog gelten für den Personalrat § 71 Abs. 1 Buchstabe b SPersVG bzw. § 68 Abs. 1 Ziffer 2 BPersVG.

Eingliederung schutzbedürftiger Personen

Aufgabe für

Betriebsrat	Personalrat	Schwerbehinderten-vertrauensleute	Betriebsarzt/Dienstarzt
BetrVG § 80 Abs. 1 Ziffer 4 und 6 u. a. SchwbG § 20	SPersVG § 71 Abs. 1 Buchstabe d u. a. SchwbG § 20 BPersVG § 68 Abs. 1 Ziffer 4 und 5 u. a.	Schwerbehinderten-gesetz	ASiG § 3

7. Symposium

Die Rehabilitation von Behinderten mit Schädigungen des Rückenmarks

Vorsitzender: Prof. Dr. med. V. Paeslack, Heidelberg

Als Mitwirkende in der Symposiumsleitung:
Dr. med. H. J. Gerner, Ludwigshafen
Dr. med. F.-W. Meinecke, Frankfurt/M.
Frau A. Pape, Heidelberg
G. Tschochner, Heidelberg
Frau B. Winter, Dipl. Psych., Frankfurt/M.

G. Tschochner: Querschnittgelähmte Ausländer im Krankenhaus, S. 271

Aus dem Inhalt: Erfahrungen mit 146 ausländischen Patienten aus 32 Ländern – Anstieg der unmittelbaren Aufnahmen aus dem Ausland – Soziale Selektion im Ausland – Die sprachliche Verständigung – Das Fehlen verwandschaftlicher Bezugspersonen – Berufliche Rehabilitation verschwindend gering – Ungelöste Fragen

V. Paeslack: Zur sozialen und beruflichen Eingliederung, S. 274

Aus dem Inhalt: Immer noch unterschiedlich privilegierte Gruppen – Große Schwierigkeiten in der sog. sozialen Rehabilitation – Echte psychologische und materielle Notlagen – Unbefriedigende „Unterbringung" – Therapeutische Erfordernisse – Sinnvolle Aktivitäten – Bauliche Gesichtspunkte – Schwierige berufliche Eingliederung – Das Denkschema vom „nicht normalen" Behinderten – Der Wandel zum gleichberechtigten Partner – Literaturübersicht

V. Paeslack: Empfehlungen, S. 279

Entwicklung und gegenwärtiger Stand der Akutbehandlung frischer Querschnittlähmungen in der Bundesrepublik Deutschland

Dr. med. Friedrich-Wilhelm Meinecke, Direktor des BG-Forschungsinstitutes für Traumatologie, Frankfurt/M.

Am 2. August 1976 hat der Hauptverband der gewerblichen Berufsgenossenschaften am BG-Forschungsinstitut für Traumatologie in Frankfurt am Main eine Anlaufstelle für die Vermittlung von Betten für Querschnittgelähmte eingerichtet. Nach Angaben aus den daran beteiligten 14 Spezialeinrichtungen zur Behandlung frischer Querschnittlähmungen mit insgesamt 500 Behandlungsplätzen (je 6 – 70 Betten) kann für die ersten 23 Monate der Tätigkeit folgendes festgestellt werden:

1. Es wurden zwischen 600 und 750 frische Fälle pro Jahr aufgenommen, die Tendenz ist steigend.
2. Das Verhältnis von Tetraplegien zu Paraplegien beträgt konstant 40 : 60% (Tabelle 1).
3. Einige Ursachen für die Querschnittlähmung nach der Häufigkeit im Durchschnitt zeigt Tabelle 2.
   An der Spitze liegen Verkehrsunfälle einschließlich Wegeunfälle mit 46%.
4. Anteilig vertreten sind Frauen mit 24%, Männer mit 76%, darunter insgesamt 2% Kinder.
5. Die Beteiligung der Rehabilitationsträger zeigt Tabelle 3.
   An der Spitze liegt die gesetzliche Krankenversicherung mit 54%.
6. Gegenüber dem Bericht vor 10 Jahren stehen jetzt in Spezialeinrichtungen für die Behandlung frischer Fälle statt 220 Betten 662 Betten zur Verfügung (Abb. 1). Die Größenordnungen liegen zwischen 6 und 130 Betten, davon gehören 38% zu BG-Unfallkliniken, 6% zu berufsgenossenschaftlich geförderten Einrichtungen. Hinzu kommen etwa 100 Plätze zur Einzelbehandlung frischer Querschnittlähmungen oder zur Fortsetzung der Behandlung in Spezialeinrichtungen, von denen 33% von den Berufsgenossenschaften gefördert werden. Der Gesamtbestand an geeigneten Behandlungsplätzen beträgt also jetzt 762 gegenüber 350 im Jahre 1968.

Tabelle 1. Frische Fälle (N = 1 296)

Tetraplegiker	=	512	Fälle	=	39,5%
Paraplegiker	=	784	Fälle	=	60,5%

HBG-FIT, FFM.
AST 78

Über die Dunkelziffer bei den frischen Fällen und erforderlichen Wiederaufnahmen kann noch keine Aussage gemacht werden. In an der Anlaufstelle beteiligten 14 Spezialeinrichtungen wurden in 5 Monaten 376 Altfälle wieder aufgenommen, ein Drittel Tetraplegiker und zwei Drittel Paraplegiker.

Jährlich treten pro eine Million Einwohner etwa 20 Neufälle in der Bundesrepublik Deutschland ein, die Relation der Neufälle zu den Altfällen beträgt mindestens 1 : 10. In der 1978 erschienen Denkschrift des Hauptverbandes der gewerblichen Berufsgenossenschaften *Zur Neuordnung der Behandlungszentren für Querschnittgelähmte in der Bundesrepublik Deutschland mit Planungsrichtwerten für Neubauten* wird es für realistisch gehalten, zunächst 1 000 Behandlungsplätze in Spezialeinrichtungen mit je 60 – 100 Betten zu schaffen, um Überkapazitäten zu vermeiden. Noch ist ein Fehlbestand offenkundig. Zentren, die der Denkschrift entsprechen, sind noch in der Minderzahl. Bis 1981 kann mit einem Zuwachs von 180 Betten gerechnet werden. Die 1968 geplanten Zentren in Aprath und Gelsenkirchen wurden nicht gebaut. Einer Massierung von Spezialeinrichtungen im südwestdeutschen Raum stehen große Lücken in Nord- und Süddeutschland gegenüber. Weite Entfernungen zwischen Wohn- und Behand-

Tabelle 2. Frische Fälle (N = 1 296)

Lähmungsursachen	Unfall bei der Arbeit (ohne Wegeunfall)	Verkehrsunfall (mit Wegeunfall)	Sportunfall (ohne Badeunfall)	Badeunfall (Kopfsprung)	Andere Ursachen u. Erkrankungen
Gesamtzahl	292	592	45	48	319
Anteil in %	22,5	45,7	3,5	3,7	24,6

Suizidversuche (N = 1 033) = 4,5% [a]
Erkrankungen (N = 1 033) = 12,5% [a]

[a] Diese Aufschlüsselung erfolgte erst im 2. Halbjahr
BG-FIT, FFM
AST 78

Tabelle 3. Frische Fälle (N = 1 296)

Leistungsträger	Ges. Unfallversicherung	Ges. Krankenversicherung	Bundeswehr	Versorg. Amt	Soz. Amt	Priv. Vers.	Sonstige Träger	Selbstzahler
Gesamtzahl	421	698	39	2	11	39	26	32
Anteil in %	32,5	53,9	3,2	0,2	1,5	3,2	2,0	2,5

BG-FIT, FFM
AST 78

lungsort der Patienten im Bundesgebiet sind weiter an der Tagesordnung. Durch die eingangs erwähnte Anlaufstelle können im Durchschnitt 53% der eingehenden Anfragen in Spezialbehandlung vermittelt werden. Sie kann bisher nur für frische Fälle tätig werden.

Die Forderung nach der Rehabilitation in einer Spezialeinrichtung von der ersten Stunde an hat für Querschnittgelähmte unverändert Gültigkeit. Einsatz von Rettungshubschraubern und Notarztwagen zur Erstversorgung am Unfallort und der dadurch mögliche sichere schonende Transport verbesserten die Überlebensaussichten wesentlich. HACHEN berichtete 1977 über ein Absinken der Mortalität bei vollständigen Halsmarklähmungen von 32,5 auf 6,8%, bei teilweisen Tetraplegien von 9,9 auf 1,4% durch diese lückenlose Rettungskette vom Unfallort bis zum Zentrum und die anschließenden Intensivmaßnahmen. Für den Transport haben sich Vakuummatratzen gut bewährt.

In der Diagnostik ergeben sich – soweit es sich um unfallbedingte Lähmungen handelt – keine neuen Gesichtspunkte oder Verfahren. Der Queckenstedtsche Versuch ist bei frischer Rückenmarktraumen ohne Aussagewert, die Myelographie hier meistens nicht indiziert. Bei Halsmarkverletzungen kann die Diskographie einen isolierten Bandscheibenvorfall als Ursache einer Kompression nachweisen.

In der Therapie frischer Rückenmarkverletzungen haben die Dekompression des Rückenmarkes und Fusionen der Wirbelsäule stärkere Verbreitung erlangt. Eindeutige Beweise einer verbesserten Rückbildungsneigung primär kompletter Rückenmarkschäden durch operatives Vorgehen fehlen noch ebenso wie der Nachweis einer bedeutsameren Pflegeerleichterung und einer wesentlichen Verkürzung der Bettruhe nach Fusionen. Der um die Anlaufstelle gebildete Arbeitskreis bemüht sich um vergleichbare Kriterien für die Beurteilung der Rückenmark- und Wirbelsäulenverletzungen zur objektiven Abklärung von Therapieverlauf und endgültigen Er-

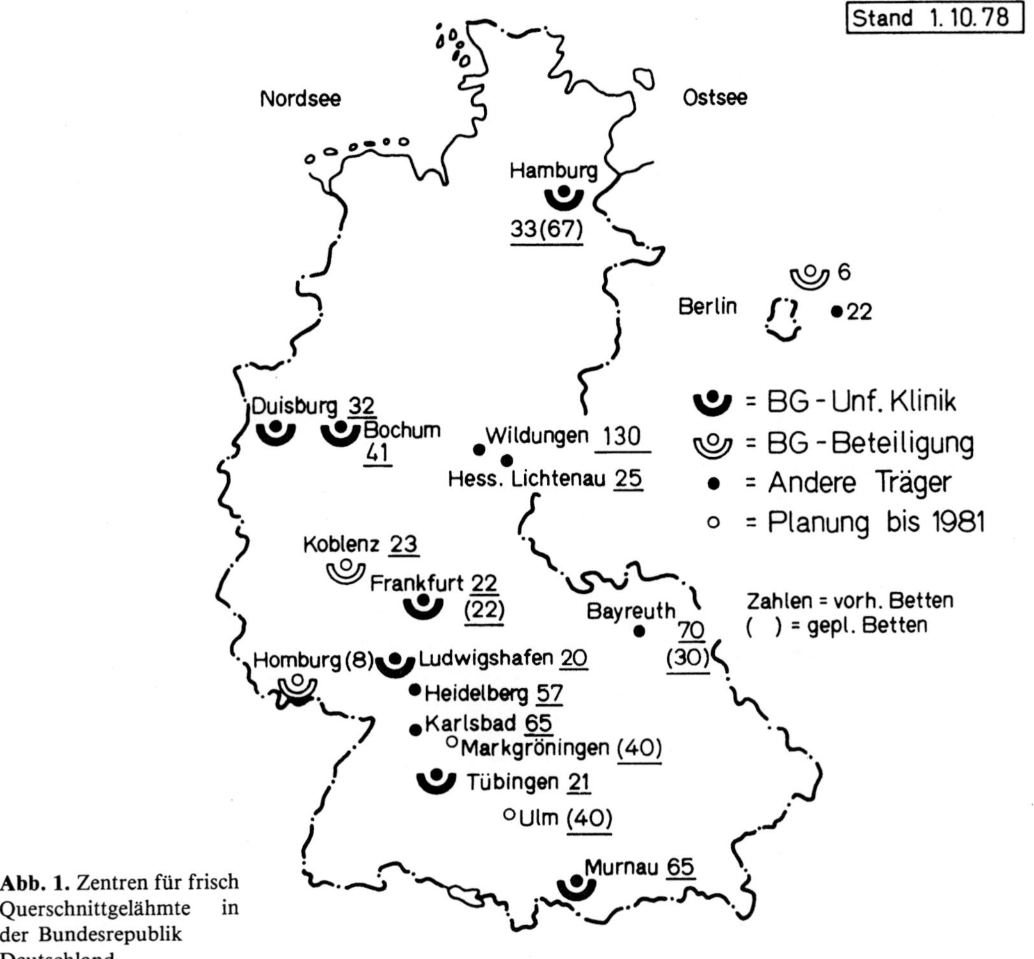

Abb. 1. Zentren für frisch Querschnittgelähmte in der Bundesrepublik Deutschland

gebnissen. Teilweise Lähmungen haben eine günstige Prognose unabhängig von operativer oder konservativer Behandlung. Spätinstabilität gehört bei den meisten Wirbelsäulenverletzungen zu den Ausnahmen. Die Wirkung von Nebennierenrindenpräparaten im Akut- und Frühstadium wird nicht einheitlich beurteilt. Die Behandlung des Rückenmarks mit lokaler Kühlung oder mit hyperbarem Sauerstoff kann in ihren Ergebnissen noch nicht eindeutig übersehen werden.

Zur Drehbehandlung werden vermehrt „Sandwich-Betten" benutzt. Bestimmte neue Modelle eignen sich auch für korpulente Patienten. Bei frischen Halsmarklähmungen wurden Nachteile nicht beobachtet. Einige Zentren verzichten nach Ausschneiden von Schaumstoffmatratzen bei individueller Anpassung an den Patienten auf jegliche Drehbehandlung. Druckgeschwüre werden trotzdem weitgehend vermieden. Die Wirkung der Umlagerung auf Atmung, Kreislauf, Darm und Harnwege werden durch zeitweilige Aufrichtung in Fußtieflage oder zwischengeschaltete Umlagerungen zu kompensieren versucht.

Frühzeitige Thrombose- und Embolieprophylaxe erfolgt mehr und mehr durch niedrige Dosen von Heparin, ggf. in Kombination mit Dihydergot. Den bei etwa 50% der Verletzten auftretenden Begleitverletzungen wird zunehmend mehr Aufmerksamkeit geschenkt, zumal sie oft hinsichtlich der Überlebensaussichten entscheidender sind als die Rückenmarkschädigung selbst. Fortschritte in der Intensivpflege und -behandlung wirken sich sowohl hierbei als auch bei Tetraplegien und alten Menschen mit Rückenmarkverletzungen prognostisch günstig aus. Tracheotomien sind durch erfolgreiche Weiterentwicklung der Beatmung mit dem Nasotrachealtubus nur noch in extremen Ausnahmefällen angezeigt.

Die Kombination von Spezialzentren mit urologischen Abteilungen hat zunehmend Anhänger gefunden. Urodynamische Untersuchungen ermöglichen jetzt im Frühstadium gesicherte Diagnosen der Art der Blasenlähmungen und gezieltere Maßnahmen zur Behandlung, insbesondere im Hinblick auf den Beginn des Blasentrainings. Die Erkenntnisse über die Einsatzmöglichkeiten von Alpha-Rezeptorenblockern vermeiden unerwünschte Wirkungen bei vorliegendem Mißverhältnis der Blasen- und der Schließmuskelfunktion.

Elektrostimulation der Blase ist im Rahmen der Primärbehandlung kontraindiziert. Später ist sie eine ultima ratio in sehr seltenen speziell ausgelesenen Einzelfällen. Sie kann nicht mit dem Einsatz der Herzschrittmacher verglichen werden. Neue Testmethoden zur Bestimmung von Keimzahl und Resistenz verbessern die Behandlungsergebnisse der Harnweginfektion. Die Häufigkeit der Steinbildung innerhalb der Harnwege liegt unter 1%.

Die medikamentöse Behandlung der Spastik hat zwar gewisse verbesserte Ansätze gezeigt, der eigentliche Durchbruch zu verbreitet wirksamen Möglichkeiten ist jedoch bisher nicht gelungen.

Umstritten ist ferner die Wirkung der Krankengymnastik im Frühstadium auf die Entstehung von paraartikulären Knochenneubildungen, deren Ursache nach wie vor unbekannt ist. Stoffwechselstörungen im Akutstadium und Sauerstoffmangelzustände im gefährdeten Bereich sind Gegenstand intensiver Forschungen. Diphosphonate scheinen teilweise eine prophylaktische Wirkung gegen diese Komplikationen zu zeigen, die nach Absetzen des Medikamentes jedoch wieder eintreten können. Höhe und Dauer der Dosierung des noch nicht im Handel zugelassenen Medikamentes zur Prophylaxe sind unbekannt. Therapeutisch induzierte Rückbildungen sind nicht beschrieben. Szintigraphische Untersuchungen ergeben die sichersten Hinweise auf Reifegrad und Operabilität der seltenen, den Rehabilitationsablauf wirklich erheblich behindernden Knochenneubildungen.

Krankengymnastik und funktionelle Beschäftigungstherapie haben spezielle Methoden entwickelt und an Bedeutung in der Gesamtbehandlung erheblich gewonnen. Gleiches gilt für den klinischen Sport, der heute als Sporttherapie allgemein Anerkennung gefunden und zum Einsatz von speziell ausgebildeten Sportlehrern geführt hat.

In gleicher Weise hat sich die so früh wie möglich einsetzende soziale und berufshelferische Betreuung entwickelt. Teilweise wurden spezielle Eingliederungskommissionen gebildet, an der alle beteiligten Arbeitsbereiche, Patienten, Angehörige und Arbeitgeber mitwirken. DIN-Normen und umfangreiche Nachschlagewerke für rollstuhlgerechte Wohnungen und den öffentlichen Bereich sind bei der sozialen Reintegration besonders hilfreich. Der Führerscheinerwerb ist auch für Halsmarkgelähmte unterhalb C6 möglich. Die Schwierigkeiten der Zuständigkeitsfragen bei der Versorgung mit Hilfsmitteln und technischen Hilfen wurden im Einzelfall auf der untersten Ebene durch das Rehabilitations-Angleichungsgesetz nicht in der erhofften Wirksamkeit beseitigt.

Die durchschnittliche Krankenhausverweildauer des Tetraplegikers beträgt heute 8 – 10 Monate, die des Paraplegikers um 6 Monate.

Die Mortalität innerhalb der ersten zwei Jahre beläuft sich bei sofortiger Behandlung in einem Spezialzentrum auf 12% bei Tetraplegikern und 7% bei Paraplegikern, meistens jedoch darunter.

Aus der Sicht der Akutversorgung ergibt sich nach wie vor die Forderung nach Ausbau eines Netzes leistungsfähiger Behandlungszentren im Sinne der Denkschrift des Hauptverbandes der gewerblichen Berufsgenossenschaften. Sie müssen eine umfassende Rehabilitation für alle Querschnittgelähmten ermöglichen. Der Direkttransport vom Unfallort muß angestrebt werden. Bei anderen Ursachen muß die sofortige Übernahme durch ein Zentrum gesichert sein, sobald die anderweitig notwendige Akutbehandlung der Grunderkrankung abgeschlossen ist. Die zukünftige Entwicklung jetzt noch bestehender kleinerer Spezialeinrichtungen kann erst dann zur Diskussion gestellt werden, wenn in den größeren Zentren genügend Behandlungsmöglichkeiten für alle Rückenmarkgeschädigten sichergestellt sind.

Literatur

s. S. 276

Erfahrungen in der Behandlung von Tetraplegikern

Anne Pape, Leitende Krankengymnastin der Abteilung für die Behandlung und Rehabilitation Querschnittgelähmter der Orthopädischen Klinik und Poliklinik der Universität Heidelberg

Aus einer Reihe von neu- und weiterentwickelten krankengymnastischen Behandlungstechniken möchte ich besonders auf die Erfahrung in der Behandlung von Tetraplegikern eingehen. Als Basis für die spätere Rehabilitationsplanung konnten in den letzten Jahren die funktionellen Ergebnisse für diese schwerbehinderten Patienten verbessert und erweitert werden. Nach dem Behandlungskonzept von Sir LUDWIG GUTTMANN ist bis heute die konsequente Durchführung krankengymnastischer Maßnahmen im Miteinander der verschiedenen Fachbereiche die grundlegende Voraussetzung für eine umfassende Rehabilitation von Patienten mit Querschnittlähmung geblieben. Durch intensive Behandlungsmaßnahmen vom Eintritt der Querschnittlähmung an sind lebensbedrohliche Komplikationen wie z. B. akute Atemstörungen, Darmlähmungen, Druckgeschwüre und schwerwiegende Kontrakturen in den Gelenken zu vermeiden. Über einige dieser neuen Behandlungsverfahren sei hier kurz berichtet.

Probleme ergaben sich beim Tetraplegiker unter anderem durch die oftmals auftretenden Schulterschmerzen beim aktiven und passiven Bewegen im Verlauf der anfangs notwendigen Liegezeit oder zu Beginn der Rollstuhlphase. Durch die Mobilisationstechniken der „Manuellen Therapie“ ergab sich für diese Situation eine erfolgreich nutzbare Technik, mit deren Hilfe derartige Schmerzen, insbesondere im Schulterbereich vermieden, exakter lokalisiert, erklärt und behandelt werden können.

Zur Erhaltung oder Wiederherstellung der passiv freien Gelenkbeweglichkeit in der Schulter, unter den Gesichtspunkten dieser Technik, sind folgende Voraussetzungen zu fordern:

- Gleitfähigkeit des Oberarmkopfes in der Pfanne,
- freie Gelenkbeweglichkeit im äußeren und inneren Schlüsselbeingelenk,
- freies Gleiten des Schulterblattes auf dem Thorax.

Um diese Voraussetzungen zu erfüllen, muß die Lagerung der Schulter in der Frühphase in der *Ruhestellung* erfolgen. Die bisherige Nullstellung begünstigt die Neigung zur Kapselschrumpfung und die daraus resultierenden schmerzhaften Bewegungseinschränkungen. Gleicherweise bedeutsam für die schmerzfreie passive Bewegung im Schultergelenk in allen Bewegungsrichtungen ist die Gleitfähigkeit des Schulterblattes auf dem Brustkorb. Diese ist gewährleistet, wenn die entsprechende Mobilisation regelmäßig in Bauchlage durchgeführt werden kann, wie es z. B. die Lagerung auf dem Drehbett ermöglicht. Außerdem kann, entgegen früheren Auffassungen, wenn keine Begleitverletzungen im Schulter-Arm-Bereich vorliegen, die passive und die mögliche aktive Bewegung im vollen Bewe-

gungsumfang durchgeführt werden, ohne dadurch die Heilung im Frakturbereich ungünstig zu beeinflussen.
Weitere Verbesserungen für den frischverletzten Tetraplegiker haben sich auch in bezug auf seine spezielle Atemsituation durch die Weiterentwicklung gezielter Maßnahmen für das Zwerchfelltraining sowie durch Maßnahmen zur Erhaltung der Thoraxbeweglichkeit bei Lähmung der Interkostal- und Bauchmuskeln ergeben. Durch die „Arbeitsgemeinschaft Atemtherapie", bestehend aus einer Gruppe von Krankengymnastinnen und einigen an diesen Fragen besonders interessierten Ärzten, wurden Vorstellungen hinsichtlich der Atemmechanik gewonnen, die für die Atemtherapie bei Tetraplegikern richtungweisend geworden sind. Durch die Anwendung einer gezielten, intensiven Atemtherapie, die für die ersten Tage nach dem Eintritt der Lähmung auch im Nachtdienst bzw. Sonntagsdienst zu erbringen ist, verbunden mit dem verbesserten Sekretablauf aus den Bronchien in der Bauchlage, läßt sich der früher beim Tetraplegiker meist erforderliche Luftröhrenschnitt erfahrungsgemäß vermeiden. Durch das gezielte Zwerchfelltraining können die Ventilationsmöglichkeiten der Lunge entscheidend verbessert werden.
Da durch diese neugewonnenen therapeutischen Erfahrungen aufwendige Schmerz- und Kontrakturbehandlungen im Schulterbereich entfallen und durch die Atemtherapie im allgemeinen Werte der Vitalkapazität von über 1000 ml zu erreichen sind, kann der Tetraplegiker mit Beginn der Rollstuhlphase sofort in ein funktionell sorgfältig aufgebautes Training im Rollstuhl und auf der Matte eingeführt werden.
Wichtige Entwicklungsimpulse hat die aktive Bewegungstherapie durch die Verbesserung der praktischen Anwendung in der Methode der „Propriozeptiven Neuromuskulären Fazilitation" (PNF), auch Komplexbewegungen genannt, erfahren. Grundlage dieser Technik sind neuere Erkenntnisse der Neurophysiologie, der funktionellen Anatomie und der praktischen Erfahrung in der Anwendung am Patienten. Bei dieser weitgehend aktiven Trainingsmethode erfährt der Patient nach der langen Ruhigstellung sehr bald, daß er trotz weitgehender Ausfälle der Motorik und der Sensibilität ein erhebliches Maß an Mobilität wieder gewinnen kann. Schon seit längerem bekannt waren in der krankengymnastischen Behandlung die sog. Bewegungspattern dieser Technik für Arme und Beine vor allem in der Rückenlage. Als weit bedeutender erwiesen sich die Bewegungsmöglichkeiten, ausgehend von der Hals- und Schultermuskulatur, für die Bewegungsabläufe in Rumpf und Extremitäten. Durch die zuvor gewonnene Schmerzfreiheit in allen Gelenken kann diese Technik aus allen Ausgangsstellungen – Seitlage, Bauchlage und Sitzen im Rollstuhl – sofort mühelos durchgeführt werden. Durch die mehrjährigen praktischen Erfahrungen mit dieser Technik sind die erreichbaren Bewegungsmöglichkeiten vom Therapeuten für den Patienten voraussagbar geworden. Der Patient erfährt durch oft sehr mühsames Üben, daß brauchbare Fertigkeiten für ihn möglich werden. Aber auch bei bestehender körperlicher Abhängigkeit können durch die hier möglich werdende aktive Mitarbeit die notwendigen Hilfeleistungen für andere Personen erheblich erleichtert und zumutbarer werden.
Die Entwicklung technischer und orthopädischer Hilfsmittel trug entscheidend dazu bei, die gewonnenen Bewegungsmöglichkeiten voll zu nutzen.
Zu nennen ist hier einerseits die Verbesserung von Hilfsmitteln für die Fortbewegung des Querschnittgelähmten durch Weiterentwicklung der im Gebrauch befindlichen Rollstuhlmodelle mit baukastenähnlichen Austauschteilen und durch Entwicklung leistungsfähiger und sicherer, mit Fremdkraft betriebener Rollstühle. Die für jeden Querschnittgelähmten dringend erforderlichen regelmäßigen Steh- und Gehübungen werden ermöglicht und erleichtert durch neu entwickelte, gewichtsmäßig leichtere Stützapparate mit normalen Kaufschuhen oder durch heute zur Verfügung stehende, elektrohydraulische Stehbretter, technisch ausgereifte und gleichzeitig leicht zu handhabende Stehgeräte wie das sog. „wand-standing" und ähnliche Konstruktionen. Durch Übernahme und Weiterentwicklung einfacher Hilfsmittel wie der Spiralschiene zur Versorgung der tetraplegischen Hand bei schwach innerviertem oder nicht innerviertem Handgelenkstrecker und komplettem Ausfall der Fingerbeuger, konnte die technische Versorgung des

Tetraplegikers verbessert werden. Die Neuentwicklung elektronischer Steuergeräte zur Umweltkontrolle, technische Hilfen zur vereinfachten Bedienung von Schreibmaschinen, das Tastentelefon und Adaptionen für PKWs erweiterten den Funktionsbereich und die Mobilität des Tetraplegikers entscheidend.

Neben der positiven Entwicklung der funktionellen Möglichkeiten konnten in den letzten Jahren auch für die häufig auftretenden zusätzlichen Komplikationen, die den Rehabilitationsprozeß erschweren und verzögern, therapeutische Ansätze entwickelt werden, die hier kurz angedeutet seien.

Bei extremer Spastizität, die die Selbständigkeit beim Tetraplegiker und das Ausmaß der Eigenaktivität beim Paraplegiker erheblich einschränken kann und die Sitzhaltung im Rollstuhl beeinträchtigt, hat sich neben der medikamentösen Beeinflussung die Anwendung von Kältebehandlung sehr bewährt. Nach der Eisanwendung auf den spastisch verkürzten Muskelgruppen werden diese dehnfähiger, die Reizschwelle der spastischen Innervation wird heraufgesetzt. Besonders erfolgreich wird die Maßnahme bei inkompletten Lähmungsbildern angewandt, wenn die willkürliche Aktivität von innervierten Muskeln durch das Überwiegen spastischer Antagonisten funktionell nicht einsetzbar ist. Die Dauer der spasmolytischen Wirkung derartiger Eisanwendungen ist unterschiedlich. Grundsätzlich ist die Kälteanwendung als vorbereitende Maßnahme für die sich anschließenden passiven und aktiven Bewegungsübungen zu sehen, ggf. sollte sie während einer Behandlung im Wechsel mit diesen durchgeführt werden. Vor der Anwendung spasmoreduzierender Maßnahmen ist es erforderlich, spasmusverursachende Komplikationen, wie z. B. Streßulkus, Blaseninfektionen, eingewachsene Zehennägel, Hautdefekte, auszuschließen.

Mit spasmoreduzierenden Phenolblockaden haben wir bisher wenig Erfahrung gesammelt, doch sei auch auf diese Technik verwiesen.

Ebenfalls mit Erfolg anwendbar ist die Eistherapie als vorbereitende *schmerzreduzierende* Maßnahme bei Sehnenentzündungen, die durch Überbelastung ausgelöst werden. Diese Reizzustände werden häufig an Sehnen von unzureichend auftrainierten oder funktionell überlasteten Schultermuskeln oder auch an den Sehnen der Handbeuger und Fingerstrecker beobachtet. Der schmerzreduzierenden Eistherapie schließt sich dann die spezielle tiefe Friktionsmassage an, um Verklebungen der entzündlichen Sehnen mit der Knochenhaut zu vermeiden.

Beim Auftreten von oft massiv funktionell einschränkenden Ossifikationen, deren Ursache und deren therapeutische Beeinflußbarkeit nach wie vor ungeklärt sind, hat sich die Lagerungsbehandlung in der jeweils möglichen Endstellung während der akuten Phase als sinnvoll erwiesen. Nach Abklingen des akuten Prozesses muß die Hilfsmittelversorgung dem speziellen Gelenkbefund entsprechend adaptiert werden. So hat sich bei einseitig eingeschränkter Hüftstreckung die Versorgung mit einem Spezialkissen bewährt. Bei eingeschränkter Hüftbeugung wird durch entsprechende Rollstuhlversorgung mit einer verstellbaren Rückenlehne eine einigermaßen korrekte Sitzhaltung gewährleistet.

Die Entwicklung einer Lähmungsskoliose wird häufig bei jugendlichen Tetraplegikern und Paraplegikern, aber auch bei Erwachsenen nach Laminektomie beobachtet. Diese Patienten bedürfen besonders sorgfältiger Überprüfung der Statik im Sitzen. Speziell ausgefräste Sitzkissen sorgen für gleichmäßige Druckverteilung über den Belastungsflächen und dienen der Vermeidung von Druckstellen. Patienten mit schweren progredienten Skoliosen werden mit halbelastischem Stützmieder versorgt, das mit Plastazota verstärkt werden kann, um eine korrekte Sitzhaltung zu gewähren.

Gereinigte, oberflächliche Hautdefekte zeigen verbesserte Heilungstendenzen durch die Anwendung der Complaminionthophorese.

Die Gefahr des Auftretens der hier exemplarisch erwähnten Komplikationen weist darauf hin, daß für Patienten mit Querschnittlähmung auch nach abgeschlossener klinischer Behandlung trotz sorgfältiger Hilfsmittelversorgung, trotz intensiver Einweisung in ein Eigentraining, trotz Einweisung von Angehörigen, Freunden oder Zivildienstleistenden in das tägliche Training die Möglichkeit regelmäßiger ambulanter Kontrolluntersuchungen gegeben sein muß. Die mehrjährigen Erfahrungen bei derartigen ambulanten Kontrolluntersuchungen haben gezeigt:

- daß eine regelmäßige Überprüfung der Hilfsmittel in bezug auf Benutzungsgrad, Verschleiß und Effektivität der Anwendung ebenso wie die Möglichkeit der Weiterentwicklung mit einer sich daraus ergebenden Neuversorgung notwendig ist,
- daß bei der Mehrzahl der Tetraplegiker Wiederholungsbehandlungen unter stationären Bedingungen im Abstand von 1–2 Jahren erforderlich sind,
- daß bei Verschlechterung im funktionellen Leistungsstand oder bei auftretenden physischen Komplikationen die rechtzeitige Einleitung von stationären Behandlungsmaßnahmen notwendig ist,
- daß auch bei Vernachlässigung des Eigentrainings dem Paraplegiker die Chance gegeben werden sollte, sich einer kurzfristigen stationären Wiederholungsbehandlung zu unterziehen,
- daß die Integration von Rollstuhlfahrergruppen im Versehrtensportverein trotz einer sehr positiven Entwicklung in den letzten Jahren noch verbessert werden muß; dies gilt vor allem für den Tetraplegiker,
- daß die Schulung von Fachkräften der Krankengymnastik in den Praxen verbessert werden muß, um die Kontinuität der notwendigen Behandlungsmaßnahmen in der Nähe des Wohnortes durch speziell geschulte Krankengymnastinnen zu verbessern,
- daß für vorhandene oder neu geplante Praxen die rollstuhladaptierte Zugängikeit der Behandlungsräume gefordert werden muß.

Literatur

s. S. 276

Fragen zur Lebenssituation des Querschnittgelähmten

Aus der Berufsgenossenschaftlichen Unfallklinik Ludwigshafen/Rhein (Ärztlicher Direktor Dr. med. W. Arens)

Dr. med. Hans Jürgen Gerner, jetzt Bad Wildungen-Reinhardshausen, bis 30. 6. 1978 Leiter der Abteilung für Querschnittgelähmte, Ludwigshafen; Dr. rer. pol. Dietrich W. Rauda und Prof. Dipl. disc. pol. Kurt Witterstätter, beide Fachhochschule der Pfälzischen Landeskirche mit den Fachrichtungen Sozialarbeit, Sozial- und Religionspädagogik Ludwigshafen

An der Berufsgenossenschaftlichen Unfallklinik Ludwigshafen Oggersheim wurde 1977 und 1978 in Zusammenarbeit mit der Fachhochschule für Sozialarbeit, Sozial- und Religionspädagogik der Pfälzischen Landeskirche eine empirische Untersuchung zur Soziallage von Querschnittgelähmten durchgeführt, um einen Überblick über die berufliche, finanzielle und familiär-zwischenmenschliche Situation Querschnittgelähmter insbesondere nach Entlassung aus Spezialzentren und Rehabilitationseinrichtungen zu gewinnen.

Ausgehend von der Tatsache, daß die Auswirkung einer Querschnittlähmung auf die Persönlichkeit des Betroffenen nur bruchstückhaft erforscht ist, wurden an 244 ehemaligen Patienten mit Querschnittlähmung Fragebogen verschickt. In die Untersuchung wurden alle querschnittgelähmten Patienten einbezogen, die von September 1968 bis Mitte 1977 in der Abteilung für Rückenmarkverletzte in der Unfallklinik Ludwigshafen behandelt worden waren. Die Rückenmarkschädigung war, da es sich nicht nur um frisch eingetretene Lähmungsfälle handelte, zwischen 1942 und 1977 eingetreten.

Die Spätsommer 1977 verschickten Fragebogen lagen Anfang 1978 zur Auswertung mittels Computer vor. 244 ehemalige Patienten wurden angeschrieben. Der Rücklauf lag mit 122 beantworteten Fragebogen erstaunlich hoch. Von 93 ehemaligen Patienten erfolgte keine Rückantwort, der Rest betraf inzwischen Verstorbene bzw. an der uns bekannten Adresse nicht mehr erreichbare Patienten.

Eine Aufschlüsselung nach der Höhe und dem Ausmaß der Rückenmarkläsion der in die Untersuchung einbezogenen Personen (Tabelle 1) zeigt, daß

57% der Befragten an einer kompletten und
43% an einer inkompletten Querschnittlähmung

leiden. Insgesamt wurden

34 Tetraplegiker und
88 Paraplegiker befragt,
darunter 108 (= 88,5%) Männer und
14 (= 11,5%) Frauen.

Von den männlichen Behinderten hatten

61 eine komplette,
47 eine inkomplette Läsion,

von den weiblichen

10 eine komplette und
4 eine inkomplette Schädigung des Rückenmarkes.

Für die Untersuchung und Beurteilung besonders wichtig erschien uns eine Aufschlüsselung des Alters der Befragten zum *Zeitpunkt der Rückenmarkschädigung*. Das ergab folgendes Bild:

Alleine 26% der in die Untersuchung einbezogenen Behinderten waren zum *Schädigungszeitpunkt* zwischen 15 und 20 Jahren,

17% zwischen 21 und 25 Jahren und
38% zwischen 26 und 40 Jahren.

Der prozentuale Anteil der über 40jährigen nimmt bis zum 63. Lebensjahr kontinuierlich ab. Diese Altersverteilung ergibt sich einmal daraus, daß in der Unfallklinik Ludwigshafen in dem erfaßten Zeitraum von fast 10 Jahren überwiegend unfallbedingte Rückenmarkverletzungen behandelt wurden, wobei das Durchschnittsalter allgemein zwischen dem 25. und 35. Lebensjahr lag. Allerdings entspricht die geringe Zahl der hier angegebenen Querschnittgelähmten über 40 Jahren nicht ganz den tatsächlich in der Klinik behandelten Patienten. Wir nehmen an, daß die Bereitschaft, sich an dieser Untersuchung durch Fragebogen zu beteiligen, gerade bei den Älteren geringer ist als bei den Jüngeren.

Erwartungsgemäß überwogen bei den befragten ehemaligen Patienten hinsichtlich der Unfallursachen die Arbeits- einschl. der Wegeunfälle mit 62% gegenüber den Freizeitunfällen mit 34% und anderen Ursachen einer Querschnittlähmung mit 3% (Tabelle 2). Dabei liegt die Zahl der Halsmarkverletzten bei den Freizeitunfällen mit 45% deutlich über den Arbeits- und Wegeunfällen mit 21%. Die Tatsache, daß bei den Freizeitunfällen Halsmarkverletzungen überwiegen, beruht vor allem darauf, daß ein Großteil der Freizeitunfälle im Raum Ludwigshafen durch Badeunfälle in den Baggerseen entstanden ist. Es ist bekannt, daß der Sprung in flache, unbekannte Gewässer mit einem hohen Risiko an Halsmarkverletzungen behaftet ist. Nach Untersuchungen von STEINBRÜCK und PAESLACK

Tabelle 1. Schädigungen der Untersuchten

		komplett	inkomplett	zusammen
Halsmark	C 1–C 4	1	4	5
	C 5–C 6	6	14	20
	C 7–C 8	3	6	9
Brustmark	D 1–D 4	4	1	5
	D 5–D 9	21	4	25
	D 10–D 12	19	3	22
Lendenmark	L 1–L 5	18	17	35
Sakralmark	S 1–S 5	0	0	0
Cauda equina		0	1	1
insgesamt		72	50	122

Tabelle 2. Unfallursachen, Anteile von Halsmarkverletzungen

	absolut		%	davon Halsmarkverletzungen absolut	%
Arbeitsunfälle	59	76	62,29	16	21,06
Wegeunfälle	17				
Freizeitunfälle	42		34,43	19	45,24
Folge v. Erkrank.	4		3,28	0	0

(Heidelberger Zentrum 1977/78, persönliche Mitteilung) fanden sich unter insgesamt 2345 Querschnittlähmungen 194 Sport- und Badeunfälle, davon alleine 123 Badeunfälle. Bei diesen 123 Badeunfällen kam es 121mal zu einer Halsmarkverletzung (Tetraplegie) und nur in 2 Fällen zu einer Paraplegie. Bei den restlichen Sportunfällen liegt das Verhältnis zwischen Halsmarkschädigung und Schädigung tieferer Rückenmarksegmente bei etwa 50 : 50%.

Sozialschichtung. Die Einteilung des erfaßten Personenkreises in verschiedene Sozialschichten wurde entsprechend dem Kölner Index zur Messung der sozialen Schicht nach SCHEUCH (1970), vorgenommen (Tabelle 3). Hierbei wurden die mitgeteilten Einkommensangaben sowohl vor Eintritt der Querschnittlähmung als auch zum Befragungszeitpunkt unter Berücksichtigung der jährlichen Geldwertänderung auf das Jahr 1970 hochgerechnet, wobei Ausbildungs- und Berufsangaben mitbenutzt wurden. Im Vergleich zur Verteilung der Allgemeinbevölkerung ergab sich bei den untersuchten Querschnittgelähmten eine überproportionale Verteilung in der unteren Unterschicht und der mittleren und unteren Mittelschicht – eine schwächere Besetzung in der oberen Mittelschicht. Keine der untersuchten Personen war danach in der Oberschicht einzuordnen.

Tabelle 3. Sozialschicht-Zusammensetzung der untersuchten Querschnittgelähmten

	in % Patienten der Untersuchung	Allgemeinbevölkerung (n. SCHEUCH)
untere Unterschicht	28,69	19,5
obere Unterschicht	22,79	36,6
untere Mittelschicht	22,13	20,7
mittlere Mittelschicht	4,1	14,6
obere Mittelschicht	0,82	6,1
Oberschicht	0	2,5

Einkommenssituation. Vergleicht man die Einkommenslage von 86 der untersuchten 122 Personen, die vollständige Einkommensangaben machten, für die Zeit vor der Querschnittlähmung und zum Befragungszeitpunkt, so findet man bei

75% eine z. T. deutliche Einkommensverbesserung, bei

20% eine Einkommensverschlechterung und bei

5% eine unveränderte Einkommenssituation.

19 der Befragten gaben an, daß das zur Verfügung stehende Geld ihnen zum Lebensunterhalt nicht ausreiche (Abb. 1).

Einerseits gewinnt man hier den Eindruck, daß auch der Behinderte an der allgemeinen Einkommenssteigerung der Bevölkerung teilhat und finanziell in gewisser Weise abgesichert ist, andererseits ergibt sich aus der Tatsache, daß $^1/_5$ der Befragten, die vollständige Einkommensangaben machten, erhebliche Einkommenseinbußen hinnehmen mußte, daß es finanziell durchaus eine „Behindertenhierarchie" gibt.

Bei der Gesamtbeurteilung dieser Ergebnisse muß jedoch berücksichtigt werden, daß etwa $^2/_3$ der Befragten berufsgenossenschaftlich versicherte Arbeits- und Wegeunfallopfer mit einer einkommensbezogenen finanziellen Absicherung sind und $^1/_3$ aufgrund von Freizeitunfällen bzw. krankheitsbedingten Schädigungen meist nur durch bislang erbrachte Rentenbeiträge abgesichert war. Die unterschiedliche finanzielle Situation bei gleichen Schädigungsfolgen erklärt sich aus der Tatsache, daß noch immer die Kausalmotivation für die Rehabilitationsleistungen eine einkommensdifferenzierende Rolle spielt.

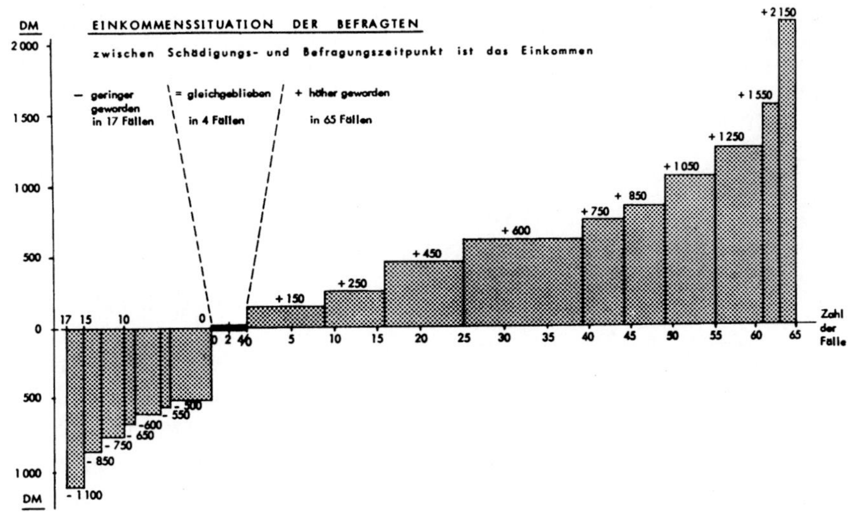

Abb. 1

Das durchschnittliche Einkommen der Befragten im Jahr 1977, soweit uns hierüber exakte Angaben gemacht wurden, lag mit rd. 19 000,– DM zwischen dem durchschnittlichen Jahreseinkommen aller Arbeitnehmer der Bundesrepublik von rd. 25 000,– DM und dem Renteneinkommen eines Rentners von durchschnittlicher Versicherungszeit und durchschnittlichen Einkünften von 11 500,– DM. (Diese Angaben entnahmen wir einer Aufstellung des Presse- und Informationsamtes der Bundesregierung vom 5. 5. 1978.)

Neben den Fragen nach der beruflichen und finanziellen Situation des Querschnittgelähmten interessieren uns natürlich vor allem Fragen in bezug auf die familiär-zwischenmenschlichen Verhältnisse. Die ersten Fragen und Probleme in diesem Zusammenhang tauchen während der Behandlung in der Klinik auf. Der Frischverletzte wechselt von einem Zustand der Unabhängigkeit zu einer fast hilflosen Abhängigkeit. Da sein Verstand von der Verletzung nicht beeinträchtigt wird, ist er sich seiner Behinderung klar bewußt.

Für sein neues Rollenverhältnis als Behinderter im Verhältnis zur nichtbehinderten Umwelt braucht der querschnittgelähmte Patient Gesprächspartner, mit denen er sich über seine Probleme unterhalten kann, und die auch bereit sind, sich seinen Fragen zu stellen. Bei den von uns befragten Patienten fanden rd. 6% niemanden, mit dem sie sich ihrer Ansicht nach über ihre Probleme unterhalten konnten.

Die von uns ermittelten Problem-Gesprächspartner der Patienten waren neben den Mitpatienten vor allem die Personen, die den Patienten am meisten umgaben, wie Krankengymnastin, Schwester, Pfleger, Ärzte, während auf die sozusagen von Berufs wegen prädestinierten Gesprächspartner, wie Sozialarbeiter, Rehabilitationsberater und Pfarrer, am wenigsten zugegangen wurde (Tabelle 4).

Von besonderer Bedeutung bei der Untersuchung war für uns die Frage der Familiensituation. Von den befragten Behinderten waren zum Schädigungszeitpunkt 59 verheiratet und 60 unverheiratet; 3mal lag uns keine Angabe vor. Zum Befragungszeitpunkt waren von den 59 Verheirateten vor Eintritt der Lähmung noch

52 mit dem ursprünglichen Partner,
6 mit einem anderen Partner zusammen.
51 Befragte waren zu diesem Zeitpunkt unverheiratet.
6 zu Eintritt der Querschnittlähmung noch Verheiratete waren inzwischen geschieden,
1 lebte getrennt.

Unmittelbar nach dem Klinikaufenthalt waren sogar 9 Ehen (= 7,5%) geschieden. 19% der Befragten bezeichneten ihr Familienleben als gestört, 6% werden von ihrem Partner abgelehnt, und bei 5% besteht kein Kontakt mehr zum Ehepartner.

Tabelle 4. Ermittelte Problem-Gesprächspartner der Patienten

Mitpatienten	38,52%
Krankengymnastin	37,70%
Ärzte	31,97%
Partner	24,59%
Schwestern	22,13%
Pfleger	21,31%
Beschäftigungstherapeutin	11,48%
Nachtschwester	4,10%
Rehabilitationsberater	3,28%
Pfarrer	2,46%
Sozialarbeiter	2,46%
niemand	5,74%

Zum Vergleich: Nach COMARR (1962) lag die Scheidungsrate bei Querschnittgelähmten (Kalifornien) im Jahre 1962 bei 33% gegenüber 45–49% der allgemeinen Bevölkerung. GUTTMANN (1964) hatte 7,3% für Querschnittgelähmte ermittelt gegenüber einer nationalen Scheidungsrate in Großbritannien von 1%.

Bei den zum Befragungszeitpunkt bestehenden 58 Ehen hatten sich die Beziehungen seit der Schädigung nur in 3 Fällen gebessert, aber in 14 Fällen verschlechtert und waren in 34 Fällen gleich geblieben; 7 äußerten sich dazu nicht. Von den befragten behinderten Ehepartnern äußerten 4 die Befürchtung, ihr Ehegatte könnte es mit einem anderen Partner zu tun haben, 43 hatten diese Befürchtung nicht, 11 äußerten sich dazu nicht. In 10 Fällen wurde von der Erhebung einer Scheidungsklage berichtet, die in 6 Fällen vom befragten Querschnittgelähmten selbst, in 4 Fällen von seinem Ehepartner eingereicht wurde.

Bei den vollzogenen Scheidungen wurden als Gründe angegeben:

8mal sexuelle Probleme,
2mal finanzielle Probleme,
1mal zuwenig Kontakt nach außen,
6mal andere Gründe.

Von den 51 zum Erhebungszeitpunkt Unverheirateten äußerten

19 den Wunsch verheiratet zu sein,
16 wünschten dies nicht,
14 gaben an, zuwenig Möglichkeiten zum Kennenlernen etwaiger Ehepartner zu haben,
10 vermißten ernstgemeintes Interesse.

Unabhängig vom Familienstand wünschten

25% mehr Kontakt zu ihren Mitmenschen, während
60% mit den bestehenden Kontakten zufrieden waren, und
5% keine stärkeren Kontakte zur Umwelt wünschten.

Gefragt nach persönlichen Einschränkungen, die sich aus der Querschnittlähmung ergeben, insbesondere gefragt nach der Wertigkeit lähmungsbedingter funktioneller Ausfälle, lagen mit 75% der Nennungen die motorischen Behinderungen an 1. Stelle und erst an 2. Stelle mit 46% die sexuellen Einschränkungen. Dies deckt sich mit Untersuchungen von HANSON und FRENKLIN (1976), nach denen beispielsweise bei Tetraplegikern die Funktion der Arme und Beine an 1. Stelle, die Funktion von Blase- und Darm an 2. Stelle, die Funktion der Beine an 3. Stelle und erst an letzter Stelle die Sexualität genannt wurde. Bei Paraplegikern ergab sich ein ähnliches Bild. Für sie war der Gebrauch der Beine wertvoller als die Kontrolle von Darm und Blase, während das normale Gefühl und der Gebrauch der Sexualorgane am niedrigsten bewertet wurden.

Zum Problem Sexualität und Sexualstörungen gingen uns folgende Antworten zu:

19% der Befragten bezeichneten ihren Sexualverkehr als normal, bei
33% war er vermindert, bei
38% nicht mehr möglich.

Insgesamt war also der Sexualverkehr für 71% der Befragten nur noch eingeschränkt oder gar nicht mehr möglich (Tabelle 5).

Unsere Untersuchung bestätigte zudem, daß je tiefer die Verletzungshöhe ist, desto geringer

Tabelle 5. Sexuelle Beeinträchtigung nach Höhe der Bruchstelle

	Sexualverkehr beeinträchtigt		Sexualverkehr normal	
	absolut	%	absolut	%
Halsmark	21	67,7	10	32,3
Brustmark	37	80,4	9	19,6
Lendenmark	27	87,1	4	12,9
insgesamt	85	78,7	23	21,3

auch die Möglichkeit einer Erektion und damit die Möglichkeit eines Sexualverkehrs ist. Von den Halsmarkverletzten bezeichneten 31,3% ihren Geschlechtsverkehr als normal, von den Brustmarkgeschädigten nur 19,6% und von den im Bereich des Lenden- und Sakralmarkgeschädigten nur 12,9%. Rein theoretisch müßten mehr der Befragten die Möglichkeit zum sexuellen Verkehr haben. Die Ursache liegt möglicherweise in einer allgemein unzureichenden Information über das Gesamtgebiet der Sexualproblematik. Bei den in der Untersuchung von uns befragten Querschnittgelähmten hatten von jenen Behinderten, die von einem normalen Sexualverhalten berichten konnten, 38% ausreichende Informationen, während von der Gruppe mit vermindertem oder nicht mehr möglichem Geschlechtsverkehr nur 21% während ihrer Behandlung Informationen über mögliche Probleme im sexuellen Bereich erhalten haben.

Auf die Frage nach anderen Formen eines zwischenmenschlichen Kontaktes bejahten rd. 30% der Befragten, daß sie einen Ersatz für Geschlechtsverkehr für möglich hielten, ein weiteres Drittel verneinte dies, und der Rest äußerte sich nicht. Die Untersuchung zeigte auch, daß eher Angehörige der Mittelschicht sexuelle Ersatzmöglichkeiten sehen als Angehörige der Unterschicht.

Alkoholismus. Der Akohol wird oft als Problem bei der Rehabilitation Querschnittgelähmter angesehen. In unserer Untersuchung spielte verstärkter Alkoholismus bei rd. $^{1}/_{10}$ der Befragten eine Rolle. Bei rd. 40% war der Alkoholkonsum gleichbleibend, bei rd. 30% war er nach der Schädigung seltener, und rd. 17% berichteten, daß sie keinen Alkohol zu sich nehmen. Von Bedeutung ist sicher, daß von den verstärkt dem Alkohol zusprechenden Befragten 17% während der stationären Behandlung keinen Gesprächspartner zum Besprechen ihrer Probleme gefunden hatten, während von den gleichbleibend konsumierenden nur 6% und von den seltener Alkohol trinkenden nur 3% über mangelnde Gesprächspartner klagten.

Tabelle 6. Suizidale Neigungen

	absolut	%	keine Gesprächsmögl. über Probleme in %
oft	7	5,74	14,29
gelegentlich	49	40,16	8,22
nie	52	42,62	3,85
ohne Antwort	8	6,56	–

Zuletzt sei die Frage nach der Suizidneigung angesprochen (Tabelle 6). Der Gedanke an Selbstmord wurde von rd. 43% der Befragten abgelehnt. Dennoch ist die Zahl derer, die sich mit Selbstmordgedanken tragen, mit insgesamt 46% erschreckend hoch. Davon gaben rd. 6% an, oft an Selbstmord zu denken, während etwa 40% es nur gelegentlich tun. Von denen, die sich oft mit Suizidgedanken tragen, hatten rd. 15% während der Behandlung keinen Gesprächspartner zum Erörtern ihrer Probleme gefunden. Von den Befragten mit gelegentlichen Suizidneigungen hatten 8% und von denen, die nie an Selbstmord denken, nur 4% während der Behandlung keinen geeigneten Gesprächspartner.

Auf eine abschließende Zusammenfassung der vorgetragenen Ergebnisse möchte ich verzichten. Die Häufung von Zahlen und Prozentangaben mag verwirren. Die anschließende Diskussion kann aber die Möglichkeit bieten, diese Fakten zu analysieren und in ihrer Bedeutung einzuordnen.

Literatur

s. S. 276

Psychische und psycho-soziale Probleme von Querschnittgelähmten

Dipl. Psych. Brigitte Winter, Konsilarpsychologin an der Berufsgenossenschaftlichen Unfallklinik (Ärztl. Direktor: Prof. Dr. med. H. Contzen), Frankfurt/M.

Nachdem medizinische und berufliche Rehabilitation von Rückenmarkverletzten einen recht hohen und auch allgemein anerkannten und praktizierten Standard erreicht haben, gewinnen schwer zu lösende und zu bewältigende psychische und psycho-soziale Probleme zunehmend an Bedeutung und Beachtung. Die Tendenz geht allgemein dahin, „Psyche" und „Psychosoziales" als gesonderte Problem- und Arbeitsgebiete zu sehen, statt zu erkennen und zu akzeptieren, daß sie integrale und eng verwobene Bestandteile allen Geschehens nach dem Ereignis einer solchen schweren Verletzung darstellen.

Ein Querschnittgelähmter hat zwingenderweise zunächst Probleme mit sich selbst und dann mit allen seinen Sozial-Partnern, das sind vorrangig Familie, Freunde, Arbeitskollegen und die Mitarbeiter der Rehabilitationsinstitutionen. Als sicher können wir annehmen, daß das, was an schier überwältigender Problematik im Umgang mit sich selbst und in den sozialen Bezügen bewußt und auch ausgeprochen wird, nur die Spitze des Eisberges darstellt. Das meiste bleibt unbewußt, äußert sich nur indirekt, z. B. in falscher Bescheidenheit oder Vorwurfshaltung, und steht somit auch für therapeutisches und pädagogisches Eingreifen gar nicht zur Debatte.

In einem Kurzreferat kann unmöglich der ganze Eisberg dargestellt werden. Es wird der Versuch unternommen, in Schwerpunkten und Denkansätzen doch mehr als die Oberflächenproblematik aufzuzeigen, und damit auch erste Vorstellungen vom Behandlungsziel – nämlich einer auch psychologisch und pädagogisch gelungenen Rehabilitation zu entwickeln.

Der Behinderte selbst

Es wird zunächst darauf eingegangen, welche körperlich-seelischen und seelisch-geistigen Wechselbeziehungen durch den auch enormen psychischen Streß einer Querschnittlähmung in Gang gesetzt werden, und wie verunglückten Lösungsversuchen des Problems zu begegnen ist.

Der Körper

Schwere Funktionsausfälle werden niemals nur somatisch kompensiert. Eine gelungene Rehabilitation stellt immer auch eine beachtliche psychische Anpassungsleistung dar.

Der erste Schritt zu einer solchen Anpassung ist, wenn der Behinderte lernt, seinen veränderten Körper ohne Selbsthaß und Selbstverachtung zu akzeptieren, und damit auch bereit ist, für seine Pflege und Gesunderhaltung Anstrengungen zu unternehmen. Viel ist gewonnen, wenn er – wenigstens in seiner Vorstellung von sich selbst – die gelähmten und unsensiblen Teile nicht als fremd und abgetrennt, sondern als zu sich gehörend und trotz allem belebt erfahren kann. Mehr als bloße Akzeptierung ist erreicht, wenn auch der gelähmte Teil wieder mit einem Stück Eigenliebe besetzt werden kann und nicht vom körperlichen Selbstbewußtsein ausgeschlossen bleibt.

In der Praxis kann man gut erkennen, welche Patienten sich wieder als Ganzes akzeptieren und sich sogar mögen: Sie unterscheiden kaum zwischen „gesund" und „gelähmt"; sie sind mit Geduld und Eifer an der Arbeit, gleichermaßen an der Pflege, Erhaltung und Funktionsumstellung der gelähmten Körperteile sowie an der bestmöglichen Ausnutzung und Stärkung der intakten Funktionen. Ein wichtiger Motor für diese schwierige Integrationsarbeit ist die Belohnung in Form von intensiver Befriedigung und berechtigtem Stolz über erzielte Fortschritte in körperlicher Fitness und größtmöglicher körperlicher Autonomie.

Eine wichtige Rolle spielt auch die Anerkennung durch die Umwelt – und gerade sie bleibt dem Behinderten allzu häufig versagt. Es ist für einen Querschnittgelähmten fast unmöglich, seinen in der Klinik erworbenen Trainingsstand zu halten, wenn er mit Menschen zusammenleben muß, die immer vorrangig seine Behinderung und nie seine Überwindungsleistung sehen, und die – meist um ihr eigenes Gewissen zu beruhigen – ihn am liebsten verwöhnen und beschützen möchten und oft auch nicht die Geduld aufbringen, ihn Verrichtungen langsam und umständlich, aber immerhin selbständig machen zu lassen.

Zunehmende Beachtung der sexuellen Problematik

Erst in jüngerer Zeit wird die verletzungsbedingte sexuelle Problematik des Querschnittgelähmten als gleichrangig behandlungs- und rehabilitationsbedürftig mit anderen neurogenen Funktionsstörungen und -ausfällen angesehen. Glücklicherweise treffen hier zwei Tendenzen zusammen: Einerseits die zunehmende Bereitschaft der Ärzte, offen mit ihren Patienten über Veränderungen der Sexualität zu sprechen und echte Sexualpädagogik zu betreiben, andererseits, daß auch die Behinderten an Selbstbewußtsein gewonnen haben und immer wieder die berechtigte Forderung stellen, nicht von der allgemeinen sexuellen Liberalisierung und Enttabuisierung ausgenommen zu werden.

Mehr als für weibliche Querschnittgelähmte stellt die Sexualstörung für Männer psychisch das Zentralproblem dar, und eine nicht erfolgte und nicht gelungene sexuelle Rehabilitation wird in der Regel die gesamte übrige Rehabilitation beeinträchtigen, ganz einfach, weil ein Mensch, dem die Wurzel seines Selbstbewußtseins genommen ist, nur schwer zu anderen Leistungen zu motivieren ist.

Mehr noch als für die übrigen Funktionsausfälle gilt für Sexualstörungen und ihre Behandlung die Regel, daß der Patient irreversible Ausfälle zu akzeptieren lernt und auch in der Sexualität neue Modalitäten der Partnerschaft anzunehmen bereit ist. Letztlich geht es auch darum zu vermitteln, daß volle Funktionstüchtigkeit nicht die unabdingbare Voraussetzung für männliches Selbstbewußtsein darstellt, sondern daß Potenz auch etwas Psychisches ist und durch andere als sexuelle Leistungen verwirklicht werden kann.

Schwerpunkte der psychischen Problematik als unmittelbare Verletzungsfolge

Eine so schwere körperliche Umstellung wie eine Querschnittlähmung wird von niemandem – auch nicht von der stärksten und gesündesten Persönlichkeit – ohne psychische Krisen und intensiven psychischen Streß überstanden. Die Lähmung mobilisiert infantile, längst verarbeitete oder verdrängte Gefühle, z. B. intensives Empfinden von Hilflosigkeit und Hoffnungslosigkeit, Wünsche und Befürchtungen von Selbstaufgabe und von Aufgegebensein. Die Abhängigkeit ist kränkend und beschämend, sie macht zornig und aggressiv gegen sich selbst und andere. Andererseits schafft auch gerade die Abhängigkeit regressive Befriedigungen von Gepflegt- und Versorgtwerden, von Verantwortungs- und Initiativelosigkeit. Die regressiven Befriedigungen der Abhängigkeitssituation stellen häufig ein ernsthaftes Hindernis für das Gelingen der Rehabilitation dar – der Patient, der nicht wieder „gesund" werden kann, gibt sich mit der zweitbesten Lösung, nämlich der Befriedigung durch die Abhängigkeitssituation zufrieden.

Aus der Ausnutzung der Abhängigkeitssituation im Sinne eines sekundären Krankheitsgewinnes resultieren eine ganze Reihe von problematischen Verhaltensweisen, wie z. B. geminderte Bereitschaft zur Übernahme von Eigenverantwortung, von Rechten und Pflichten und die geradezu übermächtige Bereitschaft, sich in fast jeder Situation als Objekt und nicht als Subjekt zu fühlen und zu verhalten. Auch die oft zu beobachtende überzogene Anspruchs- und Vorwurfshaltung von Patienten hat eine wichtige Wurzel in der Abhängigkeitsproblematik. Der Patient verlernt förmlich Initiative und Eigenverantwortung, er fordert immer mehr von der Umwelt und immer weniger von sich selbst. Eine andere Wurzel der Vorwurfshaltung liegt in Trauer und Depression über die unwiederbringlich verlorene körperliche Integrität. Unbewußt fühlt er sich schuldig, wenn so offensichtlich gestraft wurde, und da das „Schicksal" in der Realität kaum zu fassen ist, versucht der Patient, einen Teil seiner Schuldgefühle in Form von Vorwürfen auf seine Umwelt abzuladen.

Sekundäre Beeinträchtigung der geistigen Leistungsfähigkeit

Primär ist ein Querschnittgelähmter natürlich in seiner Intelligenz und seinem Denkvermögen nicht gemindert. Trotzdem hindert ihn sekundär das Trauma oft an der vollen Entfaltung seiner Fähigkeiten. Die Ursachen sind vielfältig, sie reichen von depressionsbedingter Antriebsarmut und freiwilliger geistiger Einschränkung über mangelnde Anregung und Anregungsbereitschaft durch die Umwelt bis zu echten Leistungsabfällen infolge Alkohol oder Tablettenabusus – letztere Fälle sind glücklicherweise selten.

Die sozialen Bezüge

Die Familie

Im Gegensatz zu anderen Schwerstbehinderten und auch alten pflegebedürftigen Menschen wird der Querschnittgelähmte in der Regel nach der Rehabilitation in die Familie entlassen. Dies geschieht meist selbstverständlich und ungefragt – die Familie ist unausweichlich mit einem großen Problem und einer großen Verantwortung belastet. Natürlich gibt es in den Familien eine ganze Menge Probleme in der Interaktion mit dem Behinderten und auch eine Vielfalt von ganz offensichtlichen Fehlverhaltensweisen, wie z. B. Entmündigung oder Verwöhnung. Man sollte jedoch vor jeder Kritik am Verhalten einer Familie zunächst nach der Leistung Ausschau halten, die sie vollbringt, ohne gefragt zu werden oder vorbereitet zu sein.
Einer Familie ist oft am besten zu helfen, und sie ist am sinnvollsten zu beraten, indem man die Schwierigkeit der Situation und die Bewältigungsversuche ausdrücklich anerkennt und aus dieser positiven Ausgangslage heraus Ratschläge zu besserem Umgang mit dem Behinderten anbringt.

Der Beruf

Auch aus psychologischen Gründen ist eine berufliche Rehabilitation und Re-Integration nur sinnvoll, wenn ganz bestimmte Voraussetzungen garantiert werden können: Echte Leistungs- und Erfolgserlebnisse für den Behinderten, dazu gehört sowohl die Freude an der Arbeit als auch die Befriedigung des Broterwerbes für die Familie, keine unangemessenen Anstrengungen, also keine Arbeiten, die ein Gesunder in einem Bruchteil der Zeit erledigen könnte, und nicht zuletzt keine ungefragte Abhängigkeit und Belastung von Kollegen.
Sind diese Grundvoraussetzungen nicht zu realisieren, ist es besser, den Querschnittgelähmten von vornherein zu anderer, nicht berufs- und erwerbsgebundener sinnvoller Nutzung seiner Zeit zu motivieren und darin zu unterweisen. In Frage kommen z. B. Hobbies, künstlerische Betätigung, Sport und in manchen Fällen auch freiwillige und unentgeltliche Mitarbeit in Vereinen oder karitativen Organisationen.

Die Rehabilitationsinstitution, das Rehabilitationsteam

In der klinischen Phase der Rehabilitation bildet die Institution den primären Sozialbezug des Patienten, einige verlassen danach die Klinik für immer, andere kommen ambulant zur Nachbehandlung wieder. Dazu kommen stationäre Wiederaufnahmen zur Kontrolluntersuchung oder zur Behandlung wegen Komplikationen. Wenn auch – im Gegensatz zur Familie – die Mitarbeiter der Klinik freiwillig und nicht ungefragt die Arbeit am Patienten leisten, so ergeben sich doch erhebliche psychische Belastungen durch die ständige Konfrontation mit dem Schwerbehinderten und die Frustation der Begrenzheit der therapeutischen Möglichkeiten infolge von Schwere und Irreversibilität des Traumas. In der Institution spielt sich so ziemlich das gleiche ab wie in der Familie: Überforderung schon wegen der Hilflosigkeit, Schuldgefühle wegen der bescheidenen therapeutischen Möglichkeiten bei eigener guter Gesundheit und nicht zuletzt reaktive Aggressivität wegen überzogener Ansprüche und Vorwürfe des Patienten und oft auch seiner Angehörigen.

In dieser schwierigen Situation ist möglichst vollständige Transparenz auch des unbewußten Geschehens der erste Schritt zur Entlastung. Erstklassiges, auch psychologisch gut geschultes Personal ist den großen Anforderungen besser gewachsen. Team- und Gruppenarbeit bietet Aufklärung und gegenseitige Entlastung. Gerade bei Problempatienten – und das sind Querschnittgelähmte unausweichlich – ist ein positives therapeutisches Klima die größte Hilfe. Dieses Klima wiederum ist durch die gute Zusammenarbeit der Teammitglieder allein nicht zu realisieren, es bedarf ständiger Überwachung und Regulierung durch eine kompetente und verständnisvolle ärztliche Leistung.

Zusammenfassung

Abschließend und als Ausblick ist von psychologischer Seite zu sagen, daß sich seit 1968 nicht nur die Rehabilitationsarbeit, sondern auch die Gesellschaft, die sie trägt, verändert hat. Wir sind nicht mit neuen Tatsachen über Behinderte konfrontiert, wohl aber mit einer Fülle von damals noch nicht bewußten und verbalisierten Anforderungen und Ansprüchen und nicht zuletzt mit einem neuen Selbstbewußtsein des Behinderten.

Literatur

s. S. 276

Querschnittgelähmte Ausländer im Rehabilitationskrankenhaus

Gerd Tschochner, Ltd. Sozialarbeiter, Orthop. Klinik und Poliklinik der Universität Heidelberg

Aus den Erfahrungen des Heidelberger Querschnittgelähmtenzentrums soll auf die zunehmende Zahl ausländischer Patienten und ihre speziellen Probleme hingewiesen werden. Wir können zwei Gruppen dieser Patienten definieren:

1. Ausländer, die zum Zeitpunkt des Eintrittes der Querschnittlähmung ihren Wohnsitz in der Bundesrepublik Deutschland haben – vorwiegend Arbeitnehmer;
2. Ausländer, die eigens zum Zwecke einer Behandlung anreisen.

Im Heidelberger Querschnittgelähmtenzentrum wurden von Anfang 1968 bis zum Oktober 1978 insgesamt 146 ausländische Patienten behandelt. Es handelt sich dabei um 101 Männer, 31 Frauen und 14 Kinder/Jugendliche. Nach Lähmungsbildern wurden 105 Paraplegiker, 39 Tetraplegiker sowie 2 Patienten mit Poliomyelitis aufgenommen. Diese Patientengruppe kam aus insgesamt 32 Nationen. Deutlich an der Spitze Italien mit 56 Patienten, gefolgt von der Türkei mit 29 und von Jugoslawien mit 14 Patienten. Auf die anderen Länder entfallen Anteile zwischen 1 und unter 10 Patienten. Die Zahl der ausländischen Patienten nimmt seit etwa 1972 kontinuierlich zu. 1977 wurden insgesamt 18 Ausländer behandelt, 1978 gab es bis zum Berichtszeitpunkt bereits 25 ausländische Patienten. Von den 146 Ausländern wurden 61 unmittelbar aus ihren jeweiligen Heimatländern aufgenommen. Auch hier steht Italien alljährlich an der Spitze, es folgt Libyen und in jüngster Zeit der Libanon. Die Zahl der Aufnahmen aus dem Ausland steigt ebenfalls kontinuierlich, besonders ausgeprägt seit 1971/72. Im Jahre 1977 stellte diese Gruppe 12 Patienten, in 1978 bis zum Berichtszeitpunkt bereits 10 Patienten.

Einige Bemerkungen zur Soziologie der ausländischen Patienten: Bei den in der Bundesrepublik wohnhaften Ausländern finden wir überwiegend Angehörige jüngerer Jahrgänge. Der Altersdurchschnitt der querschnittgelähmt gewordenen und in die Klinik aufgenommenen Patienten liegt unter 25 Jahren und entspricht somit dem bei den deutschen Patienten. Des weiteren finden wir insbesondere bei den Arbeitnehmern aus den süd- und südosteuropäischen Ländern einschl. der Türkei primär solche, die bereits in ihren Heimatländern der Unterschicht angehören und sich mit ihren Familien dementsprechend in das soziale Gefüge der Bundesrepublik einordnen. Schwerpunkte der Beschäftigung ausländischer Arbeitnehmer liegen in den verarbeitenden Gewerben und im Baugewerbe. Wichtig ist weiterhin als Aspekt der zur Diskussion gestellten Thematik die verstärkte Teilnahme ausländischer Mitbürger am Straßenverkehr – vielfach mit technisch unzulänglichen Fahrzeugen.

Eine weitgehend umgekehrte soziale Zusammensetzung finden wir bei den einreisenden Ausländern. Das Privileg einer Behandlung im Ausland erlangen vorwiegend nur solche Querschnittgelähmte, die zur Information über hier vorhandene Behandlungsmöglichkeiten über entsprechende finanzielle Mittel verfügen oder Angehörige besonders privilegierter Gesellschaftsschichten sind. Besonders für Italien und die arabischen Länder gilt, daß es sich vorwiegend um Armee- oder Polizeiangehörige, um Regierungsangestellte oder sonstige Personen handelt, an denen ein öffentliches Interesse besteht, sowie um deren Angehörige. Vorwiegend aus Italien kommen Patienten, die nicht die letztgenannte Voraussetzung erfüllen, die jedoch über die hier vorhandenen Behandlungsmöglichkeiten informiert wurden und ihre jeweilige Krankenkasse zur Genehmigung einer Behandlung im Ausland bewegen konnten. Es soll unterstrichen werden, daß die soziale Selektion im jeweiligen Entsendeland vorgenommen wird und von der Klinik so zur Kenntnis genommen werden muß.

Wohl an erster Stelle der spezifischen Problematik des ausländischen Patienten steht die sprachliche Verständigung mit dem Klinikpersonal. Dies gilt auch für die hier wohnhaften Ausländer. Insbesondere bei den ausländischen Arbeitnehmern finden wir trotz häufig langjährigen Aufenthaltes Sprachkenntnisse, die sich auf der untersten Ebene einseitiger Entgegennahme einfachster Anweisungen bewegen, kaum jedoch die Fähigkeit, komplizierte Sachverhalte zu verstehen und sprachlich zu reagieren. Bei aus dem Ausland anreisenden, meist gehobenen Schichten angehörenden Patienten besteht hingegen vielfach die Möglichkeit der sprachlichen Verständigung über eine der internationalen Umgangssprachen wie Englisch oder Französisch. Selbstverständlich werden Dolmetscher eingesetzt – meist Angehörige des Klinikpersonals. Doch mußte die Erfahrung gemacht werden, daß insbesondere Patienten aus dem islamischen Kulturkreis häufig Vorbehalte geltend machen bezüglich Geschlecht, landsmannschaftlicher oder nationaler Herkunft des angebotenen Dolmetschers.

Erhebliche Schwierigkeiten bereitet des weiteren unser Klinkbetrieb. Insbesondere die nur teilweise Zulassung der wichtigten Bezugsgruppe „Familie“ außerhalb der Besuchszeiten wird als belastend empfunden, ebenso, dies gilt vor allem für die aus dem Ausland gekommenen, das völlige Fehlen verwandtschaftlicher Bezugspersonen während einer stationären Behandlung.

Weiterhin problematisch ist die häufig grundsätzlich unterschiedliche Auffassung hinsichtlich der zu erbringenden persönlichen Leistung und des Therapiezieles zwischen Patienten und ihren Therapeuten. Das sehr auf Vermittlung von Aktivität und Selbständigkeit hin orienterte pflegerische und therapeutische Personal sieht sich häufig außerstande, seine Therapieziele einem eher auf allgemeines Wohlergehen orientierten Südeuropäer oder Araber zu vermitteln.

Eine außerordentliche Schwierigkeit ist in den vielfach unklaren Erwartungen ausländischer Patienten hinsichtlich des erreichbaren Therapiezieles zu sehen. Es wird in einem naiven Sinne „Heilung“ erwartet. Vor allem der Arzt steht vor der Aufgabe, soche Erwartungen auf ein realistisches Maß zu reduzieren und gleichzeitig für erreichbare Ziele zu motivieren.

Zur Situation nach Abschluß medizinischer Maßnahmen: Die bereits in der Bundesrepublik ansässig gewesenen neigen in zunehmendem Maße zum Verbleib. Es wird dabei in Kauf genommen, unter der nun bestehenden Behinderung stärker noch als vorher in einer Randgruppe zu leben. Am ehesten entschließen sich berufsgenossenschaftlich versicherte Patienten und solche, die aus einem Unfall Haftpflichtansprüche ableiten können, zur Rückkehr in die Heimatländer.

Die aus dem Ausland kommenden Patienten kehren fast ausnahmslos in ihre Heimat zurück. Der weitere Verlauf bei dieser Gruppe hängt in erster Linie von der sozialen Herkunft ab.

Im Zusammenhang mit dem in sozialer Hinsicht häufig unbefriedigenden Abschluß medizinischer Behandlungsmaßnahmen bei Ausländern ist auch deren verschwindend geringer Anteil im Bereich der beruflichen Rehabilitation zu sehen. Dies liegt vor allem an mangelhafter Schul- und Berufsausbildung sowie an den ebenso mangelhaften Sprachkenntnissen. Es muß aber auch die sozialrechtliche Lage gesehen werden, die mit Berufsförderungsmaßnahmen auf die Aufnahme einer versicherungspflichtigen Tätigkeit abzielt. Des weiteren ist es bei längerfristig zur Rückkehr entschlossenen Patienten schwierig, solche Ausbildungsgänge zu wählen, die im jeweiligen Heimatland beruflich verwertet werden können. Nicht zuletzt besteht aber auch eine wenig ausgeprägte Motivation zur Aus- oder Weiterbildung, dagegen ein größeres Interesse an einer Berentung. Bei den aus dem Ausland kommenden Patienten spielen Fragen der beruflichen Rehabilitation praktisch keine Rolle. Dies liegt zu einem wesentlichen Teil auch an nicht gegebenen Voraussetzungen im jeweiligen Heimatland.

Diese Ausführungen können nur in stark verkürzter Form eine Übersicht zu dem Problemkreis des ausländischen Patienten in einem Querschnittgelähmtenzentrum geben. Nicht nur, aber besonders auch für dieses Teilgebiet der Rehabilitation sind folgende Forderungen aufzustellen:

1. Die Bundesrepublik muß mehr als bisher darauf hinwirken, daß ein in der Bundesrepublik lebender Ausländer aus dem EG-Bereich oder anderen Staaten, hier vor allem die Türkei, nicht fast automatisch aus der sozialen Verantwortung seines Heimatlandes entlassen wird. Die Betreuung durch Botschaften, Konsulate und andere Stellen muß kompetenter und verbessert werden, insbesondere auch im Bereich des Gesundheitswesens.
2. Die Bundesrepublik muß auf dem Wege der europäischen Regionalpolitik, der Entwicklungshilfe- und Außenpolitik darauf hinwirken, daß rückkehrwillige Behinderte in ihren Heimatländern auch außerhalb der Haupt- und Großstädte entsprechende äußere Lebensbedingungen vorfinden, ihre medizinische Versorgung gewährleistet wird und ihnen Möglichkeiten der beruflichen Eingliederung eröffnet werden.
3. Die Bundesrepublik muß auf dem Wege der europäischen Regional- und Entwicklungshilfepolitik darauf hinwirken, daß in den in dieser Hinsicht unterentwickelten Ländern Rehabilitationseinrichtungen geschaffen werden. Damit soll erreicht werden, daß sich ein Verlassen des jeweiligen Landes zur Durchführung rehabilitativer Maßnahmen erübrigt und solche Maßnahmen allen gesellschaftlichen Gruppen gewährt werden können.

Der Verfasser dankt E. Armbruster, D. Ruf und G. Sarközi für ihre Unterstützung.

Literatur

s. S. 276

Überlegungen zur sozialen und beruflichen Eingliederung von Querschnittgelähmten

Prof. Dr. med. Volkmar Paeslack, Leiter der Abteilung für die Behandlung und Rehabilitation Querschnittgelähmter, Orthopädische Klinik und Poliklinik der Universität Heidelberg

Bei rückblickender Betrachtung der Entwicklung während der jetzt abgelaufenen Dekade kann festgestellt werden, daß für den Bereich der medizinischen Behandlung des Paraplegikers und Tetraplegikers weitgehend verbindliche Standards erarbeitet und zur Geltung gebracht wurden. Es handelt sich hierbei im wesentlichen um die inzwischen in mancher Hinsicht weiterentwickelten Prinzipien, die GUTTMANN und seine Mitarbeiter vor rd. 30 Jahren erstmals festgelegt haben.

Auch für den beruflichen Bereich verfügen wir heute über weitgehend allgemeingültige Vorstellungen – wir kennen die Grenzen, gleichzeitig aber auch die in den abgelaufenen Jahren bemerkenswert erweiterten Möglichkeiten der Rückgliederung in Bereiche der aktiven Tätigkeit für den Paraplegiker und, mit den behinderungsbedingten Einschränkungen, auch für eine wachsend große Zahl von Tetraplegikern.

Längst noch nicht abgeschlossen dagegen ist das Gespräch über die sog. soziale Rehabilitation des Querschnittgelähmten – ein Gespräch, das nicht selten den Charakter einer hitzigen, emotionsgeladenen Diskussion besitzt. Auch im Rahmen unseres heutigen Symposions muß dieses Thema mit besonderer Sorgfalt angesprochen werden, einfach deshalb, weil hier noch die größten Schwierigkeiten und Nöte zutage treten, zugleich, weil hier mit der allmählichen Weiterentwicklung, mit den erreichten Fortschritten ständig neue, bis dahin nicht oder kaum behandelte Themen aktuell werden.

Erlauben sie, daß ich als Beitrag und als Stimulus für die Diskussion einige dieser Themen anspreche.

Das Rehabilitationsangleichungsgesetz vom Jahre 1970 hat wichtige Fortschritte hinsichtlich der Gleichstellung aller Behinderten, also auch aller Arten von Querschnittgelähmten gebracht. Der Vorwurf, daß es unterschiedlich privilegierte Gruppen von Paraplegikern gäbe, erklingt weniger laut – er ist aber keineswegs völlig verstummt. Wenn heute die Bemühungen dahin gehen, an die Stelle des Kausalitätsprinzips ein Rehabilitationsdenken in den Kategorien des Finalitätsprinzips treten zu lassen, wenn, auf einem derartigen Wandel des Vorgehens basierend, eine ungleich größere Zahl von Behinderten in den Genuß der Förderungsmöglichkeiten etwa des Schwerbehindertengesetzes kommen, so muß dies nachdrücklich begrüßt werden. Dennoch ist hier sicherlich noch längst nicht das angestrebte Optimum erreicht.

Noch immer wird, außer bei einem der großen sozialen Leistungsträger, der als unteilbar erkannte Prozeß der Rehabilitation in Abschnitte, Phasen und unterschiedliche Zuständigkeiten zerstückelt. Das führt nicht nur zu Zeitverlusten, sondern auch zu Frustrationen und vor allem zu Zuständigkeitsstreitereien, die letztlich zu Lasten des Querschnittgelähmten gehen. Es ist insbesondere der schon angesprochene, unscharf kontrollierte Bereich der sozialen Reintegration, in dem sich diese unerwünschten Auseinandersetzungen abspielen – ich denke beispielsweise an die zur Verfügungstellung geeigneten Wohnraums, an die Sicherstellung der Pflege, an die Ausstattung mit allen erforderlichen Hilfsmitteln. Gemeint ist aber beispielsweise auch die Frage der Freizeitgestaltung, der Teilnahme am Behindertensport, der Kraftfahrzeugversorung und der Ermöglichung von Ferienaufenthalten für Schwerbehinderte.

Diese legislativ-administrativen Fragen stellen aber nur einen – zugegebenermaßen schwerwiegenden – Aspekt des großen Komplexes der sozialen Reintegration dar. Gleich wichtig, wenn nicht noch bedeutsamer, sind die weitgehend ungelösten Schwierigkeiten, die sich beim Bemühen um die Reintegration des einzelnen Querschnittgelähmten in die soziale Umwelt nach Abschluß der institutionell durchgeführten Rehabilitationsmaßnahmen ergeben.

Hierzu gehören beispielsweise die noch immer häufig auftretenden echten psychologischen und materiellen Notlagen, in die junge Schwerbehinderte, also beispielsweise junge Tetraplegiker geraten, die – aus welchem Grund auch immer – nicht zu Hause in der Familie Aufnahme finden können, weil geeignete Wohnmöglichkeiten fehlen, oder weil keine pflegerische Versorgung gewährleistet ist. Noch immer bleibt für viele von ihnen als letzte Lösung die in fast jeder Hinsicht unbefriedigende „Unterbringung" in Alterspflegeheimen oder in Landeskrankenhäusern. Der dringliche Bedarf, der hier besteht, ist seit Jahren bekannt. Benötigt werden unterschiedliche Formen des Zusammenlebens von Behinderten und Nichtbehinderten oder auch von Behinderten miteinander, bei denen jeder Entwicklung einer Gettosituation von vornherein vorgebeugt ist. Sichergestellt sein müssen die Integration in alle Bereiche der Sozietät ebenso wie die pflegerische Versorgung, die Sicherstellung therapeutischer Erfordernisse ebenso wie eine bestmögliche Reintegration in sinnerfüllte Tätigkeiten. Mit Tätigkeiten ist aber keineswegs nur die berufliche Wiedereingliederung gemeint. Vielmehr ist hier in gleicher Weise zu denken an sinnvolle und befriedigende Freizeitaktivitäten, an Mitwirkung in der Haushaltführung, an die Entwicklung von künstlerischen oder wissenschaftlichen Interessen und anderes mehr.

Bedauerlicherweise verlaufen derzeit noch viele hoffnungsvolle Initiativen auf diesem Gebiet infolge der sich auftürmenden administrativbürokratischen und finanziellen Hindernisse nach kurzer Zeit im Sande.

Unter baulichen Gesichtspunkten wäre anzustreben ein breites Spektrum von Möglichkeiten, in dem sich das Dienstleistungszentrum mit klinischem Hintergrund ebenso findet wie die Wohngemeinschaft, das Appartementhaus mit pflegerisch-therapeutischen Angeboten ebenso wie die Wohnsiedlung mit eingefügten behindertengerechten Wohnungen und andere Lösungen mehr.

Hatten wir eingangs festgestellt, daß die Möglichkeiten zur Umschulung und auch zur Erstausbildung von Querschnittgelähmten heute weitgehend zufriedenstellend entwickelt sind, so stößt die endgültige berufliche Eingliederung vieler Paraplegiker, vor allem aber der Tetraplegiker noch immer nicht selten auf wesentliche Schwierigkeiten. Stichwortartig genannt seien in diesem Zusammenhang die z. T. aufwendigen Adaptationen eines geeigneten Arbeitsplatzes für den Rollstuhlfahrer, das ungelöste Problem des rehabilitationswidrigen Entzugs einer Erwerbs- oder Berufsunfähigkeitsrente bei Wiederaufnahme einer beruflichen Tätigkeit durch den Querschnittgelähmten, die Rehabilitationsverdrossenheit mancher Querschnittgelähmter angesichts der konjunkturbedingten verschlechterten Berufschancen und die mangelhafte Bereitschaft mancher Arbeitgeber, nicht zuletzt derer im öffentlichen Dienst, schwerbehinderten Personen tatsächlich auch die Chance einer beruflichen Tätigkeit nach vorangegangener Umschulung zu eröffnen.

Ein ganzes Bündel von Fragen ergibt sich für bestimmte Gruppen von Querschnittgelähmten, die früher kaum beachtet wurden, die aber in den letzten Jahren zunehmend an Bedeutung gewinnen. Zu denken ist hier an die älteren und die alternden Paraplegiker, deren Überlebenschancen rasch gestiegen sind, die aber nicht mehr über so große Leistungsreserven und eine so weitgehende Flexibilität verfügen, wie sie dem jungen Paraplegiker und Tetraplegiker als wichtige Rehabilitationsvoraussetzung zur Verfügung stehen. Für diese Querschnittgelähmten muß von den relativ starren Schemata der Trainingsbehandlung, auch etwa von zu starren Forderungen nach einer aktiven Gangschule individuell abgewichen werden. Das heißt auch, daß die rehabilitative Zielsetzung für diese Personengruppe anders aussehen wird als für einen 20- bis 30jährigen. Zu denken ist hier gleicherweise an die Gruppe der Kinder und Jugendlichen mit angeborenen Querschnittlähmungen. Es wird dabei deutlich, daß Rehabilitation *nicht* eine Synonym für berufliche Wiedereingliederung sein kann.

Es ist noch eine Frage aufzugreifen, die mir innerhalb der Diskussion um die Eingliederung des

Behinderten zum gegenwärtigen Zeitpunkt als besonders wichtig erscheint – es ist die nach dem Platz, den der Behinderte selbst heute im Rehabilitationsgeschehen einnimmt. Die Forderung, daß der Betroffene selbst die zentrale Rolle in diesem Prozeß spielen muß, ist keineswegs neu. Aber – wir müssen dies eingestehen – bei der Verwirklichung dieser Forderung sind wir im Ganzen gesehen über verbale Kundgebungen nur wenig hinausgekommen.

So erweist sich die noch immer durchaus ungenügende aktive Teilnahme vieler Behinderter an den Eingliederungsbemühungen vielfach als das schwerstwiegende Hindernis einer umfassenden und erfolgreichen Rehabilitation. Noch immer besteht ein absurdes Ungleichgewicht zwischen der Gruppe der gebenden, potenten, normalen, Gesunden auf der einen und den empfangenden, abhängigen, in die Passivität gedrängten und in der Passivität verharrenden Behinderten auf der anderen Seite.

Es geht hier natürlich nicht darum, Anklage zu erheben, die Frage nach Schuld und Verantwortung zu stellen, es geht vielmehr darum darauf hinzuweisen, daß die Stunde der Emanzipation des Behinderten gekommen ist, daß der damit eingeleitete – schmerzhafte, schwierige und konfliktgeladene – Prozeß jetzt von allen daran Beteiligten bewußt eingeleitet werden muß. Es zeigt sich schon jetzt, daß dies ein durchaus verheißungsvoller Weg ist. Es ist aber zugleich ein Weg, der zum Abschied von eingefahrenen Denkkategorien und Verhaltensweisen zwingt. Die Forderung richtet sich an die Männer und Frauen im Rollstuhl genauso wie an die, die auf zwei Beinen gehen können.

Verabschiedet werden muß beispielsweise das verkrustete Denkschema vom Nichtbehinderten, der „normal", und vom Behinderten, der „nicht normal" ist. Verabschiedet werden muß aber gleicherweise die Vorstellung, daß ausschließlich die nicht Behinderten die personale, institutionelle und auch finanzielle Verantwortung für den Behinderten zu tragen haben, daß nur sie zum Engagement aufgefordert seien. Es muß vielmehr deutlich werden, daß *jedes* Glied einer Sozietät – behindert oder nicht behindert – Mitverantwortung trägt, Risiken übernehmen und eigene Initiativen einbringen muß.

Es sollte auch allmählich darauf verzichtet werden, in anklagenden oder aggressiven Publikationen, sei es in Sensationsartikeln der Boulevardpresse, sei es in sog. Behindertenreporten, das Bild von der bösen und verständnislosen Öffentlichkeit und vom permanent benachteiligten und stigmatisierten Behinderten immer erneut zu rekapitulieren. Die hier wirkenden Kräfte, die sich hier ergebenden psychologischen und soziologischen Zusammenhänge sind viel zu kompliziert, als daß sie in derartigen primitiven Schwarz-Weiß-Zeichnungen auch nur annähernd erfaßt werden könnten.

Natürlich ist es notwendig, immer wieder und immer erneut und viel mehr, als es bisher schon geschehen ist, zu informieren, Vorurteile abzubauen, Möglichkeiten der Integration und der Begegnung aufzuzeigen. Aber wir sollten endlich einmal auf das hören, was uns eine immer größer werdende Zahl von aktiv am Leben teilnehmenden Querschnittgelähmten über ihre eigenen Erfahrungen im Umgang mit ihrer Mitwelt berichten. Hier deutet sich doch ganz offenbar eine sehr wesentliche Änderung an:

Immer häufiger zeigt sich, daß der Rollstuhlfahrer nicht mehr automatisch in der Kategorie „Krüppel", „Randgruppe", „abhängig" etc. klassifiziert wird. Dies ist, wie mir scheint, die vielleicht wichtigste Entwicklung der letzten 10 Jahre, daß der behinderte Mitbürger in wachsendem Maße gleichberechtigter Partner ist. Daß er nicht mehr als ein fremdartiges Monstrum, sondern eben als eine Person mit ihrem speziellen Schicksal, ihren positiven und negativen Charakteristika, ihren Pflichten und Ansprüchen verstanden und akzeptiert wird.

Ich hüte mich, diese Feststellung zu verallgemeinern. Ich beabsichtige auch keineswegs, hier ein ungerechtfertigt idealisierendes Bild zu entwerfen. Es geht hier lediglich darum, durch Aufzeigen derartiger Tendenzen den Anstoß zur weiteren intensiven Befassung mit der vorgegebenen Frage und zur durchaus hoffnungsvollen Bearbeitung eines wichtigen Themas zu geben.

Literatur

1. Allert, M. L., Dollfus, P. (Hrsg.): Neurogene Blasenstörungen. Stuttgart: Thieme 1972

2. Allert, M. L., Bressel, M., Sökeland, J. (Hrsg.): Neurogene Blasenstörungen. Stuttgart: Thieme 1969
3. Arbeitsausschuß Querschnittlähmungen der Dt. Vg. f. d. Rehabilitation Behinderter: Technische Rehabilitationshilfen für den nachstationären Bereich bei Querschnittlähmung. Rehabilitation *15*, Heft 4, 244 (1976)
4. Böhler, J.: Operative Behandlung von Halswirbelsäulenverletzungen. Hefte Unfallheilkd. *108*, 132 (1971)
5. Böhler, J.: Operative Behandlung von Frakturen der Brust- und Lendenwirbelsäule. Hefte Unfallheilkd. *108*, 145 (1971)
6. Bors, E., Comarr, A. E.: Neurological urology. Basel, München, Paris, New York: Karger 1971
7. Brackman, R. (Hrsg.): Injuries of the spine and spinal cord. In: Handbook of clinical neurology. Vinken, P., Bruyn, G. B. (Hrsg.), Bd. 25, 26
8. Brackman, R., Penning, L.: Injuries of the cervical spine. Amsterdam, London, Princeton: Excerpta Med. 1971
9. Bromley, I.: Tetraplegia and paraplegia – A guide for physiotherapists. Edinburgh, London, New York: Livingstone 1976
10. Bundesärztekammer, Wissenschaftlicher Beirat: Versorgung von Querschnittgelähmten. Dtsch. Ärztebl. *70*, 1269, 1347 (1973)
11. Burke, D. C., Murray, D. D. (Hrsg.): Handbook of spinal cord medicine. London, Basingstoke: MacMillan 1975
12. Burke, D. C., Murray, D. D.: Die Behandlung Rückenmarkverletzter. Ein kurzer Leitfaden. In: Rehabilitation und Prävention. Bd. 7. Berlin, Heidelberg, New York: Springer 1978
13. Comarr, A. E.: Mariage and divorce among patients with spinal cord injury. Proc. Veterans Adm. Spinal Cord Inj. Conf. *11*, 163–215 (1962)
14. Denkschrift des Hauptverbandes der Gewerblichen Berufsgenossenschaften: Zur Neuordnung der Behandlungszentren für Querschnittgelähmte in der Bundesrepublik Deutschland mit Planungs-Richtwerten für Neubauten. Schriftenreihe des Hauptverbandes der gewerblichen Berufsgenossenschaften e. V. 1978
15. Deutsche Vereinigung für die Rehabilitation Behinderter e. V.: Empfehlungen für den behandelnden Arzt zur ambulanten Betreuung von Querschnittgelähmten. Rehabilitation *15*, 60–62 (1976)
16. Fallon, W.: So you're paralysed. London: The Spinal Injury Assoc. 1975
17. Ford, J. R., Duckworth, B.: Physical management for the quadriplegic patient. Philadelphia: Davis 1976
18. Frankel, H. L., Hancock, D. O., Hyslop, G., Melzak, J., Michaelis, L. S., Ungar, G. H ., Vernon, J. D. S., Walsh, J. J.: The value of postural reduction in the initial management of closed injuries of the spine with paraplegia and tetraplegia I. Paraplegia *7*, 179 (1969)
19. Goetz, E., Rauschelbach, H. H.: Anhaltspunkte für die ärztliche Gutachtertätigkeit im Versorgungswesen. Bundesministerium für Arbeit und Sozialordnung 1973
20. Günther, E., Hymmen, R.: Unfallbegutachtung. Berlin: De Gruyter 1972
21. Guttmann, L.: Married live of paraplegics and tetraplegics. Paraplegia *2*, 182–188 (1964)
22. Guttmann, L.: Spinal deformities in traumatic paraplegics and tetraplegics following surgical procedures. Paraplegia *7*, 38 (1969)
23. Guttmann, L.: Prinzipien und Methoden in der Behandlung und Rehabilitation von Rückenmarksverletzten. In: Neuro-Traumatologie. Kessel, F. K., Guttmann, L., Maurer, G. (Hrsg.), Bd. II, S. 76–163. München, Berlin, Wien: Urban & Schwarzenberg 1971
24. Guttmann, L.: Spinal cord injuries. Oxford, London, Edinburgh, Melbourne: Blackwell 1973
25. Guttmann, L.: Textblook of sport for the disabled. Aylesbury HM & M. Harvey Miller + Metcalf 1976
26. Hachen, H. J.: Anticoagulant therapy in patients with spinal cord injury. Paraplegia *12*, 176 1974)
27. Hachen, H. J.: Idealized care of the acutely injured spinal cord in Switzerland. J. Trauma *17*, 731 (1977)
28. Hanson, R. W., Frenklin, M. R.: Sexueller Verlust in Beziehung zu anderen funktionellen Ausfällen bei rückenmarkverletzten Männern. Arch. Phys. Med. Rehabil. *57* (1976) New York: Elsevier – North Holland
29. Hardy, A. G., Elson, R.: Practical management of spinal injuries – A manual for nurses. Edingburgh, London, New York: Livingstone 1976
30. Hardy, A. G., Rossier, A. B.: Tetra- und Paraplegie. In: Spezielle Frakturen- und Luxationslehre. Nigst, A. (Hrsg.), Bd. I/II. Stuttgart: Thieme 1972
31. Hauptverband der Gewerblichen Berufsgenossenschaften: Handbuch für die berufliche Rehabilitation der Unfallverletzten, 2. Aufl. 1976
32. Herrmann, H.-D.: Operative Behandlung der Verletzungen der Halswirbelsäule ohne Querschnittlähmung. Unfallheilkunde *79*, 19 (1976)
33. Jahna, H., Wittich, H.: Was kann man mit der konservativen Behandlung der Halswirbelfrakturen, Luxationen und Luxationsfrakturen erreichen? Hefte Unfallheilkd. *108*, 63 (1971)
34. Marx, H. H.: Gutachtenfibel. Stuttgart: Thieme 1977
35. Meinecke, F.-W.: Die Verletzungen der Wirbelsäule mit Markschäden. In: Chirurgie der Gegenwart. Zenker, R., Deucher, F., Schink, W. (Hrsg.), Bd. 4, S. 1–51. München, Berlin, Wien: Urban & Schwarzenberg 1974
36. Meinecke, F.-W.: Sofort- und Frühbehandlung

bei Halsmarklähmungen. Unfallheilkunde *79*, 11 (1976)

37. MEINECKE, F.-W.: Behandlung und Rehabilitation Querschnittverletzter (Literaturübersicht). In: Die Wirbelsäule in Forschung und Praxis. JUNGHANS, H. (Hrsg.), Bd. 67, S. 12. Stuttgart: Hippokrates 1976
38. MEINECKE, F.-W.: Pelvis and limb injuries in patients with recent spinal cord injuries. Proc. Veterans Adm. Spinal Cord Inj. Conf. 205 (1977)
39. MEINECKE, F.-W.: Welche körperlichen und seelischen Erfolge erzielt der Sport mit Querschnittgelähmten? Therapiewoche *28*, 5311 (1978)
40. MEINECKE, F.-W.: Vermittlung von Betten für Querschnittgelähmte. Unfallheilkunde *81*
41. MOBERG, E.: The upper limb in tetraplegia. Stuttgart: Thieme 1978
42. PAESLACK, V.: Internistische Störungen beim Paraplegiker. Stuttgart: Thieme 1965
43. PAESLACK, V.: Sexualpädagogische Probleme bei Rückenmarkverletzten in: M. Stöhrer (Hrsg.): Urologie bei Rückenmarkverletzten Berlin-Heidelberg-New York: Springer 1979
44. PAESLACK, V.: Internistische Fragestellungen bei der Rehabilitation Querschnittsgelähmter. Internist *12*, 230 (1971)
45. PAESLACK, V.: Rehabilitation bei Patienten mit Rückenmarkschäden. In: Rehabilitation. JOCHHEIM, K. A., SCHOLZ, J. F. (Hrsg.), Bd. III. Stuttgart: Thieme 1975
46. PAESLACK, V., MICHAELIS, L. S.: Ergebnisse der konservativen Behandlung von Flexions-Rotationsfrakturen der Halswirbelsäule mit Querschnittlähmung. Proc. Veterans Adm. Spinal Cord Inj. Conf. (1973)
47. PAESLACK, V., SCHLÜTER, H.: Physiotherapie in der Rehabilitation Querschnittgelähmter. Berlin, Heidelberg, New York: Springer 1979
48. PAESLACK, V., WAHLE, H., MEINECKE, F. W.: Rehabilitation von Patienten mit Rückenmarkschäden. In: Kongreßbericht: Heidelberger Rehabilitationskongreß 1968. SCHOLZ, J. F. (Hrsg.) 642–670 Stuttgart: Gentner 1968
49. PAMPUS, I.: Ärztlicher Rat für Querschnittgelähmte. Stuttgart: Thieme 1978
50. PENNING, L.: Dynamische Aspekte der Halswirbelsäulenverletzung. Unfallheilkunde *79*, 5 (1976)
51. RICHTER, F.: Rehabilitationsberatung im Bereich der Gesetzlichen Unfallversicherung. In: Bericht über die Arbeitstagung der Dtsch. Vereinigung f. d. Rehabil. Behind. 1976, Mannheim. S. 110. Heidelberg 1977
52. ROLF, G., KAEPPEL, G.: Das Schlingengerät in der Praxis der Krankengymnastik. Therapie und Rehabilitation. Stuttgart, Berlin, Köln, Mainz: Kohlhammer 1971
53. ROLF, G., WITT, H.: Der klinische Sport in der Rehabilitation Querschnittgelähmter. Stuttgart: Kohlhammer 1972
54. ROLF, G., BRESSEL, G., HOLLAND, B., RODATZ, U.: Physiotherapie bei querschnittgelähmten Patienten. Therapie und Rehabilitation. Stuttgart, Berlin, Köln, Mainz: Kohlhammer 1973
55. ROSSIER, A. B.: Probleme der Reedukation der neurogen gestörten Harnblase. Bull. Schweiz. Akad. Med. Wiss. *28*, 75 (1972)
56. ROTMAN, R. H., SIMEONE, F. A.: The spine. Vol. I, II. Philadelphia, London, Toronto: Saunders 1975
57. SCHEID, W.: Lehrbuch der Neurologie. Stuttgart: Thieme 1966
58. SCHÜRMANN, K., VOTH, D.: Neurochirurgie. In: Spezielle Chirurgie für die Praxis. BAUMGARTL, F., KREMER, K., SCHREIBER, H. W. (Hrsg.), Bd. I/2, S. 831. Stuttgart: Thieme 1975
59. SILVER, J. R.: Chest injuries and complications in the early stages of spinal cord injury. Paraplegia *5*, 226 (1968)
60. SINGH, S. P., MAGER, T.: Sex and self. The Spinal Cord Injured Rehabil. Lit. *36*/1 (1975)
61. TRICOT, A., HALLOT, R.: Traumatic paraplegia and associated fractures. Paraplegia *5*, 211 (1968)
62. WAHLE, H.: Das Schicksal des Querschnittgelähmten aus medizinischer und sozialer Sicht. Acta Neurochir. (Wien) [Suppl.] *14* (1965)
63. WEISS, ARON, J., DAYMOND: Sexual adjustment, identification and attitudes of patients with myelopathie. Arch. Phys. Med. Rehabil. *47*, 245–250 (1966)
64. WINTER, B.: Psychosomatische Symptome bei Wirbelsäulenverletzung mit Querschnittlähmung. In: Die Wirbelsäule in Forschung und Praxis. Bd. 73. Stuttgart: Hippokrates 1977

Empfehlungen[1] für die Rehabilitation Rückenmarkgeschädigter

Prof. Dr. med. Volkmar Paeslack, Leiter der Abteilung für die Behandlung und Rehabilitation Querschnittgelähmter, Orthopädische Klinik und Poliklinik der Universität Heidelberg

A: Endgültig verbindliche *statistische Angaben* über die Häufigkeit von Verletzungen und Erkrankungen des Rückenmarks fehlen noch immer. Die vom Gesetzgeber vorgesehene Verpflichtung des Arztes zur Meldung derartiger, zu schwerer körperlicher Behinderung führender Erkrankungen blieb bislang ohne greifbare Resultate. Insgesamt ist es unmöglich, auch nur annähernd exakte Zahlenangaben hinsichtlich der von angeborenen Rückenmarkschäden (Spina bifida) oder von krankheitsbedingten Querschnittlähmungen betroffenen Personen zu gewinnen. Etwas günstiger liegen die Verhältnisse hinsichtlich der traumatischen Paraplegie. Exaktes Zahlenmaterial wird allerdings auch für diesen Personenkreis nach wie vor nur durch die Gesetzliche Unfallversicherung vorgelegt. Von dieser Seite erfolgen alljährlich genaue Angaben über die Häufigkeit von Querschnittlähmungen in der Folge von Arbeits- und von Wegeunfällen. Im übrigen muß bei der Berechnung der Inzidenzraten weiter auf das Ergebnis länger zurückliegender Mikrozensusuntersuchungen und auf Analogieschlüsse zu Erhebungen in anderen europäischen Ländern und in den USA zurückgegriffen werden.

Aussicht auf genauere zahlenmäßige Ermittlungen für den gesamten Kreis frisch unfallverletzter Querschnittgelähmter ergibt sich aus der Tätigkeit einer zentralen Anlaufstelle, die mit Hilfe der gesetzlichen Unfallversicherung am Berufsgenossenschaftlichen Forschungsinstitut für Traumatologie in Frankfurt a. Main eingerichtet wurde. In ihrem Rahmen versuchen alle Einrichtungen, in denen frischverletzte Querschnittgelähmte behandelt werden, die in den einzelnen Kliniken anfallenden statistischen Daten zu einer Gesamterhebung zusammenzutragen.

Es erscheint aber nach wie vor dringend erforderlich, daß auch seitens der übrigen Leistungsträger, insbesondere der gesetzlichen Krankenversicherung, Anstrengungen unternommen werden, um korrektes Zahlenmaterial zu gewinnen. Nur dann wird es möglich sein, eine umfassende, für das gesamte Gebiet der Bundesrepublik Deutschland verbindliche Rehabilitationsplanung – auch etwa im Hinblick auf die Schaffung weiterer klinischer Spezialeinrichtungen – zu betreiben.

A1: Die *Morbidität* an schweren Erkrankungen oder Verletzungen des Rückenmarks, die die Einleitung von umfassenden Rehabilitationsmaßnahmen erforderlich machen, ist mit jährlich etwa 1000 – 1200 neuen Fällen zu beziffern. Hierin eingeschlossen sind etwa 300 Kinder mit schweren behandlungsbedürftigen Querschnittlähmungen infolge angeborener Rückenmarkfehlbildung (Spina bifida).

Infolge verbesserter Behandlungsmöglichkeiten, durch die gleichzeitig die Chancen zu einer umfassenden Rehabilitation ansteigen, ist die Zahl der Querschnittgelähmten, deren Rückenmarkschädigung auf eine Entzündung oder eine gutartige oder bösartige Neubildung zurückgeht, und deren Aufnahme in Querschnittgelähmtenabteilungen erforderlich und möglich wird, im Ansteigen begriffen.

Die Häufigkeit kongenitaler Schäden (Spina bifida) dagegen ist bei Berücksichtigung der im letzten halben Jahrzehnt rückläufigen Geburtenziffer in Zukunft insgesamt wahrscheinlich niedriger anzusetzen.

A2: Die *Letalität* bei traumatischer Querschnittlähmung beträgt unter den Bedingungen der Behandlung in Spezialabteilungen bei Brust- und Lendenmarkläsionen weniger als 7% innerhalb der ersten beiden dem Unfallereignis folgenden Jahre. Die Sterblichkeit bei Halsmarkverletzten

[1] Siehe „Einleitende Hinweise" auf S. 81.

während des genannten Zeitraums konnte im abgelaufenen Jahrzehnt auf weniger als 12% gesenkt werden.

Verbindliche Aussagen über die Letalitätsziffern für nicht traumatische Querschnittlähmungen sind angesichts des heterogenen Krankengutes nach wie vor nicht möglich. Die 2-Jahres-Letalität bei Kindern mit angeborenen Rückenmarkschäden wird, sofern rechtzeitige neurochirurgische Intervention erfolgt, mit etwa 25% beziffert.

A3: Auch heute noch ist der Behinderte mit einer Querschnittlähmung von sozialer und beruflicher Desintegration und ihren Folgen bedroht. Zwar stehen bei Nutzung der vorhandenen Einrichtungen, insbesondere der Berufsbildungs- und Berufsförderungswerke und der Spezialeinrichtungen für die berufliche Rehabilitation Querschnittgelähmter, heute in ausreichendem Maße Möglichkeiten zur umfassenden beruflichen Eingliederung zur Verfügung. Das breite Angebot beruflicher Rehabilitationsmaßnahmen bis hin zur Erstausbildung oder Umschulung kommt derzeit etwa 60% der unter 30jährigen Paraplegiker, aber nur etwa 25% der Tetraplegiker in der gleichen Altersgruppe zugute. Die behinderungsbedingte Mobilitätseinschränkung, strukturelle und konjunkturelle Bedingungen wirken sich verstärkt auf die berufliche Wiedereingliederung Schwerbehinderter aus.

B: Der *Verlauf des Krankheitsgeschehens* und die *Auswirkung der Behinderung* werden bei gleichzeitiger Berücksichtigung der prämorbiden Persönlichkeitsstruktur einerseits durch die unterschiedliche Ätiologie, andererseits durch die vorhandene oder fehlende Möglichkeit zum sofortigen Einsatz adäquater Behandlungs- und Rehabilitationsmöglichkeiten in Spezialabteilungen bestimmt. Dies gilt insbesondere für den besonders betroffenen Personenkreis der Tetraplegiker – also der infolge einer Schädigung des Halsmarks auch im Bereich der oberen Körperhälfte, einschl. der oberen Gliedmaßen gelähmten Behinderten –, deren sachgemäße Versorgung und Förderung sich während des gesamten Rehabilitationsprozesses und auch danach als schwierig, ständig komplikationsbedroht und aufwendig erweist. Es wird auch in der Zukunft weiterer, ungewöhnlich großer Anstrengungen bedürfen, um den Erfordernissen der Rehabilitation von Tetraplegikern gerecht zu werden.

B1: Vorwiegend betroffene Altersgruppen sind:

a) Junge Männer und Frauen mit einem Durchschnittsalter zwischen 15 und 30 Jahren, die im Verkehr und auf dem Arbeitsweg, bei der Arbeit, im Haushalt oder beim Sport schwere Verletzungen des Rückenmarks, meist in Verbindung mit einer Wirbelsäulenverletzung, davontragen.

Besondere Beachtung verdienen die Gruppe der Querschnittgelähmten, die Opfer eines Selbstmordversuches wurden, und die der ausländischen Patienten, die mit einer Paraplegie oder Tetraplegie zur Behandlung kommen. Die Zahl der in diesen Gruppen erfaßten Personen nimmt offenbar zu.

b) Patienten verschiedener Altersgruppen, die an entzündlichen, neoplastischen oder degenerativen Erkrankungen des Rückenmarks leiden und die im Laufe der letzten Jahre angesichts der Kapazitätszunahme in den klinischen Spezialeinrichtungen häufiger und frühzeitiger die erforderliche Behandlung erfahren.

c) Kinder mit angeborenen Schäden des Rückenmarks (Spina bifida u. a.).

B2: Das *Schicksal der Querschnittgelähmten* hängt zunächst davon ab, ob es gelingt, durch sofortige Verbringung in eine geeignete Spezialeinrichtung die gefährliche Primärphase nach Einsetzen der Lähmung (spinaler Schock) zu beherrschen. Im weiteren Verlauf wird die Zukunft des Querschnittgelähmten vom Auftreten oder der Vermeidung der stets drohenden Komplikationen insbesondere an Haut, Gelenken, Harnwegen, Atem- und Kreislauforganen bestimmt. Diese Komplikationsmöglichkeiten und Sekundärerkrankungen zwingen zur regelmäßigen Überwachung durch den Hausarzt und durch die Spezialeinrichtung. Neuerliche, mitunter langwierige Krankenhausaufenthalte werden auch im späteren Verlauf nicht selten erforderlich. Es ist nicht zu verkennen, daß die medizinische Überwachung und Betreuung der Querschnittgelähmten nach Abschluß der klinischen Behandlung bisher nicht in allen Fällen ausreicht, um der plötzlichen oder allmählichen Entwicklung schwerer Sekundärschäden vorzubeugen. Insbesondere erfährt derzeit nur ein kleiner Teil von ihnen die zwingend zu fordernden jährlichen Kontrolluntersuchungen in einer Spezialeinrichtung.

B3: Die *geistige Leistungsfähigkeit* des Querschnittgelähmten ist nicht beeinträchtigt. Sondersituationen ergeben sich bei Mehrfachverletzungen mit gleichzeitigem schweren Schädel-Hirn-Trauma. Bei Kindern mit angeborenen Querschnittlähmungen, insbesondere bei solchen mit gleichzeitigem Vorliegen eines Hydrocephalus, finden sich häufig Hinweise auf leichtere oder auch schwere begleitende zerebrale Schädigungen.

C: Die besonders dringlichen und aufwendigen personellen, organisatorischen und apparativen *Erfordernisse, die sich bei der Behandlung und Rehabilitation des Querschnittgelähmten stellen*, bedingen in der Regel einen mehrere Monate währenden stationären Aufenthalt in einer Spezialeinrichtung.

Wesentliche Aspekte des erfolgreich verlaufenden therapeutischen Prozesses sind

- die Forderung nach einer *Rehabilitation der ersten Stunde,* d. h. die rehabilitative Ausrichtung des gesamten kurativen Behandlungsabschnittes, einschl. der Intensivtherapie,
- die Planung, Einleitung und Durchführung des Rehabilitationsprozesses durch ein qualifiziertes Arbeitsteam mit hohem Ausbildungsstandard in einer Spezialeinrichtung sowie
- die Forderung nach der *umfassenden, durchgehenden und integrierten Rehabilitation.*

Ziel der Behandlung und der Maßnahmen der Rehabilitation ist die bestmögliche und frühestmögliche Reintegration in Familie, Gesellschaft und Beruf.

C1: Fortschritte in der Therapie während der letzten 10 Jahre resultieren

- aus den inzwischen eingerichteten, in der Regel funktionstüchtigen Rettungsketten (Verbringung – vielfach unter Hubschraubereinsatz – auf kürzestmöglichem Weg vom Unfallort in die Spezialeinrichtung),
- aus den wesentlich verbesserten Verfahren der Sofortversorgung und Intensivbehandlung,
- aus den ebenfalls standardisierten Methoden der Pflege und Therapie in der Frühphase,
- aus der mittlerweile allgemein anerkannten Lagerungsbehandlung,
- aus den wesentlich verbesserten Möglichkeiten urologischer Diagnostik und Therapie,
- aus der Entwicklung und Anwendung neuentwickelter Methoden auf dem Gebiet der Krankengymnastik, der Beschäftigungs- und Arbeitstherapie,
- aus einer besseren und umfassenderen Nutzung moderner Technologien bei der Entwicklung technischer Hilfen,
- aus einem umfassenden Verständnis und gezielter Berücksichtigung der jeweiligen psycho-sozialen Situation und
- aus der breiten Anwendung beruflicher Eingliederungsmaßnahmen.

C2: Spezialeinrichtungen für Querschnittgelähmte stellen die Veraussetzung für die erfolgreiche Behandlung und Rehabilitation des Para- und Tetraplegikers dar. Die Zahl derartiger Sonderabteilungen für Rückenmarkgeschädigte hat im letzten Jahrzehnt wesentlich zugenommen – ihre regionale Verteilung entspricht aber noch nicht vollständig den tatsächlichen Erfordernissen. Größere Bereiche des Bundesgebietes sind immer noch unzureichend mit Querschnittgelähmtenabteilungen versorgt. Eine ausreichende Zahl von Behandlungsplätzen steht noch immer nur den durch die gesetzliche Unfallversicherung versicherten Querschnittgelähmten in Spezialstationen, die vor allem in berufsgenossenschaftlichen Unfallkliniken eingerichtet wurden, zur Verfügung. Im Rahmen der gegebenen Möglichkeiten nehmen diese Kliniken auch Patienten aus dem Bereich anderer Leistungsträger auf. Für Personen mit Erkrankungen des Rückenmarks und mit nicht durch Arbeitsunfälle verursachter traumatischer Paraplegie dagegen besteht weiterhin ein Defizit an Behandlungsplätzen.

Die bei der Einrichtung einer Spezialabteilung für Querschnittgelähmte zugrunde zu legenden Richtwerte wurden in der Denkschrift des Hauptverbandes der gewerblichen Berufsgenossenschaften *Zur Neuordnung der Behandlungszentren für Querschnittgelähmte in der Bundes-*

republik Deutschland mit Planungswerten für Neubauten (1978) festgestellt.

Gegenwärtig werden in der Bundesrepublik Deutschland etwa 760 Betten zur klinischen Spezialbehandlung für Querschnittgelähmte nachgewiesen. Der endgültige Bedarf dürfte bei anzustrebender optimaler regionaler Zuordnung bei 1000 klinischen Betten liegen. Zur Zeit im Bau oder in Planung befindliche Einrichtungen werden die Situation in dieser Hinsicht weiter verbessern. Auf die Gefahr der Entwicklung *regionaler* Überkapazitäten muß verwiesen werden.

Gleichzeitig aber bleibt festzustellen, daß zum gegenwärtigen Zeitpunkt der noch bestehende Mangel an klinischen Behandlungsplätzen eine Diskussion über Schließung von kleinen oder kleinsten Behandlungseinrichtungen nicht zuläßt, auch wenn diese in vielfacher Hinsicht den heute zu fordernden Kriterien nicht entsprechen können.

C3: Die *Dauer der stationären Behandlung* in den Spezialeinrichtungen beträgt bei störungsfreiem Verlauf im Durchschnitt für Halsmarkgelähmte 8 – 10 Monate, für Verletzte mit Schäden des Brustmarks, des Lendenmarks und der Cauda equina etwa 6 Monate.

Begleitverletzungen, schwerwiegende Komplikationen durch Druckgeschwüre, Harnwegserkrankungen oder schwere Gelenkkontrakturen führen zu einer Verlängerung des Klinikaufenthaltes mitunter auf unabsehbare Zeit.

Das nach wie vor zu verzeichnende Fehlen befriedigender Wohn- und Pflegemöglichkeiten insbesondere für Tetraplegiker und für alternde und alte Querschnittgelähmte verlängert den Krankenhausaufenthalt dieses Personenkreises noch immer vielfach in nicht vertretbarer Weise.

C4: Die schweren Funktionsausfälle, die beim Paraplegiker und noch mehr beim Tetraplegiker beobachtet werden, zwingen zu intensiven Bemühungen um eine möglichst umfassende und weitgehende *Nutzung der verbliebenen Leistungsmöglichkeiten.* Die vom ersten Tage an laufenden Bemühungen um die *Vermeidung von Sekundärschäden*, etwa von Kontrakturen, Druckgeschwüren und Harnwegsinfektionen, tragen dazu bei, die Basis für eine umfassende und erfolgreiche Rehabilitation zu schaffen.

Die Nutzung zeitgerechter krankengymnastischer, beschäftigungs- und sporttherapeutischer Verfahrensweisen führt zu bemerkenswerten, noch vor 10 Jahren nicht zu erwartenden Graden der Selbständigkeit und der Unabhängigkeit von fremder Hilfe. Die Nutzung moderner Technologien und die Weiterentwicklung technischer Hilfen ermöglichen häufiger als früher auch die Teilnahme am gesellschaftlichen Leben und vielfach die Rückkehr in eine berufliche Tätigkeit.

Der hierfür erforderliche personelle und finanzielle Aufwand ist erheblich. Ohne das aktive persönliche Engagement des betroffenen Behinderten sind alle diese Bemühungen zum Scheitern verurteilt.

Bei der Entwicklung eines Therapieschemas und einer Rehabilitationsplanung ist stets von der Tatsache auszugehen, daß der korrekt behandelte Querschnittgelähmte *nicht* chronisch krank ist. Er muß zwar unter den Bedingungen einer schweren, oftmals sehr schweren Behinderung leben, die ihn nicht selten teilweise, mitunter völlig auf Pflege angewiesen sein läßt. Gleichzeitig vermag er aber den Anforderungen seiner familiären, gesellschaftlichen und beruflichen Bezugssysteme, den Bedingungen seiner Behinderung entsprechend, gerecht zu werden.

C5: Die klinische Behandlung des Querschnittgelähmten sollte frühzeitig begleitet werden von den Bemühungen um die berufliche, bzw. die vorschulische/schulische Reintegration.

Die am ersten Tag einsetzenden Maßnahmen der Beschäftigungstherapie werden zum gegebenen Zeitpunkt ergänzt und gefolgt von Arbeits- und Belastungserprobung, von Rehabilitations- und Berufsberatung und von arbeitspsychologischer Testung. Nach Abschluß der klinischen Behandlung folgen beim Erwachsenen die Maßnahmen der Vorförderung, der Adaptation und Qualifikation im beruflichen Bereich und ggf. eine Erstausbildung oder Umschulung. Die querschnittgelähmte Hausfrau erfährt im Rahmen der Beschäftigungstherapie zusätzlich ein Haushaltstraining.

Entsprechend bedürfen das querschnittgelähmte Kind und der jugendliche Paraplegiker und Tetraplegiker der frühzeitig einsetzenden sozialpädagogischen, vorschulpädagogischen und schulischen Betreuung, der altersentsprechenden Ergotherapie und der schulischen Förderung während der sich in der Regel über Wochen, nicht selten über Monate erstreckenden stationären Behandlung.

D: Die *sozial-medizinische Begutachtung des Kreises der Querschnittgelähmten* hat, wie zu erwarten, gegenüber der Darstellung aus dem Jahre 1968 in medizinischer Hinsicht keine grundsätzlichen neuen Gesichtspunkte erfahren (s. WAHLE, 1968): „Die Bemessung der *Minderung der Erwerbsfähigkeit* (MdE) im Rahmen der Kriegsopferversorgung, der gesetzlichen oder privaten Unfallversicherung erfolgt nach der Höhe und der Ausdehnung des Schadens im Rückenmark und den daraus resultierenden Behinderungsauswirkungen. Ausgedehnte Schäden des Rückenmarkquerschnitts gehen meist mit Störungen der Blasen und Mastdarmfunktion einher".

Die in Tabelle 1 zur Diskussion gestellten Bemessungsrichtlinien stützen sich auf Angaben von SCHEID (1966), MARX (1977) sowie GÜNTHER und HYMMEN (1972). Entsprechend gilt für die ärztliche Begutachtung im Versorgungswesen die Richtlinie, daß sich die MdE aus den Funktionsausfällen der Extremitäten und dem Grad der Blasen-, Mastdarm- und Potenzstörung ergibt (GOETZ u. RAUSCHELBACH, 1973).

D1: Grundsätzlich kann davon ausgegangen werden, daß alle Querschnittgelähmten Anspruch auf Leistungen haben, die ihre häusliche pflegerische Versorgung gewährleisten sollen. Dabei wird in einer großen Zahl der Fälle entsprechend den einschlägigen gesetzlichen Bestimmungen pflegerische Hilfe *nicht* als *unmittelbar personalisierte Leistung* in Anspruch genommen. Vielmehr wird der Anspruch auf häusliche Pflege überwiegend durch die Gewährung von Pflegegeld oder Pflegezulage abgegolten.

Tabelle 1 (überarbeitet nach WAHLE, 1968)

Höhe und Ausdehnung des Schadens	Minderung der Erwerbsfähigkeit (MdE) in Prozentwerten: Gesetzliche Unfallversicherung	Private Unfallversicherung
Unvollständige Brustmark-, Lendenmark- oder Kaudaschädigungen mit Teillähmungen beider Beine ohne Störungen der Blasen- und Mastdarmfunktion	30–60	30–60
Unvollständige Brustmark-, Lendenmark- oder Kaudaschädigungen mit Teillähmungen beider Beine mit Störungen der Blasen- und Mastdarmfunktion	60–80	60–80
Unvollständige leichte Halsmarkschädigungen mit beidseits geringen motorischen und sensiblen Restausfällen ohne Störungen der Blasen- und Mastdarmfunktion	30–60	30–60
Unvollständige schwere Halsmarkschädigungen mit gewichtigen Teillähmungen beider Arme und Beine mit Störungen der Blasen- und Mastdarmfunktion	80–100	80–100
Vollständige Brustmark-, Lendenmark- oder Kaudaschädigungen mit beidseits vollständigen Lähmungen des Stammes und der Beine, mindestens vom Segment D 1 an abwärts mit Störungen der Blasen- und Mastdarmfunktion	100	100
Vollständige Halsmarkschädigungen mit vollständigen Lähmungen an beiden Armen und beider Beine mit Störungen der Blasen- und Mastdarmfunktion	100	100

Dies liegt vor allem daran, daß es dem jeweiligen Leistungsträger vielfach nicht möglich ist, dem im häuslichen Bereich lebenden Querschnittgelähmten ein entsprechendes Angebot, etwa über Sozialstationen oder Institutionen zur Durchführung von häuslicher Pflege zu machen.

Durch die genannte finanzielle Abgeltung soll der Querschnittgelähmte in die Lage versetzt werden, nach eigener Wahl seine pflegerische Versorgung durch außenstehende Personen zu finanzieren oder die durch seine Pflege entstehenden finanziellen Einbußen im Familien- oder Nachbarschaftsbereich auszugleichen.

Die wichtigsten sozialen Leistungsbereiche, in denen Pflegegeld oder Pflegezulage gewährt werden, sind

1. die Sozialhilfe (§§ 68, 69 BSHG)
2. die gesetzliche Unfallversicherung (§ 558, Abs. 3 RVO)
3. die Kriegsopferversorgung und andere Versorgungsbereiche (§ 35 BVG und Nebengesetze)

Auf Nebenbereiche wie Beamtenversorgung (Beamtenversorgungsgesetz – BEAMT VG –) sei hingewiesen.

BSHG und RVO ausgenommen, orientieren sich einschlägige andere gesetzliche Bestimmungen in der Regel am BVG.

Die jeweiligen Gesetzestermini lauten im Falle der Sozialhilfe und der gesetzlichen Unfallversicherung „Pflegegeld“, im Falle des Versorgungsrechtes „Pflegezulage“.

Insgesamt kann eine befriedigende Entwicklung auf dem Gebiet der Gewährung von Pflegegeld bzw. Pflegezulage festgestellt werden.

In den einzelnen Rechtsbereichen wurden Bewertungsschemata erarbeitet, die prinzipiell den jeweiligen speziellen Bedürfnissen des Querschnittgelähmten gerecht werden – exemplarisch werden (Tabelle 2) die hier durch die gesetzliche Unfallversicherung getroffenen Regelungen aufgeführt.

Anmerkung

Die Bemessung des Pflegegeldes setzt in jedem Einzelfall die Prüfung der Pflegebedürftigkeit voraus.

Zwischen Lähmung oder Verlust von Extremitäten sollte kein Unterschied gemacht werden.

Isolierte Blasen- oder Mastdarmstörungen bei Querschnittgelähmten gibt es kaum, da beide Störungen sich gegenseitig beeinflussen. Man sollte deshalb beide stets zusammen aufführen.

Lediglich im Bereich der Sozialhilfe ergeben sich nach wie vor in Einzelfällen Auseinandersetzungen zwischen Antragstellern und Sozialämtern über die Feststellung des Umfanges an Pflegebedürftigkeit und die daraus resultierende Höhe des Pflegegeldes. In diesem Zusammenhang erscheint es wünschenswert, daß in Zukunft die in einzelnen Bereichen von Sozialhilfeträgern verwendeten Bezugsgruppeneinteilungen einheitlich bundesweit Verwendung finden.

Hinsichtlich des vom Sozialhilfeträger geforderten jeweiligen Vorliegens der notwendigen Voraussetzungen nach Einkommen und Vermögen für die Gewährung von Pflegegeld wäre anzustreben, die Grenzen für das jeweils zugrunde gelegte Einkommen des Querschnittgelähmten und seiner unterhaltsverpflichteten Angehörigen deutlich anzuheben. Auch bei vordergründig durchschnittlichem oder etwas überdurchschnittlichem Monatseinkommen muß nämlich berücksichtigt werden, daß eine Querschnittlähmung in jedem Fall mit erheblichen Mehraufwendungen verbunden ist.

Im Hinblick auf die anzustrebende bundeseinheitliche Regelung der Gewährung von Pflegegeld durch den Sozialhilfeträger ist darauf hinzuweisen, daß derzeit drei Bundesländer (Berlin, Bremen, Rheinland-Pfalz) durch Landesrecht die Einkommensgrenze in ihren Pflegegeldgesetzen abgeschafft und Schwerbehinderte damit den Blinden gleichgestellt haben.

Gerade für den Personenkreis der Querschnittgelähmten wäre eine derartige überregionale Regelung dringlich erstrebenswert.

D2: Die *Beurteilung der physischen, psychischen und sozialen Gesamtsituation* eines Querschnittgelähmten, die die Voraussetzung der Rehabilitation darstellt, erweist sich häufig als schwierig. Sie erfordert in jedem Fall sorgfältige individuelle Beobachtung und Bewertung. Die darauf aufbauende sachgerechte *Rehabilitationsberatung* soll dann folgerichtig ebenfalls durch speziell ausgebildete Fachkräfte erfolgen. Die Durchführung von Maßnahmen der *Rehabilitationsabklärung* auf der einen, der *Berufsfindung* und *Berufsberatung* auf der anderen Seite erweisen sich meist als nützlich, nicht selten als unabdingbar.

Berufsfördernde Maßnahmen, insbesondere Berufsberatung, arbeitspsychologische Testung und evtl. auch Belastungserprobungen müssen bereits während der klinischen Behandlung anlaufen.

Sofern noch schwerwiegende Komplikationen und Sekundärerkrankungen zu behandeln sind,

Tabelle 2. Anhaltspunkte für die Bemessung von Pflegegeld (gem. Empfehlungen des Hauptverbandes der Gewerblichen Berufsgenossenschaften)

Kat.	Bezeichnung des Pflegefalles	Prozentsatz des Höchstbetrages
A 1	Tetraplegiker	100%
2		
3		
4	Paraplegiker mit Blasen- und Mastdarmlähmungen und Dekubitalgeschwüren	100%
5		
B 1	Paraplegiker mit Blasen- und Mastdarmlähmung	90%
2		
3		
C 1	Teilquerschnittgelähmte mit Blasen- und Mastdarmlähmung	80%
2		
3		
4		
5		
D 1	Teilquerschnittgelähmte mit Störung der Blasen- und Mastdarmfunktion	70%
F 1	Verlust beider Beine im Hüftgelenk oder völlige Lähmung beider Beine	50%
2	Teilquerschnittlähmungen ohne Blasen- und Mastdarmlähmung	50%
3		

ist sorgfältig abzuwägen, ob bereits die physischen und psychischen Voraussetzungen für eine erfolgreiche Auseinandersetzung mit den sich hier ergebenden umfangreichen Problemen gegeben sind. Dabei ist es nicht erforderlich abzuwarten, bis die völlige Selbständigkeit in den Handhabungen des täglichen Lebens erreicht ist.

D3: Die *Skala der beruflichen Tätigkeiten*, die dem Querschnittgelähmten zur Verfügung stehen, konnte im letzten Jahrzehnt wesentlich erweitert werden. Dies gilt insbesondere für den Paraplegiker: Querschnittgelähmte mit Schäden des Brust- und des Lendenmarks können heute in nahezu allen Tätigkeiten eingesetzt werden, die sitzend und in geschlossenen Räumen ausgeführt werden. Die berufliche Eingliederung des Tetraplegikers erweist sich als wesentlich schwieriger, doch haben sich auch hier im letzten Jahrzehnt entscheidend günstigere Aspekte ergeben. Käufmännische, Datenverarbeitungs- und soziale Berufe werden heute von zahlreichen Halsmarkgeschädigten erfolgreich ausgeübt. Die entsprechenden Ausbildungsgänge stehen in den Berufsbildungs- und Berufsförderungswerken zur Verfügung. Sofern die entsprechenden Voraussetzungen gegeben sind oder erreicht werden können, kann die Ausbildung in höher qualifizierten Berufen, also auf der Fachhochschul- oder der Hochschulebene erfolgen.

Das nach Abschluß der umfassenden Rehabilitationsmaßnahmen resultierende Behinderungsbild bestimmt die Antwort auf die Frage nach den *zumutbaren und nach den nicht mehr zumutbaren Verrichtungen* im Rahmen der Selbstversorgung und hinsichtlich der Tätigkeiten im persönlichen Bereich und im Beruf.

Als berufliche Möglichkeiten kommen für den Querschnittgelähmten alle den körperlichen und geistigen Fähigkeiten des Betroffenen entsprechenden sitzenden Tätigkeiten, ggf. an einem adaptierten Arbeitsplatz, in Frage. Berücksichtigung muß die Frage nach der Erreichbarkeit und Anpassung des Arbeitsplatzes und der zur Verfügung stehenden Sanitäranlagen finden. Für die Tetraplegiker sind gelegentlich zusätzlich ausgedehnte und individuell bereitzustellende Adaptationen am Arbeitsplatz zum Ausgleich der Funktionsausfälle im Bereich der oberen Gliedmaßen notwendig. Hierzu zählen elektronische Steuergeräte, Aufrichtehilfen, elektronische Rollstühle, körpernah untergebrachte Arbeitsmittel und anderes mehr. Bei der Schaffung von Arbeitsplätzen sollten den Bau-DIN-Normen 18024 besondere Beachtung geschenkt werden.

D4: Zur verbesserten Eingliederung in die Gesellschaft und den Beruf hat das im letzten Jahrzehnt wachsende Verständnis und Interesse einer breiten Öffentlichkeit wesentlich beigetragen. Dieses wurde nicht zuletzt durch die aktive Mitarbeit der diesen Fragen aufgeschlossenen Medien bewirkt. Der „Bürger im Rollstuhl" stellt nicht mehr, wie früher, ein irritierendes Objekt der Neugierde und des Mitleids dar. Er findet vielmehr in zunehmendem Maße seinen selbstverständlichen Platz in der engeren und weiteren Öffentlichkeit, ebenso wie im Beruf. Wichtige Beiträge hierzu wurden geleistet durch die zunehmenden Bemühungen um die Beseitigung architektonischer Barrieren und durch die allmähliche Anwendung der hierfür entwickelten Bau-DIN-Normen 18025. Es darf aber zugleich nicht verkannt werden, daß auch in diesen Fragen – Einstellung der Öffentlichkeit, Zugänglichkeit der bebauten Umwelt – noch schwerwiegende Lücken und Mängel bestehen und weitere umfassende Anstrengungen zur Verbesserung der Situation erforderlich bleiben.

E: Zusammenfassend ergeben sich unter Berücksichtigung der augenblicklichen Situation des Querschnittgelähmten vor allem folgende dringliche Forderungen:

- Bereitstellung einer ausreichenden Zahl von Behandlungsplätzen in regional geordneten klinischen Einrichtungen für *alle* Querschnittgelähmten. Dabei sind einerseits die Notwendigkeit der sofortigen Aufnahme des frischverletzten und neuerkrankten Paraplegikers und Tetraplegikers, andererseits die bisher völlig unzureichenden Erfordernisse der Wiederaufnahme wegen Komplikationen und der Wiederholungsbehandlung zur Erhaltung eines ausreichenden Leistungsstandes zu berücksichtigen. Zugrunde zulegen sind die vorliegenden definierten Erfahrungsrichtlinien hinsichtlich der anzustrebenden Größe, Struktur, Organisation, und der personellen und apparativen Ausstattung dieser Institutionen.
- Verbesserung der Möglichkeiten für die schulische und berufliche Ausbildung *aller* Querschnittgelähmten, einschl. der Tetraplegiker, soweit möglich in Regelschulen und Regelausbildungsstätten, soweit erforderlich in speziellen Rehabilitationseinrichtungen.
- Schaffung von regionalen Dienstleistungszentren für körperlich Schwerbehinderte mit Sicherstellung eines erhöhten Pflegebedarfs, der Möglichkeit zur Entwicklung dem individuellen Bedarf angepaßter Lebensformen, der umfassenden Teilnahme am öffentlichen Leben und dem jeweiligen Behinderungsbild angepaßter beruflicher Tätigkeiten.
- Sicherstellung der systematischen und umfassenden rehabilitativen Nachsorge, insbesondere regelmäßiger Kontrolluntersuchungen (check-ups), ambulanter oder stationärer Wiederholungsbehandlungen für Querschnittgelähmte, frühzeitiger Diagnostik und Therapie von drohenden oder eingetretenen Komplikationen, Berücksichtigung von sozialen Indikationen für die Einleitung von Wiederholungsmaßnahmen, Berücksichtigung intermittierender Erkrankungen und Durchführung fachspezifischer Begutachtungen.
- Schaffung der Voraussetzung für unterschiedliche Lebens- und Wohnformen für rollstuhlabhängige Behinderte, z. B. in Wohngemeinschaften, gemischten Wohnsiedlungen mit pflegerischer und therapeutischer Dienstleistung und anderes mehr.
- Entwicklung und fortlaufende Optimierung eines Systems zur umfassenden Aus-, Fort- und Weiterbildung der an der Behandlung und Rehabilitation Querschnittgelähmter beteiligten Fachkräfte. Systematische Bemühungen zur Sicherstellung der Verfügbarkeit der ärztlichen, pflegerischen, therapeutischen, sozialpädagogischen und psychologischen Voraussetzungen für die Rehabilitation aller Querschnittgelähmten und für die fortlaufende Weiterentwicklung eines in qua-

litativer wie quantitativer Hinsicht optimalen Behandlungssystems. Sicherstellung zeitgerechter und einheitlicher Strukturen und Organisationsformen der Institutionen für die Behandlung und Rehabilitation Querschnittgelähmter und der dort angewandten Behandlungssysteme.

- Erstellung, Weiterentwicklung und Intensivierung praxisbezogener Forschungsprojekte hinsichtlich medizinischer, psycho-sozialer und technologischer Fragestellungen der Rehabilitation Querschnittgelähmter. Einordnung lokaler und regionaler Behandlungsmöglichkeiten in die erforderlichen Systeme nationaler und internationaler Kooperation. Übernahme der sich aus dem derzeitigen Entwicklungsstand der Rehabilitation in der Bundesrepublik ergebenden Verantwortlichkeiten und Verpflichtungen auf internationalem Gebiet.
- Beseitigung der funktionshemmenden Abtrennung isolierter Einzelbereiche der Eingliederungsbemühungen in voneinander abgegrenzte medizinische, soziale und berufliche Abschnitte der Rehabilitation. Durchsetzung des Prinzips der nahtlosen und integrierten Rehabilitation für alle Querschnittgelähmten auf dem Gebiet der Legislative, der Administration und der Praxis. Abbau der Kompetenz- und Zuständigkeitskonflikte für einzelne Leistungen unter den Trägern der Rehabilitation, Sicherstellung einer funktionstüchtigen Vorleistungspflicht.
- Konsequente Weiterführung der Bemühungen um volle aktive Teilnahme der betroffenen Querschnittgelähmten und ihrer Angehörigen am Rehabilitationsgeschehen im Sinne der Gleichberechtigung, aber auch der sich daraus ergebenden Gleichverantwortung in allen privaten und öffentlichen Bereichen.

8. Symposium

Die Rehabilitation von Behinderten mit Dysmelie

Vorsitzender: Prof. Dr. med. E. Marquardt, Heidelberg

Als Mitwirkende in der Symposiumsleitung:
Prof. Dr. med. H.-J. Fichtner, Neckargemünd
Prof. Dr. med. G. Möllhoff, Heidelberg
Dr. med. D. Muthmann, Wetter-Volmarstein
Frau K. Popplow, Dipl. Psych., Heidelberg

D. Muthmann: Zur beruflichen Rehabilitation – aus ärztlicher Sicht, S. 303

Aus dem Inhalt: Sitzfragen – Der rehabilitationsmedizinische Aspekt der schweren Dysmelieformen – Die Kurzgliedrigkeit – Die Bewegungseinschränkungen – Die Kraftarmut mit Instabilität – Ausgleichs- und Ersatzmöglichkeiten – Moderne, aufwendige Prothesen werden kaum getragen – Vermeidbare Sekundärschäden – Die große Zahl technischer Hilfsmittel – Kompensation der Körperbehinderung durch das geistig-seelische Potential – Das Fehlen arbeitsphysiologischer oder arbeitswissenschaftlicher Abteilungen in den Berufsbildungswerken

K. Popplow: Kurzdarstellung des Diskussionsverlaufs, S. 306

E. Marquardt: Empfehlungen, S. 307

Zur medizinischen Rehabilitation aus orthopädischer Sicht

Prof. Dr. Ernst Marquardt, Leiter der Abteilung für Dysmelie und technische Orthopädie der Orthopädischen Klinik und Poliklinik der Universität Heidelberg

Einführung in die Thematik der Dysmelien

Unter Dysmelie verstehen wir allgemein die angeborenen Fehlbildungen einer oder mehrerer Gliedmaßen, unter dem Dysmelie-Syndrom (H. R. WIEDEMANN, 1961) die typischen thalidomidbedingten, weitgehend symmetrischen angeborenen Fehlbildungen von Gliedmaßen in Kombination mit Fehlbildungen der Wirbelsäule, der inneren Organe und von Sinnesorganen.

Beschreibend und völlig unabhängig von der Ursache handelt es sich bei den Gliedmaßenfehlbildungen um ein Zuviel, wie z. B. beim Riesenwuchs oder bei der Polydaktylie, oder um ein Zuwenig, wie z. B. bei Hypoplasien, Dysplasien und Defekten. Letztere unterteilen wir in transversale Defekte (= Peromelien), die wie Amputationsstümpfe erscheinen, und in longitudinale Defekte mit vorwiegend radialen und tibialen, ulnaren und fibularen Reduktionen oder wie bei der Spalthand mit peripher zentralem Befall. Auf Kombinationen mit Schnürfurchen, Syndaktylien und Synostosen soll hier nicht näher eingegangen werden.

Für die Rehabilitation mehrfach Behinderter mit vorwiegenden Gliedmaßenschäden stellt das Dysmelie-Syndrom WIEDEMANNS (= Thalidomid-Embryopathie, W. LENZ, 1961) ein wichtiges Beispiel für interdisziplinäre Zusammenarbeit dar. Die Conterganschädigung drückt sich an den oberen Extremitäten in longitudinalen, vorwiegend radialen Reduktionen aus.

An der Hand sehen wir Hypoplasien des Daumens, dreigliedrige Daumen vom Aussehen eines Zeigefingers, Dysplasien sowie das Fehlen des gesamten ersten Strahles.

Diese Daumenreduktionen gehen fast regelmäßig mit Langfingerkontrakturen einher, die zumeist von ulnar nach radial an Schwere zunehmen. Die Handwurzelknochen sind zumeist auf der radialen Seite reduziert und oft miteinander verwachsen. Der Radius ist hypoplastisch, in diesen Fällen sehen wir häufig eine Einschränkung der Umwendbeweglichkeit des Unterarmes und der Dorsalflexion im Handgelenk, häufig besteht eine Volarflexionskontraktur. Relativ häufig sehen wir auch radioulnäre Synostosen mit mehr oder weniger starken Reduktionen des Unterarmskeletts. Die Radiusreduktion schreitet fort bis zur völligen Aplasie, die stets mit einer Verkürzung und Verbiegung der Ulna mit Klumphand und mit einer zumeist starken Bewegungseinschränkung des Ellenbogengelenkes einhergeht.

Die Humerusreduktionen reichen von der Hypoplasie des Humeruskopfes über die Dysplasie und partielle Aplasie bis zur totalen Aplasie. Diese Humerusreduktionen sind regelmäßig mit peripheren radial betonten Reduktionen und dysplastischen Veränderungen an der Scapula kombiniert. Als stärkste Reduktionen der oberen Extremitäten sehen wir die Einfinger-Phokomelie und die Amelie.

Diese Fehlbildungen der oberen Extremitäten gehen häufig einher mit einer Hüftdysplasie, mit Hüftkopfentwicklungsstörungen ähnlich einer Perthesschen Erkrankung, schon etwas seltener mit einer Hüftluxation, aber wieder recht häufig mit Lockerung des Kniebandapparates, mit Dysplasien des Kniegelenkes, mit einer Lateralisierung der Patella, mit Subluxationen und Luxationen der Patella. Daß diese Schädigungen der Hüft- und Kniegelenke in den kommenden Jahren zu erheblichen therapeutischen und rehabilitativen Problemen werden, liegt auf der Hand. Bedenken Sie, daß ein Mensch mit einer Arthrosis deformans der Hüft- und Kniegelenke zumeist einen Stock in die Hand nimmt. Dies ist

bei schweren Armreduktionen jedoch nicht möglich.
Bei den von der Geburt an ins Auge springenden Fehlbildungen der unteren Extremitäten handelt es sich bei den conterganbedingten Reduktionen um Hypoplasien und Aplasien des Schienbeins mit der Folge des extremen Klumpfußes, um Reduktionen des Femur von der Coxa vara über die Schenkelhalspseudarthrose und die subtrochantäre Pseudathrose bis zur partiellen und totalen Aplasie, um Fußdeformitäten mit Polydaktylien und Großzehenanomalien und um Kombinationen aller genannten Reduktionen der oberen und der unteren Extremitäten, zu denen häufig weitere Organschäden hinzukommen.
So ist die Wirbelsäule bei Contergangeschädigten selten völlig normal. Zumeist finden wir Entwicklungsstörungen der Wirbelsäule, die dem Morbus Scheuermann ähnlich sind. Relativ häufig sind vordere Wirbelkörpersynostosen, die während des Wachstums zu progredienten Kyphosen führen. Recht häufig sehen wir auch leichte statische Skoliosen. Demgegenüber sind schwere Skoliosen selten. Häufig findet sich die Kombination zwischen Hörschaden und Kreuzbeinschaden (bis zum völligen Fehlen des Kreuzbeins). Bei letzterem können Nervenschäden hinzukommen, die sich an Blase, Mastdarm und den unteren Extremitäten auswirken. Die Hörschäden (bis zur Taubheit) gehen i. allg. mit Fehlbildungen des äußeren Ohres bis zu dessen völligem Fehlen einher.
Geradezu typisch für die Thalidomid-Embryopathie ist die Flachnase, die Nasenatmung kann dabei gestört sein. Häufig sind Lähmungen der Augenmuskeln ein- und beidseitig, Fazialislähmungen und Lähmungen weiterer Hirnnerven, seltener sind schwere Sehschäden und Erblindungen. Zum Dysmelie-Syndrom gehören ferner Fehlbildungen im Bereich des Herzens, der Nieren, der ableitenden Harnwege und im Genitalbereich (beim männlichen Geschlecht mit Hodenhochstand, verkleinertem Hoden, verkleinertem Penis und Skrotum, mit Hypospadie etc.), beim weiblichen Geschlecht mit Fehlentwicklungen der Vagina und des Uterus bis zum völligen Fehlen dieser Organe.
Die Körpergröße kann einmal durch die Reduktionsfehlbildungen der unteren Extremitäten erheblich vermindert sein, zum anderen sehen wir in Kombination mit den genannten Fehlbildungen den hypophysären Zwergwuchs (keine Produktion des Wachstumshormons).
Zahlreiche dieser die Dysmelien begleitenden Fehlbildungen der Wirbelsäule, der inneren Organe, der Sinnesorgane sind erst bei den Begutachtungen entdeckt worden. Herr MÖLLHOFF wird auf deren Bedeutung für die Gesamtrehabilitation noch eingehen.

Spezielle orthopädische Aspekte der Dysmelien

Die Rehabilitation eines dysmelen Kindes beginnt mit der psychischen Hilfe für die Mutter. Jede Mutter erleidet bei der Geburt eines fehlgebildeten Kindes einen psychischen Schock, aus dem sich selten eine ablehnende, aber recht häufig eine ebenso schwer wiegende überbeschützende Erziehungshaltung entwickeln kann. Die sich daraus ergebenden Verhaltensstörungen des Kindes wirken sich später oft schwerer aus als die Gliedmaßenfehlbildungen selbst. Die Annahme des Kindes, das Akzeptieren der Behinderung und die angepaßte verstehende Erziehungshaltung sind für die soziale Integration und für den späteren Erfolg aller medizinischen und pädagogischen Maßnahmen entscheidend. Sie können aber nicht von vornherein vorausgesetzt werden, zumal über diese Zusammenhänge vielerorts nicht nachgedacht wird. Frau POPPLOW wird diese Problematik noch näher erörtern.
Im Vordergrund der Rehabilitation schwerer Dysmelien steht die *Förderung der körpereigenen Kompensationen* und der *Einsatz kleiner technischen Alltagshilfen*. Dies beginnt damit, daß beim Fehlen der Arme die Füße schon im Säuglingsalter zum Tasten und Greifen frei bleiben und sich auf diese Weise zum besten Handersatz entwickeln. Kleidungsänderungen und kleine technische Hilfen sowie Hilfen für die Gestaltung der Freizeit kommen hinzu. Für Schule und Beruf jedoch sind z. T. hochentwickelte technische Hilfen notwendig, z. B. die Kleintastatur für die elektrische Schreibmaschine (SCHAUF) und das FRANZsche Fahrsystem für Ohnarmer. Prothesen spielen bei den schweren

longitudinalen beidseitigen Schäden der oberen Extremitäten einschl. der beidseitigen Amelien eine untergeordnete Rolle.

Funktionsverbessernde Operationen sind z. B. die Pollizisation bei fehlendem Daumen und bei, wie wir im Funktionstest festgestellt haben, mangelnder Kompensation, die Rotationsosteotomie bei überpronierter radioulnärer Synostose und die Plastik des Ellenbogengelenkes bei unzureichender Beugung oder spitzentwickelter Beugekontraktur. Die radiale Abwinkelung der Hand bei fehlendem Radius ist in der Mehrzahl der Fälle funktionell von höchstem Wert: Hiermit werden die mangelnde Beugung des Ellenbogengelenkes, die fehlende Pro- und Supination und der fehlende Faustschluß kompensiert. Der Kleinfinger entwickelt sich zum kompensatorischen Daumen. Wird die Klumphand in einem Fall, der diese Kompensation benötigt, operativ ausgegradet, so kommt es zu erheblichen Funktionsverlusten. Die Hand gelangt nicht mehr an den Mund, nicht mehr an den Körper heran und hat nur die einzige Chance, in die Klumphandstellung hinein zu rezidivieren. Dann allerdings wird sie im Handgelenk steif sein und ist somit in ihrer Kompensationsfähigkeit eingeschränkt. Ferner kommt es während des Wachstumsalters nach die Klumphand korrigierenden Operationen zumeist zu mehr oder weniger schweren Schädigungen der Wachstumsfugen.

Wir führen aus diesem Grunde diese Operationen nur nach strengem Funktionstest und nach Abschluß des Wachstumsalters durch. Ein Funktionsverlust aufgrund einer erreichbaren besseren Kosmetik kann nur verantwortet werden, wenn von der anderen Hand das funktionelle Defizit voll kompensiert werden kann.

Bezüglich der unteren Extremitäten müssen wir uns zunächst fragen, ob diese vornehmlich zum Handersatz oder vornehmlich zur Fortbewegung oder zu beidem dienen sollen. Steht die Fortbewegung im Vordergrund, d. h. werden die Füße nicht oder nur wenig als Handersatz benötigt, sollten wir bestrebt sein, durch operative und orthopädietechnische Maßnahmen ein möglichst vollkommenes Gehvermögen zu erreichen. Selten gelingt dies durch operative oder orthopädietechnische Maßnahmen allein. Beide Bereiche arbeiten hier Hand in Hand.

Beim Zusammentreffen schwerer Reduktionsfehlbildungen der oberen und der unteren Extremitäten gilt es lediglich, funktionsungünstige in funktionell wertvolle Fehlstellungen umzuwandeln, damit die fehlgebildeten Hände und Füße in der Bewältigung der Aktivitäten des täglichen Lebens zusammenwirken können. Diese Schwerstbehinderten sind in den Aktivitäten des täglichen Lebens, beim Schreiben und später auch in der Berufsarbeit auf technische Hilfen, auf Spezialschreibmaschinen etc. und für ihre Fortbewegung auf Elektrofahrzeuge angewiesen.

Ziel unserer orthopädischen Maßnahmen ist die möglichst weitgehende Selbständigkeit. Damit ist ein Weg aufgezeigt, die Zahl der für Sonderschulen für Körperbehinderte in Frage kommenden Kinder zu reduzieren. Dieser Zusammenhang läßt sich jedoch nicht ohne weiteres auf die Berufsausbildung und auf die Arbeitswelt übertragen. Die Herren FICHTNER und MUTHMANN werden diese Thematik noch ausführlich behandeln.

Zur medizinischen Begutachtung von Kindern mit Dysmelien

(„Punkttabelle" und „Schwerbehindertengesetz")

Prof. Dr. med. Gerhard Möllhoff, Institut für Rechtsmedizin der Universität Heidelberg

Thalidomidschäden

Bei den *thalidomidinduzierten Dysmyelien* findet man, je nach dem Zeitpunkt und der Intensität der Einwirkungen des Pharmakons auf frühe embryonale Stadien, interindividuell unterschiedlich ausgeprägte, jedoch relativ charakteristische Abwandlungen mesodermaler Strukturelemente, auf die E. MARQUARDT in seinem Einleitungsreferat unter Berücksichtigung pathogenetischer, morphologischer und funktioneller Aspekte bereits eingegangen ist. Die große Zahl der betroffenen Kinder (2631 Fälle), das multiforme Nebeneinander destruierender Veränderungen am Skelett, vielen inneren Organen und dem Zentralnervensystem wie auch die relativ vielen Polyneuropathien bei erwachsenen Thalidomidkonsumenten beeindruckten Ärzte und Öffentlichkeit so nachhaltig, daß seit 1960 eine kritischere Einstellung gegenüber toxischen Begleiteffekten von Arzneimitteln in breiten Bevölkerungsschichten und ein lebhaftes Interesse am Schicksal dieser Personengruppe bestehen blieben. In den letzten 15 Jahren zeigten sich mit Eintritt der Kinder in die Pubertät Auswirkungen nicht kompensierbarer statisch-dynamischer Fehlbelastungen vornehmlich an den Hüft-, Knie- und Oberarmgelenken, aber auch an der gesamten Wirbelsäule. Parallel hierzu verstärkten sich in der biologischen Umstellungsphase die z. T. recht mannigfaltigen psychoreaktiven Störungen, zu denen endokrine Funktionsausfälle (Testes, Urogenitalatresien, hypophysäre Schäden u. a.) determinierend hinzutraten.

Punkttabelle und „Contergangesetz"

Bereits 1968 wurde von der *Arbeitsgruppe H. Mau,* basierend auf einer Pilotstudie, eine *Punkttabelle* für die Bewertung der pathologischen Befunde vorgelegt, die *anatomische und funktionelle Kriterien* aufwies; sie wurde später von E. MARQUARDT unter Betonung morphologischer Prinzipien *modifiziert*, innerhalb der Stiftung ist sie für Rentenhöhe und andere Leistungen maßgebend. Die „Richtlinien für die Gewährung von Leistungen wegen Contergan-Schadensfällen" vom 28. 9. 1973 (1) basieren weitgehend auf diesen Vorarbeiten. Das *Contergan-Gesetz* (2) entzieht sich einer rechtssystematischen Einordnung, weil es einerseits die Durchführung eines privatrechtlichen Vergleiches zwischen den Eltern thalidomidgeschädigter Kinder und der Firma Grünenthal-Chemie sichert, andererseits Kapitalentschädigungen (1000 – 25000 DM pro Fall) und Rentenleistungen (100 – 450 DM/monatlich) aufgegliedert sowie eingebrachte Bundesmittel zweckgebunden zuweist. *Renten nach dem StHG* sind demnach bei der Ermittlung von Einkommen und Vermögen nach anderen Gesetzen in der Höhe des Betrages nicht zu berücksichtigen, den der Behinderte als Grundrente erhalten würde, wenn er nach dem Bundesversorgungsgesetz (BVG) versorgungsberechtigt wäre. Die oft subsidär tätig werdenden Träger der Sozialhilfe (BSHG) haben also bei einem Zusammentreffen von eigenen Leistungen mit solchen nach dem StHG immer vorab den obengenannten fiktiven Grundrentenanspruch zu ermitteln, der sich nach den §§ 30 und 31 BVG ergibt. Mit diesem Vorgehen ergibt sich zugleich eine weitere innere Verbindung zum BVG wie andererseits auch zum später erlassenen Schwerbehindertengesetz (3).

Das Schwerbehindertengesetz

Aufgabe des SchwG ist es, allen Behinderten ohne Berücksichtigung der Ursachen ihrer gesundheitlichen Störungen Möglichkeiten und Wege zu eröffnen, sich als vollwertige Mitglieder der Gesellschaft zu fühlen bzw. sich hierzu zu entwickeln. Jugendlichen soll die Arbeitsplatzvermittlung erleichtert werden und aus diesem Grunde erfolgt auch eine nachhaltige Subvention der „Behindertenwerkstätten", um Mitbürgern, die nicht oder nur partiell beruflich tätig sein können, Gelegenheit zu geben, wenigstens einen Teil ihres Lebensunterhaltes selbst zu verdienen. Als *Behinderung* gilt jeder regelwidrige körperliche, geistige und seelische Zustand, der „nicht nur vorübergehend" besteht und eine Minderung der Erwerbsfähigkeit (MdE) bedingt („regelwidrig": Ein Zustand, der von dem für das Lebensalter typischen abweicht. „Nicht nur vorübergehend": Ein Zeitraum von mehr als 6 Monaten). Der *Begriff MdE* impliziert keine Aussagen über das Ausmaß der verbliebenen Leistungsfähigkeit, die MdE ist vielmehr im Rahmen dieses Gesetzes unabhängig vom ausgeübten oder angestrebten Beruf festzustellen, sie ist ein „Maß der Auswirkungen eines Mangels an funktioneller Intaktheit an körperlichem, geistigem oder seelischem Vermögen". Die MdE gibt den Grad der Behinderung wider, in ihr sind die Auswirkungen auf die personale Sphäre, die Minderung des Lebensgefühls und die Beeinträchtigung der Gesellschaftsfähigkeit im allgemeinen inbegriffen. Liegen mehrere Leiden vor, so ist eine *Gesamt-MdE* zu bilden, die jedoch nicht nach irgendwelchen Rechenmethoden zu ermitteln ist, sondern daraus abgeleitet wird, wie sich die *Behinderung in ihrer Gesamtheit bei kritischer Würdigung* ergibt. Wie kompliziert die Verhältnisse oft liegen, sollen *zwei Beispiele* zeigen:

1. *Klumphand mit Ellenbogenschaden.* Es ist kein Faustschluß möglich, die Hand hat den Wert einer „Kruckenbergzange". Bei fehlender Innenrotation des Unterarmes ist der Aktionsradius so weit eingeengt, daß weder der Mund noch das Gesäß erreicht werden können.
2. *Reduktionsfehlbildung der Femora, kombiniert mit Anlagestörungen der Tibiae.* Es besteht keine Belastbarkeit der unteren Extremitäten, zumal bei diesen Zustandsbildern auch die Hüftgelenke nicht ausgebildet sind. Prothetische Versorgungsmöglichkeiten sind also ungünstiger als bei einem Doppeloberschenkelamputierten.

In beiden Fällen würde ein organbezogener MdE-Satz bei weitem nicht die Gesamtbehinderung erfassen und auch unrichtige Zuordnungen der sonstigen Leistungen zur Folge haben. Die Ermittlung der Einzel-MdE-Sätze erfolgt im übrigen nach den MdE-Tabellen, die in den „Anhaltspunkten" (4) niedergelegt sind. Die *Gesundheitsstörungen* werden für Thalidomidgeschädigte zentral in Heidelberg für das SchwbG ermittelt, *von den örtlich zuständigen Versorgungsämtern festgestellt* und *in der Form von Bescheiden* ausgefertigt, gegen die Rechtsmittel (Widerspruch, Klage, Berufung und Revision im Zuge der Sozialgerichtsbarkeit) eingelegt werden können. Das SchwbG enthält (vgl. § 45ff.) eine ganze Reihe von *Vergünstigungen*, die der Art und Schwere der Behinderungen Rechnung tragen und mit der Zielsetzung gegeben werden, soweit wie möglich die Eingliederung in das Erwerbsleben zu erhalten bzw. wieder zu ermöglichen. *Hilflosigkeit*: Der Rechtsbegriff entspricht der Legaldefinition des § 35 BVG „... wer für die gewöhnlichen und regelmäßig wiederkehrenden Verrichtungen im Ablauf des täglichen Lebens in erheblichem Umfange fremder Hilfe dauernd bedarf ...". Bei Kindern und Jugendlichen ist „Hilfslosigkeit" insbesondere unter dem Aspekt zu prüfen, daß sie oft besonderer Anleitung, Unterstützung und Förderung zur Bewältigung des täglichen Lebens, der körperlichen und geistigen Entwicklung wie auch für die Eingliederung in das Erwerbsleben bedürfen. *Erhebliche Gehbehinderung* ist anzunehmen, wenn Patienten infolge der Behinderung des Gehvermögens oder wegen innerer Leiden, wegen Anfällen oder Störungen der psychischen Leistungsfähigkeit nicht ohne Gefahr für sich und andere Wegstrecken im Ortsbereich zurückzulegen vermögen, die üblicherweise noch zu Fuß bewältigt werden. Beispiele: Versteifungen der Knie- und Fußgelenke in ungünstiger Stellung; schwere Hüftgelenksschäden; hochgradige Einbußen der Herz- und Lungenfunktion; Epilepsien mit häufigen Anfällen. *Außerordentliche Gehbehinderung* liegt vor, wenn Patienten infolge der Schwere ihres Leidens nur unter großer Anstrengung außerhalb eines Kraftfahrzeuges bewegungsfähig sind (Beispiele: Querschnittgelähmte, Doppeloberschenkelamputierte, Doppelunterschenkelamputierte, Hüftgelenksexartikulierte, einseitig Oberschenkelamputierte, die dauernd außerstande sind, Kunstbeine zu tragen, oder sich nur mit Beckenkorbprothese fortbewegen können; Herzschäden der Stufe IV, hochgradige konstruktive und restriktive Atmungsbehinderungen). *Notwendigkeit ständiger Begleitung* ist gegeben, wenn Schwerbehinderte zur Vermeidung von Gefahren für sich und andere bei der Benutzung öffentlicher Verkehrsmittel regelmäßig fremder Hilfe bedürfen (Blinde, Ohnhänder, Querschnittgelähmte, Anfallskranke usw.). *Befreiung von der Rundfunkgebührenpflicht* wird erteilt bei Sehbehinderten (Visus mit Gläsern unter 0,3), bei Hörbehinderten, die ertaubt sind, oder bei denen eine Verständigung über das Gehör nur mit fremder Hilfe möglich ist, sofern die Hörbehinderung nicht vollständig behoben werden kann, bei Behinderten (MdE wenigstens 80%), die wegen ihrer Leiden ständig an die Wohnung gebunden sind oder wegen ihrer Erkrankung an öffentlichen Veranstaltungen nicht teilnehmen können (z. B. dekompensierte Herzvitien, vergleichbar schwere Lungenstörungen, hirnorganische Anfälle, wie auch Behinderte, die auf ihre Umgebung „abstoßend und störend“ wirken, etwa infolge Entstellungen, Geruchsbelästigung oder lauter Atemgeräusche).

Die *Anhaltspunkte* sind *keine Anweisungen an die Gutachter*, sie stellen *lediglich Empfehlungen* dar, die als feed back entworfen wurden, um die sachgerechte und einheitliche Bewertung sicherzustellen. Im Einzelfall kann durchaus von den „Richtwerten“ abgewichen werden. *Jeder Schwerbehinderte* (MdE 50%) erhält *Kündigungsschutz* im Hinblick darauf, daß seine Mobilität im Erwerbsleben eingeschränkt und in aller Regel eine besondere Gewöhnung an seinen Arbeitsplatz und dessen besondere Gegebenheiten eingetreten ist. Ein *Jahreszusatzurlaub von 6 Tagen* wird jedem Schwerbehinderten gegeben, um damit einen gewissen Ausgleich für die erhöhten Aufwendungen an Energie und Tatkraft zu schaffen, die für die Angleichung an den „normalen Arbeitnehmer“ erbracht werden müssen. Die *materiellen Belastungen,* die aus dem Gesetz erwachsen, *tragen* einerseits die *Steuerzahler und* zum anderen die *Arbeitgeber*, denen das Gesetz die Einstellung von Schwerbehinderten auferlegt. *Betriebe* mit mehr als 15 Arbeitsplätzen *müssen Behinderte einstellen,* die *Quote* liegt derzeit *bei 6%*. Die Bestimmungen gelten unabhängig von ihrem Rechtscharakter für alle Unternehmungen. Werden diese *Auflagen nicht erfüllt*, so haben die Betriebe *für jeden* nicht besetzten *Schwerbehindertenplatz 100,– DM monatlich* zu *entrichten.* Diese Gelder werden als Ausgleichsabgabe dem Bundesministerium für Arbeit mit dem Ziel zugeleitet, Ausbildungsinstitutionen für Schwerbehinderte einzurichten und zu unterstützen.

Es wäre unrichtig und auch weltfremd anzunehmen, daß dieses Gesetz ohne Widerspruch geblieben wäre, zumal es Zwänge und Verpflichtungen, andererseits aber auch „Privilegien“ für eine bestimmte Personengruppe beinhaltet. Viele Schwerbehinderte befürchten allerdings, aufgrund der „Anerkenntnisse“ real schlechtere berufliche Eingliederungschancen zu haben, etwa eine primäre Minderbewertung ihrer potentiellen Arbeitsleistung seitens der Betriebe zu erfahren. Richtig ist zweifellos auch, daß MdE-Anerkennungen bei speziellen individuellen Vorprägungen die innere Bereitschaft und das Engagement für eine Rehabilitation in medizinischer, beruflicher und sozialer Hinsicht störend zu beeinträchtigen vermögen. MdE-Sätze nach dem SchwbG werden, wie die Erfahrung zeigt, leider oft auch in unzulässiger Weise, jedoch subjektiv einfühlbar auf andere Rechtskreise, etwa die gesetzliche Renten- oder Unfallversicherung, das BVG oder SVG, übertragen, und hieraus leiten sich manche Mißverständnisse sowie zweifellos auch eine gewisse Rechtsunsicherheit her.

Ausblick

In den letzten Jahren hat sich das *SchwbG für Kinder und Jugendliche mit Dysmyelien* im ganzen gesehen *segensreich* ausgewirkt, insbesondere waren die entwicklungsbedingt erst jetzt eingetretenen Störungen ohne Schwierigkeiten zu berücksichtigen. Das SchwbG hat sich für die Jugendlichen beim Eintritt in das Erwerbsleben als förderlich erwiesen; seitens der Eltern sind die sich aus ihm erschließenden materiellen Hilfen dankbar aufgenommen worden. Die *Zentralisation der Begutachtung* auf Heidelberg hat sich bewährt, vornehmlich konnten viele einschlägige Erfahrungen auf klinischem und versicherungsmedizinischem Gebiet unmittelbar verwertet und gegenüber staatlichen und privaten Institutionen im Interesse der Behinderten vertreten werden (5). *Allgemein* gesehen *bleibt abzuwarten, ob* sich das *SchwbG* in einer sehr leistungsorientierten Gesellschaft *auf die Dauer* als *wesentliche Eingliederungshilfe* erweisen wird, wenn man bedenkt, daß im Erwerbsleben auch heute noch die Erwartung dahin geht, „junge, alerte und unbegrenzt belastungsfähige Arbeitnehmer" einzustellen. Die Zahl der Anerkenntnisse steigt in der Bundesrepublik unentwegt an, derzeit rechnet man mit 4,5 Mio erteilten Bescheiden. Die *Gefahr* ist darin zu sehen, daß *letztlich* die *Schwerstbetroffenen*, denen das Gesetz wesentlich helfen sollte, *doch in* eine *Randstellung* abgedrängt werden oder in ihr verbleiben. Von der praktischen Bewährung der Behinderten im beruflichen Alltag, aber auch von der beharrlichen und intensiven Aufklärung der Öffentlichkeit wird es abhängen, ob sich in den vorgefaßten Meinungen, andererseits aber auch in der Praxis der alltäglichen Arbeitsplatzvermittlung durchgreifend und bleibend etwas ändert.

Anmerkungen

1. Bundesanzeiger Nr. 189 vom 6. 10. 1973
2. Gesetz über die Errichtung einer Stiftung „Hilfswerk für behinderte Kinder" (StHG) vom 17. 12. 71, BGBl. I, 2018 i. F. vom 31. 10. 72
3. Gesetz zur Sicherung der Eingliederung Schwerbehinderter in Arbeit, Beruf und Gesellschaft, Schwerbehindertengesetz (SchwbG) vom 29.4.1974, BGBl. I, 1005
4. Anhaltspunkte für die ärztliche Begutachtung nach dem Schwerbehindertengesetz. Bonn: Köllen 1977
5. Inzwischen sind über 1000 Fälle bearbeitet worden (E. MARQUARDT und G. MÖLLHOFF, Heidelberg).

Die Rehabilitation von Behinderten mit Dysmelie unter psychologischem Aspekt

Katja Popplow, Dipl. Psych., Abteilung für Dysmelien und technische Orthopädie, Orthopädische Klinik und Poliklinik der Universität Heidelberg

Zur Herstellung und Aufrechterhaltung einer tragfähigen Integration des Behinderten mit Dysmelie ist nicht nur über Jahre das Engagement von Eltern, Behinderten und Rehabilitationsfachkräften von entscheidender Bedeutung. Wesentlich und im Hinblick auf die Persönlichkeit des Behinderten wohl weitaus bedeutsamer sind die Zielvorstellungen, die dem Begriff der Integration zugeordnet werden, wie auch die Mittel und Wege, diese zu realisieren. Definiert sich die Zielvorstellung lediglich in der späteren Berufstätigkeit des Behinderten, so bestände die Gefahr eines einseitigen und damit unzureichenden Rehabilitationskonzeptes. Die Erfahrungen mit Behinderten mit Dysmelie zeigen, daß es nicht isoliert darum gehen kann, die Berufstüchtigkeit zum Interessenschwerpunkt aller Rehabilitationsmaßnahmen zu machen. *Sinnvolle Integration* – das ist bekannt – kann nur auf der Basis eines *gesamtpersönlichkeitsorientierten Konzeptes* geleistet werden. Seine Flexibilität sollte die Anpassung an den individuellen Fall garantieren sowie kontinuierliche therapeutische Hilfen gewährleisten. Die individuelle Situation kann auch nur Kriterium dafür sein, zu welchem Zeitpunkt welche Fachdienste mit welchen Aktivitäten in den Vordergrund treten. Engpässe in den Beratungs-, Ausbildungs- und Betreuungskapazitäten dürfen nicht zu einer Anpassung des Behinderten an derartige Gegebenheiten führen. Der ausschlaggebende Bezugsrahmen sollte die Bedürfnis- und Interessenlage des Behinderten sein, und die wird – auch das ist bekannt – von einer Reihe von Persönlichkeitsvariablen mitgeprägt. Genannt seien: Selbstwertgefühl, Anerkennungsstreben, Identitätssuche und Selbstverwirklichung. Die Nichtberücksichtigung solcher Faktoren kann eine sekundäre Neurotisierung des Behinderten provozieren.

Auf dem Hintergrund dieser Überlegungen wollen wir versuchen, die Schwerpunkte aufzuzeigen, die sich in der Arbeit mit Dysmeliekindern und -jugendlichen in den letzten Jahren als relevant erwiesen – erarbeitet aus der Praxis einer klinischen Abteilung für Dysmelien und technische Orthopädie.

Das Rehabilitationskonzept für Behinderte mit Dysmelie muß ein multidisziplinäres sein. Medizinische Diagnostik und Behandlung nimmt nur nur in den ersten Jahren eine Zentralstellung ein, sie erweist sich besonders für die therapeutische Arbeit als eine relativ kontinuierliche Notwendigkeit. Wesentlich für die Erstkontakte mit Eltern und Kind ist jedoch vor der Einschaltung weiterer Fachrichtungen der begleitende frühe Einsatz von psychologischen und sozialintegrativen Maßnahmen.

Psychologische Beratungstätigkeit konzentriert sich zunächst auf die Eltern. Hierbei nehmen die Hilfestellungen im Zusammenhang der Zukunftsorientierung einen wesentlichen Stellenwert ein. Es gehört zum Erfahrungsgut der Arbeit mit Behinderten, daß z. B. die Art der *Behinderungsverarbeitung* durch die Eltern ihre Interaktionsmodi mit dem Kind vorstrukturieren. Die hierfür relevanten Wirkungsmechanismen sollten den Eltern transparent gemacht werden, um ihnen im Anpassungsprozeß an ihre besondere Situation Entlastung und Entscheidungshilfe zu ermöglichen. Prophylaktischen Charakter gewinnt die Beratung dann, wenn die Koordination von informativen und therapeutisch stützenden Komponenten gelingt.

Therapeutische Intervention im Zusammenhang der Behinderungsverarbeitung, und zwar auf Seiten des Dysmeliekindes selbst, wird wiederholt vordergründig, wenn zunehmende Bewußtheit um die Behinderung belastendes Konfliktmaterial bereitstellt. Selbstwertkrisen ergeben sich hierdurch in der Entwicklungsphase der Vorpubertät, verschärft in der Pubertät. Ermutigung, Stabilisierung des Selbstvertrauens und Akzeptanz der Behinderung stellen zentrale Beratungsbegriffe dar.

Neben der Problematik der Behinderungsverarbeitung gewinnt die Zukunftsperspektive weiterhin einen weitreichenden Wirkungsradius dort, wo die Eltern längerfristige Entscheidungen treffen. Die Zukunftsvorstellungen, oft durch Wunschdenken bestimmt, zielen auf eine bestmögliche Annäherung an die sog. Normalität. Zeitpunkte, an denen derartige Inhalte in den Vordergrund rücken, bilden besonders der *Schuleintritt* und die Berufsausbildung. Bereits die Schulwahl, ob nun Sonder- oder Regelschule, kann eine Weichenstellung für den weiteren Lebensweg des dysmelen Kindes sein. Die elterlichen Intentionen richten sich in den überwiegenden Fällen zunächst auf eine Regelschule. Entscheidungskriterien sind auch hier nur in den Variablen der individuellen Situation zu sehen, eine generelle Empfehlung scheint kaum möglich. Als ausschlaggebendes Kriterium die Schwere der Behinderung heranzuziehen, erweist sich nicht immer als Lösung. Es sind uns Jugendliche mit vergleichbarer Schwere der Behinderung bekannt, die eine Sonderschule für Körperbehinderte besuchen sowie ein öffentliches Gymnasium, ein Internat für Körperbehinderte sowie eine öffentliche Realschule. Im Bezugsfeld schulischer Leistungen gewinnen die auf Kompensation des Körperschadens gerichteten Wunschvorstellungen der Eltern einen problematischen Nährboden. Das schulische Leistungsergebnis gewinnt die Funktion, das Defizitmodell des Körpers auszugleichen. Glücklicherweise sind derartige Bestrebungen nicht die Regel und im Laufe der Zeit durch die reale Leistungssituation korrigierbar, zeigen aber die Dringlichkeit pädagogisch-psychologischer Beratung vor und zum Zeitpunkt der Schulwahl auf.

Die Zukunftsperspektive im Hinblick auf die Berufsausbildung des dysmelen Jugendlichen ist bei den Eltern häufig durch Unsicherheit und Sorge gekennzeichnet, strebt aber zumeist die Integration des Jugendlichen auf dem allgemeinen Arbeitsmarkt an. Unter Eingliederung wird von vielen Eltern die Eingliederung in der freien Wirtschaft verstanden. Entscheidend sind hierbei Kontakte und Beziehungen zu nachbarlichen Betrieben und Institutionen. Der Vater schaut sich häufig am eigenen Arbeitsplatz um, die Mutter erkundet nachbarliche Möglichkeiten. Ein niedrigeres Ausbildungsniveau wird hierfür oft in Kauf genommen. Das gilt besonders für die Land- und Kleinstadtbevölkerung. Wird eine Rehabilitationseinrichtung zur Berufsausbildung ins Auge gefaßt, so gehäuft mit der primären Motivation der *Sicherung* einer Ausbildung, in vielen Fällen schon kanalisiert durch die in dieser Institution eingeleitete Schulausbildung. Die allgemeine Unsicherheit auf dem Arbeitsmarkt nährt die Hoffnung der Eltern, daß die Rehabilitations-Ausbildungszentren dem Jugendlichen zugleich den Weg in eine Arbeitsstelle vermitteln.
Dieser Themenkreis bedarf dringend einer rechtzeitigen mehrdimensionalen Beratung. Angesprochen werden sollten durch die jeweiligen Fachdisziplinen die zur Verfügung stehenden körpereigenen Funktionen, der Ausgleichsradius technischer Hilfen, die Belastbarkeit in körperlicher und psychischer Hinsicht, das intellektuelle Leistungsniveau, zu erwartende Spätschäden, die Berufsinteressen und Vorlieben. Berufsfindungsmaßnahmen können hier richtungweisend sein, wenn sie auch nicht immer die Lösung der Ausbildungsfrage bereitstellen.
Es sei in diesem Zusammenhang noch auf einen Aspekt der orthopädietechnischen Versorgung hingewiesen. Dysmele Jugendliche lehnen z. T. eine prothetische Versorgung mit der Forderung ab, die Umwelt hätte sie in ihrem Anderssein zu akzeptieren. Für andere hingegen wird zu diesem Zeitpunkt der kosmetische Ausgleich wichtig, was sich nicht nur auf Korrektur der Körpergröße bezieht, sondern ebenso auf die Vollständigkeit der Gliedmaßen. Wieder andere kommen den Erwartungen des Arbeitgebers nach, der einen kosmetischen Ausgleich aus Rücksicht auf die Arbeitskollegen verlangt. Derartige Motivationen können auch wieder nur aus der individuellen Situation heraus berücksichtigt werden.

Die berufliche Zukunftsorientierung der dysmelen Jugendlichen selbst unterscheidet sich nicht wesentlich von der nichtbehinderter Jugendlicher. Fallen einige Jugendliche dadurch auf, daß ihre Berufswünsche in Relation zu ihrer Behinderung nicht realisierbar erscheinen, so sollte intensive Beratung und Erprobung von berufsgebundenen Techniken frühzeitig einsetzen, um Alternativen aufzeigen zu können. Auch sollte eine Auseinandersetzung mit den körpereigenen Bedingungen die Grenzen derselben thematisieren. Berichten andere Jugendliche von unbefriedigenden Beratungen auf dem Arbeitsamt, so müssen neue Beratungskapazitäten gesucht werden, um dennoch zu einem befriedigenden Ergebnis zu kommen. Klagen andere Jugendliche, und hier besonders die leichter behinderten, über die sofortige Zuweisung zu Behinderteneinrichtungen durch das Arbeitsamt, so sollten vermehrtes Engagement der Eltern sowie Kontakte zu den entsprechenden Rehabilitationsberatern einsetzen. Unzufrieden äußern sich viele Jugendliche über mangelnde Ausbildungswege der Rehabilitationseinrichtungen im Hinblick auf sozial-karitative Berufsbilder. Hier besteht sicher eine Bedarfslage, die überdacht werden sollte.

Diese Beispiele erhärten nicht nur die Forderung nach rechtzeitiger Beratung und Diskussion, sondern verdeutlichen auch die Notwendigkeit der Koordination beteiligter Beratungsdienste.

Wir fassen zusammen: Behinderte mit einer Dysmelie bilden eine Personengruppe, die den Einsatz aller heute zur Verfügung stehenden Rehabilitationshilfen erfordert. Diese sollten frühzeitig zur Anwendung kommen, und zwar in Beziehung zu den individuellen Besonderheiten, um so die Verwirklichung der Individualität zu garantieren. Gradmesser hierfür ist nicht allein die Berufszufriedenheit, sondern auch die persönliche Lebenszufriedenheit, die jenseits der Berufstätigkeit gelebt wird.

Rehabilitationsabklärung bei Kindern und Jugendlichen mit Gliedmaßenfehlbildungen

Prof. Dr. med. Hans-Joachim Fichtner, Ärztlicher Direktor der Rehabilitationsklinik des Südwestdeutschen Rehabilitationszentrums für Kinder und Jugendliche Neckargemünd

Vor jetzt fast zwei Jahrzehnten wurde ein sprunghaftes Ansteigen schwerster Gliedmaßenfehlbildungen registriert. Zunächst weitgehend als medizinisches Problem aktualisiert und in zahlreichen Publikationen dargestellt (BLAUTH, 1963; MARQUARDT, 1959, 1970, 1972; JENTSCHURA et al., 1963), Jahre später in Veröffentlichungen einen weitaus größeren Bereich umfassend (BLÄSIG u. SCHOMBURG, 1966; FICHTNER, 1976, 1977; JOCHHEIM u. SCHOLZ, 1975; SCHÖNBERGER, 1971; TREBES et al., 1970). Nicht etwa, daß das Problem von Gliedmaßenfehlbildungen neu gewesen wäre (PÜSCHEL, 1970), die Situation war durch die Schwere der vorliegenden Mißbildungen und die große Zahl betroffener Familien gekennzeichnet.

Es besteht sicher kein Zweifel, daß seinerzeit in sehr vielen Bereichen zielgerichtet zum frühestmöglichen Zeitpunkt Hilfe mit großem Effekt geleistet wurde. Es besteht aber gleichfalls wohl auch kein Zweifel darüber, daß es für die notwendige Koordination umfassender Maßnahmen bei der Größenordnung weder Erfahrungen noch konkrete Modelle – die man hätte in der Praxis erproben können – gab. Medizinische Rehabilitation, Beratung der Familien, Planung schulisch-beruflicher Maßnahmen, technische Hilfen im Alltag und für den Bildungsbereich sowie insbesondere eine für jedes Kind und seine Familie sinnvolle und praktikable Langzeitplanung mußten erst erarbeitet werden.

Wenn wir heute über sehr viel mehr Erfahrung verfügen als noch vor einem Jahrzehnt, so zeichnet sich aber auch eine Entwicklung ab, die nicht vorhersehbar war, und für die neue Konzepte gemeinsamer Tätigkeit in der Rehabilitation entwickelt werden müssen. Dazu gehört auch die Qualifizierung besonderer Angebote.

Die Arbeit und das Angebot der Stiftung Rehabilitation

Frühberatung, Frühbetreuung, Fragen der rechtzeitigen Sekundärprävention, Planung schulischer und beruflicher Maßnahmen mit praktischen Erprobungsphasen sind unter dem Begriff Rehabilitationsabklärung im weitesten Sinne zu verstehen.

Die Stiftung Rehabilitation Heidelberg hat seit vielen Jahren versucht, für die verschiedensten Behinderungsarten umfassende Konzepte zu erstellen und auch die Durchführung notwendiger Maßnahmen in ihren Teilbereichen einzuleiten und abzuschließen. Speziell im Südwestdeutschen Rehabilitationszentrum Neckargemünd wurden in Zusammenarbeit mit universitären Institutionen unter Berücksichtigung medizinischer und sozialer Gegebenheiten für Rehabilitanden mit Behinderungsauswirkungen durch eine Thalidomidschädigung Lösungen für den Bildungsbereich erprobt. Diagnostik und Therapie sowie Beratung im klinischen Bereich, umfassende Betreuung während der Bildungsmaßnahme und der beruflichen Vorförderung im Zentrum, Begutachtung und Beratung während der Berufsfindung und praktischen Arbeitserprobung zeigen das Aufgabengebiet mit seinen Möglichkeiten und einem gleichzeitigen Angebot der Betreuung auch über die unmittelbare Anwesenheit im Rehabilitationszentrum hinaus.

Daten und Tendenzen in der Rehabilitationsabklärung

Aus der Arbeit der vergangenen Jahre sollen nachfolgend Daten gegeben werden, die Erfahrungen und Entwicklungstendenzen zeigen, über die sicher künftig weiterhin zu diskutieren sein wird.

Die allgemeine Zunahme des Prozentsatzes schwerer Behinderungen bei Aufnahme in das Zentrum zeigt sich auch bei Kindern und Jugendlichen mit Gliedmaßenfehlbildungen. Dabei handelt es sich um Schädigungsfolgen im Bereich der vier Gliedmaßen, des Körperstammes und zusätzlicher Organsysteme. Die Problematik der Eingangsuntersuchung und Beurteilung ist dementsprechend schwierig. Im Zentrum werden ständig etwa 80 Kinder und Jugendliche mit Schädigungsfolgen aus dem Formenkreis der Thalidomid-Embryopathien betreut. Im klinischen Bereich liegt der Schwerpunkt bei technischen Versorgungen mit der Notwendigkeit gleichzeitiger Abklärung für den Bildungsbereich. Während einer Bildungsmaßnahme im Zentrum ist die ärztlich-therapeutische Betreuung umfassend flankierend zu sehen, anläßlich der Rehabilitationsabklärung für den berufsbildenden Bereich in der Suche nach möglichen Berufsfeldern.

Wenn wir die auf die Rehabilitationsabklärung im Berufsbildungsbereich eingegrenzten Daten herausnehmen, so ergeben sich für die Jahre 1977/78 in der Berufsfindung und praktischen Arbeitserprobung deutlich andere Fakten als in den Vorjahren. Die Zahl der Probanden ist mit jährlich etwa 50 nahezu konstant geblieben, wobei drei Problemkreise, die sich im Laufe der Jahre gravierend geändert haben, auffielen:

Für die Jahre bis 1976 fanden wir:

1. die häufig verspätete Einschulung mit einem Schulabschluß an der unteren Grenze der intellektuellen Möglichkeiten,
2. über Jahre durch die Familie vernachlässigte ärztliche Kontrolluntersuchungen und damit auch eine Vernachlässigung notwendiger Überprüfung technischer Hilfen und
3. einen großen zeitlichen Leerlauf zwischen Schulabschluß und Überprüfung beruflicher Möglichkeiten bzw. Beginn einer qualifizierten Berufsausbildung.

Für die Jahre 1977/78 fanden wir dagegen:

1. sehr häufig einen wesentlich höher qualifizierten Schulabschluß,
2. in einem wesentlich höheren Prozentsatz kontinuierliche ärztliche Kontrollen mit gleichzeitiger Überprüfung notwendiger technischer Hilfen und
3. die Durchführung einer Rehabilitationsabklärung in einem nicht unerheblichen Prozentsatz bereits während des letzten Schuljahres oder direkt im Anschluß daran.

Die Beobachtungen konnten verstärkt bei Kindern gemacht werden, die bereits seit einiger Zeit in der Gesamtschule des eigenen Zentrums waren, aber auch bei Kindern und Jugendlichen, die extern zur Rehabilitationsabklärung kamen.

Soweit es den ärztlich-therapeutischen Bereich betrifft, fanden wir für die Jahre bis 1976:

1. eine zunächst häufigere Frequenz operativer Maßnahmen zur Funktionsverbesserung, insbesondere der oberen Gliedmaßen, z. B. Daumenersatzplastiken,
2. eine umfangreiche Versorgung mit Prothesen und Orthesen sowie technische Hilfen für den Alltag für Kinder im Vorschulalter und den ersten Jahren des Primärbereiches und
3. einen hohen Einsatz von Physio- und Ergotherapie im Rahmen klinischer Betreuung und im eigenen Wohnbereich.

Für die Jahre 1977/78 fanden wir dagegen:

1. wesentlich weniger ärztliche Vorschläge zur operativen Intervention und einen höheren Grad von Ablehnung des Patienten gegenüber Operationen generell,
2. eine große Zurückhaltung gegenüber umfangreichen technischen Versorgungen von seiten des Arztes und der Patienten, wobei Wünsche des Patienten meistens nicht den Funktionszuwachs, sondern ästhetische Momente betrafen.
3. Der von ärztlicher Seite nach wie vor für notwendig erachtete Einsatz von zumindest regelmäßiger Physiotherapie wurde zunehmend von Patientenseite abgelehnt. Durch weitgehende Selbständigkeit wurde der Sinn langfristiger Stabilisierung durch derartige Maßnahmen nicht eingesehen.

Wie bei den vorangegangenen Beispielen war auch hier die geschilderte Tendenz bei Kindern und Jugendlichen des eigenen Zentrums wie bei denen, die extern zu Abklärungsmaßnahmen kamen, zu beobachten.

Soweit es den berufsbildenden Bereich betrifft, fanden wir in den Jahren bis 1976:

1. einen hohen Anspruch des Rehabilitanden im Hinblick auf rasche Versorgung mit Prothe-

sen und Orthesen, auf Versorgung mit Hilfen im Wohnbereich und für die Ausbildung – weitgehend unabhängig von der Schwere der Behinderungsauswirkung! –,

2. einen hohen Anspruch des Rehabilitanden im Hinblick auf die Sicherstellung all der von ihm notwendig erachteten Versorgung, einschl. Umbau des künftigen Arbeitsplatzes nach Abschluß der Berufsausbildung,
3. die in einem nicht unerheblichen Prozentsatz sehr große Unselbständigkeit im alltäglichen Leben bei allen generell lebenspraktischen Dingen und den Wunsch, hier durch personelle Hilfen entlastet zu werden.

Für die Jahre 1977/78 fanden wir dagegen:

1. den weitgehenden Verzicht auf Prothesen und Orthesen, auf Hilfen im Wohnbereich und in der Ausbildung, aber den Wunsch nach Rollstuhlversorgung, wenn dadurch der persönliche Aktionsradius erweitert werden konnte, sowie die Versorgung mit ästhetisch akzeptablen Körperersatzstücken,
2. den weitgehenden Verzicht auf technische Hilfen am künftigen Arbeitsplatz. Hier war sicher auch eine von der Industrie entwickelte und für den Ausbildungsbereich angebotene Ausbildungsplatz- und Apparatevereinfachung durch technisierte Arbeitsabläufe begünstigend. Die Tendenz des Probanden, wie der Nichtbehinderte am Arbeitsplatz eingesetzt werden zu können, war darüber hinaus trotzdem deutlich, und
3. das weitgehende Bemühen um Selbständigkeit in allen Bereichen ohne zusätzliche personelle Hilfen.

Das, was in den vergangenen Jahren nahezu konstant geblieben ist – und dies hängt mit den überwiegend schweren Behinderungen der oberen Gliedmaßen zusammen –, ist der Einsatz unserer Jugendlichen im kaufmännischen Bereich. Lediglich in Ausnahmefällen können nach eingehender Abklärung auch andere Berufsfelder empfohlen werden. Dies gilt natürlich nicht für einseitige Behinderungen, bei denen das Spektrum möglicher Berufe wesentlich größer ist.

Obwohl gerade in den letzten Jahren positive Entwicklungstendenzen für Kinder und Jugendliche mit Dysmelien erkennbar sind, sollte nicht übersehen werden, daß trotz gesetzlicher Verbesserungen, vermehrter Installation spezieller Ausbildungszentren und intensiven Bemühens durch den Behinderten selbst auch künftig nichts automatisch abläuft. Die Zusammenarbeit und das Abstimmen verschiedener Maßnahmen sind nach wie vor von entscheidender Bedeutung. Ein von mir früher vorgetragenes 6-Punkte-Programm sollte auch heute bei Erkennung einer Schädigung für einen möglichen Einsatz überprüft werden.

Programmpunkte für die Rehabilitationsabklärung

1. Ärztliche Behandlung bei einem auf diesem Gebiet besonders versierten Fachkollegen,
2. gleichzeitige Beratung des Elternhauses über weitere Möglichkeiten im pädagogischen Bereich,
3. Angebot einer praktikablen Lösung ärztlicher Betreuung und pädagogischer Maßnahmen,
4. langfristige Planung notwendiger Schulübergänge und vorbereitende Maßnahmen für den Berufsbildungsbereich schon in der schulischen Phase,
5. an der Wirtschaftssituation orientierte qualifizierte Berufsausbildung mit Sicherung eines künftigen Arbeitsplatzes durch Kontakte zwischen Institutionen und Industrie und
6. weitergehende Betreuung, die medizinische, berufliche, Wohn- und Freizeitbereiche einschließt, mit möglicherweise Sekundärpräventivmaßnahmen oder auch erneuter Aufnahme eines Gesamt-Rehabilitationsverfahrens.

Literatur

1. BLAUTH, W.: Beitrag zur operativen Behandlung schwerer Mißbildungen der Unterschenkelknochen. Arch. Orthop. Unfall Chir. *55*, 345–352 (1963)
2. BLÄSIG, W., SCHOMBURG, E.: Das Dysmelie-Kind. Stuttgart: Thieme 1966
3. FICHTNER, H. J.: Orthopädische Aspekte bei Maßnahmen der Rehabilitationsvorbereitung für Kinder und Jugendliche. ASP *9*, 240–242 (1976)
4. FICHTNER, H. J.: Kritische Betrachtungen über den Gebrauch von Hilfsmitteln in der Praxis. Med. Orthop. Techn. *3*, 52–53 (1976)

5. FICHTNER, H. J.: Rechtsanspruch auf Wiedereingliederung. Z, Orthop. *115*, 243–248 (1977)
6. FICHTNER, H. J.: Rehabilitation – eine Aufforderung an die Technik. Acta Medicotechnica *5*, 145–148 (1977)
7. FICHTNER, H. J.: Berufliche Rehabilitation bei Erkrankungen des Haltungs- und Bewegungsapparates. Rehabilitation und Prävention. Bd. 3. Berlin, Heidelberg, New York: Springer 1977
8. JENTSCHURA, G., MARQUARDT, E., RUDEL, E.-M.: Behandlung und Versorgung bei Fehlbildungen und Amputationen der oberen Extremität. Stuttgart: Thieme 1963
9. JOCHHEIM, K. A., SCHOLZ, J. F.: Rehabilitation. Stuttgart: Thieme 1975
10. MARQUARDT, E.: Besondere Probleme in der Versorgung Armamputierter. Verh. Dtsch. Orthop. Ges. *47*, 432–444 (1959)
11. MARQUARDT, E.: Leistungen von Ohnhändern mit der pneumatischen Prothese. Hefte Unfallheilkd. *60*, 90–98 (1959)
12. MARQUARDT, E.: Frühversorgung von Amputationen der oberen Extremität. Orthop. Technik. *7*, 24–32 (1970)
13. MARQUARDT, E.: Steigerung der Effektivität von Oberarmprothesen durch Winkelosteotomie. Rehabilitation *11*, 244–248 (1972)
14. PÜSCHEL, E.: Mißbildungen der Gliedmaßen. Stuttgart, New York: Schattauer 1970
15. SCHÖNBERGER, F.: Die sogenannten Contergankinder. München: Kösel 1971
16. TREBES, G., WOLFF, U., RÖTTGEN, H., GROTH, I.: Die Armschulung – Prothesentraining. Stuttgart: Thieme 1970

Zur beruflichen Rehabilitation – aus ärztlicher Sicht

Dr. med. Dietrich Muthmann, Leiter der Medizinischen Abteilung für schulische und berufliche Rehabilitation, Orthopädische Anstalten Volmarstein

Wenn man bei gleichzeitigem Defekt der Arme, bei tetramelen Fehlbildungen also, einmal von den Füßen als wohl auch in Zukunft bestem Handersatz absieht, so haben Total- und Teildefekte der Beine heute keine besondere Bedeutung mehr für die Berufstätigkeit. Stehen ist überwiegend nicht mehr nötig, für die Fortbewegung stehen moderne Prothesen oder Rollstühle zur Verfügung. Erhebliche Schwierigkeiten mögen im Einzelfall noch bei der Eingliederung zu bewältigen sein, aber sie *sind* zu bewältigen – im Gegensatz zu vielen Problemen beim Ausfall beider Arme.

Die Probleme bei Störungen an den unteren Extremitäten reduzieren sich im wesentlichen auf Sitzfragen, d. h. nicht zu behebende Fehlstellungen oder Bewegungseinschränkungen der großen Beingelenke erfordern evtl. eine besondere Sitzgestaltung unter Berücksichtigung aller arbeitswissenschaftlichen Gesichtspunkte. Gegen den Leitsatz „Sitzen sie richtig?" – gültig für *alle* beruflichen Tätigkeitsfelder – wird leider immer wieder verstoßen mit dem Erfolg, daß vorzeitige Ermüdung und vermeidbare Beschwerden auftreten, nicht nur bei Körperbehinderten.

Die folgenden Ausführungen beschränken sich daher auf den allgemeinen rehabilitationsmedizinischen Aspekt der sog. *schweren Dysmelieformen*, d. h. derjenigen, die keine oder nur geringe Hand- und Fingerfunktionen einsetzen können und etwa 30% aller Dysmelien ausmachen.

Die schweren Dysmelieformen – Phokomelie, kurze und mittellange Ektromelie – weisen, sofern kein Totaldefekt – Amelie – vorliegt, ein dreifaches funktionelles Charakteristikum auf, das der Beteiligung von Knochen, Gelenken und Muskulatur an der Fehlbildung entspricht:

1. Kurzgliedrigkeit,
2. Bewegungseinschränkung,
3. Kraftarmut mit Instabilität.

Die *Kurzgliedrigkeit* bedeutet, daß die Reichweite, der Bewegungsraum der Arme wesentlich eingeschränkt ist, daß die Hände evtl. gar nicht gemeinsam eingesetzt, nicht zusammengebracht werden können. Dadurch werden beim Hantieren unter nicht besonders angepaßten Bedingungen immer wiederkehrende, zusätzliche Kompensationsbewegungen des Rumpfes oder Zwangshaltungen notwendig, die zu einseitiger Überbeanspruchung von Wirbelsäule und Rumpfmuskulatur führen können, in erster Linie durch die zu leistende, stark ermüdende statische Muskelarbeit. Solche motorischen Kompensationen müssen zudem auch ständig und unvermeidlich im nichtberuflichen Bereich beansprucht werden bei Körperpflege, Nahrungsaufnahme, Toilettenbenutzung, beim Hobby. Die Armverkürzung bedeutet aber auch beim Hantieren in Gefahrenzonen an Maschinen usw. ein erhöhtes Verletzungsrisiko für Kopf und Augen. Zugleich fallen die Arme als Stütz- und Schutzorgane aus. Es ist bekannt, daß gleichfalls an den Bewegungssegmenten der Wirbelsäule vorliegende Fehlbildungen in vielen Fällen zu späterem Verlust an Beweglichkeit und damit an Kompensationsfähigkeit führen können, vermehrt bei Überbeanspruchung.

Die *Bewegungseinschränkungen* durch Ausfall wichtiger Bewegungsrichtungen wirken sich ähnlich mechanisch ungünstig aus, sowohl bei Bewegungs- wie bei Haltearbeit. Insbesondere ist häufig die Drehbewegung der Hände aufgehoben. Der vielfach bestehende Daumendefekt beeinträchtigt, wenn er nicht operativ durch Umwandlung eines anderen Fingers in einen Daumen ausgeglichen werden konnte, das Greifen und Halten in starkem Maße, besonders wenn die übrigen Finger nicht voll gebeugt werden und damit keinen kompletten Faustschluß erreichen können. Ein funktionstüchtiger Daumen ist soviel wert wie die halbe Hand und volle Beugefähigkeit der Finger von größerer Bedeutung als volles Streckvermögen. Letzteres gilt auch für das Ellenbogengelenk.

Die *Kraftarmut mit Instabilität* der Gelenke bei Kraftleistungen reduziert nicht nur die Bewegungsmöglichkeiten, sondern auch die Ausdauer bei bestimmten Haltungen und das sichere Halten von Gegenständen überhaupt, z. B. mit erhobenen Armen ohne Abstützmöglichkeit. Mangelnde Beweglichkeit und Kraftlosigkeit verhindern zugleich auch Hand- und Fingerfertigkeit, die im Berufsleben – anders als in der Schule! – ausdauernd und wettbewerbsfähig unter Leistungsdruck verlangt werden. Heben, Tragen, Bewegen von Lasten ohne mechanische Hilfsmittel, Drehen, Pressen, Stoßen, Schlagen mit der Hand können nicht geleistet werden.

Gibt es Möglichkeiten des Ausgleichs und des Ersatzes? Hier sind zu nennen

1. *der natürliche funktionelle Ersatz durch andere Körperabschnitte,*
2. *der technische Ersatz durch Prothesen und andere technische Hilfsmittel,*
3. *die physiologische Arbeits- und Arbeitsplatzgestaltung.*

Die Übergänge zwischen diesen Möglichkeiten sind z. T. fließend. Der Ersatz von Handfunktionen durch Mund, Kopf, Rumpf, Fuß spielt naturgemäß bei den schwersten Defekten, insbesondere bei den Amelien, die größte Rolle sowohl bei den selbständigen Grundverrichtungen des täglichen Lebens, ohne die ja eine berufliche Eingliederung zum Scheitern verurteilt ist, wie auch bei einem Teil der beruflichen Arbeit. Hier spielen z. B. Spezial-Fußtastaturen an Büro- und anderen Maschinen eine wichtige Rolle. Darauf wird bei der physiologischen Arbeitsplatzgestaltung noch einzugehen sein. Grundsätzlich sollte darauf geachtet werden, daß die Wirbelsäule im Sinne der Kyphose beruflich so wenig wie möglich beansprucht wird im Hinblick auf die ohnehin unausweichliche Beanspruchung im außerberuflichen Bereich.

Beim technischen Ersatz durch Prothesen und andere technische Hilfsmittel kommt den Prothesen im engeren Sinne nur eine untergeordnete Bedeutung zu. Aus der Tatsache, daß nur wenige aktive Prothesen wirklich im Alltag und am Arbeitsplatz getragen werden, wird die trotz aller modernen Technologien noch nicht befriedigend gelöste Problematik deutlich. Unter unseren körperbehinderten Kindern und Jugendlichen kennen wir *nicht eine Dysmelie, die* eine der modernen, aufwendigen *Prothesen (noch) trägt – wohl aber* werden *technische Hilfen* eingesetzt. Dies aber auch nur, wenn die technischen Ersatzteile einen einleuchtenden Funktionsgewinn bringen: *Handlungsfähigkeit auch ohne Hand.* Passive Arbeitsprothesen als körpernahe Hilfsmittel haben eine Bedeutung erlangt, insbesondere wiederum bei den schwersten Defekten, wo sie als verschiedene Kupplungsstücke zwischen Mensch und Werkzeug oder Mensch und Maschine eingesetzt werden. Mit einfachen Schreibprothesen, beispielsweise als „Schulterschreiber“ sowohl für Hand- wie für Maschinenschreiben, haben wir gute Erfahrungen nicht nur in der Ausbildung, sondern auch in der langfristigen Ausübung des erlernten „Schreibtisch“-Berufs. Bei anderen technischen Hilfsmitteln handelt es sich – mit fließenden Übergängen zur physiologischen Arbeitsplatzeinrichtung – um sog. körperferne Hilfen, individuelle, aber körperferne, d. h. dem Arbeitsplatz und den Arbeitsmitteln zuzurechnende Hilfsmittel. Sie dienen dazu, Arbeit und Arbeitsplatz den jeweiligen individuellen pathophysiologischen Bedürfnissen entsprechend über die allgemeinen Richtlinien der Ergonomie hinaus besser anzupassen im Sinne von Arbeitshygiene, Arbeitserleichterung und Überlastungsprophylaxe und damit einer *präventiven Rehabilitation* hinsichtlich vermeidbarer Sekundärschäden, wobei der Akzent auf weitestgehender Eliminierung statischer Muskelarbeit liegt unter Berücksichtigung der besprochenen Trias funktioneller Charakteristika in jedem Einzelfall. Hand-Haltefunktionen können dabei auf Halte- und Klemmvorrichtungen übertragen werden, evtl. mit Fußbedienung, Werkzeuge und Maschinen z. B. durch besondere Griffgestaltung, Änderung der Arbeitsabläufe, maschinelle anstatt manuelle Arbeit eingerichtet und dadurch günstiger gestaltet werden. Zur Schreibmaschinenbedienung gibt es für Behinderte mit Kurzgliedmaßen bzw. Schreibprothesen besondere Halterungen für die günstigste Positionierung der Schreibmaschine oder auch Kleintastaturen und Fußtastaturen als individuell einstellbare Zusatzgeräte, die eine entsprechende physiologische Gestaltung der Schreibarbeit ermöglichen. Die Zahl der entwickelten technischen Hilfsmittel ist so groß, daß hier nur einige Beispiele genannt werden konnten.

Was aber zum Schluß nicht verschwiegen werden darf, ist die Tatsache, daß die genannten Lösungsmöglichkeiten eine gute Intelligenz, Motivation und Durchhaltevermögen des betroffenen Behinderten voraussetzen. Dann sind unter weitgehender Ausklammerung technisch-manueller Bereiche in Industrie und Handwerk berufliche Möglichkeiten durchaus zu eröffnen, und der Anteil der Dysmeliebehinderten unter den Schülern weiterführender Schulen ist ja glücklicherweise doppelt so hoch wie bei den Nichtbehinderten. Wo aber das geistig-seelische Potential die schwere Körperbehinderung nicht zu kompensieren vermag, kann keine gute Berufsprognose gestellt werden. Und noch ein bedauerliches Faktum: Eine Arbeitswissenschaft des Körperbehinderten existiert immer noch erst in ersten Ansätzen trotz moderner Berufsbildungswerke, in denen aber leistungsfähige arbeitsphysiologische oder arbeitswissenschaftliche Abteilungen nicht zu finden sind, weil die gestellten Finanzierungsanträge bisher negativ beschieden wurden.

Kurzdarstellung des Diskussionsverlaufs

Frau Katja Popplow, Dipl. Psych., Heidelberg

Medizinische Diskussionsbeiträge beschäftigten sich mit den verbesserten operativen Möglichkeiten bei den unterschiedlichsten, nicht nur conterganbedingten Dysmelieformen und der prothetischen Versorgung. Für die Effizienzbeurteilung ist exakte Differenzierung zwischen Art der Gliedmaßenfehlbildung, Prothesenart, Extremitätenbetroffenheit, Motivation und sozialem Umfeld erforderlich. Weiterhin wurde auf die Übergewichtigkeit vieler Behinderter verwiesen, die jedoch als nicht nur behindertenspezifisches Problem zu sehen ist, ebenso wie der übersteigerte Nikotin- und Alkoholgenuß. Hinsichtlich langdauernden Nikotinabusus wurde auf die Gefahr späterer Herzinfarkte und Amputationen als „zusätzliche Risikofaktoren" zur primären Behinderung aufmerksam gemacht, die auch für die Gruppe der Behinderten mit Dysmelie gilt.
Kritisch diskutiert wurden Probleme, die sich aus dem Schwerbehindertengesetz in der Berufswirklichkeit ergeben, wie auch solche, die sich aus der problematisch erscheinenden Übernahme des MdE-Begriffes (Minderung der Erwerbsfähigkeit) aus anderen Rechtskreisen in diesen Bezugsrahmen ergeben.
Im Zusammenhang mit *schulischer* Rehabilitation, die in den letzten Jahren als verbessert angesehen werden kann, wurden die Positionen von Sonder- und Regelschulen gegeneinander abgewogen. Entscheidungen werden jedoch nur individuell zu treffen sein.
Diskussionsbemerkungen zur *beruflichen* Situation forderten übereinstimmend möglichst schon in der Schule rehabilitative Abklärungsmaßnahmen. Zur Beurteilung der Fähigkeiten wurde die Abfassung eines „positiven Leistungsbildes" als wesentlich erachtet. Ausbildungsabschlüsse sollten möglichst nahtlos in eine Eingliederung in das Berufsleben einmünden, um Resignation oder andere reaktive Störungen durch Arbeitslosigkeit zu verhindern.
Nicht allein im Hinblick auf die Schwerstbehinderten wurde jede Einseitigkeit einer Rehabilitation zur beruflichen Arbeitsfähigkeit verworfen, die Frage nach dem persönlichen Glück gestellt und die Notwendigkeit aufgezeigt, für Schwerstbehinderte neue Ausbildungs- und Tätigkeitsmodelle zu erstellen.
Im Rahmen arbeitswissenschaftlicher Fragen wurde ausgeführt, daß ergometrische Daten nicht ohne weiteres auf Behinderte mit Dysmelie übertragbar seien, da z. B. Kompensationsbewegungen recht individuelle Parameter aufweisen. Die sich für die Behinderten aus zunehmender Automatisierung und Rationalisierung ergebenden Konsequenzen erfordern die Eröffnung neuer Arbeitsplätze durch entsprechende Öffentlichkeitsarbeit in Industrie und Wirtschaft.

Empfehlungen[1]

Prof. Dr. med. Ernst Marquardt, Heidelberg

A: Statistische Angaben

A1: Morbidität
In der BRD gibt es ca. 2500 Thalidomidgeschädigte. Allgemein gesehen kommt ohne nähere Aufhellung kausaler Bezüge bei einseitiger Peromelie auf ca. 25000 Gebuten eine links-seitige Unterarmperomelie, auf ca. 50000 Geburten eine rechts-seitige Unterarmperomelie (weitere Angaben u. a. bei BIRCH-JENSEN: Congenital deformities of the upper extremities. Kopenhagen: MUNKSGAARD 1949). Für die BRD sind hierzu keine exakten Angaben möglich, da keine Meldepflicht besteht.

A2: Mortalität
Die Gliedmaßenfehlbildung selbst bedingt kein erhöhtes Mortalitätsrisiko, dieses ist jedoch gegeben bei einer Kombination mit Nieren- und Herzfehlbildungen. Die perinatale Mortalitätsrate bei Thalidomidgeschädigten ist nicht mehr feststellbar.

A3: Frühinvalidität
Vorzeitige „Berufs- bzw. Erwerbsunfähigkeit" ist zu erwarten bei einer Kombination schwerer Armschäden mit Hüft- und Kniearthrosis deformans sowie mit fortschreitenden Wirbelsäulenschäden, ferner bei Kombinationen mit dekompensierten Herz- und Nierenschäden, z. Zt. liegen hierzu noch keine statistisch relevanten Unterlagen vor.

B: Besonderheiten dieses Gesundheitsschadens

B1: Betroffene Altersgruppe
Die Gliedmaßenfehlbildungen im Rahmen der Thalidomid-Embryopathie beziehen sich besonders auf die Jahrgänge 1959–1962. Außerhalb der Thalidomid-Embryopathie kann nicht von einer bestimmten Altersgruppe ausgegangen werden. Die Fehlbildungen betreffen beide Geschlechter.

B2: Rezidivhäufigkeit
entfällt

B3: Geistige Leistungsfähigkeit
Die bei Behinderten mit Dysmelie bisher festgestellten Intelligenzwerte entsprechen im wesentlichen einer Normalverteilung mit leichter Linksverschiebung. Teilleistungsschwächen, z. B. in mathematischen und sprachungebundenen Intelligenzbereichen, sind bei der Gruppe der Thalidomidgeschädigten bekannt. Diese Leistungsminderungen sind aber primär als Entwicklungshemmungen infolge körperlicher Behinderung und nicht als zerebrale Schädigung zu sehen. Bei der Kombination von Gliedmaßenschäden mit Erblindung und Taubheit sowie Mikrocephalus besteht keine Schulfähigkeit.

B4: Wesensveränderungen und sonstige Besonderheiten
Psychoorganische Schäden sind in Einzelfällen nur bei den angeborenen Hirnschäden in unterschiedlichen Schweregraden festzustellen. Bei Behinderten mit Dysmelie findet man eine Reihe von psychoreaktiven Störungen, die einen engen Bezug zur Fehlbildung aufweisen.

C: Besonderheiten medizinischer Rehabilitationsmaßnahmen

C1: Fortschritte der Therapie in den letzten 10 Jahren

a) medikamentöse Behandlung
Während der letzten Jahre Behandlung mit Wachstumshormon bei thalidomidbedingtem hypophysären Zwergwuchs.

[1] Siehe „Einleitende Hinweise" auf S. 81.

b) sonstige Therapie
Operative Behandlung zur Funktionserhaltung und Funktionsverbesserung in Verbindung mit ergotherapeutischer und krankengymnastischer Behandlung

C2: Spezialeinrichtungen
Spezialeinrichtungen sind besonders im Hinblick auf mehrfach behinderte Dysmeliekinder und -jugendliche erforderlich, einmal im Sinne der vorhandenen orthopädischen Spezialabteilungen mit zusätzlich psychologischem und pädagogischem Fachpersonal, zum anderen im Sinne von Einrichtungen für schulische und berufliche Rehabilitation. Hinzukommen Beschützende Werkstätten für Mehrfachbehinderte unterschiedlicher Begabungen und Fertigkeiten.

C3: Durchschnittliche Dauer der stationären Behandlung
Auf der Dysmelie-Abteilung der Orthopädischen Klinik und Poliklinik der Universität Heidelberg betrug für das Jahr 1977 die Verweildauer durchschnittlich 21,4 Tage. Diese kurze Zeit wurde durch den systematischen Ausbau der Ambulanz und durch die Unterbringung von Kind und Eltern in nahegelegenen Hotels ermöglicht.

C4: Kompensationsmöglichkeiten
Kompensationen im Rahmen von Bewegungsmustern durch körpereigene Funktionen sind möglich und trainierbar, müssen jedoch häufig durch technische Hilfsmittel ergänzt oder erweitert werden.

C5: Ergo- und Arbeitstherapie
Selbständigkeitserziehung in den alltäglichen Verrichtungen und im Haushalt ist bei der Gruppe der Behinderten mit Dysmelie erforderlich, bei Jugendlichen sind allgemeine arbeitstherapeutische Informationen im Zusammenhang mit berufsbezogenen Techniken sehr notwendig, z. B. Schreibmaschinentraining unter besonderer Beurteilung der Sitzhaltung, aber auch allgemeine Berufsfeldsuche.

D: Aspekte beruflicher Rehabilitationsleistungen

D1: Sozialmedizinische Begutachtung
Für den Personenkreis der Thalidomidgeschädigten erfolgten Begutachtungen nach einem Punktsystem (Bekanntmachung der Richtlinien für die Gewährung von Leistungen wegen Contergan-Schadensfällen vom 28. Sept. 1973, Bundesanzeiger Nr. 189 vom 6. Okt. 1973; vgl. auch Gesetz über die Errichtung einer Stiftung „Hilfswerk für behinderte Kinder“ vom 17. Dezember 1971). Zusätzlich wurde die Beurteilung nach dem Schwerbehindertengesetz (SchwbG) durchgeführt. Bedenken bestehen hier besonders wegen des problematischen MdE-Begriffes und der damit partiell verbundenen Rückwirkung auf Rehabilitationsmotivation (primärer und sekundärer Krankheitsgewinn) u. a. m.

D2: Belastungsprüfungen, praktische Arbeitserprobung
Praktische Arbeitserprobungen sind im Zusammenhang mit einer Rehabilitationsabklärung mit dem Ziel einer Berufsausbildung notwendig.

D3: Wann berufsfördernde Maßnahmen
Berufsfördernde Maßnahmen sollten bereits in den beiden letzten Schuljahren eingeplant werden.

D4: Nicht mehr zumutbare Arbeitsverrichtungen
Nicht mehr zumutbare Arbeitsverrichtungen bestimmen sich individuell aus der Schwere der Behinderung und ihrer Ausfallserscheinungen.

D5: Nicht mehr zumutbare Arbeitsumwelteinflüsse
vgl. hierzu Richtlinien der Empfehlungen

Für die Gruppe der Behinderten mit Dysmelie sind die bewährten zeitgemäßen Maßnahmen der Rehabilitation zwingend erforderlich. Bei deren frühzeitigem Einsatz erweist sich diese Gruppe als sozial und beruflich integrierbar, abgesehen von den Schwerstgeschädigten (Schäden aller vier Extremitäten in Kombination mit z. B. schweren Hör- und Sehschäden sowie gleichzeitiger Lernbehinderung), für die Alternativmodelle erarbeitet werden sollten.

Berufsfindungsmaßnahmen und Berufsausbildung sollten in einer Rehabilitationseinrichtung erfolgen, wenn eine Eingliederung außerhalb nicht gelingt, oder wenn Behinderungskonsequenzen spezielle Therapien und Ausbildungswege erforderlich machen. Schwere körperliche Arbeiten sollten aus der Berufsplanung dieser Personengruppe ausgeklammert werden.

9. Symposium

Die Rehabilitation von Behinderten mit orthopädischen Erkrankungen

Vorsitzender: Prof. Dr. med. G. Jentschura, Mannheim

Als Mitwirkende in der Symposiumsleitung:
Prof. Dr. med. H. Rieder, Heidelberg
Prof. Dr. med. K. Rossak, Karlsbad
Frau U. Unger, Münster

G. Jentschura: Einleitungsreferat, S. 312

Aus dem Inhalt: Zusammenfassung der 1968er Empfehlungen – Belegungsrückgang der Kinderkliniken – Entwicklung besserer therapeutischer Wege – Zahl der Spezialeinrichtungen hat zugenommen – Personelle Engpässe – Ausbau des Behindertensports für weitere Behinderungsgruppen – Gesetzliche Voraussetzungen seit 1968 erfreulich verbessert

K. Rossak: Die Weiterentwicklung konservativer und operativer Möglichkeiten, S. 314

Aus dem Inhalt: Beispiele für die Bereicherung der konservativen Therapie – Die funktionelle Reposition bei angeborener Hüftdysplasie – Zytostatische Therapie beim Osteosarkom – Die Halopelvictraction in der Skoliosebehandlung – Die Fortschritte in der Gelenkersatzchirurgie – Prothesen für alle wichtigen Gelenke der Extremitäten – Die Indikation zum totalen Gelenkersatz

H. Rieder: Sozialmedizinische Probleme und Behindertensport S. 317

Aus dem Inhalt: Die Rolle des Behindertensports – Der Sport als therapeutischer Faktor – Entwicklungshilfe für den Behindertensport – Behindertensport in Gruppen unter ärztlicher Betreuung – Die organisatorische Umsetzung der Aktivitäten – Bewegungsexperten und Beratungsstellen – Behindertensport noch ohne Zentren und ohne wirksame Vertretung – Der Übungsleiter für Behinderte – Sport in der postrehabilitativen Phase – Pragmatische Empfehlungen

U. Unger: Kompensationsmöglichkeiten durch technische Hilfen, S. 320

Aus dem Inhalt: 14 in Münster entwickelte bzw. veränderte Hilfsmittel – Der Anzieh-Stab, die transportable Toiletten-Hilfe, die Urinier-Hilfe für Rollstuhlfahrer, Ball-Löffel als Tischtennis-Hilfe, Beinprothesen-Anziehstock für Einhänder, schwenkbarer Strebe-Lifter u. a.

G. Jentschura: Diskussionsverlauf und Empfehlungen, S. 326, 328

Einführungsreferat

Empfehlungen des HRK 1968 – ihre Bedeutung für die Fortentwicklung in der Rehabilitation in den letzten 10 Jahren

Prof. Dr. med. Günter Jentschura, Direktor der Orthopädischen Klinik der Fakultät für Klinische Medizin Mannheim der Universität Heidelberg

Leitgedanke des Heidelberger Rehabilitationskongresses 1978 ist, den derzeitigen Stand der Rehabilitation mit dem aus dem Jahre 1968, wie er in den Empfehlungen der einzelnen Symposien des HRK 1968 niedergelegt ist, in Beziehung zu bringen und seine Bedeutung für die Weiterentwicklung in der Rehabilitation klarzustellen. Seitens der Kongreßleitung ist erwünscht, auf folgende Gesichtspunkte besonders einzugehen und die Ergebnisse der Diskussion der heute ausgearbeiteten Empfehlungen zugrunde zu legen:

1. Augenfällige Veränderungen in den letzten 10 Jahren.
2. Derzeitiger Stand der Gesetzgebung, der medizinischen und technischen Entwicklung.
3. Früherkennung und Frühförderung, Nachsorge und Dokumentation.
4. Die Situation im Berufsleben und Auswirkungen der derzeitigen Lage auf dem Arbeitsmarkt.
5. Stand der interdisziplinären Zusammenarbeit.

Die Basis für die Diskussion der umfangreichen Thematik möchte ich mit einer Kurzfassung der Empfehlungen von 1968 geben, um den damaligen Stand in Erinnerung zu bringen. Herr Rossak wird über den „Wandel in der Rehabilitation aus orthopädischer Sicht als Folge der Weiterentwicklung konservativer und operativer therapeutischer Möglichkeiten" berichten. Herr Rieder wird die sozialmedizinischen Probleme unter besonderer Berücksichtigung des Behindertensports umreißen und Frl. Unger stellt „Kompensationsmöglichkeiten bei Funktionsausfall technischer Hilfen" aus der Sicht der Beschäftigungstherapeutin dar. Wir sind gehalten, unsere Empfehlungen nach einem einheitlichen Schema zu formulieren, woraus sich manche Fragen an die Diskussionsteilnehmer ergeben werden. Andererseits bin ich der Meinung, daß unser Katalog nicht nur theoretische Forderungen enthalten soll, sondern vielmehr erfüllbare Konzepte aufgestellt werden müssen.

Aus der Zusammenfassung der 1968er Empfehlungen lassen sich die weiteren Punkte sehr leicht ableiten. Es wurde die Forderung nach weiterem Ausbau und Neuschaffung von orthopädischen Fachabteilungen erhoben, mit besonderem Nachdruck auf ihre umfassende Ausstattung mit krankengymnastischen und beschäftigungstherapeutischen Abteilungen sowie Werkstätten neben den Operationsabteilungen. Weiter wurde die Einrichtung von Tagesstätten und Sonderschulen gefordert, so daß heil- und berufspädagogische Maßnahmen schon während der klinischen Behandlung einsetzen und möglichst lückenlos durch geeignete berufsfördernde Maßnahmen ergänzt werden können. Eine zügige Rehabilitation für die Gesamtheit der orthopädischen Patienten liegt noch in weiter Ferne.

Im einzelnen ergeben sich für Morbidität, Mortalität und Frühinvalidität m. E. in den letzten 10 Jahren keine erheblichen Änderungen, auch nur bedingt für einzelne Altersgruppen. Hier macht sich vordergründig der Rückgang der Belegung der Kinderkliniken und Kinderstationen bemerkbar, eine Folge der verringerten Geburtenrate. Nach dem Abklingen der Thalidomidschäden sind von der Morbidität her die Kinder mit infantilen Zerebralparesen mit größter Wahrscheinlichkeit für Rehabilitationsmaßnahmen zahlenmäßig vorrangig geworden. Wesentlich durchgreifender dürfte die Möglichkeit therapeutischer Maßnahmen zur Auswirkung gelangen. Ich möchte meinen, daß durch den Fortschritt in der Entwicklung besserer therapeutischer Wege die Rehabilitationsnotwendigkeit für manche Patientengruppen unter Berücksichtigung ihres Berufes zurückgegangen ist.

Die Zahl der Spezialeinrichtungen für orthopädisch Kranke ist gewachsen, und die Wartezeiten sind rückläufig. Besonders bemerkbar macht sich noch der Mangel an umfassender Ausstattung bestehender und auch neu errichteter Einrichtungen. Darüber hinaus liegen erhebliche personelle Engpässe vor. Die Schaffung entsprechender neuer Stellen im Haushaltsplan ist wohl überall äußerst schwierig durchzusetzen, und selbst wenn es gelungen ist, fehlen die Fachkräfte, um diese Stellen zu besetzen. Soweit ich die Lage beurteilen kann, trifft dies im besonderen auf die Beschäftigungstherapeutinnen zu.

Allzugerne wird auf in der Nähe der Kliniken gelegene größere Rehabilitationszentren verwiesen, die für Berufsfindungs- und Umschulungsmaßnahmen herangezogen werden können. Dabei sind diese Institutionen ihrerseits nicht selten gezwungen, Wartelisten aufzustellen. Auch spielt hier die Wirtschaftlichkeit der kompletten institutionellen Ausstattung kleiner orthopädischer Einheiten eine maßgebende Rolle. Selbst bei einer Klinik von 130 – 150 Betten ist die Frage der Einrichtung von Abteilungen für Berufsfindungs- und Umschulungsmaßnahmen streng unter dem Blickpunkt ihrer Ausnutzung zu betrachten. Somit ist das 1968 expressis verbis angesprochene Ziel, daß sich berufsfördernde Maßnahmen möglichst lückenlos an die klinische Behandlung anschließen sollen, gelegentlich noch in Frage gestellt.

In diesem Zusammenhang ist die Früherkennung drohender Behinderungen wesentlich in den Vordergrund zu stellen. Durch rechtzeitige Vorsorgemaßnahmen, sei es Umschulung bzw. schon die Frage nach der ersten Berufsfindung, oder seien es medizinische Behandlungen, können später zu erwartende Behinderungen vermieden werden. Am Beispiel der Arthrose verweise ich auf die Frühoperation, um statische Fehler, die ihr vorzeitiges Auftreten fördern, zu beheben.

Ebenso bedeutungsvoll ist die nachgehende Betreuung von Behinderten. So ist die Notwendigkeit des weiteren Ausbaues des Versehrtensportes noch immer nicht Allgemeingut geworden. Bis jetzt sind nur bestimmte Behindertengruppen an ihm interessiert, z. B. die Querschnittgelähmten oder Amputierten. Der Versehrtensport hat jedoch auch für viele andere Gruppen eine wesentliche Bedeutung, um die körperlichen Leistungsfähigkeiten des einzelnen Rehabilitanden weiterhin aufrechtzuerhalten und zu fördern.

Die Empfehlungen von 1968 enthalten inhaltlich wohl für uns alle keine überraschenden Tatsachen. Sie sind uns seit Jahren bekannt; trotzdem ergeben sich in der Praxis immer wieder Schwierigkeiten in der Erfüllung der dort aufgestellten Forderungen.

Nicht angesprochen wurden 1968 die gesetzlichen Voraussetzungen der Rehabilitation. Immerhin hat es bisher eine positive Entwicklung gegeben, um den Weg des Rehabilitanden kürzer zu gestalten und umfassender auszurichten. Besonders angesprochen sind hier:

1. das Rehabilitationsangleichungsgesetz 1974;
2. das Schwerbehindertengesetz,
3. das Werkstättengesetz für Behinderte,
4. das Versicherungsgesetz für Behinderte,
5. der § 168s RVO, der die Anzeigepflicht der niedergelassenen Ärzte an Krankenkassen betrifft, falls Rehabilitationsmaßnahmen bei einzelnen ihrer Patienten erforderlich werden.

Letzten Endes sind diese Gesetze für uns alle eine Erleichterung in der Rehabilitationsarbeit, aber sie sind nur Voraussetzungen und stellen nicht die Erfüllung unserer Aufgabe dar. Diese wird immer davon abhängig sein, inwieweit die Institutionalisierung der geforderten und auch nötigen zusätzlichen Einrichtungen bzw. des Ausbaues vorhandener möglich wird, und dann als zweiter Schritt die personelle Besetzung.

Wandel der Rehabilitation aus orthopädischer Sicht als Folge der Weiterentwicklung konservativer und operativer therapeutischer Möglichkeiten

Prof. Dr. med. Karl Rossak, Leiter der Orthopädisch-Traumatologischen Abteilung des Südwestdeutschen Rehabilitationskrankenhauses Karlsbad

Es kann im Rahmen meines Referates nicht die Aufgabe sein, eine erschöpfende Darstellung der gesamten konservativen und operativen Möglichkeiten der Orthopädie im Wandel der Rehabilitation zu präsentieren, vielmehr kann ich nur versuchen, gewisse Prinzipien an Hand weniger Beispiele zu geben, die die nachfolgende Diskussion anregen und befruchten können.

Für die konservative Therapie möchte ich besonders drei Beispiele herausstellen, die in den letzten 10 Jahren eine Abrundung bzw. wesentliche Bereicherung erfahren haben.

Die angeborene Hüftdysplasie und ihre heute überwiegend konservative Behandlung durch Spreizhosen und Bandagen ist in der Methodik variiert und auf die besondere Situation abgestimmt worden. Hier kommt zweifellos die verfeinerte Diagnostik und vor allem die Früherfassung zum Tragen. Die Vorsorgeuntersuchung hat sich segensreich ausgewirkt, auch wenn wir Orthopäden mit dem jetzigen System nicht ganz zufrieden sein können, da es uns nicht gelungen ist, konsequent im Untersuchungsplan miteinbezogen zu sein. Vielleicht könnte manche auch heute noch auftretende Luxation früher erkannt und einfacher und erfolgreicher behandelt werden, wenn die orthopädische Untersuchung bei U 4 obligat eingebaut würde.

Auf die Therapie zurückkommend ergeben sich im wesentlichen folgende Kriterien. Im ersten Halbjahr ist die Behandlung der Hüftdysplasie mit der Spreizhose ausreichend. Ob funktionelle Spreizhöschen grundsätzlich dem *Original-Beckerhöschen* vorzuziehen sind, ist noch nicht ausdiskutiert. Die Subluxation ist im ersten Halbjahr am besten mit der Pavlik-Bandage zu behandeln. Für die Luxation kann nach derzeitiger Ansicht nur noch die funktionelle Reposition vertreten werden. Der Vorzug ist nach Untersuchungen von TÖNNIS (1978) der Reposition nach HANAUSEK/KRÄMER oder der OVERHEAD-EXTENSION zu geben. Die funktionelle Reposition mit der *Hoffmann-Daimler-Bandage* sollte wegen gehäufter Kopfumbaustörungen mit Zurückhaltung eingesetzt werden.

Die Behandlung der Luxation sollte stationär erfolgen. Dagegen kann die Dysplasie und Subluxation mit den genannten Methoden durchaus ambulant vorgenommen werden. Es sei am Rande darauf hingewiesen, daß orthopädische Kinderabteilungen entsprechende räumliche und personelle Voraussetzungen erfüllen sollten, die der entwicklungspsychologischen Situation des Kindes gerecht werden.

Beim Osteosarkom ist in den vergangenen Jahren ein wesentlicher Fortschritt in der Behandlung zu verzeichnen. Zwar eine seltene Geschwulst, jedoch um so gefürchteter wegen des radikalen und infausten Verlaufes überwiegend bei Kindern und Jugendlichen. Wenn wir dabei oft auf verstümmelnde Eingriffe, wie die Amputation einer Gliedmaße, noch nicht verzichten können, so ist durch die gezielte zytostatische Therapie die Überlebenschance der Kranken gestiegen und die 5-Jahres-Heilungsquote liegt nach Untersuchungen von HÖFFKEN et al. (1976) bei etwa 50%. Der Bogen einer umfassenden Rehabilitation kann gerade bei diesen Patienten voll aufgezeigt werden. Er reicht von einer operativen Intervention, der intensiven konsequenten zytostatischen Therapie, der technischen Versorgung, der Krankengymnastik und Beschäftigungstherapie, der psychologischen Betreuung bis zu allen Maßnahmen der beruflichen und sozialen Rehabilitation.

In der Behandlung der Skoliose kann durch eine konsequente Extensionsbehandlung mit dem Halopelviczug eine wesentliche voroperative Korrektur erzielt werden. Der operative Eingriff läßt sich damit nicht nur erleichtern, sondern es gelingt schweren Komplikationen, wie der Querschnittlähmung, vorzubeugen. Diese Extension eignet sich auch in variierter Form für die Behandlung frischer Brüche und Luxationen der Halswirbelsäule. Die Patienten können mit dieser Versorgung *sofort* mobilisiert und einer gezielten Rehabilitation zugeführt werden.

Lassen Sie mich nun zum eklatantesten Fortschritt der Therapie durch die Weiterentwicklung der orthopädischen Chirurgie kommen. Im Bereich der modernen Osteosyntheseverfahren ist es zu einer weiteren Verfeinerung der Methoden gekommen. In der Hand- und Wiederherstellungsorthopädie sind Abrundungen erfolgt, und der Einsatz des Operationsmikroskops hat die chirurgische Technik verändert.

Der entscheidende Fortschritt der letzten 10 Jahre liegt in der Entwicklung künstlicher Gelenke. So kann generell festgestellt werden, daß uns heute für alle wichtigen Gelenke der Extremitäten Prothesen zur Verfügung stehen. Für die untere Extremität ist der Ersatz vom Sprunggelenk bis zum Hüftgelenk, ja selbst des Großzehengrundgelenkes möglich. An der oberen Extremität sind von den Fingern bis zum Schultergelenk entsprechende Modelle erhältlich.

An Materialkombinationen sind Ganzmetall-, Metall-Kunststoff- und Keramikprothesen im Einsatz. Die Haltbarkeit dieser künstlichen Gelenke ist durch systematische wissenschaftliche Untersuchungen in bezug auf Abrieb und tribologisches Verhalten sowie biologische Verträglichkeit hinreichend gesichert. Im wesentlichen haben sich die Metall-Kunststoff-Kombinationen und die keramischen Gelenke gegenüber der Ganzmetallprothese durchgesetzt, nicht zuletzt aufgrund der besseren tribologischen Eigenschaften.

In der Rehabilitation von Patienten mit den verschiedensten Gelenkerkrankungen stellt der operative Ersatz einen nicht mehr wegzudenkenden Bestandteil der Behandlung dar. Es verwundert nicht, daß das zentralste Gelenk für den aufrechten Gang beim Menschen – nämlich das Hüftgelenk – auch mit am häufigsten von Entwicklungsstörungen, von Erkrankungen und Verletzungen und nicht zuletzt von Verschleiß und Aufbrauch betroffen ist. Auf die anatomischen und mechanischen Besonderheiten, die Grundlage für die Störanfälligkeit sind, kann im Rahmen der vorgegebenen Zeit nicht eingegangen werden. Es ist selbstverständlich, daß dieses Gelenk in den vergangenen Jahren am häufigsten durch einen totalendoprothetischen Ersatz angegangen wurde. Die spektakulären Anfangserfolge dieser Operation – sogar von ungeübten Händen – haben dazu verleitet, die Indikation großzügig auszuweiten. Fehlschläge konnten daher nicht ausbleiben, die in Frühkomplikationen, wie Infektionen, Spätkomplikationen, wie Prothesenlockerungen, und in technischen Fehlern ihren Ursprung haben.

Wenn auch der totalendoprothetische Ersatz eines erkrankten und funktionsgestörten Hüftgelenkes heute seinen festen Platz in der Behandlung hat, mußten die Komplikationen zu einem Überdenken der Indikation und der entsprechenden Auswahl der Prothese anregen. Die anfänglich geschätzte Haltbarkeit von 15 Jahren der mit Methylmetacrylat zementierten Prothesen hat sich in vieler Hinsicht nicht erfüllt, so daß wir gelernt haben, die Indikationsstellung an der Lebenserwartung des Patienten zu orientieren, wobei das biologische Alter als wesentlicher Richtwert in die Betrachtung einzugehen hat. Der Dauererfolg wird heute nicht mehr vom technischen Material, sondern vielmehr von der Grenzzone zum Biologischen bestimmt. Nicht die Materialermüdung, sondern die aseptische Lockerung bei der zementierten Prothese erweist sich als Hindernis für ihre Langlebigkeit. Dadurch wird die Indikation gerade für den jüngeren Patienten fragwürdig. Verständlich ist daher die Suche nach einem Material, das im belasteten und unbelasteten Zustand an den Kontaktflächen zum umliegenden Gewebe biostabil und korrosionsfest ist. Die Aluminiumoxidkeramik erfüllt diese Bedingungen, wie von BOUTIN (1972), GRISS et al. (1974), MITTELMEIER (1974) und anderen in eingehenden Untersuchungen nachgewiesen wurde. Sie wird zunehmend bei Erkrankungen des Hüftgelenkes eingesetzt, wie sie aus einer Statistik unserer Abteilung ersehen können. Die klinischen Anfangsergebnisse und Beobachtungen über mehrere Jahre bestätigen beim Menschen die tierexperimentellen Untersuchungen. Sie eignet sich ebenso für den Ersatz ausgelockerter zementierter Prothesen.

Eine Variante der Metall-Kunststoff-Kombination stellt die Kappenplastik nach Wagner dar, deren Vorteil in einer geringen Resektion körpereigenen Gewebes liegt. Bei einer Lockerung dieser Prothese bleibt der Weg für eine Nachoperation mit einem anderen Prothesemodell offen.

Nach unseren heutigen Erfahrungen ist die Indikation zum totalen Gelenkersatz wie folgt zu stellen:

1. Beim älteren Menschen sind herkömmliche zementierte Metall-Kunststoffprothesen zu verwenden.
2. Beim jüngeren Menschen empfiehlt sich der Ersatz eines Hüftgelenkes durch eine Keramikprothese mit dem Ziel, sowohl Kopf als auch Pfanne zementfrei zu implantieren.
3. Als Übergangsprothese ist die Kappenplastik beim jüngeren Menschen verwendbar, weil die Möglichkeit einer Nachoperation offen bleibt.

Die Konsequenzen aus unseren Erfahrungen mit dem endoprothetischen Ersatz des Hüftgelenkes sprechen dafür, präarthrotische Deformitäten rechtzeitig durch korrigierende Operationen anzugehen, um den vorzeitigen Verschleiß des Gelenkes zu verhindern und eine Arthrose in der Frühphase zu stoppen.

Für den Ersatz des Kniegelenkes stehen uns zahlreiche Prothesentypen zur Verfügung. Diese Tatsache spricht dafür, daß eine optimale Lösung noch nicht gefunden ist. Dem Ersatz mit einem Teilgelenk – Kufen an den Kondylen und Kunststoffwiderlager im Schienbeinkopf – sollte der Vorzug gegeben werden, da Achsengelenke den physiologischen Bewegungsablauf nicht genügend berücksichtigen und vorzeitige Lockerungen zur Folge haben. Achslosen Gelenken dürfte hier wahrscheinlich die Zukunft gehören.

Der Ersatz der übrigen Gelenke wird heute sinnvollerweise nur unter besonderer Indikation, wie Polyarthrose und Polyarthritis, vertreten. Bei geeigneter Indikation behält die Arthrodese ihren Stellenwert auch unter der enthusiastischen Welle des künstlichen Gelenkersatzes.

Zusammenfassend kann festgehalten werden, daß in der konservativen und operativen Therapie aus orthopädischer Sicht in den vergangenen 10 Jahren kein Stillstand eintrat. Wenn in bestimmten Bereichen lediglich eine Abrundung und Systematisierung zu erkennen ist, sind auf operativem Gebiet insbesondere in der Gelenkersatzchirurgie wesentliche Fortschritte erzielt worden, die heute bereits als fester Bestandteil in der Behandlung und Rehabilitation von Patienten mit Gelenkerkrankungen verschiedenster Genese angesehen werden können.

Literatur

1. Boutin, P.: Arthroplastie totale de la hanche par protèse en aluminium oxydè. Etude expérimentale et premières applications cliniques. Rev. Chir. Orthop. *58*, 229 (1972)
2. Griss, P., et al.: Aluminiumoxidkeramik, ein neues Biomaterial. Arch. Orthop. Unfallchir. *78*, 216 (1974)
3. Höffken, K., Schmidt, Ch.: Neuere Aspekte in der Therapie des Osteosarkoms. Dtsch. Med. Wochenschr. *101*, 251 (1976)
4. Mittelmeier, H.: Zementlose Verankerung von Endoprothesen nach dem Tragrippenprinzip. Z. Orthop. *112*, 27 (1974)
5. Tönnis, D.: Hüftluxation und Hüftkopfnekrose. In: Bücherei des Orthopäden, Bd. 21. Otte, P., Schlegel, K.-F. (Hrsg.) Stuttgart: Enke 1978

Sozialmedizinische Probleme unter besonderer Berücksichtigung des Behindertensports

Prof. Dr. phil. Hermann Rieder, Direktor des Instituts für Sport u. Sportwissenschaft der Universität Heidelberg

Zur Rolle des Behindertensports

Untersuchungen ergaben (Bolte et al., 1974), daß der Behinderte in die Rolle des entmündigten Behinderten entweder langsam hineinwächst oder von der Umwelt hineingedrängt wird. Andererseits verursachen körperliche Defizite und Erkrankungen den Wunsch nach vermehrten sozialen Kontakten. Die Diskrepanz zwischen den Wünschen und der Wirklichkeit einer drohenden Isolation scheint in Verbindung mit einer gesteigerten psychischen Empfindlichkeit der bedeutendste Faktor, warum es selten auf die Initiative von Behinderten hin gelingen will, *Behindertensport als Therapie, Nachbehandlung und Freizeitbetätigung* im sozialmedizinischen Sinne nutzbar zu machen. Die Werte einer regelmäßigen, nicht einseitigen, methodisch gesteuerten sportlich-körperlichen Betätigung liegen auch bei Körperbehinderungen weniger im Bereich des Somatischen – dies auch –, als vielmehr in jenen sekundär wirkenden Tatsachen der persönlichen Befriedigung und Entspannung, der Selbstbestätigung, des verbesserten Selbstbildes und der sehr wichtigen Komponente des Kontaktes zu anderen. – Mitglied einer Gruppe zu sein, die trotz meist herabgesetzten Leistungsvermögens den eigenen Beitrag braucht und schätzt –, dies muß das Ziel sein.

Den Sport als *therapeutischen Faktor* nutzen, darum geht es. Wieviel Problematik und Aufgabe in einem so verstandenen Behindertensport steckt, ist allen klar, die sich um die Verwirklichung gesundheitlicher Ziele im Freizeit- und Leistungssport sowie bei leistungsschwachen Schülern schon lange mit nur wechselhaftem Erfolg bemühen (Rieder et al., 1976).

Der Behinderte wird allerdings – dies ist kein Vorwurf an die Ärzte – wenig in den Stand versetzt, sich selbst helfen zu lernen. Mit der Erkrankung und Behinderung konfrontiert, erfordert es seine ganzen Kräfte, drohende Verschlechterungen aller Art abzufangen, mit der Situation fertig zu werden, beruflich die Position zu erhalten. Die Zeit fehlt nicht nur häufig, sich über Tageserfordernisse hinaus aufzuraffen, mehr noch sind es Passivität und Frustration in Verbindung mit mangelnden Gelegenheiten, ein insgesamt regressives Verhalten, die über das Notwendigste hinausgehende Aktivitäten verhindern. Eine reelle Chance für den Behinderten bleibt so ungenutzt, aus dem Zirkel von Schwierigkeiten und ihren konstanten Rückwirkungen auf die Psyche, der Selbstbeschränkung, der zunehmenden Isolation auszubrechen und durch mehr Lebensqualität und Aktivität die Gesamtsituation erträglicher zu machen. Sport, in welcher Form auch immer, ist deshalb hier und überhaupt nicht überflüssig, eine schöne Nebensache, sondern lebenserhaltend notwendig, ein Lernvorgang im weitesten Sinne, der von Haltungen und Einstellungen zur Veränderung des Verhaltens führen muß (Mitscherlich, 1967). Sport mit allen seinen Anforderungen wird als Hilfe zur Selbsthilfe, Verstärkung, Stabilisierung aufgefaßt.

Beispiele einer Entwicklungshilfe für den Behindertensport in den letzten Jahren

Der Deutsche Bildungsrat verabschiedete 1973 eine Empfehlung zur pädagogischen Förderung Behinderter und von Behinderung bedrohter Kinder und Jugendlicher. Darin wird die soziale Rehabilitation als eine gesellschaftspolitische Aufgabe hervorgehoben. Konsequente Folgerung daraus wäre, Sport als therapeutische Maßnahme auch überall dort zu verankern, wo Behinderte mit dem Sport noch nicht in Berührung gekommen sind. Die Sonderschule für Körperbehinderte muß demnach ihre Bemühungen verstärken, einen angepaßten und wohldosierten, d. h. weder über- noch untertriebenen Sportunterricht zu bieten. Fast alles bleibt noch zu tun. Selbst in einer Modelleinrichtung wie dem Reha-Zentrum Neckargemünd fällt es schwer, den schulischen Sport in einem sinnvollen Curriculum zu systematisieren und dadurch zu effektivieren. Ihn mit dem außerschulischen internen Sport und dem Vereinssport zu koppeln, findet Barrieren in der Freiwilligkeit, den vielschichtigen Aktivitäten, der Koordination von Maßnahmen und Therapien. Was in der Erziehungsberatung und generell für den Behinderten als Problem auftritt, Gruppenanschluß zu finden, wird in großen Heimen, Zentren und Schulen zur Frage, wie Gruppe und *individuelle Behandlung/Betreuung* kombiniert werden können. Über Schule und Beratung hinaus ist die behutsame Anleitung und Führung einzelner durch eine Bezugsperson notwendig.

Durch das Gesetz über die Angleichung der Leistungen zur Rehabilitation von 1974 ist die Situation auch für die Zivilbehinderten so verbessert, daß materielle Schwierigkeiten nicht mehr Hinderungsgründe für die Teilnahme am Behindertensport sein können. Zu den Leistungen des Reha-Ausgleichsgesetzes (§ 12, Ziff. 5) gehört auch der ‚Behindertensport in Gruppen unter ärztlicher Betreuung'. Damit wurde der Rahmen geschaffen, ohne finanzielle Belastung der Teilnehmer Sport auch für die soziale Rehabilitation verstärkt zu nutzen. In die Rehabilitationsmaßnahmen muß somit auch das Freizeitverhalten einbezogen werden. Förderprogramme mit Sport hatten stets positive Ergebnisse (u. a. Gill, 1975). Die Sportwissenschaft ist heute in der Lage, Anregungen für ein vielfältiges Angebot für beinahe jede Art von Behinderung oder Beeinträchtigung inhaltlich und methodisch auszuarbeiten. Schwieriger dagegen ist die organisatorische Umsetzung von als richtig erkannten Aktivitäten: das Übungsleiterproblem, das der Betreuung, der Zusammenarbeit von Arzt und Sportlehrer, Transportfragen, behindertengerechte Übungsstätten, Zeiten in Hallen. Da die Umsetzung von Planungen und Entwürfen in die Praxis wesentlich schwieriger ist als in jedem anderen Bereich des Sports, genügt die Schaffung gesetzlicher Grundlagen nicht. Ihre Möglichkeiten müssen sehr viel konsequenter als bisher verwirklicht werden.

Im Raum Heidelberg sind die Stoke Mandeville Games 1972 noch in lebhafter Erinnerung. Sie regten die Diskussion in der Öffentlichkeit an, waren mit Beginn der Olympischen Spiele in München aber fast vergessen, haben keine Breitenwirkung für den Rhein-Neckar-Raum hinterlassen, gaben aber den Anstoß zu einer Dauerbeschäftigung des Sportinstituts der Universität mit diesem Problem. Der nächste konsequente Schritt eines *Zentrums für Behindertensport,* einer Initiative von CDU, später auch der SPD, wurde seit 1975 von Bund und Land systematisch abgeblockt. Hier zeigt sich eine gewisse Problematik des Behindertensports: Er hat viele Sprecher und Verfechter, noch mehr Gruppen und Institutionen nehmen Stellung dazu – mehr Lippenbekenntnisse –, er kennt erhebliche Gruppenegoismen in den eigenen Reihen, hat aber keine wirkliche Vertretung, keinen zentralen Sprecher, keinen zuständigen Minister. Der Behindertensportverband organisiert gerade 90000 Mitglieder aus einer Zahl von 4–6 Mio Behinderten im Bundesgebiet, von denen vielleicht die Hälfte für den Sport erreichbar wäre.

Ungelöste Fragen

Ich greife lediglich das Übungsleiterproblem und den Sport in der postrehabilitativen Phase heraus.

Den großen Kliniken, Reha-Zentren, dem Behindertensportverband fehlen noch die *Bewegungsfachleute,* wissenschaftlich ausgebildete und praktisch-methodisch versierte und spezialisierte Kräfte. Solche allein könnten die Bewegungsdiagnostik und Sporttherapie zusammen mit dem Arzt verantwortlich planen und durchführen. Sie wären wieder Multiplikatoren für Übungsleiter, die auf Vereinsbasis oder privat die aus den Krankenhäusern Entlassenen betreuen und *Kontaktgruppen aufbauen könnten.* Ein paarmal irgendeinen Sport zu treiben, ist fast wirkungslos. Nur wenn wir auf individuelle Förderungsprogramme dieselbe Sorgfalt verwenden wie auf die Trainingspläne im Spitzensport, wird der Behindertensport aus seiner Unverbindlichkeit herausfinden. Wir müssen einsehen, daß Diagnostik und Programmplanung nicht von der Krankengymnastik, dem Physiotherapeuten oder Arzt mitübernommen werden können. Der Übungsleiter für Behinderte, wie ihn der Baden-Württembergische Landessportbund und die Landeszentrale für Gesundheitsförderung ausbilden, ist ein erster Anfang auf der unteren Ebene. Der Motopädagoge, wie er einjährig in Dortmund ausgebildet wird, bildet die mittlere Ebene.

In der postrehabilitativen Phase gehen meist viele gute Vorsätze wieder verloren. Bei Vorsorgekuren der Bundesknappschaft in Bensheim stellte man fest (HÄSSELBARTH, 1975), daß sich Einstellung und Verhalten nach 4 Wochen aktivster Einwirkung auf das Gesundheitsbewußtsein erheblich verbesserten. Ein halbes Jahr nach der Kur war durch Fragebogen herauszufinden, daß sich die Trainingswirkung zurückgebildet hatte, die alten Gewohnheiten, Bewegungsmangel, einseitige Ernährung, Genußmittel, sich nur bei einem begrenzten Personenkreis nicht wieder einstellten. Solche ernüchternden Tatsachen kennzeichnen auch die Sportinitiativen bei älteren Menschen und im Behindertensport. Folglich können nur intrinsische Motivationsveränderungen einen Dauereffekt bewirken und die medizinische sowie soziale Rehabilitation wirksam werden lassen.

Die postrehabilitative Phase bedarf daher einer gewissen Vorbereitung. Der Kontakt zum Bewegungsfachmann könnte wenigstens die erste kritische Phase überbrücken. Auch die Selbstbeobachtung und Abschätzung der Wirkung dessen, was man sportlich unternimmt, muß gelernt werden, und oftmals können einfache Sondergeräte in der Übungswirkung mangelnde Beweglichkeit, etwa Gehfähigkeit, kompensieren. Ein Modellversuch dazu müßte, da finanziell unerheblich, die entsprechenden Daten liefern, wie Kommunikation und Beratung nach der Entlassung organisiert werden können, wie soziale Lücken zu schließen sind und eine echte Reintegration ermöglicht wird.

Pragmatische Empfehlungen

Wir benötigen *Zentren für den Behindertensport* in der Bundesrepublik, die Beratungs-, Betreuungs-, Ausbildungsaufgaben und Forschungskoordination übernehmen können.

Im Rehabilitationsbereich müssen *hauptamtliche, erstklassige Bewegungsfachleute* gewonnen werden, die als Multiplikatoren wirken für Übungsleiter, die Kontaktgruppen in Vereinen aufbauen.

Intensivierte Forschung muß über Gewohnheiten und Verhalten Behinderter im Bereich von körperlicher Aktivität, Bewegung und Sport so klare Daten liefern, daß Motivationshilfen im Sinne von Verhaltens- und Gewohnheitsänderungen wirksam werden können.

Modellversuche mit Beratungs-, Betreuungs- und Anleitungsaufgaben für Behinderte nach der Entlassung müssen mehr Grundlagen für die sozial-medizinische Nutzung des Behindertensports liefern.

Literatur

1. BOLTE, K. M., NEIDHARD, F., KAPPE, D.: Soziale Ungleichheit. 4. Aufl. Leverkusen: Leske u. Budrich 1975
2. Deutscher Bildungsrat: Zur pädagogischen Förderung Behinderter und von Behinderung bedrohter Kinder und Jugendlicher. Stuttgart: Klett 1973
3. GILL, I. K.: Möglichkeiten des Sports in der Rehabilitation Körperbehinderter. Rheinstetten: Schindele 1975
4. HÄSSELBARTH, P.: Beeinflussung der Leistungsfähigkeit und des Gesundheitsverhaltens bei Arbeitnehmern des Bergbaus durch Vorsorgekuren. Diss., Heidelberg 1975
5. JANSEN, G. W.: Die Einstellung der Gesellschaft zu Körperbehinderten. Neuburgweiler 1974[2]
6. MITSCHERLICH, A.: Sport – kein pures Privatvergnügen. In: Sport und Leibeserziehung. PLESSNER, H., BOCK, H., GRUPE, O. (Hrsg.), S. 38–66. München: Piper 1967
7. RIEDER, H., BUTTENDORF, T., ROLF, G., WITT, H.: Sport. In: Schriftenreihe des Bundesministers für Jugend, Familie und Gesundheit. Bd. 47: Freizeit und Behinderung. Bearbeitet von H. P. TEWS, S. 114–145. Stuttgart: Kohlhammer 1976
8. RIEDER, H.: Therapeutische Möglichkeiten im Sportunterricht. In: Taschenbuch des Sportunterrichts. GÜNZEL, W. (Hrsg), S. 202–218. Baltmannsweiler: Schneider 1977[2]

Kompensationsmöglichkeiten bei Funktionsausfall durch technische Hilfen

Ulrike Unger, Beschäftigungstherapeutin, Abteilung für Technische Orthopädie und Rehabilitation der Orthopädischen Univ.-Klinik, Münster

Ich möchte Ihnen einige technische Hilfen vorstellen, die sich bei unseren Patienten bewährt haben. Sie wurden in der Abteilung für Technische Orthopädie und Rehabilitation in Münster unter der Leitung von Prof. KUHN entwickelt oder verändert.

Abb. 1 zeigt ein junges Mädchen mit kurzen Ektromelien beider Arme und später eingetretener Erblindung.

Ihr *Anzieh-Stab,* den sie schon seit vielen Jahren benutzt, wurde jetzt mit einem Magneten versehen, der ihr das Suchen des Hosenverschlusses erleichtert.

Zum Haarewaschen änderten wir einen handelsüblichen Seifenbehälter zu einem *Shampoo-Spender* um (Abb. 2). An die Flaschenöffnung hängten wir ein Band mit einer Perle. Zieht die Patientin daran, so dreht sich der Behälter herum und das Haarwaschmittel kann herausfließen.

Bei diesem Jungen mit Armfehlbildungen und linksseitiger Beinverkürzung ergab sich die Frage noch einer *transportablen Toilettenhilfe,* da ihm nicht überall eine Ohnhänder-Toilette zur Verfügung steht. Man beobachtet hier, wie er gerade das Papier in die Klemm-Vorrichtung einspannt (Abb. 3).

Durch den langen Stab kann er sich selbständig säubern und anschließend das Papier in die Toilette werfen (Abb. 4).

Für dieses Mädchen mit angeborener Amelie beider Arme wurde am vorhandenen Fahrrad der Lenker gegen einen *Brustlenker* ausgetauscht (Abb. 5). Sie legt täglich einen Schulweg von 15 km zurück.

Im Unterricht benötigt sie einen niedrigen, leicht geneigten Tisch, da sie alles mit den Füßen macht. Seitdem sie in der Oberstufe ist, muß sie mehrmals am Tag den Klassenraum wechseln. *Schultertragebügel* unterhalb der Tischplatte ermöglichen es ihr, den Tisch in den jeweiligen Klassenraum selbst mitzunehmen (Abb. 6).

Hier sehen Sie ein *Kommunikationsgerät* der Firma Canon, das wir für einen sprachbehinderten Tetraspastiker verwandt haben. Es hat die Größe eines Taschenrechners und gibt einen beschriebenen Papierstreifen aus. Alle Tasten waren von dem Behinderten zu erreichen, nur der Ein- und Ausschalter seitlich am Gehäuse konnte nicht eingedrückt werden. Durch eine Umlenk-Taste, die auf einer geneigten Grundplatte befestigt wurde, ist dem Patienten nun die vollständige Bedienung des Gerätes möglich (Abb. 7).

Für doppelseitig beinamputierte Männer ist diese auseinandernehmbare *Urinier-Hilfe* entstanden (Abb. 8). Die Patienten tragen das Rohr unauffällig in der Tasche bei sich und können beim Urinieren auf der Toilette im Rollstuhl sitzen bleiben.

Manche Frauen mit Armbehinderungen möchten gerne Tampons benutzen. Der hier abgebildete *Tampon-Applikator* (Abb. 9) kann mit den Füßen auf den Toilettenrand geklemmt werden. Durch den Druck des eigenen Körpers gegen den verbreiterten Rand der aufgesteckten Hülse wird der Tampon eingeführt. Der Neigungswinkel läßt sich dabei individuell einstellen. Das Entfernen wird erleichtert, wenn am Ende des Rückholfadens ein kleiner Gummiring angeknotet ist. Dieser läßt sich zum Herausziehen des Tampons in den Haken seitlich an dem Gerät einhängen.

Für diesen doppelseitig Unterarm- und rechtsseitig Oberschenkelamputierten änderten wir eine handelsübliche *Schere mit Tischstütze* (Abb. 10). Sie erhielt einen Ring, in den der Patient beim Schneiden seinen Unterarm steckt, während er mit seiner Krukenbergzange am rechten Arm das Papier hält.

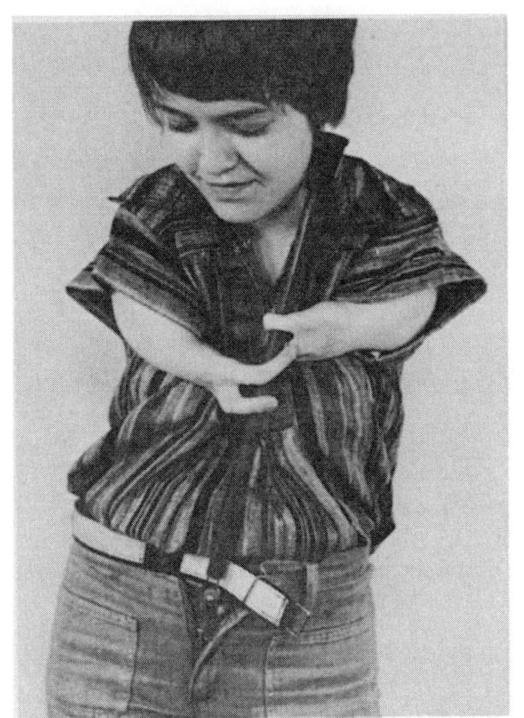

Abb. 1

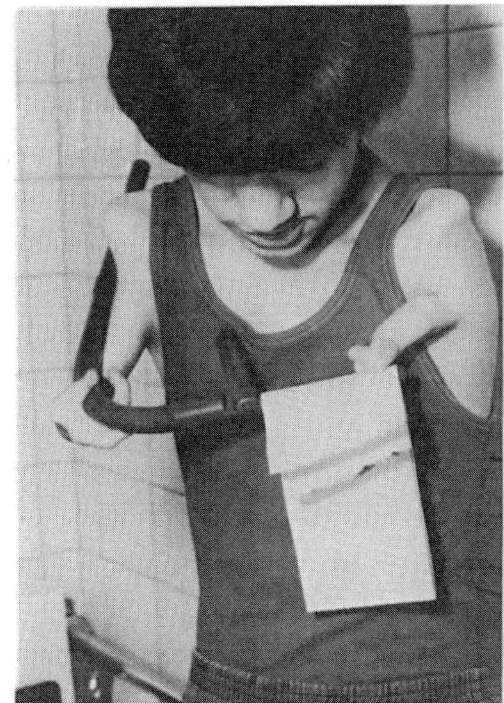

Abb. 3

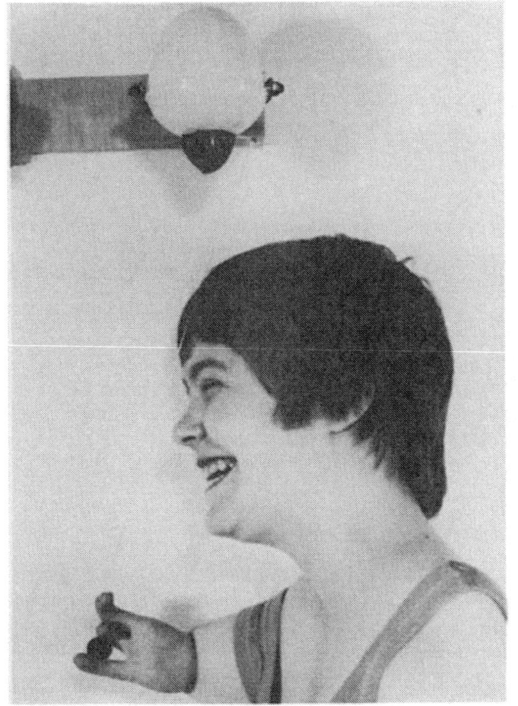

Abb. 2

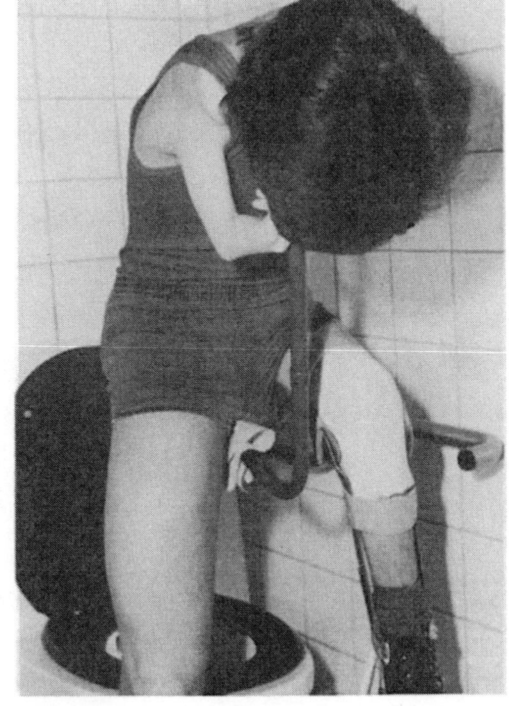

Abb. 4

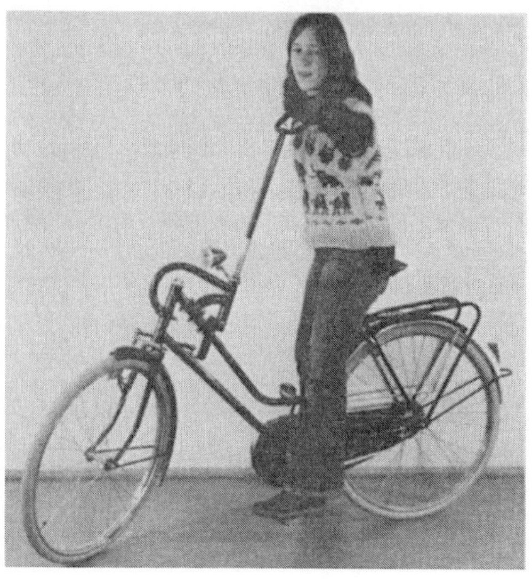

Abb. 5

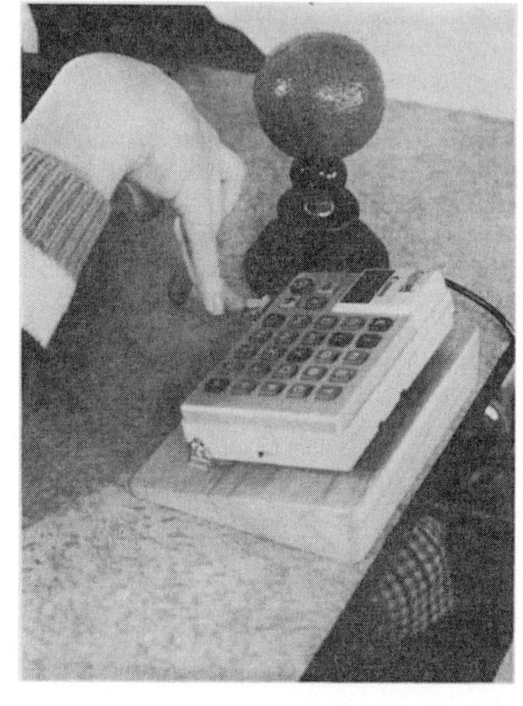

Abb. 7

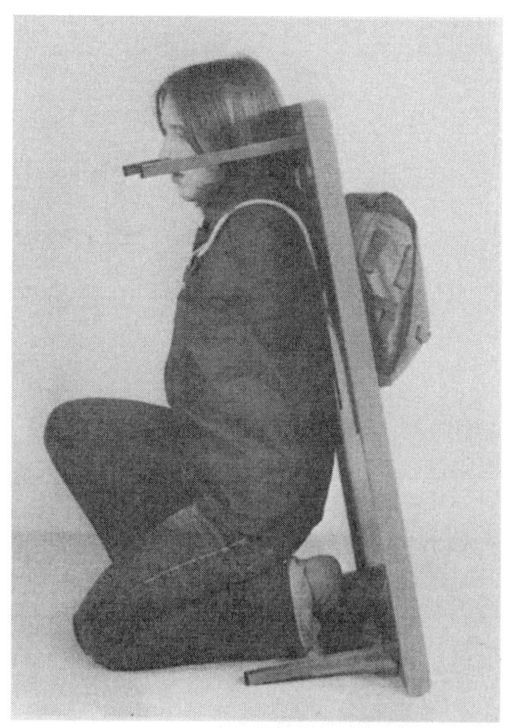

Abb. 6

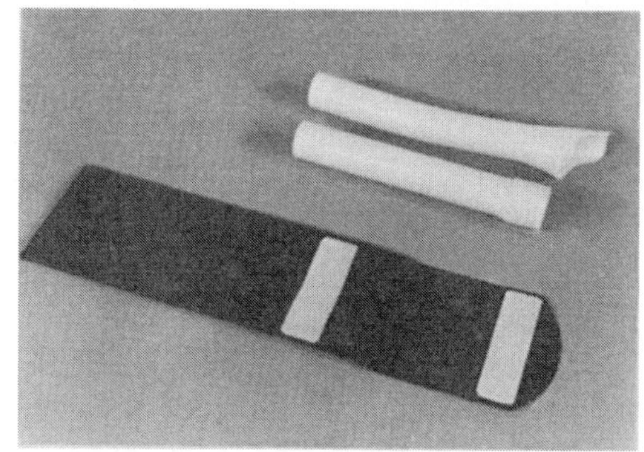

Abb. 8

Nach dem gleichen Prinzip adaptierte man eine Greifzange, mit der er Gegenstände aufnehmen kann, an die er sonst nicht heranreicht (Abb. 11).

Um beim Tischtennisspielen als Doppelarmamputierter Angaben ausführen zu können, fertigten wir nach der Idee des Patienten diesen *Ball-Löffel* an (Abb. 12).

Für das korrekte Anziehen seiner Kontaktschaft-Oberschenkelprothese erhielt dieser auf

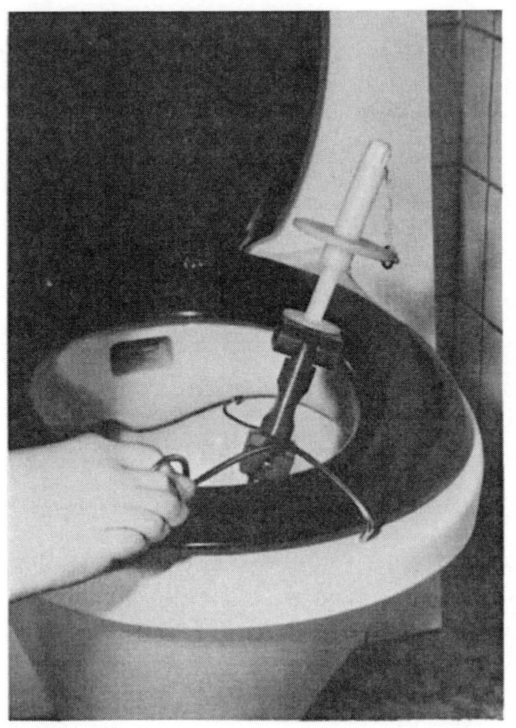

Abb. 9

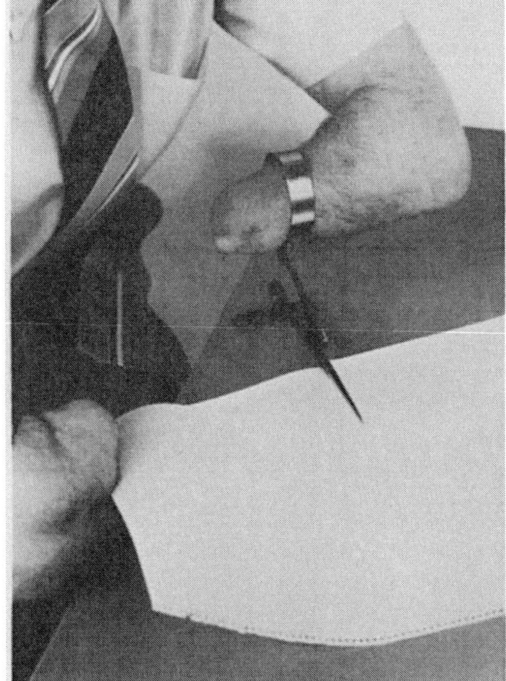

Abb. 10

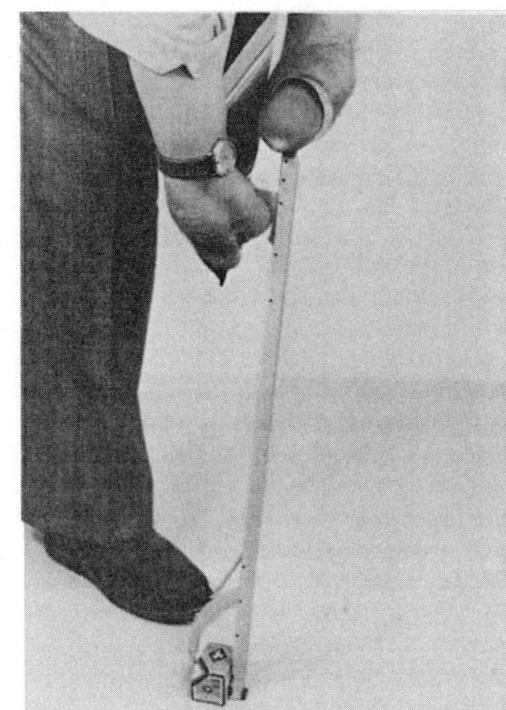

Abb. 11

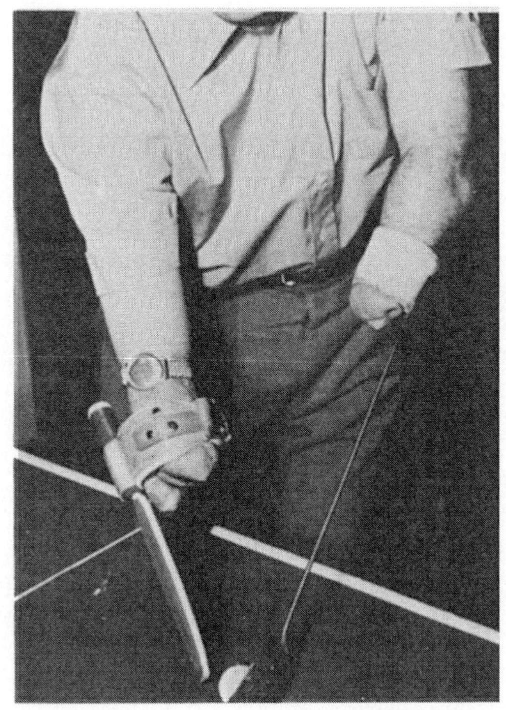

Abb. 12

der rechten Seiten oberarm- und oberschenkelamputierte junge Mann einen speziellen *Prothesen-Anziehstock* (Abb. 13). Der Umkehr-Trikotschlauch wird während des Einziehens in die Schotklemme am unteren Drittel des Stockes fixiert, um durch Druck mit der Hand auf den Stockgriff den Trikot aus dem Ventilloch herauszuziehen.

Damit beim mehrmaligen Nachziehen der Stock nicht herunterfällt, kann er ihn mit einem Bügel neben dem Stockgriff über die Armprothese hängen (Abb. 14).

Diese chondrodystrophische Patientin mit einem Querschnittssyndrom und Blaseninkontinenz konnte wegen der kurzen Arme nicht selbständig zur Toilette überwechseln und ihre Hose weder herauf- noch herunterziehen. Da sie unbedingt wieder selbständig sein wollte und ihre Weiterbeschäftigung an ihrer früheren Arbeitsstelle davon abhing, erhielt sie ein sog. *Umsteige-Karussell* (Abb. 15). Die Patientin zieht sich mit den Armen auf das Gerät und kann sich mit einem Rad zur Toilette herumdrehen.

Über zwei Rollenzüge führen Seile, an deren Enden Bandagenklemmen angebracht sind, die sie am Hosenbund befestigt. Durch Zug oder Loslassen der Seile kann die Hose über das Gesäß gezogen oder heruntergelassen werden (Abb. 16).

Das letzte Bild zeigt einen *schwenkbaren Strebe-Lifter* (Abb. 17), der für ein muskeldystrophisches Mädchen entwickelt wurde und sich inzwischen auch bei anderen Patienten gut bewährt hat. Die Eltern des Mädchens durften im Bad ihrer Mietwohnung keine Halterung für einen schwenkbaren Lifter anbringen lassen. Ein fahrbares Untergestell ließ sich jedoch auch nicht verwenden, da man nicht dicht genug an die Badewanne heranfahren konnte. Mit dem Strebe-Lifter, der an einem Mast mit Decken- und Bodenplatte im Raum verspannt wird, ist eine Lösung gefunden worden. Die Konstruktion ist sehr stabil, und der Lifter nimmt nur wenig Platz ein.

Diese Beispiele lassen erkennen, daß es auch für Behinderte mit orthopädischen Erkrankungen oft noch möglich ist, mit technischen Hilfen Ausfälle zu kompensieren und wieder unabhän-

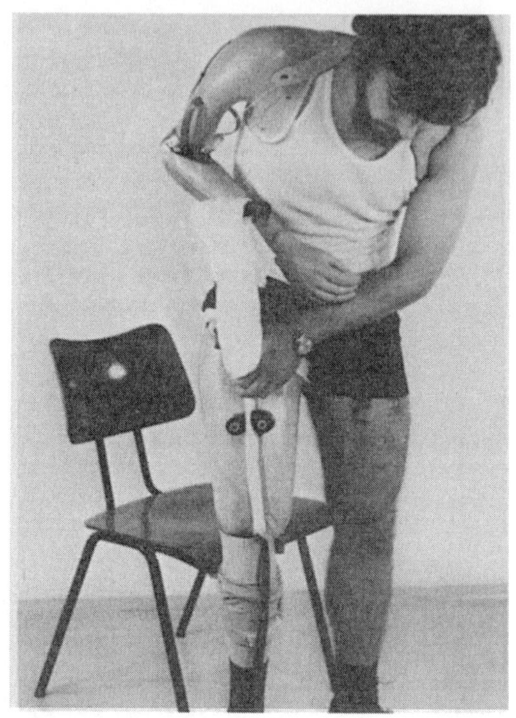

Abb. 13

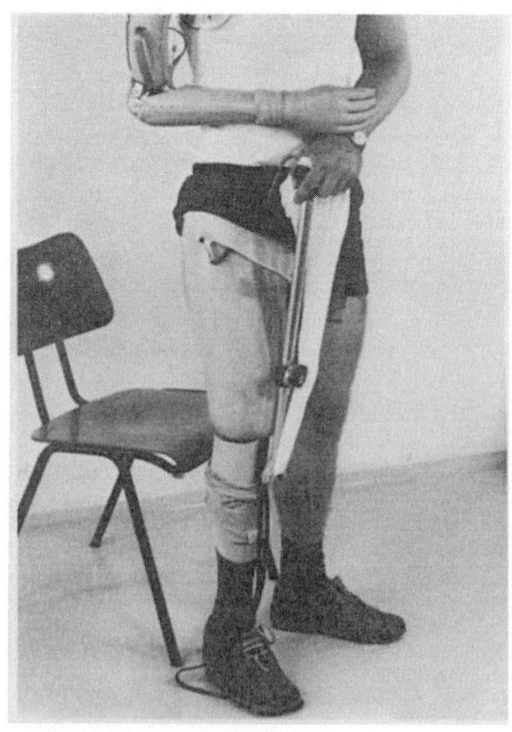

Abb. 14

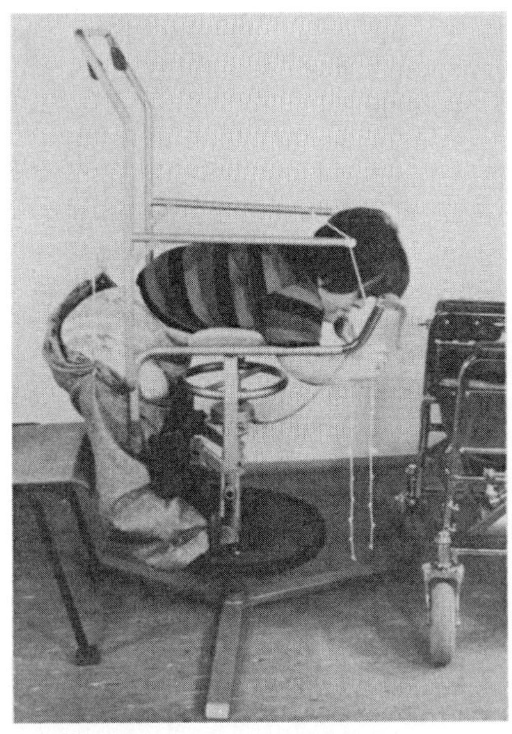

Abb. 15

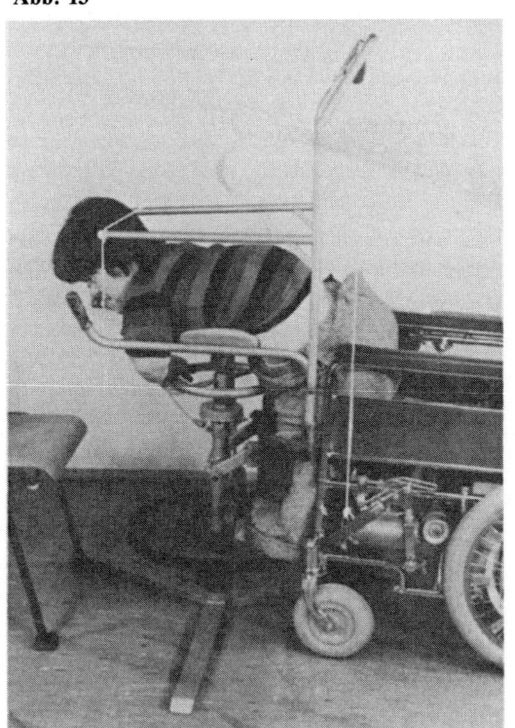

Abb. 16

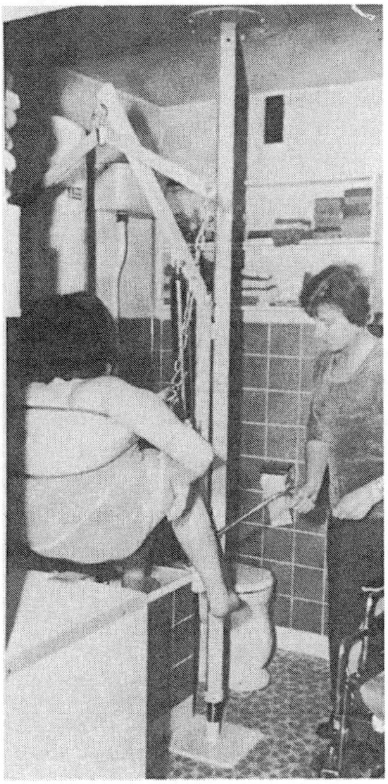

Abb. 17

gig von fremder Hilfe zu werden, oder den Angehörigen die Pflege zu erleichtern.

In Absprache mit dem Patienten und seinen Verwandten sowie mit den anderen Fachbereichen (Arzt, Orthopädiemechaniker, Krankengymnasten, Pflegepersonal, Psychologe und Sozialarbeiter) versucht der Beschäftigungstherapeut, die individuellen Probleme des jeweiligen Patienten herauszufinden und zu lösen.

Diskussionsverlauf

Prof. Dr. Günter Jentschura, Mannheim

Die vier Referate haben den Diskussionsteilnehmern eine gute Grundlage gegeben. Zu Beginn der Diskussion wurde seitens des Leiters von Symposium 9 darauf hingewiesen, daß sich die Aussprache nur auf solche Probleme beziehen könne, die Behinderte mit echt orthopädischen Erkrankungen beträfe. Nicht zur Diskussion stand die Rehabilitation von Rheumatikern, von Behinderten mit Schädigungen des Rückenmarkes, mit Dysmelie, mit unfallbedingten Schäden des Stütz- und Bewegungssystems sowie mit infantiler Zerebralparese. Damit erfolgte eine straffe Konzentration auf die Problematik der Rehabilitation von Patienten mit Behinderungen des orthopädischen Krankheitsgebietes.

Zunächst stand die Verkürzung der Liegezeit in Orthopädischen Kliniken zur Debatte, an der sich besonders die ärztlichen Teilnehmer und Berufsberater beteiligten. Als Ursache dieser Verkürzung wurde die Verlegung der Langlieger in Spezialkliniken und die zunehmende Zahl Orthopädischer Kliniken genannt. Eine lebhafte Diskussion folgte über die Aufgaben von *Arbeitsmedizinern* an Kliniken. Dabei waren alle Teilnehmer, sowohl Reha-Sachbearbeiter und Sozialarbeiter als auch die teilnehmenden Ärzte einhellig der Meinung, daß an größeren Kliniken planmäßige Stellen für Arbeitsmediziner geschaffen werden müssen. Das Problem bilden immer die kleineren Kliniken, an denen die Einrichtung einer arbeitsmedizinischen Abteilung aus wirtschaftlichen Gründen nicht vertretbar ist. Hier wurde besonders von den anwesenden Reha-Sachbearbeitern darauf hingewiesen, daß Sozialarbeiter oder Reha-Sachbearbeiter auf jeden Fall persönlich an die Kliniken gebunden sein müssen, wobei ohne weiteres von einem dieser Mitarbeiter mehrere Kliniken versorgt werden können. Entscheidend dafür ist der Grundgedanke, daß auch an Kliniken eine Anlaufstelle vorhanden ist, wo alle Fragen und Maßnahmen der notwendigen Rehabilitation von Patienten sofort besprochen und eingeleitet werden können. Die Vertreter der Krankenkassen bemerkten dazu, daß Klinikärzten immer noch der Weg zur Verfügung stünde, eine entsprechende Meldung direkt an die zuständigen Krankenkassen zu leiten. Die Klinikärzte müßten darüber informiert werden, daß sie genauso wie niedergelassene Ärzte verpflichtet sind, die zuständige Krankenkasse rechtzeitig und umgehend zu unterrichten, falls Reha-Maßnahmen notwendig werden. Die Diskussionsteilnehmer waren sich darüber einig, daß klinikgebundene Reha-Berater, wie sie beispielsweise bei Herrn Rossak in Langensteinbach zur Verfügung stehen, z. Zt. noch eine Ausnahmesituation darstellen. Dabei wurde auf die Sonderstellung der Rehabilitationskliniken verwiesen.

Zum derzeitigen Stand der *Gesetzgebung* waren sich die Diskussionsteilnehmer einig, daß die seit 1968 in Kraft getretenen Gesetze bereits einen guten Fortschritt für den zügigen Verlauf der Rehabilitation darstellen. Es ist hervorzuheben, daß alle Teilnehmer, gleich welcher Berufssparte sie angehören, die Auffassung vertraten, daß der Einbau einer Meldepflicht für berufsfördernde oder Umschulungsmaßnahmen in die gesetzlichen Vorschriften erfolgen muß. Allerdings wurde in gleicher Einhelligkeit darauf hingewiesen, daß derartige Meldungen lediglich die Notwendigkeit der berufsfördernden oder Umschulungsmaßnahmen enthalten müßten, so daß auf jeden Fall zum Schutz der Persönlichkeit keine Diagnose genannt werden dürfe. Dies sei dann die spätere Aufgabe zwischen dem Reha-Berater und dem Patienten selbst.

Unter Bezugnahme gerade auf den Vortrag von Herrn Rossak erfolgte dann eine ausgiebige Diskussion über die Frage der medizinischen Entwicklung und deren Bedeutung für die Rehabilitation. Durch die Entwicklung der Endoprothesen für Gelenkerkrankungen ist es heute möglich, vielen Patienten den Einstieg am alten Arbeitsplatz wieder zu ermöglichen, ohne daß Umschulungsmaßnahmen erforderlich sind. Zweifelsohne, dies wurde von den anwesenden Ärzten betont, ist hierbei der berufliche Einsatz entscheidend. Trotz guter funktioneller Ergebnisse wird es immer Berufe geben, in denen Patienten mit Endoprothesen nicht mehr einsetzbar sind, und dann auch bei ihnen Reha-Maßnahmen notwendig werden.

Eine sehr lebhafte Aussprache betraf die Verordnung von *kleinen Hilfsmitteln*. Hier waren es vornehmlich die Beschäftigungstherapeuten und auch Sozialarbeiter, die sich neben den Ärzten engagiert dafür einsetzten, daß gerade kleinere Hilfsmittel, die aber die Rehabilitation der Patienten wesentlich erleichtern, von den Kassen in Zukunft pflichtgemäß übernommen werden müssen. Es stoße häufig schon auf Schwierigkeiten, einen verdickten oder besonders geformten Löffelgriff genehmigt zu bekommen, wobei Berufsgenossenschaften und Sozialversicherungsträger hierin eine konträr-positive Haltung einnähmen. Allen Diskussionsteilnehmern war das Verhalten der Kostenträger unverständlich, weil hiermit durch kleine Beiträge wesentliche Hilfen geschaffen werden können. Ganz allgemein wurde gefordert, daß sich die Rechtsprechung praktischer orientieren müsse. Die technische Entwicklung großer Hilfsmittel hat den Rehabilitanden wesentliche Erleichterung geschaffen durch die Entwicklung neuer Materialien, wobei seitens der Reha-Berater besonders auf die Entwicklung der Sensoren und Elektronik mit ihrem Einbau in Geräte hingewiesen wurde.

Einen großen Raum nahm dann die Diskussion über die *Früherkennung* und Frühdiagnose von Erkrankungen des Stütz- und Bewegungssystems ein, über die rechtzeitig der Weg gefunden werden kann, Rehabilitationsmaßnahmen überhaupt zu verhindern. Von den ärztlichen Teilnehmern wurde besonders auf die Vorsorgeuntersuchung Neugeborener hingewiesen, die ganz allgemein am Beispiel der Hüftdysplasie sehr positive Ergebnisse gebracht hat. Trotzdem wurden nicht unerhebliche Mängel beanstandet, daß eben noch, wiederum am Beispiel der Hüftdysplasien, derartige Befunde zu häufig übersehen werden.

Die anwesenden Orthopäden forderten ihre pflichtgemäße Einschaltung in die Vorsorgeuntersuchung. Dabei kam auch zur Sprache, daß die Zwischenuntersuchungen im Alter von 3 Jahren von den Eltern nicht in ausreichendem Maße wahrgenommen werden. Hierzu bedarf es einer größeren Aufklärungskampagne nicht nur der Eltern, sondern auch der Ärzte, die an den Vorsorgeuntersuchungen selbst teilnehmen, damit diese die Eltern auf die Notwendigkeit dieser späteren Vorsorgeuntersuchungen besonders hinweisen. Dies trifft vornehmlich für Kinder mit Wirbelsäulenschäden zu, die sich in diesem Alter häufig erstmals erkennen lassen und bei frühzeitiger Behandlung ausgeheilt werden können. Die Einstellungsuntersuchung beim Schuleintritt reiche nicht aus.

Damit kam die Haltungserziehung an den Schulen im Rahmen des Schulsports zur Sprache. Seitens der Sportlehrer wurde eindringlich auf die Notwendigkeit einer derartigen Erziehung hingewiesen. Von ärztlicher Seite wurde dagegen eingewandt, daß das sog. Schulsonderturnen für die Kinder keinen Vorteil bringe. Gerade der Diskussionsleiter hat sich seit Jahren mit dieser Frage beschäftigt und auf die einschlägige Literatur in den orthopädischen Zeitschriften hingewiesen. Erfahrungsgemäß macht schon die Auswahl der Kinder große Schwierigkeiten und darüber hinaus bringt das Schulsonderturnen eher eine Mehrbelastung, auch für das Stütz- und Bewegungssystem der betroffenen Kinder, als eine Förderung. Nach wie vor ist die Notwendigkeit gegeben, den Schulsport vernünftiger in den Schulalltag zu integrieren. Nur wenn es gelingt, die tägliche Sportstunde einzubauen und zwar nicht zu Beginn oder am Ende des Schulalltages, wird der Schulsport seiner Aufgabe gerecht werden können.

Durch Herrn Prof. RIEDER wurde dann die Frage der *Gruppensporttherapie* an Kliniken angeschnitten. Er stellte heraus, daß der Behindertensport durchaus geeignet sei, erreichte körperliche Fähigkeiten auch zu erhalten. Dazu wäre allerdings nötig, daß der Gruppensport an den Kliniken institutionalisiert, d. h. ein Bewegungsfachmann für Behindertensport planmäßig in den Kliniken eingesetzt wird. Es bedarf dazu jedoch der besonderen Ausbildung eines Bewegungsfachmannes für Behindertensport, die z. Zt. in Deutschland beispielsweise in Heidelberg, Köln, Dortmund und auch anderen Plätzen erfolgen könne. Der Bewegungsfachmann fände seine Aufgabe nicht nur an Kliniken, sondern gleichzeitig als Übungsleiter bei Sportvereinen. Das Wesen sei doch, einmal erreichte körperliche Fitness nicht wieder zu verlieren, und es sei die Aufgabe des Bewegungsfachmannes, die Patienten so zu engagieren und zu motivieren, daß sie auch im Anschluß an ihren Klinikaufenthalt weiter regelmäßig am Behindertensport teilnehmen. Seitens der Reha-Sachbearbeiter wurde gefragt, warum dieser Versehrtensport eigentlich nur regelmäßig von bestimmten Gruppen, z. B. Querschnittgelähmten oder Amputierten, wahrgenommen würde. Diese Frage blieb letztlich unbeantwortet, jedoch kam aus der Diskussion der Gedanke zum tragen, daß sich auch die Sportvereine bisher noch nicht genügend um Behinderte kümmern.

Zur Situation im Berufsleben und auf dem allgemeinen Arbeitsmarkt erhitzte sich die Aussprache am Jugendarbeitsschutzgesetz. Das Jugendarbeitsschutzgesetz wurde von allen Gruppen als nicht ausreichend angesehen, weil die Untersuchungen in zu kurzer Frist vor der Schulentlassung vorgenommen werden. Durch die allgemeine Jugendarbeitslosigkeit sei die Situation auf dem Arbeitsmarkt sehr angespannt, und viele Jugendliche hätten bereits Lehrverträge abgeschlossen, ehe die Untersuchung zum Jugendarbeitschutzgesetz erfolgt wäre. Von ärztlicher Seite wurde darauf hingewiesen, daß die Untersuchungstermine 2 Jahre vor der Schulentlassung liegen müßten, um zum Tragen zu kommen. Der Jugendliche bzw. seine Eltern würden sich häufig den Empfehlungen nicht anschließen, sei es aus mangelnder Einsicht, sei es aus der gerade gegebenen Möglichkeit, einen Lehrplatz gefunden zu haben. Irgendwelche nachteiligen Folgen aus diesem unvernünftigen Handeln würden keinem Beteiligten drohen.

Zur Frage der interdisziplinären Zusammenarbeit kamen alle Teilnehmer zu der Auffassung, daß diese gesetzlich nicht zu regeln sei. Es gäbe zwar juristisch ausreichend Möglichkeiten, die Schwierigkeit bliebe jedoch die praktische Durchführung, die immer von den einzelnen Beteiligten abhinge.

Empfehlungen

Prof. Dr. Günter Jentschura, Mannheim

A1

Gegenüber 1968 ist eine Zunahme der Zahl der Kliniken für orthopädisch Kranke zu verzeichnen, wenn auch nicht alle optimal umfassend eingerichtet sind. Die Liegezeit der Patienten hat sich verkürzt, und die Wartezeiten konnten reduziert werden.

Zu fordern ist die Einstellung voll ausgebildeter Arbeitsmediziner an größeren Kliniken. Kleinere Kliniken sollten verpflichtet werden, erforderliche Rehabilitationsmaßnahmen gemäß § 368s RVO direkt an die zuständige Krankenkasse zu melden.

Reha-Sachbearbeiter oder Sozialarbeiter sollten an die Klinik gebunden sein und in ausreichender Zahl zur Verfügung stehen, damit eine sorgfältige und lückenlose Beratung der Patienten im Team ermöglicht wird.

A2
Die seit 1968 erlassenen Gesetze stellen einen guten Fortschritt dar. Notwendig ist jedoch der Einbau einer Meldepflicht für berufsfördernde oder Umschulungsmaßnahmen, wobei auf Angabe der Diagnose auf jeden Fall verzichtet werden soll. Die medizinische Entwicklung in den letzten 10 Jahren hat sowohl auf konservativem als auch operativem Gebiet erhebliche Fortschritte gemacht, so daß rein zahlenmäßig notwendige Rehabilitationsmaßnahmen geringer geworden sind. Die technische Entwicklung erleichtert durch erheblich leichtere Bedienung elektronisch gesteuerter Geräte notwendige Reha-Maßnahmen. Durch die Entwicklung neuer Materialien für Orthesen und Prothesen ergeben sich für die Patienten nicht nur bessere und leichtere Anwendungen, sondern zugleich auch kosmetische Verbesserungen. Dringend nötig ist eine gesetzliche Änderung für die Verordnung von kleinen Hilfsmitteln, die von den Kostenträgern bis heute mit Ausnahme der Berufsgenossenschaften und Sozialversicherungsträger nur selten übernommen werden.

A3
Ein wesentlicher Fortschritt zur Frühdiagnose ist durch die Vorsorgeuntersuchung Neugeborener erzielt worden (s. Hüftdysplasie). Trotzdem werden immer noch zahlreiche Kinder mit Dysplasien der Hüften usw. übersehen, so daß die obligatorische Einschaltung des Orthopäden gefordert werden muß, und zwar spätestens bei U 4. Dringend erforderlich ist weiter die Wahrnehmung der Zwischenuntersuchungen im Alter von 3 Jahren.

Nach wie vor ist eine bessere Organisation der Möglichkeiten des Schulsports notwendig, d. h. seine praktische Durchsetzung.

Im Sinne der Förderung des Behindertensports, der durchaus geeignet ist, erreichte körperliche Fähigkeiten auch zu erhalten, ist eine in den Kliniken beginnende Gruppensporttherapie einzuleiten. Dazu bedarf es der Institutionalisierung eines Bewegungsfachmannes für Behindertensport in der Klinik und als Übungsleiter beim Sportverein.

A4
Die Untersuchungen nach dem Jugendarbeitsschutzgesetz sollen *zwei Jahre* vor der Schulentlassung erfolgen und nicht erst 9 Monate vorher. Nur bei *rechtzeitiger* Untersuchung kann die Berufsfindung wirklich ärztlich mitgeleitet werden. Durch die allgemeine Arbeitsmarktlage werden Lehrverträge meistens sehr frühzeitig abgeschlossen, so daß schwerwiegende Untersuchungsbefunde nicht mehr zum Tragen kommen. Gerade unter dem Gesichtspunkt des Dauerarbeitsplatzes ist eine sehr frühe ärztliche und, falls notwendig, fachärztliche Beratung angezeigt, damit frühzeitige oder vorzeitige Berufswechsel wegen Erkrankung des Stütz- und Bewegungssystems von vornherein vermieden werden.

10. Symposium Die Rehabilitation des onkologisch Kranken

Vorsitzender: Prof. Dr. med. R. Gross, Köln

Als Mitwirkende in der Symposiumsleitung:
Priv. Doz. Dr. med. D. Bokelmann, Heidelberg
Dr. med. R. Dierkesmann, Karlsbad
Frau M. Hahn, Mainz
Dr. med. W. Heyde, Hamburg
Prof. Dr. W. Jacob, Heidelberg

R. Gross: Nachsorge und Rehabilitation von Tumorkranken – Allgemeine Aspekte, S. 333

Aus dem Inhalt: Fortschritte der Onkologie – Die derzeitige Grundsituation der verschiedenen Therapieformen – Tage der Arbeitsunfähigkeit und Sterblichkeitsziffer – Voraussetzungen und Inhalt der Nachsorge – Die Zusammenarbeit zwischen den Tumorzentren und den Hausärzten – Rehabilitation als Beseitigung der Folgezustände und als seeliche Führung des Kranken – Das Gespräch unter Leidensgenossen – Die Wiedereingliederung

D. Bokelmann: Integrierte Nachsorge bei Krebspatienten, S. 339

Aus dem Inhalt: Zweithäufigste Todesursache – Jährliche Neuerkrankungszahl – Veränderungen der Häufigkeitsverteilung – Krebstherapie nur durch interdisziplinäres Vorgehen – Die onkologischen Arbeitskreise – Die Erarbeitung von Therapierichtlinien – Die Dokumentation – Direkte und indirekte Tumorfolgen – Individuelle Kranheitsverläufe – Ein Bündel von Maßnahmen zur Wiederanpassung – Ggf. neue Wege der Zusammenarbeit

W. Jacob: Psychosoziale Nachsorge und Rehabilitation bei onkologisch Kranken, S. 342

Aus dem Inhalt: Die einzelnen psychosozialen Maßnahmen – Die Nachsorge-Dokumentation – Rechtzeitige Prüfung der Notwendigkeit beruflicher Maßnahmen – Nahtlose Rehabilitation eine conditio sine qua non – Die verschiedenen beruflichen Rehabilitationsmaßnahmen – Ärztliche Aufsicht und Steuerung der Nachsorgemaßnahmen

R. Dierkesmann: Praktische Aspekte, S. 344

Aus dem Inhalt: Konsequenzen aus einem Fehlverständnis – Nicht heimtückischer als andere chronische Erkrankungen – Breites Spektrum der onkologischen Erkrankungen – Tod kein turmorspezifisches Phänomen – Ausdrucksformen der Fehlinformation – Rehabilitation kein zeitliches Phasengeschehen – Die Möglichkeiten der Rehabilitation – Die Kompensation der Kommunikationsprobleme – Ergebnisse noch nicht zu quantifizieren – Aus den bisherigen Erfahrungen sich ableitende Forderungen – Der Behinderte als Partner der Professionellen fehlt auch bei diesem Kongreß

M. Hahn: Aus der Sicht der Sozialarbeit, S. 347

Aus dem Inhalt: Rehabilitationsbegriff und soziokultureller Hintergrund – Kennzeichen des seelich-sozialen Lernprozesses – Vorzeitig „abgeschrieben" und vorschnell berentet – Altersspezifische Aspekte – Geschlechtspezifische Unterschiede – Statusspezifische Auswirkungen – Ansatzpunkte verbesserter beruflicher Rehabilitation – Die Rolle des Sozialarbeiters in Krankenhaus und Beratungsdienst

F. O. Gruber: Diskussionsbemerkung, S. 351

R. Gross und D. Bokelmann: Empfehlungen, S. 351

Nachsorge und Rehabilitation von Tumorkranken – Allgemeine Aspekte

Prof. Dr. med. Rudolf Gross, Direktor der Mediz.-Univ.-Klinik Köln

Mit vollem Recht hat die Kongreßleitung verlangt, den Stand von 1978 kritisch mit den *Ergebnissen von 1968* (SCHOLZ, 1969) zu vergleichen. Dieser Vergleich zeigt für die Onkologie einen gewaltigen Fortschritt, wenn auch die Probleme zugleich mit der Intensivierung der Behandlung und Rehabilitation von Krebskranken gewachsen sind. Bezeichnenderweise kennen der Kongreß von 1968 und der Bericht von 1969 die Rehabilitation des Tumorkranken als eines von damals 24 wissenschaftlichen Symposien überhaupt nicht! Die Onkologie ist vielmehr eingebettet in die Rehabilitation nach chirurgischen Eingriffen, die eigentliche Rehabilitation von Krebspatienten nur ein von Herrn Kollegen OTT (1969) behandelter Abschnitt der Chirurgie.

Dabei bin ich mir gerade als Internist darüber klar, daß die Rehabilitation im engeren Sinn, d. h. die Eingliederung des Genesenen in das Berufsleben und in die gewohnte Gesellschaft, weiterhin eine bevorzugte Angelegenheit der *operativen Fächer* ist und auf absehbare Zeit bleiben wird. Rehabilitation im engeren Sinn setzt zunächst einmal voraus, daß der Erkrankte von seinem Leiden definitiv oder wenigstens langfristig geheilt wurde. Gerade dies ist für die meisten Tumorkranken derzeit nur durch die radikale Entfernung eines Tumors im Gesunden bei Abwesenheit von Nah- und Fernmetastasen möglich. Demgegenüber hat die *Strahlentherapie* nur bei einigen Tumoren gleichwertige Ergebnisse aufzuweisen, etwa beim Kehlkopf- oder beim Prostatakarzinom. Die *Chemotherapie* kann als Behandlung von metastasierten Tumoren z. Zt. nur bei wenigen Neoplasien, etwa dem Chorion-Karzinom der Frau oder den kindlichen, in Einzelfällen auch den Erwachsenen-Leukosen, mit definitiven Heilungen auch langfristig über die Behandlung hinaus aufwarten. In den meisten Fällen ist sie lebensverlängernd, und dies mit oder ohne Erhaltung der früheren Arbeitsfähigkeit. Der Chemotherapie mit ihrer z. Zt. unvermeidlichen Immunsuppression wäre an die Seite zu stellen die fast entgegengesetzt wirkende Steigerung der körpereigenen Abwehrkräfte, die *Immunstimulation*. Dazu liegen bisher nur wenige abgeschlossene Ergebnisse von Phase-II- und Phase-III-Studien, also prospektiver vergleichender Untersuchungen nach dem Prinzip der zufälligen Zuteilung vor.

So ist man gerade bei der Immuntherapie nicht sicher, welche Zahl von Tumorzellen durch körpereigene Abwehr noch beherrscht werden kann, wann es zu einem Durchschlüpfen durch die körpereigene Abwehr („sneaking through") oder gar zu einem verstärkten Tumorwachstum („enhancement") kommt. Demgemäß haben sich die Meinungen in den letzten 20 Jahren von den umstrittenen Sicherheitskuren bis zu der neuerdings wieder aus den USA mit der üblichen neuen Bezeichnung „adjuvant chemotherapy" importierten zusätzlichen Chemotherapie mehrfach gewandelt (z. B. GROSS, 1971). Im Lichte dieser derzeitigen Grundsituation müssen auch die Bemühungen um eine Rehabilitation des Tumorkranken gesehen werden.

Bevor wir uns einigen besonderen Aspekten der Rehabilitation zuwenden, sollten wir zuerst anhand der amtlichen Zahlen über das Gesundheitswesen der Bundesrepublik die sozialmedizinische Bedeutung der bösartigen Erkrankungen erkennen (BMFJG, 1974). Einen relativ geringen Anteil machen sie nach einer Erhebung bei 359 Ortskrankenkassen mit rd. 90% Pflichtmitgliedern an den *Tagen der Arbeitsunfähigkeit* aus (Abb. 1 und 2): insgesamt rd. 1,3% bei den Männern, rd. 3,6% bei den Frauen. Das ist verständlich, da die meisten Fälle der heute manchmal so schnell attestierten Arbeitsunfähigkeit nicht durch lebensbedrohliche Erkrankungen

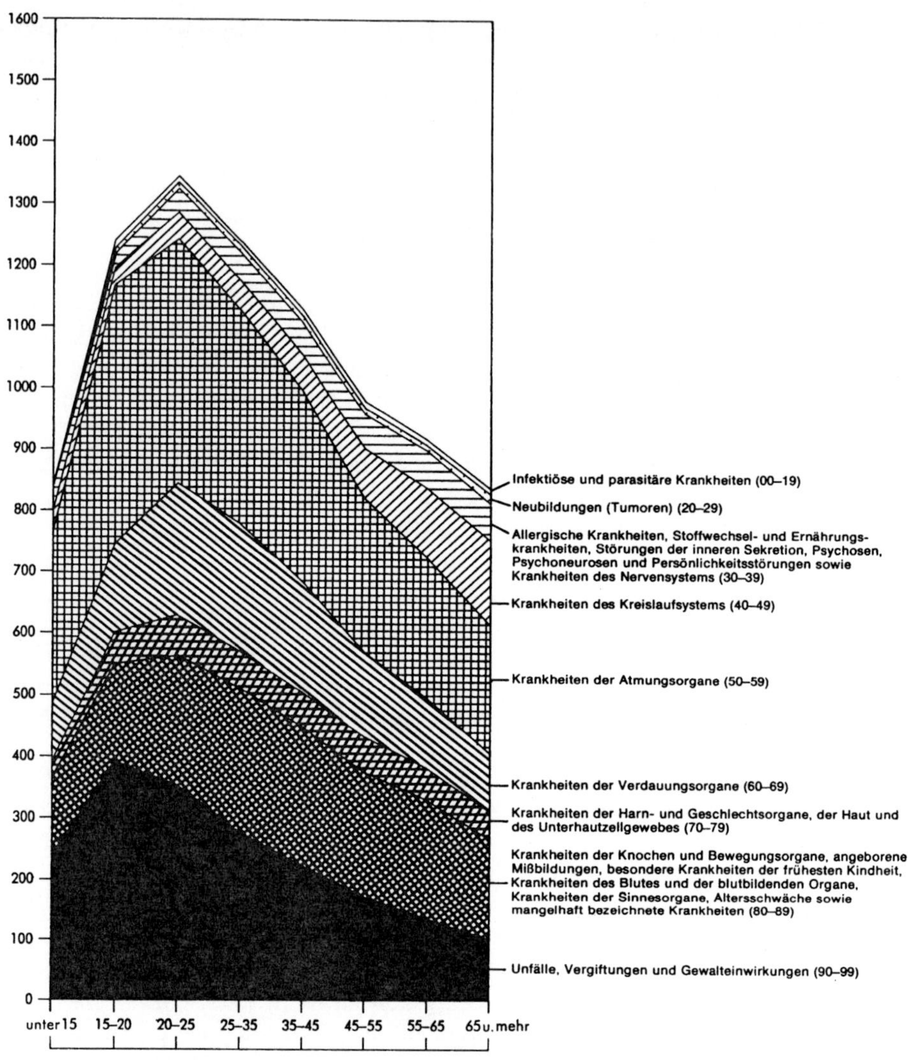

Abb. 1. Arbeitsunfähigkeitsgefälle je 1000 Mitglieder nach Altersgruppen 1971 (männlich)

verursacht werden. Ganz anderes sieht die Sache bei den *Sterbeziffern* aus, die ich hier ebenfalls nach Band 5/1974 über das Gesundheitswesen der Bundesrepublik als standardisierte Mortalität, also bezogen auf die Altersgliederung der Bevölkerung, wiedergebe. Dabei ist zu berücksichtigen:

1. daß bei einer rd. 2700 Todesursachen umfassenden Statistik die Angaben auf den Sterbebescheinigungen mit zunehmendem Alter unzuverlässiger werden, wie etwa an den Diagnosen „Altersschwäche“, „Herzversagen“, „Kreislaufversagen“ u. ä. zu erkennen ist;
2. daß mit zunehmendem Alter die Multimorbidität zunimmt und nicht oder nur schwer erfaßt wird;
3. daß mit zunehmendem Alter auch die Unterscheidung von ursächlich den Tod herbeiführenden Krankheiten und unmittelbaren Todesursachen relativiert wird.

Betrachten wir unter diesen Gesichtspunkten die Todesursachen durch die bösartigen Erkrankun-

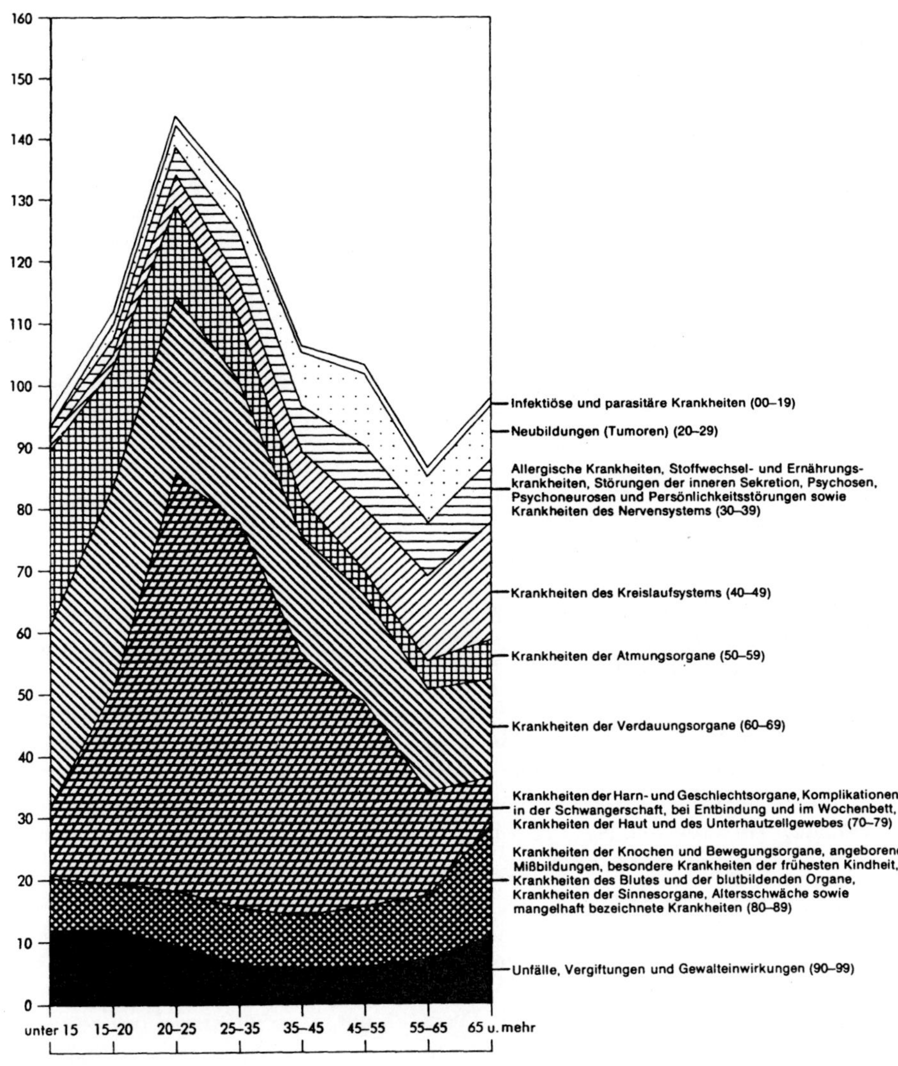

Abb. 2. Krankenhausfälle je 1000 Mitglieder nach Altersgruppen 1971 (weiblich)

gen gegenüber einigen anderen standardisierten Todesursachen (Abb. 3), so machen sie für 1969–1971 im Durchschnitt 19,2% bei den Männern und 19,7% bei den Frauen aus. Wie den Kurven ferner zu entnehmen ist, hat sich bei den großen Todesursachen wie Erkrankungen des Herzens, des Gehirns, Tumoren und Unfällen in der Zeit zwischen 1962 und 1972 wenig verändert.

Interessanter ist eine andere Kurve, die ich einer amerikanischen Statistik (MÜLLER, 1971) entnommen habe. Während die zusammen an der Spitze liegenden Gefäßerkrankungen des Herzens und des Gehirns vorzugsweise die älteren Menschen betreffen, mit allen vorher gemachten Einschränkungen, sind die bösartigen Erkrankungen im Kindes- und Jugendalter die zweithäufigste (nach den Unfällen), im mittleren Alter die häufigste Todesursache (Abb. 4). Gerade das muß unsere Anstrengungen intensivieren im Hinblick auf die Frühdiagnose, die eigentliche Behandlung, die Nachsorge, die Rehabilitation.

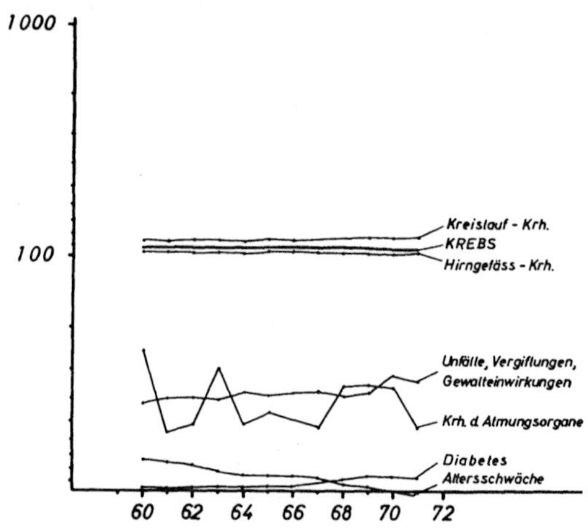

Abb. 3. Standardisierte Sterbeziffern der BRD. (Nach Gesundheitswesen, Bd. 5, 1974)

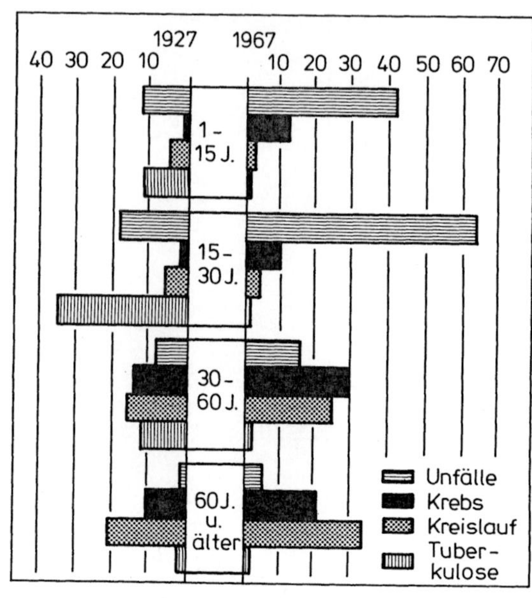

Abb. 4. Die vier wichtigsten Todesursachen in vier verschiedenen Altersklassen 1927 und 1967

Nachsorge und Rehabilitation sind eng miteinander verbunden, aber m. E. begrifflich möglichst zu trennen (Tabelle 1).

Nachsorge beinhaltet die Fortführung einer Primärtherapie als Sicherheits- oder Reinduktionskurven, die Behandlung von Früh- und Spätfolgen solcher Maßnahmen, die Erkennung und Behandlung von Rezidiven. Nachsorge geht also letztlich von den Voraussetzungen aus:

1. daß Rezidive vorhanden oder zu erwarten sind;
2. daß sie in frühen Stadien erkannt und behandelt werden müssen;
3. daß die Folgen des Tumorleidens als solches oder der notwendigen Behandlung beseitigt werden sollen.

Gerade bei der Nachsorge ist die Zusammenarbeit zwischen den multidisziplinären Tumorzentren oder onkologischen Arbeitskreisen, die heute schon wegen der aufwendigen Technik das Gros der Patienten behandeln dürften, und den Hausärzten unerläßlich. Sie ist aber trotz beiderseitigem guten Willen zur Zeit noch überwiegend mangelhaft. Wenn z. B. ISLIKER (1978) in Bonn zu der deprimierenden Feststellung kam, daß 75% der Patienten ihren Hausarzt nur sehen, um sich den Überweisungsschein für die onkologische Ambulanz einer Klinik abzuholen, so ist das ein erschreckendes Zeichen nicht optimaler

Tabelle 1

Onkologische Nachsorge	⇆ Rehabilitation
Verhinderung von Folgen der Primärtherapie	Somatisch-funktionell
Behandlung von Spätfolgen	Psychologisch
Erkennung und Behandlung von Rezidiven	Soziale Betreuung u. Hilfen
Sicherheitskuren (Reinduktion)	Kontakte und Beratung durch Geheilte
Unspezifische oder spezifische Steigerung der Resistenz	Wiedereingliederung in das Berufsleben

Kooperation. Die von den Patienten angegebenen Ursachen: angeblich mangelnde Erfahrung der niedergelassenen Ärzte – zu lange Wartezeiten – zu kurze Behandlungen u. ä., müssen und können m. E. beseitigt werden. Dabei liegt ein Teil der Schuld auch an den klinischen Onkologen, die es an ausreichender Information der Hausärzte, an der Motivierung der Kranken usw. fehlen lassen. In meiner Sicht – und soweit ich sehe bei unserem Kölner Tumorzentrum – besteht die Nachsorge aus dem regelmäßigen Besuch beim Hausarzt und den je nach Situation vorgeschlagenen Vorstellungen in der Tumorambulanz der Kliniken. Auch kann jeder Facharzt oder praktische Arzt mit seinem Patienten die konsiliarische Sprechstunde der Tumorambulanz aufsuchen.

Schon der Begriff und Inhalt der Nachsorge ist zur Zeit keineswegs einheitlich, wie eine Umfrage von Dr. FÜLLENBACH (1978, persönliche Mitteilung) von der Fa. Montedison bei 51 sachverständigen deutschen, schweizerischen und österreichischen Onkologen, mit 32 Antworten ergab. Wenn man die Fachliteratur einsieht, so zeigt sich, daß in vielen Fällen von Rehabilitation gesprochen wird, während es sich in Wirklichkeit mehr um Nachsorge handelt.

Ich habe bereits versucht, den Begriff der Nachsorge zu definieren. Er läßt sich, wie die Pfeile in Tabelle 1 andeuten sollen, von der Rehabilitation nicht scharf trennen – vor allem da wir nach Jahren noch nicht wissen, ob nicht irgendwo ein Rezidiv auftritt.

Die *Rehabilitation* sollte aber m. E. primär davon ausgehen, daß der Kranke von seinem Tumorleiden befreit ist, d. h. im Regelfall keiner Dauer- oder Intervallbehandlung mehr bedarf – allenfalls der Überwachung. Es geht um die Beseitigung der *Folgezustände*, zunächst im *körperlichen Bereich*. Dazu gehören einerseits Fachärzte und sachverständige Helfer, die z. B. Folgen wie Ösophagusstenosen, Magen-Darm-Beschwerden, künstliche Darmausgänge, strahlengeschädigte Haut usw. pflegen und ggf. behandeln (z. B. VON ESSEN, 1978; HEYDE, 1972). Dazu gehört die Behandlung von Komplikationen, vor allem in Form von Funktionsstörungen, Infektionen, Nervenschmerzen u. ä.

Zu diesen rein körperlichen Maßnahmen gehört mindestens ebenso die *seelische Führung der Kranken*. Bezeichnenderweise hatten fast alle Onkologen in der genannten Umfrage von FÜLLENBACH zu diesem Thema wenig zu sagen. Hier liegt eine Domäne des Hausarztes, sofern er Zeit und Geduld für die Kranken – die unerläßliche Voraussetzung jedes wirksamen Gespräches – aufbringen kann. KLEIN (1978) hat kürzlich m. E. mit Recht betont, daß Tumorzentren – neben ihren unbestreitbaren medizinischen und technischen Vorteilen – den Patienten leicht der gewachsenen Sozialstruktur von Familie und Gemeinde entfremden. Frau Dr. M. SCHEEL, die zu unser aller Bedauern nicht hier sein kann, hat dazu die Einrichtung besonderer Nachsorge- und Nachbetreuungs-Schwestern eingeleitet, deren Ausbildung gerade am Tumorzentrum Heidelberg angelaufen ist. Als mindestens ebenso wichtig und fruchtbar hat sich dabei das *Gespräch*, wenn ich so sagen darf, *unter Leidensgenossen* erwiesen. Auch hier versucht die Krebshilfe, z. B. durch Gespräche mit Frauen, die selbst eine Brust opfern mußten und sich in die Situation der Betroffenen besser hineindenken können als etwa Chirurgen oder Gynäkologen, Hilfen für die wichtige seelische Rehabilitation zu geben. Wer das schöne Buch von FRANÇOISE PRÉVOST (1976) *Mein Leben beginnt noch einmal* gelesen hat, weiß, was eine solche Hilfe auf dem so individuell verschiedenen und schwierigen psychologischen Gebiet vermag.

Zur Rehabilitation gehören schließlich die *Wiedereingliederung in den Beruf* und das *gesellschaftliche Leben*. Jeder wesentliche soziale Abstieg – der furchtbare Begleiter so vieler Erkrankungen auch außerhalb der Onkologie – erfordert eine neue Einstellung des Patienten und macht häufig allgemeines Zureden unglaubwürdig. Ob man hier eine Dauerberentung, eine Rente auf Zeit, die baldige Wiederaufnahme der früheren Tätigkeit oder eine Umschulung empfehlen soll, erfordert allgemeine Kenntnisse der gesetzlichen Möglichkeiten (Tabelle 2) ebenso wie ein Eingehen auf die oft nicht vordergründigen Wünsche und Hoffnungen der Betroffenen, aber ggf. auch den Mut, Unmögliches in taktvoller Weise als solches zu erklären.

Alle diese Probleme werden von meinen Kolle-

Tabelle 2. Sozialmedizinische Maßnahmen der Rehabilitation von Tumorkranken. (Leicht modifiziert nach ELLWANGER, 1978)

1. Nachsorgekuren
In der Regel 3 innerhalb von 3 Jahren

2. Berufliche Rehabilitation
Umsetzung am Arbeitsplatz
Vermittlung zumutbarer Arbeit
Anlernung für leichtere Arbeit
Umschulung auf neuen Beruf
Qualifiz. neue Ausbildung (bis 2 Jahre)
Übergangsgeld

3. Berentung
Rente auf Zeit
Rente auf Dauer

4. Sonstige Hilfen
Arbeitsplatzveränderungen
Zuschuß für Kfz-Beschaffung
Haushaltshilfen
Hauspflege
Nicht im einzelnen definierte „sonstige Hilfen"

gen am Podium in Kurzreferaten behandelt und sollen in einem offenen Gespräch diskutiert werden. Ich darf meine Kolleginnen und Kollegen in der Reihenfolge vorstellen, wie sie die Thematik anbietet, zumal sich gegenüber dem Programm eine Änderung ergeben hat:

1. Priv. Doz. Dr. *Bokelmann* ist Oberarzt an der Chirurgischen Univ.-Klinik von Prof. LINDNER in Heidelberg und hat sich als solcher seit vielen Jahren besonders in der Tumorchirurgie ausgezeichnet.
2. Professor JACOB ist Leiter der Abteilung für historische und soziale Pathologie in Heidelberg. Er hat für die Deutsche Krebshilfe die Schwestern- und Laienhelfergruppen maßgeblich mit inspiriert.
3. Für die leider durch den Staatsbesuch des Herrn Bundespräsidenten in Neuseeland und Australien verhinderte Frau Dr. SCHEEL ist Herr Dr. HEYDE aus Hamburg eingesprungen, der sich als Gynäkologe seit Jahren besonders mit der Rehabilitation krebskranker Frauen beschäftigt.
4. Herrn Dr. DIERKESMANN ist leitender Arzt am Südwestdeutschen Rehabilitationskrankenhaus in Langensteinbach und hat ebenfalls seinen Schwerpunkt in der Rehabilitation von Tumorkranken.
5. Frau Mechthild HAHN ist graduierte Sozialarbeiterin am Universitätsklinikum in Mainz. Sie hat sich besonders auch mit versicherungsrechtlichen Hilfen und Problemen beschäftigt.

Damit ist auch in etwa die Reihenfolge unserer Diskussion gegeben: die somatischen, die psychologischen, die sozialen und die versicherungsrechtlichen Fragen. So werden wir zu abschließenden Empfehlungen kommen, die mehr sind als allgemeine Redensarten.

Literatur

1. Bundesminister für Jugend, Familie und Gesundheit: Das Gesundheitswesen der Bundesrepublik. Bd. 5. Stuttgart, Mainz: Kohlhammer 1974
2. ELLWANGER, E.: Rehabilitation von Karzinompatienten. Z. Allg. Med. *54*, 748–752 (1978)
3. ESSEN, A. VON: Plädoyer für eine bürgernahe Krebsfürsorge. Dtsch. Ärztebl. *39*, 2209–2215 (1978)
4. GROSS, R.: Entwicklungen und Probleme der zytostatischen Chemotherapie. Internist *12* (Zusatzheft 1), 109–115 (1971)
5. HEYDE, W.: Rehabilitation of cancer patients in the Federal Republic of Germany. Estratt. Eur. Mediophys. *8*, 79–82 (1972)
6. ISLIKER, H. J.: nach Editorial, Münch. Med. Wochenschr. 120, 385 (1978)
7. KLEIN, B.: Was ist für die Krebsnachsorge in der Zusammenarbeit von Klinik und Praktikern notwendig, was wünschenswert. Mitt.-Dienst GBK Nordrhein-Westfalen *22*, 14–15 (1978)
8. MÜLLER, A.: Todesursachen. In: Cancer News, zit. nach Die Welt *41*, 7 (1971)
9. OTT, G.: Rehabilitation operativ behandelter Krebspatienten. In: Zehn Jahre Rehabilitation als Schlüssel zum Dauerarbeitsplatz. Kongreßbericht, 2. Aufl. SCHOLZ, J. F. (Hrsg.), S. 234–238. Stuttgart: Gentner 1969
10. PRÉVOST, F.: Mein Leben beginnt noch einmal. Ein Sieg über den Krebs. Freiburg: Herder 1976
11. SCHOLZ, J. F. (Hrsg.): Zehn Jahre Rehabilitation als Schlüssel zum Dauerarbeitsplatz. Kongreßbericht, 2. Aufl. Stuttgart: Gentner 1969

Integrierte Nachsorge bei Krebspatienten

Priv. Doz. Dr. med. Dieter Bokelmann, Oberarzt der Chirurgischen Universitätsklinik Heidelberg (Gesch. Ärztl. Direktor: Prof. Dr. Drs. h. c. F. Linder)

Durch zivilisationsbedingte Faktoren, durch Änderung der Altersstruktur der Bevölkerung und als Folge des allgemeinen medizinischen Fortschrittes mit Erhöhung der Lebenserwartung des Menschen ist die Krebserkrankung bei uns zur zweithäufigsten Todesursache geworden. Bei unseren Überlegungen zur Verbesserung der Krebstherapie, insbesondere der Krebsnachsorge und der Rehabilitation des Krebskranken, müssen wir diese Tatsache zugrunde legen.

Nach Berechnungen von OESER und RACH kann man bei einer durchschnittlichen jährlichen Todeszahl von 150000 Menschen und Berücksichtigung der mittleren Heilungschance in der Bundesrepublik eine Neuerkrankungszahl, d. h. die Inzidenzrate, von etwa 250000 Menschen pro Jahr ermitteln. Die Häufigkeitsverteilung der wichtigsten Tumorlokalisationen zeigt dabei im Vergleich über längere Zeiträume charakteristische Veränderungen. So ist es im Verlauf der letzten Jahre zu einer erheblichen Steigerung der bösartigen Erkrankungen des Bronchialsystems und des Dickdarmsystems gekommen, wobei gerade bei der letzteren Tumorart die Steigerung besonders durch eine vermehrte Erkrankungshäufigkeit der Frauen verursacht wurde. Im Jahre 1977 war die häufigste Todesursache an Krebs bei Frauen das Dickdarm- und Enddarm-Karzinom.

Früherkennung mit frühzeitigem Einsatz der Primärbehandlung ist eine Grundbedingung für eine günstige Lebenserwartung dieser Patienten. Mit zunehmendem Wissen und daraus folgender Differenzierung in der Krebstherapie wird zukünftig die Entscheidung für einen optimalen Therapieplan immer schwieriger werden. Durch die notwendigerweise zunehmende Spezialisierung innerhalb der verschiedenen medizinischen Fachgebiete wächst aber die Gefahr für den Patienten, einseitig behandelt oder gar übertherapiert zu werden. Es ist daher in den letzten Jahren immer klarer geworden, daß eine sinnvolle, umfassende Krebstherapie, nur durch ein interdisziplinäres Vorgehen (multidisciplinary approach) gewährleistet werden kann.

Bei soliden Tumoren ist auch heute noch die chirurgische Behandlung die Grundlage des Behandlungsplanes. Darüber hinaus zeigen sich aber immer noch viele offene wissenschaftliche Fragen bei der Indikation und zeitlichen Aufeinanderfolge der chirurgischen, radiologischen und chemotherapeutischen Behandlung. Durch die Verbesserung der Behandlungsergebnisse und durch den zunehmenden Behandlungsaufwand werden aber gleichzeitig begleitende psychologische und rehabilitative Maßnahmen immer dringender. Die Aufgabe der Rehabilitation besteht nicht allein darin, den Patienten auf die durch die Krankheit unvermeidlichen Beschränkungen oder auf den Tod vorzubereiten, sondern es geht auch darum, dem Patienten eine Rückkehr in ein produktives, weitgehend normales Leben zu ermöglichen.

Diese rehabilitativen Maßnahmen können aber nur im Verbund mit der somatisch-medizinischen Behandlung gesehen werden, sie haben keine Eigenständigkeit. Die Gefahr der Desintegration der medizinischen Spezialisten kann durch die Bildung onkologischer Arbeitskreise verhindert werden (Tabelle 1). Die Hauptträger dieses Arbeitskreises sind die operativen Fächer, die Strahlentherapie, die internistischen Kliniken und die Pathologie. Zugehörig sind als weitere unentbehrliche Mitglieder die anderen tumorbehandelnden Kliniken und die theoretischen Institute, besonders die Dokumentation, die Rehabilitation und die psychosozialen Fächer. Nicht zuletzt sollte auch die allgemeine Medizin, die eine ganz wesentliche Aufgabe in der Tumorbehandlung zu übernehmen hat, in diesem Arbeitskreis vertreten sein.

Tabelle 1. Gliederung des Heidelberger Onkologischen Arbeitskreises nach medizinischen Fachgebieten

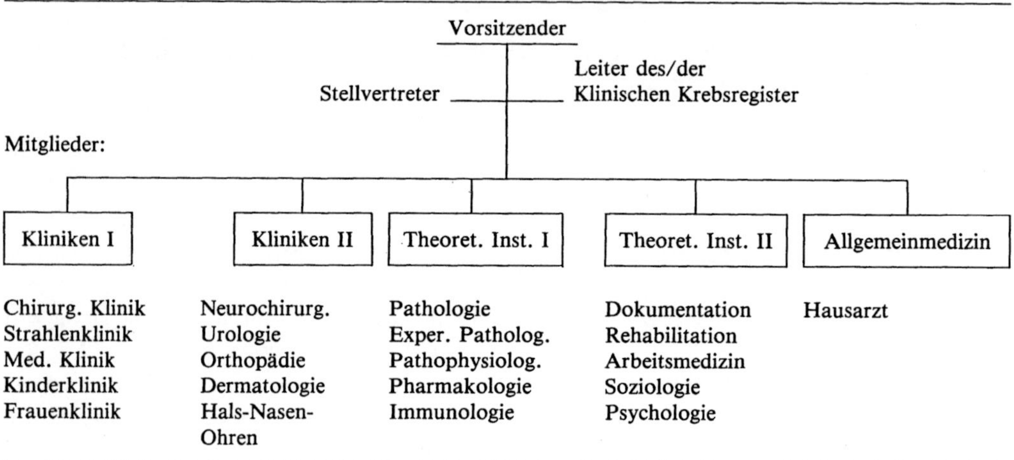

Kliniken I	Kliniken II	Theoret. Inst. I	Theoret. Inst. II	Allgemeinmedizin
Chirurg. Klinik	Neurochirurg.	Pathologie	Dokumentation	Hausarzt
Strahlenklinik	Urologie	Exper. Patholog.	Rehabilitation	
Med. Klinik	Orthopädie	Pathophysiolog.	Arbeitsmedizin	
Kinderklinik	Dermatologie	Pharmakologie	Soziologie	
Frauenklinik	Hals-Nasen-Ohren	Immunologie	Psychologie	

Die wichtigste Aufgabe des onkologischen Arbeitskreises ist die Erarbeitung von Therapierichtlinien mit dem Ziel der umfassenden, standardisierten und interdisziplinären Krebstherapie. Solche Therapieempfehlungen lassen sich aber meist nur für die Primärtherapie aufstellen. Die Folgetherapie bei fortgeschrittenem oder rezidivierendem Tumorleiden wird in zunehmendem Maße eine individuelle, d. h. eine auf den Ernstfall abgestellte Therapie sein müssen. Es erheben sich daher vielfältige Aufgaben des onkologischen Arbeitskreises auch für eine praktisch interdisziplinäre Patientenversorgung.

Eine wichtige Aufgabe ist darüber hinaus die Kontrolle der richtlinienmäßig durchgeführten Therapie, die Planung wissenschaftlicher Studien und vor allen Dingen die Fortbildung, die im Hinblick auf eine Verbreiterung des onkologischen Wissens besonders wichtig ist. Dies gilt ganz besonders auch für die uns allen neuen Maßnahmen zur Rehabilitation des Krebspatienten, die zum Zeitpunkt der Diagnosestellung beginnen und den Patienten während des gesamten Krankheitsverlaufes begleiten müssen. Dabei lassen sich die Maßnahmen in vier größere Gruppen unterteilen:

1. medizinisch-somatische Rehabilitation,
2. psychologische Rehabilitation,
3. soziale Rehabilitation,
4. berufliche Rehabilitation.

In der Regel wird der Patient zunächst die Ambulanz der erstbehandelnden Klinik aufsuchen, wo die Diagnose gestellt und die Indikation für den weiteren Therapieweg festgelegt wird. Bereits an dieser Stelle sollten die rehabilitativen Maßnahmen einsetzen, die dann nach stationärer Aufnahme fortgesetzt werden müssen. Nach Entlassung aus der stationären Behandlung wird der Patient in der Tumornachsorge-Sprechstunde weiterhin betreut, wobei gerade an dieser Stelle eine intensive Zusammenarbeit mit dem Hausarzt notwendig ist.

An jeder Stelle im Ablauf des Tumorleidens kann der onkologische Arbeitskreis mit seinen umfassenden Möglichkeiten tätig werden. Zur Durchführung einer solchen standardisierten Nachsorge ist eine ausgezeichnete Dokumentation erforderlich, wobei zunächst nach Abschluß der Erstbehandlung eine Basisdatenerhebung und dann bei jeder Konsultation eine Folgedatenerhebung durchgeführt wird. Mit Hilfe der elektronischen Datenverarbeitung gelingt es, auf diese Weise eine komplette Information über jeden einzelnen Patienten bereitzuhalten.

Bei keinem dieser Tumorpatienten können wir mit Sicherheit sagen, daß die Krebstherapie mit der Ersttherapie abgeschlossen ist. Am Beispiel der Weichteilsarkome wird deutlich, daß die Überlebensunterschiede nicht nur von der morphologischen Tumorart abhängen, sondern auch vom Tumorstadium. So findet sich bei

197 Fibrosarkomen, abhängig vom Tumorstadium, bei Tumoren ohne Metastasen eine 10-Jahres-Überlebenszeit von 78% bei $T_1N_0M_0$ gegenüber 21% bei $T_4N_0M_0$ (Tabelle 2). Dies zeigt nicht nur, daß eine präzise histomorphologische Untersuchung des Operationspräparates erforderlich ist, sondern auch die Notwendigkeit, daß jeder Tumorpatient in einer nachgehenden Tumor-Sprechstunde regelmäßig weiterhin betreut werden muß.

In erster Linie ist die Aufgabe der Tumornachsorge-Sprechstunde in der Erkennung und Behandlung von direkten und indirekten Tumorfolgekrankheiten sowie von unabhängigen Erkrankungen zu sehen. Diese medizinischen Maßnahmen sind die Grundlage für die ebenfalls notwendige Rehabilitation mit psychosozialer Betreuung und den anderen notwendigen Maßnahmen.

Unter den direkten Tumorfolgen sind lokale Rezidive, Metastasen oder Fortschreiten des Tumorleidens in anderer Form zu verstehen. Hautmetastasierung nach Mamma-Operationen oder Lokalrezidive an der Anastomose nach Kolon-Resektionen lassen sich bei frühzeitiger Erkennung in einem sehr hohen Prozentsatz noch einmal kurativ operativ behandeln. Auch bestimmte Formen von Lungenmetastasen können einer nochmaligen operativen Behandlung unterzogen werden mit respektablen Überlebenszeiten, wie gerade in jüngster Zeit wiederholt nachgewiesen wurde.

Die indirekten Tumorfolgen, die sich oft aus der Therapie ergeben, sind z. B. Lymphödeme nach Mamma-Operationen, Komplikationen am Anus praeter, Narbenhernien, Leukopenien nach Chemotherapie oder Strahlenulzerationen nach postoperativer Strahlenbehandlung, die auch operativ behandelt werden können.

Tabelle 2. Differenzierung der Überlebenszeiten bei Patienten mit Fibrosarkomen (n = 197) nach Ausbreitungs- und Infiltrationsgrad (TNM-Stadien)

Tumorstadium	Patientenzahl	5-JÜLZ	10-JÜLZ
$T_1N_0M_0$	11	86%	78%
T_2	53	64%	48%
T_3	62	50%	37%
T_4	36	27%	21%
$T_xN_1M_0$	10	13%	0%
$T_xN_xM_1$	25	8%	(4%)

In der dritten Gruppe sind unabhängige Erkrankungen zusammengefaßt, die vom Patienten oft auf das primäre Tumorleiden bezogen werden, ohne daß ein direkter Zusammenhang nachzuweisen ist. Unter diese Gruppe fällt auch die Erkennung und Behandlung von Zweit- und Mehrfach-Tumoren.

Ein Fallbericht mag dies verdeutlichen: Bei einem im Jahre 1915 geborenen Patienten wurde 1963 ein Rektum-Karzinom operativ entfernt. Zwei Jahre später (1965) fand sich bei der Kontrolluntersuchung ein Tumorbezirk im Querdarm, der durch Querdarmentfernung radikal behandelt werden konnte. Nach einem langen symptomfreien Intervall wurde bei einer Kontrolluntersuchung 1973 ein Doppel-Karzinom im Colon descendens und im Ileozölkalbereich festgestellt. Es erfolgte daraufhin die Resektion des Restkolons mit Anlage einer Ileostomie. Nach dieser letzten Operation ist der Patient tumorfrei geblieben.

Ein anderes Beispiel zeigt, daß auch bei ausgedehnten Operationen durch eine prothetische Versorgung die Stellung des Patienten in Familie und Umwelt günstig beeinflußt werden kann, wie bei dem Patienten K., bei dem wegen eines bösartigen Tumors 1969 die Hälfte des linken Beckens mit dem linken Bein entfernt werden mußte. Durch eine entsprechende prothetische Versorgung konnte er nach der Operation in seinem Beruf weiterhin sehr erfolgreich sein, wurde in der Zwischenzeit sogar mehrfach befördert und führt mit seiner Frau und zwei kleinen Kindern ein sehr glückliches Familienleben.

Bei diesem Patienten lag sicher eine sehr günstige Konstellation für die Rehabilitation vor, die in dieser Form nicht bei vielen Tumorpatienten anzutreffen ist. Auch die frühzeitige prothetische Versorgung nach Entfernung der weiblichen Brust wegen einer Krebserkrankung oder die kosmetisch einwandfreie Rekonstruktion anderer chirurgischer Defektbildungen sind wichtige rehabilitative Maßnahmen.

Diese Beispiele von verschiedenen Tumorerkrankungen sollen zeigen, wie unterschiedlich die Krankheitsverläufe bei den verschiedenen Tumorlokalisationen sein können, und daß daraus auch ganz unterschiedliche Situationen für die Rehabilitation des Patienten entstehen. Alle Rehabilitationsmaßnahmen müssen auf diese individuellen Krankheitsverläufe eingestellt werden, zumal die Verarbeitung des Problems Tumorkrankheit aufgrund der sehr unterschiedlichen psychischen Konstellationen der Patienten auch sehr verschieden bewältigt wird. Besonders die Wiederanpassung und Einfügung in die Familie, den Bekanntenkreis und den Beruf bieten häufig so große Probleme, daß ärztliche Behandlung eingeleitet werden muß. Die dafür notwendigen ärztlichen und nichtärztlichen Institutionen sind für solche Aufgaben bisher nur unzulänglich vorbereitet.

Die auf diesem Sektor notwendigen Maßnahmen lassen sich wie folgt aufgliedern:

1. individuelle Aufklärung des Patienten über seine Krankheit,
2. ärztliches Einzelgespräch zur Klärung der psychosozialen Situation des Patienten in Familie und Beruf,
3. Familiengespräch, ggf. mit familientherapeutischen Maßnahmen,
4. psychosozial orientierte Krisenintervention,
5. Betreuung Schwerkranker und Sterbender unter Einbeziehung der Klinikseelsorge,
6. Betreuung und Anleitung von Patientengruppen,
7. Nachsorge und Betreuung nach Rückkehr des Patienten in Familie und Beruf,
8. Betreuung von Selbsthilfe- und Laienhelfergruppen.

Diese umfangreichen Maßnahmen, die nur im Rahmen der medizinisch-somatischen Nachsorge im jeweiligen Behandlungszentrum gelöst werden können, führen nicht nur zu einer Verbesserung der Lebenssituation des Krebspatienten, sondern sind auch von volkswirtschaftlicher Bedeutung.

Auf der Grundlage einer präzisen medizinischen Nachsorge mit Diagnostik und Therapie liegen auf dem Gebiet der Rehabilitation bei Tumorpatienten viele interdisziplinäre Probleme und Aufgaben vor uns. Diese Probleme zu lösen, ist eine Aufgabe, der wir uns stellen sollen, auch wenn dabei neue Wege der Zusammenarbeit eingeschlagen werden müssen.

Psychosoziale Nachsorge und Rehabilitation bei onkologisch Kranken

Prof. Dr. med. Wolfgang Jacob, Leiter der Abteilung für Dokumentation, Historische und soziale Pathologie am Pathologischen Institut der Universität Heidelberg

Die onkologische Nachsorge umfaßt eine bestmögliche Integration kurativer, psychosozialer und rehabilitativer Nachsorgemaßnahmen, und zwar

a) alle kurativen, poststationären Behandlungsmaßnahmen sowie deren Überwachung und Katamnese,
b) psychosoziale Nachsorge- und Rehabilitationsmaßnahmen,
c) eine evaluationsfähige Nachsorge-Dokumentation.

Die psychosozialen Maßnahmen umfassen die intra- und poststationäre psychoziale Betreuung der Patienten, möglichst vom ersten Tag der Diagnosestellung an. Im einzelnen lassen sich die psychosozialen Maßnahmen wie folgt gliedern:

1. individuelle Aufklärung des Patienten über seine Krankheit;
2. ärztliches Einzelgespräch zur Klärung der psychosozialen Situation des Patienten in Familie und Beruf;
3. Familiengespräch; familientherapeutische Maßnahmen;

4. psychosozial orientierte Krisenintervention;
5. Betreuung Schwerkranker und Sterbender;
6. Betreuung und Anleitung von Patientengruppen;
7. Nachsorge und Betreuung nach Rückkehr des Patienten in die Familie;
8. psychosozialer Präsenzdienst (telefonische Beratungsstelle);
9. Betreuung von Selbsthilfe- und Laienhelfer-Gruppen;
10. Abklärung sozialer und ökonomischer Fragestellungen mit den Ämtern (onkologische Sozialarbeit).

Die Nachsorge-Dokumentation umfaßt:

1. Dokumentation und Präsentation aller einschlägigen Daten in einer integrierten onkologischen Nachsorge-Datei;
2. gezielte und standardisierte Katamnese-Erhebungen;
3. wissenschaftliche Bearbeitung des Datenmaterials und der Erfahrungen des Nachsorgezentrums;
4. Evaluation der einzelnen Nachsorge-Funktionen.

Nicht wenige Krebskranke bedürfen gezielter Rehabilitationsmaßnahmen im Rahmen einer beruflichen Wiederanpassung oder – in selteneren Fällen – eingreifender beruflicher Rehabilitationsmaßnahmen, die sich aus einer durch die Krebskrankheit verhinderten beruflichen Situation ergeben. Die berufliche Rehabilitation muß einerseits die onkologische Gesamtsituation des Kranken, seinen allgemeinen Gesundheits- und Kräftezustand, darüber hinaus Alter und Geschlecht sowie die familiäre, soziale und berufliche Situation insgesamt berücksichtigen. Die psychosoziale Betreuung des Patienten während der stationären und poststationären Behandlungsphase sollte mit einer rechtzeitigen Prüfung und Erörterung evtl. notwendig werdender spezifischer beruflicher Rehabilitationsmaßnahmen verbunden sein. Alle Nachsorge- und Rehabilitationsmaßnahmen bedürfen einer integrierten Planung und Durchführung unter dem Aspekt einer *nahtlos* erfolgenden Gesamtrehabilitation, und zwar vom ersten Tag der Diagnose an.

Für den Krebskranken ist es hier von besonderer Bedeutung, daß die medizinischen, sozialen und beruflichen Rehabilitationsmaßnahmen in einer sorgfältig durchgeführten Teamabsprache (onkologischer Arbeitskreis u. a.) nach allen Richtungen hin geprüft, entschieden, geplant und institutionell durchgeführt werden. Mehr als bei anderen Erkrankungen ist eine Durchdringung und Verschränkung der verschiedenen diagnostischen, therapeutischen, psychosozialen und beruflichen Rehabilitationsmaßnahmen, insbesondere die gesetzlich gesicherte Garantie der nahtlosen Rehabilitation als eine conditio sine qua non für das Gelingen der Rehabilitation anzusehen.

Im einzelnen gliedern sich die beruflichen Rehabilitationsmaßnahmen in

1. berufliche Wiedereingliederung prothetisch versorgter Patienten;
2. berufliche Anpassungs- und Umsetzungsmaßnahmen;
3. Erarbeitung gezielter Indikatoren für evtl. notwendige berufliche Umschulungsmaßnahmen im Einzelfall (in Zusammenarbeit mit dem Berufsförderungswerk Heidelberg und dem Südwestdeutschen Rehabilitationskrankenhaus Karlsbad-Langensteinbach);
4. Klärung einschlägiger versicherungstechnischer Fragen (z. B. Frühberentung, Invalidisierung auf Zeit, Verwirklichung einer nahtlosen Rehabilitation unter Berücksichtigung versicherungstechnischer Hindernisse u. a.);
5. Dokumentation der gezielten Rehabilitationsmaßnahmen;
6. katamnestische Erhebungen;
7. Epikrisen und wissenschaftliche Evaluation der einzelnen Rehabilitationsmaßnahmen.

Im Einzelfall ist festzustellen, ob und in welchem Umfang gezielte berufliche Rehabilitationsmaßnahmen erforderlich sind. In zahlreichen Fällen wird eine Rückkehr in den alten Beruf angezeigt sein; in anderen Fällen sind gezielte Rehabilitationsmaßnahmen im Hinblick auf den kurativ erzielten Endzustand notwendig.

Auch hinsichtlich der Kompetenzen der klinischen, psychosozialen Nachsorge sowie der sozialen und beruflichen Rehabilitation ergeben sich klare Richtlinien aus einer engen Kooperation zwischen den Institutionen: Die in der Klinik und poststationär am Wohnort des Patienten fortgesetzten kurativen, psychosozialen

Nachsorgemaßnahmen bedürfen einer kontinuierlichen ärztlichen Aufsicht und Steuerung (Kooperation im Rahmen der klinischen und poststationären Diagnostik und Therapie sowie der familiären, sozialen und beruflichen Rehabilitation).
Die Koordination der psychosozialen, fürsorgerischen, versicherungstechnischen und beruflichen Rehabilitationsmaßnahmen bedarf schon während der klinischen Behandlungsphase, aber erst recht nach Rückkehr des Patienten an den Wohnort, einer rechtzeitigen und gründlich geprüften versicherungsrechtlichen Abklärung, deren Vorbereitung und Einleitung in enger Kooperation mit dem Nachsorgezentrum, den Versicherungsträgern, den zuständigen Arbeitsämtern als berufliche Beratung und Arbeitserprobung, Wiederanpassung an den alten Arbeitsplatz oder Umschulung ebenfalls nahtlos erfolgen muß.

Praktische Aspekte

Dr. med. Rüdiger Dierkesmann, Leitender Arzt des Fachbereiches Onkologie, Rehabilitationskrankenhaus Karlsbad-Langensteinbach

Seit dem Rehabilitations-Kongreß vor 10 Jahren hat sich das Problembewußtsein der Öffentlichkeit und auch der Veranstalter dieses Kongresses offensichtlich wesentlich gewandelt. Es ist sicher dankenswert, daß den Interessierten aus den verschiedensten Berufen in einem eigenen Symposium Gelegenheit gegeben wird, über die Rehabilitation von onkologischen Patienten nachzudenken. Der mir gestellte Auftrag, über Möglichkeiten, Ausnutzung und Ergebnisse zu berichten, läßt sich in der zur Verfügung stehenden Zeit nur aspektweise erfüllen.
Zum Verständnis der Äußerungen hinsichtlich Rehabilitation erscheint es notwendig, im vorhinein einige Feststellungen zu treffen. Durch Personen und Institutionen wird der Öffentlichkeit in den Massenmedien ein Bild der hier zur Diskussion stehenden Erkrankungen vermittelt, das einer nüchternen Betrachtungsweise nicht standhält. Aus dem hierdurch entstehenden Fehlverständnis werden Konsequenzen abgeleitet, die es zu korrigieren gilt. Der onkologische Patient ist plötzlich „in“, wodurch er allerdings Gefahr läuft, aus seiner bisherigen Gettosituation in ein neues – wenn auch „vergoldetes“ – Getto zu geraten.

Onkologische Erkrankungen sind chronische Erkrankungen
Sie sind weder schleichender noch heimtückischer als viele andere chronische Erkrankungen wie z. B. die chronischen Gefäßerkrankungen, an deren Folgen über 50% der Bevölkerung in diesem Lande sterben. Die genannten Gefäßerkrankungen verlaufen zweifelsfrei schleichend, Methoden der Früherkennung sind nicht bekannt, ebensowenig eine kausale Therapie. Beim ersten Auftreten klinischer Symptome stellt der Arzt irreversible Schäden und häufig Behinderungen fest. Die meisten chronischen Erkrankungen entfalten eine „suizidale Eigendynamik“. Onkologische Erkrankungen sind in vielen Fällen „heilbar“; zumindest kann das Fortschreiten der Erkrankung aufgehalten werden. Die meisten chronischen Erkrankungen – so auch die hier erwähnten – betreffen vorzugsweise Menschen im mittleren bis höheren Lebensalter.

Von dem Krebspatienten zu sprechen ist unzulässig
Die onkologischen Erkrankungen zeigen ein breiteres Spektrum, als dies für andere Krank-

heitsgruppen gilt. Jedes Organ und alle Organsysteme können in unterschiedlicher Weise von sog. bösartigen Tumorzellen befallen sein. Ohne in den Verdacht freier Spekulation zu kommen, darf aus diesen und anderen Gründen vermutet werden, daß auch die bisher weitgehend bekannten Ursachen-Komplexe für die Entstehung maligner Zellen und Tumoren unterschiedlicher Art sind. Alle nur denkbaren Behinderungen, die ja immer Ausgangspunkt für rehabilitative Überlegungen sind, können somit auch durch Tumoren oder entsprechende Eingriffe hervorgerufen werden.

Der Tod ist kein tumorspezifisches Phänomen
Die meisten Tumorpatienten sterben an ihrer Erkrankung in einem Alter, in dem sie mit großer Wahrscheinlichkeit auch an einer anderen Erkrankung sterben könnten. Der Tumorpatient zeigt präfinal keine anderen Verhaltensweisen, als wir sie bei anderen Patienten beobachten.

Die psychischen und sozialen Aspekte der Behinderung sind auch Ausdruck von Fehlinformation der Gesamtgesellschaft und somit auch des betroffenen Individuums und seiner Bezugspersonen
Die soziale Desintegration, der gesprächstote Raum, der den Tumorpatienten häufig umgibt, der oft zu beobachtende Selbstaufgabe-Mechanismus sind durch die Erkrankung und die Therapie als solche meist nicht zu begründen. Mangelnde Information des Patienten und seines sozialen Umfeldes über die Erkrankung allgemein und mögliche Lebensperspektiven stempeln ihn zum „Aussätzigen" der modernen Industriegesellschaft.

Aus dem oben Gesagten läßt sich problemlos folgern, daß spezielle Rehabilitationseinrichtungen für diese Patienten an und für sich nicht erforderlich sind. Dies gilt zumindest für aus Diagnose oder Therapie resultierende Behinderungen. Eine Einschränkung allerdings ist unumgänglich: Tumorpatienten, die unter einer zytostatischen Therapie stehen, müssen auch während der Rehabilitation außerhalb des Krankenhauses, das die Diagnosestellung, Stadieneinteilung und Ersttherapie ermöglichte, von einem mit dieser Therapie vertrauten Arzt versorgt werden. Im übrigen muß die Tatsache, daß der Tumorpatient mehr als viele andere Patienten unter Kommunikationseinschränkungen leidet, besonders beachtet werden. Ohne auf die Problematik einzugehen, daß der Begriff „Rehabilitation" bis zum gegenwärtigen Zeitpunkt nicht einheitlich definiert ist, bleibt die Forderung bestehen, daß Rehabilitation unter keinen Umständen als ein zeitliches Phasengeschehen – etwa im Anschluß an die Erstbehandlung – verstanden werden darf. Der rehabilitative Ansatz muß zum frühestmöglichen Zeitpunkt, d. h. spätestens bei Diagnosestellung, greifen. Rehabilitation beinhaltet unter anderem eine positive Lebensperspektive. Die an und für sich notwendige Aufklärung des Patienten über seine Erkrankung etwa und die erforderliche Therapie wird leicht zur inhumanen Farce, wenn dem Patienten nicht gleichzeitig Möglichkeiten der Rehabilitation angeboten und für seine weitere Zukunft aufgezeigt werden. Rehabilitation beweist dem Patienten und seiner Umgebung, daß er von Arzt und Gesellschaft nicht aufgegeben wird.

Zu den *Möglichkeiten* der Rehabilitation läßt sich zusammenfassend folgendes sagen: Die vielfältigen speziellen Rehabilitationseinrichtungen in der Bundesrepublik können auch Tumorpatienten zugänglich gemacht werden. Für zytostatisch behandlungsbedürftige Behinderte besteht ein enormes Defizit, da zu wenig Ärzte in ihrer Aus-, Weiter- und Fortbildung mit der speziellen Problematik dieser Therapie ausreichend bekanntgemacht werden. Rehabilitative Ansätze im Akutkrankenhaus, die der Forderung nach dem frühestmöglichen Zeitpunkt genügen, sind kaum erkennbar. Die – wenn auch häufig sekundären – psychischen und/oder sozialen Aspekte werden z. Zt. so gut wie gar nicht berücksichtigt.

Im Südwestdeutschen Rehabilitationskrankenhaus in Karlsbad-Langensteinbach wird versucht, den Behinderten mit onkologischen Erkrankungen ein rehabilitatives Angebot in somatischer, psychischer und sozialer Hinsicht zu bieten. Ein Schwerpunkt der Bemühungen liegt darin, die Kommunikationsprobleme zu kompensieren. Hiermit wird ein Beitrag zur oft beschworenen „Humanisierung des Krankenhauses" geleistet. Die Feststellung mag wichtig sein, daß auch Patienten mit anderen Erkrankungen und Behinderungen ein derartiges Angebot vorfinden müßten.

Über die *Ausnutzung* von speziellen Rehabilitationseinrichtungen durch Tumorpatienten läßt sich – mangels diesbezüglicher Daten – nur wenig sagen. Für die berufliche Rehabilitation steht fest, daß in den Berufsförderungswerken nur verschwindend wenige Behinderte mit onkologischen Erkrankungen registriert werden. Obwohl sicherlich mancher Tumorpatient ohne den Versuch einer beruflichen Rehabilitation überflüssigerweise frühberentet wird, dürfte der Bedarf berufsfördernder Maßnahmen für diese Patienten und Behindertengruppe im Vergleich etwa mit Unfallgeschädigten gering sein. Etwa 80% aller Tumardiagnosen werden bei Patienten jenseits des 55. Lebensjahres gestellt. Hierzu sei nochmals der Hinweis auf die obigen Ausführungen zu chronischen Erkrankungen gestattet. Die restlichen 20% haben zu einem kleineren Teil nur eine geringe voraussehbare Lebenserwartung und kehren zu einem größeren Teil nach der ersten Behandlungsphase an ihren früheren Arbeitsplatz zurück.

Der berechtigte Wunsch, Aussagen zu machen über die Validität rehabilitativen Bemühens und *Ergebnisse* zu quantifizieren, läßt sich z. Zt. aus folgenden Gründen nicht erfüllen:

- Repräsentative Daten zur Prävalenz und Inzidenz von onkologischen Erkrankungen stehen nicht ausreichend zur Verfügung.

- Statistische Angaben über Stadium der Erkrankung bei Diagnosestellung, angewandter Therapie und Behinderung fehlen.

- Standards der Rehabilitationsstrategien, die eine wissenschaftliche Auswertung evtl. ermöglichen könnten, werden bisher nicht verfolgt.

Abschließend lassen sich aus der hier nur verkürzt dargestellten Analyse unter anderen folgende Forderungen ableiten:

1. Die Öffentlichkeit muß in qualifizierterer und realitätsbezogenerer Weise über die Grundbedingungen onkologischer Erkrankungen unter besonderer Beachtung der häufig erheblichen Lebenserwartung aufgeklärt werden.

2. Alle Medizinalberufe müssen intensiver in Aus-, Weiter- und Fortbildung über diese Erkrankungen einschl. rehabilitativer Möglichkeiten informiert werden.

3. Es müssen Register aufgebaut werden, aus denen repräsentativ nicht nur Angaben über Inzidenz und Prävalenz zu ersehen sind; vielmehr müssen Informationen über Art, Ausmaß und Wertung von Behinderungen ersichtlich sein. Fragen der Erwerbsfähigkeit müssen zum festen Bestandteil der Dokumentation jedes Krankenhauses werden.

4. Gesetzgeber und Kostenträger müssen die Voraussetzungen dafür schaffen, daß den Patienten und Behinderten auch nach Entlassung aus Krankenhäusern und anderen Rehabiltationseinrichtungen die optimale soziale Rehabilitation durch ein weiteres Angebot ermöglicht wird.

5. Die Informationsflüsse zwischen Krankenhaus, weiteren Rehabilitationseinrichtungen und dem weiterbehandelnden Hausarzt müssen verbessert werden und dürfen sich nicht nur auf übliche diagnostische Angaben und Therapieschemata beschränken.

6. Es sollte zumindest modellhaft die Validität rehabilitativer Maßnahmen geprüft werden.

Seit dem letzten Rehabilitations-Kongreß hat sich zwar Problembewußtsein entwickelt, praktisch umgesetzt wurde zum Nutzen von Patienten und Behinderten so gut wie nichts.

Erlauben Sie mir zum Schluß eine persönliche Meinungsäußerung, die dennoch zentral unser Thema berührt. Wie vor 10 Jahren sind auch heute wieder die Professionellen unter sich. Der Patient, der Behinderte, der Leidende fehlt. Es ist nicht zu bezweifeln, daß sehr viel Gescheites - *über* ihn gesagt wird. Laufen wir dadurch aber nicht Gefahr, ihn wiederum zum Objekt – und sei es noch so ausgeklügelter – rehabilitativer Techniken oder professioneller Perfektionisten zu machen! Dies wäre sicher unrehabilitativ, da vom Grundverständnis der Rehabilitation her der Betroffene in den Professionellen Partner finden sollte und die Rehabilitation wesentlich sein eigenes Werk ist. Wenn wir bereit sind, Partner zu sein, wird von uns „sympathein" erwartet. Dieses griechische Wort beinhaltet eben nicht „über einen anderen befinden", sondern die bewußte Entscheidung, „*mit* ihm gemeinsam empfinden".

Hoffen wir, daß dem Leidenden auf dem nächsten Rehabilitations-Kongreß in 10 Jahren der ihm angemessene Platz eingeräumt wird.

Aus der Sicht der Sozialarbeit

Mechthild Hahn, Sozialarbeiterin grad., Klinikum der Johannes-Gutenberg-Universität, Mainz

Rehabilitationsbegriff und soziokultureller Hintergrund

Aus der Sicht der Sozialarbeit bedeutet Rehabilitation ein Lernen in der (krankheitsbedingten) „Beschränkung der Teilhabe in alters-, geschlechts- und statusspezifischen Sozialbeziehungen" (v. FERBER, 1973). In unserer Gesellschaft gestalten sich Sozialbeziehungen vorwiegend in zwei Feldern: Familie und Beruf. Dabei steht Familie für emotionale Bedürfnisbefriedigung, Beruf für versachlichte Arbeitsleistung. Folgt aus der räumlichen und funktionalen Trennung zwischen Familie und Beruf für den einzelnen und im Zwischenmenschlichen an sich schon unausweichlich Entfremdung, so verstärkt sich diese, je mehr nach dem ökonomischen Prinzip des Gewinnzuwachses mit der menschlichen Arbeitskraft zugleich auf Gefühlserwartungen den Charakter von Tauschwert und Ware annehmen. Dies macht letzten Endes alle Sozialbeziehungen in hohem Maße unfrei und störanfällig, wenn eine schwere Krankheit als die in unserer Zivilisation meistgefürchtete schicksalhafte Krise eintritt.

Persönliche familiäre, berufliche Rehabilitationsprobleme von Krebskranken

Was kennzeichnet nun typisch den seelisch-sozialen Lernprozeß des Krebskranken als beschränkte Teilhabe im familiären und beruflichen Bereich?

Der erschwerende Unterschied zu fast allen anderen krankheitsbedingten Behinderungen liegt bei der Rehabilitation des Krebskranken darin, daß hier nicht von einem einmal gegebenen posttherapeutischen Folgezustand – also ein traumatisches Ereignis zurücklassend –, sondern mit einer allenfalls statistisch wahrscheinlichen, individuell ungewissen Prognose – also möglicherweise einem noch ungünstigeren Verlauf in der Zukunft entgegensehend – begonnen werden muß. Häufig erzeugt dies beim Krebskranken – heftig oder latent – einen Gefühlszwiespalt aus Furcht und Hoffnung, der sprunghaft und widersprüchlich seine Interessen und sein Handeln lähmt oder ihn umgekehrt hektisch betriebsam sein läßt. Die von seiner Krankheit emotional mitbetroffenen Angehörigen wehren oft eigene Befürchtungen ab, indem sie ihn durch Verharmlosen in krampfhaft aufrechterhaltener Alltagsnormalität zu ermutigen meinen oder in einem künstlichen Schonraum des Dauerpatientseins abzuschirmen versuchen. Es gibt viele, übrigens weniger vom Krankheitsgeschehen als vom familieneigentümlichen Kommunikationsstil bestimmte Mischformen dieser beiden Verhaltensmuster, deren letztgenanntes jedoch dort vorherrscht, wo wegen der in Kauf genommenen Behandlungsfolgen, z. B. nach Kehlkopfextirpation, Mamma-Amputation, Kolostomie, die grundsätzliche Bedrohlichkeit der Erkrankung weder vom Patienten noch zwischen ihm und seinen Angehörigen geleugnet werden kann. Auf dem Boden unserer kulturpsychologischen Neigung, Unheilbarkeit und Tod aus dem Bewußtsein zu verdrängen, baut sich dann nämlich gerade aus dem durchbrochenen Krebs-Tabu eine kollektive Kampfbereitschaft gegen die Krankheit auf, die zumindest teilweise auch Konflikte überdeckt, welche die körperlich-seelischen Beeinträchtigungen des Krebskranken zwangsläufig im familiären Rollengefüge hervorrufen.

Selbstwertverlust, Konflikt und Zukunftsfurcht, die den Krebskranken im persönlichen und familiären Bereich hindern, seine verbliebenen Kräfte zu erproben und neue zu entwickeln, pfropft sich im beruflichen Bereich oft bald die rehabilitationsfeindliche Erfahrung auf, künftig in der Arbeitswelt als Risikofaktor veranschlagt zu werden. Rücksichtnahme und Mitgefühl, von Kollegen und Vorgesetzten dem Krebskranken entgegengebracht, unterliegen in freundlicher Unverbindlichkeit fast regelmäßig den in der Erwerbswelt geltenden zweckhaften Normen. Sie bestimmen, daß ein rückfallgefährdeter, nicht voll belastungsfähiger Krebskranker oft innerbetrieblich bereits „abgeschrieben" wird, während er versicherungstechnisch noch „krank geschrieben" ist. Vom gleichen Kosten-Nutzen-Denken ist aber auch unser System der sozialen Sicherung, das zwar in gesetzlich kategorisierten Wechselfällen die finanzielle Grundlage betroffener Gemeinschaftsmitglieder regelt, in bezug auf Rehabilitation beherrscht. Da die Erwerbsfähigkeit des Krebskranken meist weniger von seinem tatsächlichen Gesundheitszustand als von einer abstrakten Verlaufsvoraussage beurteilt wird, schlägt sich dies darin nieder, daß er vorschnell (d. h. ungerechtfertigt lange vor Ablauf des 78wöchigen Krankengeldanspruches) und nicht selten gegen seinen Willen zur Invalidisierung gedrängt wird, aus der dann bei dauerhaftem Heilerfolg nach einigen Jahren eine berufliche Wiedereingliederung aufgrund der Arbeitsmarktlage kaum mehr gelingt.

Alterspezifische Aspekte

Altersspezifisch gesehen geraten infolgedessen jüngere Krebskranke mehr noch als ältere, die durch schon erreichte beruflich-biographische Zwischenziele sozial gefestigter sind, in ein öffentlich kaum wahrgenommenes gesellschaftliches Außenseitertum. Da der Krebspatient in den krisenhaften Jahren bis zur schließlich anhaltenden Heilung auch im Kalkül der ihm zur Rehabilitationshilfe verpflichteten Instanzen vor allem ums Überleben kämpft, kommt erst viel später ans Licht, wie nachhaltig durch den zeitweiligen Ausschluß aus dem Beruf, in dem sich in jüngeren Jahren entscheidend Gruppenzugehörigkeit, Wettbewerb und Aufstiegsstreben unter Gleichaltrigen entfalten, das Leistungsvermögen untergraben und innerfamiliäre Resignation und Rollenkonflikte gefördert werden.

Geschlechtsspezifische Aspekte

Geschlechtsspezifisch gesehen wird die Berentung nach einer Krebskrankheit i. allg. subjektiv leichter von Frauen verkraftet als von Männern, was sich soziokulturell daraus erklärt, daß in der herkömmlichen gesellschaftlichen Wertung noch immer Beruf als das eigentlich männliche und Familie als das eigentlich weibliche Sozialfeld gilt. Da viele verheiratete Frauen ihren Beruf zugunsten häuslicher und Erziehungs-Aufgaben langwierig unterbrechen oder nur als Nebenerwerb ausüben, büßen sie weniger als Männer an Tätigkeitsspielraum und Ansehen ein durch die Invalidisierung, deren finanzielle Nachteile wiederum für Frauen infolge der Rentenbemessungsgrundlagen bei meist geringeren Versicherungsbeiträgen erheblicher sind. Andererseits nehmen Frauen – wohl infolge anerzogener weiblicher Fügsamkeit – auch krankheitsbedingte berufliche Zurückstufungen in Teilzeitbeschäftigung oder an schlechtbezahlte, unbefriedigende Arbeitsplätze eher hin als Männer. Da bei Krebskranken Berufsunfähigkeitsrenten nur selten gewährt und berufsfördernde Maßnahmen kaum durchgeführt werden, entscheiden sich alleinstehende Frauen im Unterschied zu ihren männlichen Kollegen häufiger dafür, trotz eines Abstieges im Beruf zu bleiben, als ihre Erwerbstätigkeit zu beenden oder volle Wiedereingliederung anzustreben. Wie stark sogar das berufliche Selbstvertrauen von Frauen durch ihre Geschlechtsrolle geprägt ist, zeigt sich u. a. auch in medizinisch nicht immer begründbaren Rückzugs-Reaktionen nach einem Mamma-oder Genitalkarzinom.

Statusspezifische Aspekte

Statusspezifisch gesehen hängt die berufliche Rehabilitation Krebskranker eindeutig von ihrer Schichtzugehörigkeit ab, d. h. Unterschichtangehörige haben in der Regel geringere Chancen als Angehörige der Mittel- und Oberschicht, obwohl durch eine Krebskrankheit auch eine akademische Karriere mit Aufstieg in Führungspositionen versperrt werden kann. Anonymität oder Individualität der beruflichen Tätigkeitsmerkmale reduzieren den sie ausübenden Menschen entweder zur beliebig austauschbaren Arbeitskraft oder räumen ihm wenigstens die abgestufte Freiheit ein, seine verbliebenen Fähigkeiten angemessen einzusetzen und allmählich zu steigern. Im zukunftsungewissen Krebskrankheitsfall werden Angehörige der lohnabhängigen, ohnehin stark außengelenkten Schichten sozialrechtlich verwaltet, zumal sie an typisch körperlich belastenden Arbeitsplätzen, im Umgang mit chemischen Stoffen, deren mögliche Pathogenität noch unerforscht ist, nicht mehr einsatzfähig sind. Angehörige gehobener Schichten entscheiden dagegen auch nach einer Krebskrankheit über Zeitpunkt, Umfang, Variablen der Wiederaufnahme ihres Befundes z. T. eigenverantwortlich. Ihre häufig sogar trotz ungünstigen Krankheitsverlaufes beibehaltene Aktivität beruht hauptsächlich auf der Tatsache, daß in unserer Kultur Berufstätigkeit, die den Stempel persönlicher Entfaltung trägt, Status und Prestige festigt, auch als die reifste Form von Krankheitsbewältigung gewertet wird. Folglich empfehlen übrigens Ärzte als Angehörige der oberen Mittelschicht den Krebskranken oft besonders nachdrücklich „Arbeit als die beste Therapie".

Ansatzpunkte verbesserter beruflicher Rehabilitation von Krebskranken

Mit dem thematischen Akzent dieses Kongresses sind als hauptsächliche Ansatzpunkte einer verbesserten sozialen Teilhabe des Krebskranken in Beruf und Arbeit zu nennen:

1. Therapiebegleitend eine offene, einfühlende *Kommunikation* mit dem Krebskranken und seiner Familie über die Erkrankung, um frühzeitig aus Furcht, Verleugnung, Konflikt, Rückzug herauszuführen.
2. Bezogen auf die reale Umwelt- und Berufssituation und auf das gegenwärtige gesundheitliche Befinden des Krebskranken eine ihn *nicht bevormundende Ermutigung* zur Arbeitswiederaufnahme, über die er selbst mitentscheidet.
3. Stationäre *Nachsorge- und Kurmaßnahmen* mit einem ganzheitlichen, auch auf eine wieder mögliche Erwerbstätigkeit abzielenden Reaktivierungsprogramm für Krebskranke.
4. Von Fachberatern gestützte *Selbsthilfegruppen* von Krebskranken mit bestimmten Handikaps, um die berufliche Eingliederung des einzelnen durch „Lernen am Modell" zu erleichtern, ein spezielle Probleme auffangendes Betätigungs- und Erlebnisfeld neben oder anstelle von Familie und Beruf zu erschließen und durch Öffentlichkeitsarbeit die Gefahr gesellschaftlicher Isolation und Vorurteile aufzulösen.
5. Bei den beruflichen wie krankheitsbefaßten Kontaktpersonen des Krebskranken, bei Arbeitgebern, in Betrieben, bei Ärzten, Gutachterstellen, Krankenkassen, Rentenversicherungsträgern, Versorgungs- und Arbeitsämtern, ein *rehabilitatives Verständnis*, das die geltenden *Sozialgesetze* nicht zum Eigennutzen von Institutionen, sondern zum Vorteil des Krebskranken anwendet. Das heißt u. a.: das *Schwerbehindertengesetz* lediglich zum Anspruch auf Sonderurlaub, Kündigungsschutz und Arbeitsplatzerleichterungen, ohne dem Betroffenen durch die prozentuale Zumessung einer „MdE" Erwerbsunfähigkeit zu suggerieren (– eine fatale Folge, die sich bei „Laien" sozialgesetzlicher Nomenklatur oft einstellt, weil „Minderung der Erwerbsfähigkeit" und „Erwerbsunfähigkeit" im Versorgungs- und Versicherungsrecht sprachlich fast identische Begriffe mit völlig unterschiedlichem Bedeutungsgehalt sind); das *Reha-Angleichungsgesetz* in einer Auslegung des § 183, Abs. 7 RVO, welche die bisher häufig zwangsweise, unfreiwillige Berentung

von Krebskranken unterbindet; *Berufsförderung nach RVO (AVG) und Arbeitsförderungsgesetz* als Umschulung oder betriebliche Eingliederungsmaßnahme insbesondere für die jüngeren unter den noch leistungsgeminderten Krebskranken anstelle einer EU-Zeitrentengewährung, durch welche die Betroffenen oft den Arbeitsplatz ohne Anrecht auf spätere Wiedereinstellung verlieren.

Rolle des Sozialarbeiters in der Rehabilitation von Krebskranken

Um die Lern- und Lebensbedingungen des Krebskranken so zu verändern, hat der Sozialarbeiter in Krankenhaus und Beratungsdienst eine Schlüsselstellung. Aus seiner Sicht ist die berufliche Rehabilitation jedoch nicht Zweck an sich, sondern nach der ihr innewohnenden, jeweils unterschiedlichen menschlichen Verwirklichungsmöglichkeit im Lebenszusammenhang des Krebskranken einzuordnen. Daß manche Krebskranke in existentieller Bedrohtheit den Sinn ihres Daseins anders empfinden und bezeichnen, als es unseren üblichen Nützlichkeits-Normen und Wertbegriffen entspricht, akzeptiert der Sozialarbeiter. Zugleich lernt er gerade am Beispiel und Erfahrungsvorsprung Krebskranker für sich persönlich, authentische Antworten auf eigene Lebenssinnfragen zu finden.

Literatur

1. Bock, H. E. (Hrsg.): Vorträge und Rundtischgespräche über zytologische Früherkennung bösartiger Geschwülste und sozialmedizinische Probleme. In: Krebsforschung und Krebsbekämpfung. Bd. VI. München, Berlin, Wien: Urban & Schwarzenberg 1967
2. Carsten, P. M.: Zur Problematik der Zeitrentengewährung bei Collum-, Corpus- und Mammacarcinomen mit günstiger Prognose. Arch. Gynäkol. *224*, 300–301 (1977)
3. Däubler—Gmelin, H: Frauenarbeitslosigkeit oder: Reserve zurück an den Herd. Reinbek b. Hamburg: Rowohlt 1977
4. Ehring, F.: Die Nachsorge bei Haut- und Gesichtskrebs. GBK-Mitteilungsdienst *20*, 2–7 (1978)
5. Ferber, Ch. v.: Sozialarbeit und Rehabilitation. In: Gesellschaftliche Perspektiven der Sozialarbeit. Otto, H. U., Schneider, S. (Hrsg.), Bd. 1, S. 67–86. Neuwied: Luchterhand 1973
6. Friedrich, H.: Familie und Krankheitsgeschehen bei chronischen Erkrankungen. Psychosozial. *1*, 108–125 (1978)
7. Hahn, M.: Die soziale Betreuung Krebskranker in der Praxis. GBK-Mitteilungsdienst *15*, 21–23 (1977)
8. Hahn, M.: Beratung bei psychosozialen Problemen krebsbehandelter Patientinnen. Z. Lymphol. *1/2*, 22–27 (1977)
9. Hahn, M.: Stellungnahme an die BfA zur Frage der Rentengewährung bei Collum-, Corpus- und Mammacarcinomen. Sozialdienst im Krankenhaus, Mitteilungsdienst und Zeitschriftenübersicht *11/12*, 6–13 (1977)
10. Horbach, L., Loskant, H., Guddenmoss, J., Duhme, C.: Die Krebskrankheiten im Spektrum der Todesursachen in mehreren Werken der chemischen Industrie und ihre Assoziationen mit der vorausgegangenen beruflichen Exposition. Zentralbl. Arbeitsmed. Arbeitsschutz Prophyl. *6*, 129–140 (1977)
11. Jochheim, K. A., Scholz, J. F. (Hrsg.): Rehabilitation – Gesetzliche Grundlagen, Methoden und Maßnahmen. Bd. I. Stuttgart: Thieme 1975
12. Jung, H., Hahn, M.: Zur medizinisch-sozialen Nachsorge von HNO-Malignom-Patienten. Z. Laryngol. Rhinol. Otol. *12*, 929–935 (1974)
13. Kasiske, R. (Hrsg.): Gesundheit am Arbeitsplatz. Reinbek b. Hamburg: Rowohlt 1976
14. Kollmeier, H.: Berufliche Rehabilitation Krebskranker. GBK-Mitteilungsdienst *16*, 5–7 (1977)
15. Kraef, R.: Problematik der Rentengewährung auf unbestimmte Zeit bei Mamma-, Collum- und Corpuscarcinomen. Inaugural-Dissertation, Berlin 1977
16. Ott, G.: Rehabilitation operativ behandelter Krebspatienten. In: Zehn Jahre Rehabilitation als Schlüssel zum Dauerarbeitsplatz. Kongreßbericht. Scholz, J. F. (Hrsg.), Stuttgart: Gentner 1968
17. Presse- und Informationszentrale des Deutschen Bundestages (Hrsg.): Frau und Gesellschaft – Zwischenbericht der Enquête-Kommission. Zur Sache *1* (1977)
18. Pross, H.: Die Männer – Eine repräsentative Untersuchung über die Selbstbilder von Männern und ihre Bilder von der Frau. Reinbek b. Hamburg: Rowohlt 1978
19. Stiftung Rehabilitation (Hrsg.): Rehabilitation von Krebskranken noch gesundheitspolitisches Neuland. Informationsdienst für Fachkräfte der Rehabilitation (April 1978)
20. Thust, W.: Die Rechte der Behinderten und ihrer Angehörigen. Schriftenreihe der Bundesarbeitsgemeinschaft für Behinderte. Bd. 5. Düsseldorf 1977
21. Thust, W.: Die Rechtsberatung in der Rehabilitation. Schriftenreihe der Bundesarbeitsgemeinschaft für Behinderte. Bd. 14. Düsseldorf 1977

Diskussionsbemerkung

Primarius Dr. med. Dr. Franz O. Gruber, 1171 Wien-Wilhelminenspital

1. Es sollten mehr *plastische* Operationen durchgeführt werden, z. B. bei Mammakarzinom: freie Mammillentransplantation, Reduktionsplastik; beim Seminom nach Orchiektomie: Hodenprothesen.

2. Vermehrter Einsatz von *schmerzausschaltenden Operationen;* dadurch Einschränkung der Alkaloide und Analgetika. Die Patienten erhalten dadurch ein lebenswertes Leben. So kann man z. B. eine Chordotomie bis ins hohe Alter durchführen. Auch die Analgesieakupunktur hilft Analgetika sparen.

3. Ausbau einer *psychosomatisch* orientierten onkologischen Rehabilitation. Im Wilhelminenspital in Wien als *Generalrehabilitation* mit Bewegungstherapie, Musiktherapie und Gruppentherapie unter Mitwirkung von Psychologen.

4. *Bewegungstherapie* vor allem auch während der belastenden Polychemotherapie und Strahlentherapie. Die Patienten erhalten dadurch ihre Körperkraft und Lebensfreude und haben viel weniger Nebenwirkungen der Therapie. Wir führen die Bewegangstherapie auch bei multiplen Knochenmetastasten mit entsprechender Vorsicht durch und haben keine Komplikationen.

Empfehlungen

Prof. Dr. med. Rudolf Gross, Köln und Priv. Doz. Dr. med. Dieter Bokelmann, Heidelberg

Durch zunehmende Differenzierung und Erfolge in der Krebsbehandlung besteht die Aufgabe der Nachsorge und der Rehabilitation, die sich teilweise überschneiden, nicht mehr allein darin, die Patienten auf die der Erkrankung folgenden Beschränkungen oder auf den Tod vorzubereiten, sondern auch die Rückkehr in ein produktives, weitgehend normales Leben vorzubereiten und zu ermöglichen.

Die Rehabilitation des Tumorkranken ist Teil des multidisziplinären Behandlungskonzeptes. Sie hat keine Eigenständigkeit.

Die Empfehlungen richten sich in erster Linie auf folgende Punkte:

1. Grundbedingung für eine sinnvolle Rehabilitation ist die medizinisch-somatische Versorgung und die Entwicklung der prothetischen und epithetischen Hilfsmittel.

2. Wichtig sind die Verbesserung der individuellen Aufklärung des Patienten über seine Krankheit und die Entwicklung der therapiebegleitenden Kommunikation mit dem Kranken und seiner Familie durch geschultes Personal, um frühzeitig aus Furcht, Konflikt und Rückzug herauszuleiten.

3. Dazu führt die Einrichtung von Nachsorgeinstitutionen an Tumorzentren, Kliniken und Krankenhäusern, die neben einer optimalen medizinischen Versorgung in enger Zusammenarbeit mit Sozialstationen und dem Hausarzt auch die psychosoziale Situation des Krebskranken nachhaltig verbessern können.

4. Die Ausbildung und der Einsatz von Nachsorgepersonal (Ärzte, Psychologen, Sozial-

arbeiter, onkologische Schwestern) erfordern besondere Förderung.

5. Bei Berücksichtigung des Alters, des gegenwärtigen gesundheitlichen Zustandes sowie der speziellen Umwelt- und Berufssituation sollte auf eine Arbeitswiederaufnahme hingewirkt werden. Umschulung und Umsetzungsmaßnahmen am Arbeitsplatz sollten nach dem Prinzip „Rehabilitation geht vor Rente" geprüft werden.
6. Die Rentenversicherungsträger sollten eine neue Auslegung des § 183, Abs. 7 des Rehabilitationsangleichungsgesetzes von 1974 möglich machen: Die Erwerbsunfähigkeit sollte bei onkologisch Kranken erst nach 1 Jahr festgestellt werden können, da vorher eine negative oder positive prognostische Aussage im individuellen Einzelfall nicht möglich ist.
7. Notwendig erscheint eine Überarbeitung des Schwerbehindertengesetzes hinsichtlich der Dauer der MdE-Zeit von 5 Jahren, da hierdurch in vielen Fällen eine sinnvolle Rehabilitation erschwert wird.
8. Um die Gefahr gesellschaftlicher Isolation und Vorurteile aufzulösen, sollten von Fachberatern unterstützte Selbsthilfegruppen von Krebskranken in die rehabilitativen Bemühungen mit eingeschaltet werden.
9. Um das rehabilitative Verständnis für Tumorkranke zu verbessern, sollte die Rehabilitationsforschung intensiv gefördert werden.

11. Symposium Die Rehabilitation von Hirngeschädigten

Vorsitzender: Prof. Dr. med. Dr. phil. K. Mayer, Tübingen

Als Mitwirkende in der Symposiumsleitung:
Dr. jur. H. Hahn, Stuttgart
Frau H. Röttgen, Karlsbad
Dr. med. habil. F. Schmieder, Gailingen
K.-H. Schmitt, Mainz
Dr. med. J. A. Schuerman, Hoensbroek
Prof. Dr. med. H. Wahle, Karlsbad

Die Rehabilitation von Hirngeschädigten

Professor Dr. med. Dr. phil. Klaus Mayer, Ärztlicher Direktor der Abt. Neuropsychologie mit Neurologischer Poliklinik der Universität Tübingen

Auf dem letzten Rehabilitationskongreß vor 10 Jahren hat Professor SCHUERMANN die Forderung nach einer zwingend notwendigen Verbesserung der Therapie und der Rehabilitation von Hirngeschädigten eindrucksvoll dargelegt und begründet. Er und die anderen Teilnehmer des Symposions haben auf die Notwendigkeit der rechtzeitigen Erfassung und richtigen Behandlung der Hirnschädigung und ihrer Ursachen und auf die Notwendigkeit der frühzeitigen, möglichst nahtlosen Nachbehandlung sowie einer rechtzeitigen und sinnvollen Rehabilitation hingewiesen. Die Feststellungen und Empfehlungen der Teilnehmer dieses Symposions sind auch heute noch gültig.

Inzwischen haben zwar vielfältige Bemühungen des Bundes und der Länder, vor allem aber der gesetzlichen Unfallversicherungen und der Rentenversicherungen und nicht zuletzt auch kommunaler, konfessioneller und privater Institutionen eine Verbesserung in der Behandlung und Rehabilitation Hirngeschädigter gebracht. Wir sind aber noch weit entfernt von einer ausreichenden oder gar bestmöglichen Versorgung. Insofern ist das heutige Symposion nicht nur eine Fortsetzung und kritische Bestandsaufnahme nach 10 Jahren. Zwar soll das bisher Erreichte und das Unerreichbare kritisch dargestellt und diskutiert werden. Es sollen aber vor allem neue Empfehlungen und Forderungen gestellt werden, die sich aus den Erfahrungen und Erkenntnissen der Behandlung und Rehabilitation Hirngeschädigter in den letzten 10 Jahren ableiten lassen. Zu reden ist auch von solchen Bemühungen, die gut gemeint sind, dem geschädigten Menschen aber nicht helfen.

Ich denke beispielsweise an Maßnahmen der Berufsförderung und Umschulung, die im Einzelfall scheitern müssen und den Geschädigten in seinem Selbstwert nur beeinträchtigen, ihn verunsichern und seine soziale Rehabilitation behindern. Bei allen Bemühungen ist daran zu denken, daß der Erfolg einer Rehabilitation letztlich abhängig ist von Art und Ausmaß der Hirnschädigung, vom Alter des Patienten und damit von der morphologischen und funktionellen Plastizität seines Hirngewebes, seiner prämorbiden intellektuellen Differenzierung und Schulung und nicht zuletzt von seiner Motivation. Dies richtig und rechtzeitig zu erfassen und zu beurteilen, um sich im Einzelfall auch notwendigerweise zu bescheiden, setzt ein fachkompetentes Team von in der Rehabilitation erfahrenen Ärzten, Psychologen, Berufshelfern und -beratern, Beschäftigungstherapeuten, Krankengymnasten und Logopäden voraus. Es muß unsere Aufgabe sein, auch die Grenzen einer Rehabilitation aufzuzeigen. Ziel aller Bemühungen darf nicht nur die berufliche Wiedereingliederung sein, sondern die wiedererworbene Möglichkeit einer befriedigenden Alltagsbewältigung, eines lebenswerten Daseins und Wiedergewinnung einer lebensbejahenden Einstellung und von Lebensfreude.

Die Teilnehmer dieses Symposions werden Ihnen einen kurzen und kritischen Überblick über ihre Bemühungen, Erfahrungen und Erkenntnisse geben.

Erlauben Sie mir nach den einführenden Worten aus der Sicht des Leiters einer Neurologischen Poliklinik, in der täglich Patienten sowohl zur Erstuntersuchung und diagnostischen Abklärung als auch zu Nachuntersuchungen nach Erkrankungen und Schädigungen des Gehirns kommen, einige kritische Anmerkungen:

Die Rehabilitation ist nicht notwendig oder unter wesentlich günstigeren Voraussetzungen möglich, wenn drohende Hirnschäden rechtzeitig erkannt und behandelt werden können. Dies gilt für die rechtzeitige Erfassung von Art und

Ausmaß der Hirnbeteiligung und drohender posttraumatischer Komplikationen nach einem Schädeltrauma, auch nach einem vermeintlichen Bagatelltrauma. Dies ist möglich durch neurologische Untersuchungen und neurotechnische Untersuchungsverfahren. Die Objektivierung und Quantifizierung möglicher psychischer Hirnverletzungsfolgen ist durch geeignete psychodiagnostische Untersuchungsverfahren in der Hand eines erfahrenen klinischen Psychologen möglich. Notwendig und zu fordern ist daher die frühzeitige Untersuchung und ggf. Mitbehandlung durch den Neurologen.

Auch der drohende Hirninfarkt bei zunehmender Stenose hirnzuführender Gefäße, vor allem der A. carotis, kann heute durch die den Patienten nicht belastende Doppler-Sonographie rechtzeitig erfaßt und ggf. operativ beseitigt werden. Wenn man davon ausgeht, daß nach den Statistiken etwa 20–25% aller sog. Schlaganfälle durch eine Stenose bzw. Verschluß der A. carotis bedingt sind, frühere Statistiken geben sogar 50–60% an, so wird die Bedeutung dieser Vorsorgeuntersuchung klar. Voraussetzung ist aber, daß diese Patienten rechtzeitig einer solchen Untersuchung zugeführt und in einer entsprechend eingerichteten Klinik auch untersucht werden können. Wenn aber aus Gründen der Kostendämpfung und Haushaltseinsparung eine Neurologische Poliklinik zwar über die entsprechenden teuren apparativen Einrichtungen und erfahrenen Ärzte verfügt, nicht aber über genügend Räume und Ärzte, um diese Patienten nach Voranmeldung ohne lange Wartezeiten untersuchen zu können, so schlagen die vermeintlich eingesparten Kosten nachher bei nicht verhindertem Hirninfarkt mit wesentlich höheren Kosten um so mehr zu Buche. Wesentlich aber ist die nicht verhinderte, zumindest teilweise aber verhinderbare Gesundheitsschädigung und menschliche Not, die sich aus der unzureichenden Ausstattung solcher für diese Vorsorgeuntersuchungen geeigneten Institutionen ergibt. Über die Einrichtung und Ausstattung solcher Institutionen der Nachbehandlung und Rehabilitation nach Hirnschädigung liegen ausreichende Empfehlungen und inzwischen auch Erfahrungen vor. Wenig diskutiert ist aber bisher die Frage: Wer betreibt wie die Rehabilitation? Was ist für die Ausbildung und Weiterbildung aller an der Rehabilitation Beteiligten zur fordern? Wesentlich wird sein die Aufwertung der Rehabilitation im Gesamt der medizinischen Spezialfächer und die Aufwertung der Rehabilitation als ärztliche Berufstätigkeit.

Zu sprechen muß auch sein über die Einbeziehung und Schulung der Angehörigen des Rehabilitanden und der den Rehabilitierten später betreuenden Ärzte in der Praxis. Mehr noch als bisher muß erkannt und anerkannt werden, daß Rehabilitation auch und gerade des Hirngeschädigten ungeachtet volkswirtschaftlicher und gesundheitspolitischer Erwägungen in erster Linie eine moralische Verpflichtung unserer Gesellschaft ist.

Die Rehabilitation von Hirngeschädigten aus der Sicht der deutschen Rentenversicherungsträger

Dr. Hellmuth Hahn, Erster Direktor der Landesversicherungsanstalt Württemberg

Die zwei Vorbilder dieses Kongresses, die Arbeitstagung in Freudenstadt 1958 und der Rehabilitationskongreß in Heidelberg 1968, haben zur Entwicklung des Rehabilitationsgedankens erhebliche Beiträge geleistet. Die Denkanstöße, die durch diese Veranstaltungen gegeben wurden, haben heute noch Geltung und Wirkung, obwohl gerade durch sie nicht nur die Gesetzgebung, sondern Wissenschaft und Verwaltung befruchtet wurden.

Rehabilitation ist nichts Neues. Sie ist eine Aufgabe der Menschen, der Gesellschaft überhaupt. Auch wenn man mit CARL-FRIEDRICH VON WEIZSÄCKER (*Der Garten des Menschlichen*. Beiträge zur geschichtlichen Antropologie, S. 107 ff.) die rationale und technische Denkweise der Neuzeit als eine notwenige Entwicklungsstufe der menschlichen Gesellschaft begreift und erkennt, daß der breite Wohlstand und die wissenschaftliche Medizin, die von der Leistungsgesellschaft geschaffen wurden, eigentlich in ihrer durchschnittlichen Haltung eine Ungeduld gegen das Leiden schaffen, muß man als im Rehabilitationsgeschehen Verantwortlicher diesem Umstand Rechnung tragen. Die Leistungsgesellschaft verlangt objektivierbare, meßbare Leistungen. Daher ist jeder in dieser Gesellschaftsform benachteiligt, der solche Normen – die irgendjemand festgelegt hat – nicht erfüllen kann. Dies trifft nicht nur Behinderte, sondern auch Menschen, die die verlangten Voraussetzungen nicht erfüllen können.

Es ist unsere Aufgabe, Menschen mit nicht mehr reparablen Dauerschäden so zu aktivieren, daß sie diese mit den ihnen noch verbliebenen anderen Funktionsmöglichkeiten kompensieren können oder aber ihren Arbeitseinsatz so einrichten, daß sie sich selbst ihr eigenes Leben mit Erfolg gestalten können. Freilich wäre in diesem Zusammenhang die Frage zu prüfen, ob nicht ein anderes Verteilungssystem der Arbeit unser Problem lösen könnte. Gerade aber die derzeitige strukturelle Arbeitslosigkeit zeigt, daß in diesem Fall wiederum der Schwächere, der Behinderte, im Nachteil wäre, wenn verteilt wird, ist meist – leider – nicht der Bedürftige der Nutznießer. Wir müssen dankbar sein, daß WEIZSÄCKER solche Probleme angesprochen hat. Solange aber eine Änderung unserer ökonomischen und sozialen Struktur nicht erfolgt ist, ist eine bessere Ver-(Zu-)teilung der Arbeit nicht möglich. Es verbleibt wohl dabei, dem Behinderten die Hilfe angedeihen zu lassen, die er braucht, um sein Leben selbst zu gestalten. Mit diesen Fähigkeiten und Kenntnissen hat er – auch im Zeitalter der Arbeitslosigkeit – den Schlüssel zum Arbeitsplatz.

Aber auch hier gibt es irgendwo Grenzen. Die Durchführung einer Rehabilitationsmaßnahme hat dann ihren Sinn verloren, wenn das Ziel einer „Eingliederung" nicht erreicht wird, weil z. B. die Behinderung so schwer ist, daß sie nicht mehr kompensiert werden kann. Für solche Menschen müssen andere Möglichkeiten und Hilfen geschaffen werden, ihr Leben entsprechend ihrem Vermögen zu gestalten. Mit Hilfe der Gesellschaft – also Dritter – muß für sie eine angemessene Bleibe bereitgestellt werden. Auch diese Grenzen aufzuzeigen, liegt in der Aufgabe derjenigen, die sich mit Rehabilitation befassen, weil eine Überforderung des Behinderten diesen noch mehr belasten würde.

Die Rehabilitationsträger

Um dem Behinderten zu helfen, ist der Gesetzgeber nicht davon ausgegangen, für ihn Sonderarbeitsplätze zu schaffen, ggf. Sondereinrichtungen bereitzustellen, sondern ihm Rehabilitationsleistungen anzubieten, die medizinischer oder/und berufsfördernder Art sein können. Für den Gesetzgeber ist die Wiedererlangung des normalen Arbeitseinsatzes am normalen Arbeitsplatz in einem normalen Produktionsbetrieb Maßstab für die Rehabilitationsmaßnahme. Rehabilitationsleistungen sind gesetzlich nur zugelassen, wenn die Erwerbsfähigkeit eines Versicherten infolge von Krankheit oder anderer Gebrechen oder Schwäche seiner körperlichen oder geistigen Kräfte gefährdet oder gemindert ist und sie voraussichtlich erhalten, wesentlich gebessert oder wiederhergestellt werden kann. Dies ist folgerichtig, denn der Behinderte soll ja wieder in die Gemeinschaft, also in den Arbeitsprozeß, eingegliedert werden. Daraus wird abgeleitet, daß derjenige Versicherungsträger, der für eventuelle Versicherungsleistungen aufkommen müßte, auch für die zu gewährende Rehabilitationsleistung zuständig ist. Da die Erwerbsunfähigkeit bzw. Berufsunfähigkeit verhindert oder beseitigt werden soll und sie Voraussetzungen der Rentenleistungen sind, ist grundsätzlich der Rentenversicherungsträger zuständig, es sei denn, es handelt sich um Arbeitsopfer oder um Berufserkrankte. Für sie muß die Berufsgenossenschaft eintreten, die Bundesanstalt für Arbeit für besondere Fälle der beruflichen Rehabilitation.

Statistik

1. Die vorhandenen Statistiken (Tabelle 1 und 2) der deutschen Rentenversicherungsträger sind nur bedingt brauchbar, weil „Hirngefäßkrankheiten“ (430–439) und „Intrakranielle Verletzungen“ (850–854) nur das Gehirn allein betreffen, während bei den anderen Gruppen die „Hirnschädigungen“ mitenthalten sind. Bei berufsfördernden Maßnahmen werden Hirnerkrankungen nicht erfaßt.
2. Verletzungsfolgen, wie entzündliche Krankheiten, spielen in der Rentenversicherung eine untergeordnete Rolle. Dagegen ist die Zahl der „Hirngefäßerkrankungen“ beachtlich (0,7%).
3. Ein Vergleich der Diagnosegruppen bei durchgeführten medizinischen Rehabilitationsmaßnahmen mit denjenigen des Rentenzugangs ergibt, daß insbesondere bei den Hirngefäßerkrankungen die prozentualen Anteile der Rentenanträge diejenigen der stationären Heilbehandlungen übertreffen. Wahrscheinlich ist bei diesen Versicherten der Krankheitsverlauf soweit fortgeschritten, daß nur noch eine Berentung in Frage kommt. Die Zahl der wegen Hirngefäßerkrankungen durchgeführten Rehabilitationsverfahren (0,8% = 5000 Fälle) liegt nur wenig höher. Der Anteil von 6,4% = 17000 Fälle bei Rentenanträgen ist schon beachtlich.
4. Es ist eine Tatsache, daß bei Rezession die Zahl der Rehabilitationsmaßnahmen sinkt. Dies haben die Jahre 1968/69 als auch 1974/75 bewiesen. Was für allgemeine Erkrankungen ersichtlich ist, gilt auch für Hirngefäßerkrankungen. Während aber bei letzteren Krankheiten der Ausgangswert von 1974 heute wieder erreicht wird, zeigen die anderen Diagnosegruppen nur eine mäßig ansteigende Tendenz. Die statistischen Aussagen werden etwas erschwert, weil an dieser Entwicklung verschiedene Ursachen beteiligt sind. So wurde 1973 die sog. flexible Altersrente eingeführt, die logischerweise die Zahl der Rehabilitationsmaßnahmen mindert. Auch die restriktiven Maßnahmen der neueren Gesetzgebung brachten einen ähnlichen Effekt.
5. Die Überprüfung der durchgeführten Heilmaßnahmen für 60jährige und Ältere zur Bewilligung der Erwerbs- und Berufsunfähigkeitsrente sowie des flexiblen Altersruhegeldes (Tabelle 3) ergibt eine rückläufige Teilnahme der 60jährigen und älteren Versicherten an der Durchführung von Rehabilitationsmaßnahmen. Seit 1970 haben sich diese erheblich (bei Männern 46,2%, bei Frauen 22,1%) verringert. Dagegen erhöhen sich die Rentenanträge bei den Männern um 86,2%; bei den Frauen ist eine Abnahme zu verzeichnen (2,8%). Dies ergibt sich aus dem Umstand, daß das flexible Altersruhegeld von den Versicherten angenommen wurde, ein Anspruch aber den Frauen verwehrt bleibt, weil sie keine 35 Versicherungsjahre nachweisen können.

Tabelle 1. Leistungen zur medizinischen Rehabilitation wegen allgemeiner Erkrankungen und Tbc; ( ) = %-Anteil bezogen auf alle Diagnosen (einschl. Tbc). (Statistik d. dt. ges. Rentenversicherung, VDR, 1976)

Diagnosen-Ziffern	Diagnosen-Gruppen	RV der Arbeiter		RV der Angestellten		RV der Arbeiter + Angestellten	
001 – 999	*alle* Diagnosen (einschl. Tbc)	405 616 ♂ 277 338 ♀ 128 278		243 092 ♂ 114 535 ♀ 128 557		648 708 ♂ 391 873 ♀ 256 835	
		absolut	%	absolut	%	absolut	%
320 – 324	Entzündl. Krankh. des Zentralnervensystems (Gehirn + Rückenm.)	212 ♂ 159 ♀ 53	(0,1)	131 ♂ 66 ♀ 65	(0,1)	343 ♂ 225 ♀ 118	(0,1)
341 – 349	Sonstige Krankh. des Zentralnervensystems (Gehirn + Rückenm.)	1 624 ♂ 1 133 ♀ 491	(0,4)	1 149 ♂ 488 ♀ 661	(0,5)	2 773 ♂ 1 612 ♀ 1 152	(0,4)
430 – 439[a]	Hirngefäßkrankh.	2 875 ♂ 2 394 ♀ 481	(0,7)	2 204 ♂ 1 713 ♀ 491	(0,9)	5 079 ♂ 4 107 ♀ 972	(0,8)
800 – 809	Brüche des Schädels, der Wirbelsäule und des Rumpfskeletts	557 ♂ 450 ♀ 107	(0,1)	241 ♂ 132 ♀ 109	(0,1)	798 ♂ 582 ♀ 216	(0,1)
850 – 854[a]	Intrakranielle (Gehirn- etc.) Verletzungen	376 ♂ 346 ♀ 30	(0,1)	222 ♂ 138 ♀ 84	(0,1)	598 ♂ 484 ♀ 114	(0,1)
010 – 019	Tuberkulose	24 636 ♂ 17 856 ♀ 6 780	(6,1)	7 760 ♂ 3 772 ♀ 3 988	(3,2)	32 396 ♂ 21 628 ♀ 10 768	(5,0)

[a] *Achtung:* Nur diese Diagnosegruppen betreffen allein das Gehirn, die anderen auch Rückenmark bzw. Wirbelsäule und Rumpfskelett.

Tabelle 2. Rentenzugänge wegen BU + EU. ( ) = %-Anteil bezogen auf alle Diagnosen (einschl. Tbc). (Statistik d. dt. ges. Rentenversicherung, VDR, 1976)

Diagnosen-Ziffern	Diagnosen-Gruppen	RV der Arbeiter		RV der Angestellten		RV der Arbeiter + Angestellten	
001 – 999	*alle* Diagnosen (*einschl.* Tbc)	199659 ♂ 103100 ♀ 96559		67576 ♂ 29987 ♀ 37589		267235 ♂ 133087 ♀ 134148	
		absolut	%	absolut	%	absolut	%
320 – 324	Entzündl. Krankh. des Zentralnervensystems (Gehirn + Rückenm.)	217 ♂ 136 ♀ 81	(0,1)	117 ♂ 52 ♀ 65	(0,2)	334 ♂ 188 ♀ 146	(0,1)
341 – 349	Sonstige Krankh. des Zentralnervensystems (Gehirn + Rückenm.)	2724 ♂ 1743 ♀ 981	(1,4)	1168 ♂ 608 ♀ 560	(1,7)	3892 ♂ 2351 ♀ 1541	(1,5)
430 – 439[a]	Hirngefäßkrankh.	11560 ♂ 6974 ♀ 4586	(5,8)	5492 ♂ 3521 ♀ 1971	(8,1)	17052 ♂ 10495 ♀ 6557	(6,4)
800 – 809	Brüche des Schädels, der Wirbelsäule und des Rumpfskeletts	886 ♂ 741 ♀ 145	(0,4)	231 ♂ 137 ♀ 94	(0,3)	1117 ♂ 878 ♀ 239	(0,4)
850 – 854[a]	Intrakranielle (Gehirn- etc.) Verletzungen	376 ♂ 341 ♀ 35	(0,2)	172 ♂ 118 ♀ 54	(0,3)	548 ♂ 459 ♀ 89	(0,2)
010 – 019	Tuberkulose	1738 ♂ 1358 ♀ 380	(0,9)	472 ♂ 289 ♀ 183	(0,7)	2210 ♂ 1647 ♀ 563	(0,8)

[a] *Achtung:* Nur diese Diagnosegruppen betreffen allein das Gehirn, die anderen auch Rückenmark bzw. Wirbelsäule und Rumpfskelett.

Tabelle 3. Durchgeführte stationäre Heilbehandlungen für *60jährige und Ältere;* bewilligte BU- und EU-Renten sowie flexible Altersruhegelder für Versicherte *im Alter von 60 bis unter 65 Jahren* in der ArV seit 1970. Landesversicherungsanstalt Württemberg

Berichtsjahr	Durchgeführte Heilbehandlungen für 60jährige und ältere Versicherte		Bewilligte BU-/EU-Renten und flex. Altersruhegelder für Versicherte im Alter von 60 bis unter 65 Jahren		*davon* (Sp. 4)			100 durchgeführten Heilbehandlungen stehen gegenüber ... bewilligte			
	Anzahl	%-Anteil an *sämtl.* Heilbehandlg.	Anzahl	%-Anteil an sämtl. BU+EURT u. flex. ARG	Renten wegen BU+EU	ARG 62 schwerbeh.	ARG 63 flex.	BU+EURT u. flex. ARG (Sp. 4)	BU+EU Renten (Sp. 6)	BU+EURT +ARG 62 (Sp. 6+7)	ARG 62 ARG 63 (Sp. 7+8)
1	2	3	4	5	6	7	8	9	10	11	12
					Männer						
1970	54328	21,0	57713	47,8	57713	–	–	94	94	–	–
1971	51902	20,0	56431	47,9	56431	–	–	92	92	–	–
1972	56126	19,0	56559	48,8	56559	–	–	99	99	–	–
1973	52797	17,0	113401	60,8	46452	2281	64668	47	114	108	79
1974	47290	16,0	125990	64,8	48142	4158	73690	38	98	90	61
1975	38997	13,7	115699	65,5	42963	5643	67093	34	91	80	54
1976	29229	11,3	107452	61,7	38629	6910	61913	27	76	64	43
1977	(Stat. Ergebnisse liegen nicht vor)		90013	56,5	31969	6694	51350	–	–	–	–

Tabelle 3 (Fortsetzung)

Berichtsjahr	Durchgeführte Heilbehandlungen für 60jährige und ältere Versicherte		Bewilligte BU-/EU-Renten und flex. Altersruhegelder für Versicherte im Alter von 60 bis unter 65 Jahren		*davon* (Sp. 4)			100 durchgeführten Heilbehandlungen stehen gegenüber ... bewilligte			
	Anzahl	%-Anteil an *sämtl.* Heilbehandlg.	Anzahl	%-Anteil an sämtl. BU+EURT u. flex. ARG	Renten wegen BU+EU	ARG 62 schwerbeh.	ARG 63 flex.	BU+EURT u. flex. ARG (Sp. 4)	BU+EU Renten (Sp. 6)	BU+EURT +ARG 62 (Sp. 6+7)	ARG 62 ARG 63 (Sp. 7+8)
1	2	3	4	5	6	7	8	9	10	11	12
					Frauen						
1970	14330	13,0	42028	43,3	42028	–	–	34	34	–	–
1971	14698	13,0	44038	43,1	44038	–	–	33	33	–	–
1972	15603	13,0	45494	43,5	45494	–	–	34	34	–	–
1973	16654	13,0	49276	46,4	47360	18	1898	34	35	–	–
1974	16825	13,0	53504	46,1	50997	40	2467	32	33	35	869
1975	14267	10,9	51721	46,0	49290	56	2375	28	29	33	671
1976	11157	9,2	40858	41,0	37901	65	2892	27	29	29	587
1977	(Stat. Ergebnisse liegen nicht vor)		33307	35,8	31126	68	2113	–	–	29	377
										–	–

Anmerkungen:

1. Spalte 3 verdeutlicht die rückläufige Teilhabe der 60jährigen und älteren Versicherten an der Durchführung von stationären Heilbehandlungen.
2. Die Gegenüberstellung der in Spalte 2 enthaltenen Angaben für die Jahre 1970 und 1976 ergibt, daß sich die Anzahl der Heilbehandlungen bei den Männern um 46,2% und bei Frauen um 22,1% verringert hat.
3. Die Entwicklung des Rentenzugangs (Sp. 4) 1970 zu 1976 verläuft bei Männern und Frauen divergent. Bei Männern beträgt die Erhöhung des Zugangs 86,2%; bei Frauen ist eine Abnahme von 2,8% zu verzeichnen. (Hierbei wird deutlich, daß Frauen an der Inanspruchnahme des flexiblen Altersruhegeldes aufgrund fehlender Vorversicherungszeiten – 35 Versicherungsjahre – gehindert sind.)
4. Die Ergebnisse in Spalten 10 und 11 zeigen, daß das Verhältnis zwischen Heilbehandlung einerseits und BU-/EU-Rente bzw. BU/EURT und ARG 62 (schwerb./bu) andererseits bis 1974 bei Männern ca. 1 : 1, bei Frauen 1 : 3 betragen hat. 1974/1975 verschieben sich die Verhältnisse bei den Männern auf 1 : 1,25 bzw. 1 : 1,56, bei den Frauen jeweils auf 1 : 3,4. Diese Veränderungen und die in Spalte 12 aufgezeigte Entwicklung deuten darauf hin, daß nicht allein die Einführung des flexiblen Altersruhegeldes Ursache für die rückläufige Teilhabe der 60jährigen und älteren Versicherten an Heilbehandlungen ist.

Die Auswirkungen der Rehabilitationsaufwendungen

KULPE (*Der Kurerfolg bei Heilmaßnahmen der gesetzlichen Rentenversicherung.* Mitteilungen der LVA Württemberg 4/1971) hat die Auswirkungen der stationären Heilbehandlung auf Arbeitsunfähigkeitszeiten wegen vorzeitigem Altersabbau untersucht und festgestellt, daß diese Diagnosegruppe die schlechtesten Rehabilitationsergebnisse aufweist. Während die Arbeitsunfähigkeitszeiten in den zwei Jahren nach Durchführung der stationären Heilbehandlung bei einigen Krankheiten gegenüber der Vorbeobachtungszeit um über die Hälfte verringert wurden, nahmen bei der Diagnose „Vorzeitiger Altersabbau" die Arbeitsunfähigkeitszeiten trotz durchgeführter stationärer Behandlung um 63% zu. KULPE gibt aber den Hinweis, daß damit nicht gesagt sei, daß die Erwerbsfähigkeit bei diesen Patienten nicht wenigstens erhalten werden konnte (Tabelle 4).

Es ist nicht allgemein bekannt, daß die Aufwendungen für Rehabilitationsmaßnahmen lediglich 2,7% der Beitragseinnahmen betragen, so daß sich allein wegen der Verkürzung der Arbeitsunfähigkeitstage die Kosten der Rehabilitation gelohnt haben. Ganz zu schweigen davon, daß auch die medizinischen Rentenanspruchsvoraussetzungen verhindert wurden. Die Unterbringungsquote bei berufsfördernden Umschulungsmaßnahmen nach stationärer Heilbehandlung ist erfreulich. Auch SPECHT – Institut für empirische Soziologie in Nürnberg – errechnete eine

Tabelle 4. Arbeitsunfähigkeitstage wegen des Heilbehandlungsleidens nach Krankheiten (Männer und Frauen). (KULPE: Der Kurerfolg bei Heilmaßnahmen der gesetzlichen Rentenversicherung. Mitteilungen der LVA Württemberg 4/1971)

Schlüsselzahl	Krankheit	Anzahl Versicherte	2 Jahre vor HV	nach HV	Änderung in %
45x	Herzinfarkt	67	9112	2932	−67,82
71	Erkrankung der Harnorgane o. Nephritis und Nephrose	85	5079	1779	−64,97
68	Krankheiten der Gallenblase	144	8508	3492	−58,96
36	Psychoneurosen, Trunksucht	88	4250	1774	−58,26
67	Krankheiten der Leber	728	57094	26177	−54,15
62	Sonstige Erkrankungen des Magens u. Zwölffingerdarms	231	11634	6636	−42,96
61	Magen- und Zwölffingerdarmgeschwür	127	7170	4197	−41,46
36y	Vegetative Dystonie	952	28536	18364	−35,65
80–82	Erkrankung des rheumatischen Formenkreises	4221	153838	115296	−25,05
34	Fettsucht	64	2389	1820	−23,82
47	Blutunterdruck und sonstige Kreislaufstörungen	104	3021	2504	−17,11
45	Chronische nicht rheumatische Herzerkrankungen	544	33713	28069	−16,74
30	Asthma bronchiale	89	3909	3360	−14,04
46	Bluthochdruck	470	21201	18662	−11,98
54	Bronchitis	984	38396	36674	−4,48
48x	Periphere Durchblutungsstörungen	81	4421	4389	−0,72
48	Krankheiten der Arterien	355	12956	13569	+4,73
44	Herzfunktionsstörungen (Herzblock usw.)	81	2087	2979	+42,74
89	Vorzeitiger Altersabbau	49	922	1493	+61,93

solche von 80% (für die LVA Württemberg sogar eine solche von 85,9%). Die Unterbringungsquoten für Hirngeschädigte sind bislang nicht bekannt. In diesem Zusammenhang muß aber darauf hingewiesen werden, daß die soziale Einstellung der Arbeitgeber gegenüber der Wiederbeschäftigung umgeschulter Behinderter allgemein als positiv angesehen werden kann.

Neue gesetzliche Vorschriften

Es ist bedauerlich, daß gleichlaufend mit der Wirtschaftskrise die gesetzlichen Vorschriften über die Durchführung von Rehabilitationsmaßnahmen geändert wurden. Während das Rehabilitationsangleichungsgesetz von 1974 noch gefordert hatte, daß eine nahtlose Rehabilitation die Grundlage einer erfolgreichen Rehabilitation darstelle, wurde dieser Grundsatz 1977/78 wieder aufgehoben. So erhalten z. B. „Latent"-Versicherte ab 1. 7. 1977 nur noch Rehabilitationsmaßnahmen, wenn sie 180 Kalendermonate Versicherungszeit nachweisen (Anstelle von früher 60 Monaten), für Beamte ist der Anspruch entfallen. Seit 1. 7. 1978 werden die Maßnahmen zwischen Rentenversicherung und Bundesanstalt für Arbeit geteilt, d. h. es gibt zwei zuständige Versicherungsträger.

Subsidiär kann der Krankenversicherungsträger seit 1974 Rehabilitationsmaßnahmen gewähren. Dies bedeutet für uns, daß z. B. krankenversicherte Rentenempfänger hier Ansprüche wegen der Rehabilitationsmaßnahme geltend machen könnten.

Es in diesem Zusammenhang darauf hingewiesen worden, daß der Möglichkeit der sog. Anschlußheilverfahren heute mehr Beachtung geschenkt wird. Durch Aufklärung der Ärzte konnte im Bereich der LVA Württemberg von 1977 auf 1978 eine Steigerung von mehr als 70% erreicht werden.

Anspruchsvoraussetzungen der Rehabilitation

Die Rehabilitationsmaßnahmen werden im Interesse der Versichertengemeinschaft – und deshalb auch auf deren Kosten – durchgeführt. Voraussetzung ist daher nicht nur das Einzel-, auch das Gesamtbedürfnis der Gesunderhaltung, sondern die wirtschaftliche Überlegung über zu erwartende Erfolgsaussichten. Wie bei der Prüfung, ob Berufsunfähigkeitsrente gewährt werden kann, wird auch bei durchgeführten Rehabilitationsmaßnahmen ein Vergleich angestellt. Die Erwerbsfähigkeit muß auf weniger als die Hälfte derjenigen eines körperlich und geistig gesunden Versicherten mit ähnlicher Ausbildung und gleichartigen Kenntnissen und Fähigkeiten herabgesunken sein. Während im allgemeinen Rentenverfahren geprüft wird, ob die neuen Tätigkeiten seinen Kräften und Fähigkeiten entsprechen und ihm unter Berücksichtigung seines seitherigen Berufes, seiner Ausbildung und der besonderen Anforderungen zugemutet werden können, ist eine Tätigkeit, für die der Versicherte durch Rehabilitationsmaßnahmen mit Erfolg ausgebildet oder umgeschult wurde, immer zumutbar. Ohne auf die Urteile des BSG (RJ 96/76 vom 22. 9. 1977 und 4 RJ 8/77 vom 19. 1. 1978) einzugehen, gilt als herrschende Lehre, daß der Versicherte auf den Umschulungsberuf verwiesen werden kann. Es ist lediglich noch zu prüfen, ob der Versicherte im (neuen) Verweisungsberuf mindestens die Hälfte des durchschnittlichen Einkommens einer Vergleichsperon im bisherigen Beruf erzielen kann (BSG 1 RA 193/68 vom 15. 7. 1969). Dies bedeutet, daß ein Versicherter trotz erfolgreich durchgeführter Umschulungsmaßnahmen nach bestehender Rechtslage (§ 1246 RVO) im Einzelfall Lohneinbußen gegenüber dem Zeitpunkt vor Eintritt der Behinderung hinnehmen muß, die möglicherweise mehr als 50% seines früher erzielten Entgelts ausmachen, da nicht er, sondern eine Vergleichsperson mit evtl. niedrigerem Durchschnittseinkommen hierfür maßgebend ist. Stellt sich bei der Durchführung dieses Vergleichs heraus, daß der Versicherte aufgrund der erfolgreich abgeschlossenen Umschulung die maßgebliche Verdiensthälfte noch erzielen kann, ist er nicht als berufsunfähig im Sinne von § 1246, Abs. 2 RVO anzusehen. Wenn also eine erfolgreich abgeschlossene Umschulung vorliegt, kommt eine Rentengewährung nur dann in Betracht, wenn der Versicherte nicht imstande ist, die gesetzliche Lohnhälfte zu erzielen, oder wenn aus sonstigen Gründen Berufsunfähigkeit weiterhin vorliegt (BSG 12 RJ 92/62 vom 24. 2. 1966). Diese Auslegung des Gesetzes sollte bei der Beurteilung, ob Umschulungsmaßnahmen angezeigt sind, beachtet werden.

Nahtloser Übergang der Rehabilitationsverfahren

Während früher immer wieder die Klage laut wurde, daß die Einweisung in Rehabilitationskliniken zu lange dauern würde, ist heute eine Aufnahme in die Behandlungsstätte infolge hohen Bettenangebots möglich. Allerdings müssen leider aufgrund des aufgezeigten Bettenmangels im Bereich der Hirngeschädigten noch Wartezeiten in Kauf genommen werden. Hier sollte geprüft werden, wie Abhilfe geschaffen werden kann. Bezüglich der Schnelleinweisung haben die Rentenversicherungsträger das bewährte Vorbild der Schnelleinweisung bei Tuberkuloseerkrankungen übernommen. Diese oder ähnliche Organisationsarten könnten auch bei Hirngeschädigten erfolgen.

Wandel im Rehabilitationsangebot

Die Vorstellungen der Rentenversicherungsträger von effektiven medizinischen und beruflichen Rehabilitationsmaßnahmen sind heute gekennzeichnet von einer optimalen Krankheitsbehandlung und sinnvollen Kombination balneologischer und psychotherapeutischer Maßnahmen, außerdem durch Ausbau von Rehabilitationseinrichtungen in beruflicher Hinsicht. Dabei wird in Zukunft noch mehr als heute neben der medizinischen Betreuung eine aktive Bewegungstherapie sowie eine optimale Gesundheitsberatung erforderlich sein, die der Motivation des Versicherten dienen und zum Abbau von Fehlverhaltensweisen führen soll. Hier dokumentiert sich der Wandel von der bisherigen Passiv- zur Aktivkur, wie dies seit einiger Zeit durch die LVA Württemberg betrieben wird. Für die Versicherungsträger bietet der stationäre Aufenthalt in den Rehabilitationseinrichtungen neben der eigentlichen Heilbehandlung auch die Möglichkeit, in breitangelegter Weise die bei großen Kollektiven noch verborgenen Frühschäden aufzudecken und damit Gesundheitsvorsorge zu betreiben.

Forderungen an den Gesetzgeber

Es ist nicht zu verkennen, daß der Gesetzgeber sich bemüht hat, den Grundsatz „Rehabilitation geht vor Rente“ seit 1957 weiter auszubauen. Leider sind in letzter Zeit gewisse Einschränkungen erfolgt, so die Beschränkung der Gewährung zusätzlicher Leistungen. Es sollte doch möglich sein, daß gerade Hirngeschädigte wie Tuberkulose- oder Krebserkrankte ohne Prüfung der gesetzlichen Vorschriften Rehabilitationsmaßnahmen erhalten können. Außerdem sollte die Möglichkeit geschaffen werden, daß Angehörige auf die Situation des Hirngeschädigten vorbereitet werden können. In unserer heute so technisierten Gesellschaft ist niemand bereit, diese schwerkranken Menschen zu betreuen, deshalb bleibt für sie nur der Familienverband übrig. Dies macht es notwendig, daß den Angehörigen eine entsprechende Ausbildung gegeben wird. Hier würde sich anbieten, daß die in den Ländern eingerichteten Sozialstationen mit einem hauptamtlichen Betreuer besetzt würden.

Schlußbemerkung

Im Gegensatz zur Berufsgenossenschaft, die meist Unfallopfer zu betreuen hat, muß sich der Rentenversicherungsträger bemühen, Versicherte, die durch Krankheit hirngeschädigt wurden, einzugliedern. Hier muß immer wieder die Erfahrung gemacht werden, daß zwischen Umschulungswünschen und Umschulungserfolgen nicht unerhebliche Abweichungen bestehen. Trotz durchgeführter eingehender medizinischer und psychologischer Beurteilungen kommt es zum Abbruch von Umschulungsmaßnahmen, weil ein relativ hohes Ausbildungsziel angestrebt wird. Der Einweisende muß bedenken, daß der Behinderte mit dem notwendigen Abbruch der Ausbildung erheblichen psychischen Belastungen – auch Angstzuständen – ausgesetzt wird, die letztlich die angestrebte Rehabilitation scheitern lassen. Erfolge bei Ausbildung und Vermittlung des Arbeitsplatzes können nur dort erreicht werden, wo die Schwere der Behinderung allein für die Feststellung des Ausbildungsberufes maßgebend war.

Dagegen können überdurchschnittliche Rehabilitationserfolge bei hirngeschädigten Versicherten bisher im Rahmen betriebsnaher Einarbeitungs- und Anlernmaßnahmen erreicht werden. Diesem Bestreben kommt vor allen Dingen entgegen, daß die Anforderungen des Arbeitsplatzes von vornherein bekannt sind und deshalb Mißerfolge in Grenzen gehalten werden. Es muß dabei besonders betont werden, daß sich in diesen Fällen der Arbeitgeber als echt Verantwortlicher fühlt, dem wir für diese Hilfe danken sollten.

Trotz der aufgezeigten Mängel der gesetzlichen Regelungen kann mit den vorhandenen Normen gearbeitet werden. Soweit Mißstände bestehen, sind sie von der Verwaltung zusammen mit den Rehabilitationseinrichtungen abzubauen. Es bleibt gerade diesem Kreis vorbehalten, weitere Impulse zu setzen, damit wir – die Gesellschaft – alles tun, um diesen geschädigten Menschen zu helfen.

Rehabilitation als Schlüssel zum Dauerarbeitsplatz

Karl-Heinz Schmitt, Oberverwaltungsrat im Landesverband Hessen-Mittelrhein der gewerblichen Berufsgenossenschaften Mainz

Zur Frage, ob mit dem derzeitigen Stand der medizinischen, beruflichen und sozialen Rehabilitation der Hirngeschädigten das Motto dieses Kongresses: „Rehabilitation als Schlüssel zum Dauerarbeitsplatz“ erreicht wird, ist aus der Sicht der Unfallversicherungsträger in gedrängter Form, beschränkt auf die wesentlichen und problematischen Tatbestände, folgendes zu sagen:

Allgemeines

Die Bemühungen der gesetzlichen Unfallversicherungsträger um die Rehabilitation Unfallverletzter haben auch in der Vergangenheit die besonderen Probleme der Schwer-Schädel-Hirnverletzten berücksichtigt. So wurden die mit den Unfallversicherungsträgern zusammenarbeitenden Ärzte vertraglich verpflichtet, die Unfallversicherungsträger durch Sicherung der Verläufe und Berichterstattung in die Lage zu versetzen, jederzeit angezeigte Rehabilitationsmaßnahmen einzuleiten. Maßnahmen und Verfahren der gesetzlichen Unfallversicherung entsprechen insoweit dem Rehabilitations-Angleichungsgesetz von 1974 (Gesetz über die Angleichung der Leistungen zur Rehabilitation vom 7. 8. 1974, BGBl. I, S. 1881); d. h., die Unfallversicherungsträger betreiben schon seit Jahrzehnten das in diesem Gesetz entwickelte System der Rehabilitation aus einer Hand.

Medizinische Rehabilitation

Empfehlungen des Hauptverbandes der gewerblichen Berufsgenossenschaften e. V. (Bonn):

„Zur Verbesserung der Rehabilitation Schwer-Schädel-Hirnverletzter“

In diesen im Jahre 1974 veröffentlichten Empfehlungen wird für den Bereich der medizinischen Rehabilitation folgendes festgestellt: Die Forderungen für eine wirksame Erste Hilfe und den sicheren Transport von Schwerverletzten gelten insbesondere für Hirngeschädigte. Die von den gesetzlichen Unfallversicherungsträgern entwickelten Vorschläge zur Vereinheitlichung des Rettungswesens haben bei den Gesetzgebungsorganen der Länder Beachtung gefunden.

Im allgemeinen werden Hirngeschädigte und hier besonders Schwer-Schädel-Hirnverletzte wegen des hohen Anteils an Mehrfachverletzungen in chirurgischen Abteilungen aufgenommen. Daher ist an diese Einrichtungen die Forderung zu stellen, personell und instrumentell sicherzustellen, daß die notwendige Diagnostik und lebenserhaltende Erstversorgung ohne Verzögerung gewährleistet ist. Die Unfallversicherungsträger achten hierauf bei der Überprüfung der Krankenhäuser, die zur Behandlung der Schwerverletzten für den Bereich der gesetzlichen Unfallversicherung zuzulassen sind.

Durch die lebenserhaltende Erstversorgung wird der ggf. notwendige Weitertransport in eine Spezialklinik möglich (Stufe I). Die Bettenzahl in den neurochirurgischen Kliniken oder selbständigen neurochirurgischen Abteilungen wurde nach den statistischen Zahlen der Unfallversicherungsträger, hochgerechnet für alle Unfälle und unter Beachtung der durchschnittlichen Verweildauer, mit 1000 errechnet. Die Verteilung dieser Kliniken und Abteilungen muß wegen der sofortigen Behandlung der Hirngeschädigten und wegen der aus psychologischer Sicht zu fordernden Nähe zur Familie so auf das Bundesgebiet verteilt werden, daß sie diesen Notwendigkeiten gerecht werden. Außer einer neurochirurgischen Akutbehandlung kann eine klinische neurologische und/oder psychiatrische Akutbehandlung sowie eine Behandlung in der postakuten Phase erforderlich sein. Die hierfür notwendigen Einrichtungen fehlen fast völlig, obwohl nach den statistischen Zahlen der UV-Träger ein Bettenbedarf von ca. 3000 errechnet wurde. Es ist von der Überlegung auszugehen, daß bei dem Erreichen dieser Bettenzahl die neurochirurgischen Akutbetten wesentlich früher für die wirklichen neurochirurgischen Akutfälle freigemacht werden können, als dies derzeit noch vielerorts der Fall ist. Auch die rein neurologischen und/oder psychiatrischen Akutfälle werden nicht mehr die neurochirurgischen Betten unnötigerweise besetzen. Hierin ist der Grund zu sehen, daß es zu dem allseits bekannten unerträglichen Stau in den neurochirurgischen Kliniken und Abteilungen kommt. Inzwischen ist erfreulicherweise festzustellen, daß solche Einrichtungen geschaffen werden. Es bleibt zu hoffen, daß die vorgenannte Zahl der Betten bald erreicht wird.

An die Akutbehandlung schließen sich unverzüglich und nahtlos die Maßnahmen an, die ergriffen werden müssen, um die Wiedereingliederung in Familie, Gesellschaft und Beruf oder die Vorbereitung auf eine Umschulung in einem Berufsförderungswerk zu sichern. Für diese Aufgaben sind besondere Einrichtungen der Stufe II erforderlich, die in verkehrsgünstiger Nähe zu einem Klinikum liegen müssen, weil auch während dieser Phase diagnostische und therapeutische Maßnahmen erforderlich werden können, die in einem Berufsförderungswerk nicht möglich sind. Diese sind im Bundesgebiet so zu verteilen, daß die Hirngeschädigten den Kontakt zur Familie nicht verlieren und zwischenzeitlich auch in die häusliche Gemeinschaft zurückkehren können.

Die genannten Einrichtungen können auch den Fällen dienen, bei denen nach Abschluß aller Rehabilitationsmaßnahmen nach Wiedereintritt in den Beruf eine Stabilisierung erforderlich wird. Damit wird psychischen Fehlentwicklungen oder verletzungsbedingtem körperlichen Abbau entgegengewirkt.

Die Rehabilitation soll in diesen Einrichtungen in zwei Phasen durchgeführt werden. Während die erste Phase der allgemeinen Stabiliserung nach der Akutphase dient und durch ein unspezifisches Hirntraining erreicht wird, soll in der zweiten, sich daran unmittelbar anschließenden Phase das berufsbezogene oder auf die Umschulung ausgerichtete spezifische Hirntraining beginnen. Das setzt voraus, daß in den Einrichtungen der Stufe II alle personellen und technischen Voraussetzungen gegeben sind, welche die

Physio-, Ergo- und Sporttherapie, die Sprachbehandlung, die psychologischen Untersuchungen und Behandlungsverfahren und den Beginn der Berufstherapie ermöglichen.

Für die weitere Rehabilitation nach der akuten bzw. postakuten Behandlung steht statistisches Material nicht zur Verfügung und kann auch durch die nicht überschaubaren Verhältnisse in der Stufe I und II nicht ermittelt werden. Es erscheint aber in jedem Falle gerechtfertigt, für die großen Bundesländer je eine Einrichtung der Stufe II mit mindestens 150 Plätzen zu fordern. Damit stünden 1200 Plätze zur Verfügung. Die Unfallversicherungsträger glauben, daß diese Zahl ausreicht, weil dann bei Berücksichtigung der entsprechenden Verweildauer rd. 1800 Schwer-Schädel-Hirnverletzte in diesen Einrichtungen rehabilitiert werden könnten.

Nun einige wenige Zahlen aus der Berufshilfestatistik der gesetzlichen Unfallversicherung: Im Jahre 1975 wurden 1100 Kontusionen statistisch erfaßt, ein Drittel der Fälle war 50 Jahre und älter. Ein Rückschluß auf die Zahl der Schädel-Hirnverletzten in diesem Jahr 1975 ist hieraus nicht zu ziehen, weil die statistische Erfassung eines Falles zum Zeitpunkt des Abschlusses der Reha-Maßnahmen erfolgt. In 78% waren stationäre Heilmaßnahmen erforderlich. Diese dauerten bei 41% bis zu 4 Wochen, bei 10% bis zu 6 Monate, bei 6% bis 12 Monate, bei 0,8% bis 24 Monate und bei 0,9% über 30 Monate. Bei 72% verblieb eine Minderung der Erwerbsfähigkeit bis 40% und bei 28% bis zu 100%. Es bleibt also die Frage offen: Was kann im Bereich der medizinischen Rehabilitation noch getan werden, um die Verweildauer und die hohen Minderungen der Erwerbsfähigkeit zu senken?

Berufliche Rehabilitation

Nach der vorgenannten Denkschrift soll die berufliche Rehabilitation in den Einrichtungen der Stufe III, den Berufsförderungswerken, durchgeführt werden, soweit sie nicht bereits in der Stufe II erfolgte. Die Unfallversicherungsträger halten die Berufsförderungswerke für am besten geeignet, unter dem Einsatz modernster technischer Mittel auch die Schwer-Schädel-Hirnverletzten beruflich zu rehabilitieren. Jedoch muß auf die Besonderheiten dieser Fälle, insbesondere die geistige Verlangsamung und den schnellen Abfall der Konzentration, in den Lernprogrammen Rücksicht genommen werden. Sichergestellt sein muß weiterhin, daß Plätze in ausreichender Zahl zur Verfügung stehen, um diesen Personenkreis nach Abschluß der Rehabilitationsmaßnahmen in den Einrichtungen der Stufe II nahtlos in den schwierigen Prozeß der Umschulung überzuführen. Die Nahtlosigkeit ist hier besonders wichtig, da bei langer Laufzeit der Rehabilitation regelmäßig der Erfolg der Bemühungen in Frage gestellt wird.

Schließlich sollen Schädel-Hirn-Verletzte, die nicht oder noch nicht auf dem allgemeinen Arbeitsmarkt vermittelt werden können, möglichst geschützte, aber produktive Arbeitsplätze erhalten.

Auch hierzu noch einige Anmerkungen aus der Berufshilfestatistik der Unfallversicherungsträger: Ohne und mit besonderen berufshelferischen Maßnahmen konnten Verletzte ganz überwiegend im Unfallbetrieb oder in anderen Betrieben wiederbeschäftigt werden. Der Rest blieb ohne Beschäftigung, und berufshelferische Maßnahmen konnten nicht durchgeführt werden, und zwar steigend in der Zahl je nach Alter und Höhe der Minderung der Erwerbsfähigkeit. Interessant erscheinen auch die nicht wenigen Fälle der nicht durchführbaren Berufshilfe mit der Begründung der besonderen Situation auf dem Arbeitsmarkt, der finanziellen Absicherung und der damit verbundenen mangelnden Bereitschaft der Rehabilitanden. Hier spielen auch psychologische Probleme eine offensichtlich nicht unerhebliche Rolle, die seitens dieses Fachgebietes einer Lösung zugeführt werden müssen.

Im Ergebnis kann festgestellt werden, daß nach Wegen zu suchen sein wird, wie der nicht rehabilitierte Personenkreis zukünftig ebenfalls einem weiteren sinnvollen Leben zugeführt werden kann.

Wenn trotz aller Bemühungen der Prozentsatz der nicht zu Rehabilitierenden im Bereich der Hirngeschädigten noch immer relativ hoch ist, so muß man fragen, wo die Ursache liegt. Stellungnahmen der Berufshelfer hierzu aus dem Landesverbandsbereich Hessen-Mittelrhein der gewerblichen Berufsgenossenschaften ist z. B.

zu entnehmen, daß es neben den aus der Statistik erkennbaren Beeinträchtigungen der Rehabilitationsmöglichkeiten, nämlich Schweregrad der Verletzung, Alter, Trennung von Familie usw., auch noch im institutionellen Bereich der Rehabilitation mangelt. So blieben besonders nach der Behandlung in den Rehabilitationskrankenhäusern für die nachfolgende ambulante Phase sehr viele Wünsche offen, weil es an genügend freien Fachkräften, z. B. Logopäden, Psychotherapeuten, Beschäftigungstherapeuten, fehlen würde. Oft würden auch die Vorstellungen über das, was seitens des Unfallfolgezustandes wünschenswert wäre, und das in der beruflichen Praxis Mögliche weit auseinanderklaffen. Auch die in der Regel noch andauernde Rehabilitationsphase würde sich überwiegend negativ auf den Behinderten auswirken. Die Aussagen der Berufshelfer lassen weiterhin erkennen, daß es im wesentlichen auf das Alter des Verletzten, die Schwere des Schadens, den Intelligenzgrad, die Flexibilität und auf den Mitwirkungswillen des Behinderten ankomme. Jede dieser genannten Komponenten für sich allein könne schon zu einem Scheitern jeglichen Rehabilitationsbemühens führen. Es komme also entscheidend darauf an, rechtzeitig, also schon während der Akutphase, besonders aber in der anschließenden zweiten Phase, ausreichende Aktivitäten zur Verwirklichung des Rehabilitationszieles zu entwickeln.

Die Fortschritte der Medizin in Verbindung mit der Weiterentwicklung der Rehabilitationsverfahren ermöglichen es, mehr Hirngeschädigte als in der Vergangenheit am Leben zu erhalten, deren Rehabilitation schwierig ist. Auch wirken sich Stagnation und Rückgang in der Wirtschaft auf die Vermittelbarkeit aus, wobei nicht übersehen werden darf, daß ein nicht unerheblicher Teil der nicht Rehabilitierten aufgrund der Schwere der Verletzung mit den derzeitigen Mitteln nicht in dem Umfang zu rehabilitieren ist, wie es objektiv erforderlich ist, und wie wir dies wünschen.

Schlußwort

Zum Abschluß erlauben Sie mir, darauf hinzuweisen, daß die genannte Denkschrift an Bund, Länder und Gemeinden appelliert, die Konsequenzen aus dem Gesetz über die Angleichung der Leistungen zur Rehabilitation von 1974 zu ziehen und die zur Verwirklichung der gesteckten Ziele umfangreichen organisatorischen Maßnahmen zu treffen sowie die finanziellen Mittel zur Verfügung zu stellen. Gleichzeitig wird ein reger und ständiger Gedankenaustausch zwischen Bund, Ländern und Gemeinden sowie den Rehabilitationsträgern gefordert.

Auch die Ärzte werden aufgefordert, sich vermehrt der Erstversorgung von Hirngeschädigten und ihrer weiteren Rehabilitation zuzuwenden. Eine noch engere Zusammenarbeit zwischen der Ärzteschaft untereinander und mit den Sozialleitungsträgern ist dringend erforderlich.

Die Eingangsfrage, ob nach dem derzeitigen Stand der medizinischen, beruflichen und sozialen Rehabilitation der Hirngeschädigten das Motto dieses Kongresses erreicht wird, kann nur im Rahmen der jetzt gegebenen institutionellen Möglichkeiten bestätigt werden. Um die allen Anforderungen entsprechenden Verhältnisse zu schaffen, müssen zunächst von der institutionellen Seite her die Einrichtungen im Sinne der genannten Denkschrift des Hauptverbandes der gewerblichen Berufsgenossenschaften, insbesondere die der Stufe II, speziell zugeschnitten auf die Rehabilitation der Hirngeschädigten, vorhanden sein. Dazu gehören selbstverständlich, daß hierfür ausreichendes und geeignetes Personal zur Verfügung steht, und zwar in allen drei geschilderten Stufen und auch im ambulanten Bereich, um nicht durch mangelnde oder sich verzögernde Rehabilitationsmaßnahmen den Erfolg von vornherein in Frage stellen.

Zur beruflichen Rehabilitation bei 40 Patienten mit Hemiplegien schweren Grades

Prof. Dr. med. Hans Wahle, Abteilung Neurologie II des Südwestdeutschen Rehabilitationskrankenhauses Karlsbad bei Karlsruhe

Vorbemerkungen

In den Empfehlungen des Rehabilitationskongresses 1968 (SCHÜRMANN et al., 1968) wurden „unter den zur Rehabilitation anstehenden Hirngeschädigten" ätiologisch unterschiedliche Gruppen benannt. Eine dieser Gruppen umfaßte die zerebro-vaskulären Hirnschäden bei Patienten im jüngeren und mittleren Lebensalter. Bekanntlich erleiden solche Patienten Hirnschädigungen im Gefolge von arteriovenösen Angiomen und arteriellen Aneurysmen oder einen Hirninfarkt aufgrund eines arteriosklerotischen, eines unklassifizierbaren oder eines embolischen Gefäßprozesses. Über die Rehabilitationsergebnisse bei derartigen Hirngeschädigten wird hier berichtet.

Methodisches Vorgehen

Bei Aussagen über medizinische und berufliche Rehabilitationsergebnisse sollte das jeweilige Rehabilitationspotential berücksichtigt werden. Dieses Potential hängt nicht nur vom Alter und von der Krankheitsursache, sondern auch von der Art und Schwere der Syndrome ab.

Aus diesem Grund wurden für eine in der Zwischenzeit durchgeführte katamnestische Untersuchung nur solche Patienten mit zerebrovaskulären Hirnschäden in die Gruppe aufgenommen, die während der stationären Behandlung eine *bleibend schwere Hemiplegie* erwarten ließen. Alle Hemiplegiker weisen auch heute noch eine spastische Paralyse oder eine sehr schwere spastische Parese der Hand und deren Finger auf. Weiter wurden – um das Gesamtkollektiv homogener zu gestalten – nur Hemiplegiker ausgewählt, die sich zur Zeit der operativen Entfernung der Gefäßmißbildungen oder bei Eintritt des Hirninfarktes im *Alter zwischen 15 und 50 Jahren* befanden.

Durch die genannten Auslesekriterien verblieb eine Anzahl von 50 Patienten mit einer Hemiplegie, von denen 40 bereits bis zum *Fünfjahresend-Termin* beobachtet werden konnten. Dies entspricht einer Lähmungsdauer von genau 5 Jahren, eben vom Eintritt der Hemiplegie bis zum Termin 5. Nur bei einem Teil der Hemiplegiker konnten stationäre und/oder ambulante Nachuntersuchungen durchgeführt werden. Allen ehemaligen Patienten wurden aber zu ihren Jahresterminen Verlaufsberichtsbögen zugesandt. Die überwiegende Zahl der Verlaufsberichte kam umgehend zurück. Bei wenigen Hemiplegikern waren Erinnerungen oder Hausbesuche notwendig. Dadurch entfiel ein zusätzlicher Auslesefaktor durch Nichtbeantwortung der Anfrage.

Katamnestische Ergebnisse

Kasuistischer Beitrag

Ein kasuistischer Beitrag soll einen möglichen Behandlungs- und Rehabilitationsablauf sowie die anschließende berufliche Entwicklung veranschaulichen.

Herr A., ein 38jähriger gelernter Werkzeugmacher in der Metallindustrie, erlitt einen *Hirninfarkt* infolge einer Thrombose der rechten Arteria cerebri media. Die Ätiologie blieb ungeklärt. – 5 Monate später waren zwei Syndrome für die Rehabilitationsplanung entscheidend:

Eine linksseitige *spastische Hemiplegie* mit paralytischer Hand (ausgenommen eine minimale aktive Beugefähigkeit der Finger), Fußheber annähernd mittelschwer paretisch. – Ein *psychisches Durchgangssyndrom* leichten Grades mit Antriebs- und Affektstörungen. Im Vordergrund stand eine depressiv-morose Stimmungslage. Der Patient wirkte verschlossen und mißtrauisch, verbittert und vorwurfsvoll.

Im *Verlauf* der individuell angepaßten physio- und ergotherapeutischen Übungsprogramme gelang es, den ehemals berufsbegeisterten Patienten zunächst einmal soweit zu aktivieren, daß er sich seine beruflichen Fachbücher von zu Hause zusenden ließ. – Im berufstherapeutischen Belastungstraining wurde deshalb auf die sonst üblichen standardisierten Lernprogramme verzichtet. Stattdessen wiederholte der Patient den ihm von früher her bekannten Lehrstoff.

Bei der *Entlassung* nach 5 Monaten Rehabilitationsbehandlung hatten sich die neurologischen Ausfälle nur geringgradig, die depressive Stimmung aber deutlich gebessert: Der Patient wirkte ausgeglichener, war aufgeschlossen und bemerkenswert kooperativ. Bestehen blieb jedoch noch seine Verlangsamung. Da Herr A. wegen seiner 22jährigen Betriebszugehörigkeit verständlicherweise in seiner alten Firma wieder tätig werden wollte, wurde mit dem Patienten zusammen der Personalleiter aufgesucht und eine Aufnahme der Arbeit in der Genesendenabteilung abgesprochen.

2 Jahre nach Eintritt der Hemiplegie, am *Termin 2*, erfolgte die schriftliche katamnestische Nachfrage. Auf diese hin kam Herr A. persönlich. Er steuerte einen eigenen Personenkraftwagen, der – nach bestandener medizinisch-psychologischer Untersuchung (TÜV) des Hemiplegikers – auf seine Behinderung angepaßt worden war. Bei in etwa gleichen Befunden war das Verselbständigungsniveau unverändert hoch geblieben. Herr A. berichtete, es sei ihm auf sein Drängen hin gelungen, daß sein alter Arbeitsplatz auf seine Behinderung angepaßt worden sei. Als Betriebsmeister führe er wieder seine bisherige fünfköpfige Kolonne, erstelle technische Zeichnungen und kalkuliere Aufträge im Lehrenbau.

Weitere jährliche Nachfragen bis zum *Termin 5* ergaben, daß der Hemiplegiker seinen Trainingszustand beibehalten konnte. Die Gehleistungen wurden angeblich noch verbessert, die früher getragene Peronäusschiene nicht mehr benutzt. Auch die berufliche Situation hatte sich nicht geändert. – Bei einem weiteren Besuch des Hemiplegikers – gemeinsam mit seiner Ehefrau – wurde deutlich, welches Gewicht auch in diesem Fall der dichten familiären Verbundenheit für die Alltagsbewältigung, vor allem aber für das Geborgenheitsgefühl des Schwerbehinderten zukommt.

Epikrise: Dieser positive Verlauf zeigt, was erreichbar ist, wenn ein gutes Rehabilitationspotential vorliegt. In unserem Fall kamen folgende günstige Faktoren zusammen: eine Lähmung der subdominanten Seite, ein leichtes Durchgangssyndrom, eine zielstrebige, berufsinteressierte Primärpersönlichkeit, eine langjährige Betriebszugehörigkeit und das spürbare Ansehen, das der Hemiplegiker bei seinen Mitarbeitern genoß. Ebenso bedeutsam war die zwar nicht unkritische, aber doch anerkennende Einstellung der Ehefrau zu ihrem schwerbehinderten Mann, die sich im Laufe der Jahre verläßlich weiter entwickelt hatte. – Die entscheidenden Anstöße zur sozialen und beruflichen Wiedereingliederung gaben jedoch die Rehabilitationsbemühungen. Durch diese gelang es nämlich, einen mißtrauischen, depressiv verstimmten Patienten zu einer aktiven Mitarbeit zu motivieren.

Zur Ätiologie und Rezidivmöglichkeit

Vor der Erörterung der Frage nach der Häufigkeit eines derartig günstigen Verlaufs muß noch die *Häufigkeit von Rezidiven* bei Hirninfarkten für unser Kollektiv angegeben werden. Nach der Ätiologie bestand für 30 von 40 Hemiplegikern die Möglichkeit zu Rezidiven. Zwischen Termin 2 und Termin 5 verstarb aber nur ein Patient an einem zweiten Hirninfarkt. Die Todesursache eines weiteren Patienten war unabhängig von dem bei ihm bestehenden arteriosklerotischen Gefäßprozeß, er starb an einem Bronchialkarzinom. – Diese vergleichsweise niedrige *Letalitätsquote* während des Zeitraumes vom 2. bis 5. Lähmungsjahr bei Hemiplegikern im Alter unter 50 Jahren belegt die Berechtigung für eingehende Rehabilitationsbemühungen auch bei Gefäßprozessen mit Rezidivmöglichkeit. Die Rezidive können u. U. erst nach vielen Jahren auftreten.

Zur beruflichen Wiedereingliederung

Entsprechend dem Kongreßthema „Rehabilitation als Schlüssel zum Dauerarbeitsplatz" wird lediglich über die Ergebnisse der beruflichen Wiedereingliederung berichtet, wenngleich die ebenfalls ermittelten Ergebnisse des Verselbständigungstrainings für diesen Schwerbehindertenkreis von noch umfassenderer Bedeutung sind (Braun, 1977; Wahle, 1975).

Zur Zeit von *Termin 2* waren 13 von 40 Hemiplegikern (Hpl.) berufstätig im weitesten Sinne (Abb. 1). Dazu zählen die Arbeit mit tariflicher Entlohnung sowie die Arbeit unter geschützten Bedingungen (Hausarbeit über 5 Stunden, halbtägige Arbeit im ehemaligen oder eigenen Betrieb unter außertariflichen Bedingungen). Zur Zeit von Termin 2 befand sich noch kein Hemiplegiker in Ausbildung oder Umschulung, 4 Hemiplegiker arbeiteten allerdings zu Hause anhand berufsfördernder Trainingsprogramme auf eine Umschulung hin.

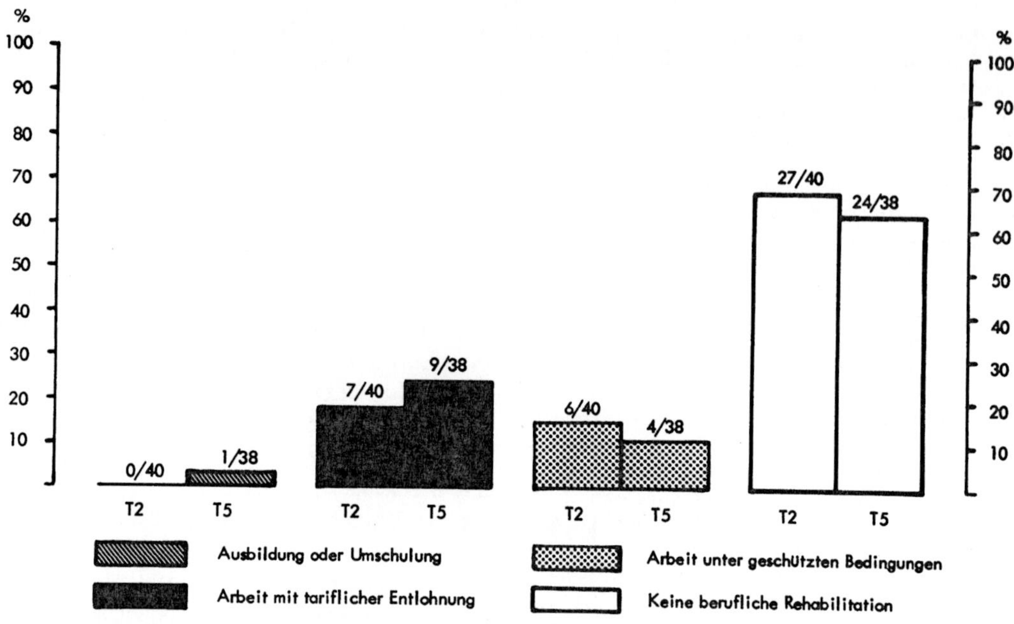

Abb. 1. Ergebnisse der beruflichen Rehabilitation bei 40 Hemiplegikern zur Zeit der Termine 2 und 5

Nach Ablauf von 3 weiteren Jahren, am *Termin 5*, haben sich die Wiedereingliederungsquoten nur geringfügig verändert: von insgesamt 32,5% (13/40 Hpl.) auf ingesamt 36,8% (14/38 Hpl.). 9 von 38 Hemiplegikern (23,7%) gingen einer Arbeit mit tariflicher Entlohnung nach. Von ihnen führten 7 kaufmännische oder verwaltende Tätigkeiten aus, 1 Hemiplegiker arbeitete als technischer Detailzeichner, 1 Hemiplegiker im gewerblichen Bereich als Kolonnenführer im Lehrenbau.

Schlußfolgerungen

Die Quoten von beruflich wiedereingegliederten Hemiplegikern liegen insgesamt eher niedrig (Blumenthal, 1978), verglichen mit anderen Schwerbehinderten, z. B. bestimmten Hirnverletztengruppen (Pampus, 1974) oder auch Paraplegikern (Wahle, 1976). Immerhin zeigte sich bei unseren Ergebnissen eine mindestens dreijährige Stabilität.

Die Halbseitenlähmung schweren Grades einerseits und gegebenenfalls aphasische Störungen und/oder psychische Veränderungen schweren Grades andererseits bedeuten in ihrer Summierung eine Schwerstbehinderung, die der beruflichen Rehabilitation vergleichsweise enge Grenzen setzt. Hinzu kommt, daß eine Überforderung von Hirngeschädigten, besonders solchen mit arteriosklerotischen Gefäßprozessen, unbedingt vermieden werden muß.

Die Konzentration der therapeutischen Bemühungen auf die Verselbständigung des Hemiplegikers ist aber bereits ein lohnendes Rehabilitationsziel, da ein befriedigendes Leben innerhalb der Familie und Gesellschaft – sowie unter Umständen eine berufliche Tätigkeit – eine möglichst weitgehende Selbständigkeit voraussetzen.

Literatur

1. Blumenthal, W.: Rehabilitation in der Neurologie. Z. Allg. Med. *54*, 795–804 (1978)
2. Braun, K.: Über die Nachbehandlung der Halbseitenlähmung. Physikalische Medizin und Rehabilitation *18*, 20–28 (1977)

3. PAMPUS, I.: Rehabilitation Hirnverletzter. Stuttgart, Berlin, Köln, Mainz: Kohlhammer 1974
4. SCHÜRMANN, K., PAMPUS, I., WALTER, K., SCHMIEDER, F.: Rehabilitation von Hirngeschädigten. In: Rehabilitationskongreß Heidelberg 1968. SCHOLZ, J. F. (Hrsg.), S. 519–558, Stuttgart: Gentner 1968
5. WAHLE, H.: Rehabilitation von Hemiplegikern. In: Rehabilitation. JOCHHEIM, K.-A., SCHOLZ, J. F. (Hrsg.), Bd. III, S. 106–123. Stuttgart: Thieme 1975
6. WAHLE, H.: Katamnestische Ergebnisse am Fünfjahresende bei 31 Paraplegikern. Med. Sach. *72*, 51–54 (1976)

Möglichkeiten und Grenzen der Beschäftigungs-/Arbeitstherapie bei Hirngeschädigten

Helene Röttgen, Beschäftigungstherapeutin, Lehrkraft an der Schule für Beschäftigungs- und Arbeitstherapie, Südwestdeutsches Rehabilitationskrankenhaus Karlsbad 1 bei Karlsruhe

Die Vielfalt der Störungen bei Hirngeschädigten im motorisch-funktionellen, im intellektuellen wie im psychischen Bereich erfordern ein umfassendes Behandlungsangebot.

In den letzten Jahren sind die spezifischen Behandlungsmöglichkeiten in den medizinischen Fachberufen – Krankengymnastik, Logopädie und Beschäftigungs-/Arbeitstherapie (= Ergotherapie) – wesentlich erweitert und differenziert worden.

Logopädische und krankengymnastische Aspekte gehen stark in die beschäftigungstherapeutischen Behandlungsverfahren ein. Das Ineinandergreifen der Behandlungen erleichtert es dem Patienten, das Gelernte in unterschiedlichen Situationen anzuwenden und zu verarbeiten.

Beschäftigungstherapeutische Maßnahmen

Die beschäftigungstherapeutischen Maßnahmen umfassen motorisches und geistiges Funktionstraining, einschl. Wahrnehmungstraining. Auf der Grundlage vorhandener oder wieder erreichter Fähigkeiten baut das erforderliche Selbsthilfetraining, Schreibtraining, Belastungstraining auf, ebenso die Abklärung der notwendigen Hilfsmittelversorgung.

Eine Spezialisierung des Beschäftigungstherapeuten ist unerläßlich.

Motorisches Funktionstraining

In den letzten Jahren hat die Behandlungsmethode auf neurophysiologischer Grundlage nach BOBATH – aus der Krankengymnastik kommend – in der Therapie von Hirngeschädigten weite Verbreitung gefunden, was eine Revision der Behandlungsschwerpunkte im motorisch-funktionellen Bereich notwendig machte.

Beispiel:

Bislang wurde auf ein frühzeitiges intensives Einhändertraining bei hemiplegischen Patienten Wert gelegt und eine Vernachlässigung der kranken Seite in Kauf genommen. Heute dagegen bezieht man durch gezielte Therapie der Bewegung und Sensibilität die kranke Seite mit in die Tätigkeit ein, um zu erreichen, daß der Patient später die betroffene Hand bei den Verrichtungen des täglichen Lebens zumindest als Haltehand einsetzt.

Das motorische Funktionstraining kann mit elementaren Übungen des geistigen Funktionstrainings gut kombiniert werden.

Geistiges Funktionstraining

Dem geistigen Funktionstraining geht zunächst eine Abklärung perzeptiver Störungen voraus.

Beispiel:
Wie sich Perzeptionsstörungen im Körperschema und den räumlichen Beziehungen auswirken, läßt sich exemplarisch am An-/Ausziehtraining verdeutlichen. Es ist eine Überforderung des perzeptiv gestörten Patienten, den komplexen Ablauf des An- und Ausziehens täglich mit ihm zu üben, ohne diesen Vorgang in kleine Übungsschritte aufzuteilen und mit zusätzlichen Übungen in diesem Bereich zu begleiten.
Das geistige Funktionstraining kann zunächst Tätigkeiten im lebenspraktischen Bereich betreffen:
Umgang mit Formen, Geld, Gewichten, der Zeit, Nachschlagewerken (Telefonbuch, Duden), Umgang mit Formularen (Post/Zahlungsverkehr) etc.
Es läßt sich berufsvorbereitend weiter steigern. Dieses Training muß nach lerntheoretischen Gesichtspunkten aufgebaut werden, d. h. dem Patienten wird 1. eine breite Aufnahmestufe gewährt und 2. von ihm nur das Wiedererkennen des Aufgenommenen erwartet; erst in der 3. Stufe wird eine Reproduktion verlangt.

Beschäftigungstherapeutische Ziele

I. Phase der medizinischen Rehabilitation

In der postakuten Phase sollen die obengenannten Behandlungsmaßnahmen so frühzeitig wie möglich einsetzen, damit die Krankheitssymptome sich nicht festigen und sekundäre Schädigungen bewirken.

Beispiel:
Störungen im Wahrnehmungsbereich erschweren es dem Patienten, Umwelteindrücke richtig aufzunehmen und zu verarbeiten, und führen häufig zu Fehlverhalten und Resignation.
Psychopathologische Störungen erschweren den Kontakt mit den Mitmenschen.
Das beschäftigungstherapeutische Bestreben dieser Phase gilt

- der Selbständigkeit des Patienten im persönlichen Bereich,
- der Förderung der Kommunikationsfähigkeit.

Hierzu einige Möglichkeiten: Nonverbale Kommunikation in Interaktionsspielen, gestaltungstherapeutische Maßnahmen, Gruppenaktivitäten, Förderung und Ausweitung bereits vorhandener Interessengebiete.

II. Phase der medizinischen Rehabilitation

In der II. Phase – Langzeittherapie mit vorberuflichem Training – soll durch ein noch nicht berufsspezifisches Arbeitstraining der Einstieg in die berufliche Rehabilitation erleichtert werden.

- Dosierte Arbeitsschritte steigern die physischen und psychischen Fähigkeiten des Patienten. Material und Technik werden entsprechend den Anforderungen von grob- und feinmotorischen Körperbewegungen sowie statischen und dynamischen Bewegungsabläufen eingesetzt.
- Je nach Arbeitszeit und Aufgabenstellung wird die Ausdauer und Konzentrationsfähigkeit verlängert.
- Die Situation am Arbeitsplatz muß neu gemeistert werden, z. B. Einrichten und Aufräumen des Arbeitsplatzes, Organisieren der zu leistenden Arbeit und die Gewöhnung an Störfaktoren Schmutz und Lärm.
- Schwerpunkte, die sich beruflich ausnutzen lassen, sei es für den alten Beruf oder für eine berufliche Neuorientierung, können sich schon in dieser Phase herausstellen.
- Einschränkungen der motorischen Fähigkeiten (Einhänder, Gehbehinderter, Rollstuhlfahrer) müssen bei der Arbeitsplatzgestaltung berücksichtigt werden.

Beispiel für den Arbeitsplatz Haushalt:
Eine Patientin mit einer leichten spastischen Hemiplegie ist in der Lage, ihren 3-Personen-Haushalt wieder zu führen. Außer der Anti-Rutschmatte und den vorhandenen praktischen Haushaltsgeräten sind keine weiteren Hilfsmittel erforderlich. Die Küche ist nicht ökonomisch eingerichtet. Die Patientin klagt über starke Ermüdungserscheinungen und über Verkrampfungen auf der hemiplegischen Seite. Mit ihr zusammen wurde eine Umstrukturierung der Kücheneinrichtung vorgenommen, so daß die vielen überflüssigen Wege fortfallen. Besonders beachtet wird, ob sich Arbeitsgänge im Sitzen verrichten lassen.

Einflüsse, die sich auf einen erfolgreichen Behandlungsverlauf erschwerend auswirken

Lange Wartezeiten

Spezial-Krankenhäuser und Rehabilitationseinrichtungen haben lange Wartezeiten. Patienten kommen erst $^{3}/_{4}$ bis $1^{1}/_{2}$ Jahre nach dem akuten Ereignis in Einrichtungen mit ausreichenden Therapiemöglichkeiten. Wie schon erwähnt, können sich inzwischen sekundäre Schäden, im psychischen oder im motorisch-funktionellen Bereich, gefestigt haben.

Beispiel:
Patienten haben Kontrakturen auf der hemiplegischen Seite. Sie wurden im Anfangsstadium nicht richtig gelagert, und die kranke Seite wurde nicht täglich durchbewegt. Viel Übungszeit wird gebraucht, um diese Sekundärschäden, soweit überhaupt möglich, rückgängig zu machen.

Kurze Behandlungszeiten

Hirngeschädigte benötigen ein intensives Training über lange Zeit. Die oft schweren psychopathologischen Veränderungen bedingen eine lange Eingewöhnungszeit. Wegen des Mangels an Therapeuten und aufgrund langer Wartelisten versucht man die stationäre Trainingszeit (-dauer) kurz zu halten, um vielen hirngeschädigten Patienten die Möglichkeit eines Trainings zu geben. Sobald die aufbauende Therapiephase ihren Höhepunkt erreicht hat, werden die Patienten entlassen – ohne die Möglichkeit einer funktionsstabilisierenden Therapie. Werden die Hirngeschädigten zur weiteren Behandlung erneut aufgenommen, muß sehr oft der Entlassungsstand erst wieder erarbeitet werden.

Familiale Situation

Die Angehörigen stehen ihrem hirngeschädigten Familienmitglied in vielen Fällen ratlos gegenüber. Sie entwickeln z. B. eine zu verwöhnende Haltung oder haben eine unrealistisch hohe Erwartung. Beides erschwert es dem Patienten, seine Situation richtig zu erkennen und seine Fähigkeiten zu entwickeln.

Zu wenige Behandlungszentren

Das notwendige regelmäßige Einbeziehen der Angehörigen in die Therapie kann nicht immer ausreichend genug erfolgen. Die wenigen Behandlungszentren mit großem Einzugsgebiet bedingen eine zu weite Entfernung zwischen Patient und Familie.

Unzulängliche Nachsorge schwer Hirngeschädigter

Kann keine berufliche Rehabilitation erfolgen, bleiben nur die beiden Alternativen, den schwer hirngeschädigten Patienten zurück in die Familie zu entlassen oder aber in einem Altersheim (Pflegeheim) unterzubringen.

In der Familie ergeben sich große Probleme im Umgang mit den Hirngeschädigten.

Im Rahmen der rehabilitativen Bestrebung sollte auch nach Möglichkeiten gesucht werden, die Angehörigen besser vorzubereiten, zu unterstützen und, wenn möglich, auch zeitweilig zu entlasten. Im Altersheim, aber auch in der Familie bleiben die mit viel Mühe erworbenen Fähigkeiten oft ungenutzt und versanden.

Es wird zwar immer wieder betont, daß definitive Aussagen über die verbleibende Hirnschädigung erst 2–3 Jahre nach dem akuten Ereignis gemacht werden können. Die Verhältnisse lassen es in den seltensten Fällen zu, daß in diesen 2–3 Jahren vom frühesten Stadium an durch kontinuierliche, gezielte Therapie auf eine größtmögliche Wiederherstellung hingearbeitet werden kann.

Literatur

1. CASH, B: Neurology for physiotherapists. S. 288–335. London: Faber 1977
2. BOBATH, B.: Die Hemiplegie Erwachsener. Stuttgart: Thieme 1973
3. BROWN, J. W.: Aphasie, Apraxie und Agnosie. Stuttgart: Fischer 1975
4. FROSTIG, M.: Visuelle Wahrnehmungsförderung. Stuttgart, Berlin, Köln, Mainz: Kohlhammer 1974

5. Perret, E.: Gehirn und Verhalten. Neuropsychologie der Menschen. Bern, Stuttgart, Wien: Huber 1973
6. Siev, E., Freishtat, B.: Perceptual dysfunktion in the adult stroke patient. USA: Slack 1976
7. Schürmann, K., Pampus, I., Walter, K., Schmieder, F.: Rehabilitation von Hirngeschädigten. In: Rehabilitationskongreß Heidelberg 1968. Scholz, J. F. (Hrsg.), S. 519–558. Stuttgart: Gentner 1968
8. Williams, M.: Hirnschäden. Weinheim, Basel: Beltz 1978

Die Behandlung von Hirngeschädigten nach lerntheoretischen Methoden

Dr. med. Joop A. Schuerman, Dipl. Psych., Lucasstichting voor Revalidatie Hoensbroek/ Niederlande

Geschichte

In den Jahren 1970–1973 wurde in den Niederlanden innerhalb der Rehabilitation die Gruppe der Hirngeschädigten als spezielle Problemgruppe erkannt. Bei den Patientenkategorien, die bis dahin zur Rehabilitation kamen, schien sich allmählich etwas zu ändern. Einerseits schien die Zahl der Patienten mit Hemiparese, multipler Sklerose und dergleichen abzunehmen, während andererseits die Zahl der Patienten mit einer Querschnittlähmung und einer Hirnschädigung wuchs.

Während über die Rehabilitation von Querschnittgelähmten bereits viele Publikationen erschienen sind und es für die Behandlung dieser Gruppe sogar Spezialzeitschriften gibt, beschränkte sich die Literatur über Patienten mit Hirnschädigungen, zumindest in den Niederlanden, praktisch ausschließlich auf medizinische Aspekte der Diagnostik und Behandlung. Übrigens wurden diese Aspekte auch im medizinischen Bereich nicht erschöpfend behandelt. Eine Ursache für das Fehlen einer deutlichen Diagnostik wäre laut Van't Hooft (1975, S. 52) in der Tatsache zu suchen, daß der Begriff „Contusio" sehr weitgefaßt und mit einer endlosen Variation an Symptomen gekoppelt ist. Was die Behandlung angeht, gibt sich Van't Hooft (1975, S. 66) noch pessimistischer: „Es gibt keine spezifische Behandlung! Es läuft darauf hinaus, daß eine spontane Heilung abgewartet wird, einerseits durch eine sehr sorgfältige Versorgung, andererseits durch die Prophylaxe und – wenn nötig – die Behandlung von Komplikationen."

Für ein Rehabilitationszentrum bedeutete dies jedoch, daß es Patienten aufgrund einer sehr ungenauen Behandlungsindikation bekam. Wenn überhaupt von einer Behandlung gesprochen werden konnte, war dies meistens eine Sache von „trial and error", wobei „error" am Anfang die Oberhand hatte.

Um zu versuchen, in der Gesamtsituation für die Hirngeschädigten eine Behandlungsstruktur zu schaffen, wurde am 20. August 1973 im Rehabilitationszentrum Hoensbroek eine Studien- und Arbeitsgruppe formiert. Diese Arbeitsgruppe hat sich während eines Jahres mit dem Literaturstudium und einer Bestandsaufnahme von therapeutischen Aktivitäten für Contusiocerebri-Patienten im In- und Ausland beschäftigt.

Die Ergebnisse des Literaturstudiums und der Bestandsaufnahme wurden 1975 in den Niederlanden veröffentlicht (Schuerman, 1975a, b).

Grundauffassung und Lernmodell

Inspiriert durch die Ergebnisse dieser Untersuchung und motiviert durch die eigene Orientierung wurde ein lerntheoretisches Behandlungsmodell als Ergänzung und Unterstützung des bestehenden Krankheitsmodells ausgewählt. Das

Krankheitsmodell war bis dahin charakteristisch für die Rehabilitation.

Die Grundauffassung dabei ist, daß die physische Rehabilitation zurückzuführen ist auf einerseits die Beschränkung oder Einschränkung eines körperlichen Handikaps (das Krankheitsmodell), aber andererseits die Bildung von neuem Verhalten beinhaltet und die Unterstützung dieses neuerworbenen Verhaltens durch verschiedene Hilfsmittel erfordert. Da die Bildung neuen Verhaltens „lernen" impliziert, muß dem, was in der Lerntheorie über empirische Lerngrundsätze ausgesagt wird, besondere Aufmerksamkeit gewidmet werden. Das bedeutet die Einführung eines neuen Denkens und Handelns, ausgehend vom Lernmodell, in einen Bereich, der bis vor kurzem hauptsächlich vom medizinischen Krankheitsmodell aus bestimmt wurde.

Diese Grundauffassung ist nicht nur bei der Behandlung von Hirngeschädigten anwendbar. Sie ist im Gegenteil im ganzen Rehabilitationsbereich anzuwenden laut FORDYCE (1971a), der sagt: „There can be little doubt that the major change in Rehabilitation since the Princeton Conference of 1958 is the emergence of interventionstrategies based on learning-principles."

Wenn man jedoch die Lerngrundsätze bei der Behandlung von Hirngeschädigten anwenden möchte, dann erfordert dies eine nähere Auswahl in bezug auf das anzuwendende Lernmodell. Falls der kognitive Lernprozeß gestört ist, wie dies bei vielen Hirngeschädigten der Fall ist, dann wird man, um dennoch zu einem neuen Lernen zu kommen, wahrscheinlich andere Lernformen anwenden müssen. Ausgehend von dieser Überlegung wurde letztlich das operante Lernparadigma als Erklärungs- und Behandlungsmodell ausgewählt. Dieses Modell ergänzt bestehende rehabilitative Behandlungsmethoden, wie sich aus dem Literaturstudium herausstellt, und bietet Möglichkeiten für eine multidisziplinäre Vorgehensweise. Aus dieser Wahl kann direkt die Rehabilitationsstrategie abgeleitet werden.

Strategie

Eine ausführliche Erörterung des operanten Modells ist innerhalb des Kontextes dieser Abhandlung nicht möglich. Für eine nähere Orientierung muß deshalb auf die Literatur in diesem Bereich verwiesen werden, u. a. auf BANDURA (1970) und FORDYCE (1971b), wobei sich letzterer spezifisch mit der Rehabilitation beschäftigt hat.

Nur einige Grundsätze, die vielleicht einen Einblick in die durchgeführte Strategie geben, können erwähnt werden.

Ein wichtiges Prinzip, das sich auch in der Rehabilitationspraxis manifestiert, ist die Unterscheidung in zwei Verhaltensarten: exzessives Verhalten und Verhaltensdefizit. Der aggressive Patient, der nicht mehr in der Lage ist, Treppen zu steigen, zeigt im Grunde beide Aspekte, wobei das exzessive Verhalten, die Aggression, oft verhindert, daß der Physiotherapeut das Verhaltensdefizit ausräumt. Falls der Patient nur aggressiv wäre, wäre er vielleicht besser in einem psychiatrischen Zentrum aufgehoben. Falls der Patient physische Verhaltensdefizite aufzuweisen hätte, wäre er besonders geeignet, in das medizinische Rehabilitationszentrum aufgenommen zu werden. Dennoch kann man in der Rehabilitation oft feststellen – das gilt insbesondere für Hirngeschädigte –, daß beide Verhaltensarten vorhanden sind, und es ist nach meiner Auffassung die Aufgabe der Rehabilitation, beide Verhaltensabweichungen, die Exzesse und die Defizite, anzugehen. Das operante Lernmodell gibt uns dazu einige Richtlinien:

1. Assessment: Um mit einem multidisziplinären Team feststellen zu können, welche Verhaltensexzesse oder Verhaltensdefizite als abweichend betrachtet werden können, ist es notwendig, daß jedes Teammitglied die gleiche Grundauffassung hat, die gleiche Terminologie benutzt und in gleicher Weise observiert. Diese Überlegung wird nicht nur durch eigene Praxiserfahrung unterstützt, sondern auch durch die Literatur: Interdisziplinäre Kommunikationsstörungen und das Fehlen einer deutlichen Basisphilosophie werden durch GLENN et al. (1970) als die Ursachen für das Ausbleiben klarer Behandlungspläne betrachtet.

2. Konkrete Rehabilitationsziele: Nachdem durch uniforme Verhaltensobservationen meistens ziemlich viele Verhaltensabweichungen festgestellt worden sind, müssen sich mehrere

Personen darüber einig werden können, wie der Therapieplan auszusehen hat. Neben einer gemeinsamen Grundauffassung und Sprache ist es für die Festlegung dieser Rehabilitationsziele von Bedeutung, daß man die anzuwendenden operanten Techniken kennt und in der Lage ist, innerhalb der Entscheidungsprozedur mitzuwirken.

3. Ausführung des Therapieplans: Zur Reduzierung von exzessivem Verhalten bzw. zur Abgewöhnung dieses Verhaltens hat das operante Paradigma das Prinzip der Differentialverstärkung parat. Dies bedeutet im Beispiel des aggressiven Patienten, daß das in einer bestimmten Reizsituation aufgetretene aggressive Verhalten ausgeräumt werden muß, um einem gewünschten, freundlichen, kooperativen, sozialen Verhalten zu weichen. Bei dem verbal ansprechbaren Patienten kann dies durch Therapien versucht werden, die zur Einsicht auffordern, durch das Treffen von Absprachen, durch das Schließen von Abkommen. Bei den verbal nicht ansprechbaren Hirngeschädigten bedeutet dies eine äußerst mühsame Umgebungsbeeinflussung. Dies läuft auf Extinktion hinaus, d. h. dem Problemverhalten keine Aufmerksamkeit widmen und gleichzeitig das gewünschte Verhalten belohnen, unterstützen, stimulieren. Dieses Verfahren muß von jedem Therapeuten, jedem Versorger, jeder Krankenschwester, manchmal sogar von Mitpatienten und der unmittelbaren Umgebung oft monatelang angewendet werden.

Zur Anlernung neuen Verhaltens findet man im operanten Lernmodell mindestens drei Techniken, nämlich shaping, fading und teilweise Verstärkung. Auch diese Techniken können hier nicht ausführlich behandelt werden. In der diagnostischen Phase muß zunächst mit Hilfe der Limittestung festgestellt werden, unter welchen Bedingungen der Patient optimal lernt und wie er dies tut. Erst danach kann man zur Selektion und Anwendung der Technik übergehen. Ein kurzes Beispiel kann dies vielleicht verdeutlichen:

Man kann einem aphasischen Patienten die Instruktion durch die eigene Demonstration beibringen. Wenn jedoch der Patient nicht nachahmen kann, muß man wählen zwischen Zusammen-Ausführung des Verhaltens oder dem Lernen von nachgeahmtem Verhalten.

Wenn man weiß, wie ein Patient eine Aufgabe übernimmt, muß jede zu lernende Aufgabe in Teilaufgaben aufgegliedert werden, evtl. mit zunehmendem Schwierigkeitsgrad. Danach kann sich herausstellen, daß die zu lernende Aufgabe von vorn nach hinten oder umgekehrt antrainiert werden muß. Diese und andere Entscheidungsverfahren sind zur Anlernung neuen Verhaltens aufgrund der Lernprinzipien charakteristisch.

4. Generalisierung und Festigung: Schließlich wird beim operanten Modell bekräftigt, daß der rehabilitative Lernprozeß nicht endet, wenn der Patient das Zentrum verlassen hat. Eine Aussage von Trieschmann (1974) ist in dieser Hinsicht besonders deutlich: „Rehabilitation does not end at the moment of discharge from the Rehabilitation Centre, but rather *begins* when the person practizes the techniques he has learned in the centre and applies them in copying with his own world." Wenn ein Behinderter z. B. im Zentrum eine Depression verarbeitet hat, aber zu Hause aufgrund verschiedener Umgebungseinflüsse wieder in diese Depression zurückfällt, dann ist das Rehabilitationsprogramm mißlungen, es sei denn, weitere Aktivitäten werden unternommen. Diese Aktivitäten bestehen aus der sog. Mediationstherapie, wobei die Familienangehörigen lernen, als Kotherapeut aufzutreten. Dies beinhaltet ein ziemlich umfangreiches Programm, wobei es sogar möglich ist, daß die Familienangehörigen während einiger Wochen im Zentrum verbleiben und an den Therapien teilnehmen müssen, um auf diese Weise zu erfahren, wie sie auf Problemverhalten reagieren müssen. Das Programm kann sogar noch eine tägliche Begleitung des Patienten und Kotherapeuten durch einen Mitarbeiter des Zentrums beinhalten.

Mehr kann über Rehabilitationsstrategie in diesem Rahmen nicht gesagt werden.

Ergebnisse

Die vorher erwähnte Rehabilitationsstrategie wurde – soweit uns bekannt ist – nirgends in ihrer Totalität angewendet. Wohl können in zahlreichen Publikationen die Ergebnisse von Teilbereichen gefunden werden. Als Sammelwerk, wenn auch nicht sehr nuanciert, kann vielleicht das Buch von CULL und HARDY (1974) genannt werden. Das Rehabilitationszentrum, das diesem Programm vielleicht am nächsten kommt, ist möglicherweise das Rehabilitationszentrum in Raanana, Israel, worüber ROSENBAUM et al. (1978) berichtet haben.

In Hoensbroek konnte die Rehabilitations-Lernstrategie bis zur klinischen Phase einschließlich erprobt werden. Die notwendige Mediationstherapie in der häuslichen Umgebung wurde jedoch nur in einigen Fällen realisiert. Drei Jahre lang wurde von einem eigenen Team ernsthaft versucht, abweichendes Verhalten mit Hilfe der Lernprinzipien zu verbessern. Darüber wurde in einer Dissertation (SCHUERMAN, 1977) berichtet, die leider nur in der niederländischen Sprache zur Verfügung steht.

Die Schlußfolgerungen sind einerseits sehr ermutigend, andererseits jedoch auch ein wenig enttäuschend.

Während dieser drei Jahre wurden 24 Hirngeschädigte mit abweichendem Verhalten behandelt. Zwar kamen mehr Anträge auf Behandlung herein, aber dabei ging es letztlich um Patienten, die aus verschiedenen Gründen für eine Behandlung nicht in Frage kamen (zu kurze Aufnahmedauer, negative häusliche Umgebung usw.). Unter den 24 Patienten gab es 7 mit extremem Problemverhalten, wie Aggression, extremes Klagen, aufdringliches Verhalten; 5 hatten verschiedene Verhaltensdefizite auf physiotherapeutischem und arbeitstherapeutischem Gebiet, wie Trägheit, Perzeptionsstörungen, schlechte Koordination, und 15 hatten eine Kombination von Störungen im Bereich der Merkfähigkeit und der Konzentration.

Es ist von besonderer Bedeutung festzuhalten, daß diese Patienten zunächst monatelang in traditioneller Weise therapiert wurden. Erst nachdem keine deutliche Besserung eingetreten war, wurden sie beim Verhaltensmodifikationsteam angemeldet.

Die 15 Patienten mit Störungen der Merkfähigkeit wurden von einer Kontrollgruppe begleitet. Bei den übrigen Patientenbehandlungen wurden A-B-A-B-Designstudien realisiert. Die Behandlungen waren bei 22 Patienten erfolgreich, nur 2 sind gescheitert. Diese 2 Patienten kamen aus der Gruppe der 7 Patienten mit extremem Problemverhalten. Bei den übrigen 5 Patienten mit Problemverhalten war dieses abweichende Verhalten nach etwa 3 Monaten Behandlung verschwunden. Die motorischen Verhaltensdefizite konnten bei den genannten 5 Patienten in etwa 4 Monaten angelernt werden. Die Patienten mit Störungen der Merkfähigkeit zeigten nach etwa 6 Monaten Training eine deutliche Besserung gegenüber der Kontrollgruppe. Soweit die günstigen Aspekte der Untersuchung.

Die weniger ermutigenden Seiten können vielleicht wie folgt formuliert werden: Operante Konditionierung muß von einem „Instrument" ausgeführt werden, das aus vielen Personen besteht, die ein Vielfaches an Teilhandlungen in vollkommener konsequenter Weise über eine längere Periode durchführen können. Es hat sich in dem dreijährigen Versuch herausgestellt, daß dieses Instrument äußerst verwundbar ist, denn das Versagen eines Teiles kann das Scheitern der gesamten Behandlungsmethode bedeuten.

Es wurde auch deutlich, daß das Instrument nur in einem bestimmten Klima anzuwenden ist, wobei die Mentalität, die Lebensauffassung und die Ethik jedes individuellen Mitarbeiters bestimmend sind. Schließlich muß auch gesagt werden, daß es kein billiges Instrument ist und jedesmal die Kosten der Behandlung in bezug gesetzt werden müssen zu den eventuellen Ergebnissen.

Zusammenfassend kann festgehalten werden, was aus der Erfahrung, dem Literaturstudium und der Information aus dem Ausland deutlich geworden ist: daß nur nach speziellen Vorkehrungen etwas an Verhaltensänderungen bei diesen schwerbehinderten Menschen getan werden kann. Diese Vorkehrungen bedeuten: speziell ausgebildetes Personal, eine eigene Abteilung, sorgfältige Patientenauswahl, eine unterstützende häusliche Umgebung und ein gutes politisches, wirtschaftliches und soziales Klima.

Die bisher erreichten Ergebnisse, das Intrigierende in der lerntheoretischen Fragestellung und nicht zu vergessen das Schicksal des Patienten bilden für meine Mitarbeiter und mich selbst eine gewaltige Herausforderung. Diese Herausforderung ist so stark, daß wir trotz sehr ernsthafter Schwierigkeiten und Fragezeichen in Hoensbroek mit diesem Programm weitermachen.

Die Folgen der Einführung dieses rehabilitativen Lernmodells könnten vielleicht weitreichend sein. In bezug auf die Gesamtauffassung über die Rehabilitation bedeutet es nach FORDYCE (1971a) „Reconceptualizing rehabilitation from the perspective of a learning based conceptual model". In bezug auf die Rehabilitationspolitik könnte die Einführung des Lernmodells, wie TE RIELE (1975) zum Ausdruck brachte, es ermöglichen, „die Bedingungen für das Lernen, die Lernmethoden, die Zielsetzungen, die Form, die Organisation des Zentrums und die externen Kontakte zu strukturieren". In bezug auf die Ausbildungen bedeutet dies nach meiner Auffassung eine spezielle Schulung für Mediziner und Nicht-Mediziner im Rehabilitationsbereich, eine Ausbildung, die z. Z. in Hoensbroek bereits Gestalt angenommen hat, in Form eines Trainings für Mitarbeiter in der Rehabilitation. Für die Psychologen im besonderen bedeutet es eine Spezialisierung in der Rehabilitationspsychologie mit dem Schwerpunkt im Bereich der Lerntheorie, der Neuropsychologie und der Verhaltenstherapie. In bezug auf den Patienten und die allgemeine Versorgung bedeutet die Einführung des rehabilitativen Lernmodells das Auffüllen der noch bestehenden Lücke in der Rehabilitationspraxis. Lernen ist eine implizite Bedingung in der Rehabilitation, da Rehabilitieren die Bildung neuen Verhaltens beinhaltet. Daß eine Person lernt, das möchte ich an dieser Stelle deutlich zum Ausdruck bringen, ist nicht immer selbstverständlich. Deshalb ist es wichtig, dem Lernen und der Schaffung von Möglichkeiten zum Lernen innerhalb der Rehabilitation besondere Aufmerksamkeit zu widmen.

Ich nehme an, daß ich in einigen Jahren in der Lage sein werde, die Ergebnisse unserer Arbeitsweise zu veröffentlichen. Vorläufig wollte ich mit diesen Ausführungen das Interesse für die lerntheoretische Vorgehensweise innerhalb der Rehabilitationspsychologie wecken.

Zusammenfassung

Die Zielsetzung des rehabilitativen Handelns kann umschrieben werden als die Bildung bzw. erneute Bildung eines bestimmten Verhaltens (in gewissen regelmäßigen Abständen, in einer gewissen Stärke und Frequenz) in einer Umgebung, wo dieses Verhalten erwartet wird. Die Entwicklung des Verhaltens setzt, wenn man das Konzept „Reifung" außer acht läßt, einen Lernprozeß voraus. Das Lernen neuen Verhaltens wird nicht oder nur verzögert gelingen, wenn Konditionen in der Person und/oder der Umgebung dem im Wege stehen.

Einer der Faktoren, die diesem Lernen im Wege stehen, besteht im aktuellen Verhalten, das mit dem zu lernenden Verhalten nicht kompatibel ist, und wenn das aktuelle Verhalten außerdem bei der betroffenen Personen und/oder Umgebung einen solchen Wert oder eine solche Intensität hat, daß das zu lernende Verhalten keinerlei Chance hat.

Als zweite Zielsetzung könnte deshalb die Feststellung und die Eliminierung dieser Hemmnisse bei der Bildung neuen Verhaltens betrachtet werden. Auch diese Eliminierung des Verhaltens setzt einen Lernprozeß in dem Sinne voraus, daß solche Hemmnisse abgebaut werden müssen.

Das Lernen neuen Verhaltens und das Aufgeben unerwünschten Verhaltens werden im Regelfall als eine Selbstverständlichkeit betrachtet. Der Mißerfolg einer Behandlung wird meistens nicht dem fehlenden Lernvermögen beim Patienten und/oder der Umgebung zugeschrieben. Es wäre realistischer, wenn man empirisch fundierten Lernprinzipien, Lerngesetzen und der Verhaltensmodifikation, die darauf basiert, mehr Aufmerksamkeit widmen würde.

„Behavior Modification" bietet einerseits eine Unterstützung der bewährten rehabilitativen Arbeitsweisen, andererseits könnte sie vielleicht eine notwendige Ergänzung darstellen.

Literatur

1. BANDURA, A.: Principles of Behavior Modification. New York: Holt, Rinehart & Winston 1970
2. CULL, J. G., HARDY, R. E.: Behavior Modification in rehabilitation settings, applied principles. Springfield, Ill.: Thomas 1974
3. FORDYCE, W. E.: Behavioral methods in rehabilitation. In: Rehabilitation psychology. NEFF, W. S. (ed.), p. 74–108. Washington, D. C.: American Psychological Association 1971a

4. FORDYCE, W. E.: Psychological assessment and management. In: Handbook of rehabilitation and medicine. KRUSEN, KOTTKE, ELWOOD (ed.), Chap. 6. New York: Saunders 1971 b
5. GLENN, E., SNELBECKER, E., MASON, J.: Cross discipline comparison of practitioners objectives and strategies concerning braindamage and rehabilitation/educational planning. Prepublication Draft. American Psychological Association Convention, Miami Beach 1970
6. HOOFT, F. VAN HET: Schedeltraumata. De Nederlandse Bibliotheek der Geneeskunde, deel 92. Leiden: Strafleu Wetenschappelijke Uitgeversmaatschappij B. V. 1975
7. RIELE, H. F. W. TE: Revalidatie en leren, interne nota binnen het Revalidatie Centrum Hoensbroek. 1975 (unveröffentlicht)
8. ROSENBAUM, M., LIPSITZ, N., ABRAHAM, J., NAJENSON, T.: A description of an intensive treatment project for the rehabilitation of several braininjured soldiers. Scand. J. Rehabil. Med. *10*, 1 – 6 (1978)
9. SCHUERMAN, J. A.: Perspectief van de contusio cerebri in de revalidatie. I. Inventarisatie. De Psycholoog *10*/3, 83 – 95 (1975 a)
10. SCHUERMAN, J. A.: Perspectief van de contusio cerebri in de revalidatie. II. Gedragstherapeutische mogelijkheden. De Psycholoog *10*/5, 227 – 251 (1975 b)
11. SCHUERMAN, J. A.: Rehabilitation von Verhaltensdeviationen bei Hirngeschädigten. Dissertation, Limburg 1977
12. TRIESCHMANN, R. B.: Coping with a disability. A sliding scale of goals. Arch. Phys. Med. Rehabil. *55*, 556 – 560 (1974)

Erfahrungen und Erkenntnisse aus einem Rehabilitationskrankenhaus für erwachsene Hirngeschädigte

Dr. med. habil. Friedrich Schmieder, Leiter der Kliniken Dr. Schmieder Gailingen und Allensbach

Da alle geistig-seelischen Leistungen an die Funktion des Gehirns gebunden sind, bestimmt das Gehirn und seine Funktionsfähigkeit die Persönlichkeit des Menschen und die Kultur der Menschheit. Dementsprechend beeinträchtigt jede Gehirnschädigung nicht nur das zentrale Regelungs- und Steuerungsorgan, sondern trifft auch das eigentliche Menschliche unseres Seins. Es ist erstaunlich und sicherlich in erster Linie durch Tabus und Hemmungen gegenüber diesem für uns Menschen so wesentlichen Organ zu erklären, daß die Hirnschädigungen und ihre Erkennung, Behandlung und Rehabilitation sowie ihre Bedeutung für die Volksgesundheit noch nicht genügend erkannt sind und ihr Stellenwert innerhalb der allgemeinen Gesundheitspolitik der Wirklichkeit nicht entspricht. Die Verwirklichung der Rehabilitationsmaßnahmen bei Hirnschädigung begegnet hier nicht nur einem Organ, das eine zentrale Bedeutung hat, sondern das auch morphologisch, entwicklungsgeschichtlich und funktionell eigentlich kein einzelnes Organ ist, sondern ein Organverbund von mehreren pathogenetisch weitgehend selbständigen Organen. Bereits dies weist darauf hin, daß es ‚den' Hirngeschädigten oder ‚den' Hirnverletzten überhaupt nicht gibt. Andererseits erfordert die Behandlung dieses Organs eine hochdifferenzierte Diagnostik, eine außerordentlich vielgleisige Therapie, und nur eine umfassende und mehrdimensionale Rehabilitation kann den Hirngeschädigten jene Hilfe bringen, auf die sie Anspruch haben.

Um die Komplexität des Problems zu verdeutlichen, weise ich darauf hin, daß wir entsprechend der Pathogenese drei großen Krankheitsgruppen gegenüberstehen. Das ist einmal die Zerebrotraumatologie, dann zweitens die Zerebroangiologie und drittens die Zerebroonkologie. Hinzu tritt noch eine Reihe von anderen Krankheitsfolgezuständen, wie z. B. nach Hirnentzündungen usw., aber die drei großen Gruppen der Folgezustände nach Hirnverletzungen, nach Hirndurchblutungsstörungen, Hirninfarkten und Hirnmassenblutungen und nach Hirntumoren mit und ohne Operation stellen die Masse der zu rehabilitierenden Hirnschädigungen dar. In unserem Hause haben wir es mit etwa $^1/_3$ zerebrotraumatologischen, $^1/_3$ zerebroangiologischen und einem weiteren Drittel anderer Erkrankungen zu tun, davon zur Hälfte mit zerebroonkologischen. Diese Krankheitsverteilung ist dabei insofern eine artifizielle, als wir bei der Aufnahme unserer Patienten eine Auswahl treffen. Wie sich in Wirklichkeit diese Krankheitszustände zahlenmäßig in den großen Kuchen ‚Hirnschädigung' aufteilen, ist noch völlig unbekannt. Ich muß darauf hinweisen, daß die bekanntgewordenen Zahlen über die Häufigkeit von Hirnverletzungen immer nur aus einem bestimmten Blickwinkel gewonnen werden konnten. So etwa können die neurochirurgischen Kliniken nur über Hirnverletzungen berichten, die in diese Kliniken eingewiesen wurden – und das ist sicherlich nur ein Teil der Gesamtheit. Die berufsgenossenschaftlichen Statistiken können ebenfalls nur die bei ihnen versicherten Arbeitsunfälle zusammenzählen. Die Einführung der Computertomographie, die unser Fachgebiet zur Zeit revolutioniert, wird uns unter anderem eine wesentlich bessere Früherkennung der traumatischen, angiologischen und onkologischen Prozesse erlauben, was sicherlich die Anzahl der drei der Rehabilitation zuzuführenden Hirnschädigungsfolgezustände erheblich vergrößern wird.

Unbeschadet der ätiologisch und pathogenetisch verschiedenen Gruppen von Hirnschädigungen haben sie aber auf der anderen Seite viele Gemeinsamkeiten, so daß die wesentlichen Grundzüge der Diagnostik, der Therapie und der Rehabilitation die gleichen oder ähnliche sind, was ja rechtfertigt, daß wir sie hier gemeinsam behandeln. Deutlich verschieden ist allerdings die Prognose. Die der onkologischen Prozesse ist besser als die der traumatologischen und diese wiederum besser als die der angiologischen. Das gilt aber nur ganz allgemein im Durchschnitt. Im Einzelfall kann das sehr verschieden sein.

Dem Ausbau einer erfolgreichen Rehabilitation von Hirngeschädigten stehen aber nicht nur die psychologischen Hemmnisse entgegen, die dem Gehirn allgemein gegenüber gemacht werden, sondern die Komplexität des Krankheitsbildes erfordert eine nach Struktur und Personalbesetzung außerordentlich aufwendige Einrichtung. Die noch immer recht unzureichende Entwicklung dieses Sondergebietes der Neuropsychiatrie ist z. T. auch darauf zurückzuführen, daß man die Hirnverletzten oder die Hirngeschädigten immer noch in ‚einen großen Topf' wirft und nicht erkennt, daß je nach Schädigungsart und -umfang ganz verschiedene Rehabilitationsprogramme aufgestellt werden müssen.

In bezug auf die Therapie liegt die Situation ähnlich. Auch bei einer strengen Rationalisierung des Vorgehens entsprechend dem nie ausreichenden Personalbestand und der meist unzulänglichen Behandlungszeit muß in jedem mittelgradigen oder schwereren Fall von Hirnschädigungsfolge vielgleisig vorgegangen werden. Ich zähle nur sieben Bereiche auf:

1. die Behandlung der neurologischen Folgezustände (Lähmungen, Anfälle etc.),
2. die neuropsychologischen Defekte (Hirnleistungsschwäche etc.),
3. die verhaltenstherapeutischen Maßnahmen (verschiedene hirnlokale Psychosyndrome),
4. die Persönlichkeitspsychotherapie (psychologische Probleme, die prämorbid oder postmorbid entstanden sind und die Rehabilitation beeinträchtigen),
5. die soziale Anpassung,
6. die berufliche Anpassung und
7. die allgemeine und die spezifische Gesundheitserziehung.

In welcher Situation steht nun heute die Rehabilitation von Hirngeschädigten?

Der Referent hat 1956, also vor über 20 Jahren, aufgrund der Erfahrungen in seinem eigenen Hause, in einer Denkschrift „Das Heilverfahren bei Hirnverletzten" folgende Vorschläge gemacht:

1. Unterstützung der wissenschaftlichen Forschung über die Grundlagen und die Anwendung der Heilverfahrensmethoden.
2. Verstärkte Einbeziehung der Hirnverletzteninstitute in die ärztliche Ausbildung.
3. Errichtung von Kommissionen, welche die Heilbehandlung und Rehabilitation des Hirnverletzten in allen Stadien überwachen und unterstützen.

4. Koordinierung der Arbeiten auf dem Gebiet der Hirnverletztenbehandlung und -rehabilitation und Planung einer wissenschaftlichen und organisatorischen Weiterentwicklung.

1968 forderten die Referenten des Symposions ‚Rehabilitation von Hirngeschädigten' des Rehabilitationskongresses, an dem auch der Referent teilnahm, folgende Maßnahmen:

1. Mehr Möglichkeiten für die akute Frührehabilitation und die Langzeitrehabilitation der Hirngeschädigten.
2. Bessere Zusammenarbeit und engeren Kontakt zwischen den Verantwortlichen der einzelnen Rehabilitationsphasen.
3. Bessere Unterrichtung der Studenten. Bessere ärztliche Fortbildung. Vermehrte Öffentlichkeitsarbeit in Fragen der Rehabilitation.

Diese 1956 und 1968 aufgestellten Forderungen müssen – leider – unverändert aufrechterhalten werden. Zweifellos hat eine bessere Öffentlichkeitsarbeit eine bessere Aufklärung sowohl der Öffentlichkeit als aber auch der Fachkreise erzielt. Das Verständnis für die Hirngeschädigten und ihre Probleme ist wesentlich vertieft worden. Auch sind an einigen Stellen weitere Hirngeschädigten-Krankenhäuser entweder errichtet worden oder in der Planung so weit fortgeschritten, daß mit ihrer Errichtung zu rechnen ist. Aber es läßt sich bereits jetzt erkennen, daß in den nächsten 20 Jahren die Möglichkeiten für eine stationäre Behandlung und Rehabilitation noch immer recht unzureichend sein werden.

Mit diesen Mängeln und Unzulänglichkeiten werden wir wahrscheinlich noch eine ganze Zeitlang leben müssen. Dafür drängt sich heute eine andere Sorge in den Vordergrund:
Die tragenden Kräfte der Hirngeschädigten-Rehabilitation, seien sie ärztliche oder nichtärztliche, kamen in den vergangenen Jahrzehnten zu einem nicht geringen Teil aus jenen Einrichtungen, die vor oder während des Zweiten Weltkrieges entstanden waren. Auch waren in den ersten Jahren nach dem Kriege die Universitätskliniken lebhaft an Fragestellungen interessiert, die sich aus der wissenschaftlichen Verfolgung der Probleme der Kriegsversehrten ergaben. Nun tritt ein Generationswechsel ein. Die ‚kriegserfahrenen' Rehabilitationskräfte treten zurück. In den wissenschaftlichen Instituten scheint man zu anderen Themenkreisen übergegangen zu sein. Mit zunehmender Resignation stehen Sozialpolitiker und Kostenträger vor der augenscheinlichen Unmöglichkeit, mehr für stationäre Versorgung der Hirngeschädigten tun zu können. Diagnose, Therapie und Rehabilitation von Hirngeschädigten ist auch nur in enger Zusammenarbeit zahlreicher verschiedener Fachbereiche zu leisten. Man braucht Neuropsychiater, Psychosomatiker und Psychotherapeuten. Man benötigt Neuropsychologen, Aphasiologen, Physikotherapeuten, Bewegungstherapeuten, Berufstherapeuten und Sozialberater. Ein recht kompliziertes, fachlich differenziertes Netz von Leistungsmöglichkeiten ist erforderlich. Nun steht man aber vor dem Problem, daß einmal der Arbeitsmarkt nicht mehr Arbeitskräfte hergibt, und daß es weiterhin kaum eine Stelle gibt, die sich um die Aus- und Fortbildung von Rehabilitationskräften für Hirngeschädigte bemüht. Wir müssen dabei nur verdeutlichen, daß es weder ‚den' Hirngeschädigten noch ‚den' Hirnverletzten gibt, daß ferner bei jedem eine Reihe von sehr verschiedenartigen Syndromen psychischer und organischer Art auftreten können und somit oft eine Kombination von 5 – 10 verschiedenen, eigentlich für sich gesondert zu betrachtenden Erkrankungen anzugehen ist und daß eine Hirnschädigung meist eine Schädigung auf Lebenszeit darstellt. Eine wirkungsvolle Rehabilitation ist also nur zu erbringen, wenn nicht nur eine hochdifferenzierte und leistungsfähige stationäre Behandlung möglich ist, sondern wenn auch für die Zeit nach der Entlassung eine lange Kette der Nachbetreuung, Weiterberatung und Weiterversorung aufgebaut wird.
Wir wissen heute besser als vor 30 Jahren um die Erfassung der Persönlichkeit und der Krankheitssyndrome bei Hirngeschädigten. Es sind auch bereits gut durchdachte Programme für Behandlung und Rehabilitation aufgestellt. Das Rüstzeug ist jetzt also vorhanden. Aber abgesehen davon, daß es noch an Betten mangelt und überall zu lange Wartefristen an den viel zu wenigen Einrichtungen bestehen, muß man jetzt mit Nachdruck darauf aufmerksam machen, daß

zur Verwirklichung dieser Programme nicht genügend und nicht genügend ausgebildete Mitarbeiter zur Verfügung stehen.
Das beginnt bereits bei den Ärzten. Abgesehen davon, daß man von der sog. ‚Ärzteschwemme' in unserem Fach nichts spürt, können wir auch nicht erkennen, daß der Medizinstudent von den Hirnschädigungen und ihrer Rehabilitation ausreichend erfährt und für seine künftige Tätigkeit genügend Wissen mitbekommt. Die ärztlichen Fortbildungskongresse enthalten, soweit ich das überschaue, hierfür überhaupt kein derartiges Themenprogramm. Die Besetzung der führenden Stellen der Hirngeschädigten-Institutionen stößt auf Schwierigkeiten, da augenscheinlich in ärztlichen Kreisen das Rehabilitationskrankenhaus noch als ein Krankenhaus 2. Klasse angesehen und ihm das Akutkrankenhaus vorgezogen wird.
Aber nehmen wir nun auch die sog. paramedizinischen Fächer: Der Mangel an Krankengymnastinnen ist sehr groß, speziell ausgebildete Krankengymnastinnen gibt es kaum. Dasselbe gilt auch für die Aphasietherapeuten. Im Pflegebereich ist die Lage ähnlich.
Die Sicherung des bisher erreichten Standes der Rehabilitation von Hirngeschädigten ist ernstlich gefährdet, wenn nicht unverzüglich eine Bestandsaufnahme des Personalbedarfs erarbeitet und ein Aus- und Fortbildungsprogramm für ihre Rehabilitationskräfte durchgeführt wird.
Die zeitliche Begrenzung unserer Referate erlaubt natürlich nur eine beschränkte Auswahl der Probleme. Hinzuweisen wäre an sich auf die notwendige Intensivierung der Therapie der psychischen Folgezustände, die ja für den Rehabilitationserfolg meist ausschlaggebend ist, wie auch auf die Bedeutung der Zusammenarbeit mit den Fachkräften der Arbeitsverwaltung und der Versehrtenverbände. Viel zu tun ist noch, um die praktizierende Ärzteschaft in die Lage zu versetzen, die notwendige Weiterbetreuung der stationär behandelten Hirngeschädigten übernehmen zu können.
Die Rehabilitation von Hirngeschädigten ist mehr als die aller anderen Fachrehabilitationsbereiche ein Paradebeispiel für die Notwendigkeit einer umfassenden und multidisziplinären Rehabilitation und deshalb für Forschung, Lehre und Praxis ein faszinierendes Arbeitsfeld.

Diskussionsergebnise und Empfehlungen

Prof. Dr. Dr. Klaus Mayer, Tübingen

In der anschließenden sehr eingehenden und lebhaften Diskussion teilten zahlreiche Teilnehmer zu den Berichten der Referenten ihre persönlichen Erfahrungen als in der Rehabilitation Tätige oder als Rehabilitierte mit. Es erfolgten kritische Anmerkungen zu der teilweise noch verzögerten Einleitung und zu den teilweise noch unzureichenden Rehabilitationsmaßnahmen. Besonders kritisch wurde Stellung genommen gegen die bei älteren Hirngeschädigten in bester Absicht durchgeführten Umschulungsmaßnahmen, nach denen der Behinderte aber trotz aller Bemühungen nicht in eine geeignete Stellung zu vermitteln ist. Bei diesen Behinderten muß mangels beruflicher Rehabilitationsmöglichkeit der Schwerpunkt der Bemühungen auf dem Gebiet der sozialen Rehabilitation liegen.
Es wurden einzelne Rehabilitationsmaßnahmen, besonders psychologische Behandlungsverfahren diskutiert und die weitere Entwicklung und Erprobung psychologischer Verfahren zur Minderung der Störung des Verhaltens und des Befindens und zur Besserung psychischer Leistungsfunktionen gefordert.

Aufmerksam gemacht wurde vor allem auf die notwendige Einbeziehung der Angehörigen und der in eigener Praxis tätigen Ärzte in die ständige Betreuung der Rehabilitierten und die hierfür notwendige Schulung.

Aus der Diskussion ergaben sich folgende Empfehlungen

1. Die Rehabilitation der Hirngeschädigten ist ungeachtet volkswirtschaftlicher und gesundheitspolitischer Erwägungen eine moralische Verpflichtung unserer Gesellschaft.
Ziel der Rehabilitationsbemühungen wird daher nicht nur die berufliche Wiedereingliederung sein, sondern auch die wiedererworbene Möglichkeit zu einer befriedigenden Alltagsbewältigung und zu einem lebenswerten Dasein.
2. Wesentlich ist die Aufwertung der Rehabilitation im Gesamt der medizinischen Spezialfächer und die Aufwertung der Rehabilitation als ärztliche Berufsausübung.
3. Die Rehabilitation ist daher auch entsprechend den Bestimmungen der neuen Approbationsordnung für Ärzte mehr noch als bisher in den Studentenunterricht aufzunehmen. Bereits in den Lehrveranstaltungen der einschlägigen Fachgebiete müssen die Studenten mit den Indikationen und Methoden der Rehabilitation vertraut gemacht werden.
4. Die Fortbildung der in eigener Praxis tätigen Ärzte für Allgemeinmedizin und der Fachärzte zu Fragen der Rehabilitation muß erweitert und verbessert werden.
5. Die Aus- und Fortbildung aller in den Rehabilitationseinrichtungen tätigen Fachkräfte muß erweitert und verbessert werden. Es sind für die einzelnen in der Rehabilitation tätigen medizinischen Fachberufe Lernzielkataloge aufzustellen, Art und Umfang der theoretischen und praktischen Ausbildung festzulegen und möglichst zu vereinheitlichen.
6. Die Kommunikation zwischen Ärzten und medizinischen Fachberufen, Versicherungsträgern und Rehabilitationseinrichtungen muß verbessert werden, um Verzögerungen und Versäumnisse notwendiger Rehabilitationsmaßnahmen infolge unzureichender Information zu verhindern.
Die Programme der Rehabilitationsbemühungen müssen schon frühzeitig, möglichst schon während der stationären Heilbehandlung, entwickelt und zwischen allen Beteiligten einvernehmlich abgeklärt werden.
7. Die Rehabilitanden und ihre Angehörigen sind auf die bei Sozialleistungsträgern und Behörden bestehenden Auskunfts- und Beratungsstellen aufmerksam zu machen, damit sie umfassend über alle versicherungs- und arbeitsrechtlichen Probleme und die ihnen zustehenden Leistungen informiert werden können und Hilfe bei der Verfolgung ihrer Ansprüche erhalten.
8. Für die notwendige ständige Nachbetreuung der Rehabilitierten ist schon während der Rehabilitation auch die Schulung der Angehörigen für den richtigen Umgang mit den Rehabilitierten erforderlich.
9. Die Arbeitgeber sollen gebeten werden, freiwerdende Schwerbehindertenplätze wieder mit Schwerbehinderten zu besetzen, da mit der Zahlung der gesetzlich vorgeschriebenen finanziellen Ausgleichsabgabe bei Nichtbesetzung eines Schwerbehindertenplatzes der Arbeitsplatzbeschaffung für die Rehabilitierten nicht gedient ist.
Bund, Länder und Kommunen sollen prüfen, ob nicht im öffentlichen Dienst mehr Behindertenplätze geschaffen werden können.
10. Es ist erneut zu überprüfen, ob und welche neuen Rehabilitationseinrichtungen für Hirngeschädigte notwendig sind. Die bisherige Bedarfsplanung ist neu zu überdenken. Vor allem sind Heimplätze notwendig für Schwersthirngeschädigte, beispielsweise solche mit apallischem Syndrom, die nicht mehr beruflich zu rehabilitieren sind und ständig pflegebedürftig bleiben. Es sind in diesen Heimen aber die Voraussetzungen zu schaffen, daß diese Schwerstbehinderten noch entsprechend den ihnen verbliebenen Fähigkeiten und Fertigkeiten sinnvoll beschäftigt werden können.

12. Symposium — Die Rehabilitation von Hör-, Stimm- und Sprachgeschädigten

Vorsitzender: Prof. Dr. med. H. Gundermann, Heidelberg

Als Mitwirkende in der Symposiumsleitung:
Frau E. Bechinger, Heidelberg-Neckargemünd
Prof. H. Kratzmeier, Dipl. Psych., Heidelberg-Neckargemünd
Frau G. Weiss-Boecker, Dipl. Psych., Heidelberg
Frau Dr. phil. D. Weniger, Aachen

E. Bechinger: Berufsausbildung und Umschulung erwachsener Hörgeschädigter – Die Erfassung und Rehabilitation der Späthörgeschädigten, S. 400

Aus dem Inhalt: Berufliche Ausbildung gemeinsam mit Hörenden – Meist Berufsfindungsmaßnahme vorgeschaltet – Seminar für Hörgeschädigtenpädagogik – Die berufliche Fortbildung der Hörgeschädigten – Der Schock durch den Verlust des Gehörs – Die tiefgreifenden Unterschiede zwischen Früh- und Spätertaubten – Die besonderen Schwierigkeiten der Späthörgeschädigten

H. Gundermann: Diskussionsverlauf und Empfehlungen, S. 404

Einleitungsreferat

Prof. Dr. med. Horst Gundermann, Leiter des Fachbereiches Phoniatrie/Hals-Nasen-Ohren-Krankheiten, Stiftung Rehabilitation Heidelberg

Die Rehabilitation von Hör-, Stimm- und Sprachgeschädigten

Unsere Thematik stellt uns vor das Dilemma, die angesprochenen Krankheits- oder Störungsbilder entweder auf ein oder zwei Gegenstandsbeschreibungen zu beschränken – wie es eine angemessene Gründlichkeit erfordern würde – oder aber einen oberflächlichen flüchtigen Streifzug durch das ganze Gebiet zu unternehmen. Die Lösung kann nur ein Kompromiß sein. Es kommt uns zustatten, daß auf dem vergangenen Rehabilitationskongreß einige Themenkreise bereits ausdiskutiert worden sind. Damals wurde auch einschränkend gesagt, daß man auf die *zentralen Sprachstörungen* nicht einzugehen gedenkt. Diese Bemerkung und die Tatsache des zunehmenden fachlichen Interesses ist uns Veranlassung, das Thema „Aphasie" und „Hörbehinderungen aus pädagogischer Sicht" in Kurzreferaten herauszustellen und die verbleibenden zahlreichen und vielschichtigen Probleme einer rehabilitativ orientierten Stimm- und Sprachheilkunde in die Diskussion einzubringen.

Wenn wir uns vergegenwärtigen, daß nach einer Hochrechnung der Berufsgenossenschaften jährlich etwa 12800 schwere Hirnverletzungen anfallen (es gibt Schätzungen mit 15000 bis zu 30000 pro Jahr), und daß von diesen nur etwa 8% in Spezialeinrichtungen versorgt werden, und wenn wir davon ausgehen, daß von 60 Mio Bundesbürgern 144000 jährlich einen Schlaganfall erleiden, von denen $^1/_5$ aphasisch sein dürften, dann errechnet sich schließlich allein für unseren zu versorgenden Raum die Anzahl der behandlungsbedürftigen Aphasiker auf 120–150. Ohne Zweifel werden Rehabilitationskrankenhäuser, die die Versorgung von der Akutphase bis in die berufliche und soziale Wiedereingliederung übernehmen, für die meist jugendlichen und unfallbedingten Hirntraumatiker eine wichtige Versorgungslücke füllen. Allerdings ist bei diesen Hirnverletzten das Auftreten von Aphasien seltener bzw. die spontane Remissionsrate höher als bei den zerebrovaskulär Hirngeschädigten. Aber auch bei den letzteren, meist in vorgerückteren Jahren, dürfen wir das Ziel der sozialen Wiedereingliederung nicht aus dem Auge verlieren. Es ist bemerkenswert und praktisch hilfreich, daß man einen Verein für die Rehabilitation der Aphasiker gegründet hat – die medizinischen und sozialen Fragen werden damit in einen breiteren *öffentlichen* Rahmen gesetzt [Verein für die Rehabilitation der Aphasiker e. V. (VRA), gegründet am 21. 4. 1978 im Gustav-Heinemann-Haus in Bonn].

Bedauerlich bleibt, daß in der Bundesrepublik kein verläßliches statistisches Material über die Häufigkeit zentraler Sprachstörungen existiert. Es war beispielsweise nicht möglich, vom Bund der Deutschen Hirngeschädigten entsprechende Unterlagen zu erhalten. Das Thema „Pro und Contra einer gesetzlichen Meldepflicht" bleibt aktuell. Aber davon unbeirrt sollte man sich bereits jetzt Gedanken darüber machen, wie man über das Vorkommen von Kommunikationsstörungen schnellere Informationen gewinnt. Ein rascher Informationsfluß hängt selbstverständlich eng mit den besseren Versorgungschancen zusammen.

Auf dem letzten Kongreß ist ausführlich über die Hörstörungen aus medizinischer Sicht berichtet worden. Es ist ausgewogen, wenn auf diesem Symposium der hörpädagogische Ansatz, der für berufliche Rehabilitation der Hörbehinderten unumgänglich ist, bevorzugt zur Sprache kommt. Im Vordergrund stehen die rehabilitativen Aufgaben der Früherfassung, Früherkennung und frühen Therapie bei hörgeschädigten Kindern, aber auch die weiterführende Hörerziehung und das Hörtraining bei Erwachsenen. Ganz entscheidend muß die Fürsorge für die Spätertaubten intensiviert werden. Die Stiftung Rehabilitation hat kürzlich im Rahmen des Berufsförderungswerkes ihr Ausbildungsangebot für Hörbehinderte im beruflichen Rehabilitationsverfahren erweitert. Eine gründliche Aufnahmeuntersuchung mit otoaudiologischer Diagnostik, evtl. notwendig werdender Betreuung durch den Hörgeräte-Akustiker sowie eine hörbehindertenpädagogische, berufspädagogische und psychologische Abklärung sorgen dafür, daß die berufliche Rehabilitationsvorbereitung verbessert wird und damit die Startchancen für die während der Ausbildung in Gruppen von Normalhörenden integrierten Hörbehinderten erhöht werden.

Mit der Einrichtung und dem weiteren Ausbau des *Phoniatrisch-Logopädischen Zentrums* der Stiftung Rehabilitation Heidelberg haben wir einen zielgerichteten Schritt getan, die verbalen Kommunikationsstörungen und ihre häufig noch unterbewerteten *Folgeschäden* in ein umfassendes Rehabilitationskonzept einzuordnen. Das Zentrum dient einmal der praktischen Ausbildung der so dringend benötigten Logopäden. Zum anderen initiiert und konzentriert es die wissenschaftlichen Bemühungen auf dem Felde der *Anthropokommunikation.* Wir sehen bei dem raschen Wachstum der Kommunikationsforschung eine Zeit voraus, wo die Informationswechselstörungen ein gleiches Interesse beanspruchen werden wie heute beispielsweise die Kreislauf- und Stoffwechselstörungen.

Ich darf an dieser Stelle nur an das Stotterleiden erinnern. Man kann dieses uralt neue Störungsbild sicher heute und hier nicht ausdiskutieren. Aber man sollte darin übereinstimmen, daß es nicht genügt, für die Stotternden mehr oder weniger kurzfristige Therapieschübe mit Einübungen von Sprechhilfen durchzuziehen, daß vielmehr eine ausbildungs- und berufsbegleitende Behandlung auf der Basis gruppenpsychotherapeutischer Verfahren dem Rehabilitationsgedanken näher kommt, ein mehrschichtiges therapeutisches Vorgehen ist heute unumgänglich.

Ähnliches gilt für die Rehabilitation von Stimmschäden. Nach meinen Erfahrungen wird ein beträchtlicher Teil der beruflich bedingten Stimmstörungen bei Pädagogen und anderen „Stimmarbeitern" vordergründig kurativ behandelt. Der Persönlichkeitsfaktor wird dabei ebenso übersehen, wie die Anwendung äußerer Mittel gegen Heiserkeit schlicht überschätzt wird. Vor Jahren habe ich bereits festgestellt und im Rahmen von „Stimmheilkuren" praktisch erprobt, daß die Berufsdysphonie nicht ein organpathologisches Problem ist, sondern Präventions-Wiedereingliederungsmaßnahmen umfassenderer Art verlangt, wie sie nur ein Rehabilitationsteam erbringen kann.

Ein Wort noch zum Störungskreis der Dysarthrien. Sie wissen, daß man durch die frühzeitige Behandlung der zerebralparetischen Kinder beim Abbau der pathologischen Reflexmechanismen vorangekommen ist. Sie kennen die mit diesen Methoden untrennbar verbundenen Namen Bobath und Vojta. Meines Erachtens stehen wir aber mit dem logopädischen rehabilitativen Leistungsteil bei der Dysarthrie noch am Anfang. Ich kann das nur als Anregung einbringen. Wir sollten versuchen, die Vorteile der Eß- und Schlucktherapie entsprechend methodisch modifiziert auf die älteren Spastiker und Athetotiker zu übertragen. Wichtig ist auch, endlich einmal die langjährigen reichen Erfahrungen aus den Zentren der Dysarthrie-Behandlung auszuwerten, damit eine breitere Fachwelt davon profitieren kann.

Zur Behandlung allgemein: Die Rehabilitation von Stimm-, Sprech- und Sprachstörungen kann nur bei intensivtherapeutischen Maßnahmen erfolgreich sein. Gelegentliches und Einzeltraining ist so gut wie nutzlos. Daß mit der Forderung nach Intensivierung das therapeutische Problem nicht gelöst, sondern erst aufgerissen wird, steht außer Zweifel. Fragen nach der Ökonomie der Gruppenbehandlung, nach dem Nutzen einer Intervall-Behandlung, nach der Effizienz von ambulanter oder stationärer Betreuung tauchen auf – wir haben noch viele Antworten zu geben!

Es ist zu hoffen, daß wir einen Teil der angeschnittenen Fragestellungen in der Diskussion ausführlicher behandeln können. Keiner von den hier Anwesenden wird in einer Zeit gesteigerter Kommunikationsbedürfnisse und nahezu pathologischer Informationseuphorie verkennen, daß die Beseitigung von Kommunikationsdefekten nicht nur eine lautästhetische oder grammatische Korrektur darstellt, sondern als wesentliches Element einer mentalen Hygiene dazu beiträgt, daß menschliche Verständigung überhaupt gelingt.

Die Behandlung aphasischer Sprachstörungen

Dr. phil. Dorothea Weniger, Abteilung Neurologie der Rheinisch-Westfälischen Technischen Hochschule Aachen (Vorstand: Prof. Dr. K. Poeck)

Aphasie ist eine zentrale Sprachstörung, die linguistisch als eine Beeinträchtigung der einzelnen Komponenten des Sprachsystems, nämlich der Lautstruktur, des Satzbaus, des Wortschatzes und der Semantik beschreibbar ist. Die Störungen äußern sich in der Anwendung dieses Systems beim Sprechen und Verstehen sowie beim Schreiben und Lesen. Die Art der sprachlichen Störung variiert nicht zufällig von Patient zu Patient, sondern es lassen sich je nach Ausprägung und Kombination der Störungsmerkmale vier große Syndrome abgrenzen (POECK et al., 1975). Dies gilt allerdings nur für die Folgen von Durchblutungsstörungen in bestimmten Hirngefäßen, durch die bestimmte Abschnitte der Sprachregion regelhaft geschädigt werden. Vaskulär bedingte Aphasien machen etwa 80% aller Aphasien aus.

Da bei Aphasie die Mechanismen für die Verarbeitung von Sprache spezifisch gestört sind, muß man fordern, daß die Behandlung, wie bei jeder anderen organischen Funktionsstörung auch, gezielt und spezifisch erfolgt. Während die Methoden der modernen Linguistik bei der Beschreibung aphasischer Syndrome in zunehmendem Maße angewendet werden, sind sie bei der Erarbeitung von Therapieprogrammen bislang wenig beachtet worden. Einige Untersuchungen zum Verlauf und zur Effektivität von Therapie bei Aphasie (LEBRUN und HOOPS, 1976; HUBER et al., 1978; POECK et al., 1977) haben aber doch deutlich gemacht, daß Therapieformen, die auf einen sprachlichen Defekt gerichtet sind, erfolgreicher sind als unspezifische Therapieformen, die lediglich eine allgemeine Stimulierung der sprachlichen Tätigkeit bewirken. So hat beispielsweise CAROLE WIEGEL-CRUMP (1976) experimentell nachgewiesen, daß eine gezielte Therapie von Satzmustern bei Patienten mit Agrammatismus einer Therapie überlegen ist, in der nur versucht wird, den Patienten sprachlich zu stimulieren.

Ziel einer linguistisch begründeten Therapie ist es, dem Patienten anhand des Übungsmaterials Einsicht in die Struktur seiner Sprachstörung zu vermitteln und so Lernprozesse in Gang zu setzen, die zu Übungseffekten führen, die über bloße Konditionierung hinausgehen. Aphasietherapie ist dann erfolgreich, wenn die folgenden vier Stufen der Leistungsverbesserung erreicht werden:

1. Der erzielte Übungseffekt muß stabil sein, d. h. er muß sich über die Beendigung der Therapieperiode hinaus nachweisen lassen.
2. Die Verbesserung einer Leistung soll vom geübten Material auf ähnlich strukturiertes, nicht geübtes Material übertragen werden, d. h. es sollte eine Generalisierung des erzielten Übungseffektes stattfinden.
3. Diese Generalisierung muß ebenfalls stabil sein und die Beendigung der Therapie überdauern.

4. Die Therapie sollte zu einer Verbesserung auch in den spontanen Sprachleistungen führen.

Diese letzte Stufe ist natürlich die wichtigste und auch die am schwierigsten zu erreichende in der Aphasiebehandlung.

Die Behandlung eines 59jährigen Wernicke-Aphasikers mit phonematischem Jargon soll veranschaulichen, was unter „Stabilisierung“ und „Generalisierung“ zu verstehen ist und von welchen linguistischen Überlegungen bei der Therapie auszugehen ist. Der Patient sprach flüssig, mit guter Artikulation und differenzierter Intonation; die Lautstruktur der einzelnen Äußerungen war jedoch so stark verändert, daß diese nicht als Wörter des Deutschen erkannt werden konnten:

U.: Wie geht es Ihnen denn jetzt ... erzählen Sie mal!

P.: wohn awó ... woasó ... oh wattawand oh auwe

U.: Ja ... mhm

P.: weh sawó kewéh ... wann un perrel ... un onee ... akóhn anque.

U.: Mhm ... ja

P.: en sat oh an er anpo einfach laut am Kauen wann ung ... lett au letr oh metr

U.: Ja und seit wann ist das denn so?

P.: sohn parr oh perrop ... a not parr u parr ... unwátr ... wantú wantú ... manto quom wann ... empár ontódr und andere

U.: Ja jetzt erzählen Sie doch mal ... wie hat das denn angefangen?

P.: (stöhnt) ... wann uhsét quetr laut quoque laute asr 1 asr weltr watthémm watthémm esen apúr aprá laón wa-ún werntr

U.: mhm

P.: wann u-färr und wao munn auwo ... einst wandte sich meine Gesundheit ... alles gesagt

Bei dieser phonematischen Störung handelt es sich vorwiegend um eine Beeinträchtigung des Phoneminventars und der Regeln, nach denen Phoneme zu Wörtern kombiniert werden. In der Therapie ist deshalb nicht so sehr das Aussprechen als vielmehr die sprachliche Funktion der Phoneme zu üben. Da dem Patienten bewußt gemacht werden soll, daß Phoneme die kleinsten bedeutungsdifferenzierenden Einheiten der Sprache sind (z. B. *T*opf – *K*opf; *B*ach – *D*ach), ist das Üben von isolierten Phonemen wenig sinnvoll. Zielgerechter ist es, Phoneme anhand von sog. Minimalpaaren zu üben, d. h. anhand einer Gruppe von Wörtern, die sich nur in einem Phonem voneinander unterscheiden (z. B. *Post – Kost – Rost; Bach – Dach – Schach; Haus – Maus – Laus*). Der Patient hatte die Aufgabe, solche Wortgruppen laut zu lesen, wobei bestimmte therapeutische Hilfestellungen verwendet wurden. Um zusätzliche Schwierigkeiten aufgrund lexikalischer Verwechslungen auszuschließen, wurde jedes Wort mit einem seine Bedeutung charakterisierenden Bild verbunden. Es wurde mit dem Patienten während 2 Perioden von 4 bzw. 3 Wochen täglich eine Stunde geübt. Die beiden Perioden waren durch ein Intervall von 3 Wochen unterbrochen, in dem der Patient keine Sprachbehandlung erhielt. Wie Abb. 1 zeigt, ließ sich nach der ersten Übungsperiode eine Verbesserung der Leistung um 28% nachweisen. Diese Leistungsverbesserung blieb jedoch nicht stabil, denn nach der ersten Therapiepause machte der Patient wieder mehr Fehler als unmittelbar nach der ersten Übungsperiode. Doch nach der zweiten Übungsperiode war wieder eine signifikante Leistungsverbesserung nachweisbar, die über die zweite Therapiepause hinaus stabil blieb. Die Tatsache, daß die Stabi-

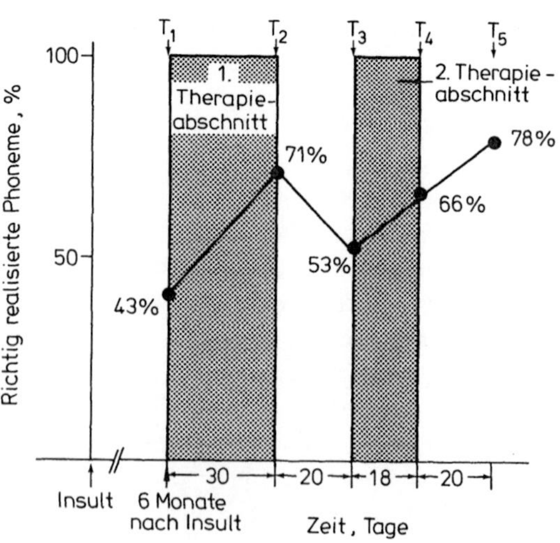

Abb. 1

lisierung erst nach der zweiten Therapieperiode einsetzte, entspricht der allgemeinen lerntheoretischen Erfahrung, daß ein Wechsel zwischen Übung und übungsfreien Perioden besser geeignet ist, Gelerntes zu konsolidieren, als ein einmaliger Durchgang. Die Auswertung der Kontrolltests vor und nach der zweiten Therapieperiode sowie nach dreiwöchiger Therapiepause zeigte, daß eine Leistungsverbesserung sowohl bei den geübten Wörtern als auch bei den nicht geübten Wörtern erzielt worden ist. Es war also nicht nur eine Stabilisierung, sondern auch eine Generalisierung des Behandlungserfolges eingetreten.

Die erzielte Leistungsverbesserung ist auch in einer anderen Hinsicht bedeutsam. Die skizzierte Behandlung wurde erst acht Monate nach der Erkrankung des Patienten durchgeführt – zu einem Zeitpunkt also, wo mit einer Spontanheilung nicht mehr zu rechnen war. Der Behandlungserfolg ist deshalb auch als ein Indiz für die Nützlichkeit von Aphasietherapie zu werten (Basso et al., 1975). Interessanter als der Vergleich zwischen Therapie und Spontanheilung ist allerdings ein Vergleich verschiedener Therapieformen. Die wenigen kontrollierten Untersuchungen, in denen Therapiemethoden in ihrer Wirksamkeit miteinander verglichen werden (Sarno et al., 1970; Wiegel-Crump, 1976; Huber et al., 1978), legen nahe, daß Therapieformen, die auf einer genauen Analyse der vorliegenden Sprachstörung begründet sind, wirksamer sind als Therapieformen, die nicht auf der linguistischen Struktur des sprachlichen Defekts basieren. Es fehlt aber weitgehend an ausgearbeiteten Therapieprogrammen, mit denen gezielt die charakteristischen linguistischen Symptome einer Aphasie behandelt werden können. Nachdem in jüngerer Zeit mit den Methoden der Linguistik aphasische Sprachstörungen differentialdiagnostisch präziser erfaßt werden konnten, muß es Aufgabe der Aphasieforschung sein, auch linguistisch orientierte Therapieprogramme zu entwickeln.

Dieser Punkt möge an einem weiteren Beispiel veranschaulicht werden. Wortfindungsschwierigkeiten und semantische Fehlbenennungen sind ein Symptom aller aphasischen Syndrome. Dem Patienten fällt die Bezeichnung eines Gegenstandes, Sachverhaltes oder Vorganges nicht ein, oder er verwendet Wörter, die vom Zielwort derart abweichen, daß der Sinn seiner Rede unverständlich ist. In der Therapie werden solche Störungen in der Verfügbarkeit von Wörtern durch Benennungsaufgaben behandelt: Dem Patienten werden bildlich dargestellte Objekte vorgelegt, die er benennen soll. Als Hilfe wird ihm der Anlaut des Zielwortes oder ein Satzrahmen angeboten, in den nur die Bezeichnung des abgebildeten Objektes paßt (z. B. Zielwort: *Brille*. Satzrahmen: *Zum Lesen brauche ich eine* – – – – –.). Bei diesem Vorgehen lernt der Patient lediglich, den Inhalt und die lautliche Form eines Wortes miteinander zu koppeln. Da Wörter aber keine isolierte Einheiten sind, sondern zueinander in bestimmten semantischen Relationen stehen, ist zu erwarten, daß eine Störung in der Verfügbarkeit von Wörtern besser durch Therapie-Übungen behandelt wird, in denen die semantischen Relationen von Wörtern berücksichtigt werden.

Die beiden angeführten Beispiele sollen zeigen, daß bei der Erarbeitung sinnvoller Therapieprogramme von den funktionalen Beziehungen auszugehen ist, die zwischen den linguistischen Einheiten wie Phonemen, Wörtern oder Sätzen bestehen. Unsere Erfahrungen aus kontrollierten Therapie-Experimenten berechtigen zu der Erwartung, daß Therapieprogramme, bei denen linguistische Strukturprinzipien berücksichtigt werden, wirksamer sind als intuitiv angelegte Therapieübungen, die auf keiner eingehenden linguistischen Analyse des sprachlichen Defekts beruhen. Bedenkt man, daß jährlich 28000 Patienten, die einen Schlaganfall erlitten, aphasisch werden und daß davon etwa 30% behandlungsbedürftig sind, ist die Notwendigkeit von Logopäden, die in der Lehre der Aphasie und der Aphasietherapie gut ausgebildet sind, hinreichend begründet.

Literatur

1. Basso, A., Faglioni, P., Vignolo, L. A.: Etude controlée de la réeducation du langage dans l'aphasie: Comparaison entre aphasiques traités et non-traités. Rev. Neurol. (Paris) *131*, 607–614 (1975)
2. Huber, W., Mayer, I., Kerschensteiner, M.: Phonematischer Jargon bei Wernicke Aphasie:

Untersuchung zur Methode und zum Verlauf der Therapie. Folia Phoniatr. (Basel) *30*, 119–135 (1978)

3. Lebrun, Y., Hoops, R. (Hrsg.): Recovery in aphasia. Amsterdam: Swets & Zeitlinger 1976
4. Poeck, K., Kerschensteiner, M., Stachowiak, F. J., Huber, W.: Die Aphasien. Aktuel. Neurol. *2*, 159–170 (1975)
5. Poeck, K., Huber, W., Kerschensteiner, M., Stachowiak, F. J., Weniger, D.: Therapie der Aphasien. Nervenarzt *48*, 119–126 (1977)
6. Sarno, M. T., Silverman, M., Sands, M.: Speech therapy and language recovery in severe aphasia. J. Speech Hear. Res. *13*, 607–623 (1970)
7. Wiegel-Crump, C.: Agrammatism and aphasia. In: Recovery in aphasia. Lebrun, Y., Hoops, R. (Hrsg.), S. 243–253. Amsterdam: Swets & Zeitlinger 1976

Prognose und Rehabilitationschance des Aphasikers

Gabriele Weiss-Boecker, Dipl.-Psych., Logopädin, Stiftung Rehabilitation Heidelberg, Rehabilitationsklinik Heidelberg

Die Prognose und die Rehabilitationschance des Aphasikers

Ganz allgemein kann man sagen: Je schwerwiegender das Sympton ist, desto schwieriger gestaltet sich eine berufliche Rehabilitation. Der Patient mit amnestischer Aphasie hat die weitaus beste Rehabilitationschance, der Patient mit der Wernicke-Aphasie hat ebenfalls relativ große Chancen, da bei ihm beispielsweise die Motorik höchst selten mitbetroffen ist und er auf nichtsprachlichem Gebiet, nämlich dem numerischen oder dem sachlogischen Denken noch beruflich gut verwertbare Funktionen hat.

Schwieriger wird die berufliche Rehabilitation beim Broca-Aphasiker, und unter den Globalaphasikern ist mir kein Patient bekannt, der wieder erwerbsfähig werden konnte.

Neben den logopädischen Primärsymptomen sind für die Prognose aber noch andere Bedingungen entscheidend: Wesentlich ist das Alter des Patienten und die damit verbundene Plastizität des Gehirns, d. h. die Umstellfähigkeit des Gehirns, Funktionen auf Bereiche zu übertragen, die dafür nicht primär vorgesehen sind.

Beim jüngeren Kind, bei dem eine Spezialisierung des Gehirns noch nicht so weit vorangeschritten ist, kann eine Aphasie – hier meist eine traumatisch bedingte – viel eher kompensiert werden als beim Erwachsenen, wo neben der Organspezialisierung auch eine geistige Fixierung eingetreten ist.

Darüber hinaus spielt noch die Genese der Aphasie für die Prognose eine Rolle:

Aphasie auf traumatischer Grundlage, z. B. beim Schädelhirntrauma nach einem Unfall als Commotio oder Contusio cerebri,
die Aphasie auf vaskulärer Grundlage, z. B. nach Schlaganfall oder Gehirnblutung,
die Aphasie aufgrund eines raumfordernden Prozesses, z. B. Tumoren,
die Aphasie aufgrund entzündlicher Prozesse, z. B. nach Enzephalitis oder Meningitis.

Grob umrissen hat auch hier wieder die umfangreiche Störung die schlechtere Prognose gegenüber der umschriebenen Läsion. Ein Prozeß mit Zellzerstörung, z. B. eine Gehirnerweichung, die im Computer-Tomogramm festgestellt wird, hat eine ungünstigere Aussicht als ein kurzfristig raumfordernder Prozeß, der dann aber operativ ausgeräumt werden kann.

Den Begriff der Rehabilitation kann man in mehreren Aspekten sehen: berufliche Rehabilitation und soziale bzw. familiäre Rehabilitation. Bei der beruflichen muß man wieder untergliedern, ob im selben Beruf, ob an einem angepaßten Arbeitsplatz, ob nach Umschulung oder ob nach Anlernung oder Einarbeitung. In der nähe-

ren Betrachtung über die Rehabilitation der Aphasie komme ich jetzt in einen Grenzbereich zu Symposium 11, denn da die Aphasie eine Hirnschädigung ist, kommen für die Rehabilitation ähnliche Schwierigkeiten in Betracht, wie ganz allgemein bei einer Hirnschädigung. Die Aphasie ist nie eine isolierte Sprachbehinderung, sondern assoziiert mit Werkzeugstörungen des Bewegens und des Fühlens, des Sehens, des Hörens und Erkennens, aber auch mit Störungen des Antriebs, des Affektes, der Spannkraft, der Vitalität und der Belastbarkeit. Es bedeutet nicht, daß jeder Aphasiker eine Raumwahrnehmungsstörung hat oder eine Merkfähigkeitsstörung, eine Intelligenzminderung, eine Denkstörung oder eine Wesensveränderung. Aber im Zuge seiner Hirnschädigung kann jeder Aphasiker eine solche Störung zusätzlich haben.
Sie sehen in Abb. 1, daß diese Störungen gleichrangig nebeneinander bestehen, ihrerseits nur mit der Hirnschädigung assoziiert sind. Innerhalb eines Krankheitssyndroms bilden sich aber unterschiedliche Symptomkomplexe, z. B. die Wernicke-Aphasie hat keine motorische Hemiparese, aber sensible Störungen, oft eine homonyme Hemianopsie und eine bukkofaziale Apraxie. Die Schwierigkeiten, die sich für den Aphasiker in der beruflichen Rehabilitation ergeben, liegen außer in seiner speziellen Sprachbehinderung oft vielmehr in den mit seiner Hirnschädigung assoziierten Symptomen.

Mehr als die Hälfte aller Hirngeschädigten verfügt über eine unterhalb des Durchschnitts anzusiedelnde allgemeine intellektuelle Leistungsfähigkeit, wobei sich die wesentlichsten Ausfälle im Bereich der kurzzeitigen verbalen Gedächtnisleistung ebenso wie der allgemeinen Gedächtnis- und Merkfähigkeitsleistung bewegen. Beim Aphasiker kommen extreme Schwierigkeiten im sprachlichen wie im sprachlogischen Denken hinzu. Dagegen sind Fähigkeiten wie sachlogisches Denken, numerisches Denken, kurzzeitige Konzentration zwar auch negativ betroffen, aber weniger als man gemeinhin zunächst annehmen würde. Auf dieser Ebene läßt sich das zunächst sehr schwarz erscheinende Bild über die Chancen der Rehabilitation von Aphasikern verbessern.
Zweifellos bestehen bei Aphasie – im Sinne einer Hirnschädigung – Intelligenzminderung und Wesensveränderung, aber es gibt einen ganzen Bereich von Funktionen, der erhalten ist und vielen beruflichen Tätigkeiten nicht entgegensteht. Viele Arbeiten, die primär auf sachlogischem Denken ohne große kurzfristige Umstellungsnotwendigkeit beruhen, sind gut rekonstituierbar. Arbeiten im Haushalt können z. B. bei nicht zu gravierender apraktischer Störung gut verrichtet werden. Damit spreche ich den hälftigen Prozentsatz der Frauen an. Viele praktisch-technische Berufe, die mit dem Umgang von Maschinen, mit Kalkulationsvorgängen oder

Aphasie
Alexie
Apraxie
Agraphie
Agnosie *(Homonyme Hemianopsie)*
Akalkulie
Hirnschädigung
motor. Störung *(Hemiplegie, Ataxie, Spastik)*
allg. Intelligenzminderung
Sensibilitätsstörung
Gedächtnis- und Merkfähigkeitsstörung
Wesensveränderung
Konzentrationsstörung

Abb. 1

Computerverwendung einhergehen, können nach der Erkrankung in abgewandelter Form wieder verrichtet werden, wenn ein erheblicher Betrag der früheren Routine nun weiter verwendet werden kann.

Natürlich haben die meisten unserer Zivilisationsberufe als wesentliches Medium die sprachliche Kommunikationsfähigkeit in Wort und Schrift. Bei Berufen, wo dieses sprachliche Medium eine nicht zu große Rolle spielt, nämlich bei handwerklichen Berufen, wirkt sich aber die Zusatzbehinderung der Hemiplegie bzw. bei Traumatikern die assoziierte Bewegungsstörung wie Ataxie oder Spastik auf eine manuelle Beschäftigung erschwerend aus. Aber ganz generell ist die Rückführung in eine langgewohnte Tätigkeit für einen Aphasiker besser, da die routinierte Arbeitsfähigkeit durch die Hirnschädigung weniger betroffen ist, als der Neuerwerb von Fähigkeiten, die ständige grundlegende Umstellungen verlangen.

Die Rehabilitation des Aphasikers ist sehr langwierig und Sache eines gut eingespielten Teams von Ergotherapeuten, Physiotherapeuten, Logopäden, Psychologen und Berufstherapeuten.

Für den Rehabilitationsverlauf könnte man folgende hierarchische Stufen ansetzen:

I. *Logopädisches Intensivtraining*
II. *Familiäre und soziale Rehabilitation*
III. *Rehabilitation des Freizeitbereiches und*
IV. *Berufliche Rehabilitation*

In Stufe I sollte – optimalerweise – ein logopädisches Intensivtraining durchgeführt werden, d. h. über 6 Wochen hinweg bei stationärer Aufnahme in eine Rehabilitationseinrichtung 3mal täglich ein sorgfältig geplantes Übungsprogramm durchgeführt werden, das nach 2 Monaten Pause fortgeführt wird. Das Mindeste, was ein Aphasiker an therapeutischem Training erhalten sollte, sind für 6 Monate 3mal wöchentlich 1 Stunde, was ebenfalls nach einer Pause 1mal wöchentlich fortgesetzt wird.

Eine erfolgreiche Aphasietherapie zieht sich über Jahre hin, wobei dann, hier in Stufe II übergehend, die Familie und der persönliche Bezugsrahmen des Patienten miteingesetzt werden. Der Partner des Patienten muß lernen, die Kommunikation mit dem Patienten wieder aufzunehmen, muß viele altgewohnte Interaktionsmuster verändern und sich auf die grundlegend andere Situation einstellen. Selten gelingt es, den Ehepartner als Kotherapeuten zu gewinnen, da hier auch Rollenprobleme zwischen den Partnern entstehen, die man nicht zu gering einschätzen darf. Eine wesentliche Aufgabe in der Rehabilitation fällt der Familie zu, die nun helfen kann, die Freizeit des Patienten sinnvoll zu organisieren, in ihm wieder Interesse zu wecken, sich selbst zu beschäftigen, den Eigenantrieb zu unterstützen, die noch verbliebenen Fähigkeiten zu fördern und so mitzuhelfen, die Behinderung zu akzeptieren und somit zu verarbeiten.

In Stufe III sähe die Mitarbeit der Angehörigen so aus, daß sie helfen, Selbsthilfegruppen für Aphasiker zu organisieren, wo z. T. ein Sprachtraining durchgeführt werden kann, wo aber auch in Diskussionsrunden behinderungsspezifische Probleme erörtert werden können. Unterhaltung, Spielrunden, Ausflüge und Feiern können gemeinsam mit dem Patienten organisiert und durchgeführt werden.

Wenn der Patient wieder Selbstvertrauen gewonnen hat, wieder sicher im Umgang mit seiner sozialen Umwelt und wieder zuwendungsbereit ist, dann erst kann in Stufe IV übergegangen und die Frage nach der Möglichkeit einer beruflichen Rehabilitation gestellt werden.

Zum Abschluß noch ein Wort über die Therapeuten: Um die, grob gesagt, in Deutschland jährlich neu erkrankten Aphasiker, nämlich ca. 12000 Aphasiker, entsprechend dem obengenannten therapeutischen Programm zu betreuen, würden in Deutschland 400 Logopäden benötigt, die sich ausschließlich um den Aphasiker kümmern. Außerdem müßten diese Logopäden eine sehr umfangreiche neurologische Vorbildung erhalten, um wirklich effizient arbeiten zu können. Nur unter diesen Umständen wäre eine befriedigendere Rehabilitationschance für den Aphasiker gegeben.

Präventive Hörgeschädigtenpädagogik

Prof. Heinrich Kratzmeier, Dipl.-Psych., Pädagogische Hochschule Heidelberg

Die Bemühungen um eine rechtzeitige Erfassung und Betreuung hörgeschädigter Kinder waren in den letzten Jahren recht erfolgreich. Wurden vor Gründung der ersten pädoaudiologischen Beratungsstelle im deutschsprachigen Raum 1958 in Heidelberg die meisten hörgeschädigten Kinder erst mit 5 – 6 Jahren erfaßt und ab dem 7. – 8. Lebensjahr pädagogisch betreut, so sank das durchschnittliche Erfassungsalter bis 1968 auf das 2. – 3. Lebensjahr, während heute eine zunehmende Zahl hörgeschädigter Kinder schon im 1. Lebensjahr entdeckt und betreut werden kann. Dies ist auch unbedingt notwendig, denn eine präventive Hörgeschädigtenpädagogik muß im Säuglingsalter des Kindes beginnen.

Durch Prävention wird versucht, das Entstehen von psychischen Deviationen im Sinne abweichenden Verhaltens soweit wie möglich zu verhindern und sonderpädagogische Interventionen zunehmend zu erübrigen. Prävention im Bereich der Hörgeschädigtenpädagogik heißt also, die auditive Beeinträchtigung der Kommunikation mit der Umwelt zu verringern oder auszugleichen und den Schwerpunkt der sonderpädagogischen Bemühungen in den Vorschulbereich zu verlagern.

Grundlage einer präventiven Hörgeschädigtenpädagogik sind die Erkenntnisse über die Prägeabhängigkeit von Hören und Sprechen. Sichere Erfahrungen liegen über die Existenz einer Sprachprägephase zwischen dem 1. und 5. Lebensjahr des Menschen vor. Hinweise in dieser Richtung ergeben sich nicht nur aus der Analyse sog. Kaspar-Hauser-Fälle, sondern vor allem aus den Ergebnissen der bilinguistischen Forschung. Wenn bestimmte Vorbedingungen wie etwa Personenbezogenheit und Situationsgebundenheit gegeben sind, kann ein Kind in dieser Altersspanne zweisprachig werden, ohne daß unerwünschte Nebenwirkungen (z. B. Begriffsirradiationen) auftreten. Der natürliche Zweispracherwerb dieser Kinder im Vergleich zu der Mühe und dem Aufwand, die für das Erlernen einer Fremdsprache etwa auf dem Gymnasium notwendig sind, ergibt einen überzeugenden Beweis für die Sprachprägephase.

Auch Untersuchungen über milieubedingtes Sprachverhalten haben gezeigt, daß der Grad der sprachlichen Geschicklichkeit nicht nur vom Sprachniveau der Umwelt abhängt, sondern daß in fortgeschrittenem Alter ein flüssiger Gebrauch der Sprache nur mühsam zu erlernen ist, wenn im Elternhaus die Sprachpflege in der entscheidenden Zeit versäumt wurde.

Da die Sprachentwicklung nach Prägegesetzmäßigkeiten erfolgt, ist im Vorschulalter jede Form der sprachlichen Bildung leichter möglich als jemals später. Für hörgeschädigte Kinder bedeutet dies, daß die artifizielle Sprachanbildung unmittelbar an die Phase des Spontanlallens anschließen muß, das auch bei hörgeschädigten Kindern auftritt.

Während die Bedingungen und Zeiträume der Sprachprägung heute weitgehend bekannt sind, liegen über die Hörprägephase bisher nur unsichere Angaben vor. Löwe faßt 1977 seinen Bericht über die einschlägigen Untersuchungen so zusammen: „Es gibt Anzeichen dafür, daß es im Hinblick auf die Deprivation im Sinnesbereich Hören nicht nur eine sensitive, sondern auch eine kritische Periode gibt, d. h. eine eng umrissene Zeitspanne, während der pädagogische Maßnahmen zu einem gewissen Abbau vorhandener Hörschädigungen führen zu können scheinen."

Nach meinen eigenen Erfahrungen vermute ich, daß es sich hierbei nicht um eine physiologische Verbesserung des Hörvermögens handelt; ich bin aber sicher, daß durch eine intensive Hörspracherziehung im ersten Lebensjahr eine psychologische Steigerung der Sprachrezeptionsfähigkeit erreicht wird, allerdings nicht allein durch Steigerung der auditiven Diskrimination, sondern durch die ganzheitliche Verbindung mit der Mundablesefähigkeit, die ebenfalls prägeabhängig sein dürfte.

Was bedeutet präventive Hörgeschädigtenpädagogik im einzelnen?

1. Prävention durch Elternberatung

Als eine der bedeutsamsten Ursachen für die Beziehungsstörung hörgeschädigter Kinder ist das Verhalten der Eltern in und nach dem Schock der Entdeckung der Hörbehinderung festgestellt worden. Dabei wirken sich rigid-resignative Haltungen ähnlich aus wie impulsiv-umtriebiges Verhalten. Das Kind spürt, daß die Eltern plötzlich anders, ja andere geworden sind, und reagiert mit deutlichen Zeichen der Verwirrung und Verängstigung.

Elternberatung muß versuchen, den Entdeckungsschock abzufangen, die Akzeptierung der Behinderung zu erreichen und eine Motivation für sonderpädagogische Mitarbeit aufzubauen. Die Erfahrungen der letzten Jahre haben gezeigt, daß diese Ziele am besten in Eltern-Kleingruppen unter Mitwirkung therapeutisch geschulter Sonderpädagogen erreicht werden können.

2. Prävention durch Hörgeräteversorgung im Säuglingsalter

Die Weiterentwicklung der Kinderaudiometrie gestattet heute schon ausreichend verläßliche Hörmessungen im Säuglingsalter, um Hörgeräte noch während der „Hörprägephase" anpassen zu können. Die vielfach noch übliche Initialversorgung mit einem oder zwei Taschengeräten ist nach meinen Erfahrungen ein unnötiger Umweg; bei entsprechender Methodik ist von Anfang an die binaurale Anpassung von HdO-Geräten möglich und in den meisten Fällen zweckmäßig. Was die Methodik anbelangt, so sei besonders darauf verwiesen, daß eine täglich kurzzeitige Anbringung („zum Angewöhnen") nicht zum erhofften Erfolg, sondern zu einem langdauernden, zähen Kampf des Kindes gegen das Gerät und seine Überbringer führt. Es muß deshalb unbedingt empfohlen werden, die Hörhilfe dem Kind von Anfang an ganztags anzulegen, u. U. vorübergehend unter dem Schutz eines Häubchens. Letzteres wäre entbehrlich, wenn die Industrie endlich HdO-Geräte für Kleinstkinder mit einer Verschluck- und Verlustsicherung sowie einer Lautstärke-Arretierung ausrüsten würde.

3. Prävention durch Lautspracherziehung

Die Verstummung hochgradig hörgeschädigter Kinder wird vermieden, wenn es gelingt, die künstliche Sprachanbildung unmittelbar an die auch bei diesen Kindern auftretende Spontanlallphase anzuschließen. Dazu ist es erforderlich, die für eine Eigen- und Fremdnachahmung unzureichende Rückkopplung des akustomotorischen Regelkreissystems nicht nur apparativ zu verstärken, sondern auf optischem und vibratorischem Wege zu stützen. Auch für das Mundablesen und die Vibrationswahrnehmung kann nach den vorliegenden Erfahrungen eine Prägbarkeit angenommen werden, so daß es besonders auf die Rechtzeitigkeit und Phasenspezifität der entsprechenden sonderpädagogischen Maßnahmen ankommt. Auf diese Weise wird auch am ehesten eine Deviation im Sinne eines Abgleitens in manuelle Kommunikationsformen vermieden, die den hörgeschädigten Menschen zumindest vorübergehend – oft aber lebenslänglich – in seiner Kommunikation mit Vollsinnigen behindern und dazu führen, daß die notwendige Geborgenheit und kooperative Atmosphäre der Schicksalgemeinschaft Hörgeschädigter zu einem Getto wird, in dem sich dann auch Fehlformen sozialen Verhaltens entwickeln können.

4. Prävention durch Schriftspracherziehung

Da während der Sprachprägephase im Vorschulalter jede Form sprachlicher Bildung leichter (nicht unbedingt schneller) als später möglich ist und hörgeschädigte Kinder auf den Aufbau eines die Lautsprache ergänzenden und in der Kommunikation mit Vollsinnigen verwendbaren Sprachzeichensystems angewiesen sind, kommt der vorschulischen Schriftspracherziehung im Bereich der Hörgeschädigtenpädagogik besondere Bedeutung zu. Sie wurde nicht etwa während der allgemeinen „Frühlesebewegung" gegen Ende der 60er Jahre erfunden, sondern schon seit den Anfängen vorschulischer Bildung Hörgeschädigter verwirklicht.

Allerdings sind in den letzten Jahren im Bereich der Didaktik vorschulischer Schriftspracherziehung Hörgeschädigter bedeutsame Forschungsergebnisse erzielt worden, die sich folgendermaßen zusammenfassen lassen:

a) Die vorschulische Schriftspracherziehung Hörgeschädigter gelingt am leichtesten durch abwechslungsreiche Spiele, die auch von Eltern angewandt werden können.
b) Als geeignetste Schriftform haben sich die Versalien der Druckschrift erwiesen, weil damit gestaltete Wortbilder über einen besonderen Aufforderungscharakter zur Gliederung verfügen.
c) Die notwendigen Differenzierungsprozesse kommen am ehesten bei einer integrierten Analyse zustande, die mit der Einführung ganzheitlicher Wortbilder in prägnanten Darbietungssituationen die Entdeckung von Buchstaben-Lautbeziehungen verbindet.

Neuerdings wird die vorschulische Schriftspracherziehung Hörgeschädigter durch technische Systeme erleichtert, die erstmals auch in diesem Bereich eine Gleichzeitigkeit von Lesen- und Schreibenlernen gestatten. Während die für die Gestaltung von Schriftbildern in Druck- oder gar Schreibschrift notwendigen feinmotorischen Bewegungsvollzüge vom Vorschulkind in der Regel noch nicht leistbar sind, ist es zur Grobmotorik des Auf und Ab bei der Bedienung etwa einer kleinkindgemäß konstruierten Schreibmaschine durchaus in der Lage. Als ein Beispiel aus diesem Bereich sei auf den Communicator verwiesen, mit dem ich bei einem hochgradig hörgeschädigten dreijährigen Kind in den letzten Monaten erste Erfahrungen sammeln konnte. Es handelt sich dabei um eine etwa handtellergroße elektronische Mini-Schreibmaschine, die auf Tastendruck ein Papierband beschriftet. Abgesehen von zahlreichen anderen Anwendungsmöglichkeiten hat sich der Communicator nun auch als Hilfe zur Schriftspracherziehung eines hörgeschädigten Kleinkindes erwiesen, vor allem aus folgenden Gründen:

a) Er motiviert das Kind. Es macht ihm großen Spaß, mit dem Gerät zu spielen und die Schriftzeichen auf das wachsende Papierband zu „zaubern".
b) Er unterstützt Gliederungsprozesse. Die Produktion der Wortbilder erfordert die sukzessive Betätigung verschieden gekennzeichneter Tasten und führt dadurch fast automatisch zur Analyse.
c) Er ist kleinkindgemäß ausgerüstet. Eine aufsteckbare zusätzliche Tastatur-Tafel berücksichtigt den Entwicklungsstand der Handmotorik des Kleinkinds und verhindert (wie auch bei motorisch behinderten älteren Menschen) Doppeleintastungen.

Zusammenfassend läßt sich feststellen, daß die rehabilitative Hörgeschädigtenpädagogik der letzten Jahre zunehmend vom Aspekt der Prävention bestimmt und in ihren Möglichkeiten bereichert wird.

Literatur

1. Braun, A.: Hören als Lernproblem für resthörige Kinder im Vorschulalter. Kettwig: Hörgeschädigte Kinder 1969
2. Fischer, B.: Hilfe für hörgeschädigte Kinder. Stuttgart: Klett-Cotta 1977
3. Hartmann, N.: Die Früherziehung des hörgeschädigten Kindes. Rheinstetten: Schindele 1976
4. Kratzmeier, H.: Dein Kind kann mehr – Begabungsförderung im Vorschul- und Grundschulalter. Limburg: Lahn 1974
5. Kratzmeier, H.: Der Lesehelfer für Kinder mit Lernschwierigkeiten. Berlin: Marhold 1978
6. Kratzmeier, H., Polster, G.: Fallstudien vorschulischer Lesefertigkeit. Weinheim, Berlin, Basel: Beltz 1969
7. Löwe, A.: Lesespiele für behinderte Kleinkinder. Berlin: Marhold 1969
8. Löwe, A.: Früherfassung, Früherkennung, Frühbetreuung hörgeschädigter Kinder. Berlin: Marhold 1976
9. Löwe, A.: Hörenlernen im Spiel. Berlin: Marhold 1976
10. Voit, H.: Sprachaufbau beim gehörlosen Kind aus der Perspektive gestörter Beziehung. Rheinstetten: Schindele 1977

Die Berufsausbildung und Umschulung von erwachsenen Hörgeschädigten

Die Erfassung und Rehabilitation der Späthörgeschädigten – zwei noch nicht gelöste Probleme –

Evamaria Bechinger, Oberstudienrätin an der Staatl. Schule für Gehörlose und Schwerhörige Heidelberg

Frühbetreuung und Beschulung der gehörlosen und schwerhörigen Kinder und Jugendlichen sind heute in der Bundesrepublik soweit durchorganisiert, daß nur in Ausnahmefällen Kinder zu spät oder nicht beschult werden. Dabei handelt es sich meistens um Ausländerkinder.

Weniger einheitlich dagegen ist die Berufsausbildung der hörgeschädigten Jugendlichen, wobei aber darauf hingewiesen werden muß, daß gerade für die Jugendlichen, die von Geburt an taub oder stark schwerhörig sind, vier große und einige kleinere Berufsbildungswerke und Ausbildungsmöglichkeiten zur Verfügung stehen. Schwieriger dagegen ist die Organisation der schulischen Ausbildung in den gewerblichen Berufsschulen für die schwerhörigen Schüler, da die Zahl der Berufe, die von diesen Schülern gewählt werden können, größer ist als bei den ganz tauben Jugendlichen. Außerdem wird immer wieder der Besuch der Berufsschule zusammen mit Hörenden in Erwägung gezogen. Nur durch intensive Beratung der betreffenden Schule und betreuende Begleitung des Schülers können schwerwiegende Nachteile für den schwerhörigen Schüler vermieden werden. Dazu sind Fachpädagogen und Sozialarbeiter für Hörgeschädigte notwendig, die in den meisten Fällen nicht verfügbar sind. Der Zeitaufwand für diese Aufgabe ist nicht unerheblich, aber auch die psychische und physische Belastbarkeit des Schülers sollte nicht außer acht gelassen werden.

Da diese Schüler berufsschulpflichtig sind, ist es Aufgabe der Kultusverwaltungen, für einen geregelten Berufsschulunterricht Sorge zu tragen. Die Zuständigkeit steht also nicht in Frage.

Weit schwieriger gestaltet sich die Klärung von drei weiteren Problemkreisen:

1. die Berufsausbildung und Umschulung von erwachsenen Hörgeschädigten,
2. die berufliche Fortbildung der Hörgeschädigten,
3. die Erfassung und Rehabilitation der „Nichthörenden“, die erst im Erwachsenenalter das Gehör verlieren oder schwerhörig werden.

Zum 1. Problemkreis: *Die Berufsausbildung und Umschulung von erwachsenen Hörgeschädigten*

Da die berufliche Ausbildung oder die berufliche Umschulung eines Erwachsenen außerhalb der Zuständigkeit der Kultusverwaltungen liegt, war es noch vor wenigen Jahren praktisch unmöglich, daß ein hörgeschädigter Erwachsener überhaupt daran denken konnte, bei Berufsunfähigkeit auf einen anderen Beruf umzuschulen. Einmal gab es keine Ausbildungseinrichtungen, und zum anderen waren die finanziellen Aufwendungen für Ausbildung und Unterhalt der Familie selbst bei größter Sparsamkeit nicht aufzubringen. Nachdem aber der Gedanke der Ausbildung Erwachsener bei Hörenden Wirklichkeit in der Errichtung von Berufsförderungswerken geworden war, erwies sich das auch als eine Möglichkeit für den Hörgeschädigten, eine berufliche Umschulung zu erhalten. Als einzige Einrichtung dieser Art bot das Berufsförderungswerk Heidelberg – Stiftung Rehabilitation – dem hörgeschädigten Erwachsenen die berufliche Ausbildung zusammen mit Hörenden an. Sicher hätte es manche Vorteile, wenn die Ausbildung speziell für Hörgeschädigte angeboten werden könnte, doch diese Vorstellung konnte bis jetzt im deutschsprachigen Raum nicht verwirklicht werden. Gründe dafür gibt es genügend. Daß bei dieser Form der Ausbildung zusammen mit Hörenden von seiten der Ausbildungsstelle und von seiten der Teilnehmer Kompromisse geschlossen werden müssen, ist unumgänglich. Sie sind für beide Seiten nicht immer leicht. Doch annähernd 300 hörgeschädigte Ausbildungsteilnehmer, die bisher mit Erfolg im Berufsförderungswerk Heidelberg ausgebildet wurden, sprechen eine deutliche Sprache.

Ich will hier nur kurz skizzieren, wie eine Berufsfindung und die Ausbildung der hörgeschädigten Teilnehmer abläuft:

Anlaufstelle für einen Bewerber ist immer das zuständige Arbeitsamt, das nach einer eingehenden Beratung in den meisten Fällen eine Berufsfindung im Berufsförderungswerk Heidelberg vorschlägt. Diese Berufsfindung oder Arbeitserprobung dauert i. allg. 2–3 Wochen. Nach einer intensiven psychologischen Begutachtung und Beratung erfolgen eingehende ärztliche Untersuchungen. Dazu gehört beim Hörgeschädigten die otoaudiologische Diagnostik und ein audiometrischer Test wie auch die Untersuchung durch den Hörgeräte-Akustiker, der überprüft, inwieweit die Hörgeräteanpassung dem neuesten technischen Stand entspricht.

Diesen Untersuchungen schließen sich praktische Erprobungen in verschiedenen Arbeitsbereichen an. Dazu gehören zeichnerische Berufe, Metallberufe, Berufe in der Elektronik, im kaufmännischen Bereich, in der Datenverarbeitung und der medizinisch-technische Laborassistent. Während dieser Berufsfindungszeit wird der Hörgeschädigte auch dem Pädagogen für Hörgeschädigte vorgestellt, der die Absehfertigkeit und die Verständlichkeit der Sprache beurteilt.

Für bestimmte Fälle wird den Hörgeschädigten vom Berufsförderungswerk Heidelberg die *gezielte Aufnahmeuntersuchung* (4 Tage) angeboten.

Hörgeschädigte Ratsuchende, die schon eine bestimmte Berufsvorstellung haben, oder für die nur die Ausbildung in einem Beruf in Frage kommt, haben dabei die Gelegenheit, in 4 Tagen eine erweiterte Eignungsuntersuchung zu durchlaufen. Es hat sich erwiesen, daß in fast allen Fällen eine erweiterte Berufsfindung notwendig wurde.

Die Ausbildung im Berufsförderungswerk Heidelberg

Die Wartezeiten bis zum Beginn der Ausbildung sind verschieden lang, oft wird noch eine Vorförderung außerhalb des Berufsförderungswerks in Form von Fernkursen vorgeschaltet, oder der Teilnehmer kann an einer 3monatigen beruflichen Rehabilitationsvorbereitung im Berufsförderungswerk teilnehmen. Der Hörgeschädigte wird dabei wie auch der Hörende auf die nahtlos anschließende Berufsausbildung vorbereitet.

Während der Berufsausbildung, die zusammen mit Hörenden stattfindet, erhält der Hörgeschädigte Individualförderung durch einzelne Dozenten. Oft wird der hörgeschädigte Teilnehmer auch von Unterrichtsstunden befreit, um während dieser Zeit Gelegenheit zu haben, Bücher und Skripten durchzuarbeiten. Bei Hörgeschädigten, die mit der Sprachaufnahme und Sprachverarbeitung Schwierigkeiten haben, sind drei Lehrer der Gehörlosenschule bereit, helfend einzugreifen.

Als sehr wirksam hat sich die Arbeit der Rehabilitationsberater erwiesen. Sie sind die Bezugspersonen, die für alle Notfälle und Angelegenheiten des täglichen Lebens außerhalb des Unterrichts zuständig sind, sei es die Kostenregelung der Ausbildung, Familienheimfahrten, Internatsprobleme oder auch private ungeklärte Fragen.

Seminar für Hörgeschädigtenpädagogik

Um auch die Dozenten und Ausbilder auf ihre nicht immer einfache Aufgabe vorzubereiten, hat die pädagogische Leitung des Berufsförderungswerks ein sonderpädagogisches Seminar für Hörbehindertenpädagogik durchgeführt, in dem u. a. Informationen über die Verständigung mit Hörgeschädigten, über die Auswirkungen der Hörschädigung auf die Sprachentwicklung, auf die Sprachaufnahme und das Verhalten der Hörbehinderten angeboten werden. Die Wirkung und Grenzen der technischen Hörhilfen werden erläutert und praxisnahe Hospitationen in Einrichtungen für hörgeschädigte Kinder und Jugendliche geben Einblick in die Arbeit mit Hörgeschädigten.

Ein Aufbauseminar für die aktive Beteiligung der Dozenten und Ausbilder ist in Vorbereitung.

Zum 2. Problemkreis: *Die berufliche Fortbildung der Hörgeschädigten*

Diese Frage wird uns sicher noch in den nächsten Jahren beschäftigen, aber hier ist erst dann an eine befriedigende Lösung zu denken, wenn der Bildungsurlaub nicht nur in Ansätzen verwirklicht werden kann.

Kommen wir zum 3. Problemkreis, der wohl im Augenblick am dringendsten zur Klärung ansteht:
Die Erfassung und Rehabilitation der „Nichthörenden" oder Spöthörgeschädigten, die erst im Erwachsenenalter das Gehör verlieren oder schwerhörig werden.
Wir können uns wahrscheinlich kaum vorstellen, was es bedeutet, plötzlich oder auch mit Vorwarnung das Gehör zu verlieren. Der Schock ist so groß, daß er praktisch einer Katastrophe gleichkommt. Der Früherthaubte ist mit seiner Behinderung aufgewachsen, er konnte nie die ganze Tiefe des sprachlichen Kontaktes erleben. Und gerade das hat der Spöthörgeschädigte verloren. Schmerzlich wird ihm bewußt, daß ihm jetzt etwas fehlt, was er vorher für selbstverständlich gehalten hatte. Nach der Ertaubung wird für ihn zunächst seine Umwelt nur noch optisch wahrnehmbar. Alle akustischen Signale, nicht nur die der Sprache, erreichen ihn nicht mehr. Mißtrauen, Ängstlichkeit, Unsicherheit und Schreckhaftigkeit sind die natürlichen Folgen.
Innerhalb der Familie, im Beruf und im Freundeskreis ergeben sich Konflikte, die zur Resignation, zur Verzweiflung führen können, wenn nicht verständnisvolle Partner, Arbeitskollegen und Freunde alles tun, um diese Schwierigkeiten zu beseitigen. Aber auch sie sind nicht vorbereitet, auch sie haben zu wenig Kenntnisse über die Auswirkung dieser Behinderung. Erschwerend im Umgang mit fremden Menschen ist immer wieder die Tatsache, daß die Behinderung des hörgeschädigten Menschen nicht sichtbar ist. Daraus ergibt sich, daß auch keine Rücksicht auf die Hörbehinderung genommen werden muß. Aber auch der „Nichthörende" wird von sich aus versucht sein, seine Behinderung zu verheimlichen, um nicht stets in den Konfliktbereich des fehlenden oder gestörten Kontakts mit seinen Mitmenschen zu geraten. Dadurch nimmt er sich selbst die Chance, weitere Informationen zu erhalten. Das Defizit vergrößert sich weiter.
Früherthaubte sind im allgemeinen gut organisiert. Die meisten von ihnen fühlen sich in ihren Vereinen wohl. Sie haben dort einen Platz, wo sie wissen, daß man sie versteht. Spätertaubte finden in diesen Gehörlosenvereinen nur selten das, was sie so dringend brauchen, nämlich Partner, mit denen sie sich ohne Scheu unterhalten können. Die Unterschiede in der sprachlichen Ausdrucksfähigkeit sind groß. Der Gehörlose versteht den Spätertaubten nicht, weil dieser eine zu komplizierte Sprache benützt, der Spätertaubte wieder versteht den Gehörlosen nicht, weil er nicht genügend gut absehen kann. Er beneidet sogar den Gehörlosen um seine Fähigkeit, sich mit Gebärden unterhalten zu können.
So steht der Spätertaubte allein und verlassen zwischen den Hörenden auf der einen Seite und den Gehörlosen auf der anderen Seite. Er gehört weder zu der einen Gruppe noch zur anderen. Selbstverständlich akzeptiert man sich gegenseitig von der Behinderung her gesehen, doch gehen die Zielvorstellungen weit auseinander. Der Spätertaubte versucht immer mit allen ihm zur Verfügung stehenden Mitteln, seinen Sprachschatz zu aktivieren, ihn zu erweitern, aber auf keinen Fall will er etwas von dem ihm so wertvoll gewordenen Gut verlieren. Der Gehörlose behindert ihn in diesen Bestrebungen. So können wir auch verstehen, warum diese beiden Gruppen wenig gemeinsam haben. Sie können sich nicht ergänzen, sie brauchen ganz unterschiedliche Hilfen.
Der Früherthaubte hat relativ viel Unterstützung erfahren, aber wohl kaum eine andere Behindertengruppe hat bis jetzt so wenig Aufmerksamkeit und Hilfe erfahren wie die Spöthörgeschädigten. Sie sind im wahrsten Sinne des Wortes eine schweigende, unbeachtete Minderheit, die sich kein „Gehör" verschaffen kann. Sie können auch nicht in großer Zahl in Erscheinung treten. Kein Interessenverband, keine Schule, kein Schulgesetz sind verpflichtet, sich dieser Gruppe anzunehmen. Und selbst die Hörenden, die sich dafür einsetzen, den „Nichthörenden" zu ihrem Recht zu verhelfen, stoßen dauernd an die Grenzen des Desinteresses, der Nichtzuständigkeit, der Ungeklärtheit der Kostenfragen.
Ich fasse die wichtigsten Fragen zusammen:
1. Der Spöthörgeschädigte muß mit Hörhilfen versorgt werden. Hörgeräte werden von den Krankenkassen teilweise oder ganz bezahlt. Wer aber zahlt die Lichtklingel mit der Installation, den Lichtwecker, die Kopfhörer für den Fernseher, wenn der Betroffene nicht

selbst dazu in der Lage ist? Im BSHG ist zwar die Kostenübernahme vorgesehen, doch ist es auch für den Hörenden nicht einfach, dem Sozialamt die Notwendigkeit nachzuweisen. Anträge müssen ausgefüllt werden, Kostenvoranschläge erbracht werden, man muß verhandeln und sollte telefonieren können.
Wer unterstützt dabei den „Nichthörenden"?

2. Der Spätertaubte braucht dringend Absehunterricht. Je früher man damit beginnen kann, um so besser ist es.
   Welcher HNO-Arzt, geschweige denn der Spätertaubte selbst weiß, wohin man sich wenden soll. Woher erhält der Späthörgeschädigte die Information, wie er das Absehen vom Munde lernen kann, wer ihm Unterricht erteilt?
   Es gibt keine speziellen Beratungsstellen, kaum jemand weiß Bescheid.
3. Der Spätertaubte braucht einen erfahrenen Berater, mit dem er über seine Not reden kann. Er muß bald erfahren, daß es falsch ist, sich zurückzuziehen. Er muß erkennen, daß er seine Behinderung nicht verheimlichen darf.
   Er muß auch wissen, wie er seine Arbeitskollegen, seine Mitmenschen informieren kann. Wo gibt es solche Berater?
4. Auch die Familie des Spätertaubten ist betroffen. Unsicherheit breitet sich aus. Spannungen ergeben sich, weil man nicht mehr miteinander reden kann, weil man zu schweigen beginnt.
   Was kann geschehen, damit die Familie nicht auseinanderbricht?
5. Ist eine Umschulung notwendig? Oder ist eine Umsetzung innerhalb der Firma möglich? Hat der Berater des Arbeitsamtes das notwendige Wissen über die Auswirkung einer Hörschädigung?
6. Welche Institution oder Organisation ist in der Lage, die Interessen der Späthörgeschädigten zu vertreten?
   Bis jetzt war es noch nicht einmal möglich, mehr als nur einige Adressen von Späthörgeschädigten zu erfahren. Es ist nicht erstaunlich, daß unter diesen Umständen keine Interessenvertretung zustande kommen kann.
   Fast alle Späthörgeschädigten stehen oder standen im Arbeitsleben. Sollte es nicht Aufgabe der Versicherungsträger sein, für die Rehabilitation des Späthörgeschädigten Sorge zu tragen, auch wenn er schon im Rentenalter ist?
   Namen und Adressen sind bei den Versicherungsträgern gespeichert. Wie aber können sie verfügbar gemacht werden, um diesen Versicherungsteilnehmern die notwendigen Hilfen überhaupt anbieten zu können?

Rehabilitation ist nur dann sinnvoll, wenn es gelingt, dem Behinderten die Hilfen zur Verfügung zu stellen, die ihm ein Leben, das seiner Behinderung angemessen ist, ermöglicht.
Diese Hilfen hat der Späthörgeschädigte bis jetzt nicht erhalten.

Diskussionsverlauf und Empfehlungen

Prof. Dr. med. Horst Gundermann

Herr *Arndt,* Großbottwar
Ist der von Ihnen angegebene Communicator bereits im Handel erhältlich? Kann man ihn über die Krankenkasse oder andere Sozialleistungsträger erhalten, sofern er für die Berufsausbildung oder -ausübung notwendig ist?

Herr *Kratzmeier,* Neckargemünd
Das Gerät wird von der Firma Cannon hergestellt und kostet ca. DM 1 000,–. Bei der Beschaffung gibt es m. E. von seiten der Kostenträger keine Schwierigkeiten.

Frau *Weniger,* Aachen
Man sollte vielleicht in diesem Zusammenhang erwähnen, daß auch Aphasiker zuweilen zu Übungszwecken ein Tonbandgerät oder ein Language-Master benötigen, was i. allg. vom Kostenträger genehmigt wird.

Frau *Apell,* Langensteinbach
Ich möchte das Beispiel einer schweren Schädelhirnverletzung anführen, wo der Patient aufgrund seiner Anarthrie das Communicator-Gerät brauchte. Wir haben bei unseren Anträgen im großen und ganzen Absagen erhalten.

Frau *Schuhmann,* Bremerhaven
Wie kann man Hörschäden im Säuglingsalter rechtzeitig erkennen?

Herr *Kratzmeier,* Neckargemünd
Immer noch machen wir die Erfahrung, daß Hörschäden auch bei frühzeitiger Testung übersehen werden, ein hörgeschädigtes Kind reagiert eben auch auf den Luftzug. Man muß wissen, daß beim hörenden Kind das Lallen melodisch vielfältiger ist und daß bei einer Hörbehinderung die Artikulationslust nach 6–8 Wochen aussetzt. Solche Beobachtungen sind auch Anzeigen auf Hörschädigung. Auf jeden Fall sollte man das Kind rechtzeitig, schon während der Lallphase, einem HNO-Arzt vorstellen.

Herr *Hachfeld,* Husum
Es stimmt, die Bevölkerung ist über die frühdiagnostischen Möglichkeiten bei Hörschäden ungenügend aufgeklärt. Man sollte die Chance der Frühdiagnose stärker nutzen. Dazu stehen Audiologische Abteilungen in allen Universitäts-Kliniken zur Verfügung, auch Spezialeinrichtungen für Pädoaudiologie, wie etwa die Klinik für Kommunikationsstörungen in Mainz.

Frau *Franke,* Heidelberg
Wird in der Bundesrepublik das Ausmaß der Gehörlosigkeit statistisch erfaßt? Kann aus den Daten abgelesen werden, ob sich eine ansteigende Tendenz in der Häufigkeit abzeichnet? Wie sieht es im Kindesalter oder bei den Spätertaubten aus?

Frau *Bechinger,* Heidelberg
Es besteht keine Meldepflicht, aber es werden nahezu alle Kinder erfaßt, da sie schulpflichtig sind. Schwieriger ist es, die Zahl der Spätertaubten festzustellen, man schätzt, daß jedes Jahr ca. 2 000 hinzukommen. Ein häufigeres Vorkommen bei Kindern ist nicht festzustellen, eher scheint die Anzahl abzunehmen.

Herr *Hachfeld,* Husum
Bei von Geburt an Gehörlosen, die Meisterkurse besuchen möchten, ist die Fortbildungsmotivation zurückgegangen, weil die Betreffenden befürchten, ihren Arbeitsplatz zu riskieren. Man müßte zu diesem Zweck Bildungsurlaub genehmigen. Frage an Herrn *Kratzmeier,* warum er für Kinder anstelle von Taschengeräten, wie sie gemeinhin üblich sind, kleinere apparative Hilfen für die Hörversorgung vorschlägt.

Herr ***Kratzmeier,*** Neckargemünd
Mit HdO-Geräten sollen beim Kleinst- und Kleinkind Störgeräusche, die Kastengeräte durch Reibung an der Kleidung verursachen, verhindert werden. Ein HdO-Gerät kann auch leichter in das Körperschema des Kindes integriert werden.

Herr ***Schildt,*** Köln
(Deutsche Forschungs- und Versuchsanstalt)
Wir befassen uns seit 1974 mit hörverbessernden Verfahren in der Medizin. Wir haben aber bisher nur ungenügende Anregungen von seiten der Industrie und der Ärzte bekommen. Man sollte Vorschläge wie den von Prof. KRATZMEIER zur Herstellung arretierbarer HdO-Geräte für Kleinstkinder aufgreifen. Mit Finanzhilfe des Bundes wären Weiterentwicklungen möglich, und dann würde sicher auch die Industrie an der Produktionsaufnahme interessiert werden können.

Herr ***Gundermann,*** Heidelberg
Können Sie uns, Frau WENIGER, nach Ihrer eben erfolgten Reise in die USA einen Kurzüberblick über den Stand der Aphasikerbehandlung dort geben?

Frau ***Weniger,*** Aachen
Ich habe nur ein größeres Institut in New York gesehen, das Institute for Rehabilitation Medicine. Dort werden nicht wie üblich die *sprachlichen* Leistungen bei Aphasikern untersucht, sondern die *kommunikativen* Fähigkeiten. Eine vollständige sprachliche Rehabilitation gelingt bekanntlich nur selten. Darum müssen andere kommunikative Mittel wie beispielsweise die Gestik eingesetzt werden. Ein weiterer Punkt, den man bei der Rehabilitation von Aphasikern berücksichtigen müßte und der bei uns bis jetzt zu wenig beachtet wurde, ist die zusätzliche Behinderung, z. B. die Hemiplegie. Man muß versuchen, den Aphasiker selbständig zu machen. Sich selbst anzukleiden, sich in der Stadt zurechtzufinden, mit öffentlichen Verkehrsmitteln fahren zu können – alles gehört zur Aphasie-Therapie. Nicht zuletzt die Beratung der Angehörigen. Oft wissen die Angehörigen nicht, wie man mit dem „sprachlosen“ Patienten umgeht; man unterläßt es vor allem, ihm eine gewisse Selbständigkeit zuzubilligen. Wir haben einen Rundbrief herausgegeben, damit die Angehörigen über das Krankheitsbild aufgeklärt werden, auch mit Ratschlägen, was man zu Hause mit dem Patienten anfangen kann und sollte. Diese sozialpsychologischen Komponenten sind für die Aphasie-Therapie unentbehrlich.

Frau ***Knebusch,*** Bad Segeberg
Ich möchte darauf unmittelbar antworten: Ich komme aus dem Rehabilitationszentrum Bad Segeberg. Wir haben das Problem „Angehörigenberatung“ bei einer von uns zusammengestellten Gruppe von Angehörigen von Aphasikern untersucht. Auch in unserer Klinik haben wir ein Merkblatt herausgegeben, in dem die nichtsprachlichen Aspekte der Aphasie berücksichtigt worden sind: Gedächtnis- und Denkstörungen, Störungen im Sozialkontakt u. a. Der Erfolg dieser Aktion ermuntert mich dazu, alle, die therapeutisch mit Aphasikern arbeiten, aufzufordern, deren Angehörige in Gruppen zusammenzubringen. Es ist beispielsweise für eine 45jährige Ehefrau nicht einfach, mit der Aphasie und Hemiplegie ihres 50jährigen Ehemannes unvermittelt fertig zu werden. Eine Gruppe unter logopädischer und psychologischer Anleitung kann dazu Übergangsarbeit leisten.

Herr ***Nuschke,*** Berlin
Meine Idee ist, auch das Pflegepersonal für die Behandlung von Aphasikern besser zu schulen. Mit ihnen hat es der Patient zuallererst zu tun.

Frau ***Weiss-Boecker***
Vielleicht sollte man trennen zwischen sprachlich korrektiver und psychosozialer Hilfe. Ich unterstütze den Vorschlag, daß das Pflegepersonal die psychosoziale Handhabung erlernen und durchführen soll. Gerade die Gestik ist doch bei vielen Aphasikern zu Anfang gestört und geht häufig schon in eine Apraxie über. Hier können Pflegepersonal, Krankengymnastik und Ergotherapie früh und entscheidend zur Rehabilitation beitragen.

Frau ***Strasser,*** München
Ich wollte im Zusammenhang mit der Diskussion über die Bedeutung der psychosozialen Hil-

fen auf die Laryngektomierten hinweisen, auch für diesen Patientenkreis müssen Pflegepersonal und Angehörige intensiver geschult werden. Zwei Punkte halte ich zur erforderlichen Rehabilitation dieser Behinderten für unbedingt erforderlich:

1. Sofortige Kontaktaufnahme mit der Familie, wenn nötig auch mit dem Arbeitgeber.
2. Zur Bewältigung des sehr komplexen Problemkreises ist die Vorstellung eines gut sprechenden Laryngektomierten sehr wichtig. Allein die Tatsache, daß die Ösophagussprache wirklich möglich und gut zu verstehen ist, stellt ein erstrebenswertes Ziel unter Beweis.

Ein erster Schritt in diese Richtung ist von uns bereits in die Wege geleitet worden, durch ein geplantes „Sprach-Rehabilitations-Seminar", das 3 Personenkreise erreichen und fördern soll. Es sind dies

1. Laryngektomierte mit Angehörigen, die nicht oder kaum sprechen,
2. gut sprechende Laryngektomierte zur Schulung für die richtige Unterstützung,
3. Fortbildungskurs für Logopäden zur Rehabilitation von Laryngektomierten.

Dank der finanziellen Unterstützung durch die Deutsche Krebshilfe e.V. und unter dem Tutor Prof. Dr. H. H. NAUMANN, der Maximilians-Universität, HNO-Klinik, Stimm- und Sprachabteilung, und dem Bayerischen Kehlkopflosen-Verband wird ein solches Seminar erstmals im Frühjahr 1979 in Riemerling/München durchgeführt. In den USA hat sich eine über 15jährige Erfahrung mit diesen „Voice Rehabilitation Institutes" für alle beteiligten Gruppen als erfolgreich erwiesen.

Ein weiterer Weg zur Rehabilitation ist die Möglichkeit, bestehende spezialisierte Institutionen einzuschalten. Das betroffene Ehepaar wird gemeinsam nach Klinikentlassung des Kehlkopflosen auf die veränderte Situation vorbereitet. Nicht allein die Spracherlernung, sondern alle Folgeerscheinungen könnten in medizinischer, psychologischer, zwischenmenschlicher und sozialrechtlicher Hinsicht besprochen und aufgearbeitet werden.

Frau *Weiss-Boecker*, Heidelberg

Wir planen in der nächsten Zeit, 1–2 Zimmer für die Partner der Patienten zu reservieren. Einfache Verrichtungen sollten von Anfang an mit den Angehörigen besprochen werden.

Frau *Salm*, Langensteinbach

Ich möchte noch etwas zur Familie und zum Patienten selbst sagen, gerade weil Sie meinen, daß es günstig sei, die Angehörigen ins Krankenhaus aufzunehmen. Bei uns lehnen viele es ab, die Angehörigen sofort einzuschalten. Wir bestellen sie erst nach etwa 14 Tagen ein, um sie dann in die Therapie einzubeziehen. Alle 2 Wochen werden die Patienten nach Hause geschickt. Sie erzählen nach dem Wochenendurlaub, was sie zu Hause erlebt haben, inwiefern sie noch kommunikative und soziale Schwierigkeiten haben.

In der Halbzeit der Therapie werden die Angehörigen nochmals zu uns gebeten, erleben Krankengymnastik, Beschäftigungstherapie und Logopädie mit. Wir vermitteln ihnen kleine Tips, wie sie zu Hause die Wohnungsverhältnisse behinderungsgerecht verbessern können. Wir möchten mit unserem Maßnahmeplan die besonders unmittelbar nach dem Insult bestehende Abhängigkeit des Patienten auf ein Mindestmaß beschränken.

Herr *Gundermann*, Heidelberg

Ich bin dankbar, daß Sie mit ihren Diskussionsbeiträgen die Aspekte der *sozialen* Wiedereingliederung hervorgehoben haben. Das ist ein für die Rehabilitation unentbehrlicher Teilleistungskomplex, der in den nächsten Jahren an Bedeutung zunehmen wird. –

Wir sollten uns nun noch einem anderen Sprachleiden zuwenden, das in gleicher Weise wie die Aphasie das Engagement der Therapeuten herausfordert: das Stottern.

Frau *Futterknecht*, Heidelberg

Vielleicht ist die Information wichtig, daß seit neuestem eine Zeitschrift für Stotterer existiert „Der Kieselstein" mit einer Liste der bestehenden Selbsthilfeorganisationen.

Herr *Gundermann,* Heidelberg
Besteht die Meinung, daß die Selbsthilfegruppen möglicherweise die Sprachtherapeuten überflüssig machen?

Frau *Futterknecht,* Heidelberg
Meines Wissens ist es nicht der Anspruch der Selbsthilfegruppen, Stotterer-Behandlungen zu ersetzen. Die Selbsthilfegruppen beabsichtigen vielmehr eine Ablösung von der häufig langzeitigen Gruppentherapie zu erreichen, sie üben eine Art Übergangsfunktion aus.

Frau *Grosch,* Wentorf b. Hamburg
Wir arbeiten mit stotternden Real- und Oberschülern. Wir halten es für wichtig, die Eltern einzubeziehen. Es wurden Elternwochenenden zusammen mit den Kindern organisiert, wo Erziehungsfehler aufgedeckt und besprochen werden.

Frau *Boll,* Bad Segeberg
Ich habe 1975/76 an einem Forschungsprojekt der Universitäts-Klinik Eppendorf an der Phoniatrischen Abteilung unter Prof. PASCHER gearbeitet. Es ging um Vergleiche der Effektivität von Haloperidol bzw. von Verhaltenstherapie nach van Riper bei Stotterern. Signifikant konnten wir nachweisen, daß in der Gruppe, die mit Haloperidol *und* Verhaltenstherapie behandelt worden ist, die größten Fortschritte erzielt wurden. Einschränkend ist zu sagen, daß wir die van-Riper-Methode nicht im ganzen Umfang durchziehen konnten, sondern nur die ersten beiden Phasen, d. h. die Identifikationsförderung und den Abbau der Ängste.

Herr *Gundermann,* Heidelberg
Sie können nicht gültig aussagen, ob und inwieweit Haloperidol oder Verhaltenstherapie eine therapeutische Wirkung auf das Stotterleiden ausgeübt hat?

Frau *Boll,* Bad Segeberg
Nach dem Ergebnis unserer Untersuchung können wir dem HNO-Arzt oder Phoniater nicht verläßlich sagen, geben Sie dem Stotternden Haloperidol oder nicht.

Empfehlungen[1]

A 1
Über Hörstörungen liegen statistische Angaben bereits vom vorangegangenen Rehabilitationskongreß vor. Diese Zahlen haben sich grundsätzlich nicht geändert. Korrekterweise sollte man aber anführen, daß die damals genannte Zahl von ca. 4% hörgestörter Kleinkinder mißverständlich ist, weil sie auch leicht- und mittelgradige Schwerhörigkeiten einschließt. Der Anteil wirklich sonderschulbedürftiger Hörgeschädigter wurde 1974 vom Deutschen Bildungsrat mit 0,2% ermittelt.
Nach vorliegenden, allerdings nur geschätzten Unterlagen liegt die Morbiditätsrate der Aphasie bei ca. 14000 jährlich in der Bundesrepublik, von denen etwa 9000 vaskulär und ca. 3000 traumatisch bedingt sind. Man rechnet p. a. mit 144000 Schlaganfall-Patienten, von denen $^1/_5$ aphasisch sein dürften.

A 3
Man muß bei der Aphasie mit einer Frühinvalidität von ca. 50% rechnen, soweit man überhaupt Zahlen nennen kann.

B 1
Neben der geringeren Anzahl von Hirntraumatikern findet man Aphasiker vorwiegend in den höheren Altersgruppen ab dem 50. Lebensjahr. Die Geschlechtsverteilung ist gleich. Mit zunehmendem Alter erhöht sich die Rezidivgefahr.

B 3
Aphasiker werden häufig von ihren Angehörigen als geistig verwirrt, mit eingeschränkten Denkleistungen, eingeschätzt. Es handelt sich jedoch in erster Linie um eine *sprachliche* Beeinträchtigung. Allerdings darf die Reduktion der geistigen Leistungsfähigkeit, oft mit Wesensveränderung verbunden, auch nicht übersehen werden.
Ebenso gilt bei den Hörstörungen: Die Entfaltung der geistigen Leistungsfähigkeit und die kognitive Entwicklung des Kindes ist durch Gehörlosigkeit und Schwerhörigkeit erschwert.

[1] Siehe „Einleitende Hinweise" auf S. 81.

Nicht selten treten Mehrfachbehinderungen durch gleichzeitige hirnorganische Schäden, Sehbehinderungen und andere hinzu. Deshalb bereitet die soziale Integration Hörgeschädigter Schwierigkeiten. – Innerhalb der Gruppe der Hörgeschädigten bestehen enge soziale Beziehungen.

B 4

Die Isolation Hörgeschädigter bezieht sich nur auf die vollsinnige Umwelt, innerhalb der Schicksalsgenossen besteht ein enger Kontakt und eine starke Solidarität. Der in den Empfehlungen des Rehabilitationskongresses 1968 erwähnte Zustand der Verzweiflung tritt bei angeborener oder früh erworbener Hörschädigung nicht häufiger auf als bei Vollsinnigen.

C 1

Nach wie vor steht bei den Hörstörungen der Kinder die Frühversorgung im Vordergrund. Erfassung und Betreuung sollten möglichst schon im Säuglingsalter beginnen. Man muß auch bei Kindern die binaurale stereophone Versorgung mit HdO-Geräten ins Auge fassen.
Fortschritte auf akustotechnischem Gebiet lassen eine weitere Verbesserung und Störfreimachung der Übertragungsanlagen erwarten.
Bei der Aphasie-Therapie bemüht man sich mittels strukturierter Therapie-Programme mit systematischen und linguistischen analytischen Überprüfungen die Erfolgsaussichten über die Spontanremission hinaus zu verbessern. Ziel der heutigen Aphasie-Therapie ist, den Sprachbehinderten wieder in seine soziale Umwelt zu integrieren. Dazu müssen die sprachlichen Defekte gezielt angegangen werden. Intuitives Vorgehen ist zu vermeiden, die eingehende linguistische Analyse ist ein Mittel der Wahl. Logopädische Therapie, Ergotherapie, Physiotherapie und berufsvorbereitende Therapie müssen auf einen Nenner gebracht werden.

C 2

Es ist zu wünschen, daß die Zahl der Rehabilitations-Einrichtungen für Kommunikationsstörungen zunimmt. Von der personellen und baulichen Kapazität her sollte Sorge getragen werden, die Angehörigen oder nächsten Bezugspersonen möglichst früh in das Behandlungskonzept einzubeziehen. So könnte auch der Hospitalismus mit seinen persönlichkeitszerstörenden Folgeerscheinungen vermieden werden. Zwischen stationärer Aufnahme und ambulanter Betreuung ist ein für die soziale Wiedereingliederung des Patienten günstiges Gleichgewicht herzustellen.

C 3

Man sollte die stationäre Rehabilitation auf drei Monate beschränken und diesen terminierten Behandlungsabschnitt nach einem Intervall gegebenenfalls noch einmal wiederholen. Eine befristete Intensivbehandlung mit Erholungseinschüben scheint auch für andere Stimm- und Sprachleiden erfolgversprechender als die sich verzettelnde gelegentliche Übungstherapie.

C 4

Die Kompensationschancen von Hörgestörten sind auf dem letzten Kongreß breit diskutiert worden. Zu verbessern ist die Rehabilitation der Spätertaubten, das bezieht sich auf die Erfassung ebenso wie auf die Veranstaltung von Absehkursen auf den Volkshochschulen oder in den Rehabilitationseinrichtungen.

C 5

Bei jüngeren Aphasikern ist eine Teilzeitarbeit denkbar und sinnvoll. Umschulungsmöglichkeiten sollten unter diesem Gesichtspunkt erwogen werden.

D

Über die sozialmedizinische Begutachtung ist Wesentliches im Vorpapier (Rehabilitationskongreß 1968) gesagt worden. Zu ergänzen: Auch bei Aphasikern besteht die Möglichkeit der Rückkehr an den Arbeitsplatz. Bedingung ist eine streßfreie Arbeitsatmosphäre mit hoher Arbeitskonstanz, ohne Umstellungsnotwendigkeit und ohne Publikumsverkehr, der den Patienten überfordern würde. Die Umgebung sollte reizarm sein, also keine lauten oder optisch irritierenden Arbeitsplätze.

E

Bei Hörgeschädigten ist unverändert wichtig eine frühe Erfassung, die möglichst im 1. Lebensjahr erfolgen sollte. Neben Elternaufklärung, -beratung und -schulung steht die frühe Hausspracherziehung im Mittelpunkt der rehabilitativen Bemühungen. Sonderkindergärten sind ein weiterer Meilenstein auf dem Wege, der das hörgeschädigte Kind in die ihm hörleistungsadäquate, pädagogische Einrichtung führt. Die öffentliche Aufklärungsarbeit über die sozialen und beruflichen Eingliederungs- bzw. Wiedereingliederungsmöglichkeiten der Gehörlosen und Schwerhörigen ist zu verbreitern und zu intensivieren. Alle didaktischen, apparativen und ggf. operativen Hilfen sollten in leicht faßlicher Form dargestellt werden.

Hörgeschädigte Erwachsene sollten vor einer Berufsausbildung an einer Berufsfindung in einem Berufsförderungswerk teilnehmen, das Erfahrungen in der Ausbildung Hörgeschädigter hat. Der Hörgeschädigte sollte grundsätzlich vor der eigentlichen Berufsausbildung einen dreimonatigen Rehabilitationsvorbereitungskurs besuchen. Zu fordern ist, daß Beratungsstellen für Späthörgeschädigte eingerichtet werden bzw. die bestehenden Institutionen in diesem Sinne wirksam werden. Um alle Spätertaubten erfassen zu können, müssen HNO-Fachärzte, Hörgeräte-Akustiker, Hörpädagogen und Sozialleistungsträger eng zusammenarbeiten. Ablesekurse für Späthörgeschädigte sind in größerer Anzahl anzubieten. Dazu müssen sich nicht nur mehr Fachkräfte zur Verfügung stellen, auch Familienangehörige und Kontaktpersonen sollten mit der Methodik des Absehens vertraut gemacht werden. Wie überhaupt Rehabilitations-Berater, Sozialarbeiter, Psychologen, Theologen und Pädagogen seminaristisch auf die Arbeit mit Hörgeschädigten besser vorzubereiten sind. Man kann resümieren, daß für die Schwerhörigenerziehung die derzeitige Kapazität der pädagogischen Einrichtungen ausreicht, aber eine stärkere Differenzierung in der Ausbildung von Hörbehindertenpädagogen für bestimmte Bereiche, insbesondere für die Hausspracherziehung und Erwachsenenbetreuung unumgänglich ist.

In der Stimm- und Sprachheilkunde (Phoniatrie-Logopädie) ist die intermittierende Intensivbehandlung konzeptionell und methodisch einzuführen bzw. zu verbessern. Das kurative Moment der „therapeutischen Pause" ist zu überdenken.

Behandlungsfolgen sollten terminiert werden. Am Beginn und im weiteren Verfolg der Aphasie-Therapie ist die linguistische Analyse unentbehrlich. Es ist vorauszusehen, daß die „pathologische Linguistik" auch bei anderen sprachlichen (kommunikativen) Störungsbildern eine zunehmende Bedeutung gewinnen wird. Selbstverständlich ist bei der rehabilitativen Einwirkung auf das Sprachsystem, aber auch auf die periphere Sprechorganik die Ergotherapie, Physiotherapie und Arbeitstherapie stets mit einzubeziehen. Bei allen Sprachleiden, speziell bei der Aphasie, ist die Kooperation, die engagierte Mithilfe der nächsten Bezugspersonen anzustreben. Bei den Redeflußstörungen (Stottern) sollte neben der Förderung von Selbsthilfe der Gruppenbehandlung gegenüber der Einzelbehandlung der Vorzug gegeben werden. Stottern muß hinkünftig interdisziplinär (Phoniatrie, Logopädie, Neurologie, Psychologie, Linguistik) angegangen werden.

Die Schlüssel für einen Behandlungserfolg findet man am ehesten in der Biographie, in der Motivation und in der Selbstwahrnehmungsfähigkeit des Stotternden.

In der Diskussion aus zeitlichen Gründen zu kurz gekommen, aber in der Bedeutung keinesfalls unterschätzt, sind die *Stimmstörungen*. Viele Stimmstörungen werden noch diagnostisch falsch eingeschätzt, weil man sie pauschal bei oft nahezu gleicher Symptomatik unter die Entzündungskrankheiten einordnet. Hier sind die Fachleute auf dem Gebiet der Kommunikationsstörungen aufgerufen, auch den Ärzten Unterscheidungshilfen zu geben. Für die Stimmtherapie gilt das weiter oben Gesagte: intensiv, in der Gruppe, zeitlich begrenzt! Für die Zukunft ist zu erwägen, bei hartnäckigen, therapieresistenten Fällen eine kurmäßige Behandlungsform vor allem bei Angehörigen von Sprechberufen einzuführen.

13. Symposium

Die Rehabilitation bei Patienten mit Epilepsie

Vorsitzender: Prof. Dr. med. D. Janz, Berlin

Als Mitwirkende in der Symposiumsleitung:
R. von Braunbehrens, Heidelberg
Dr. med. H.-J. Engler, Mosbach
Dr. med. Ch. G. Lipinski, Neckargemünd
Prof. Dr. med. H. Penin, Bonn
H.-D. Steinmayer, Berlin
R. Thorbecke, Berlin

H. Penin: Die Prognose der Erwerbs- und Berufsfähigkeit, S. 427

Aus dem Inhalt: Verlaufsuntersuchungen seit 1960 – Alter bei Rentenbeginn – 65% ausreichend behandelt – Zunehmende Bedeutung des psychischen Befundes gegenüber Anfallhäufigkeit – Soziale Folgen ausschlaggebend – Besondere Regelung der Arbeitsplatzbeschaffung erforderlich

H.-D. Steinmeyer: Rechtliche Probleme, S. 432

Aus dem Inhalt: Die Einstellung anfallskranker Arbeitnehmer – Die Sicherung des Arbeitsplatzes – Maßstäbe für die Beurteilung der Eignung – Epilepsie und Privatversicherung (Kranken-, Lebens- und Unfall-Versicherung) – Epilepsie und Führerschein in der Praxis der Verwaltung und Rechtsprechung

H.-J. Engler: Veränderung des Anstaltscharakters durch Rehabilitation, S. 436

Aus dem Inhalt: Verbesserung der therapeutischen, Wandel der pädagogischen Situation – Anspruch auf schulische Bildung für alle – Zwei bedeutsame Entwicklungen: Werkstätten für Behinderte und Berufsbildungswerke für Geistig- und Mehrfach-Behinderte – Änderung des Anstaltscharakters in Richtung Normalisierung

D. Janz: Diskussionsverlauf und Empfehlungen, S. 438

Epilepsie als gesundheitspolitische Aufgabe (Einleitungsreferat)

Prof. Dr. med. Dieter Janz, Abteilung für Neurologie im Klinikum Charlottenburg der Freien Universität Berlin

Einleitung

In den vergangenen 10 Jahren sind drei für die Rehabilitation von Menschen mit Epilepsie wichtige Publikationen erschienen: 1973 die Denkschrift *epilepsie* der Deutschen Forschungsgemeinschaft, 1975 die Ausführungen des Expertenteams „Epilepsie" über Prävention, Rehabilitation, Lehre und Forschung in dem für den Deutschen Bundestag erstellten Bericht über die Lage der Psychiatrie in der Bundesrepublik Deutschland und 1977 der im Auftrag des Bundesgesundheitsministeriums der Vereinigten Staaten von einer Kommission zur Kontrolle von Epilepsie und ihrer Folgen erstellte *Plan for Nationwide Action on Epilepsy*, in dem die Kapitel über soziale Anpassung und geistige Gesundheit, Erziehung und Beschäftigung allein über 200 Seiten ausmachen. In diesen Berichten dokumentiert sich eine erfreuliche Zunahme des Interesses der Öffentlichkeit an Epilepsie-Problemen, die z. T. wohl durch wirkliche Fortschritte in Diagnostik und Therapie, z. T. aber auch durch eine zunehmende Wahrnehmung vom Umfang der mit Epilepsie verbundenen sozialen Aufgaben bedingt ist. Wir dürfen jedoch nicht vergessen, daß die Stelle, die Epilepsie-Betreuung auf der Rangliste gesundheitspolitischer Prioritäten einnimmt, ganz von dem zivilisatorischen Stand des Landes abhängt, von dem die Rede ist. So kommt zwar Epilepsie in entwickelten Ländern ziemlich bald nach Krebs, Herz- und Kreislaufkrankheiten, Alkoholismus und Diabetes; in unterentwickelten Ländern sind aber epileptische Anfälle vorerst nur als Symptom von dringlich einzudämmenden Infektionskrankheiten wichtig.

Krankheitsbegriff

Die sozialmedizinische Bedeutung einer Krankheit bemißt sich nach der Häufigkeit ihres Vorkommens und dem Grad, in dem sie die sozialen Funktionen der davon Betroffenen beeinträchtigt. Beides setzt einen klaren Krankeitsbegriff voraus, der unterscheidet zwischen epileptischen Anfällen als Symptom und Epilepsie als Krankheit. Epileptische Anfälle sind durch exzessive Entladungen von Gehirnzellen hervorgerufene paroxysmale Störungen von Gehirnfunktionen. Von Epilepsie in einem weiten Sinne kann man bei allen Zuständen und Krankheiten sprechen, die zu epileptischen Anfällen führen. Unter Epilepsie in einem engeren Sinne versteht man alle Zustände und Krankheiten, bei denen sich epileptische Anfälle wiederholen, wobei es aber keine Übereinkunft darüber gibt, von welcher Zahl der Anfälle an man diesen Krankheitsbegriff gelten läßt.

Häufigkeit

Geht man von dem weiten Krankheitsbegriff aus, so ist die Annahme, daß etwa 5% aller Menschen im Laufe ihres Lebens mindestens einmal einen epileptischen Anfall bekommen, nicht übertrieben. Denn allein 3–4% bekommen in den ersten 5 Lebensjahren sog. Fieberkrämpfe. Fieberkrämpfe sind genetisch determinierte, durch Fieber ausgelöste epileptische Gelegenheitsanfälle bei Kindern, die sich in der überwiegenden Mehrzahl nur wenige Male wiederholen und nur in 2–3% in eine Epilepsie im engeren Sinne übergehen. Da sie meist ausheilen, hat man sie auch als eine transitorische Epilepsie bezeichnet.

Nicht so genau Bescheid weiß man über die Häufigkeit und Prognose anderer, nur zu vereinzelten Anfällen führender Gelegenheits-Epilepsien, wie Neugeborenenkrämpfe, Streßkrämpfe, epileptische Anfälle nach Schlafentzug und bei Alkoholismus, nach Entzug von Medikamenten oder bei Krankheiten und Vergiftungen wie Urämie oder Eklampsie.

Epilepsie im engeren Sinne kommt nach einer sehr verläßlichen Untersuchung aus der Mayo-Klinik in Rochester, Minnesota, bei 6,57 unter 1000 Personen vor. Dabei wurde ausgegangen von allen Menschen, die mindestens 2 unprovozierte epileptische Anfälle hatten, die nicht durch Fieber, Alkoholismus oder andere Gelegenheitsursachen bedingt waren, und die mindestens einen Anfall in den letzten 5 Jahren hatten oder unter einer antiepileptischen Medikation standen. Doch gibt diese Zahl vermutlich noch nicht die wirkliche Prävalenz von sog. aktiver Epilepsie an. Denn sie stammt nicht aus einer Feldstudie, sondern beruht auf den in Krankenhäusern und Arztpraxen von Rochester registrierten Fällen. Sie enthält also nicht die – nach einer Feldstudie etwa $^1/_3$ aller Patienten ausmachenden – Fälle mit aktiver Epilepsie, die aus verschiedenen Gründen nicht zum Arzt gehen und medizinisch unbehandelt sind. Sie enthält auch nicht die schon in einem klinischen Krankengut etwa $^1/_5$ ausmachenden Patienten, die nur kleine Anfälle haben. Mit Rücksicht darauf geht die für den amerikanischen Epilepsie-Plan verantwortliche Kommission von der Schätzung aus, daß mindestens 1% der Bevölkerung – auf die Bundesrepublik übertragen also 620000 Personen – an aktiver Epilepsie leidet.

Für die Planung einer umfassenden Epilepsie-Betreuung ist es wichtig, in Erfahrung zu bringen, wie leicht oder wie schwer und in welcher Hinsicht die Betroffenen durch ihre Anfälle oder durch begleitende Störungen behindert sind. Aufgrund von in der DFG-Denkschrift und im US-Plan angeführten Untersuchungen und Schätzungen ist anzunehmen, daß 0,25 – 0,36‰ der Bevölkerung wegen Epilepsie in Anstalten betreut werden, und daß 3,33 – 3,60‰ der Bevölkerung wegen Epilepsie und begleitenden Behinderungen besondere medizinische und/oder soziale Probleme aufweisen. Man darf davon ausgehen, daß die übrigen in der Gesellschaft weitgehend angepaßt sind und auch keine speziellen diagnostischen, therapeutischen oder rehabilitativen Dienste brauchen.

Auf unsere Verhältnisse übertragen bedeutet das, daß unter den 620000 Menschen in der Bundesrepublik, die an aktiver Epilepsie leiden, ca. 210000 nicht zum Arzt gehen und medizinisch unbehandelt sind, ca. 16000 – 20000 dauernd hospitalisiert sind und ca. 225000 durch Therapieresistenz, Mehrfachbehinderungen, Schul- oder Berufsschwierigkeiten besondere Probleme aufweisen und daher einer umfassenden medizinischen und sozialen Betreuung bedürfen.

Prävention

Die immensen Kosten für den organisatorischen und technischen Aufwand zur Behandlung von Krankheiten und zur Betreuung von Patienten haben sehr dazu beigetragen, die vergleichsweise billigeren Maßnahmen zur Verhütung von Krankheiten zu fördern. So werden denn in den angeführten Berichten nachdrücklich Begründungen und Vorschläge für eine gezielte Prävention von Epilepsie gegeben. Primäre Prävention bedeutet eine Verhinderung des Auftretens von epileptischen Anfällen überhaupt und ist gleichbedeutend mit einer Verhinderung von Schädigungen und Krankheiten, die zu Epilepsie führen. Eine sekundäre Prävention bezieht sich auf die Verhütung von Folgen epileptischer Anfälle durch Kontrolle der Anfälle oder eine Milderung ihrer Nachwirkungen. Während diese zweite Form der Prävention, die sog. präventive Behandlung bei Epilepsie, gleichbedeutend ist mit Epilepsie-Behandlung, zielt die erste Form, die sog. präventive Vorsorge, auf eine Prophylaxe gegen epileptogene Noxen vor allem in den dafür gefährdeten Altersbereichen, also etwa Trauma, Infektionen oder Intoxikationen der prä-, peri- und postnatalen Lebensperiode, während es in der 2. – 4. Lebensdekade vor allem auf die Verhütung von Kopfverletzungen mit Hirntraumen ankommt, und in der 5. – 6. Lebensdekade Hirntumoren und Krankheiten der Hirngefäße das Epilepsie-Risiko bestimmen.
Wirksame Maßnahmen zur Verhütung von Kopfverletzungen allein würden zu einer wirksamen Reduktion in der Häufigkeit traumatischer Epilepsien führen, an der nach Schätzungen in der Bundesrepublik jährlich 6000 Menschen neu

erkranken. Eine kaum geringere Zahl von jährlichen Neuerkrankungen an Alkohol-Epilepsie macht alle Maßnahmen zur Eindämmung des Alkoholismus zugleich zu einer Aktion gegen Epilepsie.
Da nach einer klinischen Erfahrung, die jetzt auch experimentell durch das sog. Kindling-Modell bestätigt worden ist, Anfälle wieder Anfälle nach sich ziehen, ist eine präventive Behandlung angebracht. Kontrovers sind jedoch noch die Erfahrungen mit einer medikamentösen Prophylaxe vor einem ersten Anfall nach einem Hirntrauma und nach einem ersten Anfall bei Fieberkrämpfen. Bei der Wahl des geeigneten Zeitpunktes widerstreiten sich das Ziel, Anfallsfolgen zu verhüten, und das Ziel, Behandlungsschäden zu vermeiden. Beim gegenwärtigen Stand unserer Kenntnisse wird daher nicht das Prinzip eines möglichst frühzeitigen, sondern das eines rechtzeitigen Behandlungsbeginnes den richtigen Weg weisen.

Diagnostik

In den vergangenen 10 Jahren sind zwei Techniken eingeführt worden, die für die Diagnostik von Epilepsie und epileptischen Anfällen bedeutsam geworden sind, die craniale Computer-Tomographie (CCT) und die Video-EEG-Registrierung. Die *Computer-Tomographie* ist ein Röntgenverfahren, das mit Hilfe einer Computer-unterstützten Messung der Abschwächungen von durch Gewebe gehenden Röntgenstrahlen und Übertragung der Meßwerte auf eine Matrix die verschiedenen Absorptionsgrade bildlich darstellt. Auf diese Weise werden die Strukturen von Knochen, Gehirn und Flüssigkeiten in mehreren Schichten entsprechend ihrer verschiedenen Dichte abgebildet. Mit dieser völlig harmlosen Untersuchung kann man Tumoren, Blutungen, Atrophien, Mißbildungen, Verkalkungen des Gehirns nachweisen und bei manchen Epilepsien, so etwa bei fokalen Anfällen, in bis zu 50% strukturelle Veränderungen sichtbar machen, die ursächlich relevant sind. *Video-EEG:* EEG-Laboratorien, die mit zwei Video-Kameras, die eine auf den Patienten und die andere auf das EEG gerichtet, und mit einem Aufnahme- und Mischgerät sowie Monitoren ausgestattet sind, verfügen damit über ein wertvolles Instrument zur phänomenologischen Diagnostik von Anfällen. Wenn es während der EEG-Ableitung – und solche Ableitungen können, wenn es notwendig ist, stundenlang oder sogar unter bestimmten technischen Voraussetzungen auch während des ganzen Nachtschlafs vorgenommen werden – zu einem Anfall kommt, kann dieser auf Band oder auf Kassette gespeicherte Vorgang immer wieder – u. U. sogar in Zeitlupe – abgespielt, angesehen und analysiert werden. Dieses Verfahren hat den Vorzug einer von der Fremdanamnese unabhängigen Anfallsbeobachtung, seiner Korrelierbarkeit zu objektiven Parametern und der Nachprüfbarkeit von Beobachtungen mehrerer Betrachter. Es dient der klassifikatorischen Zuordnung von sonst unklar gebliebenen Anfällen und damit vor allem der Entscheidung therapeutischer Probleme. Am häufigsten geht es dabei um die Frage, ob gegebene Anfälle dem Formenkreis generalisierter oder fokaler Anfälle zugehören, oder um die Differentialdiagnose zwischen epileptischen und hysterischen Anfällen. Die Video-EEG-Technik hat sich auch schon bei einigen Untersuchern als eine objektive Methode zum Nachweis der Wirkung therapeutischer Verfahren bewährt.

Therapie

An antiepileptisch wirksamen Medikamenten sind im Berichtszeitraum hinzugekommen Clonazepam, ein Benzodiazepin-Derivat, das eine auf frühkindliche propulsive und myoklonisch-astatische Anfälle beschränkte und zeitlich oft nur vorübergehende Wirkung hat, und Valproinat, das gut gegen Absencen und gegen myoklonische Anfälle vom Typ des Impulsiv-Petit mal wirkt und gelegentlich auch bei großen Anfällen wirksam sein soll. Die wesentliche Veränderung in der medikamentösen Epilepsie-Therapie liegt aber nicht in der Einführung neuer Medikamente, sondern in der Anwendung pharmakokinetischer Erkenntnisse in der ärztlichen Praxis. Mit der Bestimmung der Konzentration von Antiepileptika im Blutserum ist man einen entscheidenden Schritt vorangekommen auf dem Weg zu einer perfekten Therapiekontrolle. Mit Anwendung dieser Methode stellt sich aber zugleich heraus, daß viele Therapie-Versager auf eine unregelmäßige Einnahme der Medikamente zurückzuführen sind, die selber wieder die Folge einer ungenügenden Motivation von seiten des Patienten oder einer unklaren Indikation zur Behandlung von seiten des Arztes sind. Beides ist eng verquickt mit den psychosozialen Bedingungen und Implikationen von Epilepsie.

Spezialeinrichtungen

Weil etwa ein Drittel aller Patienten mit Epilepsie besondere Probleme aufwerfen, die rein medizinisch nicht zu bewältigen sind, werden von allen Experten spezielle Dienste und Einrichtungen für notwendig gehalten, in denen medizinische Behandlung und soziale Rehabilitation Hand in Hand gehen. Der amerikanische Plan sieht ein umfassendes Netzwerk von Diensten vor, das an der Basis aus 500 speziell in Epilepsie-Problemen geschulten Sozialarbeitern als einer Verbindung zwischen Gemeinde-nahen Diensten und spezialisierten Zentren besteht und aus 50 interdisziplinär organisierten Epilepsie-Betreuungs-Teams, von denen 10 ausgesprochene Forschungszentren darstellen. Der deutsche Vorschlag sieht für Problempatienten je etwa 50 Epilepsie-Ambulanzen für Kinder und für Erwachsene vor, von denen je 8 als klinische Epilepsie-Abteilungen auch über Möglichkeiten zur stationären Diagnostik und Behandlung verfügen sollten. Davon sollen wieder je 4 durch einen Rehabilitationsbereich mit Internat zu Rehabilitationsschwerpunkten für Patienten mit Epilepsie ausgebaut werden, jedoch auch Rehabilitanden mit verwandten Behinderungsarten, z. B. Hirnverletzten, offenstehen.

Die Empfehlungen durchzuführen und die Durchführung zu koordinieren ist in den Vereinigten Staaten Aufgabe eines auf Bundesebene einzurichtenden Büros für spezielle neurologische Behinderungen. In Deutschland hat sich dazu, nachdem sich die zuständigen Bundes-und Länderministerien nicht gerührt haben, auf dem Wege einer Bürger-Initiative ein Epilepsie-Kuratorium e. V. (c/o Universitäts-Nervenklinik, 5300 Bonn-Venusberg) mit Sitz in Bonn gebildet, das vorerst von der *Stiftung Michael* (Brieger Weg 13, 5300 Bonn-Tannenbusch), einer kleinen Privatstiftung für Epilepsie, finanziell unterstützt wird.

Literatur

1. DFG-Denkschrift: epilepsie. Boppard: Boldt 1973
2. Deutscher Bundestag, 7. Wahlperiode: Bericht über die Lage der Psychiatrie in der Bundesrepublik Deutschland. Drucksache 7/4200, S. 285–289, 1044–50 (1975) und Drucksache 7/42101, S. 67–83 (1975)
3. U. S. Department of Health, Education, and Welfare. Public Health Service. National Institutes of Health: Plan for Nationwide Action on Epilepsy. DHEW Publication No. (NIH) 78–276 (1977)

Berufliche Neuorientierung von Patienten in einer Epilepsie-Ambulanz

Rupprecht von Braunbehrens, Sozialarbeiter, Neurologische Klinik der Universität Heidelberg

Einleitung

Berufliche Neuorientierung soll hier möglichst umfassend gezeichnet werden. Der betroffene Mensch soll sich zunächst vom Bisherigen lösen, um sich so besser dem Neuen öffnen zu können.

Der Behinderte lebt nicht allein, sondern in einem sozialen Verband, einer Familie und anderen Gruppen. Es erscheint unumgänglich, seine Umwelt mit in die Umstrukturierung mit einzubeziehen, um sicherzustellen, daß sich die Zielvorstellungen annähern und so der Rehabilitand Rückendeckung erhält.

Da ich erstaunlich viel über Mißverständnisse und Irrtümer bei den Behinderten und ihren Kontaktpersonen höre, bin ich um eine Klärung bemüht. Sicher gibt es ausreichend Information. Unberücksichtigt bleibt jedoch, daß Ängste, Erregung, Vorurteile, Erwartungen sehr wohl bewirken können, daß eine sachliche Information – die sich meist an den Intellekt wendet – nicht angenommen bzw. inhaltlich verfälscht angenommen wird.

Ein anderer Aspekt: Berufliche Neuorientierung sollte nach Möglichkeit integriert werden in einen umfassenden Behandlung- und Rehabilitationsplan. Dies setzt jedoch voraus, daß die verschiedenen Fachleute an den einschlägigen Institutionen ein relativ gutes Wissen von der jeweils anderen Berufsgruppe resp. Institution und deren Arbeitsmethoden haben; umgekehrt sollte versucht werden, für die jeweils anderen Beteiligten durchsichtig zu arbeiten und Informationen auszutauschen.

Als eine der wichtigsten Aufgaben des Sozialarbeiters an einer Epilepsie-Ambulanz sehe ich die vermittelnde Rolle zwischen dem Umschüler und seinen jeweiligen Partnern, also Familie, Behörden und jedem, mit dem es zu Unstimmigkeiten kommt. Konflikte entstehen dann, wenn eine Verständigung nicht mehr möglich ist.

Berufliche Neuorientierung ist ein oft jahrelanger Prozeß, der in vielen Fällen bereits eine lange Vorgeschichte hat, ehe das beginnt, was wir berufsfördernde Maßnahmen zu nennen pflegen. Für den Behinderten gibt es genügend Klippen, die geeignet sind, ihn entweder seinen Weg nicht finden und ihn in Unentschlossenheit verharren zu lassen – oder ihn von seinem eingeschlagenen Weg abzubringen. Hier scheint mir die medizinische und sozial-berufliche Rehabilitation so dicht aneinanderzurücken, daß es schwer wird zu entscheiden, welche Form der Hilfe Vorrang haben soll. Der Sozialarbeiter einer Epilepsie-Ambulanz wird sich immer dann einzuschalten versuchen, wenn spezifische Hilfen geboten erscheinen. Ich betone dies ausdrücklich, da soziale Dienste anderer Institutionen nur unter bestimmten Bedingungen Hilfe anbieten und wesentliche Gebiete dabei ausgespart bleiben.

Spezifische Förderung, um erhöhte Selbständigkeit und Selbstverantwortung des Behinderten zu erreichen

Es ist eine geläufige Beobachtung, daß einerseits an Epilepsie Leidende das Regiment über die eigenen Angelegenheiten anderen Personen anzutragen versuchen und sich andererseits Menschen mit einem schier unerschöpflichen Enthusiasmus in die Fürsorge – ja Überfürsorge – für unsere Patienten finden. Das reicht bis zur lückenlosen Überwachung rund um die Uhr.

Mehrere Faktoren scheinen diesen Vorgang zu begünstigen:

1. Die Tatsache, daß die Hälfte aller Kranken ihre ersten Anfälle vor dem 14. Lebensjahr, ein weiteres Viertel zwischen dem 14. und

18. Lebensjahr bekommen, also in einem Alter, in dem sich Eltern, Lehrer und Ausbilder für die jungen Menschen verantwortlich fühlen. Offenbar mehr dem Bedürfnis der eigenen Absicherung folgend, wird ein Ausweg gefunden in Überwachung und Regeln, die sich – bei genauerem Hinsehen – nicht gerade förderlich auf die altersgemäße Ausreifung der jugendlichen Persönlichkeit auswirken.

2. Häufig versteckte Aussagen von Angehörigen oder Arbeitgebern machen sichtbar, daß ein überraschend auftretender Anfall reflexhaft einen Impuls zur Hilfeleistung beim Mitmenschen auslöst. Stellvertretend soll hier eine Mutter zitiert werden: „Meine (erwachsene) Tochter hat die Anfälle, ich aber leide unter diesen."

Die Hilflosigkeit dessen, der bei einem Kranken einen Anfall miterlebt, die dadurch entsteht, daß er sein Bedürfnis zu helfen kaum befriedigen kann, wandelt sich leicht in Ablehnung gegen den Kranken. Diese wiederum wird meist nicht eingestanden; kompensatorisch macht sich eine überfürsorgliche Haltung breit.

Für diejenigen, die sich professionell mit der Eingliederung bzw. Wiedereingliederung beschäftigen, besteht natürlich – potentiell – diese Gefahr auch. Es ist bedeutend einfacher, einem Anfallskranken feste Anweisungen über Verhalten, Schlafregelung, Medikamenteneinnahme usw. zu geben, als mit ihm zusammen nach einer optimalen Lebensweise zu suchen.

Im Berufsleben wird Selbständigkeit erwartet – sie muß also im vorberuflichen Raum geübt werden

Es ist von Dritten viel zu oft zu hören, daß sie die Verantwortung für dies oder jenes nicht übernehmen können, z. B. Schwimmen oder Radfahren – dadurch wird ein Anfallskranker von vielen Dingen ausgeschlossen. Bei genauer Prüfung handelt es sich um Angelegenheiten, bei denen ein Dritter niemals die Verantwortung haben würde bzw. im Falle eines Schadens verantwortlich gemacht werden könnte, wenn geeignete Vorsichtsmaßnahmen getroffen werden. Hier zeigt sich, wie die vermeintliche Verantwortung ein bequemes, aber wirkungsvolles und anscheinend legales Mittel ist, um Anfallskranke von etwas auszuschließen, woran sie m. E. ohne weiteres teilnehmen könnten.

Erkennung und Minderung von anfallsbegünstigenden Umweltfaktoren mit Hilfe eines Sozialarbeiters

Art und Frequenz der Anfälle ergeben, kalendarisch aufgezeichnet, gar nicht so selten ein bestimmtes Muster. Wird nun der Versuch unternommen, diese Aufzeichnungen in Beziehung zu setzen etwa zu den Lebensumständen des betreffenden Kranken, wird man immer wieder Synchronität feststellen können. Der Lebensrhythmus, als Belastung jeglicher Art empfundene Gegebenheiten, Trennung oder Begegnung von bzw. mit bestimmten Personen, um nur einige der fast unendlichen individuellen Möglichkeiten zu nennen, können Anfälle begünstigen. Derartige Situationen mit einer Erhöhung der antiepileptischen Dosierung beherrschen zu wollen, dürfte nur im Ausnahmefall das Mittel der Wahl sein.

Thematisch gehört wohl auch die Beobachtung hierher, daß Anfallskranke auf die Belastungs- und Bewährungssituation anläßlich einer Arbeitserprobung bzw. Umschulung mit einer veränderten Anfallsfrequenz reagieren können.

Genau hier scheint mir eine derjenigen Möglichkeiten zu liegen, in denen sich interdisziplinäre Zusammenarbeit bewähren kann.

Ein Problem besteht darin, daß diesbezügliche therapeutische Interventionen relativ zeitaufwendig sind, Mobilität verlangen – Besuche außerhalb der eigenen Institution scheinen unumgänglich – und die Bereitschaft bzw. Fähigkeit zu individueller und auch manchmal unkonventioneller Handlungsweise.

Die Neuorientierung sollte über den beruflichen Bereich hinausgehen, wenn die eben beschriebenen Mechanismen vorzuliegen scheinen. Die Leistung des Sozialarbeiters besteht darin, den Rehabilitanden zu helfen, Eigeninitiative zu entwickeln, da sonst die Gefahr neuer Abhängigkeiten entsteht.

Veränderungen am Arbeitsmarkt und innerhalb der Berufe

Lassen Sie mich abschließend noch etwas zu den Veränderungen am Arbeitsmarkt sagen. Von der hohen Arbeitslosigkeit seit Ende 1973 sind Anfallskranke überdurchschnittlich hart betroffen. Aber auch innerhalb der Berufe vollziehen sich Umschichtungen.

Die Klage der erwerbsfähigen Anfallskranken und der anfallskranken Umschüler, mit den angebotenen Berufen nicht zufrieden zu sein, scheint sich zu häufen. Sehr oft ist zu hören, daß der nach einer Berufsfindung angebotene Beruf vom Behinderten abgelehnt wird. Die Gründe hierfür sind nur selten zu objektivieren. Ich finde das unbefriedigend.

Auffällig ist die Hartnäckigkeit, mit der mancher Anfallskranke an seiner beruflichen Tätigkeit hängt, die wir schlechthin wegen des zu hohen Unfallrisikos als ungeeignet bezeichnen. Ich erinnere mich an einen Gleisbauarbeiter, der nicht zu bewegen war, seine Arbeit zu wechseln. Es hat den Anschein, als ob bestimmte berufliche Tätigkeiten von manchen Kranken bevorzugt werden wegen bestimmter Qualitäten, die aus ihrer Sicht einen therapeutischen Effekt für sie selbst haben, z. B. Krankenpflegeberufe. Die im Rahmen einer Arbeitserprobung angewandten Testverfahren berücksichtigen diese Gegebenheiten – soweit ich es überblicke – nicht oder nicht ausreichend.

Nicht nur der Rehabilitand steht vor seiner beruflichen Neuorientierung. Vielleicht können mit Hilfe dieses Symposiums Wege aufgezeichnet werden, die es der Mehrheit der arbeitsfähigen Anfallskranken ermöglichen, berufstätig zu werden bzw. zu bleiben.

Jugendliche Anfallskranke in der Ausbildung – Erfahrungen und Möglichkeiten im Berufsbildungswerk

Dr. med. Christian G. Lipinski, leitender Arzt der Abteilung Pädiatrie/Neuropädiatrie im Rehabilitationszentrum für Kinder und Jugendliche, Neckargemünd

Einleitung

Die Behandlung anfallskranker Jugendlicher stellt ein besonderes Problem dar. Für das anfallskranke Kind übernehmen die Eltern die Betreuung und Führung. Der erwachsene Patient mit Epilepsie ist in der Regel fähig, für sich selbst zu sorgen. In der Adoleszenz, der Übergangsphase vom Kind zum Erwachsenen, muß das Patient lernen, selbst Verantwortung zu übernehmen. Da etwa 50–77% aller Erkrankungen mit Epilepsie bis zum 19. Lebensjahr auftreten (Jüül-Jensen, 1963; Lennox u. Lennox, 1960), muß sich die Mehrzahl der Patienten mit Epilepsie mit diesem Reifungsprozeß auseinandersetzen. Für den Jugendlichen kann die Bewältigung dieser Aufgabe durch eine überprotektive Haltung der Eltern erschwert werden. Spätestens mit dem Beginn der Berufsausbildung hat der Anfallskranke drei Aufgaben zu bewältigen: 1. aktive und kooperative Mitarbeit in der Ausbildung, 2. konsequentes Einhalten der antiepileptischen Therapie und 3. selbständige Auseinandersetzung mit dem neuen sozialen Umfeld.

Die Auswahl eines geeigneten Berufsbildungswerkes wird im wesentlichen durch den psychointellektuellen Zustand des Patienten und die Häufigkeit der Anfälle beeinflußt. Im Berufsbildungswerk des Rehabilitationszentrums Neckargemünd mit angeschlossenen Wohnheimen werden Patienten mit durchschnittlich intellektueller Begabung aufgenommen. Der Schweregrad der Epilepsie ist nicht ausschlaggebend. Gestützt auf unsere Erfahrungen sollen zwei Punkte herausgegriffen werden, die sich mit den Voraussetzungen und Möglichkeiten der Ausbildung beschäftigen: Probleme der sozialen Integration und der Einfluß des Anfallsleidens auf die Berufswahl.

Probleme der sozialen Integration

Herausgelöst aus dem während der Schulzeit konstanten Klassenverband, aus den vertrauten Beziehungen zu Lehrern und den Kontakten mit Kameraden und anderen bekannten Bezugspersonen, stößt der Auszubildende auf eine völlig neue Situation mit einem unbekannten sozialen Umfeld: im Wohnheim lebende Kameraden, neue Ausbildungsklassen, neue Bezugspersonen in verschiedenen Bereichen, unbekannte Selbständigkeit, auf ein Minimum reduziertes Alleinsein.

Die Bewältigung der genannten Faktoren erfordert als Voraussetzung zum einen die Fähigkeit zur Einordnung in die Gruppe („Gruppenfähigkeit“), zum anderen die Fähigkeit zur Selbständigkeit. Während die Selbständigkeit, d. h. Eigenverantwortlichkeit für die persönlichen Belange und für die eigene Krankheit, in einer Institution erlernt werden kann, stellt die Gruppenfähigkeit eine Voraussetzung für die Aufnahme in ein Berufsbildungswerk dar. Leider gibt es zur Feststellung der Gruppenfähigkeit nicht so exakte Testmöglichkeiten wie bezüglich der intellektuellen Fähigkeit. Hinweise auf das Gruppenverhalten finden sich z. B. in der familiären Situation, in der Intensität der Elternbindung und in der Tatsache, ob, wie und welche Geschwister mit dem Patienten aufgewachsen sind. Die soziale Integrationsfähigkeit kann so mangelhaft sein, daß infolge einer Überforderungssituation auf diesem Gebiet die als gut eingeschätzten intellektuellen und praktischen Leistungen in der Ausbildung versiegen können. Eine Intervention von Arzt, Psychologen und Sozialpädagogen wird nötig und beschneidet durch ihren großen Zeitaufwand die Ausbildungszeit. Bei der Zusammenstellung von Gruppen muß der Sozialpädagoge auf die Eigenarten des Anfallskranken Rücksicht nehmen und in der Partnerzusammenstellung ein „ausgeprägtes Fingerspitzengefühl“ entwickeln (Dreyer, 1975). Die folgende Krankengeschichte soll diese Problematik veranschaulichen:

H.-J. F., 17 Jahre alt, entstammt einer anfallsfreien Familie. Er leidet an einer Epilepsie ungeklärter Ätiologie mit psychomotorischen Anfällen und fokal eingeleiteten Grand mal. 1 1/2 Jahre vor der Aufnahme zur Berufsausbildung war der Patient anfallsfrei. Die Eltern und zwei jüngere Schwestern kümmerten sich restriktiv um den Patienten, überwachten, verwöhnten ihn und ließen ihn keinen Schritt alleine unternehmen. Bei der Aufnahme in unser Zentrum ließ sich aufgrund des eigenbrötlerischen Wesens des Patienten und der Tatsache, daß er sich lediglich einer Erzieherin anschloß und diese sehr bald ausnahmslos für sich beanspruchte, keine Integration in der Wohngruppe erreichen. Unter dieser Situation traten bei dem 1 1/2 Jahre anfallsfrei gewesenen Patienten jetzt täglich Grand mal und kurze, nicht klassifizierbare Anfälle auf. Infolge einer Medikamentenumstellung geriet der Patient in eine mäßige Barbiturat-Intoxikation, bot im Anschluß daran eine psychogene Gangstörung für 1 Woche, 14 Tage später einen psychogenen Sprachverlust und häufige, offensichtlich psychogene Anfälle. Innerhalb von 4 Monaten entwickelte der Patient psychotische, paranoide Züge. Das EEG zeigte niemals hypersynchrone Aktivität. Mehrere stationäre Aufenthalte von insgesamt 41 Tagen während eines halben Jahres waren erforderlich. Erst nach den großen Ferien, also nach Rückversetzung ins elterliche Milieu, zeigte der Patient bei unveränderter Medikation wieder ein Normalverhalten.

Der geschilderte Fall zeigt in krasser Form, daß die Eingewöhnung in eine Gruppe ein gewisses Maß an sozialer Reife erfordert und die auf diesem Gebiet entstehende Überforderungssituation ihrerseits das Anfallsleiden negativ beeinflussen kann. In einem großen Zentrum mit 410 jugendlichen Rehabilitanden kann nur bei einer beschränkten Anzahl von Patienten eine individuelle, zeitintensive, kontinuierliche Einzelbetreuung gewährleistet sein. Die Aufstellung von 30 unausgewählten Patienten (Tabelle 1) zeigt, mit welcher Häufigkeit Probleme der Ausbildung (Lernstörungen), der sozialen Reife (Gruppenfähigkeit) und der Selbständigkeit beobachtet wurden. Bezüglich des Lernverhaltens stimmen die testpsychologischen Prognosen in der Regel mit dem Verlauf überein: Ausgeprägte Lernstörungen waren nur bei 3 Patienten zu beobachten. Dagegen zeigten sich bei 8 Patienten

Tabelle 1. Aufschlüsselung von 30 Anfallskranken im Berufsbildungswerk (16 – 19 J.)

Lernstörung + sozial auffällig N =	12
Lernstörung	3
Gruppenunfähig	7
Unselbständig	10

deutliche Schwierigkeiten, die Gruppensituation zu meistern. Bezüglich der Selbständigkeit – darunter subsumieren wir auch die Einhaltung der therapeutischen Richtlinien – sind die Erfahrungen günstiger, obwohl 10 Patienten am Anfang erhebliche Probleme boten. Für die Adoleszenz des Anfallskranken ist die Gegenläufigkeit von therapieimmanenter Restriktion der Lebensweise und altersgebundener Expansion typisch. Ein abgestuftes, gezieltes Selbständigkeitstraining durch die Sozialpädagogen des Wohnheims in Zusammenarbeit mit Psychologen und Arzt führte in der Regel innerhalb eines Jahres zum Erfolg, z. B. bezüglich regelmäßiger Tabletteneinnahme, Schlafregelung und Alkoholkonsum. Tabelle 2 zeigt, daß bei Anfallsfreiheit deutlich weniger soziale Störungen bestehen. Eine Typologisierung des Sozialverhaltens bei verschiedenen Epilepsieformen (LEDER, 1967) gelang bei unserem Patientengut nicht.

Da zum Zeitpunkt der Berufsausbildung in vielen Fällen noch nicht alle therapeutischen Möglichkeiten mit dem Ziel der Anfallsfreiheit ausgeschöpft worden sind, muß auf die Bedeutung der Anfälle für die Berufswahl näher eingegangen werden.

Einfluß des Anfallsleidens auf die Berufswahl

Bezüglich der Berufswahl sind folgende Überlegungen notwendig: Die Unfallverhütungsvorschriften in der seit 1977 vorliegenden Form besagen im § 36(1): „Gefährliche Arbeiten dürfen nur geeigneten Personen ... übertragen werden." Eine Vorschrift, die ausdrücklich die Beschäftigung von Anfallskranken regelt, existiert nicht. Die Vorschriften werden sehr engstirnig ausgelegt, obwohl sich STOLLREITER schon 1963 für erweiterte Berufsmöglichkeiten der Anfallskranken einsetzte. Einen Katalog geeigneter Berufe für Epilepsiekranke hat KRONENBERG 1974 zusammengestellt unter Berücksichtigung der aktuellen Anfallssituation. Unseren Erfahrungen nach ist es nicht gerechtfertigt, lediglich nach der pauschalen Diagnose „Epilepsie" einen Beruf oder eine Tätigkeit vorzuschlagen. Vielmehr bedarf es einer individuellen, differenzierten Betrachtung des Anfallsleidens. Bei exakter Kenntnis von Anfallsform und Anfallshäufigkeit können z. B. alle in unserem Zentrum angebotenen Berufe auch von Anfallskranken erlernt werden:

Büropraktiker
Bürokaufmann
Industriekaufmann
Datenverarbeitungskaufmann
Nachrichtengerätemechaniker
Funkelektroniker
Informationselektroniker
Feinwerkmechaniker
Technischer Zeichner

Bei der Berufsberatung müssen deshalb folgende Überlegungen angestellt werden:

Tabelle 2. Beziehung zwischen Anfallsfreiheit und sozialen Auffälligkeiten

		Anfalls-frei	Nicht frei	%
Anfallspatienten	N = 30	N = 17	N = 13	(57 : 43)
Sozial auffällig	12	4	8	(33 : 66)
Lernstörung	3	2	1	
Gruppenunfähig	7	2	5	(28 : 72)
Unselbständig	10	3	7	(33 : 66)

1. Wie ist die Prognose des Anfallsleidens?
2. Ist bereits eine optimale Einstellung auf Antiepileptika erfolgt?
3. Wird der Patient von einem epileptologisch versierten Arzt betreut?
4. Wurde ein Anfallskalender geführt?
5. Welche Anfalls-Charakteristik läßt sich erstellen (s. Tabelle 3)?

Tabelle 3/I stellt die Minimalforderung an Information über die Epilepsie beim ersten Kontakt mit dem Arbeitsamt dar. Die so erhaltene Information ermöglicht mit großer Wahrscheinlichkeit eine Voraussage über tageszeitliche Bindung, Häufigkeit, Auslösung und Ablauf von Anfällen. Die differenzierte Darstellung der Anfallsmorphe und -dynamik eröffnet für viele Patienten eine praktisch normale Berufsausbildung, z. B. bei Schlaf-Grand mal, photosensiblen Grand mal, umschriebenen elementarfokalen Anfällen. Da in unserer Institution in regelmäßigem Abstand Berufsfindungsmaßnahmen durchgeführt werden, können wir sagen, daß bei etwa 30% der Patienten noch keine optimale Einstellung auf Antiepileptika erreicht ist.

Empfehlungen

1. Bereits bei der Berufsfindung müssen die sozialen Fähigkeiten des Patienten genau analy-

Tabelle 3

Anfalls-Charakteristik I

Anfallskalender	:				
Häufigkeit der Anfälle:		/Tag	/Wo	/Mo	/J
Wochentagsbevorzugung					
Tageszeiten	: 6–9, 9–12, 12–15, 15–18, 18–21, 21–06, diffus				
Auslösung	: Schlafentzug Medikamentenentzug Alkoholgenuß interkurrente Erkrankungen körperliche Anstrengung seelische Belastung Anspannung Entspannung				
Sonstiges	:				

Anfalls-Charakteristik II

Anfallsbild

Grand mal, elementar-fokale (neokortikale), komplex-fokale (psychomotorische) Anfälle, Absencen, andere kleine Anfälle
Aura (Dauer, isolierte Aura)
„Hilferuf“ möglich
Bewußtsein: erhalten, getrübt, bewußtlos
Fokaler Beginn rechts, links
Fall, rechts, links, vorn, hinten, wechselnd
Geh-, Steh-, Sitzvermögen
Adversivdrehung nach rechts, links
Erhaltene Willkürmotorik, re., li., Hand, Bein
Dämmerzustand, nesteln, gehen, sonstiges
Übergang von fokalem Anfall in Grand mal

Verletzungen
Unfälle, Beinahe-Unfälle
Gefährdung anderer Personen
Gefährdung von Gegenständen

siert werden, sowohl in bezug auf Gruppenfähigkeit als auch auf Selbständigkeit.

2. Für Patienten mit erheblichem sozialen Defizit bei guter Intelligenz soll die Möglichkeit bestehen, in einer mindestens 6monatigen „Vorförderung" oder berufsvorbereitenden Maßnahme soziale Defizite aufzuholen, d. h. neben einführender Berufsausbildung muß eine besondere individuelle psychologisch-sozialpädagogische Betreuung erfolgen.
3. Problem-Patienten sollten in möglichst kleinen Berufsbildungswerken aufgenommen werden.
4. Beim ersten Kontakt mit dem Arbeitsamt soll eruiert werden, ob eine optimale Betreuung des Patienten gegeben ist. Bei nicht optimal geführten Patienten sollte eine Überweisung an eine Anfalls-Ambulanz oder einen epileptologisch arbeitenden Arzt vorgeschlagen werden.
5. Da in der Regel die Eltern den Patienten auf das Arbeitsamt begleiten, sollte versucht werden, z. B. anhand von Tabelle 3 eine *Anfalls-Charakteristik* zu erstellen.
6. Anhand der Anfalls-Charakteristik soll versucht werden, die Palette der möglichen Berufsausbildungen und der späteren Tätigkeiten so weit wie möglich zu fassen.

Literatur

1. Bundesgenossenschaft für Gesundheitsdienst und Wohlfahrtspflege: Unfallverhütungsvorschrift VBG 1, VBG 109 (1977)
2. Dreyer, R.: Rehabilitation von Anfallskranken. In: Rehabilitation. Jochheim, K.-A., Scholz, J. F. (Hrsg.), Bd. III, S. 157–180. Stuttgart: Thieme 1975
3. Jüül-Jensen, P.: Epilepsy, a clinical and social analysis of 1020 adult patients with epileptic seizures. Acta Neurol. Scand. *40* (Suppl. 5), 1–148 (1963)
4. Kronenberg, R.: Über die rechtliche und praktische Hilfe zur Eingliederung von Anfallskranken in den Arbeitsprozeß mit einem Katalog geeigneter Berufe. Med. Diss., Berlin 1974
5. Leder, A.: Zur Psychopathologie der Schlaf- und Aufwachepilepsie. Eine psychodiagnostische Untersuchung. Nervenarzt *38*, 434–442 (1967)
6. Lennox, W. G., Lennox, M. A.: Epilepsy and related disorders. Boston: Little, Brown & Co. 1960
7. Stollreiter, L.: Aktuelle Fragen der sozialen und beruflichen Eingliederung von Epileptikern. Ärztl. Mittlg. *3*, 142–147 (1963)

Anlässe für Maßnahmen der beruflichen Rehabilitation bei Patienten mit Epilepsie

Rupprecht Thorbecke, Freie Universität Berlin – Bereich Medizinsoziologie an der Abteilung für Neurologie im Klinikum Charlottenburg, Berlin

Einleitung

Ich will zunächst über das Schicksal eines heute 20jährigen jungen Mannes berichten, das viel von dem enthält, was nachher mit Zahlen belegt werden soll.

Der Junge ist gleich nach der Geburt in ein Heim gekommen. Mit 5 Jahren wird er in einer neurologischen Abteilung für Kinder vorgestellt, weil er „während des Zahnens" mehrere Krampfanfälle gehabt habe. Dort wird vermerkt, daß es sich um ein zerebral geschädigtes Kind handle. Seine geistige Entwicklung entspreche dem Grad der Imbezillität, auf Versagungen reagiere er mit Aggression. Empfehlung: Einweisung in ein heilpädagogisches Heim. Der Junge kommt in eine Anstalt. Kurz nach der Aufnahme hat er einen „hirnorganischen" Anfall. Ein symptomatisches Anfallsleiden wird diagnostiziert, eine antiepileptische Therapie begonnen. Diese wird 9 Jahre aufrecht erhalten, obwohl keine Anfälle mehr auftreten. In der Anstalt besucht der Junge bis zu seinem 15. Lebensjahr die Sonderschule gür geistig Behinderte, danach wird er in der Sattlerei beschäftigt.

Als 16jähriger kehrt er nach Berlin zurück. Er

wird erneut neurologisch untersucht. Im EEG wird eine „erhöhte Anfallbereitschaft in den temporalen Ableitungen“ festgestellt. Eine antiepileptische Medikation hält man aber nicht für indiziert. Er wird in einem Jugendwohnheim untergebracht. Den Tag verbringt er in einem Jugendwerkheim, einer *Einrichtung für nichtbildbare Jugendliche.* Dort wird festgestellt, er sei lernwillig, seine schulischen Leistungen lägen aber unter denjenigen lernbehinderter Jugendlicher. Nach einem Jahr wird der Heimleiter beim Arbeitsamt vorstellig mit der Frage nach berufsbildenden Maßnahmen. Der Junge möchte eine Ausbildung in einer Rehabilitationseinrichtung für behinderte Jugendliche machen, von der er über die Großmutter gehört hat. Der Arbeitsamtsarzt befürwortet dies. Der Arbeitsamts-Psychologe führt keinen Test durch, da es sich nach den fachärztlichen Gutachten eindeutig um einen geistig behinderten Jugendlichen handle. Der Berufsberater schlägt einen Eingliederungslehrgang in eine Werkstatt für Behinderte vor, da der Junge nach eigenen Aussagen kaum schreiben und lesen könne, eine Berufsausbildung eine „Überforderung“ darstelle.

Der Junge kommt in eine *Werkstatt für Behinderte.* Parallel dazu gibt ihm der Heimleiter Unterricht und läßt ihn durch einen Lehrer 4 Std. pro Woche unterrichten. Nach einem Jahr – der Junge kann jetzt bis 1000 rechnen, ihm unbekannte Texte lesen und einfache Diktate schreiben – wird der Heimleiter wieder beim Arbeitsamt vorstellig. Der Junge fühle sich in der Werkstatt unterfordert. Das Arbeitsamt zieht Erkundigungen über die Leistungsfähigkeit des Jungen in der Werkstatt ein, die mit 42% angegeben wird, und stimmt dann einer Vorförderung mit dem Ziel einer späteren Berufsausbildung zu. Die Beurteilung im Förderkurs ist positiv. Es wird eine Ausbildung zum Tischler vorgeschlagen, vorausgesetzt man kümmere sich im Heim um die schulische Weiterbildung. Der Berufsberater ist zurückhaltend, schlägt eine erneute Vorstellung beim psychologischen Dienst vor. Dort wird jetzt die logische Denkfähigkeit und begriffliche Beweglichkeit des Jungen als knapp durchschnittlich beurteilt, die Schulkenntnisse seien aber unsicher. Es sei fraglich, ob der Junge schon jetzt einer Tischlerlehre gewachsen sei, prognostisch günstig sei allerdings seine starke Lern- und Leistungsmotivation. Der Berufsberater stimmt zögernd der Ausbildung zu, evtl. müsse noch ein Förderlehrgang zwischengeschaltet werden. Seit kanpp einem Jahr macht der Junge nun eine *Tischlerausbildung.*

Anzumerken ist noch: Als der Junge volljährig wurde, beabsichtigte die Behindertenfürsorge aufgrund früherer ärztlicher Gutachten die Bestellung eines Pflegers. Dies wurde vom Heimleiter mit dem Hinweis auf die günstige Entwicklung des Jungen abgebogen.

Was können wir aus diesem Schicksal lernen? Eine ungünstige soziale Situation zu Beginn seines Lebens und wenige Anfälle, die nach dem 5. Lebensjahr sistieren, werfen bei diesem Jungen ihren Schatten bis in Erwachsenenalter hinein. Der sozial mitbedingte Entwicklungsrückstand erweist sich als reversibel; der Junge kann habilitiert werden. Es stellt sich die Frage, ob er es ohne den Heimleiter, der an seine Entwicklungsmöglichkeiten glaubt, bis zu einer Berufsausbildung gebracht hätte.

Anlässe der beruflichen Rehabilitation

Ich will jetzt typische Anlässe für die Erwägung von Maßnahmen beruflicher Rehabilitation benennen, anhand von 56 Patienten aus der Epilepsie-Ambulanz unserer Klinik, bei denen ich in diesem Jahr ausführliche Sozialanamnesen erhoben habe. Gegliedert nach dem Zeitpunkt des Krankheitsbeginns und dem Zeitpunkt, zu dem berufliche Rehabilitationsmaßnahmen erwogen werden, ergeben sich 5 Gruppen (Tabelle 1). Wir wollen uns jetzt die 5 Gruppen unter dem Gesichtspunkt der Vermeidung von Maßnahmen der beruflichen Rehabilitation ansehen (Tabelle 2). *Unter den 16 Jugendlichen, für die beim Eintritt ins Erwerbsleben berufsbildende Maßnahmen erwogen wurden,* waren 13 mit *Einschränkung der intellektuellen Leistungsfähigkeit* zum Zeitpunkt der Untersuchung durch unsere Psychologin. Es handelte sich dabei im wesentlichen um Lücken im Schulwissen. So ist von 3 Patienten bekannt, daß sie wegen häufigen Fehlens bedingt durch das Anfallsleiden in

Tabelle 1. 56 Patienten mit Epilepsie für die 1978 Rehabilitationsmaßnahmen in Erwägung gezogen wurden

16 *Jugendliche*, deren Erkrankung vor dem Eintritt ins Erwerbsleben begonnen hat, die unmittelbar vor dem Schulabschluß stehen oder die Schule gerade abgeschlossen haben (max. 12 Monate)

16 *Jugendliche/Erwachsene*, deren Erkrankung vor dem Eintritt ins Erwerbsleben begonnen hat, die nach Schulabschluß keine oder eine für Anfallskranke nicht geeignete Ausbildung erhalten haben

7 *Erwachsene*, deren Krankheit vor dem Eintritt ins Erwerbsleben begonen hat, die eine für Anfallskranke geeignete Ausbildung erhalten haben

9 *Erwachsene*, deren Krankheit nach dem Eintritt ins Erwerbsleben einsetzte, für die unmittelbar nach Krankheitsbeginn Rehabilitationsmaßnahmen erwogen werden

8 *Erwachsene*, deren Epilepsie nach dem Eintritt ins Erwerbsleben einsetzte, für die länger als 1 Jahr nach Krankheitsbeginn keine Rehabilitationsmaßnahmen erwogen wurden

Tabelle 2. Anlässe für die Erwägung berufsbildender Maßnahmen (Jugendliche)

16 *Jugendliche*, deren Krankheit vor dem Eintritt in das Erwerbsleben begonnen hat, die unmittelbar vor dem Schulabschluß stehen oder die Schule gerade abgeschlossen haben (max. 12 Monate)

- 13 Einschränkung der intellektuellen Leistungsfähigkeit zum Zeitpunkt der Untersuchung
- 11 Verhaltensprobleme im Zusammenhang mit schwieriger Familiensituation
- 1 Zwangsneurose
- 1 ungewisse Prognose (Tumorepilepsie)
- 1 ungünstige Arbeitsmarktsituation

16 *Jugendliche/Erwachsene*, deren Krankheit vor dem Eintritt in das Erwerbsleben begonnen hat, die nach Schulabschluß keine oder keine dem Anfallsleiden angemessene Berufsausbildung erhalten haben

- 8 keine Ausbildung nach Schulabschluß
- 9 Berufsausbildung, die Anfallsleiden nicht berücksichtigt [Mechaniker, Konditor, Tischler, Einzelhandelskaufmann (3mal), Kfz-mechaniker, Bauschlosser, Installateur]
- 1 Berufsausbildung, die Anfallsleiden berücksichtigt; aber 2 Lehren abgebrochen, weil Patient zu langsam

der Schule abgehängt wurden. Solche Leistungsdefizite können schon während der Schule durch gezielte Förderungen und durch Kontakte des behandelnden Arztes zum Lehrer vermieden werden. *Verhaltensprobleme bei Jugendlichen*, die wir 11mal gefunden haben, sind: Unregelmäßiger Schlaf-Wach-Rhythmus; Konflikte wegen der Tabletteneinnahme; der Jugendliche ist unselbständig; Konflikte wegen Einschränkungen, die von den Eltern wegen des Anfallsleidens gemacht werden. Treten Verhaltensstörungen gemeinsam mit einer Einschränkung der intellektuellen Leistungsfähigkeit auf, bleibt häufig als einziger Weg die Ausbildung in einer Spezialeinrichtung. Dies ließe sich vermeiden bei rechtzeitiger und kontinuierlicher psychosozialer Betreuung z. B. in einer Epilepsie-Ambulanz.

Bei den 16 Jugendlichen, deren Erkrankung schon vor der Berufsreife einsetzte, die dann aber keine adäquate Ausbildung erhalten haben, spricht Tabelle 2 (unten) für sich. Maßnahmen für die neuen Patienten, die eine für ihre Krankheit ungeeignete Ausbildung erhalten haben (vorausgesetzt, sie sind therapieresistent), hätten sich bei sorgfältiger Beratung beim Schulabschluß vermeiden lassen. Entsprechendes gilt für die 6 Patienten, die nach Schulabschluß überhaupt keine Ausbildung erhalten haben. Dabei ist zu bedenken, daß Jugendliche, die schon einmal im Beruf gescheitert sind oder erst gar nicht im Beruf Fuß fassen konnten, oft unsicher sind, ob sie es schaffen werden, wenn ihnen der Vorschlag gemacht wird, noch einmal eine Ausbildung zu versuchen. Bemerkenswert ist auch der Fall des Jugendlichen, bei dessen Berufswahl die Anfallkrankheit berücksichtigt wurde. Er hatte einen Fieberkrampf zwischen 3. und 4. Lebensjahr und dann noch 10mal Fieberkrämpfe zwischen dem 4. und 5. Lebensjahr. Als er dann in die Ambulanz kam, stand er seit 13 Jahren unter Antiepileptika, obwohl kein Anfall mehr aufgetreten war. Der Schularzt hatte ihn wegen „Gehemmtheit" und „Langsamkeit" in unsere Ambulanz geschickt. Medikation bei Behandlungsbeginn: $2^1/_2$ Ergenyl, 2 Mylepsin, 2 Acrisucin. Der Junge hatte zu diesem Zeitpunkt schon eine Gärtner- und eine Postlehre wegen Langsamkeit abbrechen müssen. Danach hatte er weiter die Berufsschule besucht. Auf Initiative unserer

Sozialarbeiterin wird er dann für 9 Monate in eine Arbeitsbeschaffungsmaßnahme in einem Krankenhaus vermittelt. Parallel dazu werden die Medikamente reduziert. Inzwischen ist der Patient schon über ein halbes Jahr ohne Medikamente und ohne Anfälle. Nach Abschluß der Arbeitsbeschaffungsmaßnahme ist er in ein festes Ausbildungsverhältnis als Krankenpflegehelfer übernommen worden.

Bei den *Erwachsenen* bespreche ich nur die beiden Gruppen, bei denen die Epilepsie nach dem Eintritt in das Erwerbsleben begonnen hat (Tabelle 3). Bei den Patienten, für die wir unmittelbar nach Krankheitsbeginn Rehabilitationsmaßnahmen einleiten, sind die Erfolgsaussichten günstig. Die Patienten können (vorerst) nicht in ihren gelernten Beruf zurück, möchten aber ihren sozialen Status erhalten und sind deshalb für Maßnahmen zu motivieren. Auch mit den Kostenträgern ergeben sich, wird die Rehabilitation zu diesem Zeitpunkt eingeleitet, die wenigsten Schwierigkeiten. Oft ist es auch möglich, nach Absprache mit dem Arbeitgeber eine zeitweilige Umsetzung oder eine Regelung des Schichtdienstes zu erreichen, so daß der Patient im erlernten Beruf bleiben oder auf längere Sicht in ihn zurückkehren kann. Dazu ein Beispiel: In unsere Ambulanz kam eine 26jährige Frau, die ausgebildete Kranken- und Kinderkrankenschwester ist. Sie leidet an einer fokalen Epilepsie mit Schlaf-Grand mal, Dreamy states und psychomotorischen Anfällen. Große Anfälle sind seit einem Jahr nicht mehr, kleine Anfälle in den letzten 12 Monaten noch zweimal aufgetreten. Vom Arbeitsamt wurden ihr Maßnahmen der beruflichen Fortbildung vorgeschlagen, da sie keine Nacht- und Wechselschicht machen dürfe. Die Patientin selber wollte im gelernten Beruf bleiben. Nach epileptologischer Erfahrung wirken sich bei dieser Krankheitsform, wenn überhaupt, höchstens Nachtschicht, keinesfalls dagegen Wechselschicht am Tage auf den Verlauf der Krankheit ungünstig aus. Wir teilten dies dem Arbeitsamt mit. Berufsfördernde Maßnahmen wurden daraufhin nicht mehr als erforderlich angesehen, da es in Berlin mehrere Krankenhäuser gibt, die Schwestern einstellen, die nur Nachtdienst oder nur Wechselschicht am Tage machen.

Tabelle 3. Anlässe für die Erwägung berufsfördernder Maßnahmen (Erwachsene)

7 *Erwachsene*, deren Krankheit schon vor dem Eintritt ins Erwerbsleben begonnen hat, die nach Schulabschluß eine ihrer Erkrankung angemessene Ausbildung erhalten haben

- 2 psychiatrische Komplikationen im Krankheitsverlauf
- 3 Kündigungsdrohungen wegen Fehlzeiten und Leistungsschwankungen während Medikamentenumstellung
- 2 allgemeine Leistungseinschränkung (Verlangsamung)

9 *Erwachsene*, deren Krankheit nach dem Eintritt ins Erwerbsleben begonnen hat, für die unmittelbar nach Krankheitsbeginn Rehabilitationsmaßnahmen erwogen wurden

- 9 mit erlerntem Beruf
  Fliesenleger, Elektroinstallateur, Vorarbeiter, Dreher, Matrose (Steuermann), Taxifahrer, Krankenschwester, Verkäuferin, Lehrerin

8 *Erwachsene*, deren Krankheit nach dem Eintritt in das Erwerbsleben begonnen hat, für die länger als 1 Jahr nach Krankheitsbeginn keine Rehabilitationsmaßnahmen erwogen wurden

- 3 Anfälle traten während Lehre auf
- 3 Anfälle traten nach abgeschlossener Berufsausbildung auf
- 2 ohne abgeschlossene Berufsausbildung, aber mehrere Jahre in der gleichen Anlerntätigkeit (Melker, Dachdecker)

  Beruflicher Status zum Zeitpunkt der Vorstellung in unserer Ambulanz: 1 Hausfrau, 1 Barkeeper, 5 im ABM-Programm, 1 feste Stelle als Werkzeugausgeber

Eine ganz andere Situation zeigt sich bei den Erwachsenen, die, nachdem die Krankheit begonnen hat, aus dem Beruf herausgekommen sind, ohne daß Maßnahmen eingeleitet wurden, und die einen beruflichen Abstieg durchgemacht haben. Im psychologischen Test zeigen sie eine generalisierte Leistungsschwäche; sie haben sich häufig auch schon an einen Lebensstandard auf dem Sozialhilfeniveau gewöhnt und sind deshalb kaum für Maßnahmen der beruflichen Rehabilitation zu gewinnen. Unter den 8 Patienten aus dieser Gruppe sind zwei, die einen Rentenantrag gestellt haben. Diese Schwierigkeiten ließen sich wohl bei der Mehrzahl dieser Patienten vermeiden, wenn beim Ausbruch einer Spätepilepsie sofort berufliche Rehabilitationsmaßnahmen eingeleitet würden.

Folgerungen

Die Erfahrungen in der Epilepsie-Ambulanz unserer Klinik zeigen, daß sich bei vielen Patienten mit Epilepsie Rehabilitationsmaßnahmen vermeiden lassen könnten. Bei Jugendlichen ist Voraussetzung dafür: kontinuierliche und umfassende medizinische Betreuung, Beratung der Familie bei Schwierigkeiten im Umgang mit der Krankheit, Beratung bei der Auswahl geeigneter Schulen und bei Schwierigkeiten in der schulischen Entwicklung; gezielte Beratung durch einen Berufsberater für Behinderte und einen Epileptologen beim Eintritt ins Erwerbsleben.

Bei Personen, die eine Epilepsie bekommen, wenn sie schon im Erwerbsleben stehen, lassen sich Rehabilitationsmaßnahmen vermeiden, wenn die Einschränkungen bestimmter Tätigkeiten differenziert nach Art der Anfälle, Behandlungsstand und Prognose gemacht werden. Das Spektrum von Tätigkeiten, die mit der ursprünglichen verwandt sind, läßt sich auf diese Weise erweitern. Zudem ergibt sich dann nicht selten die Möglichkeit einer nur zeitweiligen Unterbrechung der bis zur Erkrankung ausgeübten Tätigkeit.

Die Prognose der Erwerbs- und Berufsfähigkeit bei Anfallskranken

Prof. Dr. med. Heinz Penin, Universitäts-Nervenklinik (Neurologie-Epileptologie) Bonn-Venusberg

Einleitung

Prognostische Aussagen sind vom zeitlichen Ablauf einer Erkrankung abhängig, u. a. auch im Hinblick auf soziale Kriterien wie Erwerbs- und Berufsfähigkeit, z. B. bei Anfallskranken. Diesbezügliche Verlaufsuntersuchungen haben wir seit 1960 als Follow-up-Studie am Kollektiv der für die sozialen Rentenversicherungen begutachteten Anfallskranken der Universitäts-Nervenkliniken Bonn durchgeführt (PENIN, 1960, 1961, 1969; STEHR, 1971; MÖNTER, 1978). Aus der Fülle der Ergebnisse seien zunächst solche statistischer Art referiert, die Aufschluß geben über Entwicklungen und Vorgänge bei Rentenbewerbern mit Epilepsie, die wir im Zeitraum von 1954 – 1977 untersucht haben.

Epilepsie und Invalidität

Durchschnittsinvalidisierungsalter

Nach Abb. 1 stieg das durchschnittliche Alter bei Rentenbeginn für Rentenbewerber mit Epilepsie von 1933 (VON DER HEYDT, 1936) bis 1967 um genau 12 Jahre an, während dieses Alter im Bundesdurchschnitt für alle vorzeitig invalidisierten Arbeitnehmer nur um 4,2 Jahre zunahm (Statistik der deutschen gesetzlichen Rentenversicherung 1951 – 1977). Dieser erstaunliche Anstieg des Durchschnittsinvalidisierungsalters bei den Arbeitnehmern mit Epilepsie um fast das Dreifache ist – wenn man parallel dazu die Zunahme der Behandlungsziffern sieht (s. Tabelle 2) – in erster Linie die Folge der verbesserten Epilepsie-Therapie, und dies veranlaßte

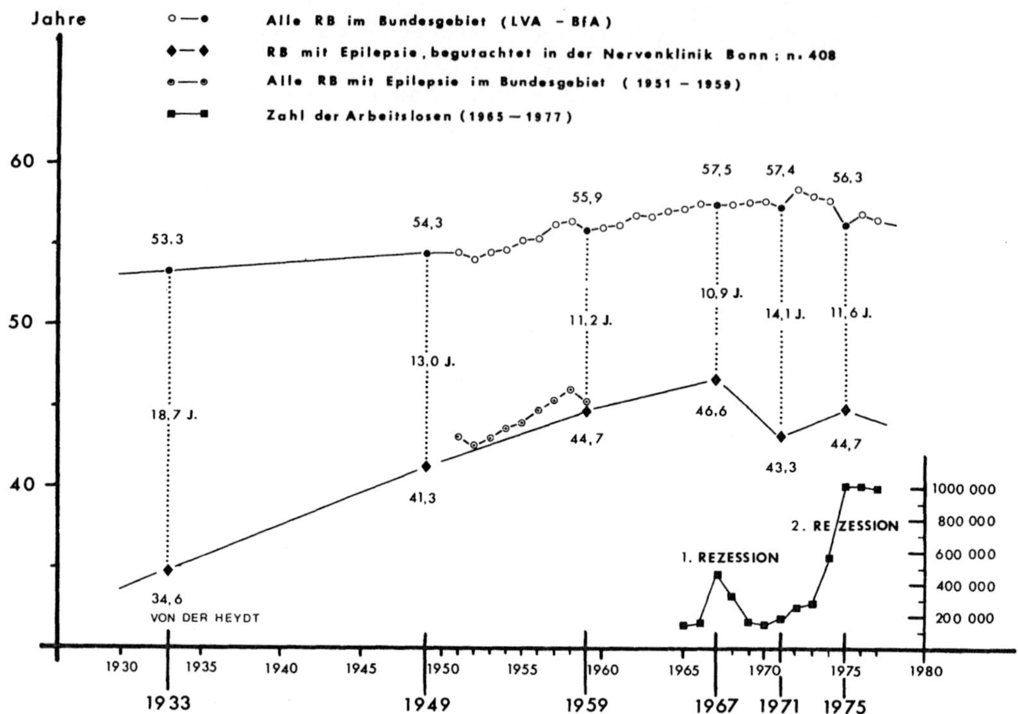

Abb. 1. Durchschnittliches Alter bei Rentenbeginn für Rentenbewerber mit Epilepsie und für alle Rentenbewerber im Bundesgebiet (LVA, BfA)

mich 1968 vom „Sozialen Aufstieg der Rentenbewerber mit Epilepsie" zu sprechen. Sehen wir uns aber den weiteren Verlauf der Kurven an, so fällt dieses Durchschnittsinvalidisierungsalter 1968 und deutlicher ab 1971/72 infolge konjunktureller Verschlechterung der Arbeitsmarktlage (1968 – 1977) um 2,7 Jahre ab, während das Rentenalter im Bundesdurchschnitt nur um etwa 1 Jahr absank.

Prozentualer Anteil der Frührentner

Ein paralleler Verlauf zeigt sich für den prozentualen Anteil der anfallskranken Frührentner, nämlich solcher, die vor dem 40. Lebensjahr invalidisiert wurden (Abb. 2): Dieser Anteil war 1933 – 1967/68 von 68% (VON DER HEYDT, 1936) auf 23% gesunken, aber in den letzten 10 Jahren wieder auf 32% angestiegen.

Invalidisierungsrate u. Behandlungssituation

Stellt man diesen statistisch repräsentativen Verlaufsdaten die absolute Invalidisierungsrate und die derzeitige Behandlungssituation gegenüber, so kommt es insofern zu einem Widerspruch, als auch im Zeitraum 1968 – 1977 weniger als früher invalidisiert wurde (Tabelle 1) und die Quote der ausreichend behandelten Anfallskranken weiter zugenommen hat (s. Tabelle 2). Hieran läßt sich sehr deutlich zeigen, daß für das Absinken des Durchschnittsinvalidisierungsalters und den prozentualen Anstieg der Frührentner andere, am ehesten soziale Gründe entscheidend wirksam gewesen sind. Die Arbeitsmarktlage mit einer Vollbeschäftigung bis 1967/68 bzw. mit einer Teilbeschäftigung und einer steigenden Zahl von Arbeitslosen 1972 bis 1975 bzw. 1977 ist von großem Einfluß auf die berufliche Sozialisation aller Arbeitnehmer, insbesondere solcher mit Epilepsie. Der Mensch mit Epilepsie ist im freien Wettbewerb um einen Arbeitsplatz – auch wenn er anfallsfrei bleibt – dem gesunden Arbeitslosen unterlegen. Deswegen ist die Arbeitslosigkeitsrate bei Patienten mit Epilepsie nach jüngsten statistischen Erhebungen zweimal so

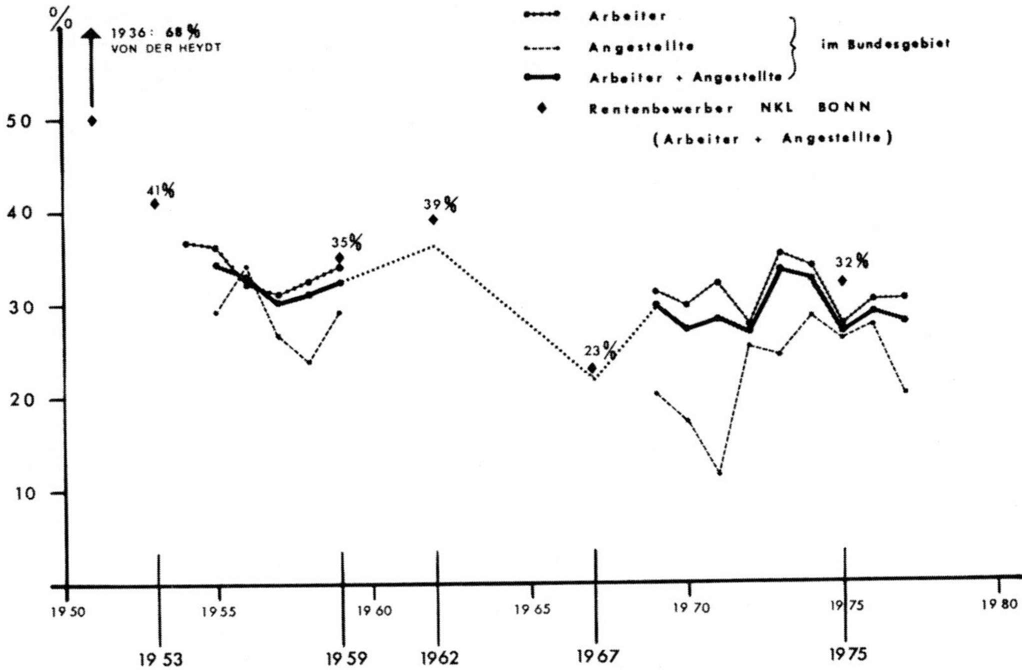

Abb. 2. Prozentualer Anteil der Rentenbewerber mit Epilepsie — jünger als 40 Jahre — bei Rentenbeginn

hoch wie der Durchschnitt (Plan for nationwide action on epilepsy, USA 1977).

Arbeitsplatzbeschaffung und Ausbildungsfähigkeit

Die medizinische und soziale Rehabilitation der Arbeitnehmer mit Epilepsie hat zudem solche Fortschritte gemacht, daß relativ viele anfallskontrollierte, z. T. umgeschulte oder anderweitig beruflich geförderte Arbeitnehmer zur Verfügung stehen und andere, vor allem junge Menschen mit Epilepsie, nachdrängen mit der Erwartung, daß ihnen die Eingliederung in den Arbeitsprozeß ebenfalls gelingt. Hieraus resultiert die dringliche Frage nach der Arbeitsplatzbeschaffung, die meines Erachtens für die Gruppe der Arbeitnehmer mit Epilepsie eine besondere, am besten gesetzlich verankerte Regelung notwendig macht.
Schließlich kommt ein zweites Problem auf uns zu, das die Ausbildungsfähigkeit von Anfallskranken betrifft: Es ist abzusehen, daß mit der Optimierung der anfallhemmenden Behandlung die Forderung nach geeigneter beruflicher Rehabilitation immer größer wird. Die Beurteilung der Ausbildungsfähigkeit von Personen mit Epilepsie und ggf. der krankheitsbegrenzten Rehabilitationsmöglichkeiten ist aber zweifellos schwierig und erfolgt z. Zt. ganz uneinheitlich. Es dürfte deshalb eine wichtige Aufgabe von Epileptologen, Arbeitsmedizinern und Berufssachverständigen sein, Richtlinien für die Beurteilung der Ausbildungsfähigkeit von Anfallskranken zu erarbeiten.

Invalidisierungsgründe

Anfallshäufigkeit

Bei der Aufschlüsselung der Invalidisierungsgründe fällt auf, daß in den letzten 15 Jahren das Kriterium „Anfallshäufigkeit" – isoliert betrachtet – nur noch in 24% zur Berentung führ-

Tabelle 1. Anzahl der Invalidisierungen (BU und EU) bei 408 Gutachtenpatienten mit Epilepsie in den Jahren 1946–1977. BU = berufsunfähig; EU = erwerbsunfähig; IN = invalisiert; NI = nicht invalidisiert

Beurteilung	1946–1952	1953–1959	1960–1963	1964–1967	1968–1977
BU	52 (63%)	50 (64%)	54 (43%)	34 (46%)	13 (27%)
EU	15 (18%)	14 (18%)	28 (22%)	15 (20%)	12 (25%)
IN	67 (81%)	64 (82%)	82 (65%)	49 (66%)	25 (52%)
NI	15 (19%)	14 (18%)	44 (35%)	25 (34%)	23 (48%)
Summe	82	78	126	74	48

te, während in den 15 Jahren zuvor, bis zum Jahre 1960, 71% aller Rentenbewerber wegen der großen Häufigkeit ihrer Anfälle invalidisiert wurden. – Es erweist sich immer als schwierig, die Wirksamkeit und den Wirkungsgrad medizinischer Maßnahmen zuverlässig beurteilen zu können; jedoch kann der Wandel einer für die Begutachtung so wichtigen Beurteilungsgrundlage wie die der Anfallshäufigkeit nicht anders erklärt werden, als daß es sich hierbei um einen von der verbesserten Behandlungssituation abhängigen Fortschritt handelt; denn bis 1960 wurden lediglich 27% und in den letzten 10 Jahren 65% der Anfallskranken antiepileptisch behandelt.

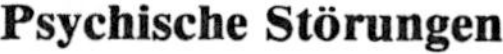

Psychische Störungen

Es läßt sich aber nachweisen, daß in dem Maße, wie die Anfallshäufigkeit für die Frage der Invalidisierung zurückgetreten ist, psychische Störungen Hauptindiz für die Annahme oder den Ausschluß von Erwerbs- und Berufsunfähigkeit wurden. Abb. 3 zeigt, daß der Stellenwert des

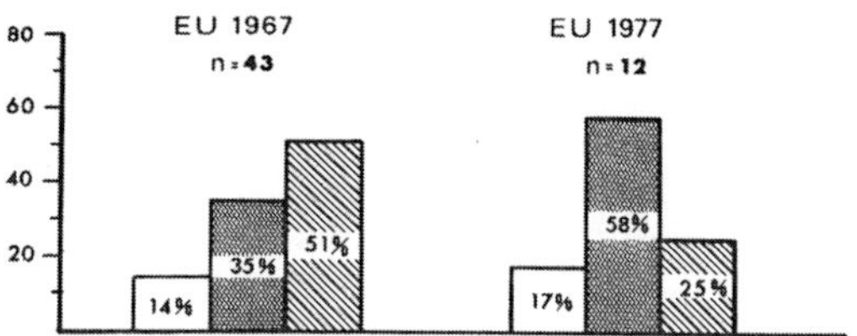

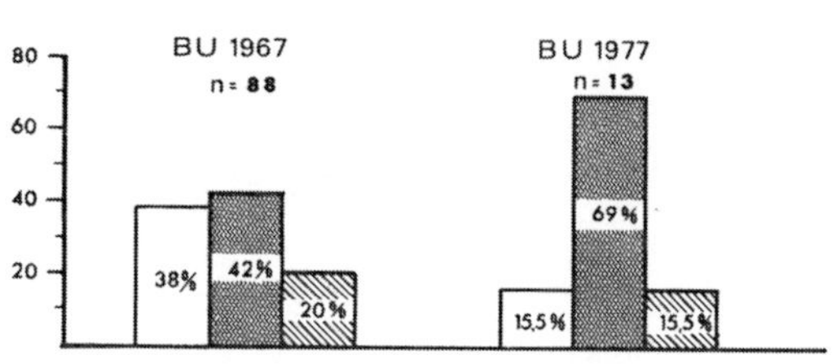

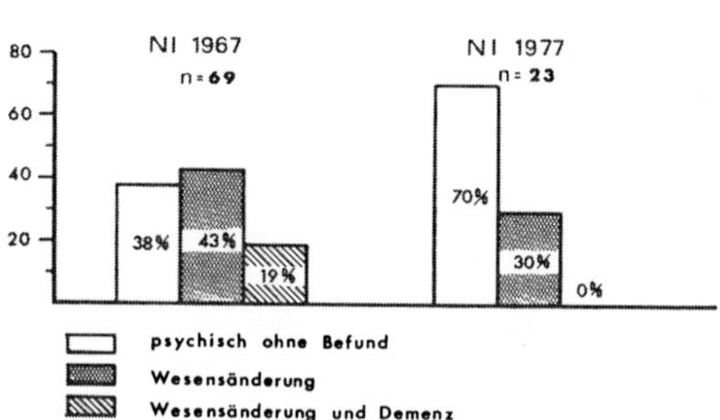

Abb. 3. Einfluß der psychischen Störungen auf die Berufsfähigkeit

Tabelle 2. Übersicht über die Behandlungssituation bei 408 Rentenbewerbern mit Epilepsie z. Zt. der Begutachtung in der Universitäts-Nervenklinik Bonn

Beobachtungszeit	Behandelt	Anbehandelt	Unbehandelt	Fallzahl
1946–1952	4%	22%	74%	82
1953–1959	23%	26%	51%	78
1960–1963	42%	37%	21%	126
1964–1967	51%	34%	15%	74
1968–1977	65%	15%	20%	48

psychischen Befundes für die Einordnung in die Gruppen „invalidisiert“ oder „nicht invalidisiert“ in den letzten 10 Jahren stark zugenommen hat. 1977 wurde im Vergleich zu 1967 nur noch ein relativ kleiner Teil der Patienten mit Wesensänderung *nicht* invalidisiert ($p < 0,1\%$).

Dementsprechend wurden in unserem Krankengut der letzten 10 Jahre allein 7 von 23 (28%) wegen ihrer psychischen Störungen – Wesensänderungen und Demenzen verschiedener Zusammensetzung und Schweregrade – vorzeitig und endgültig invalidisiert. – Diese Tendenz sollte jedoch genügend kritisch beobachtet werden, denn wir wissem um die Fragwürdigkeit der sog. epileptischen Wesensänderung. Bei vielen Anfallskranken ist der größte Teil der psychischen Störungen reversibel und nicht selten sogar pharmakogen verursacht.

Empfehlungen

Zusammenfassend muß gesagt werden, daß die Faktoren, die auf die Prognose der Erwerbs-und Berufsunfähigkeit postiv oder negativ Einfluß nehmen, in den meisten Fällen nicht der Erkrankung selbst angelastet werden können. Es sind überwiegend die sozialen Folgen von Epilepsie, die zur Aufgabe des Arbeitsplatzes zwingen. Anfälle führen heute seltener zur Erwerbs-und Berufsunfähigkeit als psychische Störungen. In 10 – 15% der Epilepsie-Kranken ist der Verlauf so schwer, daß mit einer ungünstigen sozialen Prognose gerechnet werden muß.

Ein wichtiges sozialmedizinisches Anliegen der Zukunft besteht meines Erachtens in der Arbeitsplatzbeschaffung für Arbeitnehmer mit Epilepsie, und hier plädiere ich für eine spezielle gesetzliche Regelung im Rahmen der Bundessozialhilfegesetze (§§ 39, 40) und/oder der Schwerbehindertengesetze (§§ 4, 5): Unter den Personen, die von Arbeitgebern nach den genannten Paragraphen zu beschäftigen sind, sollen sich in angemessenem Umfang solche mit Epilepsie befinden, die nach Art und Schwere ihrer Behinderung besonders betroffene Schwerbehinderte sind.

Literatur

1. Heydt, A. von der: Epilepsie und Invalidität. Dtsch. Med. Wochenschr. *61*, 1429 – 1432, 1467 – 1469 (1936)
2. Mönter, D.: Epilepsie und Arbeitsfähigkeit. Dissertation, Bonn (in Vorbereitung)
3. Penin, H.: Epilepsie und vorzeitige Invalidität. Fortschr. Neurol Psychiat. *28*, 448 – 468 (1960)
4. Penin, H.: Epilepsie und Invalidität. Dtsch. Med. Wochenschr. *86*, 1252 – 1256 (1961)
5. Penin, H.: Der soziale Aufstieg der Rentenbewerber mit Epilepsie. Nervenarzt *40*, 466 – 469 (1969)
6. Stehr, Ch.: Erwerbs- und Berufsunfähigkeit bei Epilepsie. Dissertation, Bonn 1971
7. Verband Deutscher Rentenversicherungsträger: Statistik der deutschen gesetzlichen Rentenversicherungen 1951 – 1977
8. U. S. Department of Health, Eduction, and Welfare. Public Health Service. National Institutes of Health: Plan for nationwide action on epilepsy. Vol. I. DHEW Publication No. (NIH) 78 – 276 (1977)

Rechtliche Probleme bei der Rehabilitation von Anfallskranken

Heinz-Dietrich Steinmeyer, Wissenschaftlicher Assistent, Freie Universität Berlin – Fachbereich Rechtswissenschaft – Institut für deutsches und europäisches Arbeits-, Sozial- und Wirtschaftsrecht, Berlin

Einleitung

Gegenstand dieses Referats sollen nicht die Rechtsprobleme sein, die sich im Sozialversicherungsrecht ergeben bei der Rehabilitation von Anfallskranken. Die Fragen, die auftauchen im Zusammenhang mit den Leistungen, die von den Sozialversicherungsträgern zur medizinischen und beruflichen Rehabilitation gewährt werden, spielen zwar in der täglichen Arbeit der mit der Rehabilitation von Patienten mit Epilepsie betrauten Personen eine nicht zu unterschätzende Rolle; diese Fragen sind jedoch nicht epilepsiespezifisch und betreffen die Rehabilitation ganz allgemein. Es sollen deshalb die sich bei der sozialen Rehabilitation von Anfallskranken ergebenden Probleme im Vordergrund stehen. Maßgebend bei der Auswahl der nunmehr anzusprechenden Fragen war, daß sie nach meinen bisherigen Erfahrungen in der Praxis besonders häufig auftauchen.

Epilepsie und Arbeitsplatz

1. Die Einstellung anfallskranker Arbeitnehmer
Vielen Anfallskranken bereitet es Schwierigkeiten, einen angemessenen Arbeitsplatz zu finden. Wegen ihres Leidens können sie nicht an allen Arbeitsplätzen tätig werden. Der Arbeitgeber sieht sich daher veranlaßt, die Eignung bei der Einstellung durch Fragen an den Arbeitnehmer und ggf. durch ärztliche Untersuchung zu ermitteln. Dem Fragerecht des Arbeitgebers hinsichtlich der Krankheit steht gegenüber die Pflicht des Arbeitnehmers, Angaben über sein Leiden – und zwar ggf. auch unaufgefordert – zu machen (P. Hofmann , 1975, Degener, 1975). Als Grundsatz ist davon auszugehen, daß der Arbeitgeber berechtigt ist, dem Arbeitnehmer Fragen über solche Umstände zu stellen, die für die Beurteilung der Einsetzbarkeit des Arbeitnehmers an dem vorgesehenen Arbeitsplatz von Bedeutung sind. Dabei ist zu bedenken, daß es – insbesondere soweit es Fragen nach bestehenden Krankheiten anbetrifft – wohl kaum einen Arbeitnehmer geben wird, der nicht in irgendeiner Weise das Risiko zukünftiger Gesundheitsbeeinträchtigungen in sich birgt (Landesarbeitsgericht Berlin, BB 1974, S. 510). Der Arbeitgeber darf daher nur nach solchen Krankheiten fragen, die mit Sicherheit oder mit an Sicherheit grenzender Wahrscheinlichkeit die Eignung für den vorgesehenen Arbeitsplatz in erheblichem Umfang beeinträchtigen oder gar unmöglich machen (P. Hofmann, 1975, S. 43f.; s. auch Landesarbeitsgericht Düsseldorf, DB 1971, S. 2071). Wieweit dies bei Anfallsleiden der Fall ist, hängt in jedem Einzelfall von der Art und Schwere der Epilepsie und dem vorgesehenen Arbeitsplatz ab. Eine generelle Regel läßt sich nicht aufstellen. Der einstellende Arbeitgeber ist damit vor eine schwierige Aufgabe gestellt, vermutlich sogar überfordert, bedenkt man die bisher noch recht lückenhafte Kenntnis der Öffentlichkeit über Epilepsie.

Unterläßt es der Arbeitgeber, bei der Einstellung nach bestehenden Krankheiten zu fragen, so ist der Arbeitnehmer dennoch unter bestimmten Voraussetzungen offenbarungspflichtig. Dies ist aber nicht schon dann der Fall, wenn der Arbeitnehmer infolge seiner Krankheit nur eingeschränkt für den Arbeitsplatz geeignet ist, sondern erst dann, wenn es dem Arbeitnehmer wegen seiner Krankheit unmöglich wird, die vertraglich übernommene Tätigkeit auszufüllen (P. Hoffmann, 1975, S. 53f.). So wird etwa ein Arbeitnehmer mit einer leichten Epilepsie, der für eine Schreibtischtätigkeit mit Publikumsverkehr eingestellt werden soll, nicht verpflichtet sein, ohne Befragen Auskunft über seine Krankheit zu geben.

2. Die Sicherung des Arbeitsplatzes
Hat ein Anfallskranker einen Arbeitsplatz, so ist er nur dann gegen den Verlust dieses Arbeitsplatzes stärker als ein gesunder Arbeitnehmer geschützt, wenn im Zeitpunkt der Kündigung seine etwaige Schwerbehinderteneigenschaft in dem vom Schwerbehindertengesetz vorgesehenen Verfahren förmlich festgestellt oder ein Antrag auf Erteilung eines entsprechenden Bescheides gestellt worden ist. Nur dann ist die Kündigung an die vorherige Zustimmung der Hauptfürsorgestelle gebunden. Es reicht also – wie das Bundesarbeitsgericht in einer neueren Entscheidung feststellte (Bundesarbeitsgericht, NJW 1978, S. 1397 ff.) – nicht aus, daß die betreffende Person rein tatsächlich die Voraussetzungen für eine Anerkennung als Schwerbehinderter erfüllt.

3. Empfehlungen
Erfahrungen haben gezeigt, daß nicht wenige Anfallskranke davor zurückschrecken, die Anerkennung als Schwerbehinderter zu beantragen; aus den vorgenannten Gründen kann ihnen zur Einleitung eines solchen Verfahrens nur dringend geraten werden. Auf der anderen Seite scheuen viele Kranke davor zurück, Auskunft über ihre Krankheit zu geben; ihnen ist vor Augen zu führen, daß falsche Auskunft auf zulässige Fragen oder Schweigen trotz Offenbarungspflicht den Arbeitgeber berechtigen, den Arbeitsvertrag rückgängig zu machen. Andererseits ist diese Scheu verständlich, da insbesondere bei kleineren Unternehmen, die nicht über Betriebsärzte verfügen, die nötige Sachkunde fehlt, um die Eignung eines Anfallskranken für einen bestimmten Arbeitsplatz beurteilen zu können. Fällt dann das Stichwort Epilepsie, resultiert daraus nicht selten eine Ablehnung, auch wenn der Arbeitsplatz objektiv geeignet ist. Dies zeigt, daß insofern einer umfassenderen Rehabilitation von Anfallskranken eine Informationslücke seitens der Öffentlichkeit im Wege steht. Eine umfassendere Information wäre daher ein wesentlicher Beitrag zur Rehabilitation. Ich schlage daher vor, ähnlich den Richtlinien der Deutschen Sektion der Internationalen Liga gegen Epilepsie über die Aufnahme von Anfallskranken in den Beamtenstand (veröffentlicht in BEHR et al. 1977) Maßstäbe zu formulieren, anhand derer es den Arbeitgebern ermöglicht wird, die Eignung anfallskranker Arbeitnehmer für bestimmte Arbeitsplätze oder Arten von Arbeitsplätzen festzustellen. Diese Maßstäbe müßten in geeigneter Weise den Betroffenen über die Organisationen der Arbeitgeber und der Arbeitnehmer zur Kenntnis gebracht werden.

Epilepsie und Privatversicherung

Ein anderer Bereich, in dem sich für Anfallskranke in der Praxis Schwierigkeiten ergeben, ist der der Privatversicherung. Sie sehen sich konfrontiert mit überdurchschnittlich hohen Prämien und Leistungsausschlüssen.

1. Die private Krankenversicherung
In der privaten Krankenversicherung ist zu unterscheiden zwischen einer nach Vertragsschluß auftretenden Epilepsie und einer bei Vertragsschluß bereits bestehenden (NEESSE). Aus dem Versicherungsprinzip folgt, daß der Versicherer zu unveränderten Prämien leistungspflichtig ist, wenn die Krankheit erst nach Abschluß des Versicherungsvertrages auftritt. Bestand hingegen die Krankheit bereits bei Vertragsschluß, so ist der Privatversicherer grundsätzlich nicht verpflichtet, wegen einer solchen Krankheit Leistungen zu erbringen, und zwar ohne Rücksicht darauf, ob sie zum Zeitpunkt des Vertragsschlusses behandlungsbedürftig war oder nicht. Die meisten Unternehmen der privaten Krankenversicherung sind jedoch gegen Erhebung eines Risikozuschlages auf die normale Prämie bereit, eine bereits bestehende Epilepsie in den Versicherungsschutz einzubeziehen. Allgemeine Angaben über die Höhe dieses Risikozuschlages sind nicht möglich, da die Versicherer dies von den im Einzelfall zu berücksichtigenden Gesichtspunkten abhängig machen. Dazu zählen insbesondere Art und Schwere der Epilepsie, Dauer ihres Bestehens und die Häufigkeit der Anfälle; nach Auskunft des Verbandes der privaten Krankenversicherung bewegen sich diese Zuschläge zwischen 30 und 80% des Normalbeitrages.

Derartige Risikozuschläge werden von den Trägern der gesetzlichen Krankenversicherung nicht erhoben. Sie stehen – soweit es Versicherungspflichtige anbetrifft – für den Fall der Krankheit ein ohne Rücksicht darauf, ob es sich um Krankheiten handelt, die schon vor Eintritt in die Versicherung bestanden haben oder nicht. Die Höhe des Beitrages bemißt sich nicht nach dem versicherten Risiko, sondern allein nach dem Einkommen des Versicherten. Für Personen allerdings, die in der gesetzlichen Krankenversicherung freiwillig versichert sind, besteht ein Ausschluß für solche Leiden, die zum Zeitpunkt des Beitritts behandlungsbedürftig sind (§ 310 Abs. 2 Reichsversicherungsordnung – RVO; s. auch Bundessozialgericht, SozR Nr. 2 zu § 310 RVO).

2. Die Lebensversicherung

Ähnlich wie die Situation in der privaten Krankenversicherung ist die in der Lebensversicherung (vgl. insbesondere JECKLIN, 1958). Bei der Bewertung des zu versichernden Risikos steht der Lebensversicherer vor der Frage, wie die Prämien zu bemessen sind, um im Durchschnittsfall die Versicherungsleistung aus ihnen finanzieren zu können. Die bekannte Staffelung der Prämien nach Lebensalter macht dies deutlich; je kürzer der zu erwartende Zeitraum bis zum Eintritt des Versicherungsfalles ist, um so höher haben die Prämien auszufallen. Die Lebensversicherungen arbeiten daher mit Sterbetafeln, die die statistischen Erfahrungswerte für alle versicherungstechnischen Berechnungen liefern. Die Sterbetafel gibt an, wieviele Personen eines bestimmten Anfangsbestandes gleichaltriger Personen nach einer bestimmten Zahl von Jahren noch leben. Für anomale Risiken, zu denen Anfallskranke regelmäßig gehören werden, sind Sterbetafeln konstruiert worden, die man als „Sterbetafeln anomaler Leben" bezeichnet. Diese werden aus der regulären Sterbetafel derart abgeleitet, daß die Sterbewahrscheinlichkeit eines jeden Alters um einen bestimmten Prozentsatz erhöht wird, der die Übersterblichkeit gegenüber Personen darstellt, die als normale Risiken angesehen werden können. Da die Lebenserwartung der Anfallskranken dank der Fortschritte der Medizin steigt, ergeben sich für diesen Personenkreis zunehmend günstigere Bedingungen bei Abschluß einer Lebensversicherung, wenn diese Veränderungen in die Statistiken der Lebensversicherung einfließen (DIEHL, 1977).

3. Die private Unfallversicherung

In der privaten Unfallversicherung (vgl. dazu allgemein E. HOFFMANN, 1970) existierte bis zum Jahre 1976 eine Regelung, nach der Anfallskranke als nicht versicherungsfähig galten und daher trotz Beitragsleistung nicht versichert waren (§ 5 Abs. 1 Allgemeine Unfallversicherungs-Bedingungen – AUB a. F.). Das bedeutete, daß für sie außerhalb des Bereichs der gesetzlichen Unfallversicherung eine Versicherung gegen das Risiko des Unfalls nicht möglich war. Auf Anregung der Bundesarbeitsgemeinschaft „Hilfe für Behinderte" wurde diese Vorschrift so geändert, daß nunmehr Anfallskranke nicht mehr vollständig von der Unfallversicherung ausgeschlossen sind (vgl. VerBAV 1977, 129f.). Weiterhin bleiben aber Unfälle vom Versicherungsschutz ausgeschlossen, die durch einen Anfall verursacht worden sind (§ 3 Abs. 4 AUB). Während damit im Bereich der allgemeinen Unfallversicherung ggf. durch medizinische Gutachten zu ermitteln ist, ob ein Anfall ursächlich war, existiert noch heute eine Regelung in der Kraftfahrt-Insassen-Unfallversicherung, nach der sich der Versicherungsschutz nicht erstreckt auf Personen, die von Epilepsie befallen sind (§ 17 Nr. 4 Allgemeine Bedingungen für die Kraftfahrtversicherung – AKB). Ein anfallskranker Beifahrer etwa erhält daher aus der Insassen-Unfallversicherung keine Leistungen, und zwar ohne Rücksicht darauf, ob dieser Unfall durch einen Anfall verursacht worden ist. Da diese Regelung inzwischen als wenig glücklich angesehen wird, bestehen Bestrebungen, diese Vorschrift dahingehend abzuändern, daß nur noch auf die Kausalität abgestellt wird (zur Kritik an dieser Regelung vgl. STIEFEL et al., 1977, Anm. 10 zu § 17 AKB). Es ist anzunehmen, daß diese Änderung im kommenden Jahr in Kraft treten wird.

4. Empfehlungen

Während damit insbesondere für den Bereich der Unfallversicherung den Bedürfnissen der

Anfallskranken Rechnung getragen ist, ist die Situation insbesondere in der privaten Krankenversicherung weiterhin unbefriedigend. Beitragszuschläge von bis zu 80% stellen für viele Betroffene eine außerordentliche Belastung dar. Ich schlage deshalb vor, die Unternehmen der privaten Krankenversicherung anzuregen, Vorstellungen darüber zu entwickeln, ob es nicht allgemein möglich ist, Personen mit eingebrachten Leiden zum Normaltarif zu versichern. Daß dieser Weg gangbar ist, haben zwei Krankenversicherungsunternehmen bewiesen. Sie beziehen Vorerkrankungen ohne Beitragszuschlag zum Normaltarif in den Versicherungsschutz ein und gelangen dabei nicht zu wesentlich höheren Tarifen. Es wäre deshalb zu begrüßen, wenn sich diese Praxis in der privaten Krankenversicherung allgemein durchsetzen würde. Dadurch könnten diese Unternehmen einen nicht unwesentlichen Beitrag zur sozialen Rehabilitation leisten.

Epilepsie und Führerschein

Abschließend soll noch kurz eingegangen werden auf eine Frage, die wohl viele Anfallskranke bewegt. In unserer heutigen Gesellschaft spielt das Kraftfahrzeug eine enorme Rolle. Für zahlreiche berufliche Tätigkeiten ist der Besitz eines Führerscheins unerläßliche Voraussetzung. Die Frage der Fahrtauglichkeit von Anfallskranken ist daher für die Betroffenen von großer, nicht selten auch wirtschaftlicher Bedeutung.

1. Die Praxis der Verwaltung und Rechtsprechung

Eine ausdrückliche Regelung der Fahrtauglichkeit von Anfallskranken existiert bei uns nicht. Im Straßenverkehrsgesetz heißt es lapidar, daß eine Fahrerlaubnis nicht zu erteilen bzw. eine vorhandene zu entziehen ist, wenn Tatsachen vorliegen, die die Annahme rechtfertigen, daß der Betroffene zur Führung von Kraftfahrzeugen ungeeignet ist (§ 2 Abs. 1 S. 2 und § 4 Abs. 1 Straßenverkehrsgesetz – StVG; vgl. auch JAGUSCH, 1978, Rdn. 10 zu § 2 StVG und Rdn. 9 zu § 4 StVG). Der Richter oder Verwaltungsbeamte sieht sich daher veranlaßt, solche Tatsachen zu ermitteln und ggf. entsprechende Schritte einzuleiten. Um im jeweiligen Einzelfall die Fahrtauglichkeit feststellen zu können, ist er auf die Hilfe medizinischer Gutachter oder aber allgemeiner Richtlinien angewiesen. Der Bundesminister für Verkehr hat den Straßenverkehrsbehörden empfohlen, nach dem von LEWRENZ (1973) bearbeiteten Gutachten *Krankheit und Kraftverkehr* zu verfahren, das eine dreijährige Anfallsfreiheit fordert und zusätzlich verlangt, daß bei dauernder Arzneimittelbehandlung zentralnervöse Nebenwirkungen nicht erkennbar sein dürfen. Während die Verwaltungspraxis wohl weitgehend hiernach verfährt, haben sich die Richtlinien dieses Gutachtens in der Rechtsprechung noch nicht allgemein durchzusetzen vermocht. Hier wird nicht selten eine fünfjährige Anfallsfreiheit, davon drei Jahre ohne Medikamente gefordert. Unsicherheit besteht in der Praxis der Verwaltung und der Gerichte insbesondere hinsichtlich der Frage, ob auch bei einer nur durch Medikamente bewirkten Anfallsfreiheit die Fahrtauglichkeit zu bejahen ist. Hierauf gibt m. E. das erwähnte Gutachten im Gegensatz zu den Empfehlungen der Deutschen Sektion der Internationalen Liga gegen Epilepsie (BAMBERGER et al., 1967) keine ausreichend klare Antwort. In der juristischen Literatur (HIMMELREICH u. HENTSCHEL, 1978, Rdn. 440) werden gegen eine nur durch Medikamente bewirkte Anfallsfreiheit Bedenken geäußert, da die Praxis zeige, daß eine verantwortungsbewußte Medikamenteneinnahme nicht gewährleistet werden könne. Es wird auch bezweifelt, ob dem mit Auflagen wirksam begegnet werden kann.

2. Empfehlung

Zu diesem Punkte wäre daher eine Klarstellung wünschenswert, ggf. sollte auf eine Änderung der im LEWRENZ-Gutachten aufgestellten Richtlinien hingewirkt werden.

Literatur

1. BAMBERGER, Ph., DREYER, R., JANZ, D., LANDOLT, H., MATTHES, A., MÜLLER, N., RABE, F., RÖTTGEN, P., SCHORSCH, G. STOLLREITER, L.: Richtlinien für die Beurteilung der Kraftfahrtauglichkeit epileptisch Anfallskranker –

Deutsche Sektion der Internationalen Liga gegen Epilepsie. Nervenarzt *38*, 64–66 (1967)
2. BEHR, H., DREYER, R., FREUDENBERG, D., HALLEN, O., JANZ, D., MATTHES, A., RABE, F., RÖTTGEN, P., STOLLREITER, L.: Die epileptischen Anfallskrankheiten – ein Leitfaden für Erzieher, Fürsorger, Arbeits- und Berufsberater, 4. Aufl. Heidelberg: Heidelberger Verlagsanstalt und Druckerei 1977
3. DEGENER, U.: Das Fragerecht des Arbeitgebers gegenüber Bewerbern. Berlin: Duncker & Humblot 1975
4. DIEHL, L. W.: Verbesserung der Lebenserwartung durch Antiepileptika und Präventiv-Medizin. Lebensversicherungsmedizin *1977*, 25–30
5. HIMMELREICH, K., HENTSCHEL, P.: Fahrverbot – Führerscheinentzug, 2. Aufl. Düsseldorf: Werner 1978
6. HOFMANN, E.: Die private Unfallversicherung. Karlsruhe: Versicherungswirtschaft 1970
7. HOFMANN, P.: Zur Offenbarungspflicht des Arbeitnehmers. Zeitschrift für Arbeitsrecht *1975*, 1–64
8. JAGUSCH, H.: Straßenverkehrsrecht, 24. Aufl. München: Beck 1978
9. JECKLIN, H.: Grundlagen und Technik der Behandlung erhöhter Risiken in der Lebensversicherung. In: Grundlehren der mathematischen Wissenschaften. Bd. 98: Versicherungsmathematik II. *Saxer,* W. (Hrsg.), S. 198–277. Berlin, Göttingen, Heidelberg: Springer 1958
10. LEWRENZ, H. (Bearbeiter): Krankheit und Kraftverkehr. Gutachten des Gemeinsamen Beirates für Verkehrsmedizin beim Bundesministerium für Verkehr und beim Bundesminister für Jugend, Familie und Gesundheit. Coburg: Neue Presse 1973
11. NEESSE, G.: Das versicherte Wagnis. In: Leitfaden der privaten Krankenversicherung. BALZER, A., JÄGER, G. (Hrsg.). Karlsruhe: Versicherungswirtschaft, Loseblatt unter B
12. STIEFEL, E., WUSSOW, W. HOFMANN, E.: Kraftfahrtversicherung, Kommentar, 10. Aufl. München: Beck 1977

Veränderung des Anstaltscharakters durch Rehabilitation

Dr. med. Hans-Jürgen Engler, Leitender Arzt der Johannes-Anstalten Mosbach/Baden

Einleitung

Der Bericht berücksichtigt die Entwicklung rehabilitativer Bemühungen in den letzten 10 Jahren und begründet sich auf die Erfahrungen in einer Einrichtung für Geistig- und Mehrfachbehinderte – zumeist Folgen einer frühkindlichen Hirnschädigung –, bei deren Klientel auch Residualepilepsien mit verschiedenen klinischen Syndromen vorkommen.

Medizinische Rehabilitation

In den letzten 10 Jahren wurden die Möglichkeiten der medizinischen Rehabilitation von Patienten mit Epilepsie entscheidend verbessert.

1. Für die medikamentöse Einstellung gewann neben der differenzierten Erfassung des Anfallstyps, neben der Feststellung der tageszeitlichen Bindung und neben der altersspezifischen Ausprägung auch das Ergebnis der hirnelektrischen Untersuchung eine zunehmende und entscheidende Bedeutung. Da jetzt jede größere Einrichtung zur Behandlung und Förderung von Mehrfachbehinderten auch über ein hirnelektrisches Labor verfügt, wurde die Auswahl des antikonvulsiven Medikamentes fundierter und verkürzte die Einstellungsphase auf Antiepileptika.
2. Eine Reihe neuer Medikamente ermöglicht eine zunehmend differenzierte Auswahl der wirksamen Antiepileptika.
3. Zur Vermeidung pharmakogener, psychischer Störungen während der antiepilepti-

schen Langzeitbehandlung ist in den letzten Jahren die Serumspiegelbestimmung der Antiepileptika zunehmend wichtig geworden. Hierdurch lassen sich medikamentös erzeugte Pseudodemenzen vermeiden.

Auch epileptische Verstimmungen und psychotische Episoden bekommt man durch EEG-Analyse und Beachtung von Serumkonzentrationen besser in den Griff und schafft hierdurch günstigere Voraussetzungen zu einer Rehabilitation der in Vollzeiteinrichtungen aufgenommenen Anfallskranken.

4. Verschiedene Verfahren der Psychotherapie, insbesondere der Verhaltenstherapie, der Gesprächstherapie und der kreativen Therapie fanden in den letzten Jahren immer mehr Beachtung, auch in der Behandlung von Mehrfachbehinderten mit epileptischen Anfällen. Hierdurch läßt sich die Entwicklung mancher Verhaltensauffälligkeiten vermeiden, oder es können vorhandene Verhaltens- und Eingliederungsstörungen in Kombination mit einem Sozialtraining abgebaut werden.

Pädagogische Rehabilitation

Auch in den Anstalten ist in den letzten 10 Jahren durch die neuen Sonderschulbestimmungen eine verbesserte Situation zur pädagogischen Förderung behinderter Kinder und Jugendlicher zu verzeichnen. Durch die Deklaration, daß es prinzipiell keine „bildungsunfähigen“ Kinder mehr gibt, ist sichergestellt, daß auch Schwer- und Mehrfachbehinderte einen Anspruch auf schulische Bildung haben. Dies wirkt sich vor allem dahingehend aus, daß im Rahmen der pädagogischen Frühförderung bereits im Kleinstkindalter intellektuelle Behinderungen frühzeitig erkannt und durch ein Frühförderungsprogramm bessere Voraussetzungen für die vorschulische Bildung geschaffen werden können. Die Differenzierung im Sonderschulwesen in Schulen für Lern- und Geistigbehinderte, die sich im letzten Jahrzehnt vollzog, hat weiter zu einer Optimierung der Voraussetzungen zu einer Gesamtrehabilitation geführt.

Berufliche Rehabilitation

Im Rahmen der beruflichen Rehabilitation haben in den letzten 10 Jahren zwei Sondereinrichtungen an Bedeutung gewonnen resp. sind in den letzten Jahren entstanden.

1. *Die Werkstatt für Behinderte*[1] nimmt diejenigen Behinderten auf, die auf dem freien Arbeitsmarkt zunächst oder auch später nicht eingegliedert werden können, und vermittelt ihnen so einen Dauerarbeitsplatz. Durch Differenzierung in eine Eingangsstufe, in eine Trainingsstufe und eine Produktionsstufe ist sichergestellt, daß jeder, auch der Schwerbehinderte einen ihm adäquaten Arbeitsplatz bekommt, an dem er eine lebenserfüllende Tätigkeit ausüben, zu seinem Lebensunterhalt selbst beitragen und für seine Altersversicherung selbst mitsorgen kann. Wichtig ist die Maxime, daß es „eine Einrichtung unterhalb der WfB“ nicht gibt, d. h. das Recht auf Arbeit auch des Schwerst- und Mehrfachbehinderten ist damit rechtlich fixiert.
2. *Die Berufsbildungswerke*[1] sind Einrichtungen zur beruflichen Erstausbildung Behinderter. In der ersten Ausbaustufe werden in der BRD rund 7000 Ausbildungsplätze in 24 Berufsbildungswerken bereitgestellt.

   Berufsbildungswerke sind Einrichtungen der beruflichen und gesellschaftlichen Rehabilitation, die zumeist großen Behinderten-Einrichtungen angegliedert sind. Für den in diesem Referat gemeinten Personenkreis von Mehrfachbehinderten mit epileptischen Anfällen sind Einrichtungen geeignet, die auch über die notwendigen klinischen und therapeutischen Einrichtungen zur Behandlung und Kontrolle von Epilepsien verfügen. Die Berufsbildungswerke verstehen sich als Einrichtungen zur beruflichen Rehabilitation derjenigen Jugendlichen, die nur in einer auf ihre Behinderungsart und deren Auswirkungen eingestellten Ausbildungsorganisation beruflich gefördert werden können.

   In einer auf die jeweiligen Belange ausgerichteten, kontinuierlich ausbildungsbegleitenden

[1] Auskunft über die Werkstätten für Behinderte und die Berufsbildungswerke erhältlich bei der Stiftung Rehabilitation, Postfach 101409, 6900 Heidelberg 1.

Betreuung durch Ärzte, Psychologen, Sonderpädagogen und andere Fachkräfte der Rehabilitation werden sie zu einem Ausbildungsabschluß nach dem Berufsbildungsgesetz gebracht, der sie zur Eingliederung auf dem freien Arbeitsmarkt befähigen soll.

Folgerungen

Durch die geschilderten Entwicklungen der medizinischen, der pädagogischen und der beruflichen Rehabilitation, die in den letzten 10 Jahren entstanden oder weiterentwickelt wurden, ist im Charakter der Vollzeiteinrichtungen ein erkennbarer Wandel eingetreten, den man mit dem Wort *Normalisierung* am besten trifft.

Wenn man in Rechnung stellt, daß es sich bei dem hier gemeinten Personenkreis überwiegend um Mehrfach- und Schwerbehinderte handelt, so ist das Wort „Normalisierung" dahingehend zu verstehen, daß auch im Rahmen einer Anstaltsbetreuung die Lebensbedingungen so normal wie möglich gehalten werden, d. h. alles vermieden wird, was zu einer Erschwerung der Eingliederung in die Gesellschaft führen kann. Die gesetzlichen Grundlagen hierfür wurden in den letzten Jahren z. T. schon geschaffen. Manches steht noch aus.

Die noch weitergehende Adaptation „an die Verhältnisse in der Gesellschaft" auch für diese Behinderten zu schaffen, muß künftige Aufgabe der Gesetzgebung, aber auch Aufgabe der in der Rehabilitation Tätigen sein.

Diskussionsverlauf und Empfehlungen

Prof. Dr. Dieter Janz, Berlin

Informationslücken: Anfallskranke und ihre Angehörigen sind häufig unzureichend über Spezialeinrichtungen zur Behandlung und Beratung bei beruflichen und psychologischen Schwierigkeiten informiert. Berufsfähigkeit Anfallskranker wird oft von Ärzten, die nicht epileptologisch ausgebildet sind, oder sogar von medizinischen Laien beurteilt. Das Personal in Rehabilitationseinrichtungen weiß nur wenig über die besonderen Probleme von Anfallskranken.

Beurteilung der Arbeits- und Berufsfähigkeit von Personen mit Epilepsie: Über die Arbeits- und Berufsfähigkeit von Anfallskranken befinden entweder Ärzte oder Laien mit arbeitsmedizinischer Kompetenz, die aber nur wenig über die spezielle Diagnose, Prognose und Behandlung von Epilepsien wissen, oder aber Epileptologen mit ungenügenden arbeitsmedizinischen Kenntnissen. Es wurde vorgeschlagen, Mitarbeiter der Berufsgenossenschaften und Innungen zur Beurteilung der Berufsfähigkeit hinzuzuziehen. Den Mitarbeitern der Arbeitsämter sollte ermöglicht werden, sich bei der Beurteilung auf Gutachten von epileptologisch versierten Ärzten zu stützen.

Aus einer solchen Zusammenarbeit könnten auch Richtlinien für die Beurteilung der Arbeits- und Berufsfähigkeit Anfallskranker hervorgehen, ähnlich wie sie schon vor mehr als 10 Jahren von der Deutschen Sektion der Internationalen Liga gegen Epilepsie für die Beurteilung der Kraftfahrzeugtauglichkeit von Anfallkranken formuliert worden sind. Diese Richtlinien müßten Anhaltspunkte geben für eine Beurteilung der Risiken (Unfälle, Störungen des Arbeitsablaufs, Toleranzgrenzen) verschiedener Tätigkeitsbereiche für verschiedene Formen von Epilepsie mit Rücksicht auf Behandlungsstand und Prognose.

Es wurde gefragt, ob die Bedingungen der Tauglichkeit Anfallskranker für bestimmte Arbeitsplätze nicht so vielseitig seien, daß eine Detailregelung nicht durchführbar sei. Trotz dieser Einwände können aber solche Richtlinien Arbeitsberatern und Arbeitgebern ihre Entscheidungen erleichtern und dabei helfen, Verallgemeinerungen gegenüber Personen mit Epilepsie zu vermeiden.

Berufsfindung, Arbeitserprobung, Vorförderung: Die Leistungsfähigkeit Anfallskranker bedarf einer differenzierten Beurteilung. So kann sie für begrenzte Zeit als Folge einer hochdosierten medikamentösen Therapie eingeschränkt sein. Sie kann sich aber auch qualitativ unterscheiden, z. B. wenn Anfallskranke ihre Langsamkeit durch größere Sorgfalt kompensieren. Es bestand Übereinstimmung, daß der Entscheidung für einen bestimmten Beruf bei Erwachsenen eine mehrwöchige Arbeitserprobung und bei Jugendlichen eine mehrmonatige Berufsfindung vorausgehen sollte. Solche Maßnahmen sollen auch Gelegenheit zur Korrektur unrealistischer Berufswünsche geben: Anfallskranke äußern z. B. nicht selten Berufswünsche, ohne ihre eigenen Bildungsvoraussetzungen mit einzubeziehen, oder haben den Wunsch – in der Arbeitserprobung des Berufsförderungswerks Berlin seit 1972 über die Hälfte – einen sozialen Beruf auszuüben, für den sie wegen der Arbeitszeitregelungen und der Gefährdungen für andere Menschen oft nicht geeignet sind. Es wurde auch auf die Notwendigkeit hingewiesen, psychologische Tests im Kontext besonderer psychologischer Epilepsie-Erfahrung hermeneutisch, d. h. im Kontext des Krankheits- und Behandlungsverlaufs, zu interpretieren. Anderenfalls käme es zu Fehldeutungen: Medikamentös bedingte Verlangsamung wird als organisch = irreversibel und Entwicklungsrückstand als Debilität gedeutet. Es sei auch erforderlich, behinderungsspezifische Verfahren zu entwickeln, um zu einem besseren Verständnis der Einschränkungen und Kompensationsmöglichkeiten bei einzelnen Behinderungen zu kommen. Dagegen wurde eingewendet, die Belastungsfähigkeit müsse unter „Normalbedingungen" gemessen werden, da der Behinderte mit Nichtbehinderten konkurriere. Es wurde geantwortet, daß Epilepsiekranke in der Regel erst über ein längeres Arbeits- und Sozialtraining wieder an normale Bedingungen adaptiert werden müssen, bevor die Belastbarkeit meßbar ist. – Besonderes Gewicht wurde auch Vorförderungsmaßnahmen zugemessen. Bei Jugendlichen erlauben sie oft, Leistungsdefizite, die durch eine ungünstige Familien- oder Schulsituation bedingt sind, bei Erwachsenen Beeinträchtigungen der Leistung und Motivation, die Folge eines sozialen Abstiegs vor Einleitung von Rehabilitationsmaßnahmen sind, auszugleichen. Aus den Berufsbildungswerken Neckargemünd und Mosbach wurde berichtet, daß Vorförderungsmaßnahmen von der Bundesanstalt für Arbeit zur Zeit eingeschränkt werden. Eine praktische Lösung der daraus entstehenden Probleme ist der Ausbau von Berufsfindungsmaßnahmen.

Arbeitsplatzbeschaffung: Auch bei Anfallskranken mit abgeschlossener Berufsausbildung, z. B. nach einer Rehabilitationsmaßnahme, bestehen Schwierigkeiten, sie an einen geeigneten Arbeitsplatz zu vermitteln. Wenn sie nicht arbeitslos bleiben, müssen sie Tätigkeiten mit geringeren Anforderungen als ihrer Qualifikation entspricht, ausüben. In der Hierarchie der Behinderungen nach ihrer Vermittlungsfähigkeit rangieren psychisch Kranke und „*Epileptiker*" auf der untersten Stufe. Als Lösungsmöglichkeit wurde Konkretisierung hinsichtlich einzelner Behinderungsarten des § 5 des Schwerbehindertengesetzes vorgeschlagen, wo es bisher nur heißt, daß sich unter den vom Arbeitgeber zu beschäftigenden Schwerbehinderten solche mit einer Minderung von wenigstens 80%, solche, die das 55. Lebensjahr überschritten haben und „sonstige" nach Art und Schwere ihrer Behinderung besonders betroffene Schwerbehinderte in angemessenem Umfang befinden müssen. Einen anderen Ansatzpunkt bietet § 19 (1) des BSHG: „Für Hilfesuchende, die keine Arbeit finden können, sollen nach Möglichkeit Arbeitsgelegenheiten geschaffen werden."

Ursachen der Invalidisierung von Anfallskranken: Die Berentung von Personen mit Epilepsie wird durch die Konjunktur, daneben aber auch von spezifischen Merkmalen der Behinderung beeinflußt. Bei letzteren kommt psychischen Veränderungen das Hauptgewicht zu. Diese können medikamentös oder durch berufliche Enttäuschungen mitbedingt sein. Patienten, die mit Antiepileptika auf Barbituratbasis behandelt werden, können z. B. verlangsamt sein. Daraus ergibt sich, daß nicht alle psychischen Veränderungen bei Anfallspatienten als statisch anzusehen sind. Sie können in vielen Fällen bei adäquater medizinischer Behandlung reversibel sein oder auch bei rechtzeitiger Einleitung von Rehabilitationsmaßnahmen vermieden werden.

Versicherungsrecht: Bei der Diskussion zum Themenbereich Privatversicherungen wurde der Vorschlag, die Krankenversicherungsunternehmen bei eingebrachten Leiden zum Verzicht auf die Erhebung von Risikozuschlägen zu bewegen, begrüßt. Es wurde dabei aber nicht verkannt, daß ein derartiger Vorschlag mit dem Versichertenprinzip nicht unmittelbar in Einklang steht, da Versicherung Vorsorge gegen einen noch nicht eingetretenen Schadensfall ist. Dennoch sollte aber erwogen werden, ob die Versichertengemeinschaft aus sozialen Erwägungen nicht doch das besondere Risiko dieses Personenkreises mit tragen sollte, zumal das erhöhte Risiko bei einer großen Zahl von Versicherten mit normalem Risiko versicherungsmathematisch nicht so sehr ins Gewicht fällt. Der Referent berichtete, daß die Unternehmen der privaten Krankenversicherung Geburtsfehler, angeborene Anomalien und vererbte Krankheiten ohne Risikozuschlag in den Versicherungsschutz bei Kindern einbeziehen, die von Geburt in der privaten Krankenversicherung versichert sind.

Klarstellend wurde darauf hingewiesen, daß auch die beiden im Referat erwähnten Krankenversicherungen, die Vorerkrankungen ohne Beitragszuschlag zum Normaltarif in den Versicherungsschutz einbeziehen, bei schweren Fällen von Epilepsie weiterhin Risikozuschläge erheben oder aber einen Antrag zur Versicherung ablehnen. Es wurde auch darauf hingewiesen, daß in gewissem Sinne die Situation des Anfallskranken in der privaten Krankenversicherung auch heute schon günstiger ist als in der privaten Unfallversicherung, da erstere, wenn auch unter Erhebung von Risikozuschlägen, die Epilepsie – sofern sie ein eingebrachtes Leiden ist – in den Versicherungsschutz einbezieht, während dies in der privaten Unfallversicherung nicht der Fall ist.

Ein wichtiges Problem ergibt sich daraus, daß Anfallskranke vom Versicherungsschutz in der Kraftfahrt-Insassen-Unfallversicherung ausgeschlossen sind, was erhebliche Nachteile für deren soziale Beziehungen bedeutet. Weiterhin wurde darüber diskutiert, ob Verletzungen infolge von Anfällen am Arbeitsplatz als Arbeitsunfälle im Sinne der gesetzlichen Unfallversicherung anzusehen sind. Es dürfe sich nicht um einen Arbeitsunfall handeln, wenn die wesentliche Ursache der Verletzung der Anfall selbst ist. War allerdings die Gefährlichkeit bzw. die besondere Beschaffenheit des Arbeitsplatzes mit ursächlich für die Verletzungen, so dürfte ein Arbeitsunfall vorliegen.

Führerschein: In der Diskussion zum Thema Epilepsie und Führerschein stand im Vordergrund das Spannungsverhältnis zwischen der Schweigepflicht des Arztes und seinem Recht, unter bestimmten Voraussetzungen der zuständigen Behörde von der Anfallskrankheit eines Patienten Mitteilung zu machen. Es wurde zum Ausdruck gebracht, daß die Durchbrechung seiner Schweigepflicht dann gerechtfertigt ist, wenn der Kranke trotz Belehrung weiter am Straßenverkehr teilnimmt, obgleich er andere dadurch gefährdet. Der Arzt ist verpflichtet, zuvor den Patienten auf seinen Gesundheitszustand und die sich daraus bei der Führung von Kraftfahrzeugen ergebenden Gefahren und die Konsequenzen aufmerksam zu machen. Hiervon darf er nur dann absehen, wenn ein solches Zureden wegen Uneinsichtigkeit des Patienten oder der Art der Krankheit zwecklos erscheint. Zur Frage der Fahrtauglichkeit bei medikamentös bewirkter Anfallsfreiheit wurde darauf hingewiesen, daß entsprechende eindeutige Maßstäbe in den Richtlinien der Deutschen Sektion der Internationalen Liga gegen Epilepsie enthalten sind, andererseits wurde jedoch konstatiert, daß die Verwaltungspraxis überwiegend nach dem *Lewrenz*-Gutachten verfährt. Änderungen oder Klarstellungen müssen sich daher auf dieses Gutachten beziehen. Eine Kommission von *Epilepsy International* arbeitet gegenwärtig an international akzeptablen Richtlinien für die Kraftfahrtauglichkeit. Nach ihrer Fertigstellung sollten

diese in die deutsche Verwaltungspraxis übernommen werden.
Forschung: Es wurde angeregt, die vermeintlichen oder tatsächlichen sozialen Risiken Anfallskranker auf ihrem Lebensweg zusammenzustellen: z. B. soziale Isolation, Ausschluß vom Führen von KFZs, Unfallrisiko in Freizeit und Beruf, Ausschluß von bestimmten Tätigkeiten aufgrund niedriger Toleranzschwellen, häufige Fehlzeiten, verkürzte Lebenserwartung, sozialer Abstieg. Diese Risiken sollen dann in einem Rehabilitationskurrikulum zusammengefaßt und differenziert nach Art der Epilepsie, Art der Anfälle, Beginn der Erkrankung, Behandlungsgeschichte untersucht werden. Solche Untersuchungen könnten im Rahmen des Projektes Forschung und Entwicklung im Dienste der Gesundheit des BMFT gefördert werden. Die Notwendigkeit eines solchen integrierten Forschungsschwerpunktes ergibt sich aus der Tatsache, daß die Mehrzahl der Studien über soziale Risiken aus dem Ausland stammen bzw. schon älter als 10 Jahre sind.

Empfehlungen[1]

A1: Morbidität: 46,7 von 100000 Personen erkranken im Laufe eines Jahres an Epilepsie oder an epileptischen Anfällen. Die Neuerkrankungsrate ist mit 250/100000 im ersten Lebensjahr am höchsten. $^3/_4$ aller Epilepsien beginnen vor dem 20. Lebensjahr. Wegen des chronischen Verlaufs ist der Anteil von Epilepsiekranken in den oberen Altersgruppen größer als in den unteren. Der Anteil von Personen mit aktiver Epilepsie, die in ärztlicher Behandlung stehen – erhoben an einen Stichtag – beträgt 6,57/1000[2]. Da in dieser Berechnung alle Patienten, die nur kleine epileptische Anfälle haben, und alle, die nicht in ärztlicher Behandlung stehen, nicht enthalten sind, beträgt der Anteil aller Personen mit Epilepsie in der Bevölkerung ca. 1%. Der Anteil der Personen, die mindestens einmal im Leben einen epileptischen Gelegenheitskrampf erleiden, beträgt 5%.

A2: Mortalität: Die Mortalität von Epileptikern ohne andere Krankheiten, die die Lebenszeit verkürzen, ist nahezu dreimal größer als in einer normalen Bevölkerung. Die zwischen dem 20. und 55. Lebensjahr besonders große Übersterblichkeit bei Epilepsie ist auf Selbstmord, Anfälle, Gehirntumoren und Unfälle zurückzuführen. Folgende Faktoren erhöhen die Übersterblichkeit: viele Anfälle, psychische Abnormitäten und abnormes EEG. Die Übersterblichkeit ist gering, wenn wenige oder keine Anfälle vorkommen, das EEG normal ist und psychisch keine Auffälligkeiten vorliegen.

A3: Frühinvalidität: Das Invaliditätsalter von Personen mit Epilepsie ist zwischen 1933 und 1967 von 34,5 auf 46,6 Jahre angestiegen. Im Vergleich dazu hat sich das Berentungsalter des Gesamt der Erwerbstätigen nur um 4 Jahre erhöht. Zwischen 1968 und 1977 ist das Invaliditätsalter von Personen mit Epilepsie, bedingt durch die Rezession, wieder um 2,5 Jahre gefallen. Der für die Berentung entscheidende Faktor sind nicht die Anfälle, sondern psychische Behinderungen.

B1: Betroffen sind alle Altersgruppen. Der Anteil der an Epilepsie erkrankten und deswegen behandelten Personen steigt von 4‰ bei den 10jährigen linear bis auf 8‰ bei 60jährigen an. Männer und Frauen erkranken annähernd gleich häufig. Eine Bevorzugung bestimmter Berufsgruppen ist nicht festzustellen.

B2: Je nach Untersuchungs- und Diagnosegruppen werden von chronischen Epilepsien 35–80% anfallsfrei.
Von den anfallsfrei Gewordenen bleibt die Mehrzahl auch nach 5 Jahren anfallsfrei. Bei konsequenter Behandlung und ständigen Behandlungskontrollen sind Rezidive selten. Unregelmäßige Lebensführung, Abbruch der Behandlung und in seltenen Fällen auch Krankheitskomplikationen können Anlaß zu Rezidiven sein.

B3: Die intellektuelle Begabung Epilepsiekranker kann wie in der Gesamtbevölkerung sowohl

[1] Siehe „Einleitende Hinweise“ auf S. 81.
[2] Unter aktiver Epilepsie versteht man alle Fälle mit mindestens 2 epileptischen Anfällen, davon einer in den letzten 5 Jahren, und/oder solche, die mit antiepileptischen Medikamenten behandelt werden.

über- als auch unterdurchschnittlich sein. Wenn jedoch zugleich eine organische Hirnschädigung vorliegt, die z. B. Folge von Gehirnverletzungen oder auch von gehäuften großen Anfällen sein kann, können gewisse Fähigkeiten wie Tempo, Antrieb und Anpassungsvermögen beeinträchtigt sein. Gelegentlich, besonders zu Beginn der Behandlung, kann auch die Medikation die Leistungsfähigkeit hinsichtlich Tempo und Konzentration beeinträchtigen. Diese Störungen normalisieren sich in der Regel im Verlauf der weiteren Behandlung.

B4: Eine für Anfallskranke *spezifische Wesensänderung* gibt es nicht. Das Verhalten von Epilepsiekranken wird durch ihre jeweilige Ausgangspersönlichkeit und durch Reaktionen auf die Haltung der Umwelt bestimmt. Die verschiedenen Varianten der Ausgangspersönlichkeit sollten bei der Wahl des Arbeitsplatzes und bei der Beurteilung der Berufseignung berücksichtigt werden. So haben etwa Kranke mit einer temporalen Epilepsie erfahrungsgemäß eine Neigung zu Gewissenhaftigkeit und ein ausgeprägtes Ehr- und Pflichtgefühl, das ihrer Leistung in Vertrauensstellungen entgegenkommt. Kranke mit einer zentrenzephalen Epilepsie zeigen dagegen eine rasche Auffassungsgabe, eine ausgeprägte Wendigkeit und Anpassungsfähigkeit, die ihre mitmenschlichen Beziehungen erleichtert, die ihnen aber eintönige und mit Dauerleistungen verbundene Tätigkeiten erschwert.

C1: An antiepileptisch wirksamen Medikamenten sind im Berichtszeitraum hinzugekommen Clonazepam, ein Benzodiazepin-Derivat, das eine auf frühkindliche propulsive und myoklonisch-astatische Anfälle beschränkte und zeitlich oft nur vorübergehende Wirkung hat, und Valproinat, das gut wirkt gegen Absencen und gegen myoklonische Anfälle vom Typ des Impulsiv-Petit mal und gelegentlich auch bei großen Anfällen wirksam sein soll. Die wesentliche Veränderung in der medikamentösen Epilepsie-Therapie liegt in der Anwendung pharmakokinetischer Erkenntnisse in der ärztlichen Praxis. Mit der Bestimmung der Konzentration von Antiepileptika im Blutserum sind die Einnahme, Verarbeitung, Wirkung und Nebenwirkung besser kontrollierbar geworden. Mit Anwendung dieser Methode stellt sich heraus, daß viele Therapie-Versager auf eine unregelmäßige Einnahme der Medikamente zurückzuführen sind, die die Folge einer ungenügenden Motivation von seiten des Patienten oder einer unklaren Indikation zur Behandlung von seiten des Arztes sein kann.

C2: Weil etwa ein Drittel aller Patienten mit Epilepsie besondere Probleme aufwerfen, die rein medizinisch nicht zu bewältigen sind, werden von allen Experten spezielle Dienste und Einrichtungen für notwendig gehalten, in denen medizinische Behandlung und soziale Rehabilitation Hand in Hand gehen. Nach der DFG-Denkschrift *epilepsie*[3] und den Empfehlungen der Psychiatrie-Enquête[4] sollten in der Bundesrepublik Deutschlang für Problempatienten je etwa 50 Epilepsie-Ambulanzen[5] für Erwachsene und für Kinder vorhanden sein, von denen je 8 als klinische Epilepsie-Abteilungen auch über Möglichkeiten zur stationären Diagnostik und Behandlung verfügen sollten. Davon sollen wieder je 4 durch einen Rehabilitationsbereich mit Internat zu Rehabilitationsschwerpunkten für Patienten mit Epilepsie ausgebaut werden, jedoch auch Rehabilitanden mit verwandten Behinderungen, z. B. Hirnverletzten, offenstehen. Über die Einrichtungen, die Anfallskranke zur beruflichen Rehabilitation aufnehmen, unterrichtet ein leider etwas veraltetes Verzeichnis,

---

[3] Boppard: Boldt 1973.

[4] Ausführungen des Expertenteams „Epilepsie". Prävention, Rehabilitation, Lehre und Forschung. In: Anhang zum Bericht über die Lage der Psychiatrie in der Bundesrepublik Deutschland. Zur psychiatrischen und psychotherapeutisch/psychosomatischen Versorgung der Bevölkerung. Dtsch. Bundestag, 7. Wahlperiode, Drucksache 7/4201, S. 67–83 (1975). JANZ, D., PENIN, H., SCHMIDT, E.: Epilepsie-Kranke. In: Bericht über die Lage der Psychiatrie in der Bundesrepublik Deutschland. Zur psychiatrischen und psychotherapeutisch/psychosomatischen Versorgung der Bevölkerung. Dtsch. Bundestag, 7. Wahlperiode, Drucksache 7/4200, S. 285–289 (1975).

[5] Eine Liste der Epilepsie-Ambulanzen in der Bundesrepublik Deutschland ist über die Stiftung Michael (Brieger Weg 13, 5300 Bonn-Tannenbusch) zu beziehen.

das von der Deutschen Selektion der Internationalen Liga gegen Epilepsie herausgegeben wurde[6]. Auch in Verzeichnissen des Bundesministeriums für Arbeit und Sozialordnung wird darüber informiert, welche Epilepsiekranke in Abhängigkeit vom Stand der Behandlung in Rehabilitationseinrichtungen aufgenommen werden.

C3: In vielen Fällen genügt eine ambulante Behandlung. Eine stationäre Behandlungseinstellung dauert in der Regel $1^1/_2-3$ Monate.

C4: Siehe B4

C5: Während einer stationären Behandlung ist eine Beschäftigungs- oder Arbeitstherapie zweckmäßig, wobei sich Art der Beschäftigung und Grad der Belastung in einem Rahmen bewegen können, der auch für gleichaltrige Gesunde zumutbar ist.

D1: Für die sozialmedizinische Begutachtung wesentlich sind Art und Häufigkeit der Anfälle sowie Art des seelischen Verhaltens und Grad der geistigen Leistungen. Zu berücksichtigen ist, daß der Zustand der Krankheit zum Zeitpunkt der Beurteilung nicht als Maßstab der Krankheitsentwicklung gelten kann. Daher ist eine prognostische Beurteilung in der Regel erst nach längerer Beobachtung und Behandlung möglich.

D2: In allen Fällen, die einer beruflichen Habilitation oder Rehabilitation bedürfen, ist es notwendig, daß Maßnahmen zur Wahl des geeigneten Arbeitsplatzes und zur Berufsfindung durch praktische Arbeitserprobungen und Berufseignungsuntersuchungen von Fachärzten, Fachpsychologen, Berufsberatern und Fachkräften der Arbeitspraxis beraten und durchgeführt werden.

D3: Berufsfördernde Maßnahmen sollten einsetzen, sobald es die medizinische Situation erlaubt.

D4: Es gibt keine für Anfallskranke generell unzumutbaren Arbeitsverrichtungen. Besondere Einschränkungen können sich jeweils aus der Art der Epilepsie und dem Stand der Behandlung ergeben. So sollten z. B. Kranke, deren Anfälle durch eine unregelmäßige Lebensweise und durch Schlafentzug gefördert werden, nicht zu Nachtarbeiten herangezogen werden. Andererseits gibt es aber Anfallskranke, denen eine Schichtarbeit zugemutet werden kann.

D5: Ebenso gibt es auch generell keine unzumutbaren Arbeitsumwelteinflüsse. Anhaltspunkte für eine Beurteilung ergeben sich aus der individuellen Situation.

---

[6] Einrichtungen zur Betreuung und Förderung von Anfallskranken, 1971 (Postfach 6, 7640 Kehl-Kork).

14. Symposium

Die Rehabilitation von Behinderten mit unfallbedingten Schäden des Stütz- und Bewegungsapparates

Vorsitzender: Dr. med. W. Arens, Ludwigshafen

Als Mitwirkende in der Symposiumsleitung:
A. Daßbach, Frankfurt
Dr. med. W. Jaeger, Nürnberg
Frau A. Kiesinger, Karlsruhe
Frau M. Gutbier, Ludwigshafen

M. Gutbier: Krankengymnastik als Grundpfeiler der Rehabilitation, S. 462

Aus dem Inhalt: Die Zielsetzung der Krankengymnastik – Atem- und Stoffwechselgymnastik – Isometrische Spannungsübungen – Lockerungsübungen – Bewegungsübungen – Gymnastik im Bewegungsbad – Elektrotherapie – Eisbehandlungen – Gehschule – Sportgruppen – Krankengymnastik auch während der beruflichen Rehabilitation – Wachsender Bedarf an Krankengymnasten

W. Arens: Kurzdarstellung des Diskussionsverlaufs und Empfehlungen, S. 465

Die primäre ärztliche Behandlung von Behinderten mit unfallbedingten Schäden des Stütz- und Bewegungsapparates als entscheidende Voraussetzung zur Rehabilitation

Dr. med. Werner Arens, Ärztlicher Direktor der Berufsgenossenschaftlichen Unfallklinik Ludwigshafen a./Rh.

Unser Symposium Nr. 14 gab es beim Kongreß 1968 noch nicht. Damals wurden die posttraumatischen Schäden zusammen mit den orthopädischen Erkrankungen abgehandelt. Wenn wir jetzt eigenständig auftreten dürfen, dann sehe ich darin eine verspätete, aber dringend notwendige Rehabilitation des ältesten Zweiges der Medizin überhaupt, eben der Unfallheilkunde.

Nach wie vor ist es wie bei unseren Urvorfahren, daß der Stütz- und Bewegungsapparat durch Unfälle jeder Art besonders betroffen wird. Fast $^4/_5$ aller Unfälle betreffen die Arme, die Wirbelsäule und die Beine. Dazu kommt als wichtiger Gesichtspunkt, besonders für unser heutiges Gespräch, daß es sich bei den Betroffenen mit unfallbedingten Schäden zum größten Teil um Menschen im besten Arbeitsalter handelt.

Die Empfehlungen des 1968er Symposions Nr. 4 befassen sich vornehmlich mit orthopädischen Erkrankungen. Aus diesem Grunde kann ich mir einen umfassenden Vergleich mit 1968 ersparen. Erfreulich ist aber festzustellen, daß ein beträchtlicher Teil der damaligen Forderungen erfüllt worden ist.

Die Unfallchirurgie ist ein so wichtiges Fachgebiet geworden, daß sich diese Tatsache darin niederschlägt, daß an entsprechend ausgebildete Chirurgen die Teilgebietsbezeichnung – Unfallchirurgie – verliehen wird. Wichtig erscheint mir vor allem auch, daß es jetzt neben den 7 Berufsgenossenschaftlichen Unfallkliniken fast an allen deutschen Universitäten Unfallchirurgische Lehrstühle mit entsprechend eingerichteten Kliniken gibt. Das verdanken wir vor allem dem Altmeister der Unfallchirurgie, LORENZ BÖHLER, der ja zusammen mit meinem inzwischen auch verstorbenen Lehrer BÜRKLE DE LA CAMP die Unfallchirurgie im deutschsprachigen Raum so entscheidend beeinflußt hat.

Bei unserem Behindertenkreis unterscheiden wir 2 Hauptgruppen:

1. Die unfallbedingten Schäden, die unter dem Versicherungsschutz der gesetzlichen Unfallversicherung stehen. Hierzu gehören auch die Verletzungen, die im Rahmen der Schüler-Unfallversicherung genauso behandelt werden wie versicherte Arbeitsunfälle. Lassen Sie mich hier gleich ein Wort zur Schüler-Unfallversicherung sagen. Im ganzen gesehen ist es sicherlich etwas Gutes, vor allem für die schweren Unfälle mit bleibenden Behinderungen. Wir sollten uns aber davor hüten, einen 6jährigen Schüler mit einem einfachen Speichenbruch schon zu einem vorübergehenden Rentner zu machen.
2. Dies sind die „privaten Unfälle", die nicht dem Schutz der gesetzlichen Unfallversicherung unterliegen. Hier gibt es wieder eine große Untergruppe von Haftpflichtfällen, meist Opfer der immer größer werdenden Verkehrslawine, für die die gegnerische Haftpflicht im Rahmen des Rehabilitationsverfahrens entscheidend mit herangezogen werden muß.

Über die versicherungsrechtliche Seite der 1. Hauptgruppe wird mein Nachredner, Herr DASSBACH, der Direktor der Bau-Berufsgenossenschaft Frankfurt, berichten, während die 2. Gruppe von Herrn Dr. JAEGER, dem leitenden Medizinaldirektor der Bundesanstalt für Arbeit, behandelt werden wird. Lassen Sie mich in diesem Zusammenhang zur Gruppe 2 noch kurz etwas sagen. Die Behinderten mit unfallbedingten Schäden, die ihren Unfall selbst verschuldet haben, oder bei denen außer der gesetzlichen Krankenversicherung kein zusätzlicher Schutz vorhanden ist, machen uns eigentlich in der Rehabilitation die geringsten Sorgen. Das gilt sowohl für die medizinische wie auch für die berufliche und soziale Rehabilitation. In vielen Fällen

kann man hier von einer echten „Eigen-Rehabilitation" sprechen.
Viel Kummer haben wir leider häufig mit den sog. Haftpflichtfällen. Hier zieht sich die Rehabilitation häufig endlos dahin, nach meinen Erfahrungen vor allem deshalb, weil nur allzuoft in unserem so sehr materialistisch geprägten Zeitalter überhöhte Forderungen gestellt werden.
Viele Unterschiede in den von mir angeführten beiden Hauptgruppen sind sicherlich durch das Rehabilitationsangleichungsgesetz aus dem Jahre 1974 nivelliert worden, aber nach wie vor dürfte es so sein, daß die gesetzliche Unfallversicherung, die ja schon seit der Einführung der Bismarckschen Sozialgesetze echte Rehabilitation treibt, führend auf diesem Sektor ist. Das sage ich nicht als Arzt, der seit 32 Jahren in Berufsgenossenschaftlichen Kliniken arbeitet, aus einem gewissen Stolz heraus, sondern weil es einfach so ist, weil dieser „Rehabilitationsapparat" jetzt bald 90 Jahre Erfahrung und gewachsene Organisation hinter sich hat.
Ich glaube, daß es schlecht ist, wenn bei einem solchen Kongreß und bei einem solchen Symposion nur positive Sachen herausgestellt werden. Deshalb habe ich eben auf die menschlich verständliche Begehrlichkeit aller Lebewesen, vor allem in der Haftpflichtversicherung hingewiesen. Deshalb muß ich hier auch auf die betrüblichen Fälle eingehen, die durch eine mangelhafte Zusammenarbeit der Ärzte bei den verschiedenen Institutionen zustande kommen. Nur zu oft sieht man bei solchen Fällen als Hauptziel, daß der eine Kostenträger dem anderen Kostenträger die Rehabilitationskosten „andrehen" will.
Als Beispiel dient der 30jährige Elektriker, der vor 10 Jahren einen Unterschenkelbruch erlitten hat, für dessen Folgen er bis zum Ablauf der zweijährigen Frist eine Rente entsprechend einer MdE von 20% bezog. Dann lag die MdE unter 10%. Inzwischen hat er eine sehr tüchtige Frau geheiratet, die beschlossen hat, daß ihr Mann sich jetzt zum Elektroniker umschulen lassen soll. Der ärztliche Kollege des Arbeitsamtes gräbt zusammen mit dem Elektriker den 10 Jahre alten Unfall aus. Er soll nun herhalten, damit die Berufsgenossenschaft die Umschulung bezahlt. Der Plan der ehrgeizigen Familie, daß aus dem Elektriker ein Elektroniker werden soll, ist durchaus begrüßenswert, hier gibt es ja auch Möglichkeiten der Berufsförderung. Begrüßenswert ist es aber nicht, wenn über ein Jahr lang bis zum Landessozialgericht Gutachten über diesen Fall erstattet werden müssen, die dann im Endeffekt feststellen, daß eine Umschulung wegen Unfallfolgen selbstverständlich nicht erforderlich ist. Man bedenke, welche völlig unnötigen Kosten uns Steuerzahlern insgesamt für solche Fehlleistungen aufgebürdet werden. Ich meine, daß wir, vor allem spreche ich die Ärzte an, aber auch die Verwaltungen, hier doch in unseren primären Äußerungen zurückhaltender sein sollten. Das Wecken von „unbegründeten Rehabilitations-Hoffnungen" bringt manches schwankende Rohr völlig von der Arbeit ab und schafft „Michael-Kohlhaas-Typen". Lassen Sie mich im Klartext sprechen: Ein Gespräch zwischen dem Arzt und dem Sachbearbeiter des Arbeitsamtes auf der einen Seite und dem Sachbearbeiter und ggf. dem Arzt der anderen Behörde ist einfacher und der Rehabilitation dienlicher, als wenn man sich bei unklaren Sachlagen schriftlich festlegt. Noch einmal muß ich sagen, daß ich es für erforderlich halte, diese Dinge einmal anzusprechen.
Lassen Sie mich jetzt hier noch einen negativen Gesichtspunkt ansprechen, der mir sehr wichtig erscheint: Im Rahmen des Rehabilitationsgeschehens muß der Arzt, vor allem auch der praktische Arzt immer mehr Gutachten und Berichte erstatten. Er wird in der Krankenversicherung, in der Rentenversicherung, in der gesetzlichen Unfallversicherung, im Rahmen des Bundesversorgungsgesetzes und in den Zweigen der privaten Unfallversicherungen und der Haftpflichtversicherung Gutachten erstatten müssen. Dazu kommen Begutachtungen für die verschiedenen Zweige der Gerichtsbarkeit, im Schwerbeschädigtengesetz usw. Diese Vielzahl der Versicherungszweige macht dem ärztlichen Gutachter die Aufgabe sicherlich nicht leichter. Dazu kommt eine Vielzahl von Formularen, die selbst den erfahrensten Gutachter überfordern können. Ich erinnere mich noch an die Zeit, als auch fast jede Berufsgenossenschaft ihr eigenes Gutachtenformular hatte. Das ist seit vielen Jahren, seitdem wir einen sog. Formularausschuß haben, anders.

Bei uns in Deutschland gibt es etwa 130 private Versicherungsgesellschaften, die sich mit der Haftpflicht und der privaten Unfallversicherung befassen. So gut wie jede dieser Gesellschaften hat ihre eigenen Formulare. Selbst Gesellschaften, die demselben Konzern angehören, legen Wert darauf, daß das Formular anders ist als das einer Schwestergesellschaft. Seit Jahren kämpfe ich gegen diesen Unsinn einen vergeblichen Kampf. Immer wieder wurde mir von namhaften Ärzten der Versicherungsgesellschaften zugesagt, daß man für eine Vereinheitlichung besorgt sein wolle. Ich möchte anregen, daß die Bundesärztekammer und auch wir hier, die Rehabilitationsträger, sich einmal dieser sicherlich wichtigen Aufgabe unterziehen. Sollten die Versicherungen das nicht mitmachen, so sollte die Ärztegemeinschaft ein eigenes Formular schaffen, das dann in Zukunft nur noch einheitlich verwertet werden sollte. Daß dieses Problem auch beim Praktiker und beim niedergelassenen Arzt anderer Fachrichtungen besteht, ist daran zu erkennen, wie verspätet diese Formularatteste z. T. ausgefüllt werden und wie sie in ihrer Beantwortung teilweise an der Fragestellung vorbeigehen. Vor Monaten hat mir der HUK-Verband zugesagt, meine Anregung in den Spitzengremien wieder einmal vorzutragen. Gehört habe ich noch nichts wieder davon.

Lassen Sie das bisher Gesagte als Einleitung gelten. Der Schlüssel für eine erfolgreiche Rehabilitation nach unfallbedingten Schäden des Stütz- und Bewegungsapparates ist ohne allen Zweifel die primäre ärztliche Behandlung.

Zweifellos haben wir seit 1968 entscheidende Fortschritte im Kampf gegen den Unfalltod gemacht. Trotz aller Schwierigkeiten des Föderalismus wird die Bundesrepublik heute von einem umfassenden Netz von Rettungshubschraubern abgedeckt. Auch die Organisation von Notarztwagen kann als angemessen für einen der modernsten Industriestaaten bezeichnet werden. Wir in Ludwigshafen haben seit 5 Jahren Christoph 5 installiert. Wir sind davon überzeugt, daß durch das schnelle Eintreffen des geschulten Arztes am Unfallort bei über 3455 Einsätzen sicherlich 2 – 300 Menschen diesem Rettungsgerät ihr Leben verdanken.

Nach einem frischen Unfall steht die Erhaltung des Lebens an erster Stelle. Das ist zugleich das erste Glied der Rehabilitation. Diagnostik der Unfallverletzungen, Behebung des Schocks und Erhaltung bzw. Wiederherstellung der vitalen Funktionen sind in dieser Phase das A und O. Hier kann der modernen Anästhesiologie und Intensivmedizin gar nicht genügend gedankt werden. In den letzten 20 Jahren, vor allem aber auch seit unserem letzten Rehabilitationskongreß sind wir hier entscheidend vorangekommen. Schwerstverletzte, die früher zum Tode verurteilt waren, können durch die modernen Anästhesie- und auch Operationsverfahren am Leben erhalten werden. Sie können vor allem auch wieder medizinisch-ärztlich so rehabilitiert werden, daß eine weitgehende Wiederherstellung möglich ist. Neben den Fortschritten der Anästhesie sind es vor allem die operativen Fortschritte, die hier genannt werden müssen. Auf diesem Gebiet hat sich seit 1968 einiges getan. Ich denke an die weitergehende Vervollkommnung der Asepsis. Hier sind die Schleusensysteme zu nennen, ohne die heute eigentlich keine Operationsabteilung mehr bestehen dürfte, hier sind für Knochen- und Gelenkoperationen die weitgehend sterilen Operationsboxen zu erwähnen. Hier dürfen auch nicht die gemischt zusammengesetzten Hygienekommissionen unerwähnt bleiben, die man heute eigentlich für jedes Krankenhaus fordern muß. Ich halte die Hygienemaßnahmen in einer Klinik mit für das Wichtigste. Wer ein ärztliches Leben lang erlebt hat, wie aus einem geschlossenen Bruch nach operativer Behandlung eine ein Leben lang dauernde fistelnde chronisch-eitrige Osteomyelitis entstehen kann, der kann meine Forderung verstehen. Unverändert gilt für mich, daß 98 ideal gelungene Operationen nach geschlossenen Brüchen die 2% Mißerfolge nicht kompensieren können. Das darf natürlich nicht so ausgewertet werden, daß ich gegen ein operatives Vorgehen bin. Das muß so ausgewertet werden, daß man dauernd bestrebt sein muß, die Operationsverfahren und die Hygienemaßnahmen zu vervollkommnen.

Neben diesen Dingen der primären Lebensrettung und der Krankenhaushygiene sind es die operativen Fortschritte und auch Verbesserungen der konservativen Behandlungsmöglichkeiten, die uns in vielen Dingen in der Rehabilitation entscheidend vorangebracht haben.

Lassen Sie mich beim Stützapparat anfangen. Hier ist ja vornehmlich die Wirbelsäule angesprochen. Wirbelbrüche und Teilverrenkungen der Wirbelsäule ohne jede Nervenbeteiligung sollten wir auf keinen Fall überbewerten. Nur in extremen Fällen ist hier eine berufliche Rehabilitation erforderlich. Im Schnitt ist es so, daß ein Wirbelbruch nach Ablauf von 2 Jahren in jeder Weise voll kompensiert sein müßte. Die Wirbelsäule ist zwar nach meiner Ansicht das schwächste Organ des menschlichen Körpers, das kommt durch die Evolution, durch das Geschenk des aufrechten Ganges zustande. Es gibt praktisch keinen Menschen, der im Laufe seines Lebens keine Wirbelsäulenbeschwerden hat. Man sollte sich aber davor hüten, unfallbedingte Wirbelsäulenschäden ohne Nervenbeteiligung zu überwerten.

Einer der eklatantesten Umbrüche der Wirbelsäulenchirurgie ist ohne Zweifel meinem hochverehrten Freund Sir LUDWIG GUTTMANN zu verdanken. Vor GUTTMANN war für 90% der Wirbelbrüche mit Rückenmarksbeteiligung innerhalb von etwa 1 Jahr der Tod im Bettensarg vorgeplant.

Selbstverständlich gibt es unverändert große und größte Nackenschläge für uns, die behandelnden Unfallchirurgen. Es ist hier nicht der Ort, um Superfälle aufzuweisen. Eines soll hier gesagt werden. Seit fast drei Jahrzehnten liegt mir das Schicksal der Amputierten besonders am Herzen. Mir kam der Gedanke, wieder belastungsfähige Stümpfe schaffen zu wollen. Ein Gedanke, der ja immer wieder einmal neu geboren wird. Das wollte ich so machen, daß ich Poliäthylenpfropfen in das Ende der Stümpfe einzementiere. In 2 Jahren habe ich das bei 4 Fällen machen können, 3 laufen hervorragend mit ihrem Belastungsstumpf, der 4. ist mit 89 Jahren verstorben. Daraus ist zu ersehen, daß wir heute in der modernen Unfallchirurgie soweit sind, daß die Amputationsquote außerordentlich gering geworden ist. Man kann heute mit Hilfe der Fortschritte der Anästhesiologie und der Unfallchirurgie Gliedmaßen erhalten, die früher zur Absetzung verurteilt waren.

Von 1968 – 1978 sind wir in der Behandlung von Behinderten mit unfallbedingten Schäden des Stütz- und Bewegungsapparates sicherlich entscheidend vorangekommen. Ich denke hier an die Fortschritte der Gelenkplastiken, die in ihrer modernen Form 1968 so gerade anfingen. Ich denke an die Fortschritte der Arbeitsgemeinschaft für Osteosynthesefragen, ich denke vor allem aber auch an Gerhard KÜNTSCHER, diesen ganz großen deutschen Unfallchirurgen, der den Küntschernagel erfunden und Millionen von Menschen in der ganzen Welt wieder zu geraden Knochen verholfen hat.

Ohne allen Zweifel liegt auch bei uns noch etliches im argen. Hier denke ich vor allem an die 2. Phase der ärztlichen Rehabilitation, die praktisch schon mit der 1. Phase anfängt, an die krankengymanstische und an die beschäftigungstherapeutische Behandlung.

Wir in den Berufsgenossenschaftlichen Unfallkliniken haben seit Jahren Abteilungen für die Krankengymnastik, für die Beschäftigungstherapie, die Gehschule und den Behindertensport, die ihresgleichen suchen. Wenn man aber weiß, daß in einer Großstadt von 200000 Einwohnern die Städtische Klinik mit über 1000 Betten 2 Krankengymnastinnen und 3 Masseure oder Hilfskräfte angestellt hat, dann ist hier irgendetwas nicht im Lot und nicht der heutigen Zeit entsprechend. Der Ordnung halber möchte ich sagen, daß es sich dabei nicht um die Stadt Ludwigshafen handelt.

Wenn ich höre, daß junge, mittelalte oder alte Patienten amputiert werden müssen, daß ihnen auf Rezept eine Prothese durch irgendeinen Prothesenbauer verordnet wird, und daß diese Leute nie eine Gehschule oder eine Armamputiertenschule mitmachen, dann ist das einfach nicht in Ordnung. Aus diesem Grunde biete ich seit 10 Jahren unsere Gehschule in der Berufsgenossenschaftlichen Unfallklinik für alle an. Ich weiß, daß es wohl im ganzen Land Rheinland-Pfalz keine exakt ausgewiesene Gehschule gibt mit Ausnahme gewisser Bestrebungen in Mainz in der Orthopädischen Klinik und in Koblenz in der Berufsgenossenschaftlichen Sonderstation. Solche Dinge sind für mich nicht haltbar und verbesserungswürdig.

Grundsätzlich bin ich der Ansicht, daß die Rehabilitation von Behinderten mit unfallbedingten Schäden des Stütz- und Bewegungsapparates mit zu den einfachsten Aufgaben der Rehabilitation gehört. Unsere Hauptaufgabe sollten wir darin sehen, die sicherlich nicht schlechte Arbeit für unseren Patientenkreis zu erhalten, vor allem sollten wir aber auch bemüht sein – das gilt für die Verwaltungen als Rehabilitationsträger, für die Gerichtsbarkeit wie auch für uns Ärzte – soziale Ausuferungen bei der Rehabilitation sich selbst ausufern zu lassen.
Der Spruch Moses: „Im Schweiße Deines Angesichts sollst Du Dein Brot essen", ist heute in unserer modernen Industriegesellschaft sicherlich nicht mehr relevant. Wenn Hesiot gesagt hat: „Arbeit ist keine Schande", dann hat er damit sicherlich recht. Der uns allen bekannte Vergil hat in seinen Schriften gesagt: „omnia vincet amor", alles bewegt die Liebe. Er hat aber auch gesagt: „labor omnia vincet in propos", unablässige Arbeit besiegt alles. 1799 schrieb Schiller das Lied von der Glocke. Hier heißt es: „Arbeit ist des Bürgers Zierde, Segen ist der Mühe Preis". Diese bald 200 Jahre alten geflügelten Worte scheinen mit manchmal etwas in Vergessenheit zu geraten, vor allem auch im Rahmen der Rehabilitation.

Was leistet die gesetzliche Unfallversicherung für diesen Kreis von Behinderten?

Alfred Daßbach, Direktor der Bau-Berufsgenossenschaft Frankfurt am Main

Statistische Angaben über Behinderungen und Verletzungen des Stütz- und Bewegungsapparates

Zahl der Behinderten

Nach den Ergebnissen des Mikrozensus 1976 (*Statistisches Bundesamt,* 1978) leben in der Bundesrepublik rd. 3,3 Mio Körperbehinderte. Bei 1,3 Mio beruht die Behinderung auf einer Schädigung des Stütz- und Bewegungsapparates.

Unfallbedingte Schädigungen

Die Zahl der Unfälle kann nur geschätzt werden, weil die Unfälle im Bereich „Haus und Freizeit" nicht exakt erfaßt werden. Man kann annehmen, daß sie jährlich zwischen 4 und 5 Mio liegt. Über genaue Zahlen verfügen die gewerblichen Berufsgenossenschaften. Ihnen wurden 1977 rd. 1,6 Mio Unfälle angezeigt; davon mußten rd. 57000 Fälle entschädigt werden, d. h. die Erwerbsfähigkeit war vorübergehend oder auf Dauer mindestens um 20% beeinträchtigt.

Verletzte Körperteile

In 76% der entschädigten Unfälle war der Stütz- und Bewegungsapparat betroffen.
Die einzelnen Körperabschnitte waren dabei wie folgt beteiligt:

Hals, Wirbelsäule	5%
Schulter, Oberarm, Ellenbogengelenk	7%
Unterarm, Handgelenk	15%
Hand, Handwurzel	15%
Hüftgelenk, Oberschenkel einschließlich Kniescheibe	6%
Kniegelenk, Unterschenkel, Knöchelbereich	15%
Fuß	13%
	76%

Hieraus folgt, daß die unfallbedingten Schäden am Stütz- und Bewegungsapparat für die Rehabilitation im Bereich der gesetzlichen Unfallversicherung von überragender Bedeutung sind.

Gesetzliche Grundlagen

Aufgaben der gesetzlichen Unfallversicherung

Die gesetzliche Unfallversicherung hat u. a. gemäß § 537 Nr. 2 der Reichsversicherungsordnung den Verletzten, seine Angehörigen und seine Hinterbliebenen nach Eintritt eines Arbeitsunfalles zu entschädigen, und zwar durch

a) Wiederherstellung der Erwerbsfähigkeit durch Arbeits- und Berufsförderung und durch Erleichterung der Verletzungsfolgen,
b) durch Leistungen in Geld an den Verletzten, seine Angehörigen und seine Hinterbliebenen.

Ziele der Heilbehandlung und der Berufshilfe

Seit Jahrzehnten, also nicht erst nach Inkrafttreten des Rehabilitations-Angleichungsgesetzes, hat die Unfallversicherung den in § 556 der Reichsversicherungsordnung formulierten Auftrag, „mit allen geeigneten Mitteln"

a) die durch den Arbeitsunfall verursachte Körperverletzung oder Gesundheitsstörung und Minderung der Erwerbsfähigkeit zu beseitigen oder zu bessern, ihre Verschlimmerung zu verhüten und die Auswirkungen der Unfallfolgen zu erleichtern,
b) den Verletzten nach seiner Leistungsfähigkeit und unter Berücksichtigung seiner Eignung, Neigung und bisherigen Tätigkeit möglichst auf Dauer beruflich einzugliedern. Dabei ist eine Eingliederung, die mit beruflichem Aufstieg verbunden ist, nicht ausgeschlossen.

Die Generalklausel „mit allen geeigneten Mitteln" gab den Trägern der Unfallversicherung den für die Bewältigung dieser Aufgabe nötigen Ermessensspielraum und erlaubte ihnen auch im Einzelfall, der in Normen und Leistungskatalogen nicht erfaßt werden kann, situationsgerecht und individuell zu reagieren.

Verfahren und Einrichtungen der Berufsgenossenschaften

Medizinische Rehabilitation

Besondere Verfahren

Von entscheidender Bedeutung für den Rehabilitationserfolg ist die rechtzeitige Einleitung sachgemäßer Heilbehandlung. Um dies zu gewährleisten, haben die Berufsgenossenschaften das Durchgangsverfahren entwickelt. Es verlangt, daß jeder Unfallverletzte durch den Arbeitgeber, die Krankenkasse oder den erstbehandelnden Arzt unverzüglich einem Durchgangsarzt vorgestellt wird. An ihn werden hohe Anforderungen hinsichtlich seiner fachlichen Qualifikation und der Einrichtung seiner Praxis gestellt. Ihm obliegt die ärztliche Erstversorgung und er entscheidet anstelle der Berufsgenossenschaft und für deren Rechnung über den weiteren Verlauf des Heilverfahrens.

Bei bestimmten schweren Verletzungen, die in einem Katalog festgelegt sind, soll der Verletzte grundsätzlich und zu Lasten der Berufsgenossenschaft in ein von den Berufsgenossenschaften dafür zugelassenes Krankenhaus zur stationären Behandlung eingewiesen werden. Die Zulassung der Krankenhäuser wird von der Qualifikation der leitenden Ärzte abhängig gemacht, und es werden hohe Anforderungen an die personelle Besetzung und an die räumliche und apparative Ausstattung gestellt.

Berufsgenossenschaftliche Unfallkliniken und Sonderstationen

Sich auf die Generalklausel „mit allen geeigneten Mitteln" stützend, haben die Berufsgenossenschaften ohne ausdrücklichen Auftrag des Gesetzgebers eigene Spezialkliniken (die erste, das Bergmannsheil I in Bochum, wurde bereits im Jahre 1890 als erste Einrichtung dieser Art in der Welt in Betrieb genommen) und Sonderstationen gebaut und eingerichtet. Sie sind aufgrund ihrer personellen, räumlichen und apparativen Ausstattung für die Behandlung besonders schwerer Verletzungen konzipiert und sollen beispielgebend wirken.

In ihren Unfallkliniken stellen die Berufsgenossenschaften zur Zeit rd. 2500 Betten zur Verfügung, darunter für besondere Verletzungsfolgen:

237 Betten für Querschnittverletzte,
223 Betten für Hand- und plastische Chirurgie,
61 Betten für Brandverletzte,
287 Betten für septische Fälle.

Alle Kliniken verfügen selbstverständlich über großzügig ausgestattete Einrichtungen und das entsprechende Fachpersonal zur Übungsbehandlung und über Abteilungen und Werkstätten für die Versorgung mit orthopädischen Hilfsmitteln (*Arbeitsgemeinschaft der Träger berufsgenossenschaftlicher Rehabilitationseinrichtungen,* 1978).

Qualitätssicherung bei der medizinischen Rehabilitation

Die erwähnten Verfahren, das Durchgangsarztverfahren und das Verletzungsartenverfahren, und die hohen personellen und materiellen Anforderungen, die an die Zulassung geknüpft werden, haben zweifellos präventive Wirkung im Hinblick auf die Qualitätssicherung (DASSBACH, 1978).

Seit 1971 werden alle in den acht Kliniken stationär behandelten Patienten – das sind immerhin mehr als 20000 jährlich – nach einem einheitlichen System EDV-gerecht dokumentiert. Neben vielfältigen personenbezogenen Daten werden die Diagnose, die Art der Therapie, die Behandlungsdauer, auch Komplikationen gespeichert. Das System kann Auskunft geben über die Häufigkeit bestimmter Verletzungsfolgen in Verbindung mit persönlichen Daten, über die Effektivität und Effizienz therapeutischer Maßnahmen und, durch Verknüpfung über ein entsprechendes Identifikationsmerkmal mit den Rentenfällen bei den Berufsgenossenschaften, über die resultierende Minderung der Erwerbsfähigkeit.

Wir erhalten dadurch wichtige Informationen auch über die volkswirtschaftliche Bedeutung verschiedener Verletzungsfolgen und für den zielgerechten Einsatz unserer Mittel.

Koordinierung und Forschung

Die Kliniken und die Ambulatorien in Berlin und Bremen bilden die „Arbeitsgemeinschaft der Träger berufsgenossenschaftlicher Rehabilitationseinrichtungen". Sie dient dem Erfahrungsaustausch, der Koordinierung im Bereich der Administration, der klinischen Tätigkeit und der Forschung.

Das vom Hauptverband der gewerblichen Berufsgenossenschaften eingerichtete „Forschungsinstitut für Traumatologie", dessen Wissenschaftlicher Beirat sich aus den Ärztlichen Direktoren der Kliniken und Ambulatorien zusammensetzt, beobachtet die gesamte Entwicklung der Unfallmedizin und der Rehabilitation der Unfallverletzten, sammelt und wertet die Literatur aus, koordiniert die klinische Arbeit in den eigenen Einrichtungen, pflegt die Verbindung zu fremden Organisationen und Einrichtungen, steuert und koordiniert die Forschung in den eigenen Kliniken und die Vergabe von Forschungsaufträgen durch den Hauptverband der gewerblichen Berufsgenossenschaften an andere, und es berät den Hauptverband und die Berufsgenossenschaften in Fragen der medizinischen Rehabilitation (*Berufsgenossenschaftliches Forschungsinstitut für Traumatologie,* 1978).

Seit 1976 ist an diesem Institut eine „Anlaufstelle für die Vermittlung von Betten für Querschnittgelähmte" eingerichtet. Diese Stelle soll angesichts des immer noch bestehenden Mangels an Zentren und Betten dazu beitragen, die Querschnittverletzten so schnell wie möglich einem Zentrum zuzuführen, und es will den erstbehandelnden Ärzten die oft mühevolle und zeitraubende Suche nach einem freien Bett abnehmen.

Schon in kurzer Zeit haben sich alle bestehenden Zentren, also auch die nicht von Berufsgenossenschaften betriebenen, freiwillig zur Zusammenarbeit bereiterklärt, und es ist dabei über den eigentlichen Zweck hinaus zu einer intensiveren und regelmäßigen Zusammenarbeit gekommen. Der Ärztliche Direktor des Instituts, Dr. MEINECKE, hat jetzt einen Erfahrungsbericht veröffentlicht, aus dem Einzelheiten hervorgehen (MEINECKE, 1978).

Berufliche Rehabilitation

Berufshilfe
Die Berufshilfe ist seit Jahrzehnten eine der den Unfallversicherungsträgern vom Gesetzgeber zugewiesenen Aufgaben. Alle Berufsgenossenschaften verfügen über hauptamtliche Berufshelfer, die sich zum frühstmöglichen Zeitpunkt um die spätere berufliche Wiedereingliederung kümmern.
Die zum Verletzungsartenverfahren zugelassenen Krankenhäuser werden von bestimmten Berufshelfern betreut und regelmäßig aufgesucht. Sie tragen, sofern die zuständige Berufsgenossenschaft sich nicht schon von Amts wegen um den Verletzten bemüht, nach dem Besuch am Krankenbett und im Benehmen mit dem behandelnden Arzt die Problemfälle an den zuständigen Versicherungsträger heran. So wird eine Art doppelte Betreuung des individuellen Falles einerseits durch den Berufshelfer der Berufsgenossenschaft, andererseits durch die institutionelle Betreuung der Krankenhäuser bewirkt mit dem Ziel, den nahtlosen Übergang von der medizinischen Rehabilitation zur beruflichen Rehabilitation und zur beruflichen Wiedereingliederung sicherzustellen. Dies geschieht selbstverständlich in enger Zusammenarbeit, wie vom Gesetz vorgeschrieben, mit den Fachdiensten der Bundesanstalt für Arbeit.

Einrichtungen der beruflichen Rehabilitation
Die Träger der Unfallversicherung haben keine eigenen Einrichtungen für die berufliche Rehabilitation, weil der auf sie entfallende Anteil an Rehabilitanden nur bei etwa 8% liegt. Sie bedienten sich in der Vergangenheit der bestehenden Einrichtungen verschiedenster Art; heute arbeiten sie mit den großen Berufsförderungseinrichtungen zusammen, denen sie als Mitglieder angehören und die sie im Verhältnis der Inanspruchnahme mitfinanziert haben und weiter finanzieren.

Aufwendungen für die Rehabilitation

Für die medizinische und berufliche Rehabilitation und für die Entschädigung der verbleibenden Unfallfolgen mußten die gewerblichen Berufsgenossenschaften im Jahre 1977 folgende Aufwendungen erbringen (*Hauptverband der gewerblichen Berufsgenossenschaften,* 1978):

Ambulante Behandlung	309 Mio DM
Stationäre Behandlung	463 Mio DM
Übergangsgeld	425 Mio DM
Sach- und Geldleistungen für Berufshilfe	109 Mio DM
Renten und Abfindungen	4178 Mio DM
Sonstige Entschädigungen	330 Mio DM
	5814 Mio DM

Entwicklung in den letzten 10 Jahren

Rehabilitationsangleichungs-Gesetz

Das Rehabilitationsangleichungsgesetz aus dem Jahre 1974 hat zweifellos wesentliche Verbesserungen gebracht. Was die Leistungen der Unfallversicherung anbetrifft, so haben sie durch das Gesetz keine wesentliche Änderung erfahren. Dies zeugt von dem hohen Standard, der bereits vor Erlaß des Gesetzes bestand. Der Gesetzgeber hat sich beim Erlaß des Gesetzes an diesem Standard orientiert und die übrigen Rehabilitationsträger zu ähnlichen oder gleichen Leistungen verpflichtet, wie sie von der Unfallversicherung schon seit langem als Pflicht- oder Ermessensleistungen erbracht wurden.
Bedeutsam ist auch für die Unfallversicherung, daß der ihre Bemühungen seit jeher beherrschende Grundsatz „Rehabilitation vor Rente“ im materiellen Leistungsrecht verstärkt zum Tragen kommt, weil das Rehabilitationsangleichungsgesetz die Unfallversicherungsträger verpflichtet, Übergangsgeld bis zum Abschluß der Rehabilitation zu zahlen, also höhere Leistungen zu erbringen, als die dem Grad der Minderung der Erwerbsfähigkeit entsprechende Rente.

Berufsförderungswerke

Die Möglichkeiten zur beruflichen Rehabilitation sind durch das Programm der Bundesregierung zum Bau und Ausbau eines dichten Netzes von Berufsförderungswerken entscheidend verbessert worden.

Berufsgenossenschaftliche Unfallkliniken

Obwohl die Mehrzahl der Kliniken erst nach dem Zweiten Weltkrieg errichtet wurde und obwohl sie als modern angesehen werden konnten, haben die Berufsgenossenschaften aus ihrem Gemeinschaftsfonds seit 1975 fast 100 Mio DM für die Modernisierung und den weiteren Ausbau der Kliniken investiert, um der rasanten Entwicklung im medizinisch-technischen Bereich zu folgen.

In zunehmendem Maße wurde die vorhandene Bettenkapazität auch nicht unfallversicherten Unfallverletzten zur Verfügung gestellt, wobei sich das Krankenhausfinanzierungsgesetz und das Rehabilitationsangleichungsgesetz als hilfreich erwiesen haben.

Problembereiche

Trotz zweifellos erzielter Fortschritte und Verbesserungen in den letzten Jahren gibt es eine Reihe von Problemen, die noch der Lösung bedürfen.

Der Hauptverband der gewerblichen Berufsgenossenschaften hat in den nachfolgenden Denkschriften ungeachtet dessen, daß die darin angesprochenen Probleme im eigenen Zuständigkeitsbereich bereits gelöst oder weitgehend gelöst sind, auf diese Bereiche hingewiesen und seine Bereitschaft erklärt, sich gemeinsam mit anderen Trägern um die Lösung zu bemühen:

Zur Verbesserung der medizinischen Rehabilitation Unfallverletzter (November 1972)

Zur Verbesserung der Rehabilitation Schwer-Schädel-Hirnverletzter. I. Erwachsene (November 1974)

Zur Verbesserung der Rehabilitation Schwerbrandverletzter (November 1976)

Zur Neuordnung der Behandlungszentren für Querschnittgelähmte in der Bundesrepublik Deutschland mit Planungsrichtwerten für Neubauten (Mai 1978)

Gesamtkonzeption der Rehabilitation aus der Sicht der Berufsgenossenschaften (Mai 1978)

Für Fachkräfte auf dem Gebiet der Rehabilitation mangelt es an Ausbildungsmöglichkeiten. Die Wartezeiten an den vorhandenen Schulen sind lang. Neben der bereits bestehenden Schule für Krankengymnastik an der Unfallklinik Tübingen mit 80 Plätzen sind von den Berufsgenossenschaften eine weitere Schule für Krankengymnastik an der Unfallklinik Ludwigshafen mit 70 Plätzen und eine Schule für Beschäftigungstherapeuten am Unfallkrankenhaus Hamburg mit 45 Plätzen geplant, bzw. bereits im Bau.

Obwohl also noch manche Probleme ungelöst sind, vertreten wir nach wie vor die Ansicht, daß die außerordentlich vielfältige Aufgabe „Rehabilitation“ durch ein gegliedertes System besser als durch eine Einheitsanstalt bewältigt werden kann. Ohne die Notwendigkeit, gleiche Sachverhalte gleich zu behandeln, in Frage zu stellen, halten wir aber auch einen ausreichenden Ermessensspielraum für das Handeln der paritätischen Selbstverwaltungsorgane für unverzichtbar, um der Individualität des Einzelfalles gerecht werden zu können und die Entwicklung voranzutreiben.

Literatur

1. Arbeitsgemeinschaft der Träger berufsgenossenschaftlicher Rehabilitationseinrichtungen: Gemeinsamer Jahresbericht 1977 der berufsgenossenschaftlichen Rehabilitationseinrichtungen (1978)
2. Berufsgenossenschaftliches Forschungsinstitut für Traumatologie: Jahresbericht 1977 (1978)
3. Dassbach, A.: Heilverfahren in der gesetzlichen Unfallversicherung – Qualitätssicherung – Qualitätskontrolle. Münch. Med. Wochenschr. *120*, 599–600 (1978)
4. Hauptverband der gewerblichen Berufsgenossenschaften: Übersicht über die Geschäfts- und Rechnungsergebnisse der gewerblichen Berufsgenossenschaften 1977 (1978)
5. Meinecke, F.-W.: Vermittlung von Betten für Querschnittgelähmte. Unfallheilkunde *81*, 593–600 (1978)
6. Statistisches Bundesamt: Behinderte Personen nach Art der Behinderung. Wirtschaft und Statistik *8*, 502 (1978)

Die Rehabilitation von Behinderten mit unfallbedingten Schäden des Stütz und Bewegungsapparates aus der Sicht der Arbeitsverwaltung

Leitender Medizinaldirektor Dr. med. Wilhelm Jaeger, Leitender Arzt der Bundesanstalt für Arbeit Nürnberg

Trotz zahlreicher Publikationen auf dem Gebiet der Rehabilitation und ihrer wachsenden Bedeutung in den beiden letzten Jahrzehnten bestehen immer noch Unsicherheiten im Wissen über die Möglichkeiten, die unsere Gesetzgebung dem Behinderten im Hinblick auf die berufliche Rehabilitation bietet. Dies liegt nicht zuletzt an dem in der Bundesrepublik bestehenden gegliederten System der Rehabilitation und der dadurch wohl teilweise bedingten Unsicherheit über die Zuständigkeit des jeweiligen Kostenträgers. Auch macht die Abgrenzung der medizinischen von der beruflichen Rehabilitation selbst Fachleuten heute noch Schwierigkeiten, wie sich immer wieder bei Gesprächen u. a. auch mit Ärzten ergibt. Selbst unter den Kostenträgern gibt es gelegentlich unterschiedliche Ansichten in dieser Beziehung.

Die Bundesanstalt für Arbeit (BA) befaßt sich ausschließlich mit der beruflichen Rehabilitation und ist in jedem Fall durch die Erstellung eines Eingliederungsvorschlages hinsichtlich der beruflichen Neuorientierung eines Behinderten einzuschalten, auch wenn sie selbst nicht der Kostenträger für rehabilitative berufliche Maßnahmen ist, wie dies z. B. bei beruflich bedingten Unfallverletzungen der Fall ist.

Nach dem 20. Rentenanpassungsgesetz vom 27. Juni 1977 ist die BA noch mehr als schon bisher mit der beruflichen Rehabilitation befaßt. Seit dem 1. Juli 1978 ist sie Kostenträger für alle beruflichen Maßnahmen der Wiedereingliederung und Eingliederung, die Personen betreffen, die noch nicht 15 Jahre Beiträge zur Rentenversicherung geleistet haben, d. h., daß mindestens alle 15- bis 30jährigen Rehabilitanden von der BA hinsichtlich der beruflichen Rehabilitation voll betreut werden, soweit sie nicht an Schäden leiden, die durch einen Berufsunfall bedingt sind.

Besonders für den Ärztlichen Dienst der BA sind daher seit dem 1. Juli 1978 vermehrte Aufgaben hinzugekommen. Während bis zu diesem Zeitpunkt z. B. bei den Eingliederungsvorschlägen häufig auf die vorliegenden Gutachten und Stellungnahmen der Rentenversicherungsträger zurückgegriffen werden konnte, müssen diese jetzt aufgrund eigener Untersuchungen durch den Ärztlichen Dienst der BA selbst erstellt werden. Dies bedeutet selbstverständlich eine erhebliche Mehrbelastung des Personals. Das Mehr an zu erwartenden ärztlichen Gutachten im Jahr wird allein für berufliche Rehabilitationsmaßnahmen auf etwa 25000 – 30000 geschätzt. Unter diesen zu Begutachtenden wird sich ein großer Anteil von Behinderten finden, die an Schäden des Stütz- und Bewegungsapparates leiden.

Schon bisher stand die Zahl der durch den Ärztlichen Dienst der BA untersuchten Personen mit Schäden am Stütz- und Bewegungsapparat an erster Stelle. Folgende Zahlen aus dem Jahre 1977 mögen dies verdeutlichen. Von ca. 300000 arbeitsamtsärztlichen Untersuchungen wurden bei 105000 Personen, das sind 34,9% der Fälle, Schäden am Stütz- und Bewegungsapparat festgestellt. Im einzelnen handelte es sich bei 20,2% um Schäden an der Wirbelsäule, bei 4,9% um Schäden an den oberen Gliedmaßen und bei 9,6% um Schäden an den unteren Gliedmaßen. In 0,2% der Fälle waren Amputationen an den Gliedmaßen durchgeführt worden. Die durch Arbeitsamtsärzte festgestellten Schäden am Stütz- und Bewegungsapparat verteilen sich bei den Untersuchungen in den einzelnen Altersgruppen wie folgt:

18- bis 24jährige 31,8%,
25- bis 39jährige 34,9%,
40- bis 64jährige 41,4%.

Von den angegebenen ca. 300000 arbeitsamtsärztlichen Untersuchungen wurden 125300 bei

Frauen durchgeführt. Von diesen litten 43507 an Schäden des Stütz- und Bewegungsapparates. Die Verteilung der Schäden auf die Wirbelsäule, die oberen und unteren Gliedmaßen unterschied sich nur unwesentlich von der bei männlichen Personen.

Natürlich werden nicht in allen diesen Fällen große berufliche Rehabilitationsmaßnahmen in Berufsförderungswerken oder Berufsbildungswerken erforderlich sein. Oft wird der Behinderte nach Abschluß der medizinischen Rehabilitation seine alte Tätigkeit am gleichen Arbeitsplatz fortsetzen können. In anderen Fällen wird eine Umsetzung im Betrieb ausreichen, ggf. werden technische Änderungen an Maschinen und/oder besondere Hilfsmittel für die Ausübung der beruflichen Tätigkeit notwendig werden. Erst wenn dies bei entsprechender Mitarbeit des Betriebes – hierbei denke ich u. a. besonders an den Betriebsarzt – nicht ausreicht, dem Behinderten seine soziale Stellung in einer zumutbaren Tätigkeit zu erhalten, sollten Rehabilitationsmaßnahmen in Berufsförderungswerken oder Berufsbildungswerken in Betracht kommen.

Wichtig erscheint mir besonders die frühzeitige Beratung und Entscheidung darüber, welche beruflichen Maßnahmen im Sinne einer eventuellen Umschulung oder Arbeitsplatzgestaltung bei einem Behinderten mit Schäden am Stütz- und Bewegungsapparat erforderlich werden. Dies gilt in der gleichen Weise für unfallbedingte wie nicht unfallbedingte Schäden.

Eine Beratung des Kranken durch den Rehabilitationsberater in Übereinstimmung mit dem behandelnden Arzt und anderen an der Rehabilitation beteiligten Personen, zu denen auch der AA-Arzt gehört, kann schon dann durchgeführt werden, wenn die zurückbleibenden Folgen einer Schädigung absehbar sind. Hierzu können neben dem Krankenhausarzt auch Krankengymnastinnen und Beschäftigungstherapeuten oft wertvolle Hinweise geben.

Da Rehabilitationsmaßnahmen ein komplexes Geschehen darstellen, muß von allen beteiligten Personen, Kostenträgern und Institutionen ein Ganzheitsdenken erwartet werden, das ein Ineinandergreifen der verschiedenen Maßnahmen möglich macht. Die anhaltende Mitarbeit des Behinderten selbst spielt dabei eine erhebliche Rolle. Nur bei einer echten Teamarbeit ist es möglich, den Rehabilitanden wieder voll in Beruf und Gesellschaft einzugliedern und ihm mindestens die soziale Stellung wiederzugeben, die er vor dem Erleiden der Schädigung hatte.

Die vermehrten Aufgaben der BA auf dem Gebiet der Rehabilitation sollen Veranlassung sein, hier zusammenfassende Ergebnisse darzustellen, die HOFBAUER 1975 bei der Befragung von 10000 erwachsenen Rehabilitanden ermittelte, die 1971 eine berufliche Umschulung begonnen hatten. Die Befragung, die einen Überblick über den Erfolg der rehabilitativen Bemühungen zeigt, brachte auszugsweise folgende Ergebnisse: „73% der befragten Rehabilitanden waren in ihrer ersten Tätigkeit nach Abschluß der Umschulung in dem durch diese erlernten neuen Beruf beschäftigt. Auch zwei Jahre nach Abschluß der Umschulung war die Zahl der umschulungsadäquat beschäftigten Rehabilitanden noch relativ hoch. Bei Zugrundelegung zweier Merkmale (1. Tätigkeit im Umschulungsberuf, 2. Verwertbarkeit erworbener Kenntnisse und Fähigkeiten) ergab sich, daß 58% voll und 12% teilweise adäquat beschäftigt waren. 50% aller Rehabilitanden hielten ihre Stellung im Vergleich zu der bei Eintritt der Behinderung für höherwertig, 25% für gleichwertig und 10% für niedriger. Der Rest machte keine Angaben. In $^{3}/_{4}$ aller Umschulungsfälle wurde also mindestens die Erhaltung des innegehabten beruflichen Status erreicht."

Lassen Sie mich an dieser Stelle einige kritische Bemerkungen zur Einleitung und Durchführung rehabilitativer Maßnahmen machen. Wer viele Rehabilitationseinrichtungen für die berufliche Umschulung gesehen hat, wird sich des Eindruckes nicht erwehren können, daß ein Teil der Umzuschulenden auch ohne die Durchführung internatsmäßiger beruflicher Maßnahmen hätte rehabilitiert werden können, etwa durch Umsetzung oder Umschulung im Betrieb oder andere oben bereits erwähnte innerbetriebliche Maßnahmen. Nicht jeder Patient mit Wirbelsäulenbeschwerden oder Schäden an den Gliedmaßen, der seine alte berufliche Tätigkeit nicht mehr ausführen kann, bedarf der internatsmäßigen, also außerbetrieblichen Umschulung.

Die Unterrichtung der Ärzte über Rehabilitationsmaßnahmen beruflicher Art sollte, so wie es PAESLAK immer wieder fordert, bereits während des Studiums durch geeignete, in der Rehabilitation und auch in der Arbeitsmedizin erfahrene Lehrer erfolgen. Auch sollten berufliche rehabilitative Möglichkeiten heute mehr als bisher in den medizinischen Examen Berücksichtigung finden. Der angehende Arzt muß wissen, daß die Betreuung z. B. eines amputierten Patienten nicht mit der Verordnung einer Prothese beendet ist. Er muß lernen, wie in Zusammenarbeit u. a. mit dem Orthopädiemechaniker bei Kenntnis der beruflichen Tätigkeit des Behinderten bzw. des angestrebten Umschulungsberufes die Herstellung des geeigneten orthopädischen Hilfsmittels und wie in Zusammenarbeit mit dem Werksarzt eine zweckmäßige Änderung des Arbeitsplatzes und/oder Arbeitsgerätes, ggf. unter Einschaltung des technischen Beraters des Arbeitsamtes und des Arbeitsamtsarztes, erfolgen kann. Auch der niedergelassene Arzt muß mehr als bisher an die beruflichen Rehabilitationsmöglichkeiten denken, um seinem Patienten den richtigen Weg zeigen zu können, den dieser gehen muß, um das angestrebte Ziel zu erreichen. HOFBAUER hat anläßlich der von ihm durchgeführten Befragung festgestellt, daß nur etwa $^1/_3$ der umgeschulten Rehabilitanden zuerst von einem Arzt von den bestehenden Umschulungsmöglichkeiten erfahren hat.

Von seiten der Arbeitsverwaltung wird der Arzt des Arbeitsamtes, der über berufskundliche Kenntnisse verfügt, bei beruflichen Umschulungsmaßnahmen Behinderter eingeschaltet, um sicherzustellen, daß bei den erforderlichen Maßnahmen und Leistungen die besonderen Verhältnisse des Behinderten eine angemessene Berücksichtigung finden. Sofern ärztliche Gutachten eines Rehabilitationsträgers oder Befunde von Ärzten für Allgemeinmedizin, Fachärzten und Krankenhausärzten vorliegen, wird der Arbeitsamtsarzt hierzu nach arbeitsmedizinischen Gesichtspunkten Stellung nehmen und entscheiden, ob weitere Untersuchungen zur medizinischen Sachaufklärung notwendig sind. Er wird sich bei Vorliegen aller erforderlichen Unterlagen durch die Erstellung eines positiven und negativen Leistungsbildes dazu äußern, ob der Behinderte an vorgesehenen Umschulungsmaßnahmen teilnehmen kann, ob innerbetriebliche Maßnahmen ausreichen, und ob ergänzend zu den beruflichen Maßnahmen eine medizinische Betreuung notwendig ist, oder ob bestimmte Rehabilitationseinrichtungen für eine internatsmäßige Umschulung in Betracht kommen, und, dies ist besonders wichtig, ob vor Beginn der eigentlichen Umschulung Maßnahmen der Berufsfindung und Arbeitserprobung vorzuschalten sind. Ferner wird er im Einvernehmen mit dem technischen Berater des Arbeitsamtes prüfen, ob für die dauerhafte Eingliederung technische Hilfen (z. B. Änderungen am Kfz oder an Maschinen) zur Erlangung und Erhaltung des Arbeitsplatzes notwendig werden.

Das zuletzt Gesagte dürfte für die berufliche Eingliederung von Behinderten, insbesondere von solchen mit Schäden am Stütz- und Bewegungsapparat, eine ganz besondere Bedeutung haben.

Bei der Erstellung des Eingliederungsvorschlages wird der Arbeitsamtsarzt außerdem zu Teambesprechungen herangezogen werden, an denen außer ihm der Rehabilitationsberater, der technische Berater, der Psychologe und auch der Behinderte selbst teilnehmen sollen. Nur durch eine solche interdisziplinäre Zusammenarbeit wird die zufriedenstellende Rehabilitation Behinderter mit dem Ziel einer Wiedereingliederung in Arbeit, Beruf und Gesellschaft erreicht werden können. Hierzu gehört allerdings auch eine verstärkte kritische Berücksichtigung der Arbeitsmarktsituation, um dem Behinderten nach erfolgter Umschulung zu einem möglichst krisenfesten Beruf zu verhelfen und ihn so vor Arbeitslosigkeit zu bewahren, die durchaus in der Lage ist, viel von dem Erreichten wieder zunichte zu machen.

Beschäftigungstherapie als wichtiger Grundpfeiler der Rehabilitation von Patienten mit Schäden des Stütz- und Bewegungsapparates

Adelheid Kiesinger, Beschäftigungstherapeutin, Karlsruhe

Gesamtleistungsbild der Beschäftigungstherapie

Ziel der *funktionellen Behandlung* ist es, Muskel- und Gelenkfunktion sowie Bewegungsabläufe zu erhalten oder zu verbessern. Die Funktionsfähigkeit soll im täglichen Leben umgesetzt und angewendet werden. *Beispiel:* Ellenbogenbeweglichkeit.

Mit individuell dosiertem und auf die Verletzungsart gezielt abgestimmtem Einsatz von verschiedenen manuellen Techniken und geeigneten speziellen Geräten wird dieses funktionelle Training durchgeführt. Innerhalb der Beschäftigungstherapie findet die funktionelle Therapie insbesondere bei Verletzungen der oberen Extremitäten statt. Die funktionelle Behandlung von Verletzungen der unteren Extremitäten obliegt vorwiegend der Krankengymnastik, die hier wesentlich gezieltere Methoden anbieten kann. Bei Verletzungen der unteren Extremitäten liegt die Aufgabe der Beschäftigungstherapie vorrangig auf dem Gebiet der Hilfsmittelversorgung und des Selbsthilfetrainings.

Zu den Aufgaben der Beschäftigungstherapie gehört ferner die Herstellung individueller Handschienen, z. B. Quengelschienen, Lagerungsschienen, Funktionsschienen, Opponenssplints.

Im besonders umfangreichem Maße befaßt sich die Beschäftigungstherapie mit dem sog. ADL (activities of daily living). Wir nennen es *Selbsthilfetraining*, einschließl. dem Haushaltstraining, der Rollstuhlversorgung, der Hilfsmittelversorgung und der Herstellung von Hilfsmitteln.

Ziel dieser Maßnahmen ist es, dem Patient größtmögliche Unabhängigkeit im häuslichen und alltäglichen Lebensbereich zu geben. Patienten lernen Kompensationsmöglichkeiten für ausgefallene Funktionsfähigkeiten zu finden. Ist die Selbständigkeit auch mit körpereigenen Kompensations- und Trickbewegungen nicht zu erreichen, so werden von uns geeignete Hilfsmittel gegeben oder speziell angefertigt. Der Umgang mit diesen Hilfsmitteln wird sodann geübt. Oft ist es nötig, in der Wohnung des Patienten die bauliche Situation zu überprüfen. So muß von Beschäftigungstherapeuten z. B. Küche, Bad und Toilette auf Rollstuhlfähigkeit überprüft werden. Dies geschieht natürlich nur in enger Zusammenarbeit mit dem übrigen Behandlungsteam. Bei der Rollstuhlversorgung sind alle Gesichtspunkte wie Körpergewicht des Patienten, also die Sitzbreite, die Bereifung, die Antriebsart usw. zu berücksichtigen. Leider erleben wir immer wieder, daß Patienten mit völlig ungeeigneten Rollstühlen zu uns kommen.

Belastungstraining im Sinne einer leichten und mittelschweren Belastungsfähigkeit kann von der Beschäftigungstherapie durchgeführt werden. Das kommt insbesondere für Patienten nach langer Bettlägerigkeit oder für einen anderen Personenkreis, nämlich die hirnverletzten Patienten in Frage. Hierbei kann die Belastbarkeit in Zeit und Art der Tätigkeit sowie in physischer Ausdauer gesteigert werden.

Schreibtraining und die Anfertigung von Schreibhilfen kommt für Patienten z. B. mit Amputationen, Fingerverletzungen und Querschnittlähmungen in Frage. Der Patient lernt mit z. T. individuell angefertigten Schreibhilfen wieder schreiben. Bei Halsquerschnittgelähmten wird der Umgang mit elektronischen Umweltkontrollgeräten geübt, bei denen meist auch eine Schreibmaschine angeschlossen ist.

Das *Prothesentraining* der oberen Extremität umfaßt eigentlich alle bisher aufgeführten Behandlungsarten. Es kommt funktionelle Therapie, Stumpfabhärtung, Sensibilitätstraining,

Training mit der Prothese, Hilfsmittelversorgung und Schreibtraining in Betracht.
Unter *aktivierender Beschäftigungstherapie* verstehen wir die Art von Gruppentherapie oder manueller Therapie, die dazu dient, Patienten mit psychischen Problemen die Integration zu erleichtern. Oft steht ein Patient noch unter der Auswirkung eines Schockerlebens, oder er hat sich noch nicht mit der Auswirkung des Unfalles, nämlich einer dauerhaften Behinderung, abfinden können. Manche Patienten sind durch aktivierende Beschäftigungstherapie überhaupt erst für eine weitere Therapiemaßnahme zu motivieren. Wieder andere Patienten können hier innerhalb kleiner Gruppen durch nonverbale Kontaktmittel Hemmungen und Ängste in bezug auf ihre Behinderung überwinden lernen.

Entwicklung und Schwierigkeiten der Beschäftigungstherapie innerhalb der letzten 10 Jahre 1968 – 1978

Herr Direktor DASSBACH erwähnte bereits die Neuerungen durch das Rehabilitationsangleichungsgesetz, mit denen nun erstmalig Beschäftigungstherapie als Pflichtleistung innerhalb der Heilbehandlung ausdrücklich genannt wird.
Das bedeutet, daß alle Rehabilitationsträger, also die Träger der Krankenversicherung, der Unfallversicherung und der Rentenversicherung, Beschäftigungstherapie zu leisten und die dadurch entstehenden Kosten zu tragen haben. Damit steht eigentlich der Errichtung weiterer Beschäftigungstherapieabteilungen prinzipiell nichts mehr im Wege. Im Gegenteil, man sollte eine deutliche Zunahme dieser Abteilungen erwarten. Um so erstaunlicher ist es, daß z. B. große städtische Krankenanstalten oder Universitätskliniken, ja leider auch einige Rehabilitationseinrichtungen nicht über eine Abteilung für Beschäftigungstherapie oder wenigstens eine Beschäftigungstherapeutin verfügen! Dafür können gewiß finanzielle Gründe in Betracht kommen. Ich habe aber nach meinen Beobachtungen durchaus Anlaß, diesen Mißstand auch mit der Unkenntnis zu erklären, die über unseren Beruf leider auch bei Ärzten, Krankenhausträgern und Kostenträgern immer noch besteht.

Wenn man alleine davon ausgeht, wieviele Patienten in berufsgenossenschaftlichen Unfallkrankenhäusern mit gutem Erfolg behandelt und rehabilitiert werden, Herr Direktor DASSBACH hat das soeben sehr anschaulich dargestellt, dann ist es doch eigentlich erschreckend unverantwortlich, daß diese Behandlungsmaßnahmen einem großen Patientenkreis in anderen Kliniken vorenthalten werden. Das anschaulichste Beispiel hierfür ist die Situation eines Patienten nach einer Oberarmamputation. Wie oft wird lediglich eine Prothesenversorgung durchgeführt und der Patient dann ohne jede Prothesenschulung entlassen. Diese Prothese wird ungenützt im Schrank stehen, sie kostet unser aller Geld und dem Patienten dient sie nicht als Funktionsersatz. Oder denken wir an alle Patienten, die wegen einer Handverletzung z. B. nicht mehr schreiben können. Hier würde ein systematisches Schreibtraining diese Fähigkeit erneuern helfen. Wieviele Patienten werden auch heute noch mit schweren körperlichen Behinderungen entlassen? Wer kümmert sich um die Selbständigkeit im häuslichen Bereich, in der Körperhygiene, Toilettenbesuch usw.? Sind nicht letztlich alle weiterführenden beruflichen Maßnahmen erst dann sinnvoll, wenn der Mensch in der Lage ist, nach Möglichkeit selbständig zu leben?
Wir müssen also als Beschäftigungstherapeuten leider häufig feststellen, daß trotz aller Fortschritte in der Rehabilitation in dem berühmten Rehabilitationsnetz einige weite Maschen und Lücken bestehen. Da es aber in erster Linie aufgabe des Arztes ist, die Verordnung für beschäftigungstherapeutische Maßnahmen zu veranlassen, stellt sich sehr ernsthaft die Frage, wie wir bei diesem Personenkreis mehr Aufgeschlossenheit für die Beschäftigungstherapie erreichen können. Es kommt jedoch nicht nur auf die Aufgeschlossenheit an, sondern überhaupt auf die Kenntnis der Beschäftigungstherapie, ihrer Methoden und ihrer Einsatzmöglichkeiten.
Hier wird mancher mit Recht fragen: „Schön und gut, aber woher nimmt man denn diese Beschäftigungstherapeuten? Es gibt doch keine!“
In der Tat: Das alte Problem des Personalmangels hat sich leider innerhalb der letzten 10 Jahre nicht maßgeblich gebessert. Vor 10 Jahren gab es 7 Schulen für Beschäftigungstherapie in

der Bundesrepublik Deutschland mit jeweils etwa 25 Ausbildungsplätzen pro Jahr. Das bedeutet eine derart geringe Zuwachsrate, wenn man auch noch einkalkulieren muß, daß eine Beschäftigungstherapeutin nach unserer Erfahrung durchschnittlich etwa drei Jahre im Beruf verbleibt, so daß man den tatsächlichen Personalbedarf nie wird decken können. Nun sind innerhalb der letzten drei Jahre eine Reihe weiterer Ausbildungsstätten begründet worden, so daß wir heute 13 Schulen in der Bundesrepublik Deutschland haben. Die Einrichtung weiterer Schulen (Celle, Bergzabern, Hamburg) wird vorbereitet.

Nicht unschuldig an dieser Entwicklung ist die Tatsache, daß erst 1976 des Gesetz über den Beruf der Beschäftigungstherapeutin mit der dazugehörenden Ausbildungsordnung verabschiedet wurde. Der von unserem Berufsverband gestellte Antrag für diese gesetzliche Regelung lag dem Bundesgesundheitsministerium seit 1964 vor! Es würde hier zu weit führen, die Inhalte der gesetzlichen Regelung und deren Auswirkungen genauer zu untersuchen. Gesagt sei nur, daß die Zulassungsbestimmungen nur noch einen mittleren Bildungsabschluß voraussetzen. Von einem Aufnahmealter (früher 18 Jahre) ist man abgekommen, und damit können eben sehr viele, unserer Meinung nach zu junge Menschen mit ca. 15 Jahren die Ausbildung beginnen. Diese Bestimmung wird sich nach unserer Überzeugung auch massiv auf das Ausbildungsniveau auswirken.

Beschäftigungstherapie als Grundpfeiler der Rehabilitation von Patienten mit Schäden des Stütz- und Bewegungsapparates, ein Grundpfeiler, der offensichtlich auch heute noch in vielen Rehabilitationseinrichtungen fehlt. Beschäftigungstherapie ist, und das ist auch noch nicht weitgehend bekannt, ein Grundpfeiler der gesamten Rehabilitation und nicht nur der sog. medizinischen Rehabilitation. Auch in Einrichtungen der beruflichen Rehabilitation, z. B. im Berufsförderungswerk, gibt es erhebliche Aufgaben und Probleme, die durch Beschäftigungstherapeuten gelöst werden könnten. Etwa die Adaption bestimmter beruflicher Maschinen oder die Erstellung von Hilfsmitteln zum beruflichen Einsatz. Ebenso können Beschäftigungstherapeuten notwendige Änderungen an Kraftfahrzeugen ausprobieren und Änderungen veranlassen sowie mit Patienten das Ein- und Aussteigen in ein Auto üben.

Innerhalb der vergangenen 10 Jahre hat sich die Beschäftigungstherapie weiter entwickelt und um einige Behandlungsmethoden erweitert. Damit sind auch die Einsatzgebiete vermehrt und vielseitiger geworden. Man vergleiche z. B. die Neuauflage des Buches *Beschäftigungstherapie*, das von Prof. JENTSCHURA 1974 herausgegeben wurde mit der Erstauflage von 1959. Im Vorwort dieses Buches sagt Prof. JENTSCHURA etwas, worüber nachzudenken sich lohnt: Seit der Herausgabe der ersten Auflage sind 15 Jahre vergangen, in denen sich die Beschäftigungstherapie in Deutschland allgemein durchgesetzt hat und anerkannt ist. Dieser erhebliche Wandel in der Beurteilung beschäftigungstherapeutischer Maßnahmen für die Behandlung und Rehabilitation erkrankter oder verletzter Menschen hat auch der Beschäftigungstherapie die Möglichkeit gegeben, sich weiter zu entwickeln, sich in verschiedenen Fächern zu differenzieren und so ihre Bedeutung zu untermauern.

Und weiter steht dort:

Sicher wird die Frage gestellt werden, warum die alte Bezeichnung „Beschäftigungstherapie“ gewählt wurde und nicht die in letzter Zeit mehrfach in den Vordergrund getretene „Ergotherapie“. Nun scheint mir aber der Wandel im Berufsbild der Beschäftigungstherapeuten und dementsprechend ihrer beruflichen Bezeichnung bis jetzt noch nicht ausdiskutiert, so daß dieser Namensänderung einer weiteren Auflage vorbehalten werden sollte.

Mit diesen letzten Worten ist sicherlich der Kernpunkt der Probleme unseres Berufes getroffen. Dem deutschen Begriff „Beschäftigung“ haften eben leider einige Vorurteile an. Er hat einen leicht abwertenden, verspielten Anklang. Der zweite Teil „Therapie“ hat in sich einen gewissen Anspruch und somit widersprechen sich die beiden Wortteile. Seit Jahren wird von der Berufsgruppe die Bezeichnung „Ergotherapie“ angestrebt. Hiermit würde wirklich wiedergegeben, welche Inhalte der Beruf hat: Ergo kommt aus dem Griechischen von „to ergon" und bedeutet: Arbeit, Aktivität, Leistung, Restleistung usw. Beschäftigungstherapeuten werden immer einen schweren Stand der Durchsetzung haben. Für sich persönlich kann man das akzeptieren, denn man kennt seine Leistungsfähigkeit ...; aber soll dadurch unseren Patienten und Rehabilitanden die spezielle Hilfe vorenthalten werden, die ihnen zusteht?

Krankengymnastik als wichtiger Grundpfeiler der Rehabilitation von Behinderten mit unfallbedingten Schäden des Stütz- und Bewegungsapparates

Marion Gutbier, Krankengymnastin in der Berufsgenossenschaftlichen Unfallklinik Ludwigshafen a./Rh

Die Aufgabe der Krankengymnastik innerhalb einer unfallchirurgischen Klinik beginnt sofort am ersten postoperativen Tag in Form von Atemgymnastik und isometrischen Spannungsübungen auf der Station bzw. bei konservativer Behandlung nach Gipsabnahme und Röntgenkontrolle mit Bewegungsübungen in den Behandlungsräumen.

Die Zielsetzung der Krankengymnastik liegt in der Thromboseprophylaxe, Kontrakturenprophylaxe, Gelenkmobilisation, Muskelkräftigung, Lockerung von Muskelverkrampfungen, Beseitigung von Fehlhaltungen, Wiederherstellung normaler Bewegungsabläufe (Koordination), Verbesserung der Kondition, Anregung des Stoffwechsels und der Blut- und Lymphzirkulation sowie der allgemeinen Stimulation.

Der Krankengymnastik stehen hierfür sehr vielseitige Möglichkeiten zur Verfügung, die im folgenden kurz erläutert werden.

Atem- und Stoffwechselgymnastik

Bei allen Krankheitsprozessen, die die Lungenfunktion direkt oder indirekt beeinflussen, wird durch Fehlatmung eine zusätzliche Komplikationsmöglichkeit gegeben (Narkose usw.). Der Patient soll zu einer Vertiefung der Atmung – speziell der Ausatmung – und zum Abhusten angeregt werden, wenn Rasselgeräusche eine vermehrte Schleimbildung anzeigen.

Ventilationsübungen und Hilfsmittel wie aufblasbarer Beutel, Totraumvergrößerer, Assistor und Spirometer sowie passive Maßnahmen wie Vibration, Klopfungen und Hautreizgriffe kommen hier entsprechend dem Allgemeinzustand und der Verletzung des Patienten zur Anwendung.

Eine Sonderform der aktiven Bewegungsübungen stellt die Stoffwechselgymnastik dar. Sie wird mittels aktiver, kräftiger Bewegungen (Schnellkraftübungen) über den Weg der verstärkten peripheren Durchblutung mit Ausschwemmung von Stoffwechselendprodukten ausgeführt.

Isometrische Spannungsübungen

Bei isometrischen Spannungsübungen einzelner Muskelgruppen kommt es zu keinem Bewegungsausschlag. Sie bedeuten die maximale Muskelanspannung ohne Annäherung der Insertionspunkte eines Muskels bzw. einer Muskelgruppe, wobei ein intensiver Reiz für den Muskelstoffwechsel gesetzt und die Muskelkraft gesteigert wird.

Lockerungs- und Entspannungsübungen

Lockerungs- und Entspannungsübungen sind im allgemeinen mit atemtherapeutischen Maßnahmen und isometrischen Spannungsübungen kombiniert. Die Bereitschaft des Patienten, einer Verspannung entgegenzuwirken, ist Voraussetzung, um nach maximaler Anspannung eine bestmögliche Entspannung zu erreichen.

Aktive und passive Bewegungsübungen

Die aktiven Bewegungsübungen stehen im Vordergrund, da sie sowohl eine Muskelkräftigung als auch eine Verbesserung der Durchblutung und der Gleitfähigkeit einzelner Gewebeschichten gegeneinander bewirken.

Hier hat sich während der vergangenen 10 Jahre eine massive Wandlung ergeben. Die aktive Bewegung auf neurophysiologischer Basis wird dem Üben eines isolierten Muskels bzw. einer speziellen Muskelgruppe in vielen Fällen vorgezogen. Die Kenntnis über bahnende und hemmende Reflexe, Bewegungsmuster und Steuerungsvorgänge der Bewegung ist inzwischen in der Krankengymnastik Voraussetzung für die eigentliche aktive Bewegungstherapie (PNF, KABAT, BOBATH, VOITA). Die ursprüngliche Einteilung der aktiven Bewegung ist aber weiterhin unverändert geblieben:

1. Bewegung unter Abnahme der Schwere (Schlingentisch, Bewegungsbad),
2. Bewegung gegen die Eigenschwere,
3. Bewegung gegen Widerstände (PNF, KABAT, Geräte, Wasser),
4. Bewegung gegen Haltewiderstände (Isometrik).

Die passiven Bewegungsübungen bei Kontrakturen sind nur sehr vorsichtig und unter Bedacht der Schmerzgrenze durchführbar; bei Reizzuständen im betroffenen Gelenk sind sie unbedingt zu unterlassen. Das passive Durchbewegen kommt z. B. bei Querschnittlähmungen oder Hemiplegien als Kontrakturenprophylaxe und Funktionsreiz zur Anwendung. Dehnungslagerungen, Extensionen, Quengelschienen und die Fixation im Schlingentisch zählen ebenso zur passiven Übungsbehandlung.

Gymnastik im Bewegungsbad

Durch den Verlust der Eigenschwere ist die Gymnastik im Bewegungsbad für Patienten, denen eine Teilbelastung vorgeschrieben ist, sehr vorteilhaft. Während der hydrostatische Druck einen Bewegungswiderstand verlangt, der zur Tonuserhöhung der Muskulatur verhilft, wird durch den Auftrieb des Wassers eine muskelentspannende Wirkung erreicht, die wiederum jede Muskelfunktion erleichtert.

Elektrotherapie

Die Reizstromdiagnostik hilft uns, den prognostisch wichtigen Entartungsgrad eines Muskels festzustellen. In der therapeutischen Anwendung von Gleichstrom und niederfrequenten Wechselströmen kann folgendes erreicht werden:

1. anregende Wirkung durch Senkung der Reizschwelle, z. B. bei Paresen und Paralysen,
2. schmerzlindernde Wirkung auf sensible Nerven, z. B. bei Neuralgien,
3. aktive Hyperämie, z. B. bei Gelenkschmerzen und Myalgien.

Eisbehandlungen

Bei der Behandlung von Gelenkkontrakturen stellte sich in den letzten Jahren die Eisbehandlung als besonders erfolgreich heraus. Wir erreichen damit eine reaktive Hyperämie, ein deutliches Nachlassen des Bewegungsschmerzes und durch die Entspannung und Lockerung der Weichteile eine bessere Gelenkbeweglichkeit. Wichtig ist, daß mit der Eisanwendung stets eine Übungsbehandlung verbunden ist, gleichgültig ob wir das Eistauchbad, die Eispackung oder die Eisabreibung als Behandlungsmethode wählen.

Gehschule

In der Gehschule erarbeiten wir die bestmögliche Körperhaltung und das physiologische

Gangbild bei zunehmender Belastbarkeit. Nach Verletzungen der unteren Extremitäten, nach Amputationen und Querschnittslähmungen wird eine sinnvolle Gehschule unter fachgerechter Anleitung erforderlich (Prothesengewöhnung, Umgang mit Gehapparaten und Schienen).

Sportgruppen

Die Sportgruppe in der Klinik beinhaltet heute fast jede sportliche Disziplin und ergänzt die krankengymnastische Einzelbehandlung. Der Einsatz von sportlichem Ehrgeiz dient dem Zweck, die Beweglichkeit zu erhalten sowie Stoffwechsel und Kreislauf anzuregen.

Grundsätzlich beginnt die Krankengymnastik nur auf Verordnung des Arztes mit der Behandlung. Voraussetzung ist die genaue Information über Anamnese und jetzigen Zustand des Patienten. Dazu ist eine regelmäßige Besprechung und eine enge Zusammenarbeit mit Arzt, Beschäftigungstherapeuten, Krankengymnast und Pflegepersonal erforderlich. Das Ziel des Behandlungsteams ist es, den Patienten zu rehabilitieren, d. h. ihn so schnell wie möglich ins tägliche Leben zurückzuführen. Die Entlassung aus der Klinik soll erst dann erfolgen, wenn der Patient in der Lage ist, sich selbst zu versorgen. Soll der Patient noch weiter ambulant behandelt werden, muß dies noch während seines stationären Aufenthaltes in die Wege geleitet werden, damit ein nahtloser Übergang erfolgt.

Es ist angezeigt, daß der Behinderte auch während seiner beruflichen Rehabilitationsphase in krankengymnastischer Behandlung bleibt, um zumindest das Erreichte zu erhalten, wenn nicht sogar zu verbessern. Gleichzeitig bieten sich in der Bundesrepublik Deutschland 1 270 Versehrtensportgruppen an, wo sich der Behinderte entsprechend seiner Fähigkeiten sportlich engagieren kann. Von 1968 – 1977 ist die Mitgliederzahl in diesen Gruppen von 58 378 auf 95 862 gestiegen.

Durch die ständig wachsende Zahl von Unfällen ist auch der Bedarf an Krankengymnasten in den letzten 10 Jahren erheblich gestiegen und selbst in kleinen Häusern hat sich die Krankengymnastik ihren festen Platz erobert. Der individuelle Stellenwert der Krankengymnastik steht und fällt mit dem ärztlichen Direktor einer Klinik. Da die Unfallkliniken Wegbereiter für die Rehabilitation Unfallverletzter sind, haben sie seit ihrem Bestehen der Krankengymnastik ein großes Aufgabengebiet eingeräumt.

Durch ausreichende Planstellen kann eine optimale Behandlung des stationären und ambulanten Patienten sichergestellt werden, eine Tatsache, die im Zuge der Sparmaßnahmen in vielen anderen Häusern nicht erfüllt wird. Dort wird die Krankengymnastik noch oft als Therapie der Nachbehandlungsphase in Form von „Heißluft und Massage" verstanden, während sie tatsächlich zielgerechte Übungsbehandlung gefährdeter oder gestörter Funktionen, prä- und postoperativ, in Prophylaxe und Rehabilitation bedeutet.

Kurzdarstellung des Diskussionsverlaufes und Empfehlungen

Dr. med. Werner Arens, Ludwigshafen

ARENS dankt zunächst den Ko-Referenten für ihre klaren, knappen und kritischen Ausführungen für die von ihnen abgehandelten Teilgebiete. Bei vollem Auditorium schließt sich sodann eine lebhafte und sehr kritische Diskussion an, an der sich praktisch alle Berufe, die mit der Rehabilitation zu tun haben, und Rehabilitanden beteiligen. Besonders erfreulich ist es, daß die großen europäischen Meister der Rehabilitation, Sir L. GUTTMANN und MARIAN WEISS, immer wieder mit eingreifen.

Von Sozialarbeitern, Berufshelfern und von ärztlicher Seite wird es bedauert, daß der Mangel an Arbeitsmedizinern unverändert groß ist. Es wird gefordert, daß die berufliche Förderung innerhalb der Rehabilitation der Arbeitsmarktsituation angepaßt werden müsse. Wiederholt wird auf die unheilvolle Rolle des Schwerbehinderten-Gesetzes hingewiesen. Durch dieses Gesetz werden Schwerbehinderte „produziert", dadurch wird die Besetzung von Arbeitsplätzen noch schwieriger. Von verschiedenster Seite werden mehr Ausbildungsplätze für Beschäftigungstherapeuten gefordert. Besonders von Berufshelfern der Berufsgenossenschaft (z. B. GRINGMUTH) wird gesagt, wie wichtig das Erfolgserlebnis in der Ergotherapie für den Rehabilitanden ist. Die teilweise recht einseitige Ausrichtung der Beschäftigungstherapie auf die Psychiatrie wird kritisiert. Nach KIESINGER mangelt es hier an der gesetzlichen Regelung für die Ausbildung. MARQUARDT, Heidelberg, kritisiert vor allem, daß sich die Beschäftigungstherapie in der Ausbildung zu wenig mit der Lehre von den Prothesen befasse, insbesondere auch bezogen auf die Elektronik.

Allgemein klingt durch, daß man der Ansicht ist, daß die Ärzte sich zu wenig um die Fragen der Rehabilitation insgesamt und um die Beschäftigungstherapie insbesondere kümmern. GUTTMANN meint, daß das in anderen Ländern ähnlich sei; WEISS hat hier wohl in Polen besonders günstige Ansätze geschaffen. In Polen sind viele Ärzte als Physiotherapeuten tätig. WEISS meint, daß es auch in übrigen Ländern so werden würde.

Von seiten der Sozialarbeiter wird sehr stark kritisiert, daß sie während ihrer Ausbildung zu wenig über ihren Einsatz in Kliniken und Krankenhäusern erlernen. Den Sozialarbeitern wird empfohlen, sich deshalb verbandsseitig an die zuständigen Stellen zu wenden. Herr STÖPEL und Herr JOCHHEIM werden als Anlaufstelle für diese Sorgen angeführt.

Die Mitarbeit des Psychologen in der Rehabilitation wird erläutert und gefordert. Modellcharakter hat die Mitarbeit des Psychologen im südwestdeutschen Rehabilitationskrankenhaus in Langensteinbach.

Interessant ist die Kritik eines jungen Tetraplegikers, der sich in der Rehabilitation befindet, vor allem auch seine Kritik an ARENS. ARENS und vor allem auch Sir LUDWIG GUTTMANN erklären diesem kritischen jungen Mann, daß es eigentlich eine Meisterleistung sei, daß er als Volltetraplegiker nach 6 Monaten aus der primären medizinischen Rehabilitation entlassen werden konnte.

DASSBACH erläutert, daß auch bei den Berufsgenossenschaften nicht alles optimal ist. Die Berufsgenossenschaften sind aber der Kostenträger, der auch für Nicht-Arbeitsunfälle die mit Abstand größte Zahl von Betten für Querschnittsgelähmte bereithält. Das wird besonders von GUTTMANN hervorgehoben.

WEISS berichtet noch einmal ausführlich über den seit 1951 an der Universität Warschau bestehenden Lehrstuhl für Krankengymnastik und Beschäftigungstherapie.

Eingehend wird darüber gesprochen, daß genügend finanzielle Mittel für die berufliche Rehabilitation des Schwerbehinderten vorhanden seien, daß es aber nach der beruflichen Rehabilitation allzu häufig keine Arbeitsplätze geben würde. GUTTMANN schildert, daß es leider in England genauso sei. In England sei es aber so, daß man Schwerbehinderte heute häufig lieber zur Arbeit einstellen würde als Nichtbehinderte, weil sie mit eisernem Willen eine besondere Leistung erbringen würden.

DASSBACH weist noch einmal darauf hin, daß die Gesetzgebung häufig ein Hindernis für die reale Situation des Behinderten bedeutet. Es wird dargestellt, daß das Hauptproblem und der eigentliche Hinderungsgrund bei der Eingliederung der Behinderten in den Arbeitsprozeß unsere Leistungsgesellschaft und damit verbunden die Leistungsorientierung ist. Man ist sich eigentlich darüber im klaren, daß die Wiedereingliederung in den alten Betrieb beim Behinderten vorrangig sein sollte. So berichtet DASSBACH, daß von 64000 behinderten Arbeitnehmern 48000 in den alten Betrieb zurückgehen konnten.

Alle Diskussionsteilnehmer pflichten GUTTMANN zu, als er sagt, daß die psychologische Barriere zum Behinderten leider immer noch besteht. Wir sollten den rehabilitierten Behinderten nicht als „Behinderten", sondern als Menschen, der eine echte Leistung bringt, offerieren.

MARQUARDT stellt fest, daß der öffentliche Dienst mehr Behinderte beschäftigen sollte. Hier seien im Verhältnis zur freien Wirtschaft viel zu wenig Behinderte tätig. Das wird von etlichen Diskussionsteilnehmern bestätigt. KLINGWARD fordert, daß die Behinderten auf die behinderten Sportgemeinschaften aufmerksam gemacht werden sollten, was bei ARENS schon seit 20 Jahren praktiziert wird.

Der behinderungsgerechte Arbeitsplatz sollte Realität werden, der Schonarbeitsplatz entfallen. Es sollte eine Empfehlung ausgearbeitet werden mit Parametern, zu welcher Beschäftigung der Behinderte noch arbeitsfähig sei. Das wurde in eindrucksvollen Worten von KLINGWARD gefordert. DASSBACH bekräftigt das, indem er anregt, daß Anforderungsprofile erarbeitet werden sollten, vor allem unter Mithilfe der Arbeitsmediziner.

Bei der Vermittlung und Einstellung von Behinderten soll besonders auf die Persönlichkeit des Behinderten vor seinem Unfall eingegangen werden. Das fordert sehr nachdrücklich abschließend Sir LUDWIG GUTTMANN, dem ARENS wie allen Diskussionsteilnehmern und Zuhörern seinen ganz besonderen Dank ausspricht.

Empfehlungen[1]

A 1 bis A 3: Die unfallbedingten Schäden des Stütz- und Bewegungsapparates nehmen durch private Unfälle vor allem auf dem Verkehrssektor und im Sport immer mehr zu. Dagegen ist die Zahl der durch die gesetzliche Unfallversicherung betreuten Verletzten rückläufig, was wohl nicht zuletzt auf die Unfallverhütungs-Kampagne zurückzuführen ist.

In Deutschland leben rund 3,3 Mio Körperbehinderte, bei 1,3 Mio beruht die Behinderung auf einer Schädigung des Stütz- und Bewegungsapparates.

Die Gesamtunfallzahl läßt sich nur schätzen: 4 – 5 Mio Bürger unseres Staates dürften jährlich einen Unfall erleiden, wobei natürlich auch Bagatell-Unfälle mitgezählt sind.

Den Berufsgenossenschaften wurden 1977 1,6 Mio Unfälle angezeigt. Davon mußten 57000 Fälle entschädigt werden, weil die Minderung der Erwerbsfähigkeit beim Abschluß des Heilverfahrens mindestens 20% betrug. Die Zahl der Frühinvalidität durch unfallbedingte Schäden des Stütz- und Bewegungsapparates ist relativ klein, auch hier gibt es keine exakten Zahlen.

B 1: In die Gruppe der Arbeitsunfälle gehören vornehmlich Menschen im besten Lebensalter; die Zahl der Männer überwiegt mit rd. 80%.

Bei den nicht durch die Unfallversicherung gedeckten Unfällen sind die Altersgruppen beider Geschlechter entsprechend dem Aufbau der gesamten Bevölkerung praktisch in gleicher Stärke vertreten.

B 2: In bezug auf die Rezidivhäufigkeit muß man bei dieser Gruppe sagen, daß es natürlich

[1] Siehe „Einleitende Hinweise" auf S. 81.

diese „Unfalltyp-Menschen" gibt, eine entscheidende Bedeutung kommt diesem Umstand aber nicht zu.

B 3: Die Beeinträchtigung der geistigen Leistungsfähigkeit durch unfallbedingte Schäden des Stütz- und Bewegungsapparates kommt auch vor, ist dabei aber relativ gering. Meistens handelt es sich um Fälle, bei denen durch ein Polytrauma auch eine Schädelverletzung zustande kam. Durch eine zielgerichtete Rehabilitation lassen sich psychische Auswirkungen häufig vermeiden.

B 4: Für Wesensänderungen gilt dasselbe.

C 1a, b: Die medizinischen Rehabilitationsmaßnahmen bei unfallbedingten Schäden des Stütz- und Bewegungsapparates haben in den letzten 10 Jahren weiter enorm zugenommen. Eine neue Generation von antibiotischen Mitteln wurde von der pharmazeutischen Industrie angeboten, die Narkoseverfahren haben sich weiter entwickelt. Die Möglichkeiten der Reanimation sind größer geworden.

Operativ konnten weitere große Fortschritte in der Behandlung des Stütz- und Bewegungsapparates gemacht werden. Hier ist vor allem die „Renaissance" der Marknagelung nach Küntscher zu erwähnen.

Auch die prothetische Versorgung hat sich weiter entwickelt, vor allem auch auf elektronischem Gebiet.

C 2: Hier sind die Berufsgenossenschaften mit ihren Klinikeinrichtungen führend. Die sieben Berufsgenossenschaftlichen Unfallkliniken in der Bundesrepublik nehmen einen festen Platz in der Behandlung unserer Gruppe ein. Erfreulicherweise gibt es jetzt fast an allen deutschen Universitäten Unfallchirurgische Kliniken, nachdem Orthopädische Kliniken schon 1968 fast überall bestanden.

Besonders zu erwähnen ist, daß der Ausbau von Spezialeinrichtungen für die Behandlung von Rückenmarksbehinderten weiter vorangetrieben wird, vor allem auch von Berufsgenossenschaften.

C 3: Die durchschnittliche Dauer der stationären Behandlung konnte sowohl bei den Extremitätenverletzungen durch die modernen Operationsverfahren wie auch bei den Wirbelsäulenverletzten mit Rückenmarksbeteiligung entscheidend gesenkt werden.

Leider haben aber auch die modernen Osteosyntheseverfahren eine gewisse Zunahme der Infektionen mit sich gebracht, so daß für einen Teil der Verletzten die stationäre Behandlung entschieden länger geworden ist. Es ist erfreulich festzustellen, daß das Pendel der „Superoperativen Behandlung von Extremitätenverletzungen" wieder zurückschlägt.

C 4: Die Kompensationsmöglichkeiten beim Funktionsausfall haben sich seit 1968 langsam, ohne besondere eklatante Fortschritte weiterentwickelt. Technische Verbesserungen sind am Operationsgerät und auch an den Prothesen wie an den Rollstühlen entwickelt worden. Das gilt vor allem für die Elektronik bei Rollstühlen bei Schäden des Stützapparates.

C 5: Die Krankengymnastik und die Beschäftigungstherapie nehmen eine entscheidende Bedeutung bei der Rehabilitation unserer Gruppe von Behinderten ein. Es müssen mehr Ausbildungsstätten für Beschäftigungstherapeuten geschaffen werden. Die Berufe müssen finanziell attraktiver gestaltet werden, da sonst zu viele Ausgebildete in die freie Praxis abwandern. Hier gehen sie dem Kreis der Behinderten, die dringend einer „großen" Rehabilitation bedürfen, zu einem Teil verloren.

D 1: In bezug auf die gesetzliche Unfallversicherung gibt es hier keine Probleme. Bei dem anderen Teil dieser behinderten Gruppe fehlt es leider zahlenmäßig und auch ausbildungsmäßig an Arbeitsmedizinern. Es müssen Anforderungsprofile erarbeitet werden.

D 2: Belastungsprüfungen und praktische Arbeitserprobungen sind bei diesem Kreis der Behinderten besonders wichtig. Sie müssen während der medizinischen Rehabilitationsphase eingeleitet werden.

D 3: Der Beginn berufsfördernder Maßnahmen kann nicht früh genug angesetzt werden. Sobald der Arzt in Zusammenarbeit mit dem Psychologen, dem Sozialarbeiter und den Berufshelfern der Berufsgenossenschaften festgestellt hat, daß mit hoher Wahrscheinlichkeit ein Einsatz am alten Arbeitsplatz nicht mehr eintritt, müssen berufsfördernde Maßnahmen eingeleitet werden.

D 4: Wenn Ärzte zum zumutbaren Arbeitsplatz und zu zumutbaren Arbeitsverrichtungen Stellung nehmen sollen, was unbedingt für erforderlich gehalten wird, dann ist es dringend notwendig, daß die Ärzte während des Studiums und vor allem in ihrer Assistentenzeit mehr mit diesen arbeitsmedizinischen Dingen vertraut gemacht werden, woran es bisher eigentlich völlig mangelt.

D 5: Hier gilt dasselbe, was unter D 4 gesagt wurde.

E: Die Rehabilitation dieses Behindertenkreises ist verhältnismäßig einfach, vor allem wenn es sich um Fälle handelt, die der gesetzlichen Unfallversicherung unterliegen.
Große Fortschritte in der medizinischen Rehabilitation sind in den letzten 10 Jahren gemacht worden, auch in der beruflichen Rehabilitation, vor allem dadurch, daß jetzt genügend Rehabilitationsplätze schnell zur Verfügung stehen. Es ist gerade bei diesem Behindertenkreis von entscheidender Wichtigkeit, daß zwischen medizinischer und beruflicher Rehabilitation keine zu lange Karenzzeit liegt, am besten gar keine. Gerade bei diesem Behindertenkreis, der meistens geistig völlig in Ordnung und finanziell genügend gesichert ist, wirkt sich ein Bruch in der nahtlosen Rehabilitation besonders aus.

Das Haupthindernis ist für den Kreis dieses Symposiums eine schlechte wirtschaftliche Lage.

Insgesamt gesehen muß man sagen, daß zwischen 1968 und 1978 ohne Zweifel ein sehr großer Fortschritt in der erfolgreichen Rehabilitation der Behinderten mit unfallbedingten Schäden des Stütz- und Bewegungsapparates eingetreten ist.

15. Symposium

Die Rehabilitation von Behinderten mit infantiler Zerebralparese

Vorsitzender: Prof. Dr. med. H. Thom, Schwarzenbruck bei Nürnberg

Als Mitwirkende in der Symposiumsleitung:
Prof. Dr. med. H. H. Matthiaß, Münster
Dr. med. D. Muthmann, Wetter-Volmarstein
Frau U. Porst, Ludwigshafen
Frau I. Ramcke, Karlsbad
Prof. Dr. med. W. Winkelmüller, Hannover

H. Thom: Einleitungs- und Übersichtsreferat, S. 471

Aus dem Inhalt: Die Ursachen frühkindlicher Hirnschädigungen – Die pathologisch-anatomischen Veränderungen – Die verschiedenartigen Störungen der Motorik – Die Störungen in weiteren Bereichen – „Mehrfach behindert" durch die Komplexität der Schädigungen – Zerebralorganische Leistungseinschränkungen – Das Problem der nur leicht geschädigten Kinder – Auffälligkeiten in der emotional-sozialen Entwicklung – Die mehrdimensionale Therapie – Aufgaben der Orthopädie – Vermeidbare Sekundärschäden – Operative Behandlung – Postoperative Übungsbehandlung – Interdisziplinäre Ganzheitstherapie

H. H. Matthiaß: Fortschritte der operativen Behandlung, S. 485

Aus dem Inhalt: Erhebliche Fortschritte in der Behandlung der orthopädischen Komplikationen – Die operativen Behandlungsmethoden der Hüftgelenksluxation – Die Bedeutung der allgemeinen statomotorischen Entwicklung – Die operativen Behandlungen der Kniebeugekontraktur und der Fußdeformitäten

W. Winkelmüller, B. U. Seidel und H. Dietz: Erfahrungen mit der chronischen Kleinhirnstimulation, S. 486

Aus dem Inhalt: Für besonders schwere Fälle hypertoner Bewegungsstörungen – Seit 1972 Implantation eines Kleinhirn-Stimulators – Darstellung des operativen Eingriffs – Prä- und postoperatives Untersuchungsprogramm – Günstige postoperative Verlaufsbeobachtungen – Die Myotonographie zur Erfolgskontrolle – Diskussion und Zusammenfassung – 10 Jahre als Mindestalter für die Operation – Konsequente postoperative krankengymnastische Betreuung

D. Muthmann: Die schulisch-berufliche Eingliederung, S. 469

Aus dem Inhalt: Die beeinträchtigten Berufsaussichten – Das oft unbefriedigende Schulwissen – Berufsfindung und Arbeitserprobung – Berufseinführungsklassen – Die Berufs-Sonderschule – Die Eingangs-, Trainings- und Produktionsphase der Werkstätten für Behinderte –

Beruflich relevante motorische Störungen – Die Funktionsstörungen der oberen Extremitäten – Die Analyse der verbleibenden Restleistungsfähigkeit – Immer noch keine arbeitsphysiologischen oder arbeitswissenschaftlichen Abteilungen in den Berufsbildungswerken

U. Porst: Krankengymnastik bei zerebralen Bewegungsstörungen, S. 493

Aus dem Inhalt: Beste Erfolge der beiden Methoden (nach BOBATH und nach VOJTA) in der Frühbehandlung – Die Behandlung nach BOBATH – Ziele – Prinzipien – Maßnahmen – Die Behandlung nach VOJTA – Ziele – Prinzipien – Maßnahmen – Die Übungen sind Schwerarbeit für das Kind

I. Ramcke: Aspekte der beschäftigungstherapeutischen Behandlung, S. 496

Aus dem Inhalt: Vielgestaltiges Therapieangebot unerläßlich – Drei Behandlungsschwerpunkte – Motorisch-funktionelles Training – Entwicklungstherapeutische Maßnahmen – Kooperation mit den Eltern – Optimale Autonomie und Sozialisation des Kindes

H. Thom: Empfehlungen, S. 497

Einleitungs- und Übersichtsreferat

Prof. Dr. med. Harald Thom, Chefarzt der Orthopädischen Klinik, Laurentius-Krankenhaus Schwarzenbruck bei Nürnberg

Unter einer infantilen Zerebralparese versteht man eine zwar bleibende, indes vor allem hinsichtlich ihrer späteren Sekundärfolgen keineswegs unveränderliche Schädigung des kindlichen Gehirns. Es handelt sich dabei um ein seiner Natur nach nicht fortschreitendes Leiden. Die Hirnschädigung erfolgt bei den infantilen Formen im Laufe eines frühen Entwicklungsstadiums, d. h. innerhalb der ersten drei Lebensjahre. Von der Schädigung werden in erster Linie die haltungs- und bewegungssteuernden Anteile des Gehirns betroffen.

Frühkindliche Hirnschädigungen können durch eine sehr große Zahl unterschiedlichster Ursachen entstehen:

1. *pränatal* durch Blutungen, Schwangerschaftstoxikosen, Plazentainsuffizienz, Infektionskrankheiten, wie Röteln, Toxoplasmose, Zystomegalie usw., Stoffwechselstörungen der Mutter, wie Diabetes, und eine Blutgruppeninkompatibilität insbesondere hinsichtlich des Rhesusfaktors;

2. *perinatal* durch eine schwere oder verlängerte Entbindung, vorzugsweise eine Frühgeburt, Übertragung, Sauerstoffmangel während der Austreibungszeit, Nabelschnurumschlingung, Placenta praevia, Eklampsie usw.;

3. *postnatal* infolge von Asphyxie (Atemstörungen), verstärktem und länger dauerndem Ikterus neonatorum (Gelbsucht), Meningo-Enzephalitiden, Krampfanfällen, Schädeltraumen oder Intoxikationen.

In vielen Fällen bleibt die primäre bzw. letztliche Ursache einer Hirnschädigung jedoch unbekannt. Sie kann sich bei katamnestischen Untersuchungen nur auf eine mögliche Ursache stützen. Gar nicht selten lassen sich aber auch mehrere bzw. die Kombination von Schädigungen vermuten. Erstaunlich erscheint beispielsweise der Umstand, daß eine Infektion der Mutter während der Gravidität häufiger zu einer halbseitigen Lähmung als zu einem tetraplegischen Krankheitsbild führt. Ähnliche Schwierigkeiten ergeben sich bei der Definition des Risikokindes, da es praktisch keinen Fall gibt, bei dem nicht in der Vorgeschichte der Mutter bestimmte Erkrankungen, Fehlgeburten, aber auch peri- und postnatal einzelne Fakten zu erkennen sind, so daß diese Gruppe empirisch gesehen i. allg. viel zu groß gefaßt wird.

Das von dem englischen Arzt W. J. Little 1853 beschriebene Krankheitsbild der „Cerebral palsy“ wurde von ihm bereits in der Mehrzahl der Fälle als spätere Folge einer frühkindlichen Hirnschädigung nach einer schweren Geburt und insbesondere bei Frühgeborenen richtig gedeutet. Bei dem von ihm beschriebenen Typ einer Diplegia spastica infantilis handelte es sich um eine Tetraparese (Quadroplegie) mit stärkerem Befall der unteren Extremitäten (Abb. 1 u. 2). Es ist dabei sicherlich kein Zufall, daß es sich hier gleichzeitig auch um den bis heute am häufigsten anzutreffenden Lähmungstyp handelt. Weit seltener sind demgegenüber hemi- oder überwiegend monoparetische Lokalisationen der Lähmungen vom vorzugsweise spastischen Typ anzutreffen.

Der häufig durch eine Hyp- oder Anoxämie erzeugte Hirnschaden trifft bemerkenswerterweise bevorzugt die ontogenetisch jungen Teile des Gehirns. Demgegenüber sind die entwicklungsgeschichtlich älteren Abschnitte des Hirnstammes gegenüber Schäden dieser Art wesentlich widerstandsfähiger. Der Neuropathologe findet in den Gehirnen der in erster Linie betroffenen Frühgeborenen vornehmlich Blutungen, Thrombosen und Hirnerweichungen, die zumeist an der Außenwand der Seitenventrikel lokalisiert

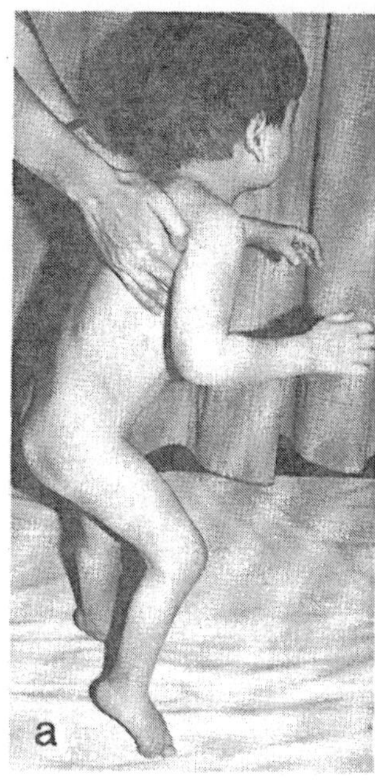

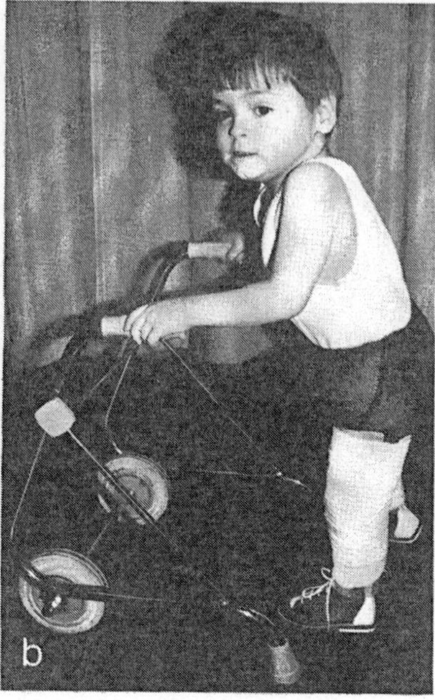

Abb. 1. a 4jähriger Junge mit einer rechtsbetonten spastischen Diparese, Hüftbeuge-, Anspreiz-, Innenrotationskontrakturen, Kniebeugekontrakturen beidseits sowie Spitz-Klumpfuß rechts und Spitz-Knickfuß links. Der Junge ist alleine weder steh- noch gehfähig.
b Derselbe Junge $6^1/_2$ Wochen nach der Operation, bei der sämtliche Kontrakturen in typischer Weise operativ beseitigt wurden (s. Text). Der Gesamtzustand ist wesentlich gebessert. Er ist jetzt in der Lage, mit Hilfe von (vorübergehend) angewickelten Beinschienen selbständig im Rollator zu gehen

sind. In schweren Fällen kommt es dabei zum Durchbruch der Blutungen in die Ventrikel. Zusätzlich erfolgen petechiale Blutungen im Wurzelgebiet der inneren Hirnvenen oberhalb und lateral der Seitenventrikel sowie auch in die Meningen. Ausgeprägte Subarachnoidalblutungen sowie epi- und subdurale Blutungsherde können zu einer Kompression der Hirnsubstanz führen. Eine wesentliche Rolle spielt dabei auch der Umstand, daß die Hirngefäße von Frühgeborenen wesentlich leichter zerreißbar sind als diejenigen reifer Neugeborener. Deshalb sind derartige Schäden bei den letzteren auch wesentlich seltener anzutreffen.

Pathologisch-anatomische Untersuchungen verstorbener Neugeborener und älterer Kinder ergeben eine außerordentlich große Variationsbreite der morphologischen Veränderungen. Ebenso vermögen scheinbar gleiche Hirnbefunde zu recht unterschiedlichen klinischen Erscheinungsbildern zu führen und umgekehrt. Als eine der Ursachen hierfür ist die relativ große Plastizität des wachsenden Gehirns anzusehen. In jedem Fall führen stärkere Ausfälle im Bereich der Hirnrinde bevorzugt zur Ausbildung einer Tetraspastik.

Die heute infolge einer verbesserten Prophylaxe und Therapie von Blutgruppeninkompatibilitäten erfreulicherweise wesentlich seltener als noch vor einigen Jahren anzutreffenden athetotischen Formen bzw. *Choreo-Athetosen* weisen dagegen hauptsächlich Schäden im Bereich der subkortikalen Zentren und der Basalganglien auf, insbesondere im Bereich des Globus pallidus. Ursache hierfür ist der gerade diese Gebiete intensiv befallende Kernikterus.

Spastische Hemiplegien treten relativ häufig als Folge einer zumeist intrauterin durchgemachten Meningo-Enzephalitis oder auch degenerativer Hirnprozesse auf. Der Schaden ist dabei zumeist im Parietallappen lokalisiert. Die i. allg. bessere Intelligenz hemiplegischer Patienten ist vermutlich dadurch bedingt, daß bei ihnen die Hirnrinde in der Regel weniger oder nicht mitbetroffen ist. Das gleiche gilt vermutlich auch für die mehr oder minder rein ausgeprägten paraplegischen Formen. Schließlich müssen auch die Einflüsse eines *Hydrozephalus* berücksichtigt werden, der neben einer Neigung zur Spastik gleichzeitig auch zu einer Herabsetzung des Muskeltonus zu führen vermag. Lähmungsformen mit einer intermittierenden Spastik oder auch sog. dystone Formen kommen relativ selten vor. Das Hauptkontingent aller sog. Mischformen stellen die

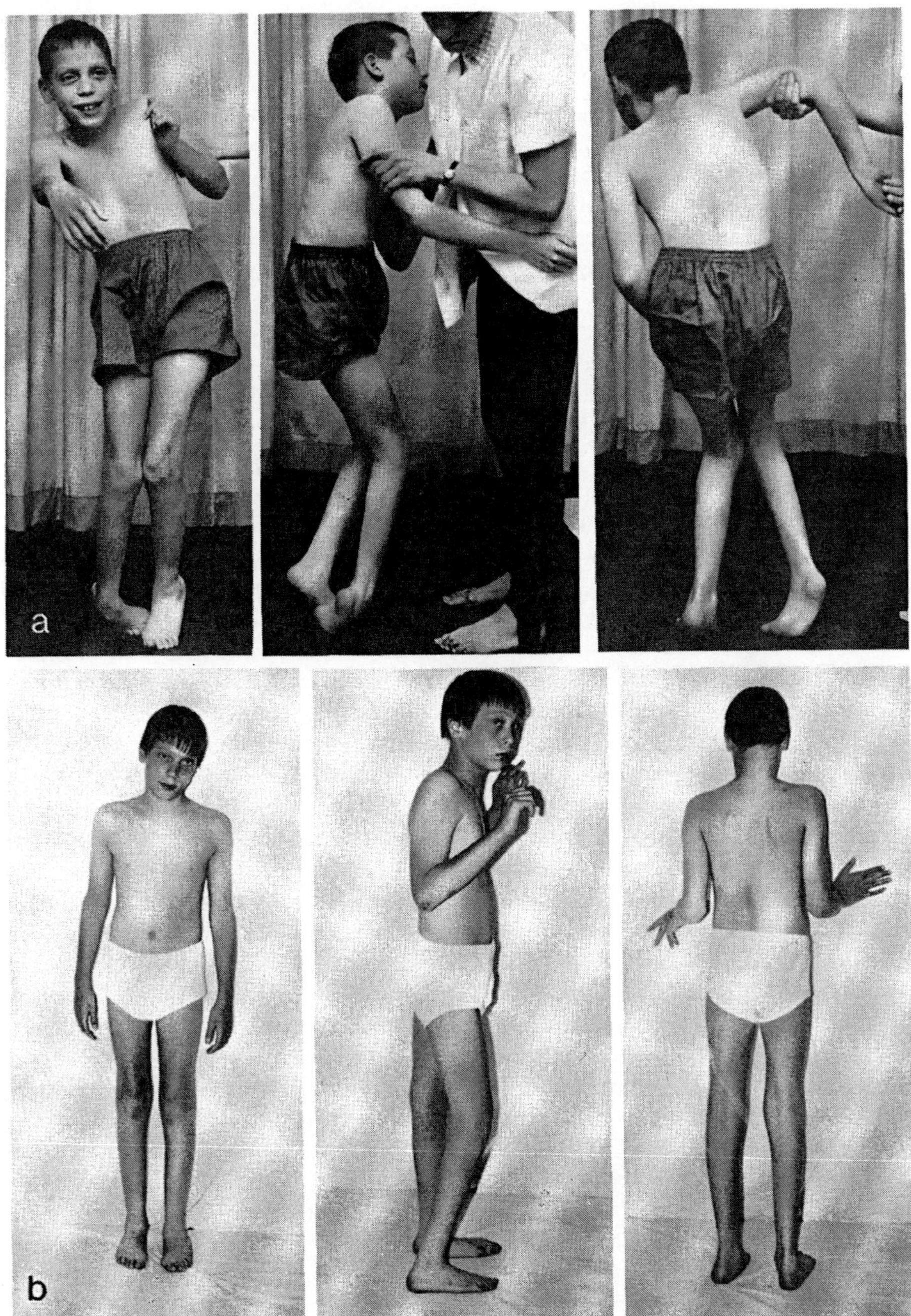

Abb. 2. a Vorder-, Seiten- und Rückansicht eines 12jährigen Jungen mit einer schweren asymmetrischen, rechtsbetonten spastischen Tetraparese mit den typischen Kontrakturen im Bereich der Hüft-, Knie- und Fußgelenke; ausgeprägter Spitz-Klumpfuß rechts. Der Junge ist nur mit erheblicher Unterstützung präoperativ stehfähig. **b** Postoperative Aufnahme des gleichen Jungen 3 Jahre später. Die vorher bestehenden Kontrakturen sind vollständig beseitigt. Der Junge kann selbständig in absoluter Korrekturstellung stehen und in befriedigender Weise laufen.

spastisch-athetotischen Typen dar, gelegentlich kombiniert mit Ataxie und/oder Tremor.

Zerebrale Mißbildungen stellen nur einen sehr begrenzten Anteil bezüglich der Ursachen einer frühkindlichen Hirnschädigung dar. Diese äußern sich vornehmlich in Form von Störungen der Migration und der Rindendifferenzierung. Das gleiche gilt für angeborene Stoffwechselanomalien, wie Lipoidosen, die Phenylketonurie und die spongiöse Dystrophie.

Die große Zahl der unterschiedlichen klinischen Krankheitsbilder erklärt sich daher zwanglos einmal aus der mannigfachen Genese der Schädigungsursachen und zum anderen aus der unterschiedlich starken Betroffenheit verschiedener Hirnregionen. Trotzdem findet man verhältnismäßig zahlreiche, rein phänotypisch sehr ähnliche charakteristische klinische Erscheinungsformen.

Das augenfälligste Merkmal einer Hirnschädigung stellen dabei die verschiedenartigen *Störungen der Motorik* dar. Zu den wesentlichen Kennzeichen in der Spastik gehören der vermehrte Tonus der Muskulatur bei gleichzeitig verminderter aktiver Muskelkraft, eine Verlangsamung der Bewegungsgeschwindigkeit und des Beschleunigungsvermögens sowie eine Einschränkung des Bewegungsausmaßes und der Fähigkeit zu reziproken Bewegungen. Hinzu kommen, vornehmlich bei den schwerer betroffenen Fällen, die außerordentlich störenden Auswirkungen verschiedener persistierender tonischer, primitiver, reflektorischer Haltungs- und Bewegungsmuster, wie des asymmetrischen tonischen Halsreflexes, der überschießenden Stützreaktion usw. – Infolge der Dysregulation der gesamten Sensomotorik kommt es außerdem zu unerwünschten Kokontraktionen der Synergisten und Antagonisten und den damit verbundenen weiteren Störungen hinsichtlich der Grob- und Feinmotorik. Dabei können ausgeprägte Totalsynergien im Sinne einer generalisierten Beuge- und Streckspastik und zusätzliche weitere assoziierte Reaktionen auftreten.

Spastische Lähmungen sind in erster Linie die Folgen einer Läsion des zentralen motorischen Neurons, d. h. der Pyramidenbahnen. Durch Fortfall der hemmenden Einflüsse der Formatio reticularis lösen die enthemmten spinalen Reflexe eine vermehrte Gamma-Aktivität aus. Hierdurch sind die Dehnungswiderstände der betroffenen Muskeln stärker erhöht; die gestörte propriozeptive Spannungsregelung der Muskeln infolge der Aktivierung von Muskelspindeln und Golgi-Organen führt zu einer vermehrten Dehnungsreflexaktivität. Die gesteigerte Gamma-Aktivität und die damit verbundene Tonuserhöhung der Muskulatur zeigt ein eigenes Verteilungsmuster, bei dem die Antigravitationsmuskeln eine besondere Rolle spielen.

Die Schäden im Bereich der zentralnervösen Bewegungssteuerung wirken sich darüber hinaus auch auf die *phasischen* und *tonischen Muskeln* in unterschiedlicher Weise aus. Phasische Muskelkontraktionen gehen mit einer größeren Längendifferenz einher, wohingegen tonische Muskelkontraktionen keine oder nur eine geringe Änderung der Muskellänge bedingen, sondern in erster Linie durch eine Änderung des Spannungszustandes der betreffenden Muskeln charakterisiert sind. Zu den bevorzugt von einer Spastik betroffenen Muskeln gehören in erster Linie alle langen zweigelenkigen Muskeln, wie die Oberschenkeladduktoren, die ischiokruralen Muskeln sowie die Flexoren im Bereich der Extremitäten. Demgegenüber sind die kurzen Haltemuskeln eher „schlaff-paretisch". Typische Vertreter dieser letzteren Muskelgruppe sind die großen und kleinen Glutaeen. Aus diesen unterschiedlichen Auswirkungen der Hirnschädigung auf den Bewegungsapparat ergeben sich zugleich wichtige Konsequenzen für Prophylaxe und Therapie im Rahmen der Orthopädie.

Mit den zwar im Vordergrund stehenden Funktionsausfällen auf dem Gesamtgebiet der Motorik sind zumeist jedoch zahlreiche weitere Schädigungen verbunden. Hierzu gehören Störungen im Bereich der *Perzeption und der Stereognosie, Seh-, Hör- und Sprachstörungen, Verhaltens- und Intelligenzstörungen sowie die Neigung zu Krämpfen*. Häufig handelt es sich dabei um kleine, manchmal wenig auffällige Formen, wie Blitz-, Nick- und Salaamkrämpfe. Es können aber auch fokale und generalisierte Krampfanfälle auftreten. Die Häufung von Anfällen stellt wegen ihrer schädigenden Einflüsse auf das Gehirn eine zusätzliche Ursache für mögliche Verschlechterungen eines primär stationären Zustandes einer einmaligen Hirnschädigung dar. Sekundäre Schäden dieser Art sind jedoch durch eine exakte Überwachung und eine geeignete medikamentöse antiepileptische Therapie fast stets vermeidbar.

Zum Ausschluß von Einschränkungen der Hörfähigkeit muß daher auch der Pädo-Audiologe eingeschaltet werden. *Hörprüfungen* sollten ebenfalls bereits im Säuglingsalter vorgenommen werden. Nicht selten finden sich dabei Hochtonverluste, insbesondere bei den athetotischen Lähmungstypen. Dem *Ophthalmologen* obliegt in erster Linie Diagnose und Therapie des häufig anzutreffenden *Strabismus* der verschiedensten Art, des Nystagmus sowie weiterer Störungen im Bereich des Sehnerven, des Sehzentrums und des optischen Reizleitungssystems.

Das hirngeschädigte Kind kann unter diesen Umständen geradezu als *klassischer Vertreter eines mehrfach Behinderten* angesehen werden. Die *Komplexität der vielfältigen Schädigungen* führt zwangsläufig zu einem ausgesprochenen Circulus vitiosus, wobei sich die große Zahl einzelner Funktionsausfälle ohne Zweifel potenzierend auf die Gesamtheit der Primär- und Sekundärschäden auswirkt.

Andererseits gibt es zweifelsohne eine ebensowenig korrekt abzugrenzende Gruppe von Kindern, bei denen man von einer *minimalen zerebralen Bewegungsstörung* sprechen kann. Hierunter fallen zunächst alle diejenigen Kinder, bei denen sich erst nach eingehender Untersuchung Symptome einer zumindest geringgradig ausgeprägten Spastik oder Athetose bzw. nur eine allgemeine Ungeschicklichkeit in der Körperbeherrschung insgesamt oder nur einzelner seiner Abschnitte nachweisen lassen. Gar nicht selten ist lediglich ein mangelhaft ausgeprägtes Körperschema erkennbar.

Die oben genannten motorischen Bewegungsstörungen sind häufig mit anderen *zerebralorganischen Leistungseinschränkungen* verbunden. Hierzu gehören eine verminderte Konzentrationsfähigkeit und eine gleichzeitig erhöhte Ablenkbarkeit, eine mangelnde Ausdauer sowie Auffälligkeiten des Verhaltens, wie Labilität und Überempfindlichkeit, fernerhin Störungen des visuellen und motorischen Gedächtnisses. Hinzu kommen verschiedene Sprachstörungen.

Schwierig wird die exakte Abklärung der Diagnose bei allen uncharakteristischen Grenzfällen oder bei solchen Kindern, bei denen lediglich eine geistige Störung vorliegt. Nichtsdestoweniger leiden auch Kinder mit einer primär lediglich auf motorischem Gebiet liegenden Schädigung mit zunehmendem Alter zusätzlich unter einer Behinderung ihrer psychischen Entfaltung, woran nicht zuletzt auch das Unverständnis der Umwelt für ihre schwierige Situation einen wesentlichen Anteil hat.

Das *spezielle Problem dieser nur leicht geschädigten Kinder* liegt darin, daß ihr Leiden von der Umwelt überhaupt nicht erkannt wird oder aber falsch interpretiert wird. Sie werden deshalb einfach als ungeschickt oder tolpatschig abqualifiziert. Bei der Diskretheit der gesamten Symptomatik läßt sich ein ggf. bestehender geringgradiger Hirnschaden nur schwer exakt objektivieren.

Für die spezielle Erfassung *visueller Perzeptionsstörungen* wurden u. a. von FROSTIG verschiedene Testverfahren entwickelt. Hierzu gehören die Prüfung der visumotorischen Koordination, der Wahrnehmung der Raumlage, der Figur-Grund-Wahrnehmung, der Wahrnehmungskonstanz sowie der Form- und Größenkonstanz. Letzteren kommt insbesondere für das Lesenlernen eine wesentliche Bedeutung zu.

Eine große Zahl zerebralparetischer Kinder weist auch *Auffälligkeiten hinsichtlich ihrer emotional-sozialen Entwicklung* auf. Ihre zahlreichen psycho-physischen Störungen können dabei keineswegs allein auf die frühkindliche Hirnschädigung und die damit verbundene ungenügende senso-motorische Entwicklung zurückgeführt werden. Die Ursachen für die gestörten kommunikativ-emotionalen Bezüge liegen zu einem wesentlichen Teil auch im Verhalten der Eltern, der Geschwister und der gesamten Umwelt. Hierzu gehören außer einem Mangel an qualifizierter Information vor allem auch die *Vorurteile,* denen alle Behinderten grundsätzlich ausgesetzt sind. Die Ursachen hierfür sind zu einem großen Teil in tief verwurzelten Ängsten und Abwehrmechanismen zu suchen.

Eine unvorbelastete, affektfreie normale Begegnung eines Gesunden mit einem Behinderten wird wohl leider immer eine Ausnahme bleiben. Dies gilt auch bzw. gerade sogar für die Eltern dieser Kinder. So hat ein behindertes Kind häufig nicht zuletzt aus diesem Grunde eine *behinderte Familie* zur Folge.

Durch die in den letzten Jahren wesentlich verbesserte Frühdiagnostik und die sich daraus ergebende unmittelbare *Konfrontation der Eltern* sind nämlich gerade diese der gesamten Problematik weit mehr ausgeliefert als früher. Mit dem *ersten Informationsschock* werden zugleich sehr hohe Anforderungen an ihre aktive und zugleich möglichst qualifizierte Mitarbeit gestellt. Von großer praktischer Bedeutung ist neben dem Zeitpunkt vor allem auch die Form, in der die Eltern über das mögliche weitere Schicksal ihres Kindes erstmalig informiert werden. Viele Eltern, gerade der schwerer betroffenen Kinder, sind zunächst gar nicht in der Lage, das wirkliche Ausmaß der Gesamtsituation und ihrer voraussichtlichen Spätfolgen auch nur annähernd zu erfassen. Durch wiederholte Gespräche mit zahlreichen Ärzten und dem gesamten medizinischen Personal ergeben sich nicht selten u. U. stark voneinander abweichende Diagnosen, Prognosen und allgemeine Informationen mit z. T. stark unterschiedlichen Therapieempfehlungen. Darüber hinaus wird vieles von den zunächst noch völlig ahnungslosen Angehörigen allzu leicht mißverstanden oder infolge einer unzureichenden Allgemeinbildung fehlinterpretiert. Erschwerend kommt hinzu, daß in den ersten Lebensmonaten eine exakte Prognose außerordentlich schwierig, wenn nicht gar unmöglich ist. Ein wesentlicher Grund hierfür liegt in der sehr großen Variationsbreite der normalen Entwicklung. So kommt es leicht zu groben Mißverständnissen, die von den Eltern entweder in Form einer vollständigen Entmutigung oder einer hochgradigen Bagatellisierung aller anstehenden Probleme beantwortet werden. Nicht selten werden dabei emotionale Reaktionen verdrängt und ein Zweckoptimismus angenommen. Der starke Leistungsdruck der krankengymnastischen und beschäftigungstherapeutischen Therapie wird dabei u. U. so sehr zum eigenen Anliegen gemacht, daß die Eltern die eigene physische und vor allem psychische *Überforderungssituation* zwangsläufig auch auf ihre Kinder übertragen.

Trotz des praktisch unveränderlichen pathologisch-anatomischen Zustandes im Bereich des Gehirns kommt es dennoch im Laufe der Zeit gerade auf orthopädischem Fachgebiet zu u. U. ganz erheblichen *Veränderungen der gesamten klinischen Symptomatik*, die sich „schleichend" als Folge dieser einmaligen Hirnschädigung entwickeln. Im Vordergrund stehen hierbei naturgemäß die vielfältigen Störungen auf dem gesamten Gebiet der Motorik.

Durch unterschiedliches Wachstum zwischen mehr oder weniger stark betroffenen Körperpartien, den ständigen Einfluß der Spastik, der zahlreichen primitiven und pathologischen Reflexe sowie Zirkulationsstörungen kommt es schließlich zu zahlreichen, u. U. gravierenden Sekundärschädigungen. Röntgenologisch lassen sich vielfach *Störungen der Knochenkernentwicklung* nachweisen mit zahlreichen Atypien und speziell hier – im Gegensatz zur sonstigen Retardierung der gesamten Psychomotorik – gelegentlich auftretenden beschleunigten Entwicklungen einzelner Knochenkerne. In diesen Zusammenhang gehört auch das Phänomen, daß später als echte „Spastiker" imponierende (Klein-)Kinder als Säuglinge häufig zunächst einen vorzugsweise hypotonen Muskeltonus aufweisen. Erst mit zunehmender Reifung des Gehirns bzw. des Pyramidenbahnsystems ändert sich das klinische Erscheinungsbild.

Entsprechend der Mannigfaltigkeit der Funktionsstörungen muß auch die gesamte *Therapie mehrdimensional* erfolgen (Abb. 3 u. 4). Eine zentrale Bedeutung fällt bei der Behandlung des zerebral bewegungsgestörten Kindes der *Verbesserung der Motorik* zu. Durch ein qualifiziertes Trainingsprogramm müssen dabei motorische Insuffizienzen abgebaut und ein sicheres Körperbewußtsein aufgebaut werden. Hierfür sind in den letzten Jahren verschiedene Spezialmethoden entwickelt worden, die sich auch weiterhin in einer ständigen Fortentwicklung befinden. In diesem Zusammenhang seien nur zwei der bekanntesten Techniken genannt, nämlich die von BOBATH und VOJTA.

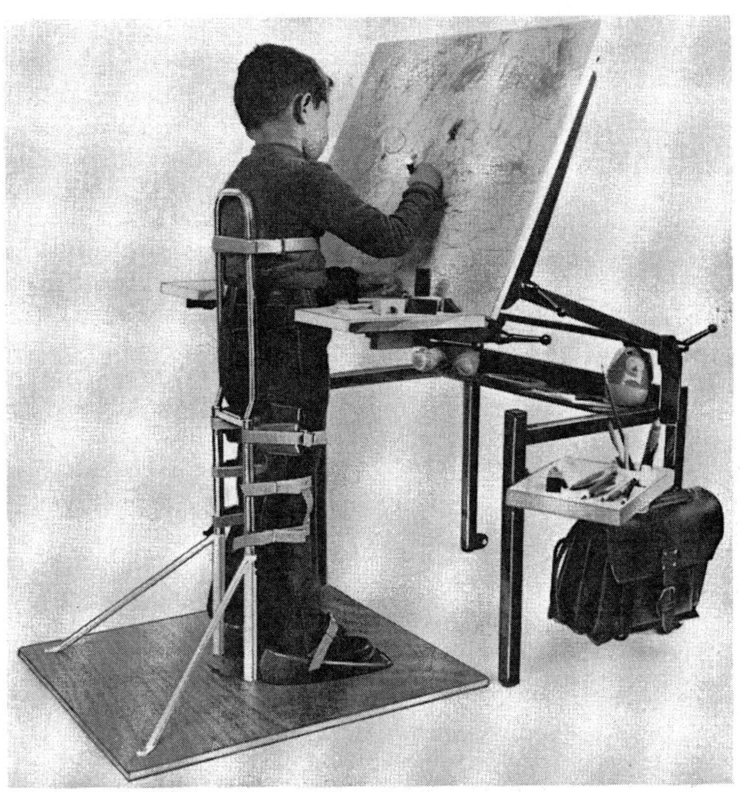

Abb. 3. Stehständer zur aufrechten Fixation des ganzen Kindes. Hierbei wird der Tendenz zur Beugehaltung in Hüft- und Kniegelenken mit mehreren Gurten ober- und unterhalb des Kniegelenkes sowie mit Hilfe eines Oberkörperhaltebügels und entsprechendem Gurt vorgebeugt. Der höhenverstellbare Arbeitstisch verfügt zusätzlich über einen entsprechenden Ausschnitt zur Aufnahme des Rumpfes (Firma HASI). Bei ausgeprägter Coxa valga oder stärkerer Tendenz zur Hüftanspreizkontraktur empfiehlt sich ein Stehständer mit variabler Spreizstellung der Beine

Nicht minder wichtig ist die *Schulung verschiedener psychischer Funktionen,* wozu die Verbesserung der Perzeption, des Merkens, Empfindens, Denkens, Handelns, der Wahrnehmung und des Gedächtnisses gehören. Hierunter fällt auch eine verbesserte Auseinandersetzung mit der Umwelt. Fernerhin gilt es die psychischen Leistungen hinsichtlich von Antrieb, Interesse, Gefühl und Wille und die soziale Anpassung in Gestalt entsprechender Reaktionsformen und Verhaltensweisen zu schulen. Nicht zuletzt gehört hierzu auch eine entsprechende *Sprachschulung.*

Eine wesentliche Rolle bei der Behandlung zerebralparetischer Kinder fällt der *Orthopädie* zu.

Entwickeln sich trotz intensiver krankengymnastischer und beschäftigungstherapeutischer Behandlung und trotz täglicher Übungen der Kinder durch die hierfür speziell angeleiteten Eltern dennoch aufgrund einer stärkeren Spastizität zunehmend Kontrakturen, so ist meist ein operatives Vorgehen unvermeidbar. Die am häufigsten und zumeist auch zuerst auftretenden Bewegungseinschränkungen finden sich im Bereich der Hüftgelenke in Form von *Adduktions-, Beuge- und Innenrotationskontrakturen.* Die laufende Kontrolle gerade dieser Kontrakturen ist deshalb von so eminenter Bedeutung, weil es infolge des pathologischen Dauerzuges der Hüftbeuger und -adduktoren zu einer zuneh-

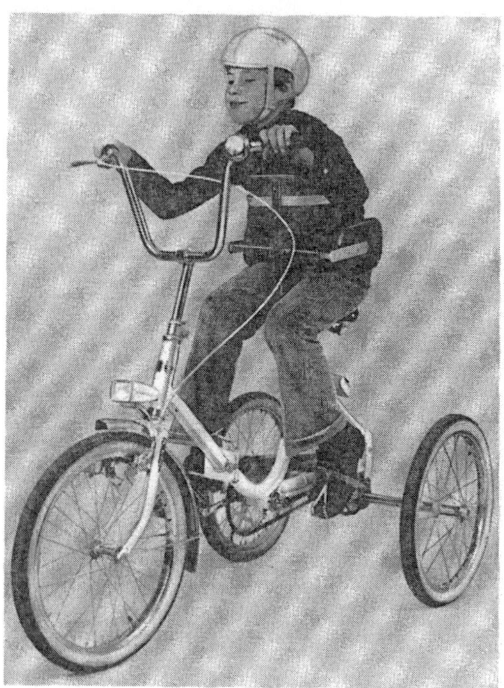

Abb. 4. Spastiker-Spezialdreirad mit ventraler bzw. dorsaler Körperstütze, seitlichen Hüftpelotten sowie Spezialpedalen zur Fixation der (Spitz-)Füße sowie Unterschenkelaußenschienen. Aus Sicherheitsgründen trägt das Kind einen Sturzhelm. Das Dreiradfahren ist eine außerordentlich wertvolle Therapieform, die das Kind stark motiviert, Hand- und Beinkoordination trainiert und das Kind zahlreiche „Er-Fahrungen" sammeln läßt

menden Subluxationsstellung der Hüftköpfe kommt. Dabei werden die ursprünglich in der Regel zunächst völlig intakten Hüftpfannen zunehmend soweit abgeflacht, bis schließlich bei allen schwerer betroffenen Fällen eine vollständige und hochstehende *paralytische Hüftluxation* mit einer totalen Zerstörung des Gelenkes eintritt (Abb. 5). Diese Spätbilder sind einer unbehandelten angeborenen, kompletten Hüftverrenkung sehr ähnlich und schließlich ebenso wie diese auch durch große knöcherne operative Eingriffe funktionell unbefriedigend und schließlich durch keinerlei Art von Therapie mehr zu beseitigen. Das Tragische bei den spastisch gelähmten Kindern ist jedoch der Umstand, daß diese höchst unheilvolle Entwicklung entweder zu spät oder gar nicht diagnostiziert und häufig hinsichtlich ihrer schwerwiegenden Folgen völlig verkannt wird. *Dabei könnten diese schweren Sekundärschäden durch eine rechtzeitig eingeleitete Prophylaxe und entsprechende Therapiemaßnahmen in nahezu allen Fällen vollständig vermieden werden.*

Genau wie bei der angeborenen Hüftdysplasie genügen zur ersten Behandlung in den leichteren Fällen aktive und passive Bewegungen, die Einnahme eines Schneider- oder Babysitzes sowie während des Schlafs eine konsequent durchgeführte Spreizlagerung. Nimmt die Adduktionskontraktur (bei 90° Hüftbeugung kontrolliert) indes soweit zu, daß eine passive Abspreizung – nach Überwindung eines anfänglichen funktionellen Spasmus – nicht weiter als 30° gelingt, so ist der kleine Eingriff einer subkutanen Adduktorentenotomie bereits dringend indiziert. Anschließend sollten die Kinder zur Vermeidung eines Rezidivs während der Nacht möglichst noch einige Monate in einer Becken-Bein-Fuß-Spreizschale gelagert werden. Auf diese Weise wird zugleich auch weiteren typischen Kontrakturen im Bereich der unteren Extremitäten entgegengearbeitet.

Ist es jedoch bereits zu einer fortgeschrittenen Subluxation mit stärkerer Zerstörung und Abflachung des Pfannendaches gekommen, so bleibt nur noch ein wesentlich größerer Eingriff übrig, nämlich die Dreh- und Varisierungsosteotomie. In den am weitesten fortgeschrittenen Fällen mit hochstehender kompletter Hüftluxation ist jedoch eine Beckenosteotomie nach CHIARI in Verbindung mit einer Derotations- und Varisierungsosteotomie unvermeidlich (Abb. 6). Hierbei ist eine bleibende schwere Behinderung der funktionellen Leistungsfähigkeit naturgemäß die Regel. Sehr häufig wird man in Verbindung mit einer Adduktorentenotomie gleichzeitig auch die Hüftbeuger angehen, und zwar durch eine erweiterte Spinamuskelablösung. Hierbei werden nicht nur der M. rectus femoris und der M. sartorius komplett abgelöst, sondern – in allen stärker ausgeprägten Fällen – auch der Iliopsoas, die ventralen Teile des Tensor fasciae latae und des Glutaeus medius partiell myotomiert.

Während vermeidbare Sekundärschäden im Bereich der Hüftgelenke durch Unterlassung recht-

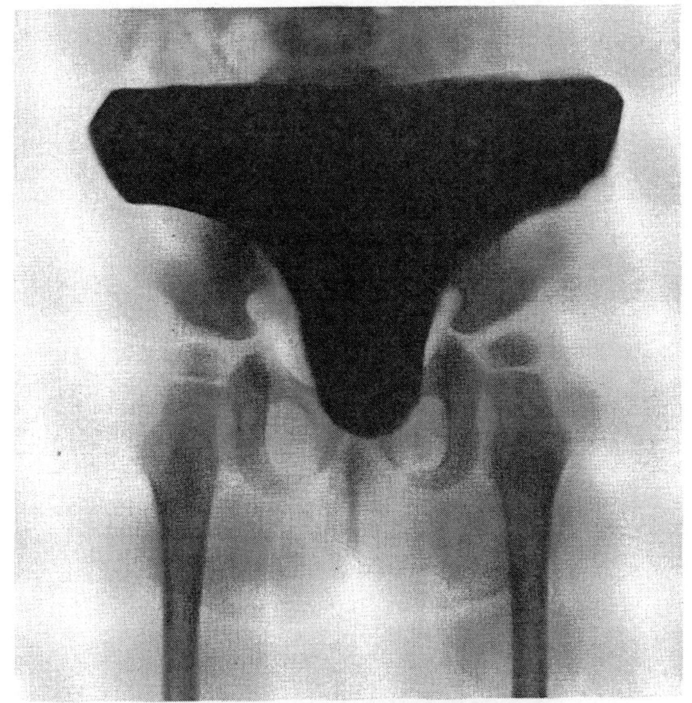

a

b

Abb. 5. a Röntgen-Beckenübersicht. 2jähriges Mädchen, asymmetrische spastische Diparese, ausgesprochene Coxa valga beidseits mit Präluxationsstellung beider Hüftköpfe, linksbetont mit leichter Abflachung des linken Pfannendaches. **b** Röntgen-Kontrolle 7 Jahre später. Das Kind wurde in der Zwischenzeit nur gelegentlich krankengymnastisch behandelt. Nunmehr zeigt sich eine komplette, hochstehende paralytische Hüftluxation rechts mit hochgradiger Deformierung des gesamten rechten coxalen Femurendes und weitgehender Zerstörung der rechten Pfanne. Auch links hat sich der Befund wesentlich verschlechtert

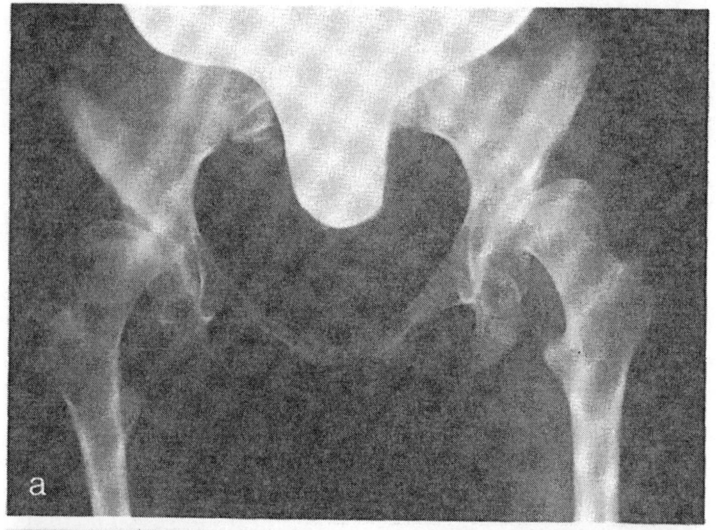

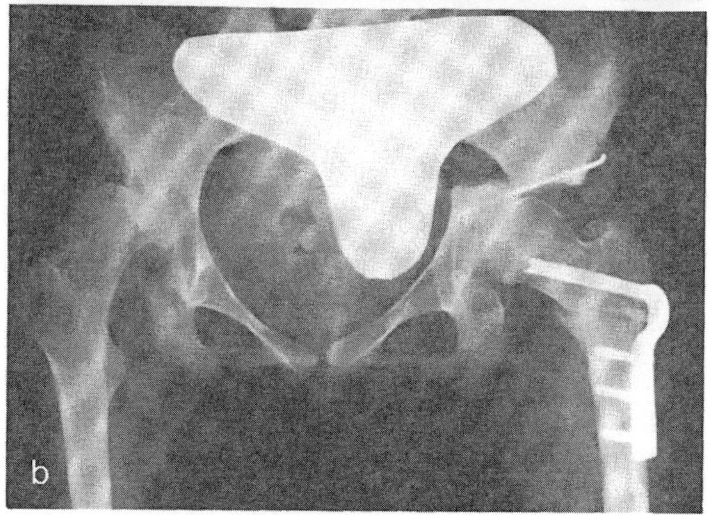

Abb. 6. a Ausgeprägte Coxa valga antetorta mit spastischer Hüftluxation rechts bei einem 9jährigen Kind mit einer rechtsbetonten asymmetrischen spastischen Tetraplegie. **b** Zustand nach Adduktorentenotomie, Derotations- und Varisierungsosteotomie sowie OP nach CHIARI links

zeitig eingeleiteter Behandlungsmaßnahmen entstehen, werden bei der an zweiter Häufigkeitsstelle stehenden Bekämpfung des *Spitzfußes* die meisten Therapiefehler gemacht. Hierfür mitentscheidend ist die Klärung seiner Ursache, d. h. ob der Pes equinus in erster Linie durch eine Verkürzung des M. gastrocnemius oder aber des M. soleus bedingt ist. Diese Frage läßt sich durch einen einfachen Handgriff klären. Gelingt es, den Spitzfuß in Kniebeugung entweder ganz oder weitgehend auszugleichen, so ist der zweigelenkige M. gastrocnemius ganz überwiegend für diese Kontraktur verantwortlich. Zeigt sich dagegen keinerlei Beeinflussung der Spitzfußstellung bei gestrecktem oder gebeugtem Kniegelenk, so spricht dies für eine wesentliche Beteiligung des M. soleus. Nach den langjährigen Beobachtungen von THOM ist bemerkenswerterweise bei den Tetraparesen in der Regel der Gastrocnemius und bei den Hemiparesen der Soleus stärker beteiligt.

Aus diesem Grunde kommt eine Verlängerung der Achillessehne in Gestalt einer Z-förmig vorgenommenen *Achillotenotomie* vornehmlich nur bei den Hemiplegien in Betracht, während bei allen übrigen Fällen entweder einer modifizierten OP nach SILVFERSKJÖLD oder einer OP nach STRAYER-THOM der Vorzug zu geben ist. Im ersteren Fall handelt es sich um eine Desinsertion der Gastrocnemius-Ursprünge und im zweiten Fall um eine Verlängerung der Gastrocnemiusfascie. Diese wird – entsprechend der zusätzlichen Beteiligung des M. soleus – im Einzelfall jeweils mit einer dosierten Myotomie dieses Muskels kombiniert. Auf diese Weise lassen sich die bedauerlicherweise gar nicht so selten in Folge einer Fehlindikation anzutreffenden und therapeutisch praktisch irreversiblen iatrogenen Hacken-Hohlfüße mit hinreichender Sicherheit vermeiden (Abb. 7).

Bei der operativen Behandlung der in der Regel erst zuletzt, d. h. durchschnittlich im Alter von etwa 7 – 12 Jahren zunehmend auftretenden *Kniebeugekontrakturen* hat sich die Tripeltenotomie nach THOM seit langem aus verschiedenen Gründen als überlegene Methode bewährt. Sie stellt die in funktioneller Hinsicht weitaus günstigste Therapieform dar (Abb. 8). Hierbei werden die vorher als Kniebeuger wirkenden Muskeln (M. semimembranosus und M. biceps) durch Rückversetzung auf die sehnigen Ursprünge der beiden Gastrocnemiusköpfe an den Femurkondylen vollständig ausgeschaltet. Sie wirken danach ausschließlich zur Unterstützung

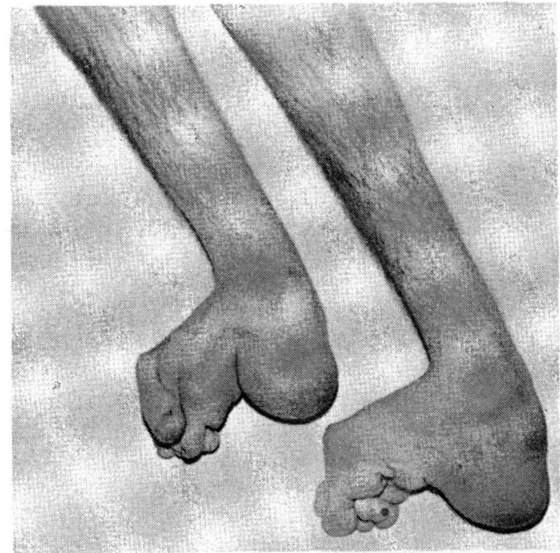

a

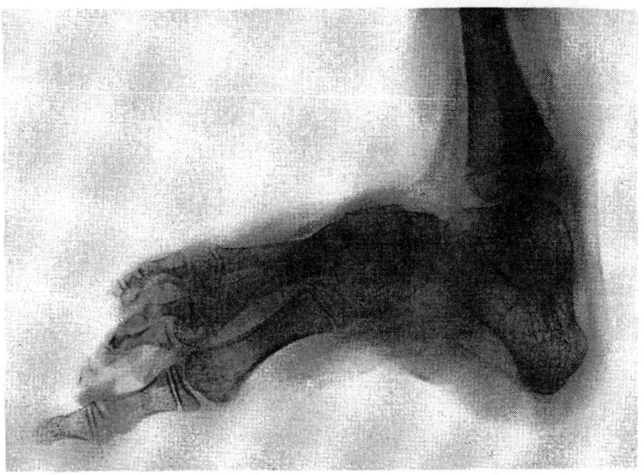

b

Abb. 7. a Doppelseitige hochgradige Hacken-Hohlfüße bei einem 18 Jahre alten Patienten mit einer spastischen Tetraplegie. Wegen eines hochgradigen Spitzfußes (!) wurde im Alter von 6 Jahren eine beidseitige Achillotenotomie durchgeführt. **b** Röntgenaufnahme eines typischen (vermeidbaren!) Hacken-Hohlfußes nach einige Jahre vorher durchgeführter fehlindizierter Achillotenotomie

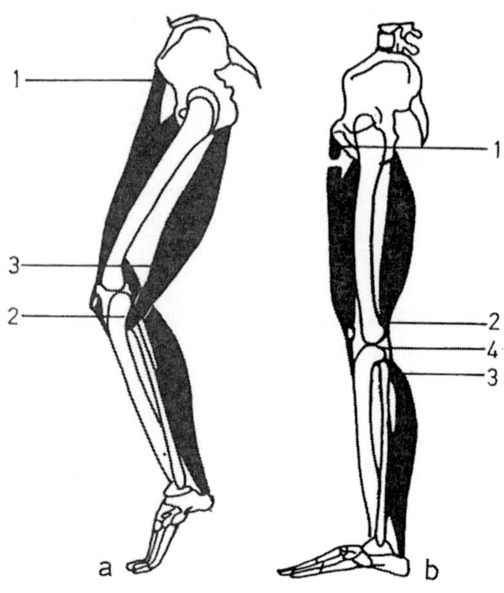

Abb. 8 a u. b. Schematische Darstellung der typischen Fehlstellungen und Kontrakturen im Bereich der unteren Extremitäten sowie ihrer operativen Beseitigung, **a** präoperativ, **b** postoperativ. *1* Hüftbeugekontraktur. Behandlung durch Ablösung des Rectus femoris und Myotomie aller übrigen Hüftgelenkbeuger. *2* Rückversetzung des M. biceps und des M. semimembranosus auf die Oberschenkelkondylen, womit ihre Wirkung als Kniebeuger ausgeschaltet wird. Gleichzeitig erfolgt eine Z-förmige Verlängerung der übrigen Kniebeugesehnen (OP nach THOM). *3* Behandlung des Spitzfußes durch Desinsertion der Gastrocnemius-Ursprünge, die damit ebenfalls als Kniebeuger ausgeschaltet werden (modifizierter SILFVERSKJÖLD). *4* Hintere Tenodese zur Prophylaxe eines Genu recurvatum

der ohnehin meist zu schwachen Hüftstrecker. Darüber hinaus bietet dieses Vorgehen eine weitestgehende Gewähr sowohl hinsichtlich der Verhinderung eines (Spät)-Rezidivs wie auch bezüglich der Vermeidung einer Überdosierung in Form eines Genu recurvatum, wie dies bei der ursprünglich von EGGERS entwickelten Technik leider des öfteren der Fall war.

Die häufig bestehenden spastischen *Klump- oder Knickfuß-Deformierungen* lassen sich in leichteren Fällen zunächst mit einer entsprechenden (fersenumfassenden) Einlagenversorgung und u. U. zusätzlich einer Schuhinnen- oder Außenranderhöhung angehen. Genügt dies nicht, so leistet ein sog. Innenschuh gute Dienste. Alle schweren Fälle bedürfen indes der operativen Korrektur. Dabei muß sehr sorgfältig abgewägt werden, ob man nur eine Verlängerung des oder der hauptsächlich von der Kontraktur betroffenen Muskeln vornimmt oder eine komplette Durchtrennung ihrer Sehnen, womit der Muskel vollständig ausgeschaltet wird. Beides kann ggf. mit einer partiellen oder kompletten Transposition des Sehnenansatzes auf die andere Seite kombiniert werden. Die dabei im wesentlichen in Betracht kommenden Muskeln sind entweder der Tibialis posterior, der in erster Linie den Fußinnenrand anhebt, weniger der Tibialis anterior oder andererseits die beiden Peronaei, die für den spastisch-paralytischen Pes valgus verantwortlich sind. In ausgesprochen schweren Fällen oder bei stark instabilen Verhältnissen wird man – beim noch wachsenden Jugendlichen – eine *extraartikuläre talo-kalkaneare Arthrodese nach* GRICE bzw. später eine *subtalare Arthrodese* vornehmen (Abb. 9).

An der *oberen Extremität* sind es vor allem die Handgelenk-, Finger- und Ellenbogen-Beugekontraktur, die Daumen- und Schulter-Adduktionskontraktur, die ulnare Deviation im

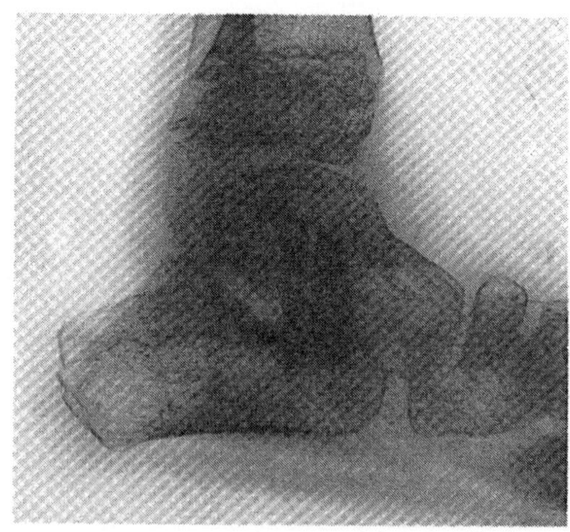

Abb. 9. Hochgradiger spastisch-paralytischer Knickfuß. Nach Korrektur des Muskelungleichgewichtes durch Verlängerung bzw. Versetzung der M. peronaei zur endgültigen Stabilisierung des Fußes Durchführung einer extra-artikulären Arthrodese nach GRICE. Zustand nach Entfernung des Gehgipsverbandes 10 Wochen postoperativ

Handgelenk sowie die Unterarm-Pronationskontraktur. Zur Beseitigung dieser spastisch bedingten Fehlstellungen, die eine weitgehende Ähnlichkeit mit der von WERNICKE-MANN beschriebenen Haltung bei der apoplektisch bedingten Hemiplegie aufweisen, dienen ebenfalls eine *große Anzahl von Teno- und Myotomien sowie Sehnentranspositionen.* Die letztere erfolgt in erster Linie in Form einer Abtrennung des Ansatzes vom Flexor carpi ulnaris, der durch seine Versetzung auf den Extensor carpi radialis vom Handgelenkbeuger und ulnaren Abduktor zum radialen Handgelenkstrecker umfunktioniert wird.

Die u. U. bemerkenswert *günstige Wirkung gezielter operativer Eingriffe* beruht nicht nur auf der bloßen Beseitigung rein morphologisch bedingter Kontrakturen und der dadurch bedingten Fehlstellungen. Funktionell weit wichtiger ist die ergänzende Beeinflussung des sensorischen Feedback. Durch eine dosierte Unterbindung der sich negativ auswirkenden propriozeptiven Einflüsse wird die gesamte *Sensomotorik im positiven Sinne beeinflußt.* Durch die operative Halbierung der Sehnen bei einer Elongationstenotomie, noch stärker durch eine vollständige Ablösung und/oder Versetzung einer Sehne wird zumindest die Hälfte der zentripetal verlaufenden Muskel-, Sehnen- und Gelenksensorik unterbrochen bzw. definitiv ausgeschaltet. Der scheinbar rein orthopädische Eingriff gewinnt damit die funktionellen Dimensionen einer neuro-chirurgischen Intervention. Durch die starke Reduzierung der vorher häufig überschießenden pathologischen Reflexaktivität werden gleichzeitig auch die bislang statisch und vor allem dynamisch hochgradig unterdrückten Antagonisten von störenden inhibitorischen Einflüssen befreit und können nunmehr unter entsprechender Therapie an Aktivität und Kraft zunehmen. All dies beeinflußt das Koordinationsvermögen und die gesamte funktionelle Leistungsfähigkeit ganz entscheidend. Auf diese Weise werden fast schlagartig erheblich günstigere Voraussetzungen für die unumgänglich notwendige *gezielte postoperative krankengymnastische und beschäftigungstherapeutische Übungsbehandlung* geschaffen und das Kind damit einer Normalisierung seiner Haltungs- und Bewegungskontrolle – im Rahmen der vorhandenen Möglichkeiten – einen wesentlichen Schritt nähergebracht.

Unabdingbare Voraussetzung für einen erfolgreichen operativen Eingriff ist daher eine langfristig begonnene, außerordentlich sorgfältig vorgenommene *detaillierte Planung* hinsichtlich der Art des operativen Eingriffes und seiner individuellen Dosierung. Dabei gilt es nicht nur das jeweilige Ausmaß der Kontrakturen zu berücksichtigen, sondern vor allem auch das u. U. sehr stark wechselnde Verteilungsmuster der Spastizität und den schwer im voraus berechenbaren Einfluß zahlreicher tonischer und anderer Reflexe.

Seit mehr als 15 Jahren hat es sich dabei – trotz aller anfänglichen Befürchtungen von anderer Seite – bei entsprechender Indikation und Technik ohne jede Einschränkung bewährt, im Rahmen einer *einzigen Operation* gleichzeitig *alle* bzw. zumindest die Mehrzahl der *Kontrakturen* im Bereich der Hüft-, Knie- und Fußgelenke zu beseitigen. Ebenso werden am Arm sämtliche Fehlstellungen von der Schulter bis zu den Fingern im Rahmen einer Sitzung bzw. Narkose angegangen, ggf. auch in Verbindung mit der Operation des gleichseitigen Beines. Auf diese Weise wird sehr viel Zeit gespart. Bereits am nächsten Tag wird mit Übungen der vom Gips freigelassenen Zehen und Finger begonnen. 3 Wochen postoperativ werden bereits Bewegungsübungen aus der Schale heraus durchgeführt, und ab der 5. Woche wird die Gipsliegeschale nur noch während der Nacht angelegt.

Aufgrund der großen Fortschritte sowohl im Bereich der konservativen Behandlungsmethoden (auf neurophysiologischer Grundlage) wie auch der operativen Techniken und nicht zuletzt der Verbesserung der *Hilfsmittelversorgung* in Form von Handschienen, Schuhen, Apparaten, Rollstühlen usw. sind die Behandlungsergebnisse selbst bei den schwerer betroffenen Fällen wesentlich günstiger geworden, als dies früher der Fall war (Abb. 10 u. 11). Hinzu kommt die Entwicklung verschiedener *Medikamente*, die einerseits die Hirnfunktion anzuregen vermögen (Encephabol, Normabrain, Helfergin usw.), sowie der gezielte Einsatz von Myotonolytika (Muskel-Trancopal, Valium, Lioresal u.a.m.).

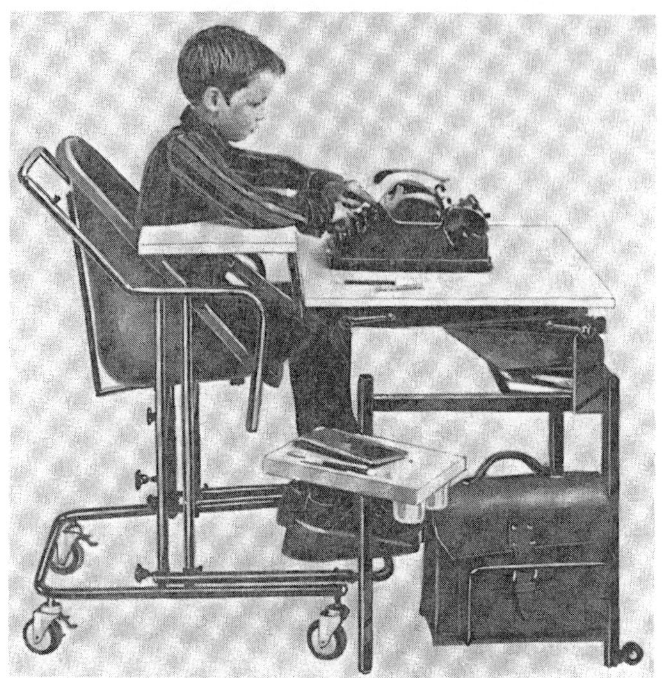

Abb. 10. Spezialschreibmaschinen-, Arbeits- und Zeichentisch mit magnethaftender Arbeitsplatte, deren Winkelstellung und Höhe stufenlos geändert werden kann. Das Kind sitzt in einem Ortho-Sitzschalen-Rollstuhl, ebenfalls höhenverstellbar (Firma HASI)

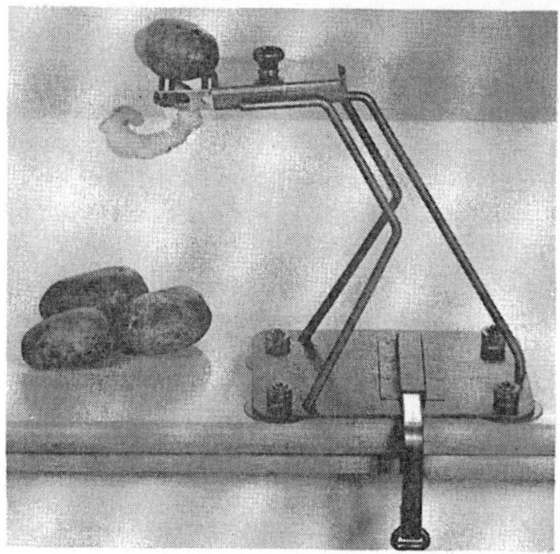

Abb. 11. Beispiel eines Hilfsmittels für die einhändige Arbeit stärker hemiplegisch betroffener Patienten, hier Fixationsvorrichtung zum Kartoffelschälen (Firma Ortopedia)

Selbstverständlich darf die fachgerechte Überwachung und Therapie einer gar nicht selten bestehenden *Epilepsie* unter keinen Umständen außer acht gelassen werden. In derartigen Fällen sind aktivierende Medikamente, wie Katovit o. ä. i. allg. kontraindiziert.

Nur durch eine konsequent und über lange Zeit hin durchgeführte, verläßlich überwachte, *interdisziplinäre Ganzheitsbehandlung* lassen sich optimale Therapieresultate erzielen. Das Geheimnis des Erfolges liegt auch hier nicht nur in einer integrierten Gesamtplanung, sondern gar nicht selten im eher mühsamen Detail. Eine entscheidende Bedeutung kommt dabei nicht nur der ausdauernden Mitarbeit des Kindes, sondern auch der guten Kooperation der ganzen Familie zu.

Fortschritte der operativen Behandlung der unteren Extremitäten bei zerebralen Bewegungsstörungen (Kurzfassung)[1]

Prof. Dr. med. Hans Henning Matthiaß, Direktor der Orthopädischen Klinik und Poliklinik (Hüfferstiftung) der Westfälischen Wilhelms-Universität Münster

In den letzten 10–15 Jahren sind auf dem Gebiet der Behandlung der orthopädischen Komplikationen bei zerebralen Bewegungsstörungen erhebliche Fortschritte erzielt worden. Die wichtigsten Gebiete sind die Frühdiagnose der drohenden Hüftgelenksluxation, ihre konservative und operative Behandlung, die operative Behandlung der Kniebeugekontraktur und die Beseitigung von Fußdeformitäten.

In bezug auf die operative Behandlung der Hüftgelenksluxation wird zunächst die Bedeutung der Adduktorenverlagerung nach STEVENSON und DONOVAN dargestellt. Die biomechanischen Grundlagen dieses Verfahrens werden kurz erläutert. Sodann wird die operative Behandlung mit Hilfe der Methode von LUDLOFF besprochen. Schließlich folgt die Darstellung der klassischen operativen Repositionsergebnisse und die Ergebnisse der pfannenverbessernden Maßnahmen.

Es wird ganz besonders darauf hingewiesen und an den einschlägigen Fällen mit Längsschnittdarstellungen aufgezeigt, daß jede mechanische Belastung des Pfannenerkers durch häufige und unvollständige Repositionsmaßnahmen zu einer ungünstigen Prognose der Pfannenentwicklung führt. Auf die Bedeutung der allgemeinen statomotorischen Entwicklung für das Hüftgelenk wird hingewiesen. Es kann nachgewiesen werden, daß die Prognose der Hüftgelenksdysplasie bei Fällen mit ungünstiger statomotorischer Entwicklung schlechter ist.

Bei der Behandlung der Kniebeugekontraktur wird vor allem auf die Bedeutung des Kniescheibenhochstandes und seiner Pathogenese hingewiesen. Das operative Verfahren zur Beseitigung des Patellahochstandes in der Kombination mit anderen Verfahren wird dargestellt.

Bei den Fußdeformitäten beschäftigt sich der Verfasser hauptsächlich mit dem Pes equino valgus und dem Pes equino varus sowie der Beseitigung typischer Zehendeformitäten.

[1] Das Manuskript lag bei Redaktionsschluß nicht vor; es wird daher die vor dem Kongreß eingereichte Kurzfassung des Referats veröffentlicht.

Erfahrungen mit der chronischen Kleinhirnstimulation bei der infantilen Zerebralparese

Prof. Dr. med. W. Winkelmüller, Dr. med. B. U. Seidel und Prof. Dr. med. H. Dietz, Neurochirurgische Klinik der Medizinischen Hochschule (gf. Direktor: Prof. Dr. H. Dietz) Hannover

Einleitung

Bei der infantilen Zerebralparese dominieren Spastik, Athetose und Ataxie als Ausdruck einer persistierenden Schädigung des pyramidalen und extrapyramidalmotorischen Systems. In besonders schweren Fällen hypertoner Bewegungsstörungen, die durch spezielle Krankengymnastik und orthopädische Maßnahmen nicht gebessert werden können, wird der Neurochirurg mit der Behandlung konfrontiert.

Mit Einführung der chronischen Kleinsthirnstimulation 1972 durch COOPER (COOPER et al. 1973, 1974, 1976, 1978) werden neue Wege in der operativen Therapie gemischter motorischer Störungen bei der Zerebralparese eröffnet. Im Gegensatz zu den traditionellen destruierenden offenen und stereotaktischen Hirneingriffen nutzt die Kleinhirnstimulation physiologische Hemmeffekte des Kleinhirns auf entkoppelte pyramidale und extrapyramidale Vorgänge aus.

Grob vereinfacht gehen die theoretischen Vorstellungen dahin, daß die elektrische Reizung des Kleinhirnvorderlappens über eine Hemmung der Kleinhirnkerne den tonisierenden Einfluß auf die Pyramidenbahn via dentato-thalamo-kortikale Projektionen bremst und andererseits die spinale Aktivität, speziell der Gammamotoneurone, über retikulo-spinale Bahnen moduliert (Abb. 1).

Material und Methode

In Hannover haben wir bei 13 Kindern und Jugendlichen mit infantiler Zerebralparese einen Kleinhirnstimulator implantiert und Erfahrungen über die Wirkungsweise der elektrischen Reizung der Kleinhirnoberfläche auf pathologische Tonussteigerungen und Bewegungsmuster gesammelt. Alle Patienten hatten eine Quadriplegie und wurden hinsichtlich ihrer Tonusverhältnisse folgenden Gruppen zugeordnet: Rein spastische und rein athetotische Formen, Mischformen mit mehr Spastik als Athetose und mehr Athetose als Spastik. Das Alter der operierten Patienten variierte zwischen 8 und 35 Jahren (Tabelle 1).

Der operative Eingriff wird in Allgemeinnarkose durchgeführt. Die zu implantierende Einheit besteht aus 2 achtpoligen Platinelektroden, die in eine Silikonplatte eingebettet und mit einem Empfänger durch ein Kabel verbunden sind. Über 2 suboccipitale Bohrlöcher werden die Elektroden auf die Kleinhirnoberfläche beidseits paravermal eingebracht (Abb. 1). Die zuführenden Kabel verlaufen subkutan über die rechte Schulterhöhe bis zur vorderen Brustwand, wo der Empfänger implantiert wird.

Die Reizung erfolgt durch einen Sender, der außerhalb des Körpers vom Patienten bedient wird. Über eine flexible Gummiantenne, die mit einer Klebefolie auf der Haut über dem Empfänger fixiert wird, werden die Reizimpulse dem Kleinhirn über Radiofrequenz übermittelt.

Um den Effekt der Kleinhirnstimulation auf das breite Spektrum der Störungen bei der Zerebralparese zu objektivieren, haben wir präoperativ und im postoperativen Verlauf folgendes Untersuchungsprogramm durchgeführt:

- Anamneseerhebung mittel eines standardisierten Fragebogens, der an Eltern, Kranken-

Tabelle 1. Kasuistik

Diagnose CP mit Quadriplegie	Fallzahl 13	Alter/Jahre $\bar{x}$ = 14, 38
Spastik	3	9, 14, 18
Spastik > Athetose	6	10, 10, 11 13, 13, 14
Athetose > Spastik	2	10, 13
Athetose	2	17, 35

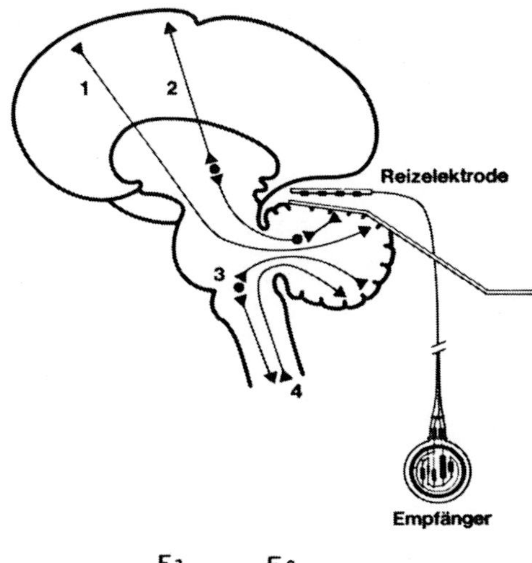

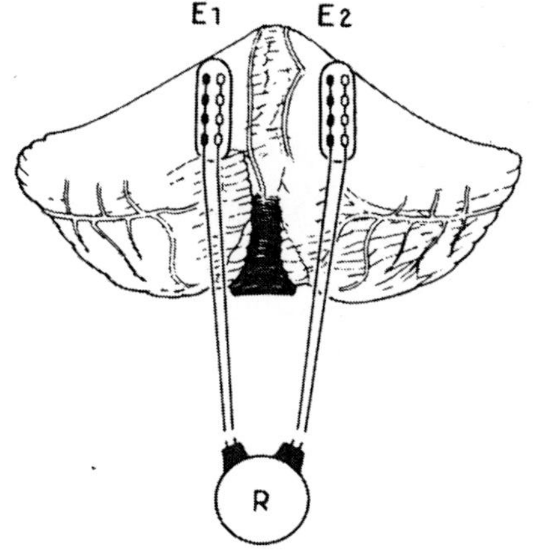

Abb. 1. Schematisierte Darstellung der Elektrodenposition über dem Paläozerebellum. Die sensomotorische Kontrollfunktion des Kleinhirns wird über folgende afferente und efferente Verbindungen ausgeübt: *1* kortiko-ponto-zerebellare Bahn, *2* dentato-rubro-thalmamo-kortikale Bahn, *3* zerebello-retikulospinale Bahn, *4* spino-zerebellare Bahn. Im unteren Teil des Bildes die Ansicht von dorsal mit den paravermal plazierten Elektroden *E1* und *E2*, den zuführenden Kabeln, die unter der Haut verlegt werden, und dem subkutan implantierten Empfänger *R*

gymnastinnen, Beschäftigungstherapeuten und Lehrer gerichtet wird.

- Neurologische Untersuchung mit Hilfe eines standardisierten Untersuchungsbogens, in dem die Symptome semiquantitativ erfaßt werden.
- Prüfung der motorischen Fertigkeiten nach dem BOBATH-Untersuchungsprogramm.
- Myotonographie (Messung des Muskeldehnungswiderstandes).
- EMG unter besonderer Berücksichtigung der silent period.

Ergebnisse

Klinisch wurde durch die Kleinhirnstimulation ein günstiger Effekt auf verschiedene Symptome der Zerebralparese registriert. Neben einer Reduktion des erhöhten Muskeltonus, der Tonusschwankungen, der Hyperkinesen und des sehr lästigen Speichelflusses in mehreren Fällen besserten sich auch die stato- und feinmotorischen Leistungen (Tabelle 2).

Zur besseren Objektivierung der Erfolgskontrolle haben wir die Myotonographie entwickelt. Hierbei handelt es sich um die Registrierung des Muskeldehnungswiderstandes während passiver Beugung und Streckung einer Extremität. Gleichzeitig wird das EMG von M. biceps und M. triceps während dieses Vorganges aufgezeichnet (Abb. 2).

Unter der Kleinhirnstimulation mit 30 Hz nähert sich die Kurve des Muskeldehnungswiderstandes dem Normalverlauf. In Korrelation mit der Tonusabnahme zeigt die EMG-Kurve während der Kleinhirnreizung eine Amplitudenabnahme sowohl im Agonisten wie auch im Antagonisten. Die statistische Auswertung der Tonusmaxima vor und nach der Operation ergibt eine hochsignifikante Abnahme des Muskeldehnungswiderstandes, wobei die Streubreite deutlich geringer ist.

Bei 7 Patienten wurde die silent period vor und während der Stimulation untersucht. Hierbei handelt es sich um eine Innervationsstille, die beim willkürlich innervierten Muskel durch plötzliche Entlastung eintritt. In 5 Fällen zeigte sich eine statistisch signifikante Verlängerung der silent period (Abb. 3). Unter der Annahme, daß der wesentliche Faktor für das Zustandekommen der silent period das Sistieren der afferenten Muskelspindelimpulse ist, kann die verlängerte silent period unter der Kleinhirnstimula-

Tabelle 2. Anzahl der gebesserten Patienten nach Kleinhirnstimulation (klinische Beurteilung)

	Tonus	Feinmotorik	Statomotorik	Hyperkinesen	Salivation
Spastik n = 3	3	3	2		1
Spastik > Athetose n = 6	3	5	2	1	
Athetose > Spastik n = 2	1	2	1	1	2
Athetose n = 2	2	2	1	2	1

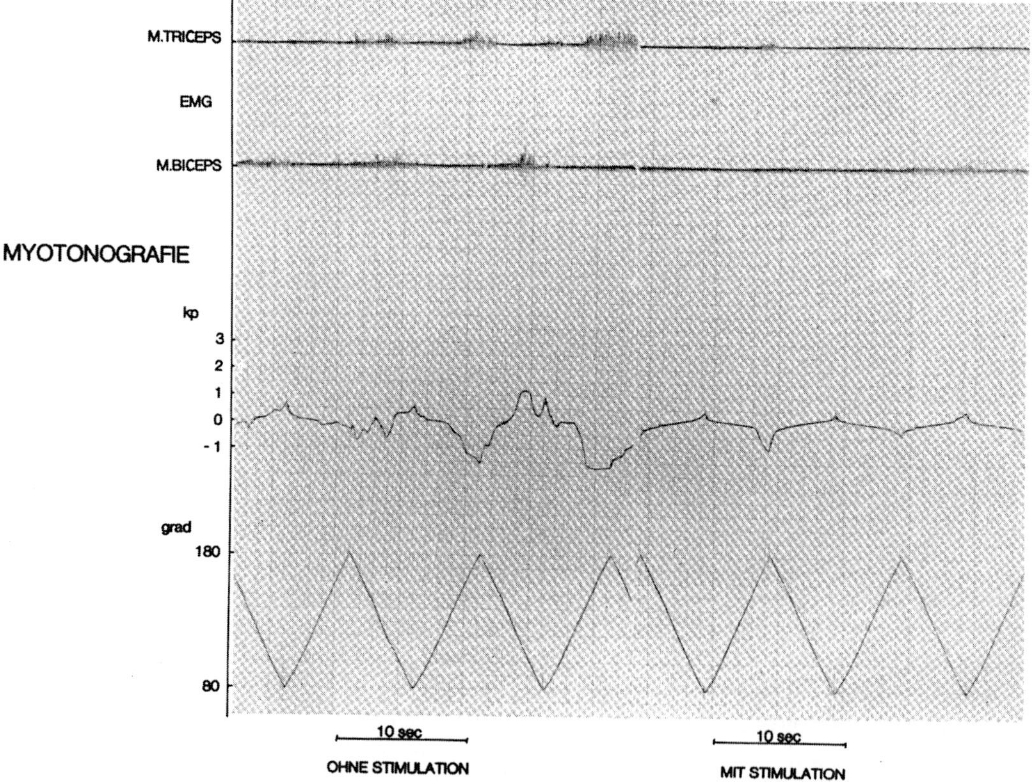

Abb. 2. Patient C., K., geb. 29. 11. 1967. Myotonogramm vor (*links*) und (*rechts*) nach Stimulation. Die beiden oberen Kurven zeigen das EMG von M. biceps und M. triceps (Ableitung mit Oberflächenelektroden). Mittlere Kurve: Muskeldehnungswiderstand in kp × cm (= Drehmoment). Untere Kurve: Ablauf der passiven Streckung und Beugung im Ellenbogengelenk von 80 – 180° und zurück zu 80°

Silent period

Ohne Stimulation

Mit Stimulation

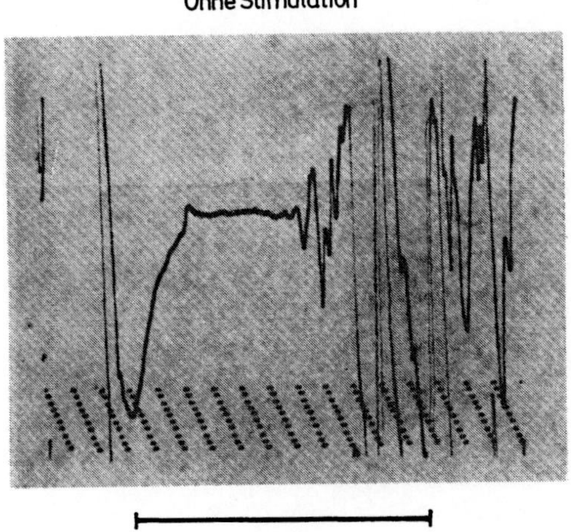

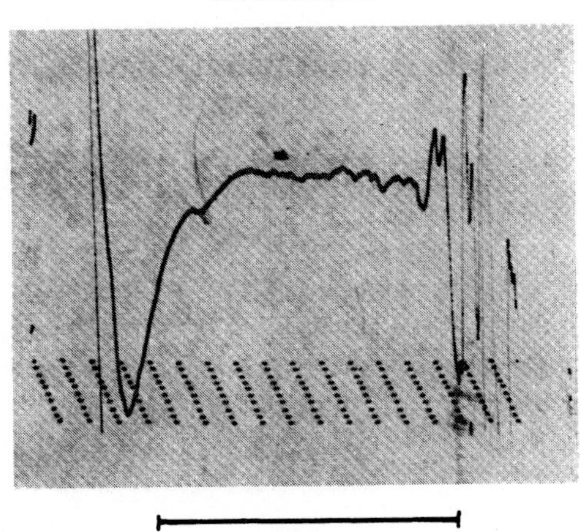

Abb. 3. Silent period nach Stimulation des N. tibialis in der Kniekehle. Ableitung mit Oberflächenelektroden über dem M. gastrocnemius bei maximaler Willkürinnervation

tion als Effekt einer Dämpfung der Erregbarkeit der Muskelspindel interpretiert werden.

Diskussion und Zusammenfassung

Die Gesamtschau dieser Messungen zeigt in Übereinstimmung mit den klinischen Befunden, daß der tonusdämpfende Effekt der Kleinhirnstimulation am klarsten und signifikant bei den überwiegend spastischen Formen der Zerebralparese zum Ausdruck kommt (Tabelle 3). Bei der Athetose wirkt sich die Stimulation mehr auf eine Dämpfung der langsamen Tonusschwankungen und der Hyperkinesen aus. Dieser Effekt macht verständlich, daß bei allen Formen der hypertonen Bewegungsstörungen eine bessere Stabilisierung der Willkürmotorik erreicht wird, die keine dramatische Besserung bedeutet, aber das motorische Potential für die täglichen Verrichtungen vergrößert.

Aufgrund unserer bisher gewonnenen Erfahrungen haben wir für die Praxis der Patientenselektion folgende Kriterien aufgestellt:

Tabelle 3. Anzahl der gebesserten Patienten nach Kleinhirnstimulation (Myotonografie und EMG). Zahl der untersuchten Patienten in Klammern

	Tonus n = 13	Tonusschwankung n = 13	Silent Period n = 7
Spastik n = 3	3 (3)	1 (3)	1 (1)
Spastik > Athetose n = 6	6 (6)	5 (6)	3 (4)
Athetose > Spastik n = 2	1 (2)	2 (2)	1 (1)
Athetose n = 2	1 (2)	2 (2)	(1)

- Der Krankheitsprozeß am Gehirn soll zum Stillstand gekommen sein, wie dies beim frühkindlichen Hirnschaden der Fall ist. Chronisch fortschreitende Erkrankungen kommen für die Operation nicht in Betracht.
- Das motorische Leistungspotential soll durch Behandlung mit Krankengymnastik auf neurophysiologischer Grundlage (Bobath, Voj-

TA) ausgeschöpft sein. Das Mindestalter für die Operation beträgt 10 Jahre.

- Durch die Kleinhirnstimulation wird eine Reduktion und Harmonisierung des erhöhten Muskeltonus erreicht, wodurch neue Ansatzpunkte für ein Weiterführen der krankengymnastischen Behandlung geschaffen werden. Daraus folgt, daß sich an die Operation eine konsequente krankengymnastische Betreuung anschließen soll, zu der der Patient aufgrund seines geistigen Leistungspotentials befähigt sein muß. Eine schwere geistige Behinderung oder auch ausgeprägte Kontrakturen der Gelenke sprechen gegen eine Operation. Ein etwa gleichzeitig bestehendes Anfallsleiden wäre kein Hinderungsgrund, da dieses durch die Kleinhirnstimulation nicht ungünstig beeinflußt wird.

Literatur

1. Cooper, J. S., Crighel, E., Amin, I.: Clinical and physiological effects of stimulation of the paleocerebellum in humans. J. Amer. geriatr. Soc. *21* (1973) 40–43
2. Cooper, J. S., Riklan, M., Snider, R. S.: The Cerebellum, Epilepsy and Behavior. Plenum Press: New York 1974)
3. Cooper, J. S., Riklan, M., Amin, I., Waltz, J. M., Cullinan, T.: Chronic cerebellar stimulation in cerebral palsy Neurol. *26* (1976) 744–753
4. Cooper, J. S.: Cerebellar stimulation in man. Raven press; New York (1978)

Die schulisch-berufliche Eingliederung

Dr. med. Dietrich Muthmann, Leiter der Medizinischen Abteilung für schulische und berufliche Rehabilitation, Orthopädische Anstalten Volmarstein, 5802 Wetter 2

Die schulisch-berufliche Eingliederung

Berufliche Rehabilitation ist nicht alles – aber ohne berufliche Rehabilitation ist alles nichts. Das gilt in besonderem Maße für „den“ Zerebralparetiker, gemeinhin nicht ganz zutreffend auch „Spastiker“ genannt. Gegenüber anderen Körperbehinderungen ist die infantile Zerebralparese (IZP) durch besondere, nur teilweise dem Willen zugängliche Bewegungsstörungen charakterisiert. Nur bei etwa 10% aller Spastiker besteht jedoch die motorische Störung isoliert. Bei 90% sind Doppel- und Mehrfachbehinderungen festzustellen, die die Problematik nicht nur additiv, sondern auch potenzierend verstärken, wodurch die berufliche Rehabilitation gerade dieses Personenkreises so besonders kompliziert ist. Neben Sprach-, Seh-, Hörbehinderungen und hirnorganischen Anfällen sind es insbesondere die Einbußen an geistiger Leistungsfähigkeit mindestens vom Grad einer Lernbehinderung, die bei $^3/_4$ aller Zerebralparetiker vorliegen und die Berufsaussichten trüben, besonders wenn sie noch mit Verhaltensanomalien, mit organischen Psychosyndromen gekoppelt sind.

Es bleibt zu hoffen, daß durch eine umfassende Frühförderung zukünftig die schweren Schadensbilder vermindert, daß aber auch die schulischen Voraussetzungen für die berufliche Rehabilitation so verbessert werden, damit wirklich alle Begabungsreserven und Begabungsschwerpunkte genutzt und ausgeschöpft werden können. Dies ist heute noch nicht die Regel, im Gegenteil. Eine große Zahl von Körperbehinderten mit Schulabschlußzeugnis verfügt nicht wirklich über ein dementsprechendes Schulwissen, häufig auch nicht über eine beruflich voll tragfähige Schreibbefähigung oder einen Selbständigkeitsstatus bei den täglichen Verrichtungen, daß sie der rauhen Berufswelt gewachsen wäre. Nach dem Schul- bzw. Sonderschulbesuch ist überwiegend eine überbetriebliche Sonder-Berufsausbildung erforderlich. Bei einem Großteil der Zerebralparetiker kann das kostentragende Arbeitsamt mit seinen Fachdiensten keine konkrete Ausbildungsempfehlung geben. Im Berufsbildungswerk (BBW) ist dann eine Berufsfindungs- und Arbeitserprobungsmaßnahme notwendig, wofür vom Arbeitsamt nur maximal 3 Monate zugestanden werden. Hier stellt sich vielfach erst heraus, daß schulische Lücken geschlossen werden müssen, bevor eine gezielte Ausbildung möglich ist, z. B. durch 1- bis 2jährige Berufseinführungsklassen, oder daß in einem einjährigen Förderungslehrgang erst einmal Ausbildungs-und Berufsreife erzielt werden müssen. Die Berufs-Sonderschule, die in das moderne BBW integriert ist, sichert die praxisbegleitende, weitere theoretische Bildung mit dem Ziel, auch diese Behindertengruppe zur Prüfung vor den Kammern – zusammen mit Nichtbehinderten und mit gleicher Qualifikation – zu führen. Angeschlossene 2jährige Handelsschulen bereiten noch zusätzlich auf Büro- und Verwaltungsberufe vor.

Wo keine volle berufliche Ausbildungsfähigkeit für die vielfältigen, in den BBWs angebotenen Ausbildungsberufe (§ 48 BBiG und § 42b HwO) erreichbar ist, wobei nur sehr beschränkte Ausnahmeregelungen zugestanden werden, ist der Zerebralparetiker besonders gehandikapt. Er ist dann auf die Werkstätten für Behinderte (WfB) verwiesen, die in einer Eingangs-, Trainings- und Produktionsstufe das vermitteln sollten, was früher auch in den BBW als sog. „Anlernberufe" möglich war, um dann doch noch einen Dauerarbeitsplatz in der Werkstatt oder auf dem freien Arbeitsmarkt zu erreichen. Solche leistungsfähigen, voll ausgebauten WfBs befinden sich aber größtenteils erst im Aufbau oder in der Planung. Das berufliche Schicksal manches Spastikers gestaltet sich so heute bis auf weiteres unbefriedigend, im Gegensatz zu der Situation, von der vor 10 Jahren auf diesem Kongreß über gute Eingliederungserfolge in der freien Wirtschaft auch bei Teilausbildung berichtet werden konnte.

Im folgenden sollen vom rehabilitationsmedizinischen Standpunkt aus die beruflich relevanten motorischen Störungen bei IZP als Teilaspekt der Gesamtproblematik, deren Auswirkungen und Kompensationsmöglichkeiten erörtert werden. Besonders zu betonen ist, daß Zerebralparetiker zu Kontrakturen und Trainingsverlust und damit zu vermeidbaren Funktionseinschränkungen z. B. bei fortlaufender Sitztätigkeit neigen. Dem kann nur durch Krankengymnastik, Behindertensport und Beschäftigungstherapie unter ärztlicher Kontrolle gezielt vorgebeugt werden, wenn diese Maßnahmen als Voraussetzung für die dauerhafte Eingliederung in das umfassende Rehabilitationsprogramm integriert bleiben.

Wenn man einmal davon absieht, daß funktionstüchtige Füße den besten Ersatz für ausgefallene Hände darstellen – denken wir z. B. an CHRISTY BROWN: „Mein linker Fuß" –, so kommt den Beinen heute normalerweise keine besondere berufliche Bedeutung mehr zu, weil Stehfähigkeit keine wesentliche Rolle mehr spielt. Sie kann ebenso wie die Fortbewegung kompensiert werden mit technischen Hilfsmitteln, mit modernen evtl. elektrisch betriebenen und elektronisch gesteuerten Rollstühlen. Fehlstellungen und Bewegungseinschränkungen der Beine können allerdings das Sitzvermögen beeinträchtigen. Unter Verwirklichung der arbeitswissenschaftlichen Gesichtspunkte muß durch besondere Sitzanpassung, evtl. einschließlich der so wichtigen Abstützung der spastischen Beine, dafür gesorgt werden, daß möglichst ermüdungsarmes, physiologisch richtiges Sitzen am Arbeitsplatz erreicht wird.

Die *Funktionsstörungen der oberen Extremitäten* sind sehr komplex und lassen sich nicht immer exakt aufgliedern in

1. motorische Verlangsamung,
2. Ungeschicklichkeit/Hyperkinesen,
3. verminderte Reichweite,
4. verminderte Beweglichkeit,
5. verminderte Kraftleistung.

Die schadensbedingte allgemeine psycho-motorische Verlangsamung verbindet sich infolge der spastisch-hypertonischen Muskulatur mit zähflüssigen Bewegungsabläufen, die dadurch zugleich ungeschickt und unkoordiniert erscheinen, insbesondere bei gleichzeitigen ungesteuerten und überschießenden extrapyramidalen bzw.

athetotischen Hyperkinesen. Sie verzögern durch ihren umständlichen und unökonomischen Ablauf besonders die Feinkoordinationsfähigkeit, speziell beim Schreiben und Zeichnen, erschweren schriftliche und mündliche Kommunikation und lassen besondere Ansprüche an Hand- und Fingerfertigkeit und an manuelles Arbeitstempo nicht zu. Die Befürchtungen einer besonderen Unfallgefährdung an Maschinen sind unserer Erfahrung nach unbegründet. Der Einsatz der Maschinen vermag ja gerade die fehlende Handfertigkeit zu ersetzen. Akkordfähigkeit ist jedoch in der Regel nicht gegeben.

Verminderte Reichweite, verminderte Beweglichkeit und verminderte Kraftleistung sind meist miteinander gekoppelt, ähnlich wie bei anderen beruflichen Problemfällen mit schweren Armbehinderungen, z. B. hohen Querschnittlähmungen, progressiver Muskeldystrophie oder Dysmelie. Bei der IZP stehen Kontrakturen und Bewegungseinschränkungen im Vordergrund, auch ausreichende Kraftleistungen können oft nicht koordiniert eingesetzt werden. Sehr häufig sind Oppositionsfähigkeit des Daumens und Umwendbewegungen der Hand eingeschränkt oder aufgehoben, so daß Drehen, Pressen, Stoßen, Schlagen mit der Hand, aber auch Festhalten und Loslassen nicht befriedigend möglich sind – ein schweres Handikap für viele technisch-manuelle Bereiche.

Die verbleibende Rest-Leistungsfähigkeit bedarf exakter Analyse nach arbeitswissenschaftlichen Maßstäben mit Messung der verschiedenen Leistungsparameter, so daß nach Ermittlung der Anforderungskategorien des jeweiligen Arbeitsplatzes Anforderungsprofil und Leistungsprofil einander angeglichen werden können. Diese arbeitsmedizinische Synthese muß schon während der Ausbildung zu entsprechenden Arbeitsplatzanpassungen und -einrichtungen führen, wodurch eine deutlich bessere Ausschöpfung der individuellen Leistungsfähigkeit zu erreichen ist. Oder es wird unter Zugrundelegung des positiven Leistungsbildes – und dem kommt die noch größere Bedeutung zu – der geeignete reale Arbeitsplatz ermittelt, auf den hin dann gezielt ausgebildet werden kann, evtl. unter zusätzlichem Einsatz von technischen Arbeitshilfen zur Arbeitserleichterung. Nur so ist es möglich, auf Dauer eine zumutbare berufliche Belastungsfähigkeit festzulegen – ohne das Risiko von Sekundärschäden. Und so ist es dann auch heute möglich, ohne sonstige aufwendige Anpassungen in nahezu allen Berufsfeldern, gerade im industriellen, aber auch im kaufmännischen Bereich erfolgreich auszubilden und zu vermitteln, wenn zugleich die wandelbare Arbeitsmarktsituation berücksichtigt wird. Die Vermittlungsquoten unserer Ausgebildeten liegen – je nach Beruf bei 100% oder auch teilweise z. Zt. nur bei 30%. Es wird sich erweisen müssen, ob die Einschätzung der beruflichen Dauerleistungsfähigkeit unserer Rehabilitanden durch unser Team richtig war – meist auch ohne exakte objektive ergonomische Meßgrößen –, oder ob später eine Zweitrehabilitation erforderlich wird. Denn, dies sei noch abschließend gesagt, arbeitsphysiologische oder arbeitswissenschaftliche Abteilungen, die den skizzierten Leitsatz „Den richtigen Mann an den richtigen Platz (bzw. die richtige Maschine)“ gewährleisten und auf eine objektivierbare, wissenschaftliche Grundlage stellen könnten, gibt es trotz unserer langjährigen Bemühungen in den BBWs noch nicht – trotz ihrer zentralen Bedeutung für die dauerhafte berufliche und soziale Eingliederung.

Krankengymnastik bei zerebralen Bewegungsstörungen

Kurzdarstellung der beiden in den letzten 10 Jahren hauptsächlich angewandten Behandlungsmethoden mit besonderer Berücksichtigung der Frühtherapie

Ursula Porst, leitende Krankengymnastin, Kinderklinik St. Annastift, Ludwigshafen

Überblick

In dem hier vorgegebenen Rahmen kann ich nur die wichtigsten Gesichtspunkte darstellen, nach denen sich die Beurteilung der zerebral bewegungsgestörten Kinder sowie die Planung und Durchführung der Behandlung richtet.
Im folgenden sollen die Grundlagen der beiden Behandlungsmethoden dargelegt werden, die z. Zt. in der Bundesrepublik hauptsächlich gelehrt und bei der Rehabilitation bzw. Prävention von Zerebralparesen angewandt werden, nämlich die nach BOBATH und die nach VOJTA.

Hinweis auf die Bedeutung der Spezialausbildung

Auch wenn es banal klingt, möchte ich vorausschicken, daß gut ausgebildete Krankengymnastinnen mit jeder der beiden Methoden Entscheidendes zur Besserung des Zustandes vieler geschädigter Kinder getan haben und tun, daß manche Kinder besser auf die VOJTA-Therapie ansprechen und andere auf die BOBATH-Methode, daß man aber nicht immer die eine Methode als Alternative betrachten kann, wenn man mit der anderen nicht recht vorankommt. Das wird vor allem bei schwer und zugleich mehrfach behinderten Kindern deutlich.
Auf jeden Fall wird eine nach BOBATH ausgebildete Therapeutin mit ihrer Methode mehr Erfolg haben, als wenn sie ohne Spezialausbildung versucht VOJTA-Therapie zu treiben. Umgekehrt gilt natürlich dasselbe. Krankengymnastinnen ohne Spezialausbildung sollten nicht, auf sich alleine gestellt, nach einer der beiden Methoden therapieren. Die Informationen, die während der Ausbildung in den Krankengymnastikschulen gegeben werden, ersetzen auf keinen Fall einen BOBATH- oder VOJTA-Kurs.

Anregung

Es gibt noch zu wenig Ausbildungsplätze für beide Methoden, und oft hat man als Krankengymnastin Schwierigkeiten, vom Arbeitgeber für eine Sonderausbildung freigestellt zu werden. Da der Teilnahme an Kursen oft jahrelange Wartezeiten vorausgehen, wäre es ratsam, an einer Stelle zu arbeiten, wo bereits speziell ausgebildete Therapeutinnen tätig sind. Dort könnte die Krankengymnastin, die auf einen Kurs wartet, Anleitung bekommen, ihre Behandlungen könnten überprüft werden, und sie könnte bereits Erfahrung im Umgang mit behinderten Kindern sammeln, die später während des Kurses sehr nützlich ist.

Behandlung nach Bobath

Das Hauptproblem sieht BOBATH bei der Zerebralparese in einem Mangel an Koordination. Sie wird behindert durch abnormen Tonus, assoziierte Reaktionen, pathologische Reflexmuster, gestörte reziproke Innervation und mangelnde bzw. überschießende Stell- und Gleichgewichtsreaktionen.

Ziele

Um eine möglichst gut koordinierte Motorik zu erreichen, versucht BOBATH, diese im Sinn der normalen Bewegungsentwicklung beim Säugling und Kleinkind zu erzielen. Dazu sollen primitive Haltungs- und Bewegungsmuster abgebaut und entwicklungsentsprechende Stell- und Gleichgewichtsreaktionen gebahnt werden.

Prinzipien

Auf dem momentanen Entwicklungsstand aufbauend wird der nächste Schritt vorbereitet. Dazu ist genaue Kenntnis des Behandelnden über normale und gestörte Entwicklung unerläßlich. Eine umfassende Befundaufnahme ist notwendig. Auch während der Behandlung muß die Krankengymnastin mit ihren Maßnahmen dem ständig wechselnden motorischen und psychischen Zustand des Kindes Rechnung tragen. Bei ängstlichen, unwilligen und sich wehrenden Kindern braucht man viel Geduld und Einfühlungsvermögen und oft auch viel Zeit, um die Mitarbeit des Kindes zu erreichen, die nötig ist.

Maßnahmen

In der Behandlung gibt es verschiedene Techniken, die den Tonus in die gewünschte Richtung normalisieren sollen. Pathologische Muster werden gehemmt, indem man sie teilweise umkehrt. Die physiologische Haltung und Bewegung wird von bestimmten Schlüsselpunkten aus durch den Therapeuten gebahnt und kontrolliert.

BOBATH sieht Haltung und Bewegung immer als eine Einheit; beides ist nicht voneinander zu trennen. Durch Anwendung von Techniken wie Tapping (Klopfen, Stauchen oder Streichen), Placing, Druck und Zug und das dosierte Auslösen von Stell- und Gleichgewichtsreaktionen wird die Bewegung oder das Halten einer Stellung erleichtert.

Man übt nicht das schließlich zu erreichende Ziel, z. B. Sitzen, Stehen und Gehen, sondern das Kind wird, seinem momentanen Entwicklungsstand entsprechend, auf den nächsten Schritt vorbereitet, indem man mit ihm die zugrundeliegenden Haltungs- und Bewegungsmuster erarbeitet. Wichtig ist, daß der Therapeut seine Hilfen vermindert, sobald der Patient die Kontrolle über seine Haltung und Bewegung selbst übernimmt.

Das Kind soll motiviert werden, sich zu bewegen, wobei durch die Handhabung des Therapeuten diese Aktivität in ein möglichst physiologisches Muster geleitet wird. Dieses Handling muß ebenfalls von den Eltern erlernt und in der häuslichen Umgebung durchgeführt werden. Anleitung, Kontrolle und Ermutigung durch den Therapeuten sind immer wieder nötig.

Anregung zur interdisziplinären Zusammenarbeit

Die angewandten Behandlungsprinzipien nach BOBATH können nicht nur Krankengymnasten und Beschäftigungstherapeuten, sondern allen an der Rehabilitation Beteiligten, wie Eltern, Ärzten, Psychologen, Pädagogen, Logopäden, den Umgang und die Arbeit mit den zerebralparetischen Kindern erleichtern.

Behandlung nach Vojta

VOJTA sieht ebenso wie BOBATH die entscheidenden Erfolge in der Frühtherapie, bevor sich pathologische Haltungs- und Bewegungsstereotypien eingeschliffen und fixiert haben, die das Kind dann zunehmend mangels anderer Möglichkeiten benutzt, um mit der Umwelt Kontakt aufzunehmen, und die es für sich selbst als „normal“ empfindet.

Kontrakturen und Fehlstellungen treten bald auf, denen krankengymnastisch schwer beizukommen ist und die den Rehabilitationsprozeß behindern und verzögern.

Bei einer frühkindlichen Hirnschädigung kommt es zu sekundären Degenerationen weiterer Hirnanteile, die ursprünglich von der Läsion nicht betroffen waren. Durch das geschädigte Gehirngebiet werden sie in ihren Funktionen blockiert, sie können nicht aktiv werden. Diese Gehirnzellen zerfallen bei dauernder Inaktivität, so dehnt sich die sekundäre Degeneration aus. Sie ist irreparabel.

Ziele

Nach VOJTA können bei frühzeitigem Behandlungsbeginn durch spezifische Reize und die Summierung derselben diese Zellen aktiviert werden, sie zerfallen dann nicht. Unter Umständen kann es dadurch zur vollen Kompensation kommen.

Die abnorme Entwicklung fängt also schon im Neugeborenenalter an. Dort beginnt die Fehlschaltung und der Mangel an normaler Koordination tritt auf. Er wird z. B. beim Prüfen der Lagereaktionen sichtbar.

So sollen bei der VOJTA-Therapie durch Bahnung über die Propriozeptoren die physiologischen Bewegungsabläufe des Neugeborenen angesprochen werden.

Ziel ist das Auflösen der pathologischen Stereotypien der Motorik, z. B. der andauernden tonischen Reflexaktivität, der Streckreflexe und der Körperstellreflexe nach MAGNUS und DE KLEJIN. Es soll eine normale Entwicklung erreicht werden, die VOJTA in einer normalen Steuerung der Körperlage sieht. Das Kind soll also fähig werden, unwillkürlich eine physiologische Haltung einzunehmen und sich Lageänderungen ebenso anzupassen. Auf der Basis einer gesicherten Körperlage werden auch normal koordinierte phasische Bewegungen möglich. Schließlich richtet sich das Kind unter Therapie im Verlauf einer sich normalisierenden Entwicklung bis zur Vertikalen auf, ohne daß Hinsetzen, Krabbeln und Aufstehen geübt werden.

Prinzipien

Das Prinzip der Behandlung besteht im Auslösen ganz genau definierter Bewegungsabläufe, die den gesamten Körper betreffen, aus einer bestimmten Ausgangslage in die ebenfalls genau definierte Endstellung.

Maßnahmen

Die Behandlungsmaßnahmen setzen sich hauptsächlich zusammen aus dem Reflexkriechen und dem Reflexumdrehen, wobei das Kind in seiner Ausgangslage sicher und schmerzfrei fixiert wird. Durch propriozeptive Reize, nämlich Druck oder auch Zug von bestimmten Auslösungszonen her, wird der gewünschte Bewegungskomplex in Gang gesetzt. Das geschieht automatisch, d. h. das Kind erhält keinen Auftrag, die erwartete Bewegung auszuführen. Die gewünschte Muskelaktivität wird durch Widerstand intensiviert und kann zu einer isometrischen Anspannung werden, wobei ursprünglich antagonistisch funktionierende Muskelgruppen synergistisch zusammenarbeiten und wodurch es z. B. zu einer Aufrichtung in Schulter- und Hüftgelenk kommen kann. Läßt man eine phasische Bewegung zu, erhält man einen physiologischen Bewegungsablauf, der die pathologische Haltung auflöst.

Da die Übungen für das Kind Schwerarbeit bedeuten, dauert die einzelne Behandlung nur Minuten, muß aber drei- bis viermal täglich wiederholt werden. In der Zwischenzeit kann sich das Kind ausruhen und bewegen, wie es möchte.

Die Krankengymnastin leitet die Mutter oder möglichst beide Eltern an, bis diese die Übungen für ihr Kind einwandfrei beherrschen. Danach reichen Kontrollen in größeren Zeitabständen. Natürlich werden auch bei der Therapie nach VOJTA Übungen je nach Befund des Kindes abgewandelt oder durch andere ersetzt. Bis sie das neue Programm beherrschen, müssen die Eltern mit dem Kind wieder häufiger zur Anleitung kommen.

Ganz wesentlich bei der VOJTA-Therapie ist, daß sich die Mutter gleich nach der Behandlung dem Kind liebevoll zuwendet. Die Behandlung ist schon für Mutter und Kind eine bedeutende körperliche und seelische Belastung. Die Kinder beruhigen sich aber in der Regel rasch, sobald die Übungen beendet sind. Es ist immer wieder verblüffend zu sehen, wie schnell auch ganz kleine Kinder lernen, wann die Schrei- und Anstrengungszeit vorbei ist, sobald sie auf den Arm genommen, getröstet und wieder angezogen werden.

Die Gefahr besteht allerdings manchmal, daß die Mutter doch insgeheim fürchtet, dem Kind etwas „Grausames" anzutun, weil sie es in eine Lage bringt, in der es sich nicht nach Belieben bewegen kann, und es sehr fest hält, wobei jeder Säugling schreit. Diese Unsicherheit kann dazu führen, daß die Behandlung nicht regelmäßig durchgeführt oder gar abgebrochen wird. Es ist oft eine schwere Aufgabe für die Krankengymnastin, der Mutter klarzumachen, daß sie ja ihrem Kind hilft und das Sich-wehren beim Säugling und Kleinkind eine Voraussetzung zur intensiven motorischen Aktivität ist, die durch die oben erwähnten Techniken in eine gut koordinierte Bewegung umgewandelt wird, die das Kind alleine noch nicht durchführen könnte.

Anregungen

Ich würde mir wünschen, daß die Grundprinzipien der VOJTA-Behandlung noch mehr als bis-

her allen an der Rehabilitation der zerebralparetischen Kinder beteiligten Fachkräfte nahegebracht werden.
Durch das bessere Verständnis dafür, was bei dieser Art der krankengymnastischen Behandlung geschieht, sollte das gemeinsame Ziel erkennbar werden, dem man sich vielleicht auf verschiedenen, aber nicht völlig entgegengesetzten Wegen nähern kann.

Aspekte der beschäftigungstherapeutischen Behandlung bei Kindern mit infantiler Zerebralparese (Kurzfassung)[1]

Ingrid Ramcke – Leitd. Beschäftigungstherapeutin Südwestdeutsches Rehabilitationkrankenhaus Karlsbad

Bedingt durch die vielfältigen Behinderungsarten und die Komplexität der Störungen ist für die Behandlung von Kindern mit infantiler Cerebralparese (ICP) ein langfristiges und vielgestaltiges Therapieangebot unerläßlich. In den letzten Jahren sind beschäftigungstherapeutische Methoden entwickelt worden, die allerdings vielerorts noch unzureichend genutzt werden können.
Es können heute drei Behandlungsschwerpunkte formuliert werden, die unterschiedlich gewichtet in einer inneren Abhängigkeit zueinander stehen.

1. Motorisch-funktionelles Training

Insbesondere auf neurophysiologischer Grundlage werden zielgerichtet motorische Bewegungsabläufe eingeübt. Innerhalb dieses Schwerpunktes werden Hilfsmittel angepaßt, ggf. entwickelt und angefertigt sowie ein Selbsthilfetraining durchgeführt.
Nach Hemmung der pathologischen Reflexe und Bahnung physiologischer Bewegungsmuster liegt der Schwerpunkt der beschäftigungstherapeutischen Arbeit im Einschleifen der Bewegungsmuster und deren Nutzung im sozialen Umfeld.

2. Entwicklungstherapeutische Maßnahmen

Den Kindern soll die Möglichkeit gegeben werden, eigene Erfahrungen zu sammeln. Zusätzlich angebotene Stimuli sollen sie veranlassen, spezielle Wahrnehmungsleistungen sowie Konzentration und Ausdauer zu trainieren.
Sich an den normalen Entwicklungsstufen orientierend muß eine Gliederung in kleine Entwicklungsschritte vorgenommen und dem Kind entsprechend angeboten werden.

3. Kooperation mit den Eltern

In das therapeutische Vorgehen müssen die Eltern so einbezogen werden, daß es zum integrierten Bestandteil des mit dem Kind gelebten Alltags werden kann.
Bei all diesen Bemühungen muß darauf geachtet werden, daß diagnostisches und therapeutisches Vorgehen kein etwa phasisches Zeitgeschehen darstellt, sondern sich gegenseitig ergänzt.
Zusammenfassend sollen diese Maßnahmen in Kooperation mit allen anderen therapeutischen Bereichen zur optimalen Autonomie und Sozialisation des Kindes führen.

[1] Die Autorin war kurzfristig an der persönlichen Mitwirkung verhindert.

Empfehlungen

Prof. Dr. Harald Thom, Schwarzenbruck bei Nürnberg

Gegenüber der letzten Bestandsaufnahme (s. Kongreßband 1968) lassen sich in den zurückliegenden 10 Jahren praktisch auf allen Gebieten der Diagnostik und einer Therapie im weitesten Sinne dieses Wortes erfreuliche Fortschritte konstatieren. Hierzu gehören eine verbesserte pränatale Diagnostik und eine intensivierte Schwangerenbetreuung. Die inzwischen erheblich weiterentwickelte Perinatologie hat zu einer deutlichen Verminderung der perinatalen Sterblichkeit geführt. Insbesondere konnte hierdurch das Auftreten des M. haemolyticus neonatorum entscheidend zurückgedrängt werden, womit alleine die Zahl der Kinder mit einer Enzephalopathie um etwa $^1/_5$ vermindert werden konnte. Patienten mit einer athetotischen bzw. choreoathetotischen Mischform sind deshalb seit einigen Jahren bereits wesentlich seltener geworden.

Auf dem Gebiete der *physikalischen Therapie,* insbesondere der Krankengymnastik wurden die beiden wichtigsten Methoden nach Bobath und Vojta weiterentwickelt und vermögen sich z. T. gegenseitig zu ergänzen. Zahlreiche andere spezielle Übungsformen spielen demgegenüber eine untergeordnete Rolle, vermögen aber dennoch das Gesamtspektrum der Möglichkeiten in geeigneten Fällen zu ergänzen. Das gleiche gilt für die Reit- und Schwimmtherapie sowie andere Sportarten, insbesondere das Skilaufen. Auf allen diesen Gebieten wurden in den letzten Jahren spezielle Behandlungstechniken für Kinder mit einer infantilen Zerebralparese (IZP) entwickelt bzw. weiter verfeinert.

Im Rahmen der *Beschäftigungstherapie* sind ebenfalls verschiedene spezielle Behandlungsmethoden hinzugekommen. Auch auf dem Gebiet der Entwicklung von verschiedenen orthopädischen Hilfsmitteln (aktive und passive Schienen, Orthesen, Zusatzeinrichtungen, Gehwagen, Rollstühle) konnten zahlreiche Verbesserungen erzielt werden.

Wesentliche Fortschritte wurden auf dem Gebiet der *operativen Therapie* der IZP erzielt. Das Spektrum der Operationsmethoden konnte erweitert, die speziellen Indikationen hierfür verfeinert und die Operationstechniken verbessert werden. Hierbei haben sich die sog. „großen Programme“ nach Thom, die in einer einzigen „Sitzung“ bzw. Narkose durchgeführt werden, sowohl im Bereich der unteren wie auch der oberen Extremität bereits seit langem bewährt. Auf diese Weise kann viel Zeit gespart und der Rehabilitationsprozeß wesentlich abgekürzt werden.

Ein bemerkenswerter Fortschritt wurde inzwischen auch auf *neurochirurgischem Gebiet* mittels der „chronischen Kleinhirnstimulation“ nach Cooper erzielt. Diese Methode ist gegenüber früher gebräuchlichen Eingriffen am Gehirn wesentlich schonender. Die bislang vorliegenden Ergebnisse erscheinen durchaus erfolgversprechend. Es müssen jedoch noch langfristige Erfahrungen an einer größeren Zahl von Patienten gesammelt werden, bevor ein abschließendes Urteil gefällt werden kann.

Auch auf dem Gebiet der *medikamentösen Behandlung* wurden inzwischen weitere *Myotonolytika* eingeführt und erprobt. Wünschenswert wäre hier eine noch stärkere Trennung der tonolytischen von der sedierenden Wirkung. Mit Hilfe von die *Hirnfunktion stimulierenden Präparaten* haben sich in vielen Fällen erfreuliche Verbesserungen der Aktivität und der intellektuellen Leistungsfähigkeit erzielen lassen (Encephabol, Helfergin, Normabrain bzw. Nootrop u.a.).

Im Rahmen der *Berufsvorbereitung* und -*beratung* sollten die Auszubildenden mit der gebotenen Zurückhaltung allmählich an realistische Berufswünsche gewöhnt werden. Eine starke Diskrepanz zwischen teilweise langdauernden und kostspieligen Ausbildungen auf der einen Seite und der nicht seltenen Frustration wegen geringer oder fehlender beruflicher Möglichkeiten sollte möglichst klein gehalten werden.

Deutlich vermehrt wurden in der Zwischenzeit verschiedene *Spezialeinrichtungen* für die Behandlung zerebral bewegungsgestörter Kinder, d. h. Spastiker-Zentren bzw. -Ambulanzen, allgemeine und spezielle Sonderkindergärten, Sonderschulen, Sonderberufsschulen und beschützende Werkstätten.

Das Verhältnis von optimal ausgestatteten überregionalen Zentren zu breit gestreuten *Regionalzentren* sollte möglichst ausgewogen sein, damit der unmittelbare Kontakt zu Eltern und Kindern möglichst eng gehalten werden kann und weite, anstrengende und kostspielige Fahrten für die ohnehin stark in Anspruch genommenen Eltern auf ein Mindestmaß reduziert werden können.

Nach wie vor besteht indes ein großes Bedürfnis an Spezialeinrichtungen für die Unterbringung älter bzw. erwachsen gewordener Patienten mit einer Zerebralparese. Zu dieser Gruppe gehören nicht zuletzt auch die Opfer von schweren Schädel-Hirn-Traumen. Es fehlt nach wie vor an entsprechenden *Wohn- und Pflegeeinrichtungen*, die mit geeigneten Werkstätten, aber auch allen Möglichkeiten der Therapie, einschl. verschiedenartiger Spiel- und Sportmöglichkeiten sowie zahlreichen Freizeitbeschäftigungen ausgestattet sind.

Der *geschützte Wohnbereich* stellt eine wichtige Ergänzung zum Heimbereich dar und bietet gegenüber dem letzteren verschiedene Vorzüge, insbesondere denjenigen größerer individueller Freiheit.

Wünschenswert wäre weiterhin eine Vertiefung der gesamten *interdisziplinären Zusammenarbeit* aller an der Rehabilitation behinderter Kinder beteiligten Fachkräfte, zumal bei keiner anderen Erkrankung eine derartig große Zahl unterschiedlicher Fachdisziplinen an Diagnostik und Therapie beteiligt ist. Hierzu gehört nicht nur eine vermehrte Einbeziehung der jeweiligen Hausärzte, sondern vor allem auch eine stärkere Erfassung und umfassendere Information der Eltern sowie ihre vermehrte Hinzuziehung als wichtigste Kotherapeuten im weit gefächerten Behandlungsteam. Die *Familie* stellt nach wie vor den Hauptträger der Rehabilitation dar. Dennoch besteht die Notwendigkeit einer *Koordinierung des gesamten Heilplanes,* die stets nur von einer Stelle aus erfolgen kann. Hierfür gibt es jedoch leider keine festen Richtlinien und allgemeingültige Empfehlungen.

Wünschenswert wäre ferner eine bessere *Aus- und Fortbildung* aller in den Rehabilitationseinrichtungen tätigen *Fachkräfte*, zugleich aber auch eine Erweiterung des Stellenplanes, vor allem hinsichtlich der gesamten medizinisch-therapeutischen Möglichkeiten.

Anzustreben ist in jedem Falle eine *erweiterte Integration* aller Behinderten auf sämtlichen Gebieten, insbesondere in Schule, Beruf und Gesellschaft. Alle die Rehabilitanden stärker und vor allem langfristig in die Isolation führenden Sondereinrichtungen sollten daher nur insoweit auf Dauer in Anspruch genommen werden, als dies für den optimalen Erfolg der Rehabilitation unabdingbar erforderlich ist, nicht jedoch aus einem falsch verstandenen Prinzip heraus. Eine zu weitgehende Integration der Behinderten überfordert jedoch nicht nur diese selber, sondern auch alle anderen. Ein begrenzter Privatbereich erscheint deshalb zweckmäßig. Vor allem dem Mehrfachbehinderten sollten keine Integrationsmodelle aufgezwungen werden, die auch für Nichtbehinderte wenig akzeptabel sind.

Trotz der nahezu auf allen Gebieten im letzten Dezennium erreichten Fortschritte werden sich indes durch eine noch weiter *intensivierte Prophylaxe, Früherfassung und Frühförderung* die Therapie- und Rehabilitationsergebnisse von Kindern mit infantiler Zerebralparese zweifelsohne noch weiter verbessern lassen.

16. Symposium

Die Rehabilitation von Suchtkranken einschließlich Alkoholikern

Vorsitzender: H. Beyer, Düsseldorf

Als Mitwirkende in der Symposiumsleitung:
Dr. med. H. G. Marx, Gütersloh
Dr. med. E. Rieth, Wilhelmsdorf bei Ravensburg
R. Schleicher, Kassel
Prof. Dr. med. C. Kulenkampff, Köln

H. Beyer: Einleitungsreferat, S. 501

H. G. Marx: „Nachtklinik" und Wohngemeinschaften der Bernhard-Salzmann-Klinik, S. 501

Aus dem Inhalt: Betreuung und Unterbringung nach stationären Entziehungskuren – Ein Wohnheim als Nachsorge-Institution – Seit 1970 Wohngemeinschaften in angemieteten Wohnungen – Eigenverantwortung und wirtschaftliche Selbständigkeit – Befriedigende Ergebnisse

E. Rieth: Zur beruflichen Rehabiliation Alkoholkranker, S. 503

Aus dem Inhalt: Therapeutischer Nihilismus – Die Indikation für berufsfördernde Maßnahmen – Von Kindheit an mannigfache Hemmnisse – Begabungspotential nicht entfaltet – Durch berufliche Förderung dauerhafte Stabilisierung – Zehnjahreskatamnese der umgeschulten Alkoholiker: bei mehr als 80% bleibende Abstinenz

R. Schleicher: Rehabilitationsmaßnahmen in der ambulanten Suchtkrankenhilfe, S. 505

Aus dem Inhalt: Die Bedeutung eines Beratungs- und Nachsorgesystems – Funktion und Aufgaben der Fachberatungsstelle – Probleme der Gegenwart – Selbstverständnis und Aufgaben von Selbsthilfegruppen – Integration freiwilliger Suchthilfe in den Rehabilitationsprozeß

H. Beyer: Rechts- und Verfahrensfragen bei der Rehabilitation Abhängigkeitskranker, S. 507

Aus dem Inhalt: Stationäre Behandlung: Entgiftung und Entwöhnung – Qualitativ unterschiedliche Fachkliniken für Suchtkranke – Vereinbarung zwischen gesetzlicher Renten- und gesetzlicher Krankenversicherung in Vorbereitung – Ambulante Hilfen: Suchtkranken-Ambulanzen und Beratungsstellen – Berufsfördernde Maßnahmen

C. Kulenkampff: Zur Frage der scheinbar nicht rehabilitationsfähigen Alkoholkranken, S. 510

Aus dem Inhalt: Die Versorgungssituation für Alkoholkranke – Das Kriterium der Behandlungswilligkeit – Behandlungsunwillige gehören zur klassischen Drehtürpopulation – Eine faktisch rehabilitativ unversorgte Gruppe – Überregionale geschlossene Pflegeheime erforderlich – Auch Teilrestitution nur bei sicherer Blockierung des Weges zum Alkohol

H. Beyer: Diskussionsergebnisse und Empfehlungen, S. 511

Einleitungsreferat

Verwaltungsdirektor Heinz Beyer, Gesundheitsabteilung der Landesversicherungsanstalt Rheinprovinz, Düsseldorf

Einführende Darstellung der im Rahmen des Heidelberger Rehabilitationskongresses 1968 im damaligen Symposium Nr. 13 (Vorsitz: Prof. Dr. med. H. W. Janz, Ilten/Hann.) erarbeiteten Thesen[1]

Bericht über die „Nachtklinik" und die Wohngemeinschaften der Bernhard-Salzmann-Klinik Gütersloh

Leitender Medizinaldirektor Dr. med. Hans G. Marx, Bernhard-Salzmann-Klinik, Fachkrankenhaus für Suchtkranke, Gütersloh

Im vergangenen Jahrzehnt wurden zahlreiche neue Heilstättenplätze für Suchtkranke geschaffen. So scheint der Bettenbedarf für die mittelfristige Behandlung Suchtkranker – allerdings mit Ausnahme der Drogenabhängigen – weitgehend gedeckt zu sein. Um so deutlicher ist der Mangel an Rehabilitationseinrichtungen geworden, die Patienten nach einer Entziehungskur aufnehmen und weiter fördern können. Ich habe allerdings den Eindruck, daß es hier umgekehrt wie bei den Heilstättenplätzen ist: Rehabilitationseinrichtungen für Drogenabhängige gibt es nach meinem Eindruck eher ausreichend, während solche für Alkoholiker fehlen.

Die Entziehungskur von mehreren Monaten Dauer ist die Behandlungsmaßnahme für Suchtkranke, die durch ambulante Maßnahmen nicht mehr behandelbar sind. Das bedeutet, daß es sich um fortgeschrittenere Zustände handelt mit erheblichen Persönlichkeits- und Sozialisationsschäden. Dies kann bis an die Grenzen der Behandlungsfähigkeit überhaupt gehen, wenn erhebliche Depravationserscheinungen eingetreten sind.

Die Entziehungskur kann wohl auch in solchen weit fortgeschrittenen Fällen – vorwiegend handelt es sich in den Heilstätten um Alkoholiker, Medikamentenabhängige oder Mischformen – während der stationären Behandlungszeit die Freiheit von Suchtmitteln herstellen. Wenn der Kranke bindungslos bzw. verwahrlost bzw. weitgehend selbststeuerungsunfähig geworden ist, kommt es nach der Entlassung aus dem Schutz der Klinik jedoch nicht selten zum schweren Rückfall, der jede Rehabilitationsbemühung zunichte macht.

In der Erkenntnis, daß der Übergang aus der Klinik in die freie Gesellschaft für viele Patienten eine Überforderung darstellt, richtete unsere Heilstätte in Gütersloh, die Bernhard-Salzmann-Klinik, ein Jahr nach ihrer Gründung im Jahr 1965, also 1966 eine sog. „Nachtklinik" mit 12 Betten ein. Hierbei wurde sie von ihrem Träger, dem Landschaftsverband Westfalen-Lippe, sehr unterstützt. Um eine Nachtklinik im eigentlichen Sinne handelt es sich hierbei nicht, sondern um eine Einrichtung, die man besser mit dem Begriff Wohnheim bezeichnen würde. Das Wort „Nachtklinik" hat sich jedoch seit langem eingebürgert.

Das Besondere dieser Übergangseinrichtung war von Anfang an das Ziel, den Patienten vom Eintritt in die Nachtklinik an die Verantwortung für ihr Leben in aller Deutlichkeit selbst zu übertra-

[1] Die Referate, Diskussionsbemerkungen und Empfehlungen dieses damaligen Symposiums Nr. 13 können nachgelesen werden in *Heidelberger Rehabilitationskongreß 1968 – Kongreßbericht,* 2. Aufl. S. 452–472. Stuttgart: Gentner 1969.

gen und die finanzielle bzw. wirtschaftliche Verantwortung nicht irgendwelchen Kostenträgern anzulasten. Dazu gehört selbstverständlich, daß die Patienten bereits während der Entziehungskur entsprechend vorbereitet werden: Am Tage des Eintritts in die Nachtklinik haben sie einen geeigneten Arbeitsplatz, alle notwendigen Behördengänge sind erledigt. Trotz der zeitweilig ungünstigen Lage auf dem Arbeitsmarkt in unserer Gegend ist es gelungen, allen Patienten einen akzeptablen Arbeitsplatz zu besorgen. Die Bewohner zahlen ihren Vollpensionspreis von derzeit DM 15,05 DM täglich vom ersten Tage an selbst und halten die zur Verfügung gestellten 2-Bett-Zimmer selbst in Ordnung. Sie leben in einer Gemeinschaft, in der die Rücksichtnahme auf andere Bewohner Hauptpunkt der selbstgegebenen Hausordnung ist.

Die Klinik bietet Hilfen in Form wöchentlicher Gruppenarbeit, Einzelberatung, Hilfen bei wirtschaftlichen Schwierigkeiten und Krisenintervention. Kommt es zu einem Rückfall, so kann eine kurze Rücknahme in die Heilstätte erfolgen. Der Aufenthalt in der Nachtklinik ist nicht begrenzt. Als günstig hat sich eine Mindestaufenthaltsdauer von einem Jahr und ein Höchstaufenthalt von etwa 2 Jahren herausgestellt.

Seit dieser Zeit konnten etwa 60% der Patienten voll rehabilitiert werden, d. h. sie haben das notwendige abstinente Leben erlernt. 20% konnten nur teilweise gebessert werden, sie mußten in Altersheime verlegt werden, waren häufiger rückfällig und mußten immer wieder stationär behandelt werden. Bei 20% mißglückte jeder Rehabilitationsversuch durch die Häufigkeit und Schwere der Rückfälle. Wegen des Problems der nur teilweise zu rehabilitierenden Patienten entschloß sich die Heilstätte 1973 kleine Wohnungen in der Stadt zu mieten, um diesen Personenkreis mit ungünstiger Prognose in lockerster Form weiterbetreuen zu können, sie aber nach dem einmal gesteckten Ziel weitestgehend zur Selbstverantwortlichkeit zu führen. Die Wohnungen bestehen aus 2 – 3 Zimmern und Nebenräumen, sie werden jeweils von zwei ehemaligen Patienten bewohnt. Zur Zeit sind insgesamt 8 Personen untergebracht. Da sich bald zeigte, daß es sich hierbei meist um eine Dauerbleibe handelt, müssen nach und nach neue Wohnungen gesucht und gemietet werden. Diese echten Wohngemeinschaften entsprechen weitgehend dem Bild von Familienwohnungen. Die ehemaligen Patienten versorgen sich vollständig selbst, sie richten die leere Wohnung nach ihrem Geschmack ein, sie kochen und waschen und pflegen die Hausgärten. Der Kontakt mit der Nachbarschaft ist gut, sie sind akzeptierte und auch angesehene Bürger der Stadt geworden. Die Miete bezahlen sie selbstverständlich allmonatlich selbst. Irgendwelche Kosten entstehen also für Kostenträger nicht.

Die Klinik bietet Krisenintervention, also kurzfristige Zurücknahme eines Bewohners, falls erforderlich; weiterhin besucht regelmäßig ein Mitarbeiter der Klinik die Wohnungen, um eventuelle Hilfe leisten zu können.

Diese beschriebene therapeutische Konzeption hat sich, wie wir meinen, insbesondere deshalb bewährt, weil die ehemaligen Patienten neuen Lebensmut aus der Tatsache schöpfen können, daß sie an ihrer Rehabilitation aus eigener Kraft entscheidend mitwirken. Wir halten das Erfolgserlebnis, das sich aus der Eigenverantwortung entwickelt, für das wichtigste Therapeutikum überhaupt. Hier wird vermieden, daß eine mehr oder weniger anonyme Öffentlichkeit jede Verantwortung abnimmt und damit den ehemaligen Patienten gleichsam als Unmündigen behandelt, der „gepflegt wird". Es sei nicht verschwiegen, daß die beschriebene Art der Rehabilitation sicher nicht für unmotivierte und weitestgehend depravierte Patienten geeignet ist. Diese Patienten würde man sicherlich mit dem an sie gestellten Anspruch überfordern.

Die Nachtklinik und die Wohngemeinschaften sind bisher mit Ausnahmen von Alkoholikern, Medikamentenabhängigen sowie Patienten, die alkohol- und medikamentenabhängig sind, frequentiert worden. Versuche mit Drogenabhängigen sind in der Nachtklinik gemacht worden, waren aber so vereinzelt, daß sich hierzu schlüssige Aussagen noch nicht machen lassen. Eine große Schwierigkeit scheint darin zu liegen, daß die Bewohner der Nachtklinik in der Regel älter als 25 Jahre sind und junge Drogenabhängige sich in einer solchen Gemeinschaft nicht recht

wohl fühlen bzw. daß das Verständnis für einander zu wünschen übrigläßt.
Die erreichten Ergebnisse bei Patienten, die ohne Hilfe mit Gewißheit zum großen Teil Pflegefälle würden bzw. bereits gewesen sind, erscheinen uns so befriedigend, daß ein weiterer Ausbau der beschriebenen Einrichtungen empfohlen werden kann und von uns auch beabsichtigt ist.

Zur beruflichen Rehabilitation Alkoholkranker

Dr. Eberhard Rieth, Direktor der Fachkrankenhäuser Ringgenhof und Höchsten, Wilhelmsdorf bei Ravensburg

Trotz der Fülle von Informationen, die sowohl der Öffentlichkeit als auch der Fachwelt während der letzten Jahre über süchtiges Verhalten und seine Ursachen zugänglich gemacht worden sind, werden die Möglichkeiten effizienter Süchtigenbehandlung bei uns nach wie vor überwiegend skeptisch beurteilt. Die Gesellschaft ächtet den Süchtigen. Der Normalbürger asoziiert – wie Umfragen nachgewiesen haben – mit dem Wort Alkoholiker die Eigenschaften „unzuverlässig, unsauber, aggressiv". Nicht weniger als 47% der Bundesbürger, mit den Unentschiedenen sind es sogar 61%, geben an, daß sie mit einem Alkoholiker keinen persönlichen Kontakt pflegen würden. Ganz entsprechend ermittelte FEUERLEIN bei einer anonymen Umfrage unter mehr als 600 niedergelassenen Ärzten, daß über 70% im Blick auf eine Behandlung des Alkoholismus einen totalen therapeutischen Nihilismus vertreten.
So ist es kein Wunder, wenn auf dem Gebiet der beruflichen Rehabilitation von Suchtkranken aus therapeutischer Sicht notwendige Maßnahmen vielfach unterbleiben. Bei aller Würdigung dessen, was verschiedene Kostenträger auf diesem Gebiet während der letzten Jahre geleistet haben, gehen die Förderungsrichtlinien offensichtlich von einer verengten Indikation aus. Die Notwendigkeit für berufsfördernde Maßnahmen wird nur noch bei den sog. Alkoholberufen anerkannt, also z. B. bei Kellnern und Bierbrauern. Die berufliche Reha-Maßnahme wird anscheinend mit dem Ziel angesetzt, suchtmittelbedingte Versuchungssituationen auf dem beruflichen Feld möglichst auszuschalten.

Dabei stellt doch die Abstinenz nur eine vordergründige therapeutische Zielsetzung dar. Wie jeder Kundige weiß, ist die Abstinenz nicht Selbstzweck. Sie wird als Grundlage für das eigentliche Ziel der Behandlung angestrebt, das in einer lebenslangen konstruktiven Konflikt- und Lebensbewältigung besteht. Bei einem integrierten therapeutischen Ansatz bekommt demgemäß die berufliche Rehabilitation einen weit höheren Stellenwert. Ich will das an drei Beispielen verdeutlichen:

1. Ein Patient kommt zur stationären Behandlung im Alter von 35 Jahren, zuvor war er 15 Jahren lang als ungelernter Arbeiter tätig. Im Alter von 7 Jahren war er von einer russischen Einheit in Ostpreußen für 4 Jahre als Pferdejunge mitgenommen worden. Insgesamt hat er nicht mehr als 2 Jahre eine russische Schule besucht. Die eignungspsychologischen Untersuchungen ließen eine gute Begabung erkennen. Die Bestimmungen schlossen jedoch eine berufliche Förderung aus.
2. Ein medikamentenabhängiger beinamputierter Schwerkriegsversehrter war nach dem Krieg zum Telefonisten umgeschult worden. Eine Eignung für diese Tätigkeit hatte aus unserer Sicht noch nie bestanden. Die Berufsberatung ermittelte bei ihm gute Voraussetzungen

zungen für die Umschulung zum Programmierer, zu der sich aber kein Kostenträger bereit fand.

3. Beim dritten Beispiel handelt es sich um einen Bauhilfsarbeiter mit einer verwöhnungsgeschädigten, infantilen Persönlichkeit mit erheblichen Reifungsdefiziten. Sein Alkoholismus entwickelte sich wesentlich aus einem Gefühl der Daseinsleere und Wertlosigkeit heraus. Nach einer neunmonatigen Behandlung kam es bei ihm zu einer ausgesprochenen Entfaltung seiner Gesamtpersönlichkeit im Sinne einer Nachreifung. Bisher durch die neurotische Gehemmtheit latent gebliebene Begabungspotentiale kamen zum Vorschein. Die Befähigung zur Verrichtung erheblich differenzierterer Tätigkeiten wurde deutlich. Die Richtlinien erlaubten jedoch keine berufliche Förderung.

Die therapeutische Aufarbeitung der tieferen Ursachen der Abhängigkeit setzt über den Selbstwerdungsprozeß Energien zur Annahme des Unveränderlichen und zur Veränderung des Möglichen frei. Ganz neue Dimensionen des Begabungspotentials stehen nun zur Verfügung. Die Inanspruchnahme dieser neuerschlossenen Anlagen in einer anderen beruflichen Position über eine Reha-Maßnahme führt aus unserer Sicht nicht nur zu einer wesentlichen Steigerung der Lebensqualität des Betroffenen, sie stellt gleichzeitig in vielen Fällen den entscheidenden Beitrag zu seiner dauerhaften Stabilisierung dar.

Das Berufsförderungswerk Heidelberg hat von Beginn seiner Tätigkeit an diese Zusammenhänge erkannt und ihnen mit seiner im besten Sinne progressiven Arbeitsweise im Rahmen der gegebenen Möglichkeiten Rechnung getragen. Die Bedeutung dieses Vorgehens für den Erfolg unserer Bemühungen wird durch katamnestische Untersuchungen deutlich. Während nach unserer Zehnjahreskatamnese nur 56% der bei uns behandelten Alkoholiker abstinent blieben, traf das auf über 80% der nach beendeter stationärer Behandlung im Berufsförderungswerk Heidelberg umgeschulten Patienten unseres Hauses zu. Zweifellos ist es eine ausgezeichnete Sache, die Jubiläen erfolgreicher Institutionen zu feiern. Sollten wir uns aber nicht gleichzeitig den Einsichten öffnen, die diese Erfolge herbeiführten? Wir tun den Abhängigen, nicht zuletzt aber unserer Gesellschaft einen schlechten Dienst, wenn wir die Indikation für berufsfördernde Maßnahmen weiterhin aus vorwissenschaftlichen Vorstellungen über Ursachen und Hintergründe der Suchtkrankheiten ableiten. In einer humanen, zugleich aber auf sinnvollen und effektiven Einsatz ihrer Mittel bedachten Gesellschaft sollte Berufsförderung als integrierter Bestandteil einer Hilfe zur Selbstwerdung dann selbstverständlich sein, wenn damit Faktoren eliminiert werden können, die deviantem Verhalten zugrunde liegen.

Kooperierende und integrierte Rehabilitationsmaßnahmen in der ambulanten Suchtkrankenhilfe

Rolf Schleicher, Sozialarbeiter (grad.), Geschäftsführer des Diakonischen Werkes Kassel-Stadt und -Land

Die Bedeutung eines Beratungs- und Nachsorgesystems

Bei der Erörterung ambulanter Hilfsmaßnahmen ist davon auszugehen, daß ein weitgefächertes Spektrum von Angeboten der Beratung, Therapie und Nachsorge vorhanden sein sollte. Die Rehabilitation Suchtmittelabhängiger muß dem ganzen Menschen gelten und sein soziales Bezugsfeld einbeziehen. Am Beispiel drogenabhängiger Jugendlicher ist dies besonders relevant, weil „die stationäre Behandlung drogenabhängiger Jugendlicher nahezu zwecklos ist, wenn eine ambulante Nachbetreuung nicht gewährleistet werden kann" (WANKE).
Die ambulante Beratungs- und Behandlungsstelle übernimmt hierbei eine Schlüsselfunktion. Vor allem die Kooperation mit Selbsthilfegruppen und Abstinenzvereinigungen ist oftmals entscheidend für eine Rehabilitation. Dies soll nachfolgend unter drei Aspekten verdeutlicht werden:

- Funktion und Aufgaben der Beratungsstelle,
- Selbstverständnis und Aufgaben von Selbsthilfegruppen,
- Integration freiwilliger Suchtkrankenhilfe in den Behandlungs- und Rehabilitationsprozeß.

Funktion und Aufgabe der Fachberatungsstelle

Teamarbeit

Der interdisziplinäre Ansatz und eine Methodenvielfalt in den therapeutischen Angeboten ist heute in vielen Beratungsstellen schon verwirklicht. Die Auseinandersetzung mit Fachleuten gleicher oder anderer Fachbereiche, die Überprüfung und Selbstkontrolle in bezug auf Motive, Inhalte und Methoden (Supervision) qualifiziert Mitarbeiter und Institutionen für diese Arbeit.

Aufgaben sind u. a.

- Information und Motivation zur Annahme von Fremdhilfe,
- Vorbereitung und Vermittlung stationärer Maßnahmen,
- Erhebung von Anamnese und Prognosekriterien,
- Einzel- und Gruppenarbeit,
- Familienberatung,
- Vermittlung sozialer Maßnahmen,
- Nachsorge und Krisenintervention.

Krisenintervention
Oftmals erfolgt 8 – 15 Monate nach der Behandlung eine Krise. Die von KRYSPIN-EXNER als Latenzphase bezeichneten ersten Wochen nach einem Klinikaufenthalt ist oftmals von einer Hochstimmung gekennzeichnet. Erfolge werden erzielt und überschätzt. Später meinen viele Klienten den therapeutischen Notwendigkeiten nicht mehr entsprechen zu müssen. Rückfälle sind bei einem Teil der Patienten vorprogrammiert. Ein Jugendlicher kann sich z. B. kaum damit abfinden, für alle Zeit dem Alkohol zu entsagen. Die Funktion der Beratungsstelle in der Rückfallkrise besteht nach FEUERLEIN u. a. darin,

- zur Entlastung von emotionellem Druck, Schuldgefühlen, Angst und Aggressionen,
- zur distanzierten Reflexion der auslösenden Situationen und
- zur Reintegration der Persönlichkeit beizutragen.

Die Bewältigung der Krise kann so zu einer Chance für die weitere Lebensgestaltung werden.

Familienkonflikte
Auch bei Familienkonflikten, Beziehungsstörungen, nicht selten bedingt durch Positionswechsel und bei einem ungeklärten Rollenverständnis der Partner nach der Behandlung ist die Beratungsstelle mit ihren Angeboten ein wichtiger Faktor zur Stabilisierung der Beziehungen und zur Konfliktbewältigung.

Soziale Maßnahmen
Die Beratungsstelle soll soziale, sozialrechtliche und sozialpsychiatrische Hilfen bei der Wiedereingliederung in das berufliche und gesellschaftliche Leben leisten. Dies ist besonders schwierig bei jugendlichen Drogenabhängigen und bei Patienten mit höherer Berufsqualifikation. Sachinformation und Gespräche z. B. mit Arbeitgebern von seiten der Beratungsstelle sind oftmals notwendig.
Die „berufliche Existenz" ist neben der Abstinenz, Nachreifung und dem Aufbau personaler Beziehungen das wesentlichste Rehabilitationsziel und muß von den Beratungsstellen unterstützt werden.

Probleme der Gegenwart
Das Netz der Beratungsstellen konnte zwar in den letzten Jahren enger geknüpft werden, doch stehen wir nunmehr bei einem jährlichen Zuwachs von 10 – 15% Abhängiger und bei einer intensiveren Arbeitsweise vor dem Problem der Stellenbegrenzung aus finanziellen Gründen. Dies betrifft besonders die freien Träger, die bis zu 75% die ambulante Arbeit wahrnehmen.
Dringend erforderlich ist, daß mehr staatliche Mittel gewährt werden und eine Honorierung der ambulanten Arbeit auch seitens der gesetzlichen Versicherungsträger erfolgt.

Selbstverständnis und Aufgaben von Selbsthilfegruppen

Lebenshilfe im Freizeitbereich

Selbsthilfegruppen und Abstinenzverbände haben bei unterschiedlicher Programmgestaltung fast die gleiche Zielsetzung. Sie leisten eine gruppenpädagogische Arbeit und erfüllen im Kreativ- und Freizeitbereich eine wichtige Aufgabe. Ein gemeinsamer Ferienaufenthalt in den Alpen ist z. B. für Betroffene und Angehörige Lebenshilfe und beglückendes Erlebnis zugleich.

Öffentlichkeitsarbeit

Durch ihre Existenz erfüllen die Selbsthilfegruppen eine wichtige gesellschaftspolitische und präventive Aufgabe zum Abbau von Vorurteilen und Diskriminerung suchtmittelabhängiger Mitmenschen.

Integration freiwilliger Suchtkrankenhilfe in den Behandlungs- und Rehabilitationsprozeß

Kontakt- und Motivierungsphase

In Kassel arbeiten unsere Beratungsstellen seit Jahren eng mit drei Selbsthilfegruppen zusammen (Freundeskreis, Blaues Kreuz und Elternkreis drogenabhängiger Jugendlicher). Alle Vereinigungen bieten telefonische Erstberatung in den Abendstunden und am Wochenende an. Das Blaue Kreuz übernimmt darüber hinaus spezielle Rehabilitationsaufgaben in einem Übergangsheim (25 Betten) und in der Familienhilfe.
Vor Aufnahme eines Patienten in eine stationäre Einrichtung sind die Selbsthilfegruppen in der Motivierungs- und Kurvorbereitungsphase für Patienten und Angehörige besonders hilfreich. Sie sind dabei in ständigem Kontakt mit den Mitarbeitern der Beratungsstelle.

Soziale Befriedigung durch aktive Mitarbeit

Für den ehemals Abhängigen trägt die aktive Mitarbeit zur Stärkung seines Selbstwertgefühls und zur eigenen zufriedenen Lebensgestaltung bei.

Aus- und Fortbildung

Freiwillige Mitarbeiter – ca. 70% ehemals Abhängige und ihre Partner – werden in einem

langfristigen Programm für ihre Arbeit ausgebildet, möglichst unter Abklärung des eigenen Helferverhaltens. Falsch verstandene Helferaktivität und Motivation gefährden Helfer und Ratsuchenden gleichermaßen, wie wir immer wieder feststellen.
Fortbildung und Praxisberatung ist deshalb auch für den freiwilligen Mitarbeiter Voraussetzung zur Mitarbeit in einer integrierten ambulanten Suchtkrankenhilfe.

Partnerschaft und Eigenständigkeit

Die Mitarbeiter unserer Beratungsstellen stehen den Selbsthilfegruppen bei der Planung und Durchführung eigener Aktivitäten beratend und freundschaftlich zur Verfügung. Die Selbständigkeit der Gruppen – alle eingetragene Vereine – bleibt unberührt.
Nach unseren Erfahrungen ist die Rehabilitation Abhängiger erfolgversprechend, wenn neben einer wertorientierten Gesamtbehandlung Selbsthilfegruppen und Beratungsstellen partnerschaftlich zusammenwirken.
Konkurrenzprobleme und Spannungen, die dazugehören, können dann geklärt und für die gemeinsame Arbeit fruchtbar gemacht werden. Es handelt sich nach meinen Beobachtungen allerdings um einen langjährigen Prozeß, der besonders dem professionellen Mitarbeiter ein hohes Maß an Engagement und Mitarbeit abverlangt. Wenn jedoch diese Partnerschaft gelingt, können wir mit vielfältigen und individuellen Angeboten den immer mehr werdenden Suchtmittelabhängigen geeignet helfen.

Literatur

1. Antons, K.: Therapie des Alkoholismus. Kassel: Nicol
2. Bärsch, Bierich, Bochnik et al.: Familie und Suchterkrankung. Hoheneich 1977
3. Feuerlein, W.: Chronischer Alkoholismus. Entstehungsbedingungen – Therapie. Kassel: Nicol
4. Feuerlein, W.: Suicidprophylaxe. Theorie und Praxis 2/1978
5. Kryspin-Exner, K.: Theorie und Praxis der Therapie der Alkoholabhängigkeit. Wien: Bruder Hollinek 1969
6. Maas, A.: Praxis sozialer Fallarbeit mit Alkoholkranken. Lambertus 1967
7. Sandmann, D.: Die Einbeziehung Angehöriger in die Therapie Suchtkranker. Suchtgefahren 20/1974
8. Wanke, K.: Rauschmittelabhängige und Therapiemöglichkeiten. Fachtagung, Frankfurt (Main) 10. 2. 1978

Die derzeitige Situation bei der Rehabilitation Abhängigkeitskranker

– Rechts- und Verfahrensfragen –

Verwaltungsdirektor Heinz Beyer, Gesundheitsabteilung der Landesversicherungsanstalt Rheinprovinz, Düsseldorf

Allgemeines

Im folgenden werde ich Rechts- und Verfahrensfragen stets gemeinsam abhandeln, weil beide in ihrer Beziehung als Voraussetzung und als darauf aufgebaute Praxis notwendigerweise eng miteinander verflochten sind. An sich ist auch die Behandlungskette zwischen ambulanter und stationärer Behandlung eine so enge Einheit, daß man ohne Schaden für den Gesamtinhalt schlecht eines von dem anderen trennen kann. Wenn ich es hier dennoch tue, so ausschließlich deswegen, weil die Rechtslage bei stationärer und ambulanter Behandlung eine unterschiedliche ist.

Stationäre Behandlung

Beginnen möchte ich mit der Darstellung der Situation für die stationäre Behandlung, weil diese in den letzten Jahren sowohl hinsichtlich ihres Rechtscharakters als auch wegen ihrer erheblichen wirtschaftlichen Bedeutung im Mittelpunkt des Interesses gestanden hat.

Entgiftung (Entzug)

Die Entgiftung ist unstreitig Krankenhauspflege im Sinne von § 184 RVO und gehört damit in den Leistungsbereich der Krankenkasse.

Entwöhnung

Wer die Entwöhnungsbehandlung zu tragen hat, war lange streitig. Eine erste Beruhigung der Fronten brachte die Rechtsprechung des Bundessozialgerichtes in den Jahren 1968–1970. Hingewiesen sei in diesem Zusammenhang auf die Urteile des Bundessozialgerichtes zur Frage der Alkoholsucht ohne somatische Nebenleiden als Krankheit (Urteil vom 18. 6. 1968, 3 RK 63/66) sowie zum Begriff des Krankenhauses für Suchtkranke und der dort geleisteten multidisziplinären Behandlung als Krankenhauspflege (Urteil vom 17. 12. 1969, 5 RKn 56/76).
Nach der Einfügung des § 184a in die Reichsversicherungsordnung durch das Rehabilitations-Angleichungsgesetz am 1. 10. 1974 traten die Meinungsverschiedenheiten zwischen der gesetzlichen Renten- und Krankenversicherung über die Leistungspflicht bei Entwöhnungsbehandlungen wieder in den Vordergrund, weil die genannte Vorschrift eine Subsidiarität der gesetzlichen Krankenversicherung bei Durchführung von Behandlungen in Spezialeinrichtungen festlegte. Erst drei Urteile des Bundessozialgerichtes vom 15. 2. 1978 (z. B. 3 RK 30/77) schufen eine neue Ausgangsbasis, auf der Renten- und Krankenversicherung ein neues Verfahren vereinbaren konnten. Das Bundessozialgericht hat in dem erwähnten Urteil ausgeführt, die Entwöhnungsbehandlung für Abhängigkeitskranke enthalte Elemente der Krankenhauspflege (§ 184 RVO) und der Rehabilitation in Spezialeinrichtungen (§§ 184a, 1236ff. RVO). Welcher Teil im Vordergrund stehe, könne nur im Einzelfall unter Berücksichtigung aller Umstände beurteilt werden. Aufgrund dessen sei es an den Versicherungsträgern, durch Vereinbarung eine allgemeingültige Regelung unter Berücksichtigung der z. T. unterschiedlichen Leistungsvoraussetzungen herbeizuführen.

An dieser Regelung wird noch gearbeitet. Der wesentliche Inhalt zeichnet sich jedoch ab und überträgt der gesetzlichen Rentenversicherung die Verantwortung für die Durchführung der Entwöhnungsbehandlungen, soweit die versicherungsrechtlichen und medizinischen Voraussetzungen erfüllt sind. Im anderen Fall übernimmt die Krankenkasse die Entwöhnungsbehandlung und die Entgiftung, die ohnehin in ihren Verantwortungsbereich fällt.

Das Hauptproblem im medizinischen Bereich bei der Prüfung der gesetzlichen Voraussetzungen des Rentenversicherungsträgers ist die Frage einer positiven Erfolgsprognose, wie sie in § 1236 Abs. 1 RVO verlangt wird. Kann sie nicht gestellt werden, erhebt sich für die Träger der gesetzlichen Krankenversicherung die Frage, ob auch sie die Übernahme einer Entwöhnungsbehandlung ablehnen können, oder ob sie selbst bei nur mäßigen Erfolgsaussichten noch zu leisten haben.

Zur tatsächlichen Lage im Bereich derartiger Behandlungen ist festzustellen, daß in den letzten Jahren zahlreiche neue Einrichtungen mit allerdings unterschiedlicher Qualität eröffnet worden sind. Die stationäre Therapie dauert in der Regel 4 oder 6 Monate, gelegentlich auch nur 6–8 Wochen. Ein zusätzlicher Bettenbedarf besteht allenfalls noch an im internistischen Bereich qualifizierten Einrichtungen.

Bei Patienten mit lang andauernder Abhängigkeit und zerstörten sozialen Beziehungen ist die Rechtslage grundsätzlich gleich, die Erfolgsprognose jedoch möglicherweise anders zu stellen. Abgesehen vom Fehlen der eigenen Motivation fehlt hier häufig sogar die Möglichkeit zum therapeutischen Ansatz an eine Fremdmotivation und nach einer durchgeführten Entwöhnungsbehandlung ein stabilisierendes Umfeld. In derartigen Fällen werden öfter als bei der vorigen Personengruppe die Voraussetzungen für die Leistungsübernahme durch die gesetzliche Renten- oder Krankenversicherung nicht erfüllt sein, so daß der Sozialhilfeträger einzutreten hat.

Für die Unterbringung einer dritten Personengruppe, bei der die Behandlung in eine Sicherung und Verwahrung übergeht, fehlt es nahezu überall an geeigneten Einrichtungen. In derartigen Fällen wird in der Regel nicht mit einer Wiederherstellung der Erwerbsfähigkeit oder mit einem dauerhaften Behandlungserfolg durch die Entwöhnungsbehandlung zu rechnen sein, sondern im Vordergrund wird eine Verwahrung und Gewährung schützender Umgebung auf Lebenszeit stehen. An dieser Grenze enden die Möglichkeiten der Rehabilitation und die Leistungspflicht der Sozialversicherungsträger. Dann hat der Sozialhilfeträger einzutreten.

Ambulante Arbeit mit Abhängigkeitskranken

Ambulanzen

Suchtkranken-Ambulanzen, in denen für diese Arbeit besonders qualifizierte Ärzte, Psychologen und Sozialarbeiter zusammenarbeiten, gehören zwar zum Konzept einer erfolgversprechenden Suchtkrankenarbeit, existieren jedoch noch eher vereinzelt. Wo sie schon arbeiten, können mehr Patienten als anderswo mit Erfolg ausschließlich ambulant behandelt oder doch nach einer stationären Information und Konfrontation ambulant weiterbehandelt werden.

Beratungsstellen

Beratungsstellen für Abhängigkeitskranke sind wesentlich häufiger, wenngleich es in ländlichen Bereichen auch hier noch erhebliche Lücken gibt. Die Beratungsstellen sind von sehr unterschiedlicher Struktur, z. T. bei den Kommunen als spezielle Suchtkrankenberatungsstellen von der freien Wohlfahrtspflege eingerichtet und unterhalten. Diese Einrichtungen entwickeln starke Aktivitäten bei der unbedingt notwendigen Vorbereitung für stationäre Behandlungen und bei der Nachsorge. Ihr Unterhalt muß gewährleistet bleiben.

Selbsthilfe

Außerordentlich wichtig für Erfolge in der ambulanten Arbeit sind auch die Selbsthilfe- und Ehemaligen-Organisationen. Die besten Erfolge sind dort zu beobachten, wo Beratungsstellen sowie Selbsthilfe- und Ehemaligen-Organisationen partnerschaftlich zusammenarbeiten.

Ärzteschaft

Auch die niedergelassenen Ärzte beteiligen sich an der ambulanten Suchtkrankenarbeit, zumeist in Zusammenarbeit mit einer der vorgenannten Stellen.

Finanzierung der ambulanten Arbeit

Die ambulante Behandlung ist ein wesentlicher Teil der Rehabilitation Abhängigkeitskranker. Aufgrund der Art und Weise ihrer Durchführung ist aber ihre Finanzierung gefährdet, weil sich die Behandlung nicht ohne weiteres unter die gesetzlichen Leistungsverpflichtungen der Sozialversicherungsträger einordnen läßt. Dieser Punkt bedarf dringend einer Klärung.

Berufsfördernde Leistungen und Maßnahmen zur Rehabilitation

Abschließend sei eine Anmerkung zur Durchführung von Berufsförderungsmaßnahmen im Anschluß an Entwöhnungsbehandlungen gemacht. Dafür hat in der Regel die gesetzliche Rentenversicherung oder die Arbeitsverwaltung als Leistungsträger einzutreten. Die versicherungsrechtlichen Voraussetzungen für die Durchführung von Berufsförderungsmaßnahmen durch die Rentenversicherung sind seit dem 1. 7. 1978 erheblich verschärft worden. Außer Rentenempfängern erfüllen nur solche Versicherten diese Voraussetzungen, die eine Versicherungszeit von 180 Kalendermonaten nachweisen können. Im übrigen ist die Bundesanstalt für Arbeit für die Durchführung von Berufsförderungsmaßnahmen zuständig.

Wird eine Berufsförderungsmaßnahme erwogen, sollte sie spätestens nach der Hälfte der voraussichtlichen Dauer der Entwöhnungsbehandlung angeregt werden. Für die positive Entscheidung über derartige anschließende Maßnahmen ist eine überzeugende Begründung durch die verantwortlichen Therapeuten von mitentscheidender Bedeutung.

Zur Frage der scheinbar nicht rehabilitationsfähigen Alkoholkranken[1]

Prof. Dr. med. Caspar Kulenkampff, Landschaftsverband Rheinland – Gesundheitspflege –, Köln

Obgleich sich die Versorgungssituation für Alkoholkranke in den letzten 10 Jahren durch ein verstärktes Angebot offener Dienste und von Spezialeinrichtungen zweifellos erheblich verbessert hat, liegt die Zugangsquote dieser Diagnosengruppe bei den hauptsächlich betroffenen psychiatrischen Krankenhäusern weiterhin extrem hoch. In den Rheinischen Landeskliniken nehmen die Alkoholkranken mit 30,1% der Gesamtzugänge 1977 mit Abstand die Spitzenposition ein. Bei den Männern waren 41,5% aller Zugänge – also fast jeder zweite Patient –, bei den Frauen 16,7% alkoholkrank.

Dieser auf die psychiatrischen Krankenhäuser der Bundesrepublik Deutschland täglich andrängende Patientenzustrom unterliegt einem gewissen Selektionsprozeß. Während die Entgiftungsphase, einschl. der Behandlung typischer Komplikationen, wohl überall sachgerecht bewältigt werden kann, beginnen die Schwierigkeiten, wenn im Anschluß daran die spezifische Suchtbehandlung und die Rehabilitation in Angriff genommen werden muß. Spätestens zu diesem Zeitpunkt gewinnt das Kriterium der *Behandlungswilligkeit* Bedeutung. Wir wissen, daß dieser Faktor von verschiedenen Bedingungen abhängig ist: z. B. Aufnahmehäufigkeit, Einweisungsmodalitäten, Vorgeschichte, Phase des Alkoholismus. Dort, wo in speziellen Abteilungen der psychiatrischen Krankenhäuser Suchtbehandlung durchgeführt wird, werden aus dem Zustrom diejenigen Kranken ausgewählt, die sich freiwillig einer Therapie unterwerfen wollen. Das gilt naturgemäß auch für Suchtkranke, die in andere diesbezügliche Fachkrankenhäuser zum Zwecke der längerfristigen Entwöhnung und Rehabilitation verlegt werden. Behandlungsprogramme in der Entwöhnungsphase sind in der Regel nur in einer offenen Situation sinnvoll durchzuführen, also nicht auf geschlossenen Stationen unter Zwang. Dieser Sachverhalt hat zur Folge, daß die Tendenz besteht, behandlungsunwillige Alkoholkranke relativ rasch zu entlassen. Sie fangen draußen zu trinken an, werden wieder aufgenommen und geraten in einen circulus vitiosus zwischen Hospitalisierung und Rückfall, der bekanntlich einem ruinösen Ende zustrebt. Gewiß ist es ein sehr wesentliches Ziel von Suchtabteilungen oder anderer auf diesem Gebiet tätiger Dienste, die Motivation, sich helfen zu lassen und an dieser Hilfeleistung mitzuwirken, bei ursprünglich Behandlungsunwilligen zu wecken. Jedoch zeigt die Erfahrung, daß dieses Ziel nur teilweise erreichbar ist und es angesichts der gesellschaftlich tolerierten Ubiquität des Suchtmittels wohl niemals gelingen wird, *alle* alkoholabhängig Gewordenen freiwillig in eine Behandlung, geschweige denn zur Abstinenz zu bringen.

Es besteht also kein Zweifel, daß wir einer Gruppe von Alkoholkranken mit den gegenwärtig in der Regel zur Verfügung stehenden therapeutischen und rehabilitativen Instrumenten weitgehend hilflos gegenüberstehen. Ihre quantitative Größe ist schwer abzuschätzen. Als Anhalt mag eine Zahl aus dem Bereich der Rheinischen Landeskliniken dienen: 15% der Wiederaufnahmen von Alkoholkranken hatten bereits 8 oder mehr stationäre Behandlungen hinter sich, gehören demnach zu der klassischen Drehtürpopulation. Diese zur Zeit aus dem Rehabilitationsprozeß herausfallende Gruppe setzt sich fast ausschließlich nach dem Klassifikationsschema von JELLINEK aus Trinkern mit Kontrollverlust und sog. Spiegeltrinkern zusammen. Alle weisen schwere psychische Störungen, Symptome beginnender Demenz, überwiegend körperliche Begleiter-

[1] Der Autor war an der persönlichen Teilnahme beim Symposium verhindert; sein hier wiedergegebenes Referat wurde verlesen.

scheinungen des Alkoholabusus auf und sind sozial desintegriert. Ihre erbärmliche Situation insgesamt ist dadurch gekennzeichnet, daß sie zu einem kleineren Teil, vor allem wenn der Demenzprozeß fortgeschritten und ein höheres Lebensalter erreicht worden ist, irgendwo verwahrt werden oder zum größeren Teil unter dem Zeichen des Drehtürmechanismus zugrundegehen.

Ich bin der Meinung, daß die Tatsache einer faktisch rehabilitativ unversorgten Gruppe Alkoholkranker verstärkt zur Kenntnis genommen werden muß und dringliche Überlegungen anzustellen sind, was zu tun ist. Der Rehabilitationskongreß im Jahre 1968 ist auf dieses Problem nicht eingegangen.

Die Sachverständigen-Kommission hat im Zuge ihrer Diskussion über die Suchtkrankenversorgung *geschlossene Pflegeheime* für die Hauptmasse der hier zur Rede stehenden nicht krankenhausbedürftigen Patienten empfohlen. Dabei sollte es sich in der Regel um überregionale Spezialeinrichtungen handeln, die auf eine sehr langfristige Rehabilitation eingestellt sind: Neben einer konsiliarisch-ärztlichen Betreuung sind gruppentherapeutische Verfahren, Arbeitstherapie und Freizeitaktivitäten anzubieten. Die Einrichtungen müßten in der Form therapeutischer Gemeinschaften strukturiert sein. Mangels Erfahrungen läßt sich kaum voraussagen, wie hoch der Anteil jener sein würde, bei denen über eine entsprechend lange Frist bei intensiven Rehabilitationsprogrammen eine Wiedereingliederung schließlich doch noch gelingt. Immerhin ist darauf hinzuweisen, daß bei schwergeschädigten Alkoholkranken mit Gedächtnisausfällen nach 2 – 3 Jahren noch eine Restitution, zumindest eine Teilrestitution unter der Bedingung einer totalen Abstinenz beobachtet wird. Eine solche ist aber bei der hier angesprochenen Klientel nur durch eine sichere Blockierung des Weges zum Alkohol zu erreichen. Jeder Rückfall, jeder passagere Mißbrauch kann bei diesen hochgefährdeten Kranken zu einem dann irreversiblen Zustand führen. Deswegen muß der Nachteil einer Freiheitsbeschränkung gegenüber der hier lebenswichtig werdenden erzwungenen Abstinenz bei einer auf lange Sicht sozusagen zunächst nach innen verlagerten Rehabilitation in Kauf genommen werden.

Es ist mir bekannt, daß das Abschließen von Türen oder Toren im Heimsektor rechtlichen Schwierigkeiten begegnet. Da ähnliche Probleme im Umkreis der Versorgung psychisch gestörter alter Menschen auftauchen, erscheint es in diesem Zusammenhang um so mehr an der Zeit, zu angemessenen Regelungen zu kommen.

Diskussionsergebnisse und Empfehlungen

Verwaltungsdirektor Heinz Beyer, Düsseldorf

Problem der Diagnostik von Abhängigkeitskranken

Es fällt auf, daß aufgrund internistischer Befunde in erheblichem Maße Patienten in allgemeine Stationen von Krankenhäusern oder in internistische Rehabilitationskliniken der Rentenversicherungsträger eingewiesen werden, bei denen z. T. eine seit langer Zeit bestehende Abhängigkeitskrankheit entweder nicht erkannt oder jedenfalls nicht in den Befunden vermerkt worden ist. In derartigen Fällen sind die wiederholten Behandlungen außerordentlich kostenaufwendig, ohne jedoch einen dauerhaften Erfolg bringen zu können. Um in diesem Bereich zu einer der Krankheit angepaßten Behandlung zu kommen, bedarf es dringend der Aufklärung über die Zusammenhänge zwischen den festgestellten körperlichen Symptomen und der zugrundeliegenden Suchtkrankheit.

Entwicklung der Behandlungseinrichtungen

Im Laufe der letzten 10 Jahre hat sich die Zahl der Fachkrankenhäuser und Fachkliniken zur Behandlung von Abhängigkeitskranken erheblich vermehrt. Dabei war zu beobachten, daß neben die von den Trägern der Freien Wohlfahrtspflege geführten Häuser in erheblichem Maße auch privatwirtschaftlich geführte Kliniken getreten sind. Alle qualifizierten Einrichtungen haben inzwischen einen leitenden Arzt. Neben der Medizin hat sich die Psychotherapie als bedeutendstes Element in der Behandlung von Abhängigkeitskranken etabliert. Dabei stützt sich die Behandlung heute ganz vorwiegend auf die Form der Gruppentherapie, ohne jedoch die im Einzelfall erforderliche Einzeltherapie zu vernachlässigen. Als Therapeuten werden neben Medizinern vor allem Diplom-Psychologen und Sozialarbeiter eingesetzt. Voraussetzung für die qualifizierte Arbeit ist eine Zusatzausbildung, die für Ärzte und Psychologen in einer vollständigen Ausbildung in Psychotherapie (z. B. Verhaltenstherapie, analytische und tiefenpsychologisch fundierte Psychotherapie, Gesprächstherapie) besteht, soweit sie in diesem Bereich eingesetzt sind. Die Träger der gesetzlichen Rentenversicherung haben in den letzten Jahren Kriterien für die Auswahl von Behandlungseinrichtungen entwickelt. Diese Mindestanforderungen sind heute Grundlage für die Entwicklung gemeinsamer Kriterien durch die Renten- und Krankenversicherung.

Der ambulante Bereich

Insbesondere die Freien Wohlfahrtsverbände haben im Verlaufe der letzten Jahre Konzepte für die Einrichtung und Besetzung von Ambulanzen für Abhängigkeitskranke entwickelt. Einige Ambulanzen mit modellhaftem Charakter sind auch bereits eingerichtet worden. Es besteht Einigkeit darüber, daß solche Ambulanzen die Effektivität der gesamten Suchtkrankenarbeit beträchtlich erhöhen können und eine begründete Aussicht besteht, in derartigen Ambulanzen eine Reihe von Patienten ausschließlich ambulant behandeln zu können, die heute noch mangels geeigneter Einrichtungen eine stationäre Behandlung absolvieren müssen.

Die Hauptschwierigkeit für die Schaffung derartiger Ambulanzen besteht in der Übernahme der Einrichtungs- und Folgekosten. Die laufenden Kosten werden bis heute von den Sozialversicherungsträgern deswegen nicht übernommen, weil die Art der durchgeführten Behandlungen durch Diplom-Psychologen und Sozialarbeiter nicht unter den Begriff der Krankenhilfe nach § 182 RVO subsumiert werden kann. Die Rentenversicherungsträger widmen sich ohnehin im Bereich der Rehabilitation der stationären Arbeit. Auch für die Übernahme der Einrichtungskosten fehlt es den Sozialversicherungsträgern an der gesetzlichen Grundlage. Wenn es gelänge, die Bundesländer dafür zu gewinnen, die Kosten der Einrichtung – ähnlich dem Modell des Krankenhausfinanzierungsgesetzes – zu übernehmen, und wenn die Behandlungskosten von den Sozialversicherungsträgern übernommen würden, könnte die Suchtkrankenarbeit differenzierter und qualifizierter gestaltet und auch ihre Effektivität erhöht werden. Eine Einigung über die notwendige Besetzung einer Suchtkranken-Ambulanz müßte zuvor zwischen allen Beteiligten erzielt werden.

Von dieser anzustrebenden Entwicklung werden die schon heute tätigen Suchtkranken-Beratungsstellen zunächst nicht betroffen.

Empfehlungen[1]

A 1: Die Zahl der behandlungsbedürftigen Abhängigkeitskranken in der Bundesrepublik Deutschland ist z. Zt. auf über 2% der Gesamt-

---

[1] Siehe „Einleitende Hinweise" auf S. 81.

bevölkerung, also über 1,2 Mio, zu schätzen. Diese Zahl stimmt mit der Feststellung in der Psychiatrie-Enquête der Bundesregierung überein. Es ist mit einer erheblichen Dunkelziffer zu rechnen. So unterbleibt bei einem großen Teil, wahrscheinlich der Mehrzahl der Abhängigkeitskranken, die notwendige Behandlung.

B1: Der Anteil der Frauen an den Abhängigkeitskranken hat sich seit 1968 von knapp 10% auf nahezu 20% gesteigert. Auch der Anteil der Jugendlichen an den Abhängigkeitskranken ist auf ca. 10% gestiegen. Der Anteil der Polytoxikomanen an den Abhängigkeitskranken unter 35 Jahren beträgt mehr als 30%.

C1: An allen Fachkrankenhäusern und Fachkliniken steht heute im Mittelpunkt die Psychotherapie, vor allem in Form von Gruppentherapie. In den letzten beiden Jahren steigt die Zahl der Spezialeinrichtungen, die mit einer begrenzten Zahl von Beratungsstellen und Ambulanzen eng zusammenarbeitet und regelmäßig Treffen mit den verantwortlichen Mitarbeitern der Ambulanzen organisiert. Davon verspricht man sich eine beträchtliche Verstärkung des Gedankens der Behandlungskette.

C2: Die Anzahl der stationären Spezialeinrichtungen für die Entwöhnungsbehandlung von Alkohol- und Medikamentenabhängigen hat sich in den letzten Jahren derart vermehrt, daß eine ausreichende Zahl von Plätzen zur Verfügung steht. Dies gilt allerdings mit der Einschränkung, daß Behandlungsplätze mit der Möglichkeit einer qualifizierten internistischen Behandlung noch nicht in ausreichendem Maße vorhanden sind. Einrichtungen zur Unterbringung von depravierten Abhängigkeitskranken sind kaum in erwähnenswertem Umfang vorhanden.
Für die Behandlung von Drogenabhängigen gibt es nur in geringer Zahl qualifizierte Einrichtungen im Sinne der von der Sozialversicherung aufgestellten Auswahlkriterien.

C3: Die Dauer der stationären Behandlung beträgt bei Alkohol- und Medikamentenabhängigen gewöhnlich 4 oder 6 Monate. Je qualifizierter die Ambulanz arbeitet, desto geringer kann die Dauer der stationären Behandlung bemessen werden.

Die Einbeziehung der Ambulanz in die Rehabilitation von Abhängigkeitskranken erscheint nach dem gegenwärtigen Stand der Erkenntnisse besonders wichtig. Zu diesem Zweck muß geklärt werden, wer die Kosten der Einrichtung einer Ambulanz und wer die Kosten der einzelnen Behandlung zu tragen hat.

D1: Nachdem das Bundesozialgericht in seinem Urteil vom 15. Februar 1978 die gemeinsame Verantwortlichkeit der gesetzlichen Renten- und Krankenversicherung für die stationäre Behandlung von Abhängigkeitskranken festgestellt hat, bleibt die Klärung der Kostenverantwortung für den ambulanten Bereich nach wie vor offen. Da die Behandlung Abhängigkeitskranker im Rahmen einer Behandlungskette geschieht, muß diese noch offene Rechtsfrage im Interesse der Effektivität der gesamten Suchtkrankenarbeit demnächst beantwortet werden.

D3: Die Praxis der Gewährung von Berufsförderungsmaßnahmen bei Abhängigen trägt bis heute den wissenschaftlichen Erkenntnissen über Ursachen und Hintergründe der Suchtmittelabhängigkeit nur ungenügend Rechnung. Sie beschränkt sich z. Zt. in der Regel auf die Vermeidung suchtmittelbedingter Versuchungssituationen am Arbeitsplatz. Die für einen integrierten therapeutischen Ansatz, der die Behandlung der Grundstörung und damit eine Persönlichkeitsnachreifung zum Ziel hat, dringend erforderlichen flankierenden Rehabilitationsmaßnahmen unterbleiben in der Mehrzahl der Fälle. Eine Erweiterung der Indikationsstellung für berufsfördernde Maßnahmen erscheint aus humanitären und finanziellen Erwägungen heraus, nicht zuletzt aber um der dauerhaften Sicherung und Vertiefung der ambulanten und stationären Behandlungsergebnisse willen, dringend erforderlich.

E: Die Anzahl der Abhängigkeitskranken in der Bundesrepublik Deutschland hat im Zeitraum der letzten 10 Jahre ganz erheblich zugenommen. Diese Tendenz hat sich auch in der jüngsten Vergangenheit nicht abgeschwächt.
Die Anzahl der Spezialeinrichtungen für die Entwöhnnungsbehandlung hat sich ebenfalls erheblich vermehrt, so daß nur noch in Sonderbe-

reichen ein Mangel an Behandlungsplätzen besteht.

Die ambulante Behandlung muß systematisch verstärkt werden. Um dies sicherzustellen, muß die Frage geklärt werden, wer die Einrichtungskosten einer Ambulanz und wer die Kosten der Behandlung in einer Ambulanz zu tragen hat.

Die Indikation für eine Berufsförderung im Anschluß an eine Entwöhnungsbehandlung muß zukünftig weiter gestellt werden.

17. Symposium Der niedergelassene Arzt und die Krankenkasse in der Rehabilitation

Vorsitzender: Dr. med. D. Maiwald, Stuttgart

Als Mitwirkende in der Symposiumsleitung:
Prof. Dr. med. K.-A. Jochheim, Köln
Prof. Dr. med. E. Wiedemann, Heidelberg
W. Wurster, Stuttgart

E. Wiedemann: Der in Rehabilitationsinstituten praktizierende Kassenarzt, 517

Aus dem Inhalt: Die zeitweilige Rolle als Hausarzt – Partner für den Arzt „draußen" – Der Verlauf von Rehabilitationsprozessen – Fachdienste und ärztliche Aufgaben im Rehabilitationsinstitut – Besonderheiten des Patientenguts – Diagnosen, Kostenträger und Behindertenursachen in einem Berufsförderungswerk – Noch unbewältigte Probleme – Ein hoher Grad von Interessenidentität

K.-A. Jochheim: Zur Mitwirkung des niedergelassenen Arztes in der Rehabilitation, S. 520

Aus dem Inhalt: Das gesetzliche Mitteilungsverfahren nach § 368s RVO – Ein verpflichtendes Formular – Wesentliche Behinderungen – Die Häufigkeitsverteilung – Die verschiedenen speziellen Maßnahmen der Rehabilitation – Ergänzende Maßnahmen – Der Gesamtplan – Ein Informationsprogramm für 170 niedergelassene Ärzte – Praxisnahe Orientierung und übereinstimmendes Informationsmaterial – „Die gelben Beratungsblätter" – Ein Fortbildungsprogramm für Ärzte – Die derzeitige Beratungssituation für Behinderte

W. Wurster: Über die Zusammenarbeit zwischen Ärzten und Krankenkassen, S. 525

Aus dem Inhalt: 5 Komplexe aus dem Rehabilitationsgeschehen – Die Forderung nach Zusammenarbeit – Kein isoliertes Tätigwerden – Noch ungenützte Möglichkeiten umfassender Beratung und Betreuung – Der Gesamtplan – Mängel in der Information – Schlechte Ergebnisse des Mitteilungsverfahrens nach § 368s RVO – Die Rehabilitationsabklärung durch interdisziplinäre Fachzentren – Das Unfallheilverfahren der Krankenkassen – Die Honorierung der persönlichen ärztlichen Leistung

D. Maiwald: Die Einschaltung des niedergelassenen Arztes in das Rehabilitationsgeschehen, S. 528

Aus dem Inhalt: Gebietsspezifische Rehabilitation in der fachlichen Weiterbildung – 9 Arbeitsthesen – Wissensvoraussetzungen – Neue Kommunikationsverfahren – Angemessene Honorierung – Mitwirkung des behandelnden Arztes in allen Rehabilitationsphasen – Drohende Entwicklung einer 2-Klassen-Medizin – Eine „gesetzliche Leistungsausweitung" durch § 368s RVO – Gesonderte Abrechnungsbelege – Berücksichtigung nach § 368f, 3 RVO – Neue Definition ambulanter Leistungen – Die notwendige Ergänzung der ärztlichen Aus- und Weiterbildung sowie der Fortbildung der Ärzte – Infarktgruppen und Behindertensport

Der in Rehabilitationsinstitutionen praktizierende Kassenarzt

Prof. Dr. med. Elmar Wiedemann, Ärztlicher Direktor der Stiftung Rehabilitation Heidelberg

Vorerst sei gesagt, wovon hier nicht die Rede sein soll: Von der Rolle der Krankenkassen als Rehabilitationskostenträger und auch nur in zweiter Linie vom niedergelassenen Arzt, der in Stadt und Land neben vielen anderen auch rehabilitative Aufgaben zu erfüllen hat.

Ich möchte mich vielmehr einer selteneren und weithin unbekannten Spezies zuwenden, nämlich dem in den ambulanten Bereichen von *Rehabilitationsinstituten* praktizierenden Kassenarzt.

Daß der niedergelassene Kassenarzt, den wir alle kennen, wesentlich bei der Einleitung und Durchführung einer Rehabilitation im häuslichen Bereich beteiligt sein sollte und auch in der Nachsorgeperiode eine wichtige Rolle spielen kann, wird immer deutlicher und darüber wird auch auf diesem Kongreß ausführlich gesprochen. Weniger bekannt ist, daß dieser Arzt im Rehabilitationsinstitut einen Kollegen hat, der ganz ähnliche Funktionen wie er selbst ausübt. Er übernimmt nämlich die Rolle des Hausarztes zeitweilig, d. h. für die Dauer einer institutionellen Rehabilitation. Weil er aber damit den angestammten Hausarzt des Rehabilitanden im wirklichen Sinne des Wortes vertritt, ist dieser Kassenarzt in der Rehabilitationseinrichtung ein ganz besonders geeigneter Partner für den Arzt „draußen" und unserer Aufmerksamkeit wert.

Abb. 1 zeigt an Beispielen, in welchen Phasen eines Rehabilitationsprozesses der niedergelassene Arzt „draußen" und der Kassenarzt in der Rehabilitationseinrichtung ihre Aktivitäten zu entfalten haben. Selbstverständlich gibt es Varianten der hier aufgestellten einfachsten Abläufe. Das Bild zeigt außerdem die Schnittstellen von Funktionsbereichen verschiedener Ärzte, also den Ort, an dem Kommunikationsstörungen am häufigsten auftreten, wobei gerade hier ein ungehinderter Informationsfluß besonders wichtig wäre.

In Tabelle 1 sind die wichtigsten in einem Rehabilitationsinstitut vertretenen Dienste aufgeführt. Diese Bereiche arbeiten z. T. selbständig, überwiegend jedoch interdisziplinär, z. B. in Form des Rehabilitationsteams. Hier spielt der

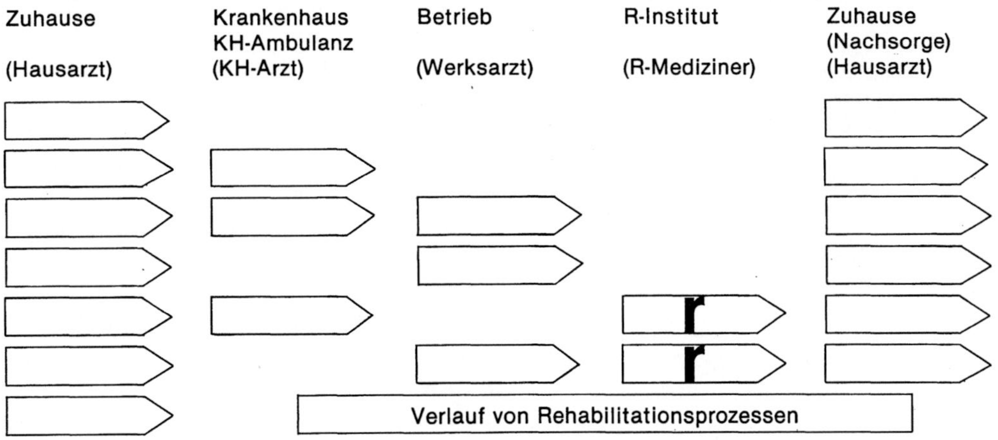

Abb. 1. Beispiele für den Verlauf von Rehabilitationsprozessen

Tabelle 1. Fachdienste im Rehabilitationsinstitut

Medizin	Klinischer Bereich Außerklinischer Bereich – Niedergelassene (ermächtigte) – Nicht-niedergelassene Ärzte Nichtärztliche med. Dienste
Sozialdienst	(Beratung, Betreuung, „Management“)
Psychologie	(Diagnostik, Therapie, Gutachten)
Pädagogik	(Bildung, Ausbildung)
Administration	

Arzt, insbesondere aber der Hausarzt des Rehabilitanden in der Rehabilitationseinrichtung, eine zentrale Rolle.

In Tabelle 2 sind die Aufgaben des Kassenarztes im Rehabilitationsinstitut zusammengefaßt (eingerahmt sind die kassenärztlichenFunktionen: A = praktische, B = kommunikative). In einem wesentlichen Punkt unterscheidet sich die Aufgabe des Kassenarztes im Rehabilitationsinstitut von der seines Kollegen in der freien Praxis: hinsichtlich der Klientel, mit der er in seiner täglichen Sprechstunde zu tun hat:

– Es handelt sich um Patienten, die im Zentrum für Kinder und Jugendliche zwischen 6 und 25 Jahren und im Zentrum für Erwachsene um 18–55 Jahre alt sind, wobei die Spitze des letztgenannten Kollektivs bei 32 Jahren liegt.

Tabelle 2. Aufgaben des Arztes im Rehabilitationsinstitut

– Routineuntersuchungen (Aufnahme, Entlassung, Vorsorge)
– Weiterführung der medizinischen Rehabilitation
– Koordination medizinischer Maßnahmen
– Mitwirkung bei der Berufsfindung
– Mitwirkung im R-Team
– Gesundheitserziehung, Mitarbeiter-Information
– Versorgung mit Hilfsmitteln

A – Behandlung interkurrenter Erkrankungen und der akuten Verschlimmerung des Grundleidens
B – Sicherung der medizinischen Nachsorge

– Von den Behinderten sind ca. 88% Männer und nur 12% – ein beklagenswerter Zustand – Frauen.
– Darüber hinaus hat fast jeder Rehabilitand neben dem Grundleiden, d. h. der Behinderung, welche die Rehabilitation auslöst, noch weitere gesundheitliche Schäden aufzuweisen, die z. T. den Charakter von Sekundär-Erkrankungen tragen.
– Schließlich ist ein besonderes Merkmal des Rehabilitanden in der Rehabilitationseinrichtung auch dadurch gegeben, daß es sich oft um erfahrene, weil langjährige Patienten handelt, die mit Ärzten, anderen Medizinalpersonen und einschlägigen Einrichtungen umfangreiche – und nicht nur gute – Erfahrungen gesammelt haben. Dabei sind viele zu besonders kritischen, zurückfragenden und auch fordernden Patienten geworden.

Es soll hier wenigstens darauf hingewiesen werden, daß diese Besonderheiten auf die Tätigkeit des Kassenarztes merkbare Auswirkungen haben. Nicht nur, daß Diagnostik und Therapie auch banaler Störungen vor dem Hintergrund einer oder mehrerer schwerer Behinderungen meist mit erheblich größerem Aufwand betrieben werden müssen. In der Regel ist auch der Dialog mit dem Patienten viel intensiver und extensiver zu führen, denn ohne das Adjuvans der ärztlichen Erklärungs- und Überzeugungskraft sind effektive und effiziente Therapie und Rehabilitation bei diesem Personenkreis nicht denkbar.

Aufgrund der erwähnten Multimorbidität liegen die durchschnittlichen kassenärztlichen Leistungen pro Patient im Rehabilitationsinstitut höher als diejenigen der niedergelassenen Ärzte draußen im Land, allerdings ist die Zahl dieser Patienten – hier Rehabilitanden genannt – geringer. Ersteres ist eine Tatsache, die von kassenärztlichen Vereinigungen und Krankenkassen manchmal nur unter Schmerzen akzeptiert, letzteres eine, die oft vergessen wird.

Tabelle 3 gibt einen Überblick über Behinderungskategorien und deren Häufigkeit in einem Rehabilitationsinstitut.

Eine Zusammenstellung der Rehabilitationskostenträger ist in Tabelle 4 wiedergegeben, wobei zu beachten ist, daß Rehabilitationskosten mit

Tabelle 3. Behinderungen am BFW Heidelberg geordnet in Anlehnung an die ICD (in %)

Behinderung	Zahl der Rehabilitanden: Jahr:	1631 1976	1652 1975
Infektiöse u. parasitäre Erkrankungen		7,8	6,3
Neubildungen		2,2	1,2
Allerg. KH, Stör. d. Stoffw., inn. Sekr. u. Ernährung		14,3	3,9
KH d. Blutes u. d. blutbildenden Organe		1,8	1,6
Seelische Störungen		23,0	9,8
KH d. Nervensystems u. d. Sinnesorgane		27,4	24,6
KH d. Kreislaufsystems		18,1	6,4
KH d. Atmungsorgane		7,0	3,1
KH d. Verdauungsorgane		16,9	5,6
KH d. Harn- u. Geschlechtsorgane		6,6	1,6
KH d. Haut u. d. Unterhautzellgewebes		8,8	3,9
KH d. Skeletts, d. Muskeln u. d. Bindegewebes		42,7	34,6
Angeborene Mißbildungen		2,0	3,9
Perinatale Erkrankungen		0,6	0,2
Sonstige KH u. Behinderungsursachen		8,8	4,0
Schäden durch Unfall und Gewalt		22,1	28,9

den Kosten für kassenärztliche Leistungen im Rehabilitationsinstitut nichts zu tun haben.

Behinderungsursachen, denen der Arzt am Rehabilitationsinstitut am häufigsten begegnet, sind ihrem Vorkommen nach in Tabelle 5 aufgeführt.

Meine bisherigen Ausführungen sollten wenigstens eine grobe Vorstellung von der Rolle des Kassenarztes im Rehabilitationsinstitut vermitteln. Ich glaube, daß ihm eine Schlüsselfunktion bei der Erledigung noch unbewältigter Probleme zukommt:

1. Bei der Verbesserung der Kommunikation zwischen Rehabilitationseinrichtung, niedergelassenem Arzt und Krankenkasse wird er auf seiten der Institution die wichtigste Kontaktperson sein.
2. Bei der Fort- und Weiterbildung von Ärzten in Rehabilitation wird er hinsichtlich des praxisorientierten Teils die Hauptlast zu tragen haben und so dazu beitragen:
   - daß der niedergelassene Arzt seine Rolle bei der Rehabilitation besser verstehen und akzeptieren lernt;

Tabelle 4. Gliederung der Rehabilitation eines BFW nach Kostenträgern (in %)

Kostenträger	Frauen	Männer
Arbeiterrentenversicherung	3,2	48,0
Angestelltenrentenversicherung	6,8	16,5
Bundesanstalt für Arbeit	2,3	11,5
Gesetzliche Unfallversicherung	1,1	6,2
Hauptfürsorgestelle	0,1	2,1
Sozialhilfeträger	0,5	1,4
Sonstige	–	0,3
Gesamt	14,0	86,0

Tabelle 5. Behinderungsursachen (BFW Heidelberg, 1975/76, 1631 Rehabilitanden)

Ursache	1976 %	1975 %
Angeb. Leiden oder Kindheitserkrankung	13,6	12,4
Schicksalhafte Erkr. u. Gesundheitsschädigung	54,5	51,9
Kriegsverletzung bzw. Folgewirkung	0,5	0,3
Berufskrankheit	3,2	3,5
Berufsunfall	4,2	5,2
Verkehrsunfall	8,9	11,0
Wegeunfall	2,0	2,3
Sonstiger Unfall	4,9	5,5
Sonstige Behinderungsursache	7,3	7,1
Wehrdienstbeschädigung	0,9	0,8
Gesamt	100,0	100,0

– daß er in die Lage versetzt wird, seine Patienten über Rehabilitation aufzuklären und sie dafür zu motivieren;
– daß er erfährt, wie er sich selbst aktiv in Rehabilitationsprozeß und Nachsorgeperiode einschalten und welchen Teil er anderen Institutionen überlassen kann;

und schließlich

daß er mehr als bisher bei Indikationsstellung und Prognostik der Rehabilitation mitwirken und sich an der Erfolgsbeobachtung beteiligen kann.

Durch den Kassenarzt in der Rehabilitationseinrichtung hat der niedergelassene Kassenarzt gewissermaßen einen Fuß in der Tür zu dieser Institution. Zwischen dem niedergelassenen Arzt und demjenigen in der Rehabilitationseinrichtung besteht ein hoher Grad von Interessenidentität. Ich bin deshalb der Überzeugung, daß Effizienz der Rehabilitation und ihre Verfügbarkeit durch die bessere Organisation des Zusammenspiels der Kassenärzte innerhalb und außerhalb der Wälle des Rehabilitationsinstituts ganz erheblich gesteigert werden können, und daß der niedergelassene Arzt dadurch Gelegenheit erhält, endlich einen aktiven Part auch bei der Rehabilitation seines Patienten zu übernehmen, also in einem Prozeß, der ihn bisher meist noch ausspart.

Zur Mitwirkung des niedergelassenen Arztes in der Rehabilitation

Prof. Dr. med. Kurt-Alphons Jochheim, Leiter des Rehabilitationszentrums der Universität zu Köln

Rechtliche Grundlagen zur Mitteilungspflicht

In der Sozialgesetzgebung der letzten Legislaturperiode des Bundestages sind zahlreiche Neuerungen entstanden, die auch den Funktionsrahmen der niedergelassenen Ärzte beachtlich erweitert haben. Während bei der Diskussion über eine Neueinführung der Meldepflicht mit Recht immer wieder darauf hingewiesen wurde, daß die Ärzteschaft einem bürokratischen Meldeverfahren – ohne praktische Konsequenzen für die Eröffnung von realistischen Leistungen für die ihnen anvertrauten Patienten – nicht zustimmen würden, haben die Verhandlungen der Kassenärztlichen Bundesvereinigung mit den Bundesverbänden der Krankenkassen inzwischen eine Einigung hinsichtlich des gesetzlichen Mitteilungsverfahrens nach § 368s RVO sowohl hinsichtlich der Richtlinien als auch der erforderlichen Daten erzielen können.

Das für diese Mitteilung entwickelte Formular ist seit dem 1. Juli 1976 verpflichtend. Bei den Verhandlungen ist besonderer Wert darauf gelegt worden, den behandelnden Arzt möglichst wenig durch Schriftsätze zu belasten, ihm aber andererseits eine sachgerechte Mitwirkung bei der richtigen Auswahl der erforderlichen Rehabilitationsmaßnahmen zu ermöglichen. Diese Aufgabe verlangt einerseits eine hinreichende Orientierung über die tatsächlichen Rehabilitationsangebote, andererseits aber auch über die rechtlichen und persönlichen Voraussetzungen des Rehabilitanden für die Inanspruchnahme solcher Leistungen. Von der Mitteilungspflicht ausgenommen bleiben alle diejenigen Leistungen, die unmittelbar durch das Zusammenwirken bestehender Dienste in der ambulanten kassenärztlichen Versorgung erreicht werden können. So kann der behandelnde Arzt – gestützt auf Sachkenntnis und Rezeptblock – bei seinem nach Oberschenkelamputation aus stationärer chirurgischer Behandlung entlassenen Patienten ohne weitere Formalität die Überweisung zum Orthopäden, die Verordnung der von diesem empfohlenen Prothese und die notwendige Gehschule bei der niedergelassenen

Krankengymnastin verordnen, ohne hierbei die Mitteilungspflicht nach § 368s RVO überhaupt zu berühren.
Manche Leistungen im Bereich der medizinischen Rehabilitation sind jedoch gegenwärtig in der ambulanten kassenärztlichen Behandlung generell noch nicht verfügbar oder am Ort nicht zu erhalten und bedürfen somit einer Mitwirkung von Institutionen, deren rasche Einschaltung mit Hilfe des Mitteilungsblattes erreicht werden soll.

Zum Begriff der Behinderung

Die ärztliche Ausbildung und das begriffliche Denken unseres Berufsstandes ist vorrangig nach diagnostischen Kategorien orientiert. Das Mitteilungsblatt nimmt daher auf die Diagnose Bezug, obwohl aus dieser noch nicht unmittelbar Art und Schwere der Behinderung sowie die erforderlichen Rehabilitationsmaßnahmen abgelesen werden können. Es ist daher sinnvoll, den gedanklichen Schritt vom medizinischen Schaden (Defektsyndrom) zur Behinderung zu vollziehen, der jeweils die beruflichen und sozialen Folgen für den Betroffenen einbeziehen muß (Tabelle 1).
Die Weltgesundheitsorganisation hat auf der Vollversammlung im April 1976 ein umfangreiches Programm zur Prävention und Rehabilitation von Behinderungen angenommen und verschiedene Ebenen des methodischen Zugriffs angegeben. Die Folgen einer derartigen Behinderung sind nicht nur für den Behinderten, sondern auch für seine Familie und für die Gesellschaft als Ganzes spürbar. Insofern ist eine angemessene Beteiligung der Versichertengemeinschaft oder der Sozialhilfe an der Überwindung der Behinderung gerechtfertigt. Andererseits leitet sich aus diesen Überlegungen auch die Verpflichtung des Behinderten her, sich zumutbaren Maßnahmen zu einer Rehabilitation nicht zu entziehen. Nach Art einer Merkliste sollte man die wesentlichen Folgewirkungen der Behinderung im Einzelfall beim Beratungsgespräch abfragen.
Die deutsche Sozialgesetzgebung erlaubt trotz der noch schwierigen Kompetenzabgrenzungen zwischen den Trägern bereits, einen recht großen Teil der Behinderungsauswirkungen zu beseitigen oder zumindest einzudämmen. Auf den Leistungskatalog wird noch an anderer Stelle ausführlich eingegangen werden. Zunächst sollen einige wesentliche Behinderungen unabhängig von der ätiologischen Diagnose aufgezählt werden, bei denen durchweg an rehabilitative Hilfen zu denken ist.

1. Körperliche Behinderungen

a) leistungsmindernde Störungen der inneren Organe, insbesondere von Herz, Kreislauf und Atmung

Tabelle 1. Behinderungen

Mit klinischer Auswirkung (Syndrome)	Funktionelle Beeinträchtigungen
des Stütz- u. Bewegungsapparates	– der Selbständigkeit – in der Körperpflege
der Leistungsfähigkeit der inneren Organe	– der Einnahme der Mahlzeiten – des An- u. Ausziehens
des Seh- und Hörvermögens sowie der Kommunikationsfähigkeit	– der Beweglichkeit – in der Wohnung – auf der Straße
der Lernfähigkeit	– der beruflichen Entfaltung – im bisherigen Beruf – im Arbeitsleben überhaupt – in der Schule
des seelischen Verhaltens durch endogene Psychosen, durch abnorme Reaktionen oder Entwicklungen	– der sozialen Integration – in der Familie – in Ehe und Partnerschaft
Alkohol – Drogenabhängigkeit	– im Freizeitbereich

b) Behinderungen des Stütz- und Bewegungsapparates
c) Behinderungen des zentralen und peripheren Nervensystems unter Einschluß von organischen Anfallsleiden

2. Sinnesbehinderungen und Kommunikationsstörungen

a) Blindheit und Sehbehinderung
b) Gehörlosigkeit und Schwerhörigkeit
c) Sprachbehinderungen auch in Verbindung mit 1c) und 4b)

3. Behinderungen der geistigen Leistungsfähigkeit

a) Lernbehinderungen
b) Geistige Behinderungen

4. Psychische Behinderungen

a) endogene Psychosen
b) Neurosen und Verhaltensstörungen
c) Süchte
d) soziale Deviation

Wie wirkt sich eine Behinderung aus?

Eine regelmäßig zu stellende Frage betrifft die Mobilität, die sich in der Wohnung, im Lebensbereich und im Straßenverkehr unterschiedlich darstellen kann. Ein weiterer Gesichtspunkt ist die Selbständigkeit in den Verrichtungen des täglichen Lebens und damit die Unabhängigkeit von familiärer und fremder Hilfe. Ferner wird man die Fähigkeit oder Unfähigkeit überprüfen müssen, trotz des entstandenen Schadens die bisherigen beruflichen Aufgaben weiter zu erfüllen, und schließlich ist auch die Gesamtprognose der Erkrankung oder Verletzung mit evtl. zu erwartenden zusätzlichen Spätfolgen zu berücksichtigen. Deren Auswirkung kann ein wesentlicher Anlaß zur Einleitung von Rehabilitationsmaßnahmen sein. So kann beispielsweise die Neigung zu rezidivierenden Bandscheibenvorfällen einen ausreichenden Grund geben, bei einem Zimmermann Berufsförderungsmaßnahmen einzuleiten, weil sonst die Gefahr der Berufsunfähigkeit droht.

Einige Angaben zur Häufigkeitsverteilung

Hinreichend zuverlässige statistische Erhebungen über Art und Schwere der in unserem Lande vorliegenden Behinderungen sind z. Zt. nicht verfügbar. Die Zahlenangaben der gesetzlichen Unfallversicherung und die sog. Gesamtstatistik der Bundearbeitsgemeinschaft für Rehabilitation verdeutlichen lediglich Teilaspekte. Überlegungen zur Größenanordnung stützen sich zumeist auf Schätzungen und Hochrechnungen aus solchen Teilerhebungen. In Übereinstimmung mit den Schätzungen des Europa-Rats erscheint in diesem Zusammenhang die in der Kölner Universitätsklinik durchgeführte Stichprobenerhebung bedeutsam, die fast 20% relevante Defektsyndrome bei den Entlaßpatienten des Jahres 1973 erkennen ließ.
Überlegungen zur Rehabilitation werden im allgemeinen Krankenhaus z. Zt. noch recht selten angestellt, es sei denn, die Schwere der Behinderung läßt eine Rückkehr in das bisherige Milieu nicht zu. Sonst erfolgt durchweg die Entlassung nach Hause und das Problem der verbliebenen Behinderung wird der weiteren Sorge des behandelnden Arztes überlassen. Dieser muß oft unter erschwerten diagnostischen, therapeutischen und sozialen Bedingungen seine Vorschläge zur beruflichen und sozialen Eingliederung entwickeln. Schon die Ermittlung des individuellen Rehabilitationsziels, evtl. erforderliche Korrekturen und die schrittweise Verwirklichung erfordern mehrfache Gespräche mit dem Behinderten und häufig auch mit den nächsten Angehörigen.

Welche speziellen Maßnahmen der Rehabilitation kommen nach heutigem Stand bei bestehender oder drohender Behinderung in Frage? (Tabelle 2)

1. Medizinische Maßnahmen, insbesondere ärztliche Behandlung, Versorgung mit Arznei- und Verbandsmitteln, Versorgung mit Heilmitteln, einschl. Krankengymnastik, Bewegungstherapie, Sprachtherapie und Beschäftigungstherapie, Ausstattung mit Körperersatzstücken, orthopädischen und anderen Hilfsmitteln, einschl. der notwendigen Änderungen, Instandsetzung und Ersatzbe-

Tabelle 2. Maßnahmen

(medizinische § 10 RehaAnglG.):

Stationäre Heilmaßnahmen, Krankengymnastik, Beschäftigungstherapie, Versorgung mit Prothesen u. Orthesen sowie Eingewöhnung; Funktionelle, kreative und berufsbezogene Beschäftigungstherapie, Verselbständigung im Alltag, Sprachbehandlung, Arbeitstherapie und Belastungserprobung

(berufliche § 11 RehaAnglG.):

Arbeitserprobung, Berufsfindung, Berufsbildung, Berufsförderung, Eingliederung in eine Werkstatt für Behinderte

(ergänzende § 12 RehaAnglG.):

Behindertensport in Gruppen unter ärztlicher Betreuung
Eingliederung in eine Sonderschule, schulische Förderungsmaßnahmen

Der Gesamtplan ist angezeigt, wenn verschiedene Maßnahmen zugleich oder nacheinander erforderlich und mehrere Träger beteiligt sind

schaffung sowie der Ausbildung im Gebrauch, Belastungserprobung und Arbeitstherapie, Behindertensport in Gruppen unter ärztlicher Betreuung.

Die medizinischen Maßnahmen zur Rehabilitation sollen alle Hilfen umfassen, die erforderlich sind, um einer drohenden Behinderung vorzubeugen, eine Behinderung zu beseitigen, zu bessern oder eine Verschlimmerung zu verhüten.

2. Schulische Maßnahmen, vorschulische und/oder heilpädagogische Maßnahmen, evtl. Eingliederung in einen der verschiedenen Zweige der Sonderschule (Sonderschule für körperbehinderte, lernbehinderte, geistig behinderte, erziehungsschwierige, blinde, sehschwache, gehörlose, schwerhörige oder sprachbehinderte Kinder).

Die berufsfördernden Maßnahmen umfassen Hilfen zur Erhaltung oder Erlangung eines Arbeitsplatzes, einschl. Leistungen zur Förderung der Arbeitsaufnahme sowie Eingliederungshilfen an Arbeitgeber, Berufsfindung und Arbeitserprobung, Berufsvorbereitung, einschl. einer wegen der Behinderung erforderlichen Grundausbildung, berufliche Anpassung, Fortbildung, Ausbildung und Umschulung, einschl. eines zur Teilnahme an diesen Maßnahmen erforderlichen schulischen Abschlusses, sonstige Hilfen der Arbeits- und Berufsförderung, um Behinderten eine angemessene, geeignete Erwerbs- oder Berufstätigkeit auf dem allgemeinen Arbeitsmarkt oder in einer Werkstatt für Behinderte zu ermöglichen. Zu den berufsfördernden Maßnahmen gehört auch die Übernahme der erforderlichen Kosten für Unterkunft und Verpflegung, wenn die Teilnahme an den Maßnahmen mit einer Unterbringung außerhalb des eigenen oder elterlichen Haushalts verbunden ist.

Zu den ergänzenden Maßnahmen gehören insbesondere finanzielle Hilfen, Übergangsgeld und Krankengeld, Beiträge zur gesetzlichen Kranken-, Unfall- und Rentenversicherung sowie zur Bundesanstalt für Arbeit, Übernahme der erforderlichen Kosten, die mit einer berufsfördernden Leistung in unmittelbarem Zusammenhang stehen, insbesondere für Prüfungsgebühren, Lernmittel, Arbeitskleidung, Arbeitsgerät sowie Ausbildungszuschüsse an Arbeitgeber, wenn die Maßnahme im Betrieb durchgeführt wird. Die Übernahme der erforderlichen Reisekosten, auch für Familienheimfahrten, Behindertensport in Gruppen unter ärztlicher Betreuung, Stellung oder Bezahlung einer Haushaltshilfe, bei Landwirten auch zusätzliche Betriebshilfen, wenn der Behinderte wegen der Teilnahme an einer Maßnahme zur Rehabilitation außerhalb des eigenen Haushaltes untegebracht ist und ihm aus diesem Grund die Weiterführung des Haushaltes nicht möglich ist. Voraussetzung ist ferner, daß eine andere im Haushalt lebende Person den Haushalt nicht weiterführen kann und im Haushalt ein Kind lebt, das das 8. Lebensjahr noch nicht vollendet hat oder behindert und auf Hilfe angewiesen ist.

Insbesondere in Fällen, in denen mehrere Maßnahmen gleichzeitig oder hintereinander notwendig sind, kann die Aufstellung eines übergreifenden, auf langfristige Behandlung abgestimmten Gesamtplanes zweckmäßig sein. Der Gesamtplan wird federführend von dem Rehabilitationsträger erstellt. In derartigen Fällen kann die Mitwirkung des behandelnden Kassenarztes von Nutzen oder gar notwendig sein. Auf dem kassenärztlichen Vordruck zur Anregung von Rehabilitationsmaßnahmen sollte der Arzt da-

her sowohl zur Frage des Gesamplans als auch seiner Mitwirkung daran durch Ankreuzen Stellung nehmen.
Obwohl auf den hier kurz geschilderten Sachverhalt in der Fachpresse und auf Fortbildungsveranstaltungen häufiger hingewiesen wurde, ergab sich anläßlich solcher Fortbildungsveranstaltungen, daß die erwähnten Formulare und die darin erbetenen Mitteilungen den meisten Ärzten unbekannt waren. Das Rehabilitationszentrum der Universität zu Köln hatte daher zusammen mit der Kreisstelle Leverkusen der Kassenärztlichen Vereinigung ein Informationsprogramm für 170 niedergelassene Ärzte der verschiedenen Disziplinen in Gang gebracht und in der Zeit vom Dezember 1977 bis Februar 1978 75 Anregungen zu Rehabilitationsmaßnahmen registriert, deren weitere Bearbeitung durch die angesprochenen gesetzlichen Krankenkassen jetzt wissenschaftlich weiterverfolgt wird. Die bis zu diesem Zeitpunkt gewonnenen Informationen machen deutlich, daß die niedergelassene Ärzteschaft die im Mitteilungsverfahren gegebenen Möglichkeiten nur vereinzelt zur Kenntnis genommen hat, und daß auch die gesetzliche Krankenversicherung auf ihre Aufgabe als Auskunfts- und Beratungsstelle nicht hinreichend vorbereitet ist. Über die Aufgabe der Zuständigkeitsberatung hinaus fehlt es durchweg an dem nur durch interdisziplinäre Zusammenarbeit zu gewinnenden Sachverstand, um auch eine Sachberatung des einzelnen Patienten sicherzustellen. Dabei waren einige Krankenkassen allerdings wesentlich einfallsreicher, deren Sachbearbeiter eine patientenzentrierte Einführung in einer Rehabilitationseinrichtung mitgemacht hatten. Andere Kassen bezweifelten dagegen ihre Zuständigkeit für die Aufgabe überhaupt und hatten das vereinbarte Formblatt ebenfalls noch nie zu Gesicht bekommen.
Die Mitteilungspflicht nach § 368s RVO kann sicherlich nur den vom Gesetzgeber beabsichtigten Zweck erfüllen, wenn Ärzte und Krankenkassen, und zwar sowohl der Sachbearbeiter als auch der vertrauensärztliche Dienst, eine praxisnahe Orientierung über Möglichkeiten und Grenzen der Rehabilitation erhalten und fortlaufend mit übereinstimmendem Informationsmaterial versorgt werden. Entsprechende Überlegungen bezüglich einer gemeinsamen Zeitschrift sind von der Deutschen Vereinigung für die Rehabilitation Behinderter und der Bundesarbeitsgemeinschaft für Rehabilitation bereits in Angriff genommen. Die in der Zeitschrift *Die Rehabilitation* seit dem 1. Januar 1977 aufgenommenen gelben Beratungsblätter hatten bereits eine Plattform für eine derartige gemeinsame Information bereitgestellt. Die Deutsche Vereinigung hat darüber hinaus auf der Jahrestagung in Berlin im September 1978 beschlossen, ein Fortbildungsprogramm für Ärzte in einem Grund- und Aufbaukurs durchzuführen, um die niedergelassene Ärzteschaft und die Krankenhausärzte auf die Möglichkeiten der Rehabilitation und ihre Aufgaben in einem solchen Verfahren hinzuweisen, nachdem die Bundesärztekammer Anträge auf eine Zusatzqualifikation für Ärzte aller Disziplinen zunächst zurückgestellt hat.
Nachdem in den vergangenen vier Jahren seit Inkrafttreten des Rehabilitationsangleichungsgesetzes die Beratungssituation für Behinderte eher schlechter als besser geworden ist, weil die bisherigen Beratungsdienste, das Gesundheitsamt und die Landesärzte mehr und mehr aus der Verantwortung gelassen wurden, bedarf es erhöhter Anstrengungen, um wiederum einen kompetenten Beratungsdienst zu installieren, der Ärzten und Leistungsträgern gleichermaßen dienlich ist und im Interesse der Betroffenen Rehabilitationspläne zu entwickeln vermag, die ähnlich in der Partnerschaft von Ärzten und Verwaltung entwickelt werden können, wie dies bei der gesetzlichen Unfallversicherung seit Jahren ausgeübt wird.

Über die Zusammenarbeit zwischen Ärzten und Krankenkassen

Direktor Willy Wurster, Landesverband der Ortskrankenkassen Württemberg-Baden, Stuttgart

Zunächst eine Vorbemerkung: Die soziale Krankenversicherung bekennt sich zur Rehabilitation. Wir erfüllen damit eine weitere zutiefst humanitäre Aufgabe. Der Erfolg hängt jedoch vom funktionierenden Zusammenwirken zwischen Ärzten und Krankenkassen ab, sind diese doch im System des Kassenarztrechts partnerschaftlich miteinander verbunden.
Ich möchte 5 Komplexe aus dem Rehabilitationsgeschehen ansprechen.

1. Die Forderung nach Zusammenarbeit zwischen Arzt, dem Patienten und seiner Krankenkasse

Nur durch eine enge, von Vorurteilen und bürokratischen Zwängen befreite Zusammenarbeit dieser Beteiligten lassen sich für den Rehabilitanden nachteilige Zeitverzögerungen oder Fehlplanungen im ökonomischen Bereich des Rehabilitationsgeschehens vermeiden.
Zwar hat jeder der Beteiligten die ihm zukommende Aufgabe eigenverantwortlich zu erfüllen: Der Arzt muß wissen und entscheiden, mit welchem medizinischen Spektrum die Ziele der Rehabilitation erreicht werden. Die Krankenkasse wird für die Einleitung der notwendigen Maßnahmen im Rahmen ihrer administrativen, aber individuell auf den Rehabilitanden bezogenen Möglichkeiten sorgen. Getrennte Verantwortlichkeiten dürfen jedoch nicht zu einem isolierten Tätigwerden von Arzt und Krankenkasse führen. Vielmehr müssen alle Aktivitäten, die zur Rehabilitation führen sollen, in die gemeinsame Aktion der Beteiligten münden.
Sicher sind in diesem wechselseitigen Beziehungsverhältnis seit Inkrafttreten des Rehabilitationsangleichungsgesetzes auch einige gute Ansätze erkennbar geworden; Wesentliches ist aber noch verbesserungsfähig. Hierzu einige Anregungen.

2. Die Betreuung als Bestandteil der Rehabilitationsmedizin

Das frühzeitige Erkennen einer drohenden oder schon vorhandenen Behinderung sowie die rechtzeitige Einleitung und Durchführung der notwendigen Rehabilitationsmaßnahmen optimiert unstreitig den Rehabilitationserfolg. Insoweit kann es als geradezu ideal bezeichnet werden, daß es in erster Linie sowohl der niedergelassene Arzt als auch die Krankenkasse sind, die es in der Hand haben, diese optimalen Vorstellungen einer erfolgreichen Rehabilitation in die Praxis umzusetzen. Wenn dies auf beiden Seiten nicht immer geschieht, so vielfach nur deshalb, weil in der Alltäglichkeit der Arbeit der Rehabilitationsgedanke nicht immer allgegenwärtig ist.

Der Arzt widmet sich seinen Patienten traditionsgemäß meist ausschließlich aus dem Blickwinkel der Kurativmedizin. Nach meinem Wissen tritt die Anwendung der in den letzten Jahren gewonnenen Erkenntnisse und Erfahrungen im Bereich der Rehabilitationsmedizin oft in den Hintergrund. Die heute vorhandenen Möglichkeiten werden auf diese Weise gerade bei der Therapie vielfach nicht ausgeschöpft. Dies trifft in der Auswirkung ganz besonders auf Therapiemaßnahmen zu, die auch von nichtärztlichem Personal durchgeführt werden können. Ich denke dabei an den Logopäden oder den Beschäftigungstherapeuten. Auch darf die Nachsorge zur Sicherung des Rehabilitationszieles nicht vernachlässigt werden. Hier wäre beispielhaft auf den Behindertensport oder die Nachbetreuung der Suchtkranken hinzuweisen.
Mehr als bisher gilt es, das Denken und Handeln der Ärzte in diesen Kategorien zu wecken. Über die Aus- und Weiterbildung des Arztes müßte hier sicher noch einiges mehr getan werden. Vor allem sollte dem Arzt neben dem medizinischen

Bereich auch die Bedeutung der Rehabilitation im Gesamtzusammenhang mit gesellschaftlichen und volkswirtschaftlichen Entwicklungen nahegebracht werden.

Auch die Krankenkassen nützen die ihnen zur Verfügung stehenden Daten und Materialien über das Krankheitsgeschehen ihrer Versicherten noch unzureichend zur Erkennung einer notwendigen und zweckmäßigen Rehabilitation. Würden hier die Möglichkeiten besser genützt, könnte das Gespräch der Krankenkasse mit dem Arzt diesem den Denkanstoß zur Einleitung geeigneter Maßnahmen geben. Man kann sich manchmal dem Eindruck nicht entziehen, als ob der Arzt und die Krankenkasse aus Kostenüberlegungen eine notwendige und zweckmäßige Therapie nicht voll ausschöpfen. Dabei wäre dies nur kurzfristig betrachtet ein finanzieller Erfolg. Langfristig müßte ein solches Handeln ökonomisch unklug und volkswirtschaftlich sogar absolut als nachteilig betrachtet werden.

Rehabilitation ist mehr als simples Verwaltungshandeln. Hier sind Arzt und Krankenkasse aufgefordert, über die eigene Initiative Gedanken und Möglichkeiten der Rehabilitation zu erörtern. Zusätzlich ist der Rehabilitand für die notwendigen Maßnahmen oder die vielfach einschneidenden Veränderungen in seiner Lebensweise zu motivieren.

Der Rehabilitand bedarf also umfassender Beratung und Betreuung. Dies erfordert ein besonderes Einfühlungsvermögen. Darüber hinaus sind solche notwendigen Lebenshilfen sehr zeitaufwendig. Diese Zeit wird dem Arzt nicht immer zur Verfügung stehen. Es bietet sich daher an, daß die Krankenkasse Beratung und Betreuung im Rahmen eigener sozialer Dienste zur Verfügung stellt. Die hier eingesetzten Mitarbeiter müssen sehr qualifiziert und durch spezielle Schulung auf ihre Aufgabe als Rehabilitationsberater vorbereitet sein. Auch hier sind erste Ansätze vorhanden. Der Rehabilitationsberater und die sozialen Dienste der Krankenkasse können dann die Kontaktstelle für den Arzt sein, der er sich bedient.

Über das den Arzt entlastende Dreiecksverhältnis, Arzt-Patient-Krankenkasse, könnten dann nicht nur die Probleme des Rehabilitanden, sondern gleichzeitig auch die Gesamtpläne über den Rehabilitationsablauf aufgestellt werden. Auf diese Weise könnte der Arzt nicht nur verordnen und mitplanen, er wäre stets auch über den Stand und Erfolg der veranlaßten Maßnahmen unterrichtet.

Es kann nicht übersehen werden, daß es im Bereich der Information derzeit erhebliche Mängel gibt. Das gegenwärtige Mitteilungsverfahren über Behinderungen, wie es entsprechend der Vorschrift des § 368s RVO zwischen Ärzten und Krankenkassen vereinbart wurde, gibt nichts her. Bezeichnend ist das Ergebnis einer Umfrage des Bundesverbandes der Ortskrankenkassen. Danach sind im 4. Quartal 1977 im ganzen Bundesgebiet nur 19 Fälle von Behinderungen in der Altersklasse bis zu 5 Jahren gemeldet worden, die den Ortskrankenkassen Veranlassung gaben, tätig zu werden.

Ich fordere Ärzte und Krankenkassen auf, die Beratung und Betreuung im Bereich der Rehabilitation wesentlich zu verbessern. Die Kommunikation zwischen Arzt und Krankenkasse muß ausgebaut, ebenso muß die Aus- und Weiterbildung der Ärzte in diesem Bereich verstärkt werden. Dies muß ebenso für die Rehabilitationsberater der Krankenkassen und ihre sozialen Dienste gelten.

3. Die Rehabilitationsabklärung

Die Wiedereingliederung Behinderter, ebenso wie die Eingliederung behinderter Kinder in Beruf und Gesellschaft ist eine Aufgabe, die wegen des kaum überschaubaren Spektrums gebotener Möglichkeiten hohe Anforderungen an ihre Bewältigung stellt.

Diese von einer Einzelperson nicht mehr überschaubare Komplexität führt vielfach zu dem Ergebnis, daß Rehabilitationsmaßnahmen trotz des bestehenden Angebots häufig nur zögernd und nicht in der nötigen qualifizierten Zuordnung gewährt werden. Dies ist oft im Frühstadium einer Behinderung, bei geistigen oder seelischen Behinderungen und bei Präventiv-Rehabilitationsmaßnahmen der Fall.

Der niedergelassene Arzt ist selbst bei bester Ausbildung und dem Willen zur Rehabilitation überfordert, seinen Patienten auch den besten „Rehabilitationsweg“ vorzuzeichnen. Schließlich sind hier Stationen zu berücksichtigen, die

mit dem medizinischen Bereich wenig oder bestenfalls im weitesten Sinne etwas zu tun haben. Diese Aussage trifft sinngemäß genauso für die Krankenkassen zu, weil hier sich überschneidende Fachbereiche für die Erarbeitung einer Gesamtkonzeption zusammenarbeiten müßten.
Ich erhebe aus dieser Überlegung heraus die Forderung nach der Einrichtung interdisziplinärer Fachzentren zur Rehabilitationsabklärung. Diese müssen von ihrem Ausbau her in die Lage versetzt werden, die der Art und dem Grad der Behinderung entsprechenden Möglichkeiten der Rehabilitation im medizinischen, beruflichen, sozialen und pädagogischen Bereich aufzuzeigen. Durch den niedergelassenen Arzt und die Krankenkasse könnten dann planvoll und rechtzeitig die notwendigen Rehabilitationsmaßnahmen eingeleitet werden. Eine solche Lösung wäre in erster Linie die Erfüllung einer humanitären Selbstverständlichkeit gegenüber dem Behinderten, aber auch eine ökonomische Pflicht gegenüber dem Beitrags- und Steuerzahler.

4. Die Steuerung der fachmedizinischen Betreuung in der Rehabilitation

Die Möglichkeit einer bereits in der „ersten Stunde“ einsetzenden qualifizierten medizinischen Betreuung durch den hierfür qualifizierten Facharzt ist gerade im Bereich der Rehabilitation von hohem Wert. In der gesetzlichen Unfallversicherung wurde dieser Forderung Rechnung getragen. Durch besondere Verfahren ist sichergestellt, daß der Unfallverletzte schnell und von Anfang an der zweckmäßigen Spezialbehandlung zugeführt wird. Was beim Arbeitsunfall selbstverständlich ist, muß bei dem nicht von der Unfallversicherung abgedeckten Unfallereignis, nicht zuletzt aber besonders für Hausfrauen und Kinder ebenso richtig sein.
1974, nach Inkrafttreten des Rehabilitations-Angleichungsgesetzes, als die Krankenkassen in den Kreis der sog. „Rehabilitationsträger“ eingeschlossen wurden, haben diese mit der Ärzteschaft ein Unfallheilverfahren vereinbart. Dies soll gewährleisten, daß jeder Unfallverletzte, von leichten Bagatellverletzungen einmal abgesehen, einem Unfallarzt vorgestellt wird, um zu klären, ob wegen Art, Schwere oder Dauer der Unfallfolgen besondere Heilmaßnahmen erforderlich sind. Ebenso sollte sichergestellt werden, daß diese Heilmaßnahmen alsbald eingeleitet und wirksam durchgeführt werden.
Drei Jahre praktische Erfahrung zeigen auf, daß die Zielsetzung jener Vereinbarung bei weitem nicht eingetreten ist. Wir stellen im Jahre 1978 fest, daß es niedergelassene Ärzte, ebenso auch Krankenhausärzte gibt, die das Unfallheilverfahren einfach noch nicht zur Kenntnis genommen oder sich zumindest organisatorisch nicht darauf eingestellt haben. Dadurch besteht die Gefahr, daß eine notwendige Rehabilitation nicht rechtzeitig und vielleicht auch nicht richtig eingeleitet wird.
Daher richte ich an die für die ärztliche Versorgung der versicherten Bevölkerung zuständigen Kassenärztlichen Vereinigungen die Forderung, die Ärzte stärker in die Verantwortung zu nehmen. Die Krankenkassen aber müssen aus ihrer Verantwortung für den Versicherten und die Sicherung der rechtzeitigen Einleitung von möglichen Rehabilitationsmaßnahmen auch gegenüber der Ärzteschaft mit größerem Nachdruck auf die Einhaltung bestehender Verträge drängen. Alle diese Maßnahmen dienen letzten Endes dem Ziel einer erfolgreichen Rehabilitation.

5. Die Honorierung der persönlichen ärztlichen Leistung

In mehreren Wortbeiträgen im Rahmen des Symposiums Nr. 23 anläßlich des Rehabilitationskongresses 1968 wurde immer wieder im Arzt-Patienten-Verhältnis die Betreuung durch den Arzt, die Notwendigkeit der persönlichen ärztlichen Leistung, das Gespräch des Arztes mit dem Patienten im Rahmen der Rehabilitation hervorgehoben, sozusagen als Pendant zur sog. „wortlosen Labormedizin“. Ursächlich für eine nicht immer in diese Richtung laufende Entwicklung war nach Dr. med. H. J. MATTERN, Heidelberg, die Konstruktion der Sozialversicherung und hier vor allem die Gebührenordnung mit einer ungenügenden Bewertung der persönlichen und geistigen Leistung des Arztes.
Hierzu darf ich feststellen, daß in der Tat eine Entzerrung in der Bewertung der ärztlichen Leistungen stattfinden muß. Ich darf auch bemerken, daß in den letzten Jahren beachtliche Schritte in dieser Richtung bereits vollzogen

wurden. Die Ärzteschaft und die Krankenkassen sind jetzt und in Zukunft aufgefordert, die Voraussetzungen zu schaffen, daß die persönliche Dienstleistung des Arztes und das Gespräch mit dem Patienten wieder Eingang in die ärztliche Praxis findet.

Richtig verlaufen kann dieses Gespräch im Bereich der Rehabilitation aber nur, wenn der Rehabilitationsberater der Krankenkasse, der die Vorstellungen des Arztes administrativ umsetzen soll, der dritte Beteiligte wird. Nur die nahtlose Zusammenarbeit aller Beteiligten, Arzt, Rehabilitand und Krankenkasse, ist Garant für eine erfolgreiche Rehabilitation.

Die Einschaltung des niedergelassenen Arztes in das Rehabilitationsgeschehen

Dr. med. Dietrich Maiwald, Präsident der Landesärztekammer Baden-Württemberg, Stuttgart,
2. Bundesvorsitzender des Verbands der niedergelassenen Ärzte Deutschlands (NAV) e.V., Köln

Definition und Inhalt zahlreicher in der Weiterbildungsordnung beschriebener Gebiete ärztlicher Tätigkeit nennen die gebietsspezifische Rehabilitation als unerläßlichen Bestandteil der fachlichen Weiterbildung. Daraus folgert die nachstehende

Arbeitsthese 1:

Rehabilitation ist Gegenstand ärztlicher Aus-, Weiter- und Fortbildung in allen medizinischen Bereichen. Dabei müssen Wissensvoraussetzungen erarbeitet werden, welche die zeitgemäße Rehabilitation in freier Praxis theoretisch wie praktisch ermöglichen.

a) In den Fortbildungsprogrammen der Landesärztekammern ist bei der Behandlung von Diagnose und Therapie bestimmter Krankheitsbilder stets deren Rehabilitation zu berücksichtigen.

b) Die Landesärztekammern sind bei der Entscheidung über das Vorliegen der Voraussetzungen zur Erteilung einer Gebiets- oder Teilgebietsbezeichnung anläßlich des Fachgesprächs nicht gehindert, auch den Stand der Weiterbildung in der gebietsbezogenen Rehabilitation festzustellen.

Der Vollzug der Rehabilitation durch freipraktizierende Kassenärzte erfordert die Einführung neuer Kommunikationsverfahren, die das spezifische Wissensgut des Hausarztes in die Bereiche der Berufserprobungs- und Berufseignungsmaßnahmen bei der Einleitung beruflicher Rehabilitation in den Entscheidungsprozeß einbringen sollten. Das bereits entwickelte Formularmuster 22 nach § 368s RVO vermag diesen Zweck nicht zu erfüllen. Auch die Übernahme der zwischenzeitlichen Betreuung und der rehabilitativen Nachsorge erfordert einen zur Zeit noch völlig unterentwickelten Informationsablauf.

Ferner ist die Honorierung bei der Mitwirkung der freipraktizierenden Ärzte sicherzustellen. Daraus folgt:

Arbeitsthese 2:

a) Mit der Übermittlung des ausgefüllten Antrags nach § 368s sollte sich der Rehabilitationsträger unmittelbar verpflichten, dem behandelnden Arzt dessen Beteiligung an dem individuellen Rehabilitationsverfahren des betreffenden Behinderten zu bestätigen und ihm das Angebot zu machen, bei der Aufstellung des Rehabilitationsplanes mitzuwirken.

b) Zugleich sollte der behandelnde Arzt eine Bestätigung darüber erhalten, daß seine Mitwirkung für alle Phasen der eingeleiteten Rehabilitation gilt, daß er über alle Stufen der unternommenen Rehabilitation informiert und über alle erhobenen ärztlichen Befunde unterrichtet wird.

Arbeitsthese 3:

Wird der behandelnde Arzt in das Rehabilitationsgeschehen eingeschaltet, so ist er vor Aufstellung des Rehabilitationsplanes zur Erstattung einer ärztlichen Äußerung aufgrund einer gezielten und sorgfältig erarbeiteten Fragestellung zu veranlassen. Die Honorierung dieser gutachterlichen Äußerung ist sicherzustellen und in der Gebührenordnung festzulegen.

Die Beschränkung des Anspruchs des Kassenpatienten innerhalb der ambulanten ärztlichen Versorgung, festgelegt auf „ausreichende ärztliche Versorgung" und limitiert auf eine ärztliche Versorgung die „zur Heilung und Linderung nach den Regeln der ärztlichen Kunst zweckmäßig und ausreichend ist", steht im Gegensatz zu den medizinischen Leistungen nach § 10 Rehabilitations-Angleichungsgesetz. Dieses betrachtet ärztliche und zahnärztliche Behandlung, Arznei und Verbandmittel, Heilmittel, Ausstattung mit Körperersatzstücken usw., Belastungserprobung und Arbeitstherapie als Hilfen, die erforderlich sind. Der Bereich des „Notwendigen" wird im Bereich der Rehabilitation umfassender ausgelegt. Ohne daß immer die Herbeiführung von „Heilung oder Linderung" in der Rehabilitation auch nur erwartet werden kann, sind dennoch Bemühungen in weitestem Sinne möglich bis zur Erreichung einer Form von Integration, die einen nach wie vor Behinderten möglichst auf Dauer in Arbeit, Beruf und Gesellschaft wieder eingliedert.

Hier droht die Entwicklung einer 2-Klassen-Medizin insbesondere für den Kassenarzt, der in beiden Bereichen tätig sein sollte. Das höhergesteckte Behandlungsziel innerhalb der Rehabilitation mag dies rechtfertigen, doch müßte bei der Bewertung kassenärztlicher Tätigkeit in *beiden* Bereichen eine entsprechende Kennzeichnung der Behandlungsbelege erfolgen.

Eine quantitative oder qualitative Zunahme der Rehabilitation, wie sie durch die in § 368s vorgesehenen Verträge zwischen den Bundesverbänden der Krankenkassen und der Kassenärztlichen Bundesvereinigung angestrebt wird, bedeutet de facto eine „gesetzliche Leistungsausweitung". Diese Leistungsausweitung haben die Vertragsparteien hinsichtlich Art und Umfang zu berücksichtigen.

Arbeitsthese 4:

Die Abrechnungsbelege der Kassenärzte, die Maßnahmen der Rehabilitation in ihren Praxen vollbringen, sind besonders zu kennzeichnen und getrennt abzurechnen. Sie unterliegen nicht der allgemeinen Prüfung durch die Prüfungsausschüsse.

Arbeitsthese 5:

Jede Leistungsausweitung in Konsequenz der Bestimmungen des § 368s RVO ist rechnerisch zu erfassen und entsprechend § 368f, 3 zu berücksichtigen.

Arbeitsthese 6:

Zur Vermeidung der Entwicklung einer 2-Klassen-Medizin im Nebeneinander von kurativer Medizin und Rehabilitation sind – auch unter Berücksichtigung der Behandlungsintensität in Krankenhäusern und Rehabilitationseinrichtungen – die Maßstäbe bei der Beurteilung von Notwendigkeit und Wirtschaftlichkeit ambulanter Leistungen neu zu definieren.

Arbeitsthese 7:

Die in § 368s, Satz 2 RVO den Bundesverbänden der Krankenkassen und der Kassenärztlichen Bundesvereinigung übertragene vertragliche Regelung ist ohne Verzug durchzuführen. Es muß sowohl den Krankenkassen wie den Kassenärzten deutlich gemacht werden, unter welchen Voraussetzungen und nach welchen Verfahren von den Ärzten Mitteilung über Behinderte an die Kassen zu machen ist.

Es hat sich gezeigt, daß im ärztlichen Bereich noch weitgehende Unkenntnis über den Ablauf der Rehabilitationsverfahren und über Art und Zustandekommen des Rehabilitationsplanes besteht.

Arbeitsthese 8:

a) Die ärztliche Aus- und Weiterbildung bedarf einer umfassenden Ergänzung im Bereich der Rehabilitation im Zusammenhang mit der Lehrtätigkeit in bestimmten Bereichen. Während der ärztlichen Aus- und Weiterbildung ist die krankheitsspezifische Rehabilitation in höherem Umfange zu berücksichtigen. Ebenso sind die Erfordernisse bei der Aufstellung eines individuellen Rehabilitationsplanes zu lehren.

b) Die den Ärztekammern obliegende Fortbildung der Ärzte sollte die Fortbildungsinhalte entsprechend erweitern.

Die Erfahrungen in den Rehabilitationseinrichtungen für Herzinfarktkranke sowie in den wenigen bisher bestehenden ambulanten Infarktgruppen haben zu der Erkenntnis geführt, daß unter Bereitstellung der im Notfall erforderlichen Hilfsmittel die breite Anwendung körperlichen Trainings und die Vermehrung der Zahl der Infarktgruppen für ausgewählte Patienten-Kollektive Notwendigkeit ist. Wegen der erforderlichen Patientennähe bietet sich die Durchführung solcher Übungsbehandlungen im Bereich der freien Praxis an.

Arbeitsthese 9:

Es sind zwischen den Verbänden der Krankenkassen und der Kassenärztlichen Bundesvereinigung Vereinbarungen zu treffen

a) über Voraussetzungen und Erfordernisse bei der Bildung sog. Infarktgruppen,
b) hinsichtlich der Honorierung der Leistungen bei der ärztlichen Entscheidung über die Teilnahme von Rehabilitanden an Infarktgruppen,
c) hinsichtlich der Honorierung der Gruppentherapie bei der Ausübung des Behindertensports.

Zur Diskussion

Dr. med. Dietrich Maiwald, Stuttgart

In der angeschlossenen Diskussion erklärte sich die Mehrheit des Plenums mit allen Arbeitsthesen einverstanden mit Ausnahme derjenigen, die eine ärztliche Honorarverbesserung anstreben. Dagegen besteht unter den Referenten Übereinstimmung, daß jede Leistung auch eine entsprechende Honorierung zur Folge haben müsse.

Dr. med. Heyde, Hamburg 1

Ärzte in freier Praxis sollten nicht nur die (Frage der Einleitung der) Rehabilitation prüfen und veranlassen, sondern auch therapeutisch und über lange Zeit beratend tätig sein. Dies kann aber erst dann der Fall sein, wenn die notwendigen Kenntnisse über spezielle Rehabilitationsverfahren, die notwendige Zeit und die erforderlichen Räume zur Verfügung stehen.

Bis zu diesem Zeitpunkt sollte die repressive Haltung gegenüber Ärzten und Organisationen verringert resp. aufgegeben werden, die z. Zt. die zahlreichen Kranken optimal versorgen können, die schon lange auf die ambulanten Rehabilitationsmaßnahmen am Wohnort warten.

Resolutionsvorschlag

Prof. Dr. med. Elmar Wiedemann, Heidelberg

Eine Kommission, bestehend aus Vertretern

- der Bundesärztekammer,
- der Rehabilitations-Leistungsträger,
- der Rehabilitations-Institute, sollte

1. eine Definition der Position und Funktion eines Arztes in der Rehabilitationseinrichtung erarbeiten, der als Kontaktperson vom niedergelassenen Arzt in Anspruch genommen werden kann;
2. ein Schema für die Organisation und Abwicklung der Zweiweg-Kommunikation zwischen dem Arzt innerhalb und außerhalb der Rehabilitationseinrichtung entwickeln;
3. einen Entwurf für die Fortbildung in und Information über Rehabilitation für niedergelassene Ärzte liefern (Lernziele:
   Wer ist Rehabilitand?
   Was kann Rehabilitation?
   Wie arbeitet Rehabilitation?
   Wo geschieht Rehabilitation?
   Wie erschließt man den Zugang zur Rehabilitation?).
4. Formularmuster 22 (§ 368r RVO) sollte Vorschlagsmöglichkeiten enthalten, wie
   - innerbetriebliche Umsetzung,
   - innerbetriebliche Umschulung,
   - berufliche Rehabilitation,
   - beschützende Werkstätte,
   - Spezialeinrichtung für medizinische Rehabilitation.

18. Symposium Rehabilitation und Krankenhaus

Vorsitzender: Prof. Dr. med. R.-Ch. Behrend, Hamburg

Als Mitwirkende in der Symposiumsleitung:
Dr. med. W. Blumenthal, Köln
Prof. Dr. med. K.-H. Huhnstock, Karlsbad
H. Kugler, Berlin
Dr. med. G. Marten, Frankfurt
Frau M. Mehs, Mainz

H. Kugler: Aus der Sicht eines Rentenversicherungsträgers, S. 547

Aus dem Inhalt: Rechtzeitig Verlegung aus dem Akut-Krankenhaus in die Reha-Einrichtung – Entwicklung der Anschlußheilbehandlungen (AHB) – Persönliche Information der Chef- und Oberärzte – Seit 1977 wurde durch ein unbürokratisches Verwaltungsverfahren bei über 15 000 AHBs ein nahtloser Übergang zur Reha ermöglicht – Genügende Anzahl von AHB-Kliniken der RVTr vorhanden – Neuerrichtung von Nachsorgeeinrichtungen der Krankenhäuser grundsätzlich nicht erforderlich – AHB, ein wirksamer Beitrag zur Kostendämpfung im Gesundheitswesen

M. Mehs: Aus der Sicht des Sozialdienstes, S. 550

Aus dem Inhalt: Eigenständige sozialtherapeutische Aufgabe mit initiierenden und koordinierenden Funktionen – Interdisziplinäre Zusammenarbeit – 1977 noch Fehlbedarf von 1 700 Sozialarbeitern im Krankenhaus – Angemessener Bettenschlüssel 1 : 250 – Gesetzliche Regelungen bereits in 4 Bundesländern – Erfahrungen und Empfehlungen für alle Bereiche der Rehabilitation

R.-Ch. Behrend: Darstellung des Diskussionsverlaufs und Empfehlungen, S. 552

Einleitungsreferat

Prof. Dr. med. Robert-Charles Behrend, Leitender Arzt der Neurologischen Abteilung am Allgemeinen Krankenhaus Hamburg-Harburg

Wenn man 10 Jahre danach die Schlußfolgerungen und Forderungen JOCHHEIMS (1968) nach der von ihm geleiteten Aussprache im damaligen Symposion „Rehabilitation im Krankenhaus" nachliest, findet man kaum eine Zeile, die nicht auch heute noch Gültigkeit hätte. Dabei sind inzwischen zweifellos große Fortschritte erzielt:
Wir denken an engagierte Leiter von Fachkliniken, die unter der Gunst der Stunde und mit trotzdem vielen Mühen Modelle für einen fließenden Übergang vom Krankenhaus zur fachspezifischen Nachsorge schufen. Wir denken an die großen allgemeinen Fortschritte, die in jenen Bereichen zu verzeichnen sind, in denen die Anschlußheilbehandlung der BfA und der Landesversicherungsanstalten unter Kurzschließung früherer bürokratischer Hemmnisse gut funktioniert. Wir denken auch an manches Antirehabilitative, das aus den Gesetzestexten herausgenommen wurde.

Demgegenüber sieht die Bilanz in anderen Sektoren deprimierend aus:
Schlimm ist es z. Zt. immer noch mit der frühzeitigen Krankenhaus-Rehabilitation bei großen motorischen Behinderungen, etwa einer Halbseiten- oder Querschnittsstörung, bei letzterer sofern der Betroffene nicht einer Berufsgenossenschaft angehört.

Eine *gestufte Arbeitsleistung* kann zwar schon hinsichtlich Herzkreislaufkranker vom Krankenhaus aus geplant werden. Doch ist eine solche Vorausplanung hinsichtlich der Rehabilitation bei motorischer Behinderung praktisch nirgendwo vollziehbar.

Im Süden Hamburgs ist ein Kollaborationsmodell zwischen einer neurologischen Abteilung im Allgemeinen Krankenhaus und einer Abteilung für neurologische Rehabilitation in einem Krankenhaus der Umgebung entstanden, das – akutbehandlungszeitsparend und auch sonst recht effizient – leider das einzige seiner Art geblieben ist. Die Erfolge der Rehabilitation im Krankenhaus sind gut bis sehr gut überall dort, wo sie keine pflege- und betreuungsintensiven Krankheiten betrifft. Ganz anders sieht es dort aus, wo Halbseiten- oder Sprachstörungen nach Hirninfarkt, Hirntrauma oder Hirntumor im Krankenhaus als mehr oder weniger unbequeme, uninteressante, bettenraubende, langliegende „Pflegefälle" nicht in die adäquate Heimbetreuung verlegt werden können, und wo oftmals kostbare Zeit nutzlos abläuft, bei deren besserer Ausnutzung manch desolater Abschluß hätte umgewandelt werden können. Hier hat sich sehr wenig getan. Und so lange wie der sog. apallische Patient der Intensivstation immer noch als „Schwarzer Peter" angesehen wird, weil geeignete, personell und technisch entsprechend ausgerüstete Institutionen ihn in angemessener Zeit nicht zu übernehmen vermögen, so lange ist das heute schwierigste Problem im Rahmen der Aufgabe „Krankenhaus und Rehabilitation" nicht gelöst.

Ob die bestmögliche Rehabilitation im Krankenhaus betrieben wird, hängt heute meist nicht mehr so sehr von dem gesetzlich vorgeschriebenen Vollzug oder den technischen Möglichkeiten ab als davon, ob dort gewußt wird, was Rehabilitation heißt und wie man sie betreibt. Außerdem hängt aber das Funktionieren der Rehabilitation im Krankenhaus auch von der Frage ab, ob bei vorhandenem diesbezüglichen Wissen dieses Wissen auch mit ausreichend qualifiziertem Personal angewendet werden kann.

Es ist ja noch lange nicht damit getan, daß eine gewisse Automatik in Gang kommt und die Weiche in die Nachsorgeinstitution rechtzeitig gestellt wird; ebenso wichtig ist die vorangehende Motivierung, mit der nirgendwo anders als im Krankenhaus sofort begonnen werden muß. Nur so kann maximale Effizienz aus der später zur Verfügung gestellten technischen Möglichkeit des Trainings herausgeholt werden. In seinem auch heute noch bemerkenswerten Beitrag zum Thema Krankenhaus und Rehabilitation vor 10 Jahren hier in Heidelberg hat REICHEL (1968) im Namen der Bundesanstalt für Arbeitsvermittlung und Arbeitslosenversicherung in Nürnberg treffend formuliert: „Die Bundesanstalt, die berufliche Wiedereingliederungsmaßnahmen durchführt oder beratend dabei mitwirkt, muß den Behinderten dafür von der Klinik medizinisch und psychologisch gewissermaßen „rehabilitationsgerecht“ vorbereitet vorfinden.“

Eine sinnfällige Veränderung der letzten 10 Jahre ist die Popularisierung des Begriffes Rehabilitation, ohne daß mit dieser Popularisierung immer der wahre Inhalt des Wortes bekanntgeworden wäre. Pleitebedrohte Kliniken werden rasch in Rehabilitationszentren umgetauft und umfunktioniert; es wird im Namen der Rehabilitation Geld verdient und Geld angelegt: Was sie aber wirklich ist, bleibt vielen verborgen, besonders da, wo man es am notwendigsten wissen müßte, nämlich eben im Krankenhaus, am Bett des aus der Bewußtseinsstörung Aufwachenden. Vielen Studenten und auch jungen Ärzten nach dem Staatsexamen geht es nicht viel anders als jenem Politiker, dem wir schließlich in Sachen Rehabilitation viel verdanken; kurz nach Übernahme seines Amtes als Verantwortlicher für Rehabilitationsfragen danach gefragt, was er von Rehabilitation halte, sagte er: „Rehabilitation, was ist das? Ich spreche kein Englisch, vielleicht Kur oder so was?“ Genauso ist heute das wichtigste nicht gelöste Problem hinsichtlich Rehabilitation und Krankenhaus die Vermittlung dessen, was Rehabilitation ist, an Studenten, niedergelassene Ärzte und Fachärzte. Wie WIEDEMANN (1977) schreibt, beinhalten die sich bei der Rehabilitation ergebenden Aufgaben manches, was die meisten Ärzte schon immer im Rahmen des seelsorgerischen und sozialpflegerischen Teils ihrer Tätigkeit zu bewältigen versuchen, heutzutage häufig mit mäßigem oder ausbleibendem Erfolg. Derartiges Versagen liegt nicht in einem Mangel an gutem Willen, sondern im Fehlen ausreichender Kompetenz, Kapazität und Information auf seiten des Arztes für Aufgaben, die nicht ausschließlich medizinischer Natur sind.

Medizinische Rehabilitation gleich welcher Disziplin steht und fällt mit der ihr zugrundeliegenden Gesinnung. Dies gilt besonders in dem numerisch so bedeutenden Grenzbereich, wo sich die Frage stellt, ob der motorisch Behinderte zum Pflegefall deklariert werden muß. Hier erzielt bei der praktischen Anwendung die „philosophy of rehabilitation“ – jenes unendlich vielfältige Ensemble aller Maßnahmen „from bed to job“ oder bis zur Manövrierfähigkeit in der Familie – ihre größten Erfolge.

Die Rehabilitation soll zum günstigsten Augenblick, also „spätestens sofort“ im Krankenhaus beginnen. Nur ein Bruchteil der dort tätigen Ärzte ist mit dem so komplexen vielschichtigen Procedere vertraut. Daran ist trotz löblichen Ansatzes die Approbationsordnung schuld, die in diesem Punkt völlig insuffizient Ausgebildete in Praxis und Krankenhaus entläßt. Wichtigste Voraussetzung für Rehabilitation im Krankenhaus ist die Ausbildung in Rehabilitation während des Studiums mit obligater Berücksichtigung in der schriftlichen Prüfung. Unkenntnis von „all these little things“ (Devise der Brüder Mayo in Rochester, Min.)verzögert ausreichende Motivation und frühzeitige Weichenstellung zur adäquaten Weiterbetreuung.

Solange der Bedeutung der Rehabilitation angemessene Abschnitte im Lernzielkatalog keinen Platz haben, ist jegliche Bemühung um frühzeitigen Beginn im Krankenhaus vergebens. Was nützt die vorhandene, mustergültige gesetzliche Regelung, wenn sie entweder dem, der sie anwenden soll, nicht bekannt ist oder von ihm fehlinterpretiert oder aus mangelndem Antrieb nicht angewendet wird?

Wir werden nach Anhören der angekündigten Beiträge über diese Stellungnahme diskutieren und abschließend 10 Thesen zu dem Komplex „Rehabilitation und Krankenhaus“ erörtern. Das Ergebnis dieser Diskussion soll insbesondere dazu verhelfen, die vorangehend zitierten Voraussetzungen für die möglichst frühzeitige Durchführung der Rehabilitation, also bereits im Krankenhaus, zu realisieren.

Literatur

1. JOCHHEIM, K. A.: Rehabilitation im Krankenhaus. In: Heidelberger Rehabilitationskongreß 1968. Kongreßbericht. S. 714. Stuttgart: Gentner 1968
2. REICHEL, H. J.: Rehabilitation im Krankenhaus aus der Sicht der Arbeitsverwaltung. In: Heidelberger Rehabilitationskongreß 1968. Kongreßbericht. S. 716. Stuttgart: Gentner 1968
3. WIEDEMANN, E.: Rehabilitation und Medizin. In: Rehabilitation. Praxis und Forschung. Bd. 2, S. 1. Berlin, Heidelberg, New York: Springer 1977

Probleme und Möglichkeiten der Rehabilitation im Krankenhaus

Dr. med. Wolfgang Blumenthal, Oberarzt im Rehabilitationszentrum der Universität zu Köln

Die Schaffung von Rehabilitationsmöglichkeiten im kleinen Krankenhaus, im größeren Allgemeinkrankenhaus, in Spezialkliniken; die Zusammenarbeit mit praktizierenden Ärzten und Werksärzten; die Einbeziehung der Arbeitsamtsdienste, gestufte Arbeitsbelastung, adäquate Angebote in Werkstätten für Behinderte; die Aus- und Weiterbildung des Mediziners wie der medizinischen Helfer: Das alles klingt wie ein Katalog aktueller Zielsetzungen für die Zukunft – es sind aber die Empfehlungen aus dem Jahre 1968 für unser Thema!

Und das, obwohl damals erwünschte *Mittel* zu diesen Zielen zwischenzeitlich erfreulich bereitgestellt worden sind: Geduldige Aufklärung hat zumindest das Problembewußtsein der Öffentlichkeit geschärft und im politischen Raum kräftig gewirkt. Genannt seien die Dekade der Rehabilitation 1970–1980, das Jahr des Behinderten 1981. Praktisch wichtiger noch: Die Sozialgesetzgebung wurde seit 1974 entscheidend verbessert, vorab durch das Rehabilitations-Angleichungsgesetz.

Aus dem neuen Behindertenrecht und der veränderten sozialen Situation ergaben sich Erfolge, aber auch neue Probleme, von denen ich fünf für unser Thema bedeutsame herausgreifen möchte:

1. Die „finale" Rehabilitation

Das will heißen: Rehabilitation nach den individuellen Bedürfnissen jedes Behinderten, nicht nach seinem Anrecht. Sie hat sich in der Tendenz der neueren Sozialgesetzgebung endlich durchgesetzt.

Zwar prägen noch immer, trotz des gesetzlichen Auftrages und der inzwischen drei Gesamtvereinbarungen der BAR, Trägheit und Zwänge unseres gegliederten Systems der sozialen Sicherheit manchen negativen Leistungswettstreit der Träger, ihre unterschiedlichen Leistungskataloge und verschiedenen rehabilitationspolitischen Ansätze und Ziele.

Grundsätzlich bedeutsam und in den Konsequenzen von allen Betroffenen und Beteiligten nicht im entferntesten überschaut ist jedoch, daß seit vier Jahren *alle* Sozialversicherten mit Angehörigen gesetzlichen Anspruch auf ihre angemessene medizinische und ggf. auch berufliche Rehabilitation haben; die letztlich oft entscheidende soziale Rehabilitation blieb bisher ausgeklammert.

Hinzu kommt, daß der Gesetzgeber sogar die drohende Behinderung der manifesten gleich achtet und jüngst höchstrichterlich entschieden wurde, daß die Krankenversicherung für stationäre Pflege leistungspflichtig bleibt, auch wenn diese lediglich der Verhütung von Verschlimmerungen dient.

Wir müssen also fragen: Gilt noch für jede Rehabilitation eines Behinderten die weithin übliche Vorstellung und Praxis einer Eingliederung „in Arbeit, Beruf und Gesellschaft"? Anders herum: Sind im jetzigen Ablauf der Rehabilitation, besonders auch im Krankenhaus, die beschränkten, aber genauso legitimen und nunmehr auch legalen Bedürfnisse einer großen Zahl niemals (mehr) Arbeitsfähiger, Schwerstbehinderter, Kinder und alter Menschen auf ihre rein medizinisch-soziale Rehabilitation gut aufgehoben? Zunächst steht ja durch die Ausweitung der Anspruchsgrundlage eine enorme quantitative Aufgabe vor uns (Abb. 1), ist doch etwa $^1/_5$ der Bevölkerung zu jung für eine berufliche Re-

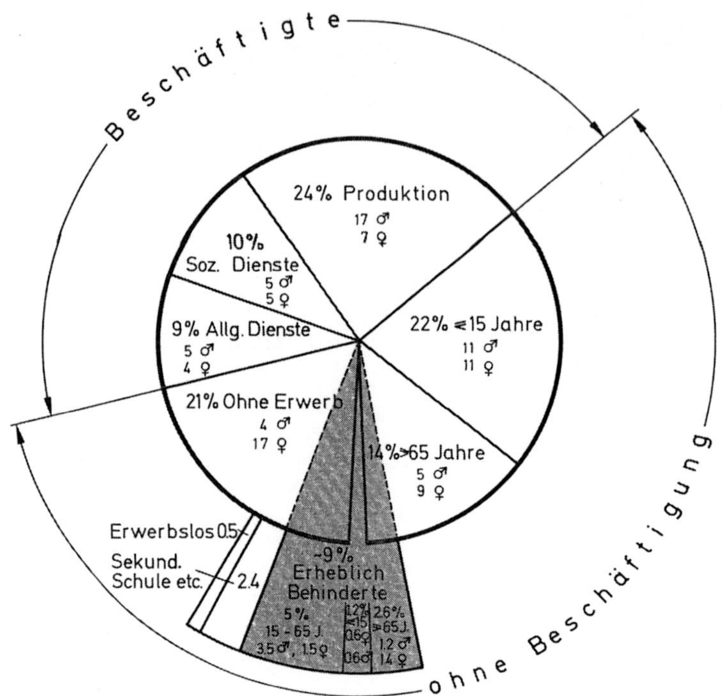

Abb. 1. Relativer Bevölkerungsanteil der funktionell erheblich Behinderten, der Erwerbstätigen, nicht Erwerbstätigen und nicht Erwerbsfähigen in der Bundesrepbulik Deutschland. (Nach BLUMENTHAL, 1978)

habilitation und weit mehr als das Sechstel der über 65jährigen zu alt dafür, zugleich aber häufiger als der Durchschnitt erheblich behindert und der medizinischen Rehabilitation bedürftig (KEITH et al., 1977). Nehmen wir das gesetzliche Anrecht auf Rehabilitation für alle wirklich ernst, müssen wir also die vorhandenen Rehabilitationseinrichtrungen, -dienste und -programme massiv ausbauen und zudem in Qualität und Zielsetzung ändern. Sie müssen in Zukunft vor allem zeitlich flexibler sein und ihre Aufgabe viel stärker als bisher in der Stabilisierung auf einem langfristig erreichbaren gesundheitlichen Niveau, in der Aktivierung und Selbstentfaltung des Behinderten und in seiner dem Alter und dem Behinderungsgrad angemessenen sozialen Wiedereingliederung mit möglichst vielen Freiheitsgraden sehen.

2. Die frühe, zügige und kontinuierliche Rehabilitation

Sie ist als Prinzip nun ebenfalls vom Gesetzgeber ausdrücklich gefordert. Vorrang hatte bisher jedoch die Neuentwicklung eines imponierenden Netzes schulischer und beruflicher Rehabilitationskapazitäten im Sonderschulwesen, in Berufsbildungs- und Berufsförderungswerken.

Schwieriger gestaltete sich die frühe, zügige Rehabilitation innerhalb der überwiegend medizinischen Phase und des etablierten Gesundheitssystems – obwohl gerade sie ja „in der ersten Minute am Krankenbett" beginnen soll.

Nun kann die medizinische Rehabilitation nur bei einem sogleich überschaubaren Defekt und bei sofort kooperationsfähigen Patienten von Beginn an in der Behandlung dominieren und bei bestimmten seltenen Leiden sogar in Spezialeinheiten eingeleitet und durchgeführt werden. Bei der Überzahl schwerer Schäden mit zunächst unsicherer Diagnose und Prognose, bei chronisch veränderlichen Leiden und bei erst zu weckender Motivation geht es vielmehr darum, sofort rehabilitative Ansätze und Verfahren in die zunächst kurative Therapie und Prognose einzubringen, und zwar schon im erstbehandelnden Krankenhaus oder sogar beim Arzt in der Praxis. Denn wo sonst sollte die frühe und zügige Rehabilitation im medizinischen Sektor beginnen, will man nicht ein bei Bedarfsdeckung unerschwingliches Zusatznetz kompletter Rehabilitationskrankenhäuser einrichten. Ein rehabilitativ eingestelltes, für die psychischen und sozialen Probleme des Patienten aufgeschlossenes Team sowie die Anleitung zu eigenem Lernen durch aktives Üben werden für die Mehrzahl der Behinderten am ehesten zu einer raschen und realisierbaren Rehabilitation führen.

So verstanden und bereits am Krankenbett eingesetzt, wirkt die frühe medizinische Rehabilitation schon während der Akutbehandlung zugleich kurativ, sekundär-präventiv und sozialtherapeutisch.

Diese Aufgabe können die herkömmlichen, von der Akutbehandlung abgesetzten Heilverfahren und auch die neueren Anschluß-Heilbehandlungen (AHB) weder nach ihrer Konzeption noch quantitativ oder qualitativ erfüllen. Sie sind ja grundsätzlich auf die Erwerbsfähigkeit gerichtet, weiten Teilen der Bevölkerung in der Regel nicht zugänglich und zudem als AHB nach der Struktur der Einrichtungen nur für bestimmte Schäden geeignet. Schließlich können sie die verbreitete, aber schädliche Neigung fördern, rehabilitatives Bemühen als Aufgabe der klinisch-kurativen Medizin zu verdrängen.
Sicher sind die verschiedenen medizinischen Disziplinen unterschiedlich stark betroffen, zudem stellt sich die Situation in der Praxis anders dar als im Krankenhaus (Tabelle 1). Immerhin kann man sagen, daß rd. 20% der akut klinisch Behandelten nicht nur vorübergehend erheblich behindert sind – und somit einer Rehabilitationseinschätzung bedürfen, und davon etwa die Hälfte eine kürzere oder längere medizinische

Tabelle 1. Anteil erheblich Behinderter bei 946 aus klinischer Akutbehandlung Entlassenen (Relativ-Prozent, gerundet). Mehrfachbehinderungen nach führendem Syndrom gezählt. (Nach BLUMENTHAL, 1978)

Behindertes System	n	%
Innere Organe	549	15
außer: Neoplasmen	86	51
Augen, Ohren	124	17
Stütz-, Bewegungsapparat	123	12
psychische und geistige Fähigkeiten	54	44
unbestimmte Zuordnung	10	20
gesamt	946	20

Rehabilitationsbehandlung brauchte (BLUMENTHAL u. JOCHHEIM, 1976): Beides ist als wichtige Aufgabe des Krankenhauses bisher kaum erfaßt, geschweige denn gelöst.

3. *Die integrierte medizinisch-soziale Rehabilitation*

Sie sei hier verstanden zum einen als dritter Teil des medizinisch-therapeutischen Handelns neben Prävention und kurativer Therapie; zum anderen als fachübergreifende zeitliche und örtliche Verflechtung von Techniken der medizinischen, sozialen und schulisch-beruflichen Rehabilitation selbst.

Ihre künftige Realisierung hängt ab vom rehabilitativen Denken und Handeln in einer überschaubaren therapeutischen Gruppe. Diese muß, wie schon 1968 betont, in jedem Krankenhaus neben dem Arzt wenigstens Pflegekräfte, Krankengymnastik und Sozialarbeit umfassen und, wie wir inzwischen wissen, in der Regel desgleichen Beschäftigungs- und Arbeitstherapie sowie einen psychologischen Dienst. Ihre Wirksamkeit wird von der Eigenständigkeit, Aktivität und Kompetenz *aller* Mitarbeiter beeinflußt; sie steht und fällt aber, nicht nur im Krankenhaus, mit der Aufgeschlossenheit und Teambereitschaft wohlinformierter Ärzte, sprich: ihrer Aus- und Weiterbildung im rehabilitativen Denken und Handeln. Kenntnisse der medizinisch-sozialen Rehabilitation und ihre Anwendung gehören somit zum Rüstzeug *jedes* Arztes. Die Ärzteorganisationen, mehr noch die Hochschullehrer und Kultusminister, aber auch die Kostenträger sind aufgerufen, die ideellen und materiellen Voraussetzungen hierfür zu schaffen.

4. *Die umfassende medizinische Rehabilitation*

Sie ist im § 10 RehaAnglG gewährleistet worden. Die wichtigsten rehabilitativen Techniken, einschl. der Beschäftigungstherapie, sind hier unter den Heilmitteln aufgezählt. Wie aber steht es um ihre Verwirklichung, die nach dem Willen des Gesetzgebers „*auch* in Krankenhäusern" möglich sein soll? Im gleichen Abschnitt, wohlgemerkt als Teil der medizinischen Rehabilitation, sind Belastungserprobung und Arbeitstherapie enthalten.

Die sozialmedizinische Frage der Belastbarkeit und ihre Festigung durch Arbeitstherapie gehörten also auch und gerade im Krankenhaus zur zeitgerechten medizinischen Versorgung.

Das mag manchem behandelnden Arzt zunächst befremdlich vorkommen, entspricht aber genau betrachtet vertrauten Aufgaben, beantwortet er doch täglich – meist divinatorisch und zugleich ex cathedra – die Frage nach der Arbeitsfähigkeit seiner Patienten. Diese rein ärztliche Beurteilung ist beim Gesundeten wie beim dauerhaft Erwerbsunfähigen wohl verläßlich.

Beim Behinderten mit seinem vergleichsweise stärker beanspruchten Leistungswillen, mit eingeschränktem, vielleicht latentem Leistungsvermögen und seinen komplexen psycho-physischen Anpassungsproblemen ist in der Regel eine multidisziplinäre Einschätzung (assessment) und im Zweifel eine sorgfältige Verlaufsbewertung (evaluation) des *Leistungsprofils* vor der beruflichen (Wieder-)Eingliederung erforderlich. Mehr noch: Spätestens ehe er über den kurativen Bereich hinaus ein aufwendiges Rehabilitationsverfahren einleitet, muß sich der behandelnde Arzt über das körperliche und seelische *Rehabilitationspotential* sowie die früheren und zu erwartenden sozialen Umstände Gewißheit verschaffen; wieder in der Regel *auch* aus den Beobachtungen der verschiedenen therapeutischen Berufe, des Sozialarbeiters und des Psychologen. Sonst werden karge Mittel und Plätze, aber auch das persönliche Bemühen von Therapeuten und Behindertem zu oft verschwendet. Bei beiden Fragestellungen ist der umfassende Ansatz zur gerechten Beurteilung z. Zt. noch die Ausnahme, wird z. T. gar nicht als Auftrag wahrgenommen. Eine Umorientierung des ärztlichen Denkens und Handelns vor Ort tut Not, eine zentrale „Rehabilitationsabklärung" kann angesichts der Unzahl täglicher Entscheidungen nur modellhaften Charakter haben. Bislang fehlt internationaler Konsens über verläßliche und vergleichbare Kriterien zur Einschätzung von Rehabilitationspotential und -ergebnissen; hier liegt eine wichtige, inzwischen erkannte (Bundesministerium für Forschung und Technologie, 1978) Forschungsaufgabe der empirischen Sozialmedizin.

5. *Das Recht auf Rehabilitation*

Dies kann der Behinderte, wenigstens der Kapazität nach, im schulischen und berufsbildenden Sektor inzwischen leidlich einlösen. Noch größere Schwierigkeiten als 1968 bereitet die effektive Berufseingliederung Behinderter, unbefriedigend ist immer noch das Platz- und Beschäftigungsangebot der meisten Werkstätten für Behinderte. Die Zahl leichter Behinderter in mittleren Jahren, die langfristig arbeitslos werden und dann nicht selten resignieren, nimmt offenbar zu. Die Auswirkungen der gerade erst anlaufenden elektronischen Revolution auch auf die berufliche Rehabilitation sind noch gar nicht abzusehen. Unbefriedigend ist weiterhin die Entwicklung der sozialen Rehabilitationsdienste und -einrichtungen, z. B. die nachgehenden persönlichen Hilfen im Alltag und die beschützten Wohnangebote. Hier sind besonders psychisch Behinderte betroffen. Alle diese Lücken haben im Gesamtprozeß Rehabilitation mittelbare Rückwirkungen auch auf die medizinische Rehabilitation im Krankenhaus.

Gleichermaßen unzureichend ist im letzten Jahrzehnt der medizinische Sektor ausgebaut worden. Zwar entstanden nach einem aufwendigen Konzept einige beispielhafte Rehabilitationskrankenhäuser, doch kommen diese differenzierten und hoch technisierten Einrichtungen für die bedarfsdeckende Regelversorgung der meisten Behinderten, zumal der älteren und derjenigen mit bescheideneren oder kürzeren Rehabilitationsansprüchen wohl nicht in Betracht. Unverkennbar ist auch das erfolgreiche, leider nicht immer fundierte Bestreben vieler Kurkliniken und ähnlicher Einrichtungen, sich unter dem Zeichen Rehabilitation zeitgemäß fortzuentwickeln. Alle diese Einrichtungen haben gewöhnlich einen gravierenden Nachteil: Sie liegen weitab vom Lebensbereich der meisten Rehabilitanden und sind so dem fundamentalen Rehabilitationsgrundsatz der Integration hinderlich, die ja immer hauptsächlich soziale Wiedereingliederung meint.

Günstiger für eine rehabilitationsgerechte und bedarfdeckende Regelversorgung sind kleinere, einfach ausgestattete Rehabilitationsabteilungen, die entweder lokalen Krankenhäusern angegliedert oder als selbständige Einrichtungen in deren Nähe eingerichtet sind. Solche Einrichtungen können dann die in den Krankenhäusern vorhandenen Fachdisziplinen und Zentraleinheiten in Anspruch nehmen und so ihren der Langzeitproblematik entsprechend geringen Bedarf an medizinisch-technischer und diagnostischer Leistung decken. Andererseits bedeutet dies für die Krankenhäuser eine Ausweitung der medizinischen Versorgung auf den Bereich der Rehabilitation, wobei sowohl stationäre, wie auch teil-

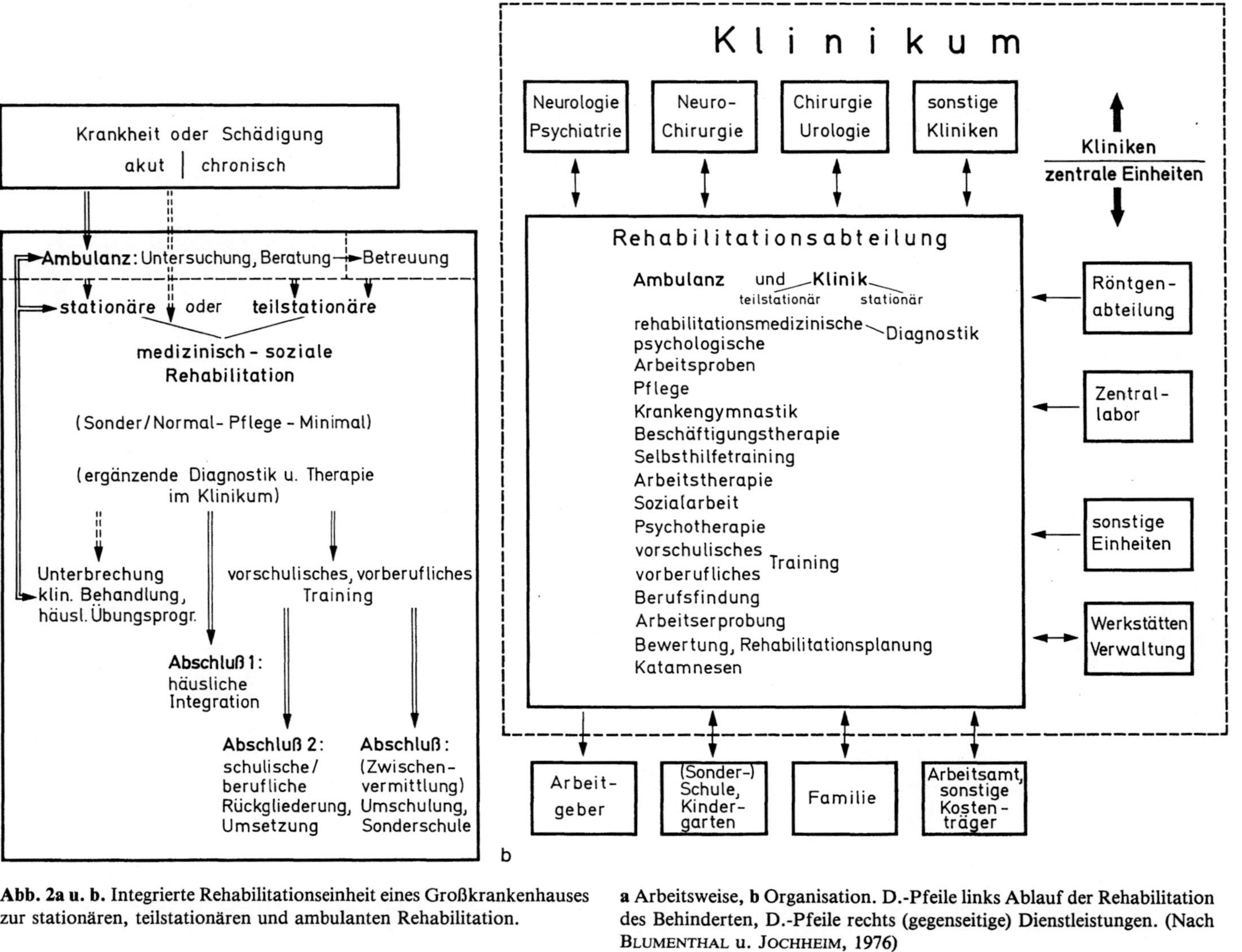

Abb. 2a u. b. Integrierte Rehabilitationseinheit eines Großkrankenhauses zur stationären, teilstationären und ambulanten Rehabilitation. **a** Arbeitsweise, **b** Organisation. D.-Pfeile links Ablauf der Rehabilitation des Behinderten, D.-Pfeile rechts (gegenseitige) Dienstleistungen. (Nach Blumenthal u. Jochheim, 1976)

stationäre und ambulante Dienste in Anspruch genommen werden. Dieses Modell hat sich bereits im Ausland, aber auch bei uns, etwa in einem Großklinikum, bewährt (Abb. 2).

Im Ausland sind seit langem ambulante Dienste zur regionalen rehabilitationsmedizinischen Minimal- und Langzeitversorgung eingeführt. Hierzulande wurden sie bisher nur in der zeitgerechten Versorgung psychisch Behinderter als notwendig erkannt und geduldet. Eine Ausweitung auf alle diagnostischen Gruppen, etwa nach Art der Sozialstationen, bietet sich an.

Im übrigen unterliegt die medizinische Rehabilitation als Teil des Gesundheitswesens, wie schon 1968 gezeigt, der gleichen Stufenversorgung wie die kurative Medizin. Daher gehört zumindest an jedes Krankenhaus der Regelversorgung ein Rehabilitationsdienst mit speziell fortgebildeten Fachkräften (Arzt, Pflegekräfte, Krankengymnasten, Beschäftigungstherapeut, Sozialarbeiter, evtl. klinischer Psychologe); zur Zentralversorgung ein ausgebautes Rehabilitationsteam mit Abteilungscharakter; zur Maximalversorgung differenzierte Arbeitsgruppen, die auch Forschung und Lehre vertreten können – eine Voraussetzung für die allmähliche Ausbreitung rehabilitativen Denkens und Handelns in der klinischen Medizin (LEHMANN et al., 1976).
Der vielberufene strukturelle Bettenüberhang – man spricht von etwa 10% – an kleinen, auch größeren Krankenhäusern einerseits und der eklatante etwa gleichgroße Mangel an ortsnahen medizinischen Rehabilitationsmöglichkeiten andererseits legt die unvoreingenommene Prüfung nahe, ob nicht jetzt das Recht jedes Behinderten auf seine Rehabilitation teilweise realisierbar wird in Form einer gestuften medizinisch-sozialen Rehabilitation im regionalen Krankenhaus. Die Vorhaltekosten könnten wegen der bereits vorhandenen, im Rehabilitationsverfahren durchschnittlich geringer beanspruchten akutmedizinischen Einrichtungen niedriger liegen und u. U. einen gespaltenen Tagessatz erlauben.

Eingefahrene Vorstellungen vom Krankenhaus und seiner rehabilitationsungünstigen Atmosphäre sind nach Erfahrungen im Ausland hierbei ebensowenig stichhaltig wie die hohen Kosten, die neu errichtete, autarke Rehabilitationseinrichtungen verursachen.

In der medizinischen Rehabilitation herrscht ein Notstand wie er ähnlich, aber inzwischen besser bekannt, nur noch in der gemeindenahen (klinischen) Psychiatrie vorkommt. Wie dort scheint die Entwicklung der medizinischen Rehabilitation in Richtung weniger aufwendiger, pragmatischer Dienstleistungsgruppen einerseits und der Behinderungsprävention andererseits zu verlaufen (*WHO*, 1976). Auch wir sollten uns eingestehen, daß die chancengerechte medizinische Rehabilitation aller Behinderten auf dem bisher eingeschlagenen Weg trotz aller Anstrengungen nicht erreicht wurde und in Zukunft nur unter vorbehaltloser Öffnung und Nutzung der vorhandenen Krankenhäuser realisierbar und auch wünschenswert ist.

Literatur

1. BLUMENTHAL, W.: Rehabilitation in der Neurologie. Z. Allg. Med. *54*, 795–804 (1978)
2. BLUMENTHAL, W., JOCHHEIM, K.-A.: Rehabilitation. 2. Theorie und Technik der medizinisch-sozialen Rehabilitation. In: Handbuch Sozialmedizin. BLOHMKE, M., FERBER, CHR. VON, KISKER, K. P., SCHÄFER, H., (Hrsg.), Bd. 3, S. 602–650. Stuttgart: Enke 1976
3. Bundesministerium für Forschung und Technologie (Hrsg.): Programm der Bundesregierung zur Förderung von Forschung und Entwicklung im Dienste der Gesundheit 1978–1981. Bonn 1978
4. KEITH, R. A., BRECKENRIDGE, K., O'NEIL, W. A.: Rehabilitation hospital patient characteristics from the hospital utilization project (HUP) system. Arch. Phys. Med. Rehabil. *58*, 260–263 (1977)
5. LEHMANN, F. F., FEINBERG, S. D., WARREN, C. G.: Undergraduate education in rehabilitation medicine: Trends in curriculum development and the impact on specialty manpower and delivery of service. Arch. Phys. Med. Rehabil. *57*, 497–503 (1976)
6. World Health Organization: WHO policy and programme for disability prevention and rehabilitation. SHS 75.1. Genf: WHO 1976

Zwei grundsätzliche Voraussetzungen für eine Intensivierung des rehabilitativen Geschehens im Krankenhaus

Prof. Dr. med. Karl-Heinz Huhnstock, Leitender Arzt der Abteilung für Innere Medizin im Südwestdeutschen Rehabilitationskrankenhaus Karlsbad

Der Rehabilitationskongreß 1968 hat in seinem Symposion Nr. 24 „Rehabilitation im Krankenhaus" (sind wir heute vorsichtiger und/oder bescheidener, daß wir dies Symposion „Rehabilitation und Krankenhaus" nennen?) bereits eine ganze Reihe recht klarer Forderungen erhoben, die von der damaligen Situation aus geeignet erschienen, das rehabilitative Geschehen im Krankenhaus zu verbessern und zu intensivieren. Dieser damalige Katalog umfaßte die Forderung nach Einrichtung zentraler Rehabilitationsabteilungen in allen größeren Krankenhäusern; nach genereller Schaffung eines Sozialfürsorgedienstes in allen Krankenhäusern; nach der stärkeren Verfügbarkeit von Krankengymnastik, Beschäftigungstherapie, Sprachbehandlung, psychologischer Eignungsuntersuchung, Arbeitstherapie etc. im allgemeinen Krankenhaus-, aber auch im Ambulanzbereich; nach schwerpunktmäßiger Aus- und Fortbildung der Medizinstudenten und Ärzte auf rehabilitationsmedizinischem Sektor; nach stärkerer Förderung der Aus- und Weiterbildung aber auch für das medizinische Hilfspersonal und u. v. a. – bis hin zur künftigen Richtschnur, daß Prävention vor der Rehabilitation gelten solle.

Heute, 10 Jahre später, hat dieser bereits damals zweifellos sinnvolle und dringliche Forderungskatalog leider nichts an Aktualität eingebüßt! Es würde jedem von uns schwer fallen, guten Gewissens auch nur einen der damals aufgestellten Punkte als gegenwärtig realisiert zu erklären. Wir sollten uns also darüber im klaren sein – die Teilnehmer unseres heutigen Symposions werden vermutlich ähnliche Erfahrungen haben –, daß zwar gegenwärtig der Begriff der medizinischen Rehabilitation in vieler Munde ist, daß aber sehr häufig schon die einfachsten Voraussetzungen zum Umsetzen rehabilitativer Impulse in die Praxis der Rehabilitation fehlen. Diese fehlenden Voraussetzungen betreffen verständlicherweise weniger die bereits rehabilitativ orientierten Institutionen, d. h. die Spezialeinrichtungen einer medizinischen Rehabilitation, als vielmehr die ganz überwiegende Mehrzahl unserer kurativen Krankenhäuser.

Ich sehe zwei Grundprobleme:

1. Jede Krankengymnastin, Beschäftigungstherapeutin, Logopädin und Sozialarbeiterin wird vermutlich sagen, daß in ihrem Bereich die Planstellen unzureichend sind – von den tausenden von Krankenhäusern in unserem Land ganz abgesehen, die für keinen dieser Berufe überhaupt auch nur eine einzige Planstelle aufweisen. Aber ohne diese Stellen ist eine rehabilitativ orientierte Arbeit im Krankenhaus schlechterdings nicht möglich. Unsere Forderung muß daher zweifellos sein, die Ausbildungskapazitäten in den erwähnten Berufen auszuschöpfen (was derzeit vermutlich bereits geschieht) bzw. zu erhöhen und trotz der jetzigen und künftigen Sparmaßnahmen im Krankenhaus auf einer sinnvollen Vermehrung der Stellen für nicht-ärztliche therapeutische Dienste zu bestehen und längerfristig hierfür sogar gesetzliche Auflagen zu fordern, analog zu den teilweise bereits existierenden gesetzlichen Bestimmungen über den Sozialdienst im Krankenhaus.
2. Selbst wenn unsere Allgemeinkrankenhäuser vermehrt Planstellen für die erwähnten therapeutischen und beratenden Dienste bereitstellen würden, so wäre damit nur ein Teil der derzeitigen Schwierigkeiten hinsichtlich einer Rehabilitation im Krankenhaus gelöst. Denn, das sehe ich heute als ein wesentliches Diskussionsthema an, auch die wenigen vorhandenen rehabilitationstherapeutisch arbeitenden Kräfte müssen frustriert sein, wenn sie im Krankenhaus-*Arzt* keinen halbwegs infor-

mierten und damit auch engagierten Partner finden.

Solange die Mehrzahl unserer Krankenhausärzte von medizinischer Rehabilitation allenfalls einen vagen Gesamtbegriff hat, aber niemals konkret „vor Ort" beispielsweise mit einem Rehabilitationsteam zusammengearbeitet hat (und sei es nur für wenige Wochen oder gar nur Tage), solange werden eben weiterhin kostspielige diagnostische Apparate beantragt und auch von der Verwaltung meist genehmigt, aber es wird z. B. keine Übungsküche beantragt, die wenig Raum und Geld kosten würde, dagegen aber einen ganz ungewöhnlichen Nutzeffekt hat. Diese Übungsküchen beispielsweise fehlen allerorts, nicht weil die Verwaltungen sie nicht genehmigen würden, sondern weil es keine Ärzte gibt, die eine solche Übungsküche beantragen, und sie können sie nicht beantragen, weil sie eine solche weder in ihrem Studium noch später jemals kennengelernt haben.

Im Rahmen unseres Themas müssen daher m. E. nachdrücklich praktisch-konkrete, rehabilitationsmedizinische Ausbildungsinhalte für das Medizinstudium gefordert werden (wie dies in anderen westlichen Ländern durch eine zeitlich und inhaltlich genau vorgeschriebene Tätigkeit in einer qualifizierten Rehabilitationseinrichtung als Selbstverständlichkeit des Studiums längst und mit Erfolg praktiziert wird).

Daß eine solche Ausbildungsinitiative – selbst wenn sie nicht vorgeschrieben, sondern nur richtig, d. h. engagiert angepackt wird – bei den Studenten auf Interesse stößt, haben wir selbst über viele Jahre in Karlsbad konkret erlebt mit dem Angebot eines eigentlich recht anstrengenden mehrtätigen Rehabilitationsseminars in unserem Hause, das von den Studenten selbst durch Mund-zu-Mund-Propaganda so bekannt gemacht und als innerhalb des Studienganges sinnvoll gelobt wurde, daß schließlich 70% der Studenten einer medizinischen Fakultät an diesem Seminar teilnahmen, obwohl es keinen Schein dafür gab, obwohl sie 80 km im eigenen Auto zu uns fahren mußten. Für die Mehrzahl dieser Studenten wird dies vermutlich leider die erste und letzte konkrete Berührung mit rehabilitationsmedizinischer Arbeit im Krankenhaus geblieben sein.

Wir, die in Rehabilitationseinrichtungen tätig sind, sollten uns heute und hier verpflichten, den Fakultäten entsprechende Angebote zu machen, die man dann allerdings auch mit Engagement erfüllen muß. Wobei wir wissen, wieviel schwerer ein Referat über die Übungsküche als über die Ergebnisse etwa des Rechtsherzkatheters „ankommt".

Ohne daß wir wissen, was unser Nachbarsymposion (Nr. 24) heute erarbeitet, müssen wir für den Krankenhaussektor festhalten, daß zur Durchsetzung rehabilitationsmedizinischer Aspekte die Ausbildung der Mediziner auf diesem Sektor immer noch völlig insuffizient ist und stärker institutionalisiert werden muß. Ähnliches gilt nun leider auch für den Bereich der ärztlichen Fortbildung, bei der die Organisatoren beispielsweise auch den Mut haben sollten, kompetente Vertreter der sog. paramedizinischen oder Heilberufe vor Ärzten zu Wort kommen zu lassen.

Wir, die aktiven Rehabilitationsmediziner, werden uns auch fragen müssen, warum nach einem Bericht der *Hospital Tribune* kürzlich auf einem deutschen Rehabilitationskongreß zwar 53 Referenten, aber unter den wenigen Zuhörern überhaupt nur ein praktizierender Arzt war. Es ist sehr zu hoffen, daß es uns auf unserem Symposion heute nicht ähnlich geht, und wir sollten in der Diskussion gemeinsam überlegen, was wir tun müssen, um unsere Isolation zu verringern, die im Hinblick auf das Eindringen der Rehabilitationsmedizin in das Krankenhaus immer noch, trotz des vielgliedrigen Rehabilitationsgeschehens, besteht.

In jedem Fall sollten wir aber heute versuchen, einen möglichst handfesten, d. h. konkreten Katalog aufzustellen, dessen Realisierung geeignet wäre, die gegenwärtig immer noch im höchsten Maße unbefriedigende Situation der Rehabilitation im Krankenhaus zu verbessern.

Anregungen und Hinweise aus der Praxis

Dr. med. Günter Marten, Chefarzt der Rehabilitationsabteilung in der Berufsgenossenschaftlichen Unfallklinik Frankfurt

Wenn man Prospekten Glauben schenken wollte, müßten eigentlich überall geradezu ideale Verhältnisse herrschen. Weil das nicht der Fall ist und Kliniken und Krankenhäuser viel zu unterschiedlich strukturiert und belegt sind, möchte ich verständlicherweise gehegte Wunschträume den Gegebenheiten der Praxis anzunähern versuchen, ohne Patentrezepte geben zu wollen. Es reicht eben nicht aus, nur über sämtliche räumlichen und apparativen Einrichtungen zu verfügen, ohne gleichzeitig die Bedeutung eines eingespielten Teams mit großem persönlichen Engagement für diese ganzheitlich orientierte Aufgabe (JOCHHEIM) zu erkennen. Arzt, Sportlehrer, Krankengymnast, Masseur, Pflegepersonal, Berufshelfer, Psychologe und auch Werkstatt müssen eng zusammenarbeiten. Der Patient selbst ist zu gegebener Zeit in diese Überlegungen mit einzubeziehen, nicht etwa bei der Bestimmung der Behandlungsmaßnahmen, sondern hinsichtlich der Beurteilung seiner eigenen Leistungsfähigkeit und der Bewertung des Behandlungserfolges.

Nur so läßt sich gelegentlich auch mit geschickter Improvisation ohne die letzte Perfektion eine relativ große Effektivität erzielen. Wir wollen aber nicht verhehlen, daß je vielfältiger die Möglichkeiten in einer Klinik mit einem großen Patientendurchgang sind, um so schwieriger die Koordination der Behandlungsmaßnahmen wie Krankengymnastik, Massage, Beschäftigungs-, Hydro-, Balneo- und Elektro-Therapie, Sport, Gymnastik mit Bewegungsbad und auch Gehschule ist. Schließlich kann der Patient nicht überall zur gleichen Zeit sein, und deswegen ist ein rationell ausgewogenes Therapieprogramm notwendig. Dabei sollte es nicht auf den Nachweis möglichst großer Behandlungszahlen in Rekordzeiten ankommen; eine gezielte individuell abgestimmte Behandlung ist sicher erfolgversprechender und oftmals verträglicher. Darüber hinaus sollte die Funktion bei entsprechender Kompensation den unbedingten Vorrang vor einer „Maß- und Winkelkosmetik" von Muskeln und Gelenken haben.

Zur Sicherstellung eines bestmöglichen Heilungsprozesses ist eine kontinuierliche, ausreichende ambulante nachklinische Behandlung in vielen Fällen sehr wichtig. Doch ist eine endlose Behandlung, im Bestreben, eine kaum noch zu erwartende völlige Schmerzfreiheit zu erreichen, ebensowenig sinnvoll wie etwa der Versuch, einer älteren Dame ein Muskelkorsett antrainieren zu wollen, von dem sie vielleicht einmal in jungen Jahren geträumt hat. Hier kann ein zur rechten Zeit gegebenes Hilfsmittel u. U. eher zum Ziel führen und die Anstrengung älterer Patienten auf ein erträgliches Maß reduzieren. Schon die normalerweise aus einem Behandlungsprogramm nicht mehr wegzudenkende Übungstherapie im Bewegungsbad kann im höheren Alter und bei Einschränkung der Leistungsbreite von Herz, Kreislauf und Lunge ein zu großes Risiko bedeuten. Auch der besten Übungsbehandlung sind eben Grenzen gesetzt und man wird gewissenhaft vitale Risiken gegen erstrebenswerte Funktionsverbesserungen abwägen und überlegen müssen, ob ständig aufeinanderfolgende Reize überhaupt noch die gewünschten Reaktionen auszulösen vermögen.

Erhaltungsversuche an Extremitäten, besonders an den Händen, sind bei der heute üblichen Technik an Spezialkliniken unbedingt oberstes Gebot, sofern nicht durch monate- oder gar jahrelangen Verlauf die Existenzgrundlage des Patienten gefährdet wird.

Die Versorgung mit den richtigen Prothesen und eine sofortige gute Anleitung läßt leider noch zu wünschen übrig. Die Unmöglichkeit, jeden Amputierten gleich welchen Alters mit Prothesen zu versorgen, hat man inzwischen einsehen müssen. Vielfach können schon Krücken oder ein rollender Stuhl eine raschere und schonendere Versorgung eines alten Menschen bringen, wenn es schließlich nur noch um die Fortbewegung geht und jeder Tag für das vielleicht nur noch kurze Leben kostbar ist. Die anfängliche Begeisterung für Myoelektrik-Prothesen hat inzwischen einer gewissen Ernüchterung Platz gemacht; in keinem Fall sollte sie etwa Status-Symbol sein. Zu derartigen Entscheidungen gehören allerdings große Erfahrung, vielleicht auch etwas technisches Wissen und unbedingt Fingerspitzengefühl, was man nicht immer ohne weiteres voraussetzen sollte.

Vielleicht wäre es besser, die Erstversorgung an qualifizierten Zentren durchführen bzw. zumindest überwachen zu lassen, um einen weniger bürokratischen Genehmigungsweg zu gewährleisten und nichts zu versäumen, was nicht mehr aufzuholen ist. Auf Kostenvoranschläge zu warten, wo man heute doch allmählich wissen müßte, was Prothesen, Apparate und Schuhe kosten, führt meines Erachtens nur zu unnötigen Verzögerungen und bei den heutigen Bettensätzen zu erheblichen Kostenerhöhungen; abgesehen davon kann eine optimale Versorgung dadurch beeinträchtigt werden. Auch eine Vereinheitlichung der Konstruktionen und der damit verbundenen Technik wäre ein dankenswerter Fortschritt für alle Beteiligten.

Setzen wir eine optimale klinische und nachklinische Rehabilitationsbehandlung voraus, so kommt der Zeitpunkt der Arbeitsaufnahme. An dieser Stelle möchte ich auf die sehr wichtige Position des Berufshelfers hinweisen. Seine Aufgabe ist bei der heutigen Arbeitsmarktlage besonders schwierig; deswegen sollte er so früh wie möglich eingeschaltet werden, wobei man sich natürlich fragen muß, wann man einem noch hoffnungsfrohen Patienten eröffnen darf, daß ein Wechsel seines Berufes möglicherweise nicht zu umgehen sein dürfte. Ich bin jedoch für einen frühzeitigen Hinweis auf einen wahrscheinlichen Dauerschaden, weil ich es für unklug halte, auf eine doch nicht mehr zu erwartende völlige Beschwerdefreiheit zu hoffen und dadurch Arbeitsfähigkeit und die Wartefristen bis zur Umschulung allzu lange hinauszuzögern. Die Überlegungen hinsichtlich der Umschulungsmaßnahmen wollen gut durchdacht sein, wobei Leistungsvermögen und beruflicher Arbeitsplatz auf Dauer eingeschätzt werden müssen.

Die immer noch zu beobachtende „Ehrfurcht“ vor Amputationsstümpfen führt gelegentlich zu geradezu grotesken Situationen. Es sollte sich allmählich herumgesprochen haben, daß ein Amputierter kein Krüppel mehr ist und beispielsweise eine Unterschenkelamputation bei entsprechend moderner operativer und prothetischer Versorgung keinen außergewöhnlichen Funktionsausfall bedeuten muß. Warum er dann nicht einmal mehr Leitern zum Arbeitsplatz steigen darf und oft nur deswegen umgeschult werden muß, ist mir insofern rätselhaft, als er es zu Hause in der Freizeit und beim Sport u. U. viel öfter tut. Das muß einfach dazu führen, daß beinamputierte oder überhaupt behinderte Umschüler mit den besten Zeugnissen auf Bewerbungsschreiben nur Absagen erhalten und erst nach Verschweigen ihrer Behinderung Erfolg haben. Für bedenklich halte ich auch die Praxis allzu großzügiger Bewilligungen von Krankenwagen- und Taxifahrten, vor allem im funktionierenden öffentlichen Großstadtverkehr. Wir bemühen uns ja gerade, Verletzten den Wiedereintritt in den normalen Alltag zu erleichtern. Sie absolvieren eine harte Übungsbehandlung und werden dann unüberlegt in eine gar nicht mehr vorhandene Abhängigkeit förmlich hineingedrängt. Dies kann sicherlich nicht die richtige Hilfe sein und Bequemlichkeit bei noch bestehender Arbeitsunfähigkeit und damit genügend vorhandener Zeit sollte eigentlich nicht noch honoriert werden.

Unsere ganzen Bemühungen werden leider allzu oft zunichte gemacht, wenn nach langer Krankheitspause statt allmählicher Wiederanpassung an einen nicht mehr gewohnten Arbeitsrhythmus ein voller Arbeitseinsatz verlangt wird und zwangsläufig zu physischen und psychischen Überforderungen führen muß. Wir können auch mit einem unter Aufbietung sämtlicher Möglichkeiten erreichten überzeugenden Behandlungserfolg nicht zufrieden sein, wenn der Patient diesen durch andere mißbräuchliche Gewohnheiten beeinträchtigt oder gar in Frage stellt. Hier muß auch die Klinik in gesundheitserzieherischer

Hinsicht aufklärend wirken. Ich denke u. a. an geeignete Kostformen bei Übergewicht, längerer Bettruhe und langdauernden Behandlungen, bei denen die statische Belastungsfähigkeit eine große Rolle spielt. Die meisten Patienten sind vernünftigen Ratschlägen gegenüber durchaus aufgeschlossen.
Abschließend möchte ich zum Ausdruck bringen, daß es mir besonders wichtig erscheint, bei Schwerverletzten bzw. -kranken schon während der stationären Behandlung den Weg in den zukünftigen Alltag abzustecken, Problemzonen und -funktionen ausfindig zu machen, um sie auf das Leben mit evtl. bleibenden Behinderungen einzustellen. Es ist die Aufgabe eines Behandlungsteams, mit allen auf langjährigen Erfahrungen beruhenden Unterweisungen Hilfestellung zu leisten, damit der Behinderte lernt, sich mit der unabänderlichen schicksalhaften Situation abzufinden, durch eine allmähliche Leistungssteigerung wieder das nötige Selbstvertrauen zu bekommen und somit Hemmungen abzubauen, um den mitmenschlichen familiären, beruflichen und gesellschaftlichen Kontakt nicht zu verlieren. Das gilt insbesondere für die Rehabilitation mehrfach Verletzter und Querschnittgelähmter.
Die vielen behinderten Sportler sind geeignete Vorbilder, liefern sie doch die Beweise, zu welchen großartigen Leistungen selbst schwerstbehinderte Menschen fähig sind. Deshalb ist eine Beteiligung am ambulanten Behindertensport zur Stabilisierung des erreichten Behandlungserfolges von allergrößtem Nutzen.

Aufgabe einer modernen Klinik ist es, dem Kranken bzw. Verletzten das Tor zu einem befriedigenden Berufsleben und freudvollen Alltag zu öffnen. Wir bemühen uns trotz vieler und manchmal unvermeidlicher Schwierigkeiten, diese schöne, aber sicher nicht leichte Aufgabe zu lösen.

Meine Schlußfolgerung soll sein:

Zu einer möglichst optimalen Rehabilitation, die gleichermaßen mit präventiven, also auch vorbeugenden Maßnahmen zur Leistungsverbesserung und Gesundheitserziehung verbunden sein muß, gehören ausreichende Therapie-Einrichtungen, ein eingespieltes Team, ein ausgewogenes individuell dosiertes Programm und schließlich eine allmähliche Anpassung an früher gewohnte Berufsanforderungen oder wohlüberlegte Umschulungsmaßnahmen.

Rehabilitation und Krankenhaus aus der Sicht eines Rentenversicherungsträgers

Horst Kugler, Abteilungsdirektor bei der Bundesversicherungsanstalt für Angestellte, Berlin

Beginn der Rehabilitationsmaßnahmen

Einigkeit besteht darüber – meine Vorredner haben das besonders unterstrichen –, daß die Reha-Maßnahmen frühzeitig, möglichst noch im Akutkrankenhaus beginnen sollten. Das war nicht immer so. Noch vor 10 Jahren waren weite ärztliche Kreise der Auffassung, daß dem Prinzip der Schonung eine besondere Bedeutung zukommt. So leiteten auch die Rentenversicherungsträger (RVTr) bis 1968 Reha-Maßnahmen nach einem Herzinfarkt erst 6 – 8 Monate nach dem Infarktgeschehen ein.

Wo soll rehabilitiert werden?

Wenn auch die Rehabilitation bereits am Krankenbett beginnen sollte, so dürfte es in den meisten Fällen doch zweckmäßig sein, spätestens zu einem Zeitpunkt, in dem die Akutbehandlung abgeschlossen ist oder kurz vor dem Abschluß steht und die Rehabilitation in den Vordergrund tritt, den Patienten in eine andere Einrichtung zu verlegen. Hierfür spricht folgendes:

1. Die hochspezialisierten und technisierten Universitätskliniken und Großkrankenhäuser sollten nur Patienten vorbehalten bleiben, die eine solche aufwendige Infrastruktur benötigen. Eine optimale Nutzung des Akutkrankenhauses ist nicht gegeben, wenn Patienten weiterbehandelt werden, die zwar noch nicht entlassungsfähig sind, für die jetzt aber eine gezielte Reha-Maßnahme erforderlich ist, oder die lediglich noch der Pflege bedürfen. Sie blockieren, wenn sie trotzdem in den modernen Akutkrankenhäusern verbleiben, oft dringend benötigte Plätze für Patienten, die auf eine Operation oder Spezialbehandlung warten.
   Hier ist auch ein zentraler Ansatzpunkt für eine wirksame Kostensenkung im Gesundheitswesen.
2. Gezielte Reha-Maßnahmen können in den Akutkrankenhäusern trotz der aufwendigen Infrastruktur nicht optimal durchgeführt werden. Diese Krankenhäuser sind zwar sehr personalintensiv, es fehlt oder mangelt aber an Reha-Kräften wie Krankengymnasten, Masseuren, Beschäftigungstherapeuten, Logopäden, Sportlehrern usw.
   Es stehen dort auch oft zu wenige geeignete Einrichtungen für die physikalische Therapie, kaum Bewegungsbäder, Gymnastikräume und Sportplätze zur Verfügung. Die Krankenhäuser haben fast ausnahmslos keine wohnlichen Patientenzimmer, zu wenig Aufenthaltsräume und i. allg. keine Speiseräume. Auch die Lage der Krankenhäuser in Großstadtnähe und in Ballungsräumen erlaubt kaum Wanderungen und körperliche Betätigung in einer reizvollen Umgebung.
   Damit dürfte das ganze Milieu im Akutkrankenhaus einer wirksamen Rehabilitation hinderlich sein.

Nachsorgeeinrichtungen

Schon in den 60er Jahren wurden vom Wissenschaftsrat Überlegungen angestellt, wie die Akutkrankenhäuser entlastet werden könnten. Sie liefen darauf hinaus, den Bau sog. Nachsorgekliniken in der Nähe der Akutkrankenhäuser zu empfehlen. In den folgenden Jahren spielten diese Pläne eine wichtige Rolle bei den Krankenhaus-Modernisierungsprogrammen der Länder.

Nicht berücksichtigt wurde hierbei, daß für die Reha-Maßnahmen in erster Linie die Rentenversicherungsträger zuständig sind, und daß diese über Einrichtungen verfügen, die weitgehend in der Lage sind, die Aufgaben solcher Nachsorgeeinrichtungen zu übernehmen. Sie liegen allerdings nicht in unmittelbarer Nähe der Krankenhäuser. Dies dürfte sich jedoch, wie oben dargelegt, für die Reha-Maßnahmen nur vorteilhaft auswirken, zumal sie auch nicht wegen der während der Reha-Maßnahmen erforderlichen medizinisch-technischen Untersuchungen auf eine nahe Lagebeziehung zum Krankenhaus angewiesen sind. Sie verfügen nämlich durchweg über eine ausreichende Ausstattung sowohl in der Labormedizin, der klinischen Physiologie als auch der Radiologie.

Abgrenzungsschwierigkeiten der Leistungen der Rentenversicherung zu denen der Krankenkassen

Die Tatsache, daß in zunehmendem Maße bereits neben der Akutbehandlung im Krankenhaus eine gewisse Basisrehabilitation durchgeführt wurde und, wenn auch nur vereinzelt, Verlegungen in Nachsorgeeinrichtungen der Krankenhäuser erfolgten, führte nach Inkrafttreten des Reha-Angleichungsgesetzes im Jahre 1974 zu erheblichen Abgrenzungsschwierigkeiten zwischen den RVTr und den Krankenkassen. Die Forderungen der Krankenkassen gingen dahin, daß die RVTr einen Teil der Krankenhauspflegekosten übernehmen sollten, insbesondere bei längeren Krankenhausaufenthalten und chronischen Leiden. Die RVTr'n mußten diese Forderung schon im Hinblick auf die eindeutige gesetzliche Regelung zurückweisen. Sie kamen jedoch den Krankenkassen entgegen, indem sie ihre Bemühungen um eine Frührehabilitation und damit den Ausbau ihrer Anschlußheilbehandlungen (AHB) intensivierten.

Die Anschlußheilbehandlungen der BfA

Als Anschlußheilbehandlungen werden solche Reha-Maßnahmen der RVTr bezeichnet, die sich unmittelbar an eine Krankenhausbehandlung anschließen. Ziel dieser AHB ist die dosierte, ärztlich überwachte Anpassung des Patienten an die Belastungen des Alltags und Berufslebens in einer dafür besonders spezialisierten Reha-Klinik. Das Schwergewicht liegt bei der rehabilitativen Therapie, z. B. Bewegungstherapie, physikalische Therapie, Gesundheitserziehung, spezielle Behandlung mit örtlichen Kurmitteln. Derartige AHBn führt die BfA zwar schon seit 1968 durch, allerdings begrenzt auf Fälle nach Herzinfarkt und nach Operationen an der Wirbelsäule und an den großen Gelenken.

Obwohl entsprechende Anträge bevorzugt bearbeitet wurden, konnte aber die Aufnahme in eine geeignete Reha-Klinik in der Regel erst nach Erteilung eines Bewilligungsbescheides erfolgen. Diese Verfahrensweise konnte auf die Dauer nicht zufriedenstellen, zumal es nahelag, AHBn auch bei anderen Indikationen durchzuführen. Es kam also darauf an, ein Modell zu erarbeiten, das eine schnelle und unbürokratische, möglichst nahtlose Verlegung vom Krankenhaus in die Reha-Klinik ermöglicht. Ein solches Modell wurde zusammen mit den Krankenkassen entwickelt, zunächst in 4 Kliniken der BfA erprobt und im April 1977 im ganzen Bundesgebiet und West-Berlin eingeführt. Alle Krankenhäuser wurden eingehend durch eine übersichtliche Broschüre über das neue Verfahren und die in Betracht kommenden Indikationen unterrichtet; auch die Reha-Kliniken, in denen AHBn zur Durchführung gelangen, werden in dieser Broschüre eingehend beschrieben.

Es hat sich herausgestellt, daß allein die Übersendung von Informationsmaterial nicht ausreichend war. So haben es Mitarbeiter der Krankenkassen übernommen, diese Broschüre und anderes Informationsmaterial den Chef- und Oberärzten der Krankenhäuser persönlich zu übergeben und bei dieser Gelegenheit das Verfahren zu erläutern. Auch wurde veranlaßt, daß die leitenden Ärzte der Reha-Kliniken den Ärzten, aber auch den Sozialarbeitern der umliegenden Krankenhäuser Gelegenheit geben, diese AHB-Kliniken zu besichtigen. Vor einigen Tagen hat die BfA eine Neuauflage ihrer Broschüre *Anschlußheilbehandlungen* den Krankenhäusern zugestellt. Der Katalog über die für eine AHB geeigneten Indikationen wurde erweitert. Weitere Reha-Kliniken wurden in die Liste der AHB-Kliniken aufgenommen.

Seit April 1977 konnten nach dem neuen vereinfachten Verfahren bereits 15 000 AHBn eingeleitet werden; die Tendenz ist steigend.

Empfehlungen

1. Im Krankenhaus sollte schon während der Akutbehandlung von den Ärzten geprüft werden, ob eine AHB durch den RVTr in Betracht kommt.
2. Gegebenenfalls sollte die Einleitung einer derartigen Maßnahme sobald wie möglich vom Krankenhaus unter Einschaltung des Sozialdienstes erfolgen, damit ein nahtloser Übergang von der Krankenhausbehandlung zur Behandlung in einer AHB-Klinik des RVTr's ermöglicht wird.

Wenn in diesem Sinne verfahren wird, würde sich der Bau von sog. Nachsorgeeinrichtungen in der Nähe der Akutkrankenhäuser weitgehend erübrigen. AHB-Kliniken der RVTr stehen in ausreichender Zahl zur Verfügung (bei der BfA 57). Das Netz dieser Kliniken könnte bei Bedarf ohne Neubauten erweitert werden.

Nach § 4 Abs. 2 RehaAnglG haben die RVTr auf die frühzeitige Einleitung und die zügige Durchführung der gebotenen Maßnahmen zur Rehabilitation hinzuwirken. Diesem Anliegen des Gesetzgebers konnte mit der Einführung des neuen AHB-Verfahrens weitgehend entsprochen werden. Es wurde ein Weg gefunden, insbesondere schwerer Erkrankten schnell und wirksam zu helfen.

Die bisherigen Erfahrungen zeigen deutlich, daß mit Hilfe dieses Verfahrens die Patienten schneller auskuriert und somit auch früher in das Berufsleben zurückgeführt werden können. Hiermit wird gleichzeitig ein erheblicher Beitrag zur Kostendämpfung im Gesundheitswesen geleistet. Der tägliche Kostensatz in einer AHB-Klinik der BfA beträgt z. Zt. 98,– DM, also halb so viel wie in einem Akutkrankenhaus.

Rehabilitation und Krankenhaus aus der Sicht des Sozialdienstes

Frau Margret Mehs, Sozialarbeiterin (grad.), Erste Vorsitzende der Deutschen Vereinigung für den Sozialdienst im Krankenhaus, Mainz

Sozialdienst im Krankenhaus: Aufgaben in der Rehabilitation

Aus der Sicht eines Sozialarbeiters muß die Rehabilitation eines kranken, behinderten, unfallverletzten Menschen nicht nur unter medizinischen und beruflichen Aspekten, sondern auch unter seelisch-emotionalen, sozialen und rechtlichen Gesichtspunkten gesehen werden. Denn der Patient erlebt und erleidet dieses Betroffensein zuerst einmal in seelisch-emotionaler und sozialer Dimension als „aus dem Gleichgewicht kommen". Diese Empfindungen beeinflussen und beeinträchtigen oft intensiv und nachhaltig das Krankheitsgeschehen und verstärken sich bei einer stationären Behandlung in hochtechnisierten und spezialisierten Krankenanstalten.

Bei einer Betrachtung und Analyse des Gesamtprozesses Rehabilitation müssen wir zudem berücksichtigen, daß wir es seit einigen Jahren bei den Rehabilitations-Patienten zunehmend auch mit chronischen, oft auch malignen Erkrankungen zu tun haben.

Rehabilitation muß am Krankenbett beginnen. Das bedeutet für den Sozialarbeiter im Krankenhaus die Wahrnehmung folgender Aufgaben:

1. Er leistet persönliche Hilfe (im Sinne von § 11 SGB, Allgem. Teil), die sich nach der Situation und Problematik im Einzelfall richtet. Dabei werden die Sorgen, Schwierigkeiten und Konflikte im persönlichen Erleben und in den sozialen zwischenmenschlichen Beziehungen innerhalb und außerhalb des Krankenhauses behandelt. Ferner werden in eingehenden interdisziplinären Beratungen konkrete kurzfristige und längerfristige Möglichkeiten und Ziele unter gesamtrehabilitativen Aspekten erörtert und mit dem Patienten ausgehandelt.
2. Der Sozialarbeiter leitet Maßnahmen der medizinischen, beruflichen und sozialen Rehabilitation ein und klärt die damit zusammenhängenden Kostenfragen.
3. Der Sozialarbeiter vermittelt materielle und/oder institutionelle Hilfen für den Patienten wie auch für die Bezugspersonen.

Insgesamt gesehen kommt dem Sozialdienst im Krankenhaus eine eigenständige berufsspezifische Aufgabe zu wie auch im Rehabilitations-Prozeß eine initiierende und koordinierende Funktion als Vermittler zwischen „Drinnen und Draußen".

Sozialdienst im Krankenhaus: Fakten – Empfehlung

Ist-Situation des Sozialdienstes: Es ist bestürzend, daß in unseren Krankenhäusern oft noch keine oder zu wenig kompetente Fachkräfte des Sozialdienstes tätig sind.
Die Deutsche Vereinigung für den Sozialdienst im Krankenhaus e.V. hat aufgrund jahrzehntelanger Erfahrungen in ihren 1977 novellierten „Richtlinien" einen Bettenschlüssel von 1 : 250 im Krankenhaus der Grund- und Regelversorgung als angemessen und notwendig gefordert. Bis Ende 1976 waren in der Bundesrepublik Deutschland in den 3483 Krankenanstalten mit rd. 700000 Betten 1121 Sozialarbeiter tätig. Bei dem angenommenen Bettenschlüssel errechnet sich also per 1977 ein Fehlbedarf von etwa 1700 Sozialarbeitern im Krankenhaus.
Sozial- und Gesundheitspolitiker haben sich in den letzten Jahren verstärkt dieses Anliegens angenommen. Der Bundesgesundheitsrat hat 1971 in einem Votum u. a. ausgedrückt, daß auf die Mitarbeit von Sozialarbeitern im Krankenhaus nicht verzichtet werden könne.

Im Juni 1973 hat Rheinland-Pfalz als erstes Bundesland in § 16 des Krankenhausgesetzes den Sozialdienst als zum Leistungsangebot eines jeden Krankenhaus gehörend verfügt. Ähnliche Bestimmungen folgten in Berlin, Nordrhein-Westfalen und Baden-Württemberg. Die Personalkosten für diesen Fachdienst gehören zu den Benutzerkosten, sie werden unter den Sonderdiensten im Selbstkostenblatt ausgewiesen und gehen in den vollpauschalierten Pflegesatz ein. Trotz dieser günstigen Regelung ist nicht einmal die Hälfte der Krankenhäuser mit Sozialdiensten ausgerüstet.

Mir ist bekannt, daß leitende Ärzte und Verwaltungsdirektoren auch keine Planstellen einrichten wollen, weil sie den Sozialdienst als überflüssig ansehen.

Es muß bei dieser Sachlage die Frage gestellt werden,

- ob der Patient im Krankenhaus von den Verantwortlichen als Mensch in allen Dimensionen des Daseins und des Krankseins gesehen wird,
- und ob wir es uns leisten können, eine höchst kosten- und personalintensive medizinische Diagnostik und Therapie zu betreiben, ohne gleichzeitig durch Einsatz kompetenter und komplementärer Fachdienste diese Leistungen zu stabilisieren?

Soll-Empfehlung: Das Defizit an Planstellen für Sozialarbeiter im Krankenhaus muß so rasch wie möglich beseitigt werden. In den Krankenhausgesetzen aller Bundesländer sollte die psychosoziale Betreuung der Patienten durch entsprechende Fachkräfte verfügt werden.

Neben diesen prinzipiellen Feststellungen zur Situation des Sozialdienstes im Krankenhaus kann ich aus meiner Erfahrung hinsichtlich umfassender Rehabilitationsmaßnahmen z. B. folgendes sagen:

Sozialdienst im Krankenhaus: Erfahrungen – Empfehlungen

1. Medizinischer Bereich
   Ist-Situation: Die AHB-Verfahren zur raschen Verlegung aus der Akutklinik in eine weiterbehandelnde Rehabilitationsklinik mit speziellem Funktionstraining haben sich weitgehend bewährt. Für bestimmte Bereiche gibt es noch zu lange Wartezeiten, z. B. Neurologie.
   Soll-Empfehlung: Das System der AHB-Kliniken und Nachsorgekliniken sollte ausgebaut werden, wobei auch die psychosozialen und gesamtrehabilitativen Aspekte stärker im Therapiebereich beachtet werden müßten – gleichzeitig auch als Präventivmaßnahme.
2. Beruflicher Bereich
   Ist-Situation: Die veränderte Konjunkturlage und Strukturveränderungen in vielen Arbeitsbereichen haben den Arbeitsmarkt für Behinderte und eingeschränkt Arbeitsfähige ziemlich versperrt.
   Die Auswirkungen des Schwerbehindertengesetzes und die Bemühungen der Bundesanstalt für Arbeit, einen sog. „besonderen Arbeitsmarkt" für Behinderte zu erschließen, haben nicht den gewünschten Erfolg gehabt. Die Toleranzschwelle, eingeschränkt Leistungsfähige zu beschäftigen, ist rapid gesunken.
   Der Behindertenausweis hat sich für manche Betroffene, für Stellensuchende, geradezu als Bumerang erwiesen. Wir stellen fest, daß der Grundsatz „Rehabilitation kommt vor Rente" seit einigen Jahren nicht mehr uneingeschränkt gilt:
   a) Es werden weniger Umschulungsanträge bewilligt.
   b) Die Bereitschaft zur innerbetrieblichen Umsetzung ist gesunken sowohl bei den Betrieben als auch bei den betroffenen Patienten, bei diesen aus finanziellen Gründen.
   c) denn es werden von den Rentenversicherungsträgern nur noch selten BU-Renten gewährt. Die Rentenanträge werden entweder abgelehnt oder es wird sofort auf EU-Rente erkannt.

Das bedeutet im ersten Fall oft eine arbeitsmedizinisch falsche Beurteilung, die dazu führt, daß der Betroffene eine seiner Gesundheit abträgliche Tätigkeit wieder aufnimmt oder in eine andere, meist geringer bezahlte Arbeit ausweicht, was eine ausgesprochene soziale Härte darstellen kann. Im zweiten

Fall wird der Patient zum Nichtstun verurteilt, obgleich er in bestimmten Bereichen arbeitsfähig ist und aus medizinischer Sicht auch arbeiten sollte.
Soll-Empfehlung: Die Praxis der Rentengewährung sollte auch mehr unter sozialrehabilitativen Gesichtspunkten gesehen werden. Es sollen Überlegungen angestellt und Pläne erarbeitet und modellhaft ausprobiert werden, wonach Menschen mit eingeschränkter Leistungsfähigkeit vermehrt im öffentlichen und privaten Dienstleistungsbereich eingestellt werden könnten.
Die Werkstätten für Behinderte sollten erweitert und vermehrt auch für somatisch Kranke zugänglich sein. Den Berufsförderungswerken und Werkstätten für Behinderte sollten mehrmonatige Kurse zur Belastungserprobung für die Bereiche Industrie, Handel, Handwerk und Dienstleistung angeschlossen werden.

3. Sozialer Bereich
Ist-Situation: Unsere Gesellschaft ist kranken- und behindertenfeindlich (man kann erweitern und auch sagen: kinder- und altenfeindlich).
Einige Patientengruppen sind besonders betroffen, nämlich psychisch Kranke und Schwerkörperbehinderte. Sie haben in den letzten Jahren – oft mit Unterstützung von Sozialarbeitern – Selbsthilfeorganisationen und Patientenclubs u. ä. gegründet, in denen ihre seelischen und sozialen, zwischenmenschlichen Bedürfnisse ausgesprochen und ernst genommen werden. Von diesen Vereinigungen und ihren überregionalen Verbänden sind wertvolle Anregungen zur Förderung der Rehabilitation und sozialen Re-Integration ausgegangen.
Soll-Empfehlung: Die Bereiche Freizeit, Bauen und Wohnen für Behinderte müssen weit stärker als bisher öffentlich behandelt und berücksichtigt werden.

Zusammenfassend

Rehabilitation in allen Bereichen muß am Krankenbett beginnen, wobei als kompetente Fachleute – beratend, klärend, aktivierend, vermittelnd und koordinierend – Sozialarbeiter und Sozialpädagogen eingesetzt werden müssen.

Darstellung des Diskussionsverlaufs und Empfehlungen

Prof. Dr. med. Robert-Charles Behrend, Hamburg

Das Auditorium dieses Symposiums setzte sich erwartungsgemäß aus einem ausgewogenen – man möchte in der modernen Stellvertretersprache sagen – repräsentativen Gremium zusammen (Krankenschwester, Architekt, Sozialdienst, Logopädie, Krankengymnastik, Beschäftigungstherapie, zuständiger Senator einer Hansestadt, Psychologie, Versicherungsträger, Reha-Berater, Ärztlicher Direktor, prominente Probleminteressierte aus Frankreich, rehabilitationsverschriebene Ärzte u.a.m.). Es wurde z. T. heftig kontrovers, doch immer vorstellungs- und zielgerichtet über Inhalte der vorangegangenen Referate und über weiterführende Ideen diskutiert.
Sehr bald zeigte sich, daß die 10 im Einleitungsreferat angekündigten und zur Diskussion gestellten Thesen praktisch die Schwerpunkte des gesamten Feldes Rehabilitation im Krankenhaus umfaßten. So kam es, daß im Endeffekt – von einzelnen Formulierungskorrekturen abgesehen – die Inhalte der Thesen sinngemäß als Emp-

fehlungen angenommen wurden, wie am Schluß dieser Ausführungen dargestellt.

Hauptpunkte der Diskussion waren:

- Oftmals schon in Krankenhäusern bestehende Möglichkeiten zur physikalischen Therapie könnten *Kristallisationskerne* einer vollkommenen, echten Rehabilitation werden. In den USA sind die Anforderungen an den Facharzt für physikalische Therapie sehr hoch und unseren Vorstellungen der Rehabilitations-Philosophie nahe.
- Einzelne Allgemeine Ortskrankenkassen sehen Möglichkeiten eines frühzeitigen Beginns der Rehabilitation auch in Kleinkrankenhäusern, sofern die geistige Einstellung für einen solchen Frühbeginn seitens des ärztlichen und des Pflegepersonals vorhanden ist.
- Es kommt nicht so sehr auf das Vorhandensein von Einrichtungen zur frühen Durchführung von Trainingsmaßnahmen an (Schwimmbad u.a.m.), sondern darauf, daß der Stationsarzt sie im rechten Augenblick richtig anzuwenden weiß.
- Dem oft erlebten „Vergammeln“ von Behinderten in Akutkrankenhäusern bis zur Übernahme in das Rehabilitationszentrum sollte durch gezielte Frühanwendung rehabilitationsgerechter Maßnahmen entgegengewirkt werden.
- Allgemeiner Consensus: Überall 6 Stellen Sozialdienst auf 1000 Patienten!
- Die Deutsche Vereinigung für den Sozialdienst im Krankenhaus e.V. bietet Seminare zur Einführung und Fortbildung von Sozialarbeitern an.
- Rehabilitation sollte zum Pflichtfach im Ausbildungskatalog von Krankenschwestern werden. (Die Ausbildung sollte auch die Raumpflegerinnen erfassen!)
- Die Krankenschwester ist infolge ihres Amtes als wichtigste Rehabilitations-Kontaktperson anzusehen!
- Die Probleme sind in allen Ländern, auch in Frankreich, ähnlich.
- Studenten zeigten sich an der Integrierung der Rehabilitationsausbildung in das Hauptkolleg außerordentlich interessiert, als ihnen die Bedeutung derselben von Mal zu Mal klarer wurde.
- Im Hinblick auf Rehabilitation sollten die entsprechenden Bereiche in die Kostendeckung mit einbezogen werden, was heute zumeist nicht der Fall ist.
- Die Ausbildung der Studenten in Sachen Rehabilitation sollte patientenbezogen sein.
- Hauptproblem ist, daß die *Lehrenden* selbst erst einmal die Bedeutung der Rehabilitation erfassen.

10 Empfehlungen (zuvor Thesen!) zum Thema Rehabilitation und Krankenhaus

1. Heute, wie 1968 bereits formuliert, hat jegliche Rehabilitation, gleich welche Störung betreffend, unmittelbar nach dem Akutereignis im Erstkrankenhaus zu beginnen.
2. Durch diesen sofortigen Beginn mit einer rehabilitativ orientierten Betreuung könnten vielfache Kosten erspart bleiben.
3. Rehabilitation im Krankenhaus fängt stets mit dem ausführlichen ärztlichen Gespräch an. Der behandelnde Arzt gleich welcher Disziplin hat hierfür die notwendigen fachlichen Voraussetzungen mitzubringen und einem Team in die Rehabilitation Engagierter zu vermitteln.
4. Die frühzeitige Einbeziehung übriger Bereiche (Familie!) in die rehabilitativen Bemühungen hat unmittelbar im Krankenhaus zu beginnen: Sie ist zu gleichen Teilen Angelegenheit des Stationsarztes, der Schwestern und des Sozialdienstes.
5. Ein qualifizierter Sozialdienst gehört in *jedes* Krankenhaus. Die Betreuung kann in Kooperation mehrerer Häuser erfolgen.
6. In jedes Krankenhaus gehört ein mit der Rehabilitationsproblematik vertrauter, medizinisch versierter, klinischer Psychologe.
7. Die Einführung in die Philosophie der Rehabilitation und alle damit zusammenhängenden Maßnahmen haben bereits während des Studiums, und zwar jeweils fachgebunden (Neurologie, Orthopädie, Kardiologie u.a.m.) zu beginnen. Schriftliche Rehabilitationsfragen müssen Teil einer jeden Prüfung sein.

8. Ebenso muß die Philosophie der Rehabilitation nebst entsprechenden Maßnahmen zur Pflicht in Weiterbildungsprogrammen werden.
9. Die Realisierung von Rehabilitationsmaßnahmen vom Akutstadium bis zur Berufsfindung erfordert:
   a) ein gründliches diesbezügliches Wissen der Ärzte im Krankenhaus,
   b) den Goodwill des Teams angesichts einer bestimmten Problematik, eine ausreichende Zahl von Rehabilitationskräften einschl. Schreibhilfen, einen steten Geist von Disziplin und Humanität.
10. Bereits im Krankenhaus muß schon während der Akutbehandlung geprüft werden, ob und ggf. welche Maßnahmen (u. a. Anschlußheilbehandlung) in Betracht kommen.

19. Symposium Berufskrankheiten und Rehabilitation

Vorsitzender: Dr. jur. P. Versen, Heidelberg

Als Mitwirkende in der Symposiumsleitung:
Prof. Dr. med. H. Düngemann, München
Dr. jur. O. Kersten, München
Prof. Dr. med. W. T. Ulmer, Bochum

Aus dem Inhalt: Berufskrankheiten (BKr) nur 12% aller erstmalig entschädigten Fälle – Häufigste BKr: Lärmschwerhörigkeit (Anteil 50%) und Staublungenerkrankungen (Anteil jetzt 19%) – Schwerpunkte der beruflichen Rehabilitation: berufsbedingte Haut- (im Baugewerbe) und Atemwegserkrankungen (in Ernährungsberufen) – Auswertung einer Rehabilitationsdokumentation über 17 897 Fälle – Hohe Prozentsätze des Verbleibens im Arbeitsleben

Aus dem Inhalt: Wesentliche Fortschritte seit 1968 – Das neueingeführte Hautarztverfahren – Manifeste Sensibilisierungen sind Allgemeinerkrankungen – Auswertung der Hautarztberichte aus 5 Jahren – Optimale Früherfassung und gezielte Frühbehandlung – Verhinderung der Realisation von Genodermatosen – Verbesserungen auch für Spätfälle – Ein Noxenkatalog – Straffung der organisatorischen Möglichkeiten – Die immer noch fehlende Nachtbehandlung

Aus dem Inhalt: Aus den Erfahrungen einer internistischen berufsgenossenschaftlichen Klinik – Entschädigungsvolumen über 80% aller BKr – Die Inhalationsallergien – Funktionsanalysen zur Früherkennung – Die Stadien I und II – Gute Therapieerfolge auch bei Stadium III – Adäquate Arbeitsplätze notwendig – Verbesserte Lebenserwartung der Silikose-Kranken – Gezielte Programme für die chronisch Kranken der verschiedenen Krankheitsgruppen

Aus dem Inhalt: Jeder Einzelfall hat seine Sonderheiten – Intensive Beratung „vor Ort" nicht zu ersetzen – Schwierigkeiten bei Unternehmern betroffener Gewerbegruppen – Soll man desensibilisieren? – Uneinheitliche Erfahrungen mit therapeutischen Maßnahmen gegen Berufsaufgabe – Betriebskundige Berater und Helfer die Voraussetzung für die Rehabilitation Berufserkrankter

J. Reinhardt: Kurzdarstellung des Diskussionsverlaufs, S. 572

Stresemann: Ein weiterer Diskussionsbeitrag, S. 573

P. Versen: Empfehlungen, S. 574

Einleitungsreferat – Statistische Angaben

Dr. jur. Paul Versen, Geschäftsführer des Landesverbandes Südwestdeutschland der gewerblichen Berufsgenossenschaften, Heidelberg

Allgemeine Zahlen zum Berufskrankheitengeschehen der gewerblichen Berufsgenossenschaften

Für die Behandlung des Themas „Berufskrankheiten und Rehabilitation" bedarf es zunächst der Feststellung, daß wir es hier nicht mit einem einheitlichen Erkrankungsbild zu tun haben, sondern mit einer Vielzahl von Erkrankungen, die gemeinsam haben, daß sie im wesentlichen durch die berufliche Beschäftigung verursacht worden sind und die Erkrankungsart in der Liste der vom Staat anerkannten Berufskrankheiten aufgeführt ist.

Es sollte ebenfalls vorausgeschickt werden, daß das Berufskrankheitengeschehen im Vergleich zu den Arbeitsunfällen zahlenmäßig eine verhältnismäßig geringe Bedeutung hat. Dies zeigt sich bei einem Vergleich der Fälle, in denen erstmals vom Unfallversicherungsträger eine Rente zu zahlen war. Rechnet man die Wegeunfälle mit hinzu, dann stehen 1977 6844 Berufskrankheiten rund 50000 Unfälle gegenüber (Abb. 1). Allerdings hat sich in den letzten 10 Jahren bei den Arbeitsunfällen und den Berufskrankheiten eine gegenläufige Entwicklung gezeigt. Die erstmalig entschädigten Arbeitsunfälle gingen um 17% zurück. Ihr Anteil an der Gesamtzahl der zu entschädigenden Fälle fiel von 74% auf 70%, während demgegenüber der Anteil der erstmalig entschädigten Berufskrankheiten von 7 auf 12% stieg. Bei 6844 erstmals entschädigten Berufskrankheiten waren 1977 lediglich 163 Fälle mit Todesfolge zu entschädigen.

Der Anstieg der erstmals entschädigten Berufskrankheiten ist im wesentlichen auf die Zunahme der Fälle mit Lärmschwerhörigkeit zurückzuführen. Deren Zahl hat sich in den letzten 10 Jahren mehr als verzwölffacht. Zugenommen haben auch, wenn auch wesentlich geringer, die beruflich bedingten Infektionskrankheiten und die Zahl der Fälle mit beruflich bedingten obstruktiven Atemwegserkrankungen. Ein Rückgang ist eingetreten bei den beruflichen Hauterkrankungen und bei der Zahl der Staublungenerkrankungen durch Quarz und Asbest, einschl. der Zahl der Lungenkrebserkrankungen durch Asbest (Abb. 2). Diese 5 Gruppen von Berufskrankheiten haben schon einen Anteil von 87% an der Zahl der erstmalig entschädigten Berufskrankheiten des Jahres 1977. Von Interesse ist auch die Entwicklung des Anteils der Gewerbszweige an den erstmalig entschädigten Berufskrankheiten. Hier fällt der starke Anstieg der erstmalig entschädigten Berufskrankheiten im Bereich der Eisen- und Metallindustrie, einschl. der elektrotechnischen Industrie auf, sicher im wesentlichen bedingt durch die Berufskrankheit Lärm, während der leichte Anstieg im Gesundheitsdienst auf die Zunahme der Infektionskrankheiten zurückzuführen ist. Der Anteil dieser fünf Bereiche an der Gesamtzahl der Erkrankungen in allen Gewerbszweigen stieg von 1968 mit rd. 34% auf 53% im Jahr 1977 an (Abb. 3).

Betrachtet man den Anteil der fünf häufigsten beruflichen Erkrankungen, dann ergibt sich, daß die Lärmerkrankungen ihren Anteil von 6% auf 50% erhöht haben, während bei der zweitstärksten Gruppe, den Staublungenerkrankungen, der Anteil von 40% auf 19% zurückging (Abb. 4). Es mag Außenstehende vielleicht überraschen, daß diese beiden Berufskrankheiten aus der Sicht der beruflichen Rehabilitation keine besondere Bedeutung haben. Besondere Maßnahmen zur beruflichen Wiedereingliederung werden in der Regel nur bei den beruflichen Hauterkrankungen und den obstruktiven Atemwegserkrankungen erforderlich. Die Zahl der erstmalig entschädigten Fälle ist bei diesen Krankheiten wesentlich geringer.

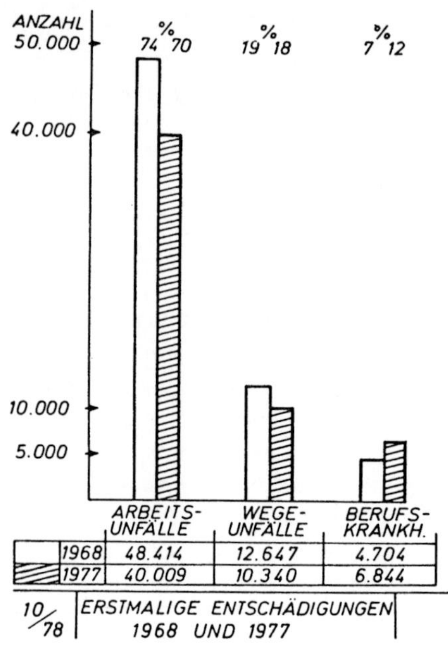

Abb. 1. Erstmalige Entschädigungen 1968 und 1977

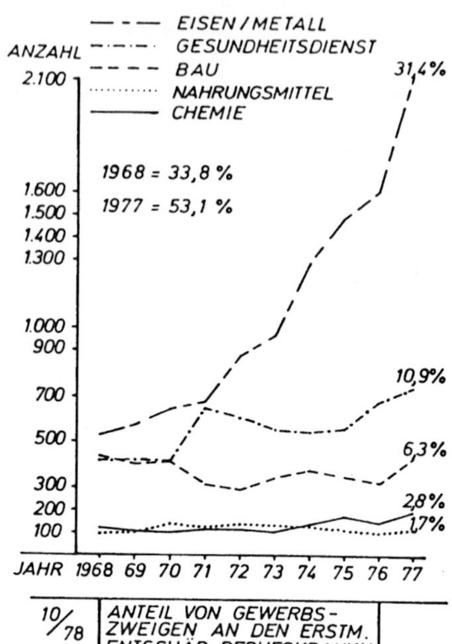

Abb. 3. Anteil von Gewerbszweigen an den erstmals entschädigten Berufskrankheiten

Bei einer Aufgliederung dieser beiden Berufskrankheiten zeigt sich, daß 1977 87% bzw. 90% der Entschädigungen wieder auf die fünf Gewerbszweige entfallen mit einer Spitze bei den Hauterkrankungen im Bereich der Bauwirtschaft, bei den obstruktiven Atemwegserkrankungen im Bereich der Nahrungsmittelindustrie (Abb. 5). Allerdings sind relativ geringfügige Verschiebungen der Anteile der einzelnen Gewerbszweige im Vergleich zu 1968 festzustellen. In diesem Zusammenhang muß aber besonders darauf hingewiesen werden, daß für diese beiden Erkrankungen in der Regel schon besondere berufliche Rehabilitationsmaßnahmen nach der ersten Meldung einsetzen, um bereits das Entstehen einer zu entschädigenden Berufskrankheit

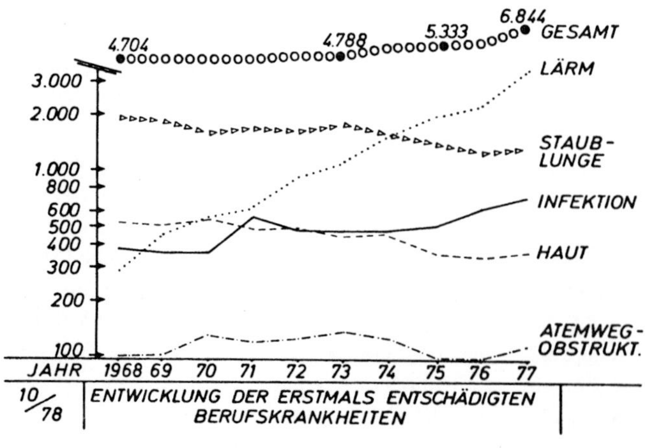

Abb. 2. Entwicklung der erstmals entschädigten Berufskrankheiten

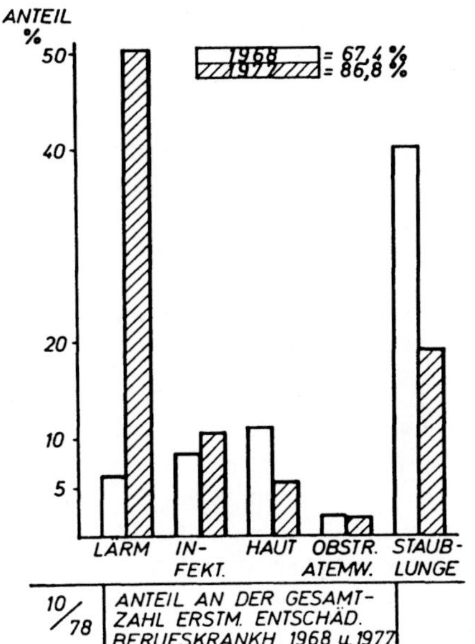

Abb. 4. Anteil an der Gesamtzahl erstmalig entschädigter Berufskrankheiten 1968 und 1977

zu verhindern. So standen z. B. 1977 9205 Meldungen einer Hauterkrankung 360 (4%) erstmalige Entschädigungen gegenüber; bei den obstruktiven Atemwegserkrankungen lauten die Zahlen 948 zu 114 (12%).

Berufliche Rehabilitationsmaßnahmen bei Berufskrankheiten

Gesamtübersicht

Um zu zeigen, wo die Schwerpunkte der beruflichen Rehabilitation von Berufserkrankten liegen, wurden drei Jahrgänge der berufsgenossenschaftlichen Rehabilitationsdokumentation ausgewertet. Bei 17897 erfaßten Fällen ergab sich bei 1590 die Notwendigkeit von beruflichen Ausbildungsmaßnahmen. Hiervon entfallen 1244 auf Umschulungen, 163 auf besondere Einarbeitung, 147 auf eine Zusatzausbildung und in 36 Fällen reichte eine Fortbildung aus (Abb. 6). Der Anteil der Frauen an der Gesamtzahl beträgt 10%, bei den Ausbildungsmaßnahmen 27%.

Bei einem Vergleich der Altersstruktur der Rehabilitanden mit Ausbildungsmaßnahmen mit der Altersstruktur der Gesamtzahl der Erkrankten ergibt sich folgendes Bild: Bei der Gesamtzahl der Fälle liegen die Schwerpunkte in den Altersklassen zwischen 41 und 50 Jahren und zwischen 51 und 60 Jahren. Das Alter der erkrankten Frauen liegt übrigens durchschnittlich niedriger; hier tritt der Versicherungsfall am häufigsten zwischen 21 und 30 Jahren ein. Bei den Rehabilitanden liegt das Schwergewicht dagegen in den Altersstufen zwischen 21 und 30 Jahren und zwischen 31 und 40 Jahren. Bei der Nationalität der Rehabilitanden ist festzustellen, daß 98% aller Ausbildungsmaßnahmen für Deutsche durchgeführt worden sind.

Bemerkenswert ist, daß immerhin 25% aller Ausbildungsmaßnahmen im Betrieb durchgeführt wurden und zu 92% erfolgreich abgeschlossen werden konnten. Auch bei den Ausbildungsmaßnahmen in besonderen Einrichtungen liegt der Anteil der erfolgreichen Beendigung über 90%. In diesem Zusammenhang ist von Be-

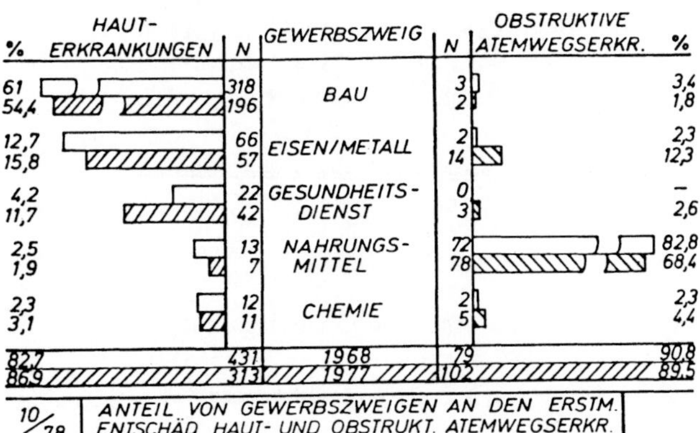

Abb. 5. Anteil von Gewerbszweigen an den erstmalig entschädigten Haut- und obstruktiven Atemwegserkrankungen

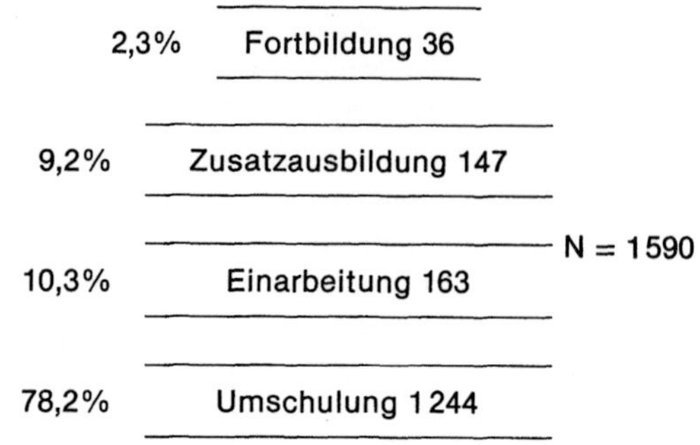

2,3%	Fortbildung 36	
9,2%	Zusatzausbildung 147	
10,3%	Einarbeitung 163	N = 1590
78,2%	Umschulung 1 244	

Abb. 6. Ausbildungsmaßnahmen

deutung, daß in den Fällen, in denen berufliche Rehabilitationsmaßnahmen erforderlich wurden, die Wiederbeschäftigung im alten Betrieb nur in 13% der Fälle möglich war, während in 87% der Fälle der Betrieb gewechselt werden mußte.

In vielen Fällen wurde mit den beruflichen Ausbildungsmaßnahmen eine Verbesserung der Wettbewerbsfähigkeit des Rehabilitanden erreicht. Die Wettbewerbsfähigkeit blieb gleich in 41% der Fälle, sie erhöhte sich in 47% der Fälle und wurde nur in 12% als geringer bezeichnet. Es fällt auf, daß sich insbesondere bei den Frauen die Wettbewerbsfähigkeit in den meisten Fällen erhöhte und nur in weniger als 1% der Fälle als geringer bezeichnet wurde.

Betrachtet man die Berufskrankheiten mit den meisten Ausbildungsmaßnahmen, so erkennt man, daß die Berufskrankheiten Bronchialasthma, heute obstruktive Atemwegserkrankung, und Hauterkrankung mit weitem Abstand an der Spitze liegen. Ihr Anteil an den Zusatzausbildungen beträgt insgesamt 89% (Haut 59%, obstruktive Atemwegserkrankungen 30%), an den Umschulungen 90% (Haut 58%, obstruktive Atemwegserkrankungen 32%) (Abb. 7). Aus diesem Grunde werden die weiteren Untersuchungen auf die Ergebnisse der Rehabilitation bei diesen beiden Erkrankungen beschränkt.

Berufliche Hauterkrankungen

Von den 2625 dokumentierten Hauterkrankungen betrafen 96% deutsche Versicherte. Der Anteil der Frauen an der Gesamtzahl betrug 32%, an den Ausbildungsmaßnahmen 41% (Abb. 8).

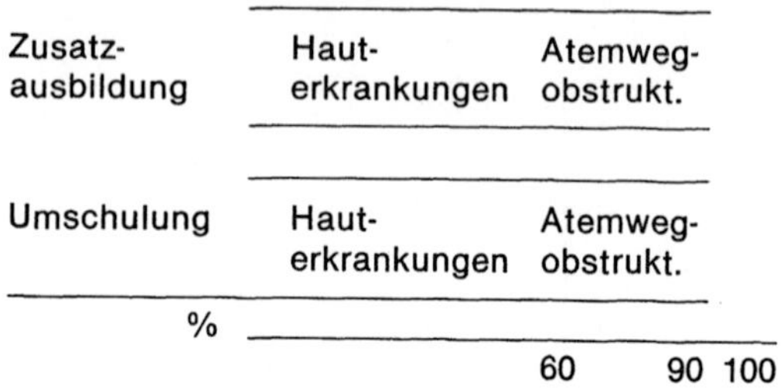

Zusatzausbildung	Haut-erkrankungen	Atemweg-obstrukt.
Umschulung	Haut-erkrankungen	Atemweg-obstrukt.
%	60	90 100

Abb. 7. Ausbildungsmaßnahmen, Anteil der Hauterkrankungen und Atemwegsobstruktionen

Die Altersstufen, in denen bei Männern die häufigsten Hauterkrankungen auftraten, liegen zwischen 31 und 40 Jahren und zwischen 41 und 50 Jahren, während die Erkrankungen bei Frauen am häufigsten zwischen 21 und 30 Jahren und unter 20 Jahren auftraten.

Die medizinische Rehabilitation dauerte durchschnittlich 6 Monate, wobei allerdings die Fälle (64) statistisch nicht berücksichtigt sind, in denen die medizinische Rehabilitation über 30 Monate gedauert hat.

In 99% der 953 erstmalig entschädigten Fälle wurde die Minderung der Erwerbsfähigkeit zwischen 20 und 45% festgesetzt.

71% der Betroffenen waren bei Eintritt der Erkrankung Facharbeiter, 9% Selbständige, 7% ungelernte Arbeiter und 5% Angestellte. Diese prozentuale Verteilung ist sicher beeinflußt durch die bis 1976 geltende engere Fassung der entsprechenden Listennummer der Berufskrankheitenverordnung. Unter den 2625 dokumentierten Fällen war in 1667 die Einschaltung des Berufshelfers notwendig. Von diesen 1667 Versicherten konnten 45% in ihrem früheren Betrieb wieder- oder weiterbeschäftigt werden, während 55% den Betrieb wechseln mußten.

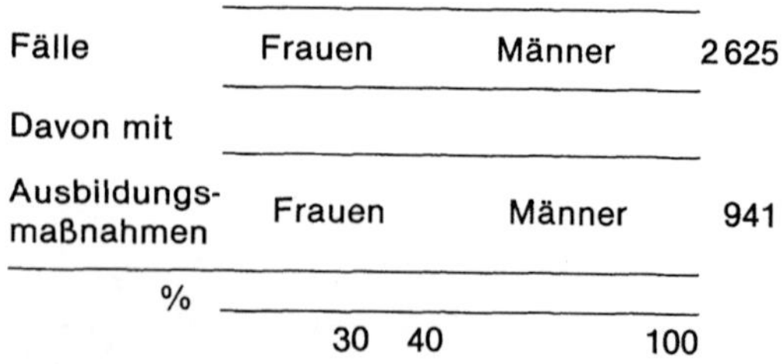

Fälle	Frauen	Männer	2625
Davon mit Ausbildungsmaßnahmen	Frauen	Männer	941
%	30 40	100	

Abb. 8. Berufliche Hauterkrankung, Anteil der Frauen

In 941 Fällen wurden von der Berufsgenossenschaft Ausbildungsmaßnahmen veranlaßt. Hiervon entfallen 24% auf Maßnahmen in Betrieben; 724mal wurde umgeschult, 92 Fälle betrafen besondere Einarbeitungen, in 104 Fällen wurde eine Zusatzausbildung gewährt, und in 21 Fällen erfolgte eine Fortbildung (Tabelle 1). Insgesamt sind 82,2% aller Ausbildungsmaßnahmen erfolgreich abgeschlossen worden.

Unter Beteiligung des Berufshelfers konnten 86% der Rehabilitanden mit Ausbildungsmaßnahmen wieder in das Berufsleben eingegliedert werden. Die Wiederbeschäftigung erfolgte nahezu ausnahmslos in einer anderen Tätigkeit.

Bei 61% der Teilnehmer an Ausbildungsmaßnahmen wurde die berufliche Qualifikation höher eingeschätzt. Sie blieb bei 33% gleich hoch und wird für 6% als niedriger angegeben. Nur 11% konnten in ihrem bisherigen Betrieb verbleiben.

Als durchschnittliche Dauer der Ausbildungsmaßnahmen wurden ermittelt: für Umschulungen im Betrieb und in einer besonderen Einrichtung 19 Monate (36 Fälle über 30 Monate); für Zusatzausbildungen im Betrieb 23 Monate (35 Fälle über 30 Monate), in einer besonderen Einrichtung 10 Monate (2 Fälle über 30 Monate), für Einarbeitungen im Betrieb 7 Monate (–). Dabei wurden jeweils die Fälle nicht berücksichtigt, in denen sich die Maßnahme über mehr als 30 Monate hinaus erstreckte.

Zusammenfassend kann gesagt werden, daß in 95% der erfaßten Fälle von berufsbedingten Hauterkrankungen, z. T. mit Hilfe von besonderen Ausbildungsmaßnahmen das Verbleiben im Arbeitsleben erreicht werden konnte.

Berufsbedingte obstruktive Atemwegserkrankungen

98% der 802 dokumentierten Fälle von obstruktiven Atemwegserkrankungen betrafen deutsche Versicherte. Der Anteil der Frauen betrug sowohl bei der Gesamtzahl der Erkrankungen als auch bei den Ausbildungsmaßnahmen nur 6%. Der Eintritt der Krankheit liegt schwerpunktmäßig zwischen 21 und 30 Jahren und zwischen 31 und 40 Jahren.

Tabelle 1. Ausbildungsmaßnahmen bei beruflichen Hauterkrankungen

Ausbildungsmaßnahme	Anzahl	Abgeschlossen mit Erfolg	%
Umschulung	724	586	80,9
Einarbeitung	92	81	88,0
Zusatzausbildung	104	89	85,6
Fortbildung	21	17	81,0
Gesamt	941	773	82,2

Die durchschnittliche Dauer der medizinischen Rehabilitation betrug – unter Ausklammerung der Fälle über 30 Monate (9) – ca. $9^1/_2$ Monate. Bei den 270 erstmalig entschädigten Fällen lag die festgesetzte Minderung der Erwerbsfähigkeit in 88% der Fälle zwischen 20 und 45%, bei 9% lag sie zwischen 50 und 85% und nur in 2% der Fälle zwischen 90 und 100%.

In den Fällen, in denen die Einschaltung des Berufshelfers notwendig war, erfolgte in 11% der Fälle eine Wieder- oder Weiterbeschäftigung im früheren Betrieb.

In 472 der 802 dokumentierten Fälle wurden von der Berufsgenossenschaft Ausbildungsmaßnahmen veranlaßt. Insgesamt wurden 18% dieser Ausbildungsmaßnahmen in Betrieben durchgeführt.

Von den Ausbildungsmaßnahmen entfallen 401 auf Umschulungen, 30 auf Einarbeitung, 34 auf eine Zusatzausbildung und 7 auf eine Fortbildungsmaßnahme (Tabelle 2). 51,7% aller Maßnahmen waren schon mit Erfolg abgeschlossen. Die durchschnittliche Dauer der Ausbildungsmaßnahmen lag in den Fällen mit obstruktiven Atemwegserkrankungen bei einem Jahr.

Tabelle 2. Ausbildungsmaßnahmen bei obstruktiven Atemwegserkrankungen

Ausbildungsmaßnahme	Anzahl	Abgeschlossen mit Erfolg	%
Umschulung	401	195	48,6
Einarbeitung	30	25	83,3
Zusatzausbildung	34	17	50,0
Fortbildung	7	7	100
Gesamt	472	244	51,7

Bei 79% der Teilnehmer an Ausbildungsmaßnahmen wurde nach Abschluß die Wettbewerbsfähigkeit höher oder gleich hoch eingeschätzt. Unter Beteiligung des Berufshelfers wurden 54% der Rehabilitanden mit Ausbildungsmaßnahmen wieder in das Berufsleben eingegliedert, jedoch alle in eine andere Tätigkeit. Im früheren Betrieb konnten lediglich 2% verbleiben.

Unterstellt man, daß Ausbildungsmaßnahmen nur dann durchgeführt werden, wenn das Tätigwerden des Berufshelfers nicht schon zu einer Wieder- oder Weiterbeschäftigung geführt hat, so läßt sich zusammenfassend sagen, daß bisher 72% der Erkrankten mit obstruktiven Atemwegserkrankungen im Arbeitsleben stehen.

Berufsdermatosen

Prof. Dr. med. Hans Düngemann, Dermatologische Klinik und Poliklinik der Technischen Universität München

Beim ersten Heidelberger Rehabilitationskongreß 1968 wurden im Rahmen des Symposiums 17 die wichtigsten *Arbeitsdermatosen* im engeren und weiteren Sinne aufgezählt und die unterschiedlichen Möglichkeiten der jeweiligen Rehabilitation diskutiert. Dabei kam sowohl in den Einleitungsreferaten als auch in der Diskussion und in den abschließenden Empfehlungen immer wieder zum Ausdruck, daß die meisten Hautkrankheiten *in erhöhtem Umfang zu Rezidiven neigen* und daher in der Dermatologie *Frühdiagnostik und Rezidivprophylaxe* besonders wichtige Faktoren für den Erfolg von Rehabilitationsmaßnahmen sind.

So wurden seinerzeit die *allergischen Kontaktekzeme* als Hauptursachen für den Eintritt einer Berufsunfähigkeit besonders breit diskutiert: mit der Bezeichnung *Zweiphasen*-Kontaktekzeme für viele dieser Erkrankungen ist hervorgehoben, daß auf eine erste Phase der *Organschädigung* die eigentliche *Sensibilisierung auf das Berufsantigen* erst *sekundär*, d. h. relativ spät erfolgt. Diese Berufssensibilisierung neigt dann zu einer sehr schnellen *Ausbreitung des Antigenspektrums.* Schon mit dem Eintritt einer Sensibilisierung auf Berufsantigene ist streng genommen das Stadium der Hauterkrankung dann bereits eindeutig überschritten: Alle *manifesten Sensibilisierungen* im Sinne einer klinischen Allergie sind über das Immunsystem *bereits Allgemeinerkrankungen.* Deswegen haben wir auch so häufig mit einem *Organwechsel* der Berufsallergie zu rechnen, wenn die Berufsantigene (entweder am Arbeitsplatz selbst oder auch nur im Alltagsleben!) an verschiedene Organsysteme gelangen können! Dieser Wechsel von primären Hautsymptomen auf sekundäre Schleimhautsymptome ist seit Jahrzehnten von zahlreichen Antigenen hinreichend bekannt.

In Abb. 1 läßt sich an der *Gruppenallergie* auf *Anilin-Abkömmlinge* ein ganz ausgefallenes Beispiel vorführen: Aus dieser Gruppe der *typischen* Kontaktekzematogene wurden in der Literatur berufsbedingte Atemwegssymptome im Sinne eines Asthma bronchiale (das „Ursol-Asthma" der Fellfärber) weitaus eher beschrieben als die eigentlich typischen, d. h. häufigsten Symptome einer entsprechenden Berufssensibilisierung, nämlich die eines allergischen Kontaktekzems! Abb. 1 führt zugleich die Problematik einer Karenz gegenüber einem primären Berufsantigen vor Augen, wenn dieses Antigen mit vielen anderen Substanzen mit breitem Anwendungsbereich biologisch so nahe verwandt ist, daß Kreuzreaktionen im Sinne einer Gruppenallergie zu erwarten sind. Das gleiche Problem wie bei den Anilin-Abkömmlingen haben wir z. B. auch beim Formalin und seinen Derivaten und Polymeren.

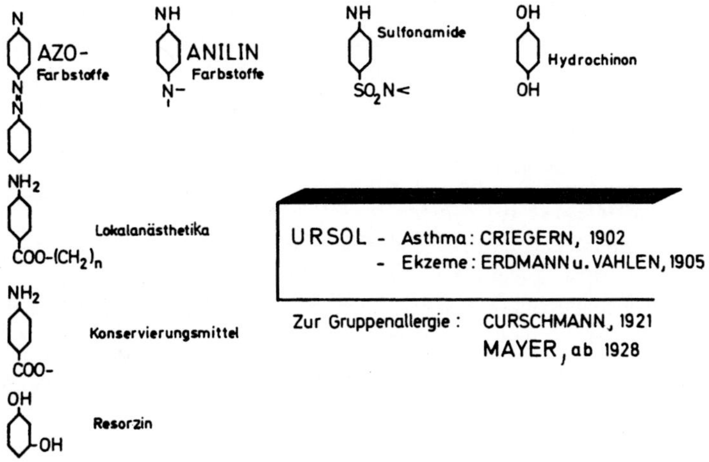

N
AZO-
Farbstoffe
N
N

NH
ANILIN
Farbstoffe
N-

NH
Sulfonamide
$SO_2N<$

OH
Hydrochinon
OH

NH_2
Lokalanästhetika
$COO\text{-}(CH_2)_n$

NH_2
Konservierungsmittel
COO-

OH
Resorzin
-OH

URSOL - Asthma: CRIEGERN, 1902
- Ekzeme: ERDMANN u. VAHLEN, 1905

Zur Gruppenallergie: CURSCHMANN, 1921
MAYER, ab 1928

Abb. 1

Diese Schwierigkeiten einer optimalen Karenz bei Berufsantigenen mit ubiquitärem Vorkommen wurden aber seinerzeit schon ausführlicher diskutiert – sowohl im Seminar 17 als auch im Symposium 2! Dementsprechend mußten die Hauptempfehlungen für optimale Rehabilitationsmaßnahmen damals auch schon auf die *Frühdiagnostik* und Expositionsprophylaxe ausgerichtet sein.

Hier sind die Berufsgenossenschaften nun den Anregungen der Dermatologen und Allergologen sehr schnell gefolgt und haben mit dem *Hautarztverfahren* ein völlig neues Instrument für die optimale Frühdiagnostik und Überwachung von Gefährdeten geschaffen. Das Verfahren ist in einer erfreulich guten Form angelaufen und hat schon in der Anlaufphase einige unserer Erwartungen bestätigen können: Nicht die zumeist nur sehr schwierig zu rehabilitierenden Spätfälle eines Kontaktekzems mit breitem Antigenspektrum, die im BK-Meldeverfahren zur Erfassung gelangen, stellen das Gros der eingegangenen Hautarztberichte, sondern (in erfreulicher Weise schon) die gewünschten Früh- und Verdachtsfälle. Wir haben in mehreren Veröffentlichungen über die erste wissenschaftliche Auswertung der in den ersten 5 Jahren eingegangenen Hautarztberichte referiert. An dieser Stelle sei hervorgehoben, daß das Hautarztverfahren bei wirklich optimaler Nutzung seiner Möglichkeiten einen großen Fortschritt in den Bemühungen um eine Früherfassung und auch der Prophylaxe von drohenden Berufskrankheiten bedeutet. Das gilt aber nicht nur für Berufsdermatosen im engeren Sinne, sondern auch für die bereits erwähnten primären Berufsallergien der Haut mit *drohendem Organwechsel.* Wir sind in unseren Veröffentlichungen auf die wichtigsten Beispiele ausführlicher eingegangen.

Wir müssen allerdings gestehen, daß bisher nur ein gewisser Prozentsatz der Hautärzte dieses Instrument „Hautarztverfahren" im Kampf um eine Frühdiagnostik der Berufskrankheiten bereits ausreichend zu nutzen gelernt hat. Wir mußten zugleich den Eindruck gewinnen, daß auch die übrigen Partner der Rehabilitation, nicht zuletzt Gewerbeärzte und Versicherungsträger, mit dem Sinn und den Möglichkeiten des Hautarztverfahrens noch weitaus intensiver vertraut gemacht werden müssen. Das ist verständlich, wenn wir bedenken, wie jung dieses Kind des Rehabilitationsgedankens noch ist. Wir werden wohl in unseren abschließenden Empfehlungen noch einige wichtige Punkte zu formulieren haben, die diesem m. E. sehr entwicklungsfähigen Kind das weitere Laufenlernen erleichtern können.

Ich möchte der Diskussion vorwegnehmen, daß wir speziell in unseren Bemühungen um eine *Verhinderung* der *Realisation von Genodermatosen* durch Berufseinflüsse in diesem Hautarztverfahren auch wiederum ein ausgezeichnetes Hilfsmittel für Frühdiagnose und Prophylaxe gefunden haben.

Aber nicht nur in der Frühdiagnostik ist über wichtige Fortschritte zu berichten, auch in der Rehabilitation von Spätfällen sind in den 10 Jahren laufend Verbesserungen erreicht worden. In diesem Sinne möchte ich aus ärztlicher Sicht als Beispiele herausgreifen:

1. Verbesserung der *Karenz und Expositionsprophylaxe* gegenüber den Berufsantigenen. Hier ist vor allem das Wissen um die außerberuflichen Kontaktmöglichkeiten und vor allem um die iatrogenen Schädigungsmöglichkeiten laufend verbessert worden. Durch ein langfristiges Forschungsvorhaben der DFG wird es möglich sein, in Kürze allen Partnern der Rehabilitation einen *Noxenkatalog* vorzulegen, der dann alljährlich eine laufende Aktualisierung erfahren soll. Er wird nach drei Gesichtspunkten geordnet sein:
   a) Beschreibung der Noxen;
   b) Vorkommen der Noxen in Beruf und Umwelt;
   c) bisher beschriebene Organmanifestationen.
2. Verbesserte ärztliche *Informationen* zu den Teilproblemen Hautpflege, Hautreinigung, Hautschutz in bezug zur jeweiligen Arbeitsexposition.
3. Ausreichende *Behandlung und Nachbehandlung* von Erkrankungsrezidiven – über die makroskopisch sichtbare Ausheilungsphase hinaus! Das heißt ausreichende Kenntnis und Beachtung der Forschungsergebnisse über die Regenerationsfähigkeit und erneute Belastungsfähigkeit der Haut in der Rehabilitationsplanung – bei schweren Fällen ggf. Einbeziehung klimatherapeutischer Nachbehandlung. In Erhärtung unserer eindeutigen ärztlichen Erfahrungen konnte nun auch durch Untersuchungen von seiten der Versicherungsträger in „kaufmännischer Rechnung" bestätigt werden, daß eine zu frühe Belastung weitaus teuerer kommt, als die leider noch häufiger beklagte „Verzögerung" der Arbeitsaufnahme durch eine ausreichende Nachbehandlung.
4. Laufende weitere *Verkürzung der Latenzzeit* zwischen Schadensmeldung und Einsetzen der Rehabilitationsmaßnahmen.
5. Verbesserung und Straffung der *Ausbildung über Rehabilitationsprobleme* bei Ärzten und ärztlichem Personal und bei allen anderen Partnern der Rehabilitation – hier dürfte wohl immer noch der größte Nachholbedarf bestehen! Diese Meinung wird nicht zuletzt durch die betroffenen Patienten geäußert, die guten Willens an ihrer Rehabilitation aktiv mitwirken möchten.

Auf Einzelheiten zu diesen und weiteren Punkten aus den Empfehlungen des letzten Kongresses wird in der Diskussion noch einzugehen sein. Ich möchte aber zum Abschluß meines Referates einen absolut „negativen" Punkt in unserer Rehabilitationsbemühung besonders herausstellen: Unsere vergeblichen Bemühungen um eine *Nachtbehandlung* sowohl bei „echten" Berufskrankheiten als auch bei den Fällen einer berufsbedingten Realisation oder Verschlimmerung von Genodermatosen. Hier stoßen wir auf ein offenbar unüberwindliches Unverständnis bei fast allen Versicherungsträgern, so daß es von ärztlicher Seite nur zu erst zaghaften Ansätzen eines an sich erfolgversprechenden Rehabilitationsprinzips kommen konnte. Ich hoffe, daß dieses Problem daher in der Diskussion und in den Empfehlungen auch nicht zu kurz kommt!

Berufskrankheiten und Rehabilitation

Prof. Dr. med. Wolfgang T. Ulmer, Chefarzt der Medizinischen Universitätsklinik und Poliklinik der Berufsgenossenschaftlichen Krankenanstalten „Bergmannsheil Bochum"

Die Rehabilitationsmaßnahmen bei Berufskrankheiten beinhalten einige Besonderheiten nicht nur aus der Sicht der Versicherungsträger mit den verschiedenen sozial-juristischen und versicherungstechnischen Problemen, sondern auch aus der Sicht des Arztes. Die hier vorgetragenen Besonderheiten beruhen auf den täglichen Erfahrungen an Berufskrankheiten einer großen internistischen berufsgenossenschaftlichen Klinik.

Trotz der sehr unterschiedlichen Berufskrankheiten können wir hier in Akut-Erkrankungen, die häufig folgenlos ausheilen, und von Anfang an chronisch verlaufende Krankheiten unterscheiden. Neben der Lärm-Schwerhörigkeit, der infektiösen Hepatitis und den berufsbedingten Hauterkrankungen sind es vor allem Erkrankungen des broncho-pulmonalen Systems, die Rehabilitationsmaßnahmen erfordern. Die bronchopulmonalen Erkrankungen umfassen nach dem Entschädigungsvolumen über 80% aller Berufskrankheiten, weshalb der Schwerpunkt dieser Diskussion auf diesen Erkrankungen liegen sollte. Die anderen Erkrankungen stellen prinzipiell gleiche Probleme, deren Beantwortung sich weitgehend sinngemäß aus den gegebenen Darlegungen wird ableiten lassen.

Zunächst sei auf die *Inhalationsallergien* eingegangen, die manche Parallelität mit den Hautallergien aufzeigen. Vom klinischen Standpunkt lassen sich 3 Stadien unterscheiden:

I. Stadium: Allergisierung mit nasokonjunktiver Symptomatik ohne Atemwegsobstruktion

II. Stadium: Monovalente (berufsbezogene) Atemwegsallergie mit Obstruktions-Symptomatik

III. Stadium: Unspezifische chronische Infektobstruktion bei nachweisbarer berufsbezogener Allergisierung

Stadium I und II haben gute Chancen zur vollständigen Rehabilitation durch sofortigen Allergenentzug und, wo dies nicht möglich ist, durch Allergenreduktion, z. B. durch das Tragen entsprechender Leichtmasken, besondere Aufmerksamkeit des Patienten, entsprechende Staubbelastung zu vermeiden, und gleichzeitige Behandlung mit Intal. Die Wirksamkeit der Intal-Behandlung sollte in jedem Fall ausgetestet werden; sie ist nicht in jedem Fall nachweisbar, in den meisten Fällen aber hervorragend, wie sich dies auch im klinischen Krankengut (ULMER u. BERGES, 1976) wie tierexperimentell (ZIMMERMANN u. ULMER, 1976) nachweisen läßt (Abb. 1).

Da bei vielen dieser Patienten schon eine unspezifische Überempfindlichkeit des Bronchialsystems besteht, ist es notwendig, diese Patienten auch nach dem Allergenentzug und unter dieser Therapie unter Kontrolle zu halten. Die Reizbarkeit des Bronchialsystems ist gut zu therapieren; sie kann therapeutisch beherrscht werden. Selbstverständlich sollten derartige Patienten umgeschult werden und soweit möglich in Berufe einmünden, die bronchialfreundlich sind, d. h. staubfreie, vor Witterungseinflüssen geschützte, gleichmäßig temperierte Arbeitsplätze. Soweit wir dies übersehen, funktioniert die dargestellte Rehabilitationsabfolge zumindest in einigen Zentren ganz gut, und die Auswertung der Ergebnisse wird in den nächsten Jahren die notwendigen Schritte noch weiter zu präzisieren helfen.

Für das Stadium III, das gewöhnlich nicht mehr ausheilbar ist, gilt zunächst genau wie für die Stadien I und II, aber auch wie für die Dermatosen und für die anderen bronchopneumonischen Erkrankungen, daß die wichtigste Maßnahme zu einer vernünftigen Rehabilitation die Früherkennung des Krankheitsgeschehens ist. Im bron-

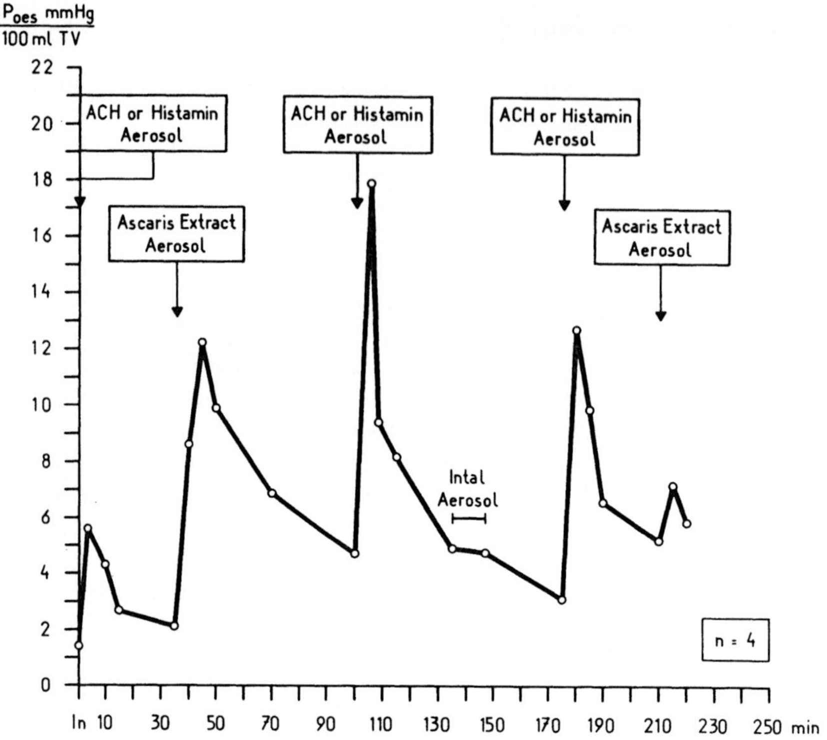

Abb. 1. Verhütung der allergischen Atemwegsobstruktion durch Inhalation von Intal bei gegen Ascaris suum Extrakt inhalativ überempfindlichen Hunden. (Nach ZIMMERMANN u. ULMER, 1976)

chopulmonalen Bereich lassen sich derartige Störungen nur durch Funktionsanalysen in Verbindung mit sorgfältiger Anamnese erfassen. Nach unserem heutigen Wissensstand scheint es unerläßlich, daß wir lernen, die Funktionsanalytik wesentlich mehr in unseren Vorsorgebereich einzubeziehen, welcher der beste Anteil aller unserer Rehabilitationsmaßnahmen ist. Dies gilt auch, wo chemische oder physikalische Faktoren im Spiel sind.

Liegt bei einer Atemwegsallergie das Stadium III vor, dann ist dieses im Krankheitsverlauf nicht mehr anders als eine Atemwegsobstruktion auf chemisch-irritativer Grundlage oder bei einer Kohlenbergarbeiter-Pneumokoniose zu beurteilen. Da eine Ausheilung nicht mehr möglich ist, ist eine Langzeittherapie erforderlich, die aber doch bei konsequenter Durchführung hervorragende Erfolge bringt. Die therapeutischen Möglichkeiten seien hier an einem Kollektiv von Anthrako-Silikotikern mit Atemwegsobstruktion gezeigt. Prinzipiell gilt das gleiche für alle berufsbedingten Atemwegsobstruktionen. Die Behandlungsfähigkeit ist so gut wie diejenige der nicht berufsbedingten (idiopathischen) Atemwegsobstruktion (Abb. 2).

Es ist deutlich zu sehen, daß die Strömungswiderstände in den Atemwegen wie das vergrößerte intrathorakale Gasvolumen in beiden Gruppen gleich gut abnehmen (ULMER u. HÖLTING, 1975). Da es sich hier um Mittelwerte handelt und Patienten, die sich unter Therapie vollständig normalisieren lassen, und andere, die weniger gut zu beeinflussen sind, zusammengefaßt wurden, sind in vielen Fällen ganz hervorragende therapeutische Ergebnisse nachweisbar.

Unter sorgfältig kontrollierter Langzeittherapie läßt sich der Zustand der Patienten in der Regel so halten wie nach der ersten therapeutischen Einstellung. Für die Rehabilitation ergeben sich hier zwei weitere Fragen:

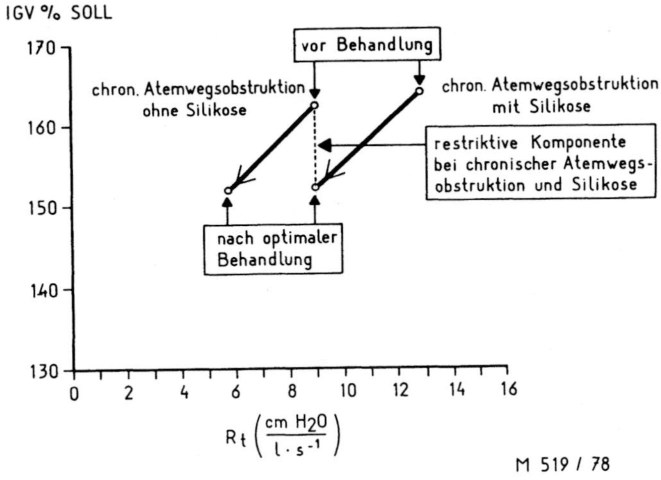

IGV % SOLL

Abb. 2. Abnahme des intrathorakalen Gasvolumens bei gleichzeitiger Abnahme der Strömungswiderstände in den Atemwegen bei Patienten mit idiopathischer Atemwegsobstruktion unter adäquater Behandlung

1. muß die adäquate Langzeittherapie sichergestellt sein?
   Hier sind für die Patienten ständig zur Verfügung stehende ärztliche Kontroll- und Beratungsstellen unerläßlich. Diese Stellen müssen über entsprechende Spezialkenntnisse verfügen.
2. Was soll aus diesen Patienten werden?
   Ein Teil dieser Patienten ist sicher erwerbsunfähig. Aber je früher wir diese Patienten erfassen, um so geringer werden die Erwerbsminderungen und um so größer die verbliebenen Leistungsreserven.

Da es sich bei den obstruktiven Atemwegserkrankungen um ein sehr dynamisches Krankheitsgeschehen handelt, müssen Arbeitsplätze zur Verfügung gestellt werden, die auf diese Besonderheit Rücksicht nehmen können. Hier gibt es sicher Möglichkeiten, die nicht voll ausgeschöpft sind, die auch dem Betroffenen keinesfalls schaden, sondern ihm im Gegenteil das für viele derartige Patienten wichtige Gefühl geben, noch ein durchaus nützliches und benötigtes Mitglied unserer Gesellschaft zu sein und bleiben zu können.

Auf diesem Gebiet ist sicher noch viel systematische Arbeit nötig, wobei vielfältige Ansatzpunkte gleichzeitig in Angriff genommen werden müssen, um Erfolge sicherzustellen. Es geht hier auch um die Frage der „Beschäftigungstherapie" derartiger (größerer!) Patientengruppen.

Wie gut unsere therapeutischen Möglichkeiten heute schon quoad vitam sind, zeigt Abb. 3. Bei den Kohlenbergarbeitern mit Pneumokoniose, deren entscheidende Komplikation die Atemwegsobstruktion ist, ist die Lebenserwartung in den letzten 20 Jahren im Durchschnitt um 13 Jahre angestiegen. Die Lebenserwartung des Silikose-Kranken liegt jetzt unter einer sorgfältigen Dauertherapie genau dort, wo diejenige der nicht staubexponierten männlichen Bevölkerung, die im gleichen Gebiet lebt, registriert ist (WOHLBEREDT, 1975). Dieser hervorragende Erfolg beruht sicher zu einem erheblichen Teil auf unseren wesentlich besseren therapeutischen Möglichkeiten bei der chronisch obstruktiven Bronchitis, die ja die eigentliche, das klinische Bild beherrschende Funktionsstörung des Silikotikers ist (REICHEL, 1976; ULMER, 1976).

Wir sollten uns aber hiermit nicht zufrieden geben. Eine Rente, entsprechend dem Ausmaß der Erwerbsminderung, zu zahlen, ist nur eine Seite der sozialen Verpflichtung. Diesen Menschen ein inhaltsreiches Leben anzubieten und sie in einer lebendigen Gemeinschaft zu belassen, ist die andere, nicht weniger wichtige Aufgabe.

Es sind dies keine unerfüllbaren Utopien, zumal auch schon im Kleinen viel Gutes zu leisten ist, was dann von selbst weiterwachsen kann. Die Berufsgenossenschaften sind nach unserer Erfahrung bereit, jede vernünftige Lösung nach Kräften zu fördern. Dies ist nicht der Engpaß.

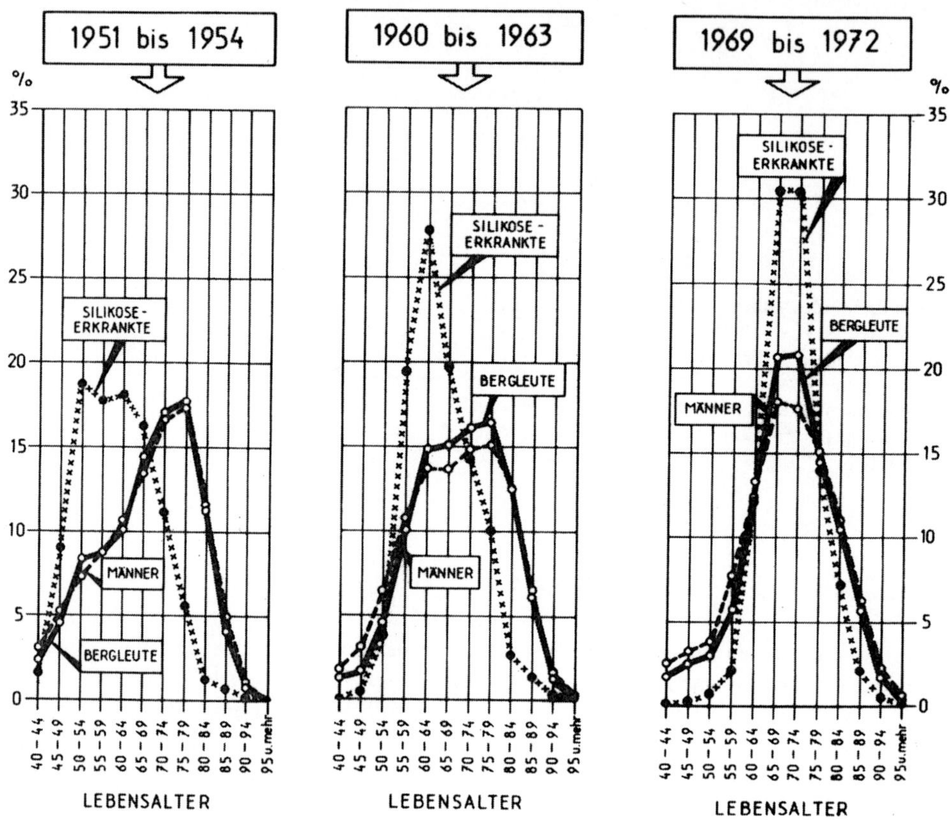

Abb. 3. Sterbealter von Bergarbeitern mit und ohne Silikoserente und der nicht bergmännischen männlichen Bevölkerung der gleichen Region in den Jahren 1951 – 1954, 1960 – 1963, 1969 – 1972. (Nach WOHLBEREDT, 1975)

Der Engpaß liegt vielmehr in noch nicht genügend entwickelten Organisationsformen.

Für alle anderen Berufskrankheiten gilt Adäquates. Für viele Berufskrankheiten geschieht häufig schon Hervorragendes auf dem Gebiet der Rehabilitation. Um so mehr sollten wir alle Lücken erkennen, wo die Ergebnisse noch unbefriedigend sind, um sie so gut wie möglich zu schließen. Lassen Sie mich zum Abschluß noch einmal die zwei für die Rehabilitation von Berufskrankheiten wesentlichen Punkte hervorheben: Früherkennung wird in vielen Fällen die Rehabilitationsmaßnahmen vereinfachen bzw. unnötig machen. Was die bronchopulmonalen Erkrankungen anlangt, müssen hier Funktionsanalysen mehr zum Einsatz kommen. Bei chronisch Kranken sollte ihre Leistungsreserve für die Gemeinschaft zum Wohl der Betroffenen genutzt werden. Hier sind für verschiedene Krankheitsgruppen gezielte Programme zu entwickeln bzw. zu verbessern.

Literatur

1. REICHEL, G.: Auf anorganische Stäube mit geringem oder fehlendem Quarzgehalt zurückgehende Lungenveränderungen. In: Handbuch der inneren Medizin, 5. Aufl., Bd. IV/1: Pneumokoniosen. ULMER, W. T., REICHEL, G. (Hrsg.), S. 467. Berlin, Heidelberg, New York: Springer 1976
2. ULMER, W. T.: Begutachtung der Pneumokoniosen. In: Handbuch der inneren Medizin, 5. Aufl., Bd. IV/1: Pneumokoniosen. ULMER, W. T., REICHEL, G. (Hrsg.), S. 639. Berlin, Heidelberg, New York: Springer 1976

3. ULMER, W. T., BERGES, G.: Untersuchungen zur Reaktionsbereitschaft des Bronchialsystems bei Gefährdung durch Inhalation von Allergenen und chemisch irritativen Stoffen. Verh. Dtsch. Ges. Arbeitsmed. *16*, 329 (1976)
4. ULMER, W. T., HÖLTING, G.: Obstruktive Atemwegserkrankung bei Patienten mit und ohne Anthrakosilikose: Ein Vergleich. Beitr. Silikoseforsch. *27*, 21 (1975)
5. WOHLBEREDT, F.: Welches Lebensalter erreichten Silikose-Erkrankte im Vergleich zu anderen Bevölkerungsgruppen. Berufsgenossenschaft *86*, 63 (1975)
6. ZIMMERMANN, I., ULMER, W. T.: Antigen-induced hypersensitivity of the bronchial system and the influence of disodium cromoglycate. Pneumonologie *153*, 119 (1976)

Aus der Praxis der beruflichen Rehabilitation bei Berufserkrankten

Dr. jur. Otto Kersten, Ltd. Verwaltungsdirektor der Berufsgenossenschaft Nahrungsmittel und Gaststätten, Bezirksverwaltung München

Aus der Praxis beruflicher Rehabilitation bei Berufserkrankten soll hier berichtet werden, also nicht so sehr über die gesetzlichen Vorschriften und andere Rechtsgrundlagen, die diese Arbeit begründen, sondern von der Tätigkeit des Berufsberaters vor Ort, seinen Schwierigkeiten und Problemen.

Berufskrankheiten beruhen im Gegensatz zum Arbeitsunfall i. allg. auf einer über längere Zeit erfolgten schädigenden Einwirkung bestimmter chemischer Stoffe am Arbeitsplatz oder auf Einwirkungen physikalischer Vorgänge. Oft greifen auch beide Einwirkungsarten ineinander. Berufshilfemaßnahmen haben dann einzusetzen, wenn eine wirksame medizinische Vorsorge, Immunisierung oder Rehabilitation unmöglich sind. Auf die gerade in diesem Zusammenhang entstehende Problematik will ich nachher eingehen.

Für die Wirksamkeit von Maßnahmen im beruflichen Bereich kommt es darauf an, dem Versicherten im Rahmen der verbliebenen Erwerbsfähigkeit eine sozial mindestens gleichwertige Stellung zu verschaffen, wobei nach oben die Schranken offen sind. Üblich sind:

1. die Umsetzung im Betrieb,
2. eine betriebsnahe Anlernung,
3. die Umschulung;
4. unüblich, aber möglich ist eine Unternehmensgründung durch den Betroffenen.

Eine Umsetzung im gleichen Betrieb ist in größeren Unternehmen mit vielseitigen Produktionsvorgängen denkbar. Sie erfordert neue Einarbeitung und entsprechende Anlernung.

Eine betriebsnahe Umschulung umgeht die Schulung im Umschulungswerk und bietet sich dann an, wenn eine Nicht-Eignung für den Schulbetrieb festgestellt ist. Letzteres ist oft bei älteren Betroffenen der Fall. Eine Zusatzausbildung oder begleitende Fortbildung sind hier vielfach üblich.

Die Umschulung in einen neuen Beruf bietet den Vorteil einer Komplett-Ausbildung mit Abschlußexamen.

Eine Neu-Orientierung durch Unternehmensgründung erwähne ich nur, weil sie denkbar ist und auch hin und wieder mit Erfolg praktiziert wird. Sie erfordert reichlich Mut bei dem, den es angeht, und bei demjenigen, der zu helfen hat.

In allen Fällen ist die Beteiligung der gesetzlichen Unfallversicherungsträger an den erforderlichen Maßnahmen deshalb wichtig, weil wirksame Arbeit in der beruflichen Rehabilitation nur geleistet werden kann, wenn die betrieblichen und privaten Verhältnisse bekannt sind. Die Zusammenarbeit von Sicherheitsbeauftragten, Werksarzt, Betriebsrat, Berufshelfer und Unternehmer an der Arbeitsstätte bildet den Ausgangspunkt für wirksame Maßnahmen. Keine noch so gut organisierte Verwaltung kann vom

Schreibtisch aus ähnlich einwirken. Persönliche Kontakte und Kenntnis der Einsatzmöglichkeiten im Betrieb lassen die Situation für eine Umsetzung oder andere Maßnahmen erkennen, die sich sonst nicht hätten erreichen lassen. Ich denke hier vor allem an Lärmfälle, an Hautbelastete und Atemwegserkrankte; einmal von der Erkrankung her, aber auch von der Person her, wenn es sich um Gastarbeiter, Hilfsarbeiter und Ungelernte handelt, die im Getriebe einer Vollumschulung verloren wären.

Im Vorfeld jeder berufsbedingten Erkrankung werden seit längerem Maßnahmen nach dem Jugendarbeitsschutzgesetz, dem Arbeitssicherheitsgesetz und den Unfallverhütungsvorschriften getroffen, um die Entstehung einer Erkrankung überhaupt zu verhindern. Zu diesem Komplex gehören alle Einstellungs- und Überwachungsuntersuchungen nach den berufsgenossenschaftlichen arbeitsmedizinischen Grundsätzen, die, soweit sie nicht schon vorgeschrieben sind, in die Sammlung der Unfallverhütungsvorschriften aufgenommen werden sollen.

Ist aber eine Berufskrankheit festgestellt worden, ist der für die Maßnahmen beruflicher Um- oder Neu-Orientierung bestehende Anteil dort besonders hoch, wo der Gesetzgeber nach der Liste der entschädigungspflichtigen Berufskrankheiten neben dem medizinischen Tatbestand als weiteres Tatbestandsmerkmal die Berufsaufgabe – neuerdings in verklausulierter Form – verlangt. Das ist bei berufsbedingten Erkrankungen der Sehnenscheiden und vibrationsbedingten Durchblutungsstörungen der Hände, obstruktiven Atemwegserkrankungen und Hauterkrankungen der Fall. Das Schwergewicht liegt für die berufliche Rehabilitation bei den letztgenannten Erkrankungsarten, weshalb ich mich mit diesem Komplex in Sonderheit befassen möchte.

Für den Betroffenen und den Berater erhebt sich die Kernfrage, ob der Beruf nun aufzugeben ist oder nicht. Hier stecken die Hauptschwierigkeiten und nicht so sehr in der späteren nahezu turnusmäßigen Abwicklung mit Eignungstesten und Schulung auf einen neuen Beruf. Wir haben es hier nämlich in der Hauptsache mit Beschäftigten aus mittelständischen Bereichen, also Bäckern, Friseuren, Konditoren, Müllern und Bauarbeitern zu tun und auch nicht nur mit Arbeitnehmern, sondern insbesondere mit Unternehmern, die nach den Satzungen der zugehörigen Berufsgenossenschaften fast immer mit in den Versicherungsschutz einbezogen sind.

Arbeitnehmer, die in jungen Jahren erkranken, finden sich zur Umschulung i. allg. eher bereit. Aber auch hier gibt es zur Bereitschaft einer Berufsaufgabe konträre Einstellungen: Sie reichen von demjenigen, der aus Gründen der Familienräson eines seit Generationen betriebenen Handwerks – mehr der Not gehorchend – das Handwerk erlernen mußte, und dem die Erkrankung nun Gelegenheit gibt, das zu lernen, was ihm liegt, bis zu demjenigen, der mit seinem Beruf verwachsen ist und dem eine Aufgabe dieses Berufs zunächst einmal undenkbar erscheint.

Bei dem betroffenen Unternehmer-Handwerker ist je nach dem Ausmaß der Erkrankung die gedankliche Erwägung einer Berufsaufgabe allein schon unvorstellbar und wird verdrängt. Familienwohnung und Backstube, auch der Verkaufsraum sowie die Zugänge zu den Privaträumen, wenn es solche überhaupt gibt, bilden eine auch baulich meist untrennbare Einheit. Die Schwaden ziehen bis in den letzten Winkel des Hauses. Der Flur hinter dem Eingang bildet den Zentralzugang zu allen Räumen sowie zu der Backstube und den Obergeschossen. Die Familie, die Altsitzer begegnen den Vorstellungen, den Betrieb aufzugeben, der seit Generationen funktioniert, der die berufliche und gesellschaftliche Basis bildet, mit Unverständnis. Zerwürfnisse in der Familie, auch in der Ehe sind keine Seltenheit, und ich könnte manche Beispiele erzählen, in denen man in die Praxis eines Eheberaters gedrängt wird.

Die Eltern, die mit ihrem Asthma gelebt haben, und um die man sich auch nicht gekümmert hat, begreifen nicht, daß mit der Einführung des Bronchialasthmas in die Berufskrankheitenliste eine neue, für die Bäcker, Konditoren und Müller „segenbringende" Epoche begonnen haben soll. Der Sohn, der den Betrieb übernommen hat, ringt zwar nach Luft, weiß in vielen Fällen aber auch nicht, was er mit dem neuen Segen anfangen soll und wie er sich mit der Familie auseinanderzusetzen hat.

Hier muß man als Berater ganz behutsam ansetzen und erst einmal herausbekommen, ob das Verständnis für die Situation über die Ehefrau, den Pfarrer oder die Großmutter geweckt werden kann, schlechthin, wer im Betrieb das Heft in der Hand hat. Wichtig ist es, nicht forsch die Aufgabe des Betriebes zu fordern, sondern sich einen Einblick zu verschaffen, was im gesetzten Fall – und das geht nur an Ort und Stelle – überhaupt möglich ist. Ist der Betrieb umwandelbar, so daß der schädigende Stoff nicht mehr vorkommt, ist er verpachtbar, und wie ist die wirtschaftliche Situation des Betriebes überhaupt? Hier sind den Berufsgenossenschaften, die nur in dem kleinen Rahmen der satzungsmäßigen Versicherungssummen helfen können, enge Möglichkeiten gesetzt. Viel enger als bei einem Arbeitnehmerfall, bei dem dem Versicherten der Netto-Lohn bis zum Anschluß im neuen Betrieb erhalten bleibt. Es kann nun sein, daß Betriebseinrichtungen noch nicht abbezahlt sind, Verpflichtungen gegenüber Darlehensgebern, Altsitzern und anderen Leibrentenberechtigten bestehen, und mit gemischten Gefühlen wird der moderne Backofen vorgeführt, der auch noch nicht abbezahlt ist. In dieser Situation sagt man sich oft, daß man selbst auf Kosten der Gesundheit den Betrieb nicht aufgeben würde, und hier setzen dann die schwierigen Überlegungen ein, ob man aus den Erfahrungen im Laufe der Zeit zur medizinischen Therapie raten soll, um den Betrieb zu erhalten.
Soll man desensibilisieren? Unsere Erfahrungen seit nunmehr 18 Jahren sind negativ. Ich kenne keinen Bäcker, der eine berufsbedingte Mehlallergie hatte und diese nach einer Desensibilisierung verloren hätte und nunmehr wieder in der Backstube arbeitet. Aber die Erfahrungen sind hier nicht einheitlich. Vor Jahren berichtete Herr Prof. Dr. OEHLING aus Pamplona, daß er meist mit viel Erfolg desensibilisiere. Eine Rückfrage bei Sozialversicherungskassen in Frankreich ergab, daß dort negative Erfahrungen vorliegen. Neuerdings ist in der Dortmunder Verwaltung der Berufsgenossenschaft Nahrungsmittel und Gaststätten von einem Erfolgsfall berichtet worden.
Soll man eine *Intal*-Behandlung einleiten? Wir versuchen es und haben auch befriedigende Erfolge, wenn auch nicht durch die Bank. Soll man bei Hauterkrankungen zu Kuren raten, die der Stabilisierung der Haut dienen, oder vertut man damit nur Zeit und mindert die Chance einer letzten Endes dennoch notwendigen Umschulung in noch relativ jungem Alter?
Im Oktober-Heft 1978 der *Medical Tribune* (Nr. 40) rät Herr Dr. WÜTHRICH vom Universitäts-Spital in Zürich bei Berufs-Asthma jungen Patienten und Hilfskräften und solchen ohne Berufsabschluß in jedem Fall zur beruflichen Neu-Orientierung. Wenn eine Umschulung jedoch schwierig sei, habe er mit Desensibilisierung in 50% der Fälle einen Erfolg. Dabei sind jedoch im Betrieb bestimmte räumliche und arbeitsmäßige Voraussetzungen zu schaffen, die zusätzlich zu einer mindestens 3- bis 6wöchigen Antigenkarrenz hinzuzukommen haben. Ein Erfolg stelle sich möglicherweise nach 6 – 12 Monaten ein. In diesem Zeitraum sei eine *Intal*-Behandlung sinnvoll. Empfohlen wird auch die Umstellung eines Bäckers zum Konditor- oder Kochberuf. Ich weiß aber, daß andere Berater gerade diese letztgenannten Berufe nicht zur Umschulung empfehlen, da die schädigenden Agenzien hier nicht auszuschließen sind. Ähnlich widersprüchliche Empfehlungen erhalten wir, wenn wir Atemwegs- oder Hautallergiker zu Masseuren oder Zahntechnikern umschulen wollen.
Was soll man also raten? Haben wir Erfolg, ist er selbstverständlich. Haben wir Mißerfolge, spricht sich dies bei den Innungen schnell herum. Hier liegt für den Berufsberater der Schwerpunkt seiner Arbeit und hier kommt es auf seine Fähigkeit an, die Situation richtig einzuschätzen. Hier gibt es keine Paragraphen, kein Abkommen, kein Rundschreiben und keine Dienstanweisung. Hier gilt allein das Handeln und Helfen mit allen Mitteln, die geeignet sind, und das hat auch heute nicht nur mit Geld zu tun.
Ich wollte keinen Abriß der bekannten und wie üblich ablaufenden Verwaltungsvorgänge vorführen, sondern einen Blick in die Backstube werfen lassen, deren Ofen kalt werden soll.
Ist die Umschulung gewünscht und machbar, wird nach der Eignungsfeststellung die Berufsaufgabe vollzogen. Arbeitsverwaltung und Kostenträger erforschen gemeinsam den neuen Berufswunsch. Die Umschulungsstätte wird bei Fa-

milienvätern oder -müttern möglichst ortsnah, bei den Ledigen auch im weiteren Bereich ausgewählt. Nach meinem Eindruck werden auch jetzt die Wartezeiten bis zum Beginn der Umschulung im Zuge der immer breiteren Angebote der Umschulungsstätten abgebaut. Infolgedessen hoffen wir, daß auch die Probleme, die in der Überbrückung einer Wartezeit liegen, kleiner werden. Vor der wirtschaftlichen Rezession war von Übel, daß der Handwerker, der den Beruf aufgab, mit einem Job als Kranführer oft mehr verdiente als in seinem Beruf und eine fundierte neue Umschulung aus einer Fehleinschätzung der wirtschaftlichen und eigenen Situation heraus uninteressant wurde. Später, als es diese Jobs nicht mehr gab, bestand die Gefahr darin, daß die Wartezeit vergeudet wurde und die psychische Spannkraft zur Umschulung verlorenging.

Große Schwierigkeiten bei der Wiedereingliederung gibt es auch bei dem heute knappen Arbeitsmarkt für Fachleute selten, wofür meist der Ruf der Schule, die sie ausbildet, Garant ist. Das haben auch die statistischen Angaben vorhin bestätigt. Wenn 82,2% aller Ausbildungsmaßnahmen erfolgreich abgeschlossen werden konnten, so ist das eine stolze Bilanz. In unserem Bereich bleiben allerdings die Bemühungen um polyvalent Haut- oder Atemwegserkrankte schwierig, da hier immer wieder unvorhergesehene krankhafte Reaktionen auftauchen, deren man schwer Herr wird.

Wenn ich zum Ende der Ausführungen zusammenfassen darf, so ist folgendes festzustellen: Die Rehabilitation aus Gründen einer Berufskrankheit ist immer nur durch betriebskundige Berater und Helfer möglich. Eine ausschließlich bürokratische Fernwirkung schadet mehr als sie nutzt.

Für Unternehmer betroffener Gewerbegruppen bestehen spezifische Probleme.

Ob in Fällen berufsbedingter Haut- und Atemwegserkrankungen Maßnahmen der medizinischen Rehabilitation vor drohender Berufsaufgabe schützen, wird uneinheitlich beurteilt.

Kurzdarstellung des Diskussionsverlaufs

Frau Dr. med. J. Reinhardt, Gewerbemedizinaldirektorin, Niedersächsisches Landesverwaltungsamt – Institut für Arbeitsmedizin, Hannover

Die optimale Behandlung und die berufliche Rehabilitation des hauterkrankten Patienten sind erheblich beeinträchtigt, weil der lückenlosen Kommunikation zwischen Hautarzt und Betriebsarzt die ärztliche Schweigepflicht entgegensteht. Unter Berufung auf das Arztgeheimnis wird der Hautarztbericht von vielen Dermatologen nicht an den Betriebsarzt herausgegeben oder sein Inhalt nicht mitgeteilt. Das Einverständnis des Patienten zu einer Mitteilung des Inhalts des Hautarztberichtes wird bisweilen aus Furcht, den Arbeitsplatz zu verlieren, verweigert. Der Betriebsarzt ist dann nicht in der Lage, eine ggf. erforderliche Umsetzung des Arbeitnehmers auf einen weniger schädlichen Arbeitsplatz zu veranlassen und Allergeneinflüsse auszuschalten, was im übrigen der gesetzliche Auftrag des Betriebsarztes ist.

Da der Hautarztbericht Angaben enthält, die der Betriebsarzt zur Erfüllung seiner gesetzlichen Aufgaben unbedingt benötigt, sollte ihm Kenntnis vom Inhalt gegeben werden, zumal der Betriebsarzt ebenso wie der Dermatologe der ärztlichen Schweigepflicht unterliegt. Durch sie ist gewährleistet, daß nur der Betriebsarzt, nicht aber die Personalabteilung und der Arbeitgeber, vom Inhalt des Berichts Kenntnis erhält.

Bestehen Zweifel an der Zustimmung des Pa-

tienten zur Weiterleitung des Hautarztberichts an den Betriebsarzt, so sollte sich der Dermatologe gleich beim ersten Beratungsgespräch das Einverständnis des Patienten schriftlich bestätigen lassen.
Nicht nur im Rahmen des Hautarztverfahrens wäre eine umfassende Kommunikation zwischen behandelndem Arzt und dem Betriebsarzt wünschenswert und für den Therapieerfolg wichtig. Auch bei anderen Gelegenheiten wie z. B. stationären Krankenhausaufenthalten, Kuraufenthalten u. ä. sollte der Betriebsarzt entweder vom behandelnden Arzt oder aber vom Hausarzt eingehend unterrichtet werden. Nur so kann er die arbeitsmedizinisch gebotenen Schritte einleiten und den Versicherten sachgerecht beraten.
Im weiteren Verlauf der Diskussion wurde u. a. die Tendenz angesprochen, möglichst viele Stoffe in Aerosol-Form auf den Markt zu bringen. Die Verwendung eines Stoffes in Spray-Form führe, ganz abgesehen von den Auswirkungen auf die Umwelt, zu einer erheblichen Belastung der Atemorgane. Unter diesem Gesichtspunkt sei es zu bedauern, daß immer mehr Stoffe sowohl zur Verwendung am Arbeitsplatz als auch zum Privatgebrauch in Spray-Form angeboten würden. Gerade die Belastung im Privatbereich lasse die berufsbedingten Einwirkungen zur Dauerbelastung werden.
Einigkeit bestand in der Diskussion über die Notwendigkeit eines speziellen Früherkennungsverfahrens bei obstruktiven Atemwegserkrankungen. Für problematisch wurde jedoch die Abgrenzung der behandlungsbedürftigen Bronchialerkrankungen von einfachen Erkältungskrankheiten gehalten. Es wurde für notwendig erachtet, daß die umfangreichen präventiven Maßnahmen nur in den Fällen vorgenommen werden, in denen sie gerechtfertigt sind.

Ein weiterer Diskussionsbeitrag

Prof. Dr. med. Stresemann, Asthma- und Allergie-Klinik Bad-Salzuflen

Bei berufsbedingten obstruktiven Atemwegserkrankungen allergischer Genese sollte vor einer Umschulung der Versuch einer medikamentösen Therapie unternommen werden, die frei von den Risiken ist, selbst bei fortgesetzter Exposition gegenüber den beruflichen Allergien das Leiden fortschreiten zu lassen, und deren Anwendung keine zusätzlichen gesundheitlichen Belastungen verursacht.

Hierfür eignet sich die Lokalbehandlung der oberen und unteren Luftwege mit Dinatrium Cromoglycicum (Intal) und dem schwer schleimhautresorbierbaren Beclomethason-dipropionat. Demgegenüber hat sich die Densibilisierungstherapie berufsbedingter obstruktivier Atemwegserkrankungen bisher nicht durchsetzen können.

Der pharmako-therapeutische Versuch empfiehlt sich besonders bei Patienten, die eine Umschulung ablehnen. Er ist unter erfahrener ärztlicher Kontrolle des Therapieresultates vorzunehmen, die objektive Tests der Lungenfunktion einbeziehen sollte.
Eine entscheidende Steigerung des Behandlungsergebnisses läßt sich von der Einführung eines Atemschutzes am Arbeitsplatz erwarten. Es handelt sich um Operations-Gesichtsmasken aus glasfaserfreiem Vliesstoff, die staubförmige Allergene zurückzuhalten vermögen und daher auch einen hohen prophylaktischen Wert bei exponierten, noch nicht manifest erkrankten Beschäftigten haben. In eigenen bodyplethysmographisch kontrollierten Untersuchungen an 35 Bäckern war diese Maßnahme in 80% der Fälle in der Lage, jegliche bronchokonstriktorische Reaktion abzufangen. An technischen Verbesserungen solcher kommerziell erhältlicher Masken wird derzeit gearbeitet. Das Tragen eines Gesichtsschutzes setzt jedoch die Kooperationsbereitschaft des Patienten voraus, ist also letztlich eine Frage der Motivation.
Schließlich darf nicht übersehen werden, daß bei allergischen obstruktiven Atemwegserkrankungen den Be-

schäftigten häufig am Arbeitsplatz eine Sensibilisierung geradezu aufgezwungen wird, da die betreffenden Verfahrensweisen mit einem nicht selten ganz unnötig hohen Anfall von respirablen Allergenen einhergehen. Hier sind geeignete ergonomische Maßnahmen zu verlangen, z. B. wirksame Absauganlagen in Backstuben, Verarbeitung des aus Silos eingeleiteten Mehls in geschlossenen Maschinen. Diese Dinge liegen besonders in den kleinen Betrieben oft sehr im argen, was die hohe Anzahl von mehlallergisch Erkrankten gerade in diesen Kleinbetrieben erklärt. Eine entsprechende Kontrolle durch die Gewerbeaufsicht und die technischen Aufsichtsbeamten der Berufsgenossenschaft erscheint dringend.

Die Kombination der genannten Maßnahmen entspricht einem arbeitsmedizinischen Konzept, das als aussichtsreich gelten kann, Umschulungen in einer wesentlichen Zahl der Fälle erläßlich zu machen.

Literatur

1. Franz, K. H.: Möglichkeiten der medizinischen Rehabilitation bei obstruktiven Atemwegserkrankungen. In: 1. Arbeitstagung: Obstruktive Atemwegserkrankungen aus arbeitsmedizinischer, sozialmedizinischer und verwaltungsrechtlicher Sicht. Bad Salzuflen 1978. Schriftenreihe des Landesverbandes Nordwestdeutschland der gewerblichen Berufsgenossenschaften *28* (1978)

Empfehlungen[1]

Paul Versen, Heidelberg

Berufskrankheiten haben einen relativ geringen Anteil am gesamten Unfall- und Erkrankungsgeschehen. 1977 wurden von den gewerblichen Berufsgenossenschaften, die für rd. 90% aller Fälle in der Bundesrepublik Deutschland zuständig sind, 6 844 Berufskrankheiten – gegenüber 40 009 Arbeitsunfällen und 10 340 Wegeunfällen – erstmalig entschädigt. Unter diesen waren 163 Erkrankungsfälle mit Todesfolge.

Am häufigsten zu entschädigen sind Fälle mit den Berufskrankheiten „Lärm", „Staublunge", „Infektionskrankheiten", „Hauterkrankungen" und „obstruktive Atemwegserkrankungen". Diese fünf Erkrankungen haben einen Anteil von 87% an der Gesamtzahl der 1977 erstmalig entschädigten Berufskrankheiten.

Besondere Ausbildungsmaßnahmen zur beruflichen Rehabilitation wurden zu 98% für Deutsche durchgeführt. Frauen waren zu 27% beteiligt. $^1/_4$ aller Ausbildungsmaßnahmen wurden im Betrieb durchgeführt, über 90% erfolgreich abgeschlossen. Eine Weiterbeschäftigung im alten Betrieb war nur in 13% der Fälle möglich.

Die 55 vom Gesetzgeber in der Anlage zur Berufskrankheitenverordnung aufgeführten Berufskrankheiten zeigen kein einheitliches Erkrankungsbild. Eine ganzheitliche Betrachtungsweise im Hinblick auf medizinische und berufliche Rehabilitation verbietet sich deshalb.
Fast 90% der besonderen Ausbildungsmaßnahmen zur beruflichen Rehabilitation entfallen auf die Berufskrankheiten „Haut" und „obstruktive Atemwegserkrankungen".
Bezüglich der berufsbedingten Hauterkrankungen konnte an die Erörterungen auf dem Rehabilitationskongreß 1968 angeknüpft werden. Die Rehabilitation von Patienten mit obstruktiven Atemwegserkrankungen war dagegen nicht Gegenstand des Kongresses vor 10 Jahren.

Beruflich bedingte Hauterkrankungen

A, B: Berufsbedingte Hauterkrankungen traten am häufigsten im Alter zwischen 31 und 40 Jahren auf, bevorzugt im Baugewerbe. Eine weitere Gruppe, die überdurchschnittlich häufig von beruflichen Hauterkrankungen betroffen ist, ist

[1] Siehe „Einleitende Hinweise" auf S. 81.

das jüngere weibliche Personal im Friseurgewerbe, vorwiegend im Anlern- oder Ausbildungsstadium.
Bei Hauterkrankten wurden die Ausbildungsmaßnahmen zu 82% erfolgreich abgeschlossen. 61% der Teilnehmer an Ausbildungsmaßnahmen waren nach Abschluß beruflich höher qualifiziert. Insgesamt konnte bei 95% der Hauterkrankten ein Verbleiben im Arbeitsleben sichergestellt werden.

C: Über wesentliche Fortschritte in der medikamentösen Behandlung von Hauterkrankungen kann nicht berichtet werden. Im Vordergrund der Therapie steht bei Hauterkrankungen nicht die Medikation, sondern die unbedingte Karenz gegenüber dem Allergen. Die Behandlung mit Kortisonsalben ist nur als Notbehelf für akute Fälle anzusehen.

Die Versuche, dem Erkrankten den Arbeitsplatz durch Ergotherapie zu erhalten, müssen aufmerksam beobachtet werden. Es bleibt abzuwarten, ob sie zum Erfolg führen. Es scheint jedoch bei diesen Versuchen unabdingbar, daß die hautfachärztliche Betreuung durch Hautärzte, die mit Berufsdermatosen besondere Erfahrung haben, unmittelbar im Betrieb erfolgt.

Voraussetzung für eine erfolgversprechende Therapie ist die Erkennung und Diagnostik im Frühstadium. Hierbei hat das 1972 von den Berufsgenossenschaften eingeführte Hautarztverfahren wesentliche Fortschritte gebracht. Während bis dahin mit dem Berufskrankheitenmeldeverfahren fast nur schwere Fälle im Spätstadium erfaßt werden konnten, bei denen sich die Rehabilitation entsprechend schwierig gestaltete, ist die Erfassung und Diagnostik durch das Hautarztverfahren auf Früh- und Verdachtsfälle verlagert worden. Bei optimaler Nutzung seiner Möglichkeiten bietet das Hautarztverfahren wesentliche Verbesserung in der Früherfassung und der Prophylaxe nicht nur bei Berufsdermatosen, sondern auch bei primären Berufsallergien der Haut mit drohendem Organwechsel. Wie zu erwarten war, ist das Verfahren nach 5 Jahren noch nicht in allen seinen Möglichkeiten ausgeschöpft, jedoch wird sein Ausbau in der Zukunft wesentliche weitere Verbesserungen bringen.

Spezialeinrichtungen für Hauterkrankungen bestehen bisher nur in Davos und auf Norderney. Die vom Rehabilitationskongreß 1968 empfohlenen Nacht-Kliniken für Hautkranke sind bisher noch nicht realisiert worden. Gerade diese Einrichtungen sind aber für Hauterkrankte besonders wichtig.
Die durchschnittliche Dauer der medizinischen Rehabilitation von Patienten mit beruflich bedingten Hauterkrankungen betrug in den bei den Berufsgenossenschaften dokumentierten Fällen ca. 6 Monate. Oft machen berufliche Hauterkrankungen jedoch eine Dauerbehandlung erforderlich.

D: Berufsfördernden Maßnahmen im Vorfeld akuter Hauterkrankungen kommt besondere Bedeutung zu, um bereits das Entstehen einer zu entschädigenden Berufskrankheit zu verhindern. Häufig kann hier nur eine frühzeitige berufliche Umorientierung eine umfassende Ausschaltung des Kontakts mit dem unverträglichen Stoff gewährleisten. Hierbei ist die enge Zusammenarbeit zwischen dem behandelnden Hautarzt und dem Berufshelfer ein wichtiges Mittel zur Feststellung und zum sinnvollen Einsatz der Eignungen und Neigungen des Versicherten.
Gerade bei beruflichen Hauterkrankungen sind für eine Neuorientierung Arbeitserprobung und Belastungsprüfung in einer besonderen Einrichtung (Berufsförderungswerk) unter Mitwirkung eines auf dem Gebiet der Berufsdermatosen erfahrenen Hautarztes notwendig.

E: Zusammenfassend werden für den Bereich berufliche Hauterkrankungen die folgenden Empfehlungen gegeben: Erforderlich ist eine umfassende Information aller am Hautarztverfahren Beteiligten, um dessen Vorteile besser nützen zu können.
Die Kommunikationsmöglichkeiten zwischen den am Hautarztverfahren Beteiligten müssen verbessert werden. Soweit es im Interesse des Versicherten erforderlich ist, muß auch der Betriebsarzt eingeschaltet und beteiligt werden. Bestehen hiergegen aus dem Gesichtspunkt der ärztlichen Schweigepflicht Bedenken, so müssen Wege gefunden werden, die die Unterrichtung des Betriebsarztes ermöglichen. Wünschenswert

ist eine Interaktion zwischen dem Versicherten, dem Berufshelfer der Berufsgenossenschaft, dem sachverständigen Hautarzt und dem Betriebsarzt. In dem Gutachten sind Hinweise auf Tätigkeiten aufzunehmen, die vom Versicherten zu vermeiden sind (negatives Tätigkeitsprofil).

Die Zusammenarbeit in der Behandlung von Berufsdermatosen zwischen erfahrenen Hautärzten und den Rehabilitationseinrichtungen muß verbessert und intensiviert werden. Die gelegentliche Anwesenheit von Hautärzten in den Rehabilitationseinrichtungen ist nicht ausreichend, um alle Möglichkeiten, insbesondere im Bereich der Arbeitserprobung, auszuschöpfen.

Die Einrichtung von sog. Nacht-Kliniken sollte vorangetrieben werden. Spezielle stationäre Einrichtungen für Hauterkrankte werden nicht für erforderlich gehalten. Dagegen stellt die Einrichtung von Nacht-Kliniken eine optimale Verbindung zwischen medizinischer und beruflicher Rehabilitation her. Während der Patient tagsüber seiner Arbeit nachgeht, dient die stationäre Aufnahme zur Nachtzeit der Stabilisierung des Hautzustandes. Im Einzelfall kann hierdurch dem Arbeitnehmer der Arbeitsplatz erhalten und eine berufliche und soziale Entwurzelung vermieden werden. Derartige Kliniken kommen aber nur in Ballungsgebieten in Frage und nur für ausgesuchte Fälle von Patienten, die in ihrem Beruf weiterarbeiten können.

Die Eignungsuntersuchungen nach dem Jugendarbeitsschutzgesetz sollen qualifizierter durchgeführt werden. Dazu gehört, daß bei der Untersuchung von Jugendlichen, die einen Beruf mit erhöhter Gefährdung gegenüber Hauterkrankungen ergreifen wollen, ein in Berufsdermatosen erfahrener Hautarzt beteiligt wird. Bei dem Berufsziel „Friseuse“ sollte die Untersuchung durch den Dermatologen obligatorisch sein.

Obstruktive Atemwegserkrankungen

A, B: Berufsbedingte obstruktive Atemwegserkrankungen sind vor allem bei Beschäftigten der Ernährungsberufe zu beobachten. Bei 79% der Teilnehmer an Ausbildungsmaßnahmen wurde nach Abschluß die Wettbewerbsfähigkeit höher oder gleich hoch eingeschätzt. Bisher konnte bei 72% der Erkrankten das Verbleiben im Arbeitsleben sichergestellt werden.

C: Soweit obstruktive Atemwegserkrankungen im Frühstadium erkannt und behandelt werden, bestehen gute Therapieaussichten. In einem späteren Stadium kann medikamentös lediglich ein Halten des Erkrankungsniveaus erreicht werden.

Gegenwärtig besteht ein Früherkennungssystem ähnlich dem Hautarztverfahren für obstruktive Atemwegserkrankungen nicht. Schwierigkeiten bereitet bei der Einführung eines solchen Verfahrens die Definition der zu erfassenden Erkrankungssymptome, um eine unvertretbare Ausweitung des Verfahrens zu vermeiden.

D: Ein Verbleiben des Erkrankten in seinem bisherigen Beruf ist nur in Ausnahmefällen möglich und setzt die Bereitschaft des Betroffenen zur Mitarbeit voraus. Ebenso wie bei beruflichen Hauterkrankungen ist bei Vorliegen von obstruktiven Atemwegserkrankungen vor der beruflichen Umorientierung des Erkrankten sicherzustellen, daß er den für die Erkrankung maßgeblichen Arbeitsstoffen in dem neuen Beruf nicht ausgesetzt ist.

Bei der Ermittlung der Funktionseinschränkung (MdE) von Patienten mit obstruktiven Atemwegserkrankungen sind so zahlreiche Gesichtspunkte zu berücksichtigen, daß nur medizinische Zentren mit umfassenden diagnostischen Einrichtungen ein zutreffendes Urteil abgeben können. Die Gleichbehandlung aller Patienten ist nur dann gewährleistet, wenn die begutachtenden Stellen über gleiche diagnostische Möglichkeiten verfügen und nach gleichen Kriterien untersuchen.

E: Bezüglich beruflich bedingter obstruktiver Atemwegserkrankungen wird empfohlen:

Maßnahmen der Prävention gegenüber obstruktiven Atemwegserkrankungen müssen intensiviert werden. Durch eine Verminderung der Stauberzeugung und durch verbesserte Absaugung lassen sich für den Eintritt der Erkrankung maßgebliche Faktoren oft mit verhältnismäßig geringem Aufwand ausschalten. Als weitere Maßnahme der Prävention ist das Tragen einer

„Gesichtsmaske“ zu empfehlen, die die Atmungsorgane vor dem Eintritt der schädlichen Stoffe schützt. Es bestehen außerdem gewisse Anhaltspunkte für die Annahme, daß beim Entstehen der Erkrankung auch die zunehmende Anwendung von Chemikalien in Aerosol-Form mitwirkt. Eine Einschränkung dieser Anwendungsart wird deshalb empfohlen.

Die Möglichkeiten der Früherkennung von berufsbedingten obstruktiven Atemwegserkrankungen müssen verbessert werden. Früherkennung ist eine grundlegende Voraussetzung für den Behandlungserfolg. Die Einführung eines Verfahrens, das dem Hautarztverfahren ähnlich ist, ist deshalb anzustreben. Einem solchen Verfahren stehen bisher in der Praxis Probleme einer sachgerechten Abgrenzung entgegen. Es ist darum erforderlich, geeignete Kriterien für die Einleitung spezieller diagnostischer Maßnahmen zu finden.

20. Symposium

Die Kompensation von Behinderungen durch technische Hilfen und ihre Grenzen

Vorsitzender: Dr. med. K.-H. Bilow, Tübingen

Als Mitwirkende in der Symposiumsleitung:
Dipl. Ing. Th. Bougie, Hoensbroek
Prim. Dr. med. F. O. Gruber, Wien
Dr. Ing. H. J. Küppers, Heidelberg
Dr. rer. nat. H. Rösler, Heidelberg

H. Rösler: Der Manipulator als Beispiel aufwendiger Hilfsmitteltechnik, S. 596

Aus dem Inhalt: Für Behinderte mit fast völlig ausgefallener Bewegungsfähigkeit – Die Grundkonzeption – Der Manipulatur und seine angepaßte Umgebung – Die Steuerung – Erprobungen – Hohe Anforderungen an den Behinderten – Zukunfstüberlegungen

K.-H. Bilow: Darstellung des Diskussionsverlaufs und Empfehlungskatalog, S. 600

Einleitung in die Thematik

Dr. med. Klaus-Henning Bilow, Leitender Arzt der Abteilung für Querschnittsgelähmte, Berufsgenossenschaftliche Unfallklinik (Ärztlicher Direktor: Prof. Dr. med. S. Weller) Tübingen

Seit es Behinderungen gibt, gibt es auch Hilfsmittel. Ihre Anfertigung richtete sich immer nach den Erfordernissen, war aber durch Materialangebot, Verarbeitungsmöglichkeit und handwerkliches Geschick begrenzt. So hatten denn die ersten uns bekannten Hilfsmittel überwiegend statisch-unterstützende Funktion wie z. B. die Gehhilfen der verschiedensten Arten.
Die wohl erste Abbildung (Abb. 1) soll einer Grabzeichnung entstammen. Sie stellt die einfachste Versorgung einer Beinamputation dar. Um überhaupt eine Abstützung zu ermöglichen, wurde der tragende Stab schräg vor dem Körper gehalten. Die Abstützfläche selbst war schalenförmig gebaut, um damit eine breitflächige Abstützung und zugleich Führungsmöglichkeit zu schaffen. So entstand Prothese und Handstütze als ein Hilfsmittel.
Die weiterentwickelten Gehhilfen, die bei Beinverkürzungen eingesetzt wurden, erschienen dann schon komfortabler. Längs- und Achselquerstab bestanden aus Holz. Die einseitigen metallenen Querstäbe dienten sowohl der Abstützung am Gesäß (Tuberaufsitz) als auch der Auflage des Fußes. Selbst an einen eisernen Beschlag am Fuß der Krücke wurde gedacht, um ein Ausgleiten zu verhindern.
Von GERSSDORFF sind einigermaßen exakte Schilderungen einer Beinamputation übermittelt. Er hat allein in Straßburg etwa 102 Beine „abgeschnitten". Danach war das für den Betroffenen ein rechtes Martyrium, da bei der fehlenden Anästhesie nur die Ohnmacht vor allzugroßen Schmerzen bewahrte. Zudem waren die Amputationen zu jener Zeit äußerlich echt verstümmelnde Eingriffe, die mit Hilfsmitteln nicht ausreichend ausgeglichen werden konnten. Den ganzen Jammer dieser „Krüppel" stellt ein Altarbild, eine Holzschnitzerei, von *Stefan Lochner* (um 1460) dar (Abb. 2).

Eine Weiterentwicklung gab HIERONYMUS BOSCH (1450–1516) mit seiner Zeichnung wieder (Abb. 3). Die Rutschbretter saßen nun auf kleinen Stelzen. Es entstanden die Rutschschemel. Ihre Benützer, „Schemelären" genannt, wurden damit vom Boden abgehoben und gleichermaßen aufgerichtet.
Etwa um dieselbe Zeit entstanden dann die Stelzbeine oder die Holzbeine der Armen (Abb. 4). Unterschenkelamputierte belasteten das abgewinkelte Knie am Boden des gabelförmigen Holzschaftes. Ihre Benützer wurden „Stelzöre" genannt und entwickelten mit dem Stelzbein erstaunliche Geschicklichkeiten, die sie sogar in Wettläufen maßen (Abb. 5).

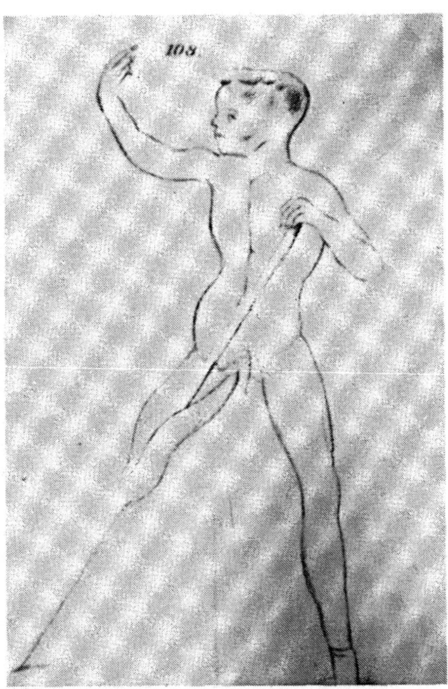

Abb. 1. Einfachste Versorgung einer Beinamputation mit schalenförmiger Abstützungsfläche

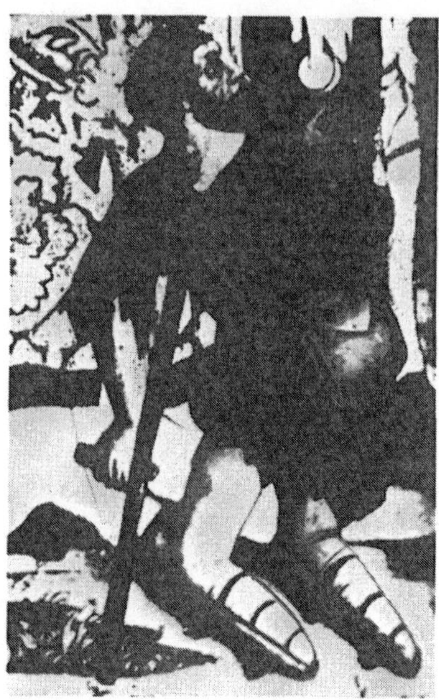

Abb. 2. Altarbild von *Stefan Lochner* (um 1460): Versorgung eines Unterschenkelamputierten mit Rutschbrettern

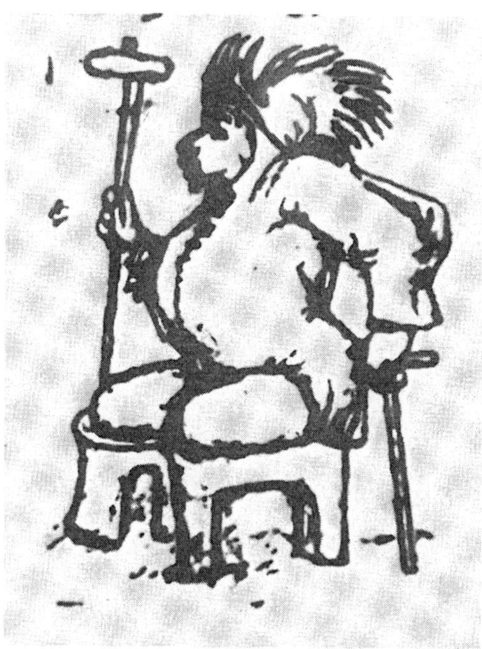

Abb. 3. *Hieronymus Bosch* (1450–1516): Versorgung eines Doppeloberschenkelamputierten mit Rutschschemel

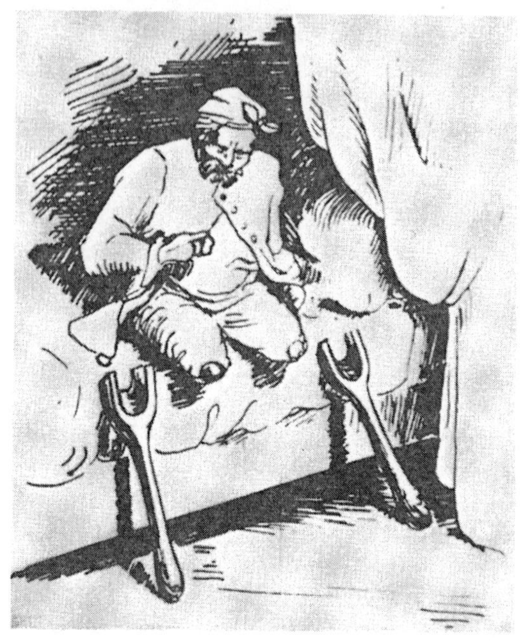

Abb. 4. Stelzbeine mit gabelförmigem Holzschaft

In diese Rubrik der mehr statischen Hilfsmittel möchte ich auch die heute noch gebräuchlichen Schreibhilfen einreihen, die insbesondere bei zentralen Lähmungen eingesetzt werden (Abb. 6).

Auch gehören hierher die Schmuckhände. Ihre Anfertigung und Verodnung hat heute noch ihre

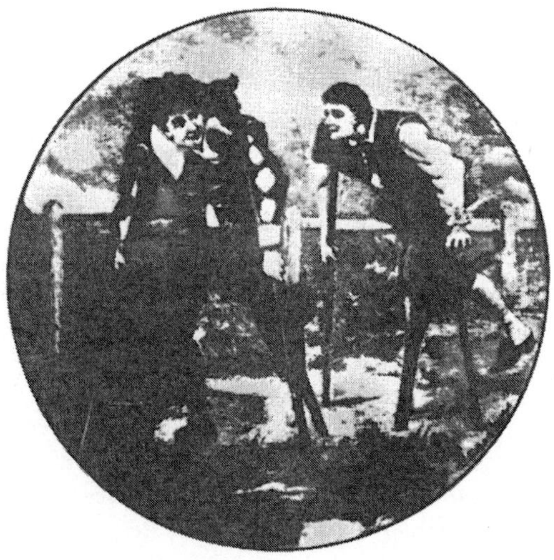

Abb. 5. Wettlauf mit Stelzbeinen

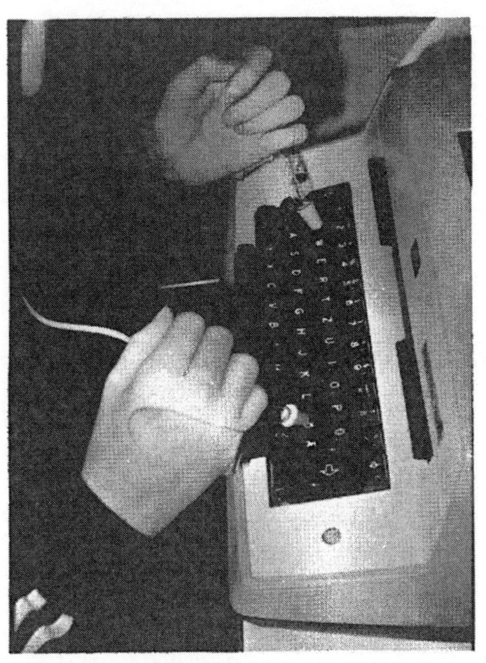

Abb. 6. Schreibhilfen eines Tetraplegikers

Berechtigung, da die Aufgabe der Hilfsmittel sich nicht nur im Ersatz von aktiven Funktionen erschöpfen darf. Genauso wesentlich, wenn nicht wichtiger ist die kosmetische Funktion. Jeder Behinderte empfindet sich gegenüber dem Nichtbehinderten als „stigmatisiert", als gezeichnet. Er wird also bestrebt sein, dieses Stigma mit einem Hilfsmittel zu vertuschen. Im wesentlichen sind also an ein Hilfsmittel drei Forderungen zu stellen:

- Es muß einer funktionellen Aufgabe gerecht werden.
- Es muß aber auch einen äußerlichen Mangel vertuschen können.
- Es darf nicht unnötig belasten.

Entsprechend den gestellten Forderungen machte sich die Hilfsmittelentwicklung weitere allgemeintechnische Entwicklungen zunutze. Mit der Entdeckung und Anfertigung von Rädchen, Kugeln und Lager gelangen zunächst einfache und später auch komplexe Gelenkkonstruktionen, die dynamische Funktionen übernehmen konn-

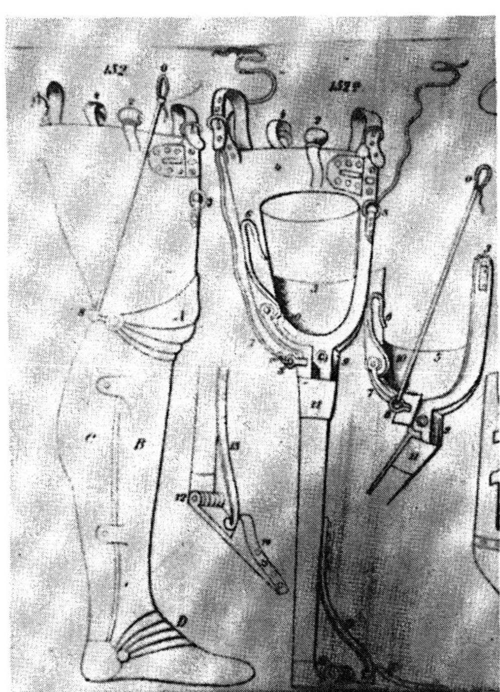

Abb. 7. Metallbein des „kleinen Lothringers" mit feststellbarem Kniegelenk und beweglichem Fußgelenk

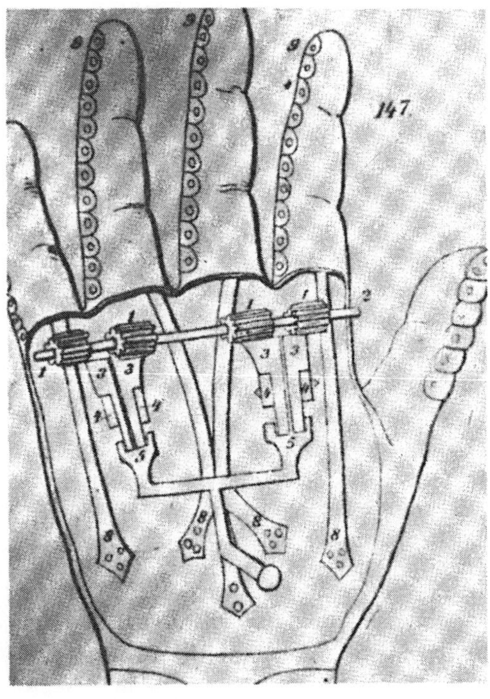

Abb. 8. Handprothese des „kleinen Lothringers" mit feststellbaren Fingergrundgelenken

ten. Eine der ersten derartigen Konstruktionen wurden von Ambroise Parè (1510 – 1590) als das Metallbein des sog. „kleinen Lothringers" beschrieben (Abb. 7). Dieser Pariser Schlosser fertigte offenbar mit sehr viel Geschick Gelenkkonstruktionen. Das Kniegelenk wurde allerdings beim Stehen steifgestellt und nur für das Sitzen abgebeugt. Daneben gab es aber auch schon eine Fußgelenkkonstruktion.
Noch wichtiger ist die dynamische Funktion für Hand- und Armprothesen. Äußerlich erinnerten die Konstruktionen des kleinen Pariser Schlossers an Kettenhandschuhe. Betrachtet man aber das Innere, so ergeben sich doch schon Gelenkkonstruktionen, die eine Veränderung der Fingerstellung ermöglichten (Abb. 8). Mechanische Sperren vermochten diese dann zu halten. Dies galt auch für die Ellenbogenkonstruktion.
Da die bisher geschilderten technischen Hilfen immer einen direkten aktiven Antrieb über die Muskulatur benötigten (Eigenkraftprothesen), waren sie für motorisch Behinderte nur in sehr begrenztem Ausmaß verwendbar. Erst die Elektronik eröffnete die Möglichkeit, fremde Reize in Bewegung umzusetzen. So werden verschiedene Schreibeinheiten und andere Bedienungsgeräte beispielweise über Sensoren oder Druckluftimpulsgeber bedient.

Die Funktionsstörungen oder -ausfälle der verschiedensten Behinderungsarten bedürfen einer Vielzahl spezieller Hilfsmittel. Die notwendige Anzahl vergrößert sich noch weiter, da die Hilfsmittel nicht nur die Behinderungsarten, sondern auch spezielle Anwendungsbereiche, z. B. häuslicher Bereich, Beruf, Freizeit, zu berücksichtigen haben.

Letztlich sind es die menschlichen Bedürfnisse nach Selbständigkeit und Kommunikation, die schon immer und auch heute noch die Entwicklung technischer Hilfsmittel bestimmen. Ohne diese Motoren bliebe sie stehen.

Vom Handwerklichen zur industriellen Technik unter Beibehaltung der individuellen Problemstellung

Dipl.-Ing. Theo Bougie, Lucas-Stichting voor Revalidatie, Hoensbroek/Niederlande

Die Kompensation von Unvermögen durch technische Hilfsmittel wird vom Behinderten zur Erlangung einer größeren Selbständigkeit bereits seit jeher angewendet. Diese Anwendung ist an Grenzen gebunden, aber die Grenzen im heutigen Zeitalter haben einen eigenen Charakter und liegen nicht so sehr im technischen Bereich.

In den folgenden Ausführungen wird diese These näher ausgearbeitet und eine Arbeits- und Organisationsstruktur geschildert, in der diese Grenzen manifest werden in bezug auf die Apparatur, die für den individuellen Benutzer in oder beim Rehabilitationszentrum hergestellt wird.

Die historische Entwicklung der Rehabilitationstechnik

In früheren Zeiten kam ein technisches Hilfsmittel ohne komplexe Strukturen, Organisationen und Institute zustande. Der Behinderte entwarf und stellte das Hilfsmittel her bzw. dies geschah aufgrund seiner Anweisung durch einen Handwerker, wie der Dorfschmied. In dieser Weise wurde jedes Hilfsmittel optimal nach den Normen und Forderungen konzipiert, die der individuelle Benutzer stellte. Die Grenzen der Kompensation von Beschränkungen durch eine Apparatur wurden in dieser Zeit vom Stand der damaligen Technik bestimmt, anders ausgedrückt, die damaligen technischen Möglichkeiten erlaubten es nur, beschränkte Funktionen im Bereich der Hilfsmittel zu realisieren. Mit der Zunahme dieser Möglichkeiten entstand eine Spezialisierung im Handwerksbereich, wie Schuhmacher, Schneider und Orthopädie-Mechaniker. Dadurch konnten die technischen Möglichkeiten im jeweiligen Handwerk optimal angewendet werden.

Diese Situation wurde durch die industrielle Revolution als Folge eines raschen Fortschritts in den technischen Wissenschaften beendet. Es stellte sich heraus, daß es möglich war, mit Hilfe der Industrie wirtschaftlicher zu produzieren, indem von Maschinen- und Produktorganisationen Gebrauch gemacht wurde, insbesondere wenn es sich um ein Serienprodukt handelte. Die handwerklichen Bereiche in der Rehabilitationstechnik haben sich jedoch länger gehalten, z. B. der Orthopädie-Mechaniker, der orthopädische Schuhmacher und der Techniker für Rollstuhlanpassungen, die oft in der Ergo-Therapie hergestellt werden mit Hilfe von Maschinen, Werkzeug und Materialien, die auch von den Rehabilitanden im Rahmen ihrer Therapie benutzt werden. Ein Maximalnutzen der Möglichkeiten, den die heutige Technik bietet, verlangt jedoch andere Forderungen in bezug auf Räumlichkeiten, Maschinen und Mitarbeiter, anders ausgedrückt, dafür ist eine moderne Werkstatt mit gut ausgebildeten Technikern erforderlich. Unter dem Einfluß der Möglichkeiten der heutigen Technologie ist diese handwerkliche Situation an einer Wende angelangt. Es besteht eine logische Tendenz, bei der Herstellung von Hilfsmitteln für Behinderte hochentwickelte Technologien und Materialien anzuwenden. Als Ursachen für oft noch bestehende traditionelle Auffassungen in diesem Bereich könnte die isolierte Position des Handwerkers in bezug auf seine Kollegen, die Techniker, und der individuelle Charakter des Produkts sein. Der Techniker im Rehabilitationszentrum wird die Veränderungen anwenden müssen, und zwar dadurch, daß er seine technischen Möglichkeiten in der eigenen Werkstatt erweitert und dafür sorgt, daß er in ausreichendem Maße einen Überblick über die moderne Technologie hat. Nur so kann er sich in bezug auf das breite Spektrum der Apparatur aus dem Handel und der Industrie kritisch einstellen. Genauso gilt für die Hersteller von Hilfsmitteln, daß sie in enger Verbindung mit der Rehabilitationswelt, insbesondere mit den Technikern, zu einer Aufstellung von Forderungen und einer Evaluation ihrer neuen Apparatur kommen, wodurch die moderne Technologie dem Behinderten in brauchbarer Weise dient.

Eine Folge der hochentwickelten Techniken ist, daß derjenige, der die Apparatur entwirft und herstellt, immer mehr zu einem spezialisierten Techniker wird und immer weniger in Verbindung mit den Benutzern steht. Neben der erforderlichen qualifizierten Ausbildung im Bereich der Technik wird der Rehabilitationstechniker dennoch über die Abläufe des Rehabilitationsprozesses informiert sein müssen. Es ist deshalb von größter Wichtigkeit, daß das Konzept für ein Hilfsmittel, die Forderungen, die aufgestellt werden müssen, in enger Zusammenarbeit zwischen Behinderten, Rehabilitations- und technischen Disziplinen zustande kommen. Bei sehr komplexen Fragestellungen kann ein Kybernetiker oder Ergonom mit technischem Hintergrund eine willkommene Unterstützung geben. Durch die starke Industrialisierung und Spezialisierung sind viele Grenzen in bezug auf die Kompensation von Unfähigkeit durch Hilfsmittel nicht mehr im technischen Bereich zu suchen, sondern vielmehr im gesellschaftlichen, psychosozialen, wirtschaftlichen und moralischen Bereich. Wo z. B. liegt die Grenze der Abhängigkeit von der Apparatur? Wann etwa steuert die Technik den Menschen? Inwiefern muß ein Gerät die menschlichen Funktionen imitieren, oder dürfen diese Funktionen in ganz anderer Weise zustande kommen (Entwicklungen im Bereich der Pro- und Orthesen).

Bezüglich des größtmöglichen Nutzeffektes des Rehabilitationsprozesses wird es notwendig sein, daß Verhaltensregeln aufgestellt werden für die Kooperation zwischen den medizinischen Disziplinen und denjenigen, welche die Apparatur herstellen. Diese Regeln müßten auch dafür sorgen, daß die Grenzen in bezug auf die Anwendung der Apparatur nicht überschritten werden, anders ausgedrückt, daß der Techniker ein in jeder Hinsicht gutes Produkt herstellt und die Rehabilitationsdisziplinen weit genug gehen bei ihren Vorschlägen für den Techniker in bezug auf die Bedürfnisse an die Apparatur. Das Maß der technologischen Komplexität eines Gerätes darf nicht als ein absolutes Kriterium bezüglich des Wertes eines Hilfsmittels betrachtet werden. Ein Gerät darf die Qualifikation „gut“ erhalten, wenn die Vorteile gegenüber den Nachteilen, die immer da sind, überwiegen. Das Maß der Komplexität spielt indirekt mit bei der Abwägung der Vor- und Nachteile, weil Aspekte wie Betriebssicherheit, Preis und Wartung von der Komplexität abhängen können. Bei der Abwägung sind jedoch mehrere Faktoren von Bedeutung, wie ergonomische und kybernetische Überlegungen, Form, gewünschte Funktionen und die Frage, ob das Gerät leicht zu erwerben ist. Erst nachdem das Gerät mit der Apparatur verglichen wurde, bei der die erwähnte Abwägung identisch ausfällt, darf das Maß der Komplexität als ein Kriterium gebraucht werden. Beispiele von technologisch komplexen Geräten sind das Auto und das Fernsehen. Ganz deutlich ist auch bei einer individuellen Abwägung von Vor- und Nachteilen dennoch von guten Hilfsmitteln die Rede. Auch wenn die meisten Hilfsmittel für Behinderte technologisch bedeutend weniger komplex sind als die erwähnten Beispiele, gibt die Abwägung doch kein eindeutiges Bild. Hier liegt denn auch eine gewaltige Aufgabe für die Rehabilitationstechnik in all ihren Aspekten: im Rehabilitationszentrum, beim Hersteller und im Forschungsbereich. Erst dann wird sich die Rehabilitationstechnik zu einem technischen Bereich entwickeln, der gute Produkte herstellt, wobei diese eines gemein haben, nämlich ihre Funktion: Kompensation von Einschränkungen bei einem Behinderten.

Ansatz zur Entwicklung eines rehabilitationstechnischen Bereiches beim Rehabilitationszentrum

In der Lucas-Stichting voor Revalidatie haben diese Gedanken Gestalt angenommen in Form des Zentrums für Rehabilitationstechnik „Hoensbroeck“, ein semi-autonomes Zentrum, bestehend aus Abteilungen, die Hilfsmittel für Behinderte herstellen oder anpassen. Es handelt sich dabei um:

- Orthopädische Werkstatt
- Orthopädische Schuhmacher-Werkstatt
- Anpassungswerkstatt
- Abteilung für Information, Exposition und Dokumentation.

Was die Werkstatt-Techniken angeht, hat jede Werkstatt ihre eigenen spezifischen Möglichkeiten. Die allgemeinen Techniken sind in einer Werkstatt zusammengefaßt, nämlich in der Anpassungswerkstatt, da die Hilfsmittel, die in dieser Werkstatt hergestellt werden, am wenigsten spezifisch sind (Autos, Rollstühle, ADL usw.). Die beiden orthopädischen Werkstätten lassen die allgemeinen Bearbeitungen in der Anpassungswerkstatt ausführen, z. B. die Bildung von thermoplastischen Kunststoffen mit Hilfe der Vakuumtechnik, das Schweißen von Aluminium und rostfreiem Stahl.

Die Abteilung Information sorgt für die Kommunikation mit den Kostenträgern und den Lieferanten von kommerziellen Hilfsmitteln. Die Vorteile dieser Struktur sind:

- Jede Werkstatt hat ein breites Spektrum an Produktionstechniken zur Verfügung.
- Konzentration von technischem Know-how.
- Konzentration von Know-how auf dem Gebiet der Hilfsmittel.
- Lieferung aller Hilfsmittel für den Patienten durch eine Instanz.
- Möglichkeiten, die normalerweise nur beim Rehabilitationszentrum vorhanden sind, werden jetzt einem größeren Kreis von Behinderten in der Region zugänglich gemacht.

Wie bereits erwähnt, ist die Anwendung der heutigen technologischen Entwicklungen nicht mehr aufzuhalten. Dabei gibt es einige Bereiche der Technik, die von besonderer Bedeutung sind:

- neue Materialien, wie Kunststoffe und Metalle für Konstruktionen,
- die Elektronik für Steuerungszwecke,
- maschinelle Bearbeitungsverfahren in bezug auf Geschwindigkeit, Genauigkeit und die Kosten.

Das hat dazu geführt, daß viele der früheren handwerklichen Bearbeitungen heute durch maschinelle in einem Spezialbetrieb ersetzt worden sind und Montagearbeiten in der direkten Umgebung des Benutzers durchgeführt werden. Nur

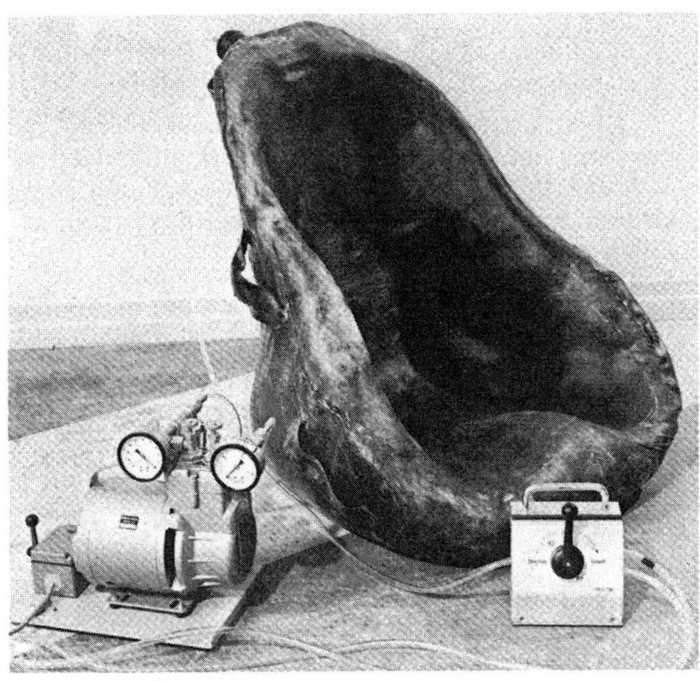

Abb. 1. Sessel mit einem elastischen Gummiüberzug

die Teile des Hilfsmittels, die einen direkten Kontakt mit dem Behinderten haben, werden nach Maß hergestellt. Der Schwerpunkt in der Berufsausübung war früher die handwerkliche Herstellung eines Produktes; heute ist dies viel mehr, das optimale Hilfsmittel aus einer Vielzahl von Möglichkeiten auszuwählen, die durch die Hersteller von Halbfabrikaten angeboten werden. Einige Beispiele:

- Die modulare Beinprothese: eine Zusammenstellung von auswechselbaren Gelenken mit Befestigungs- und Abstandsteilen, wobei der Schacht und die Bekleidung hergestellt werden müssen.
- Der handgetriebene Rollstuhl: Verschiedene Gestelltypen sind mit einer ganzen Anzahl von Sitzen, Rückenlehnen, Bein- und Armstützen zu kombinieren.
- Semi-orthopädische Schuhe: Verschiedene Ausführungen und Modelle sind als Konfektionsschuhe im Handel und bieten Möglichkeiten, kleinere individuelle Anpassungen vorzunehmen.
- Die Gießharz-Technik für Prothese-Schachten: eine exakte Umkehrtechnik mit einem Material, das sich ausgezeichnet be- und verarbeiten läßt.
- Die Vakuumformfixierungstechnik: eine von einem wissenschaftlichen Institut in den Niederlanden entwickelte Methode, um einen Abdruck des Rumpfes für eine Rumpf-Sitz-Orthese zu machen, wobei hier alle möglichen Kräfte einwirken[1]. Das Werkzeug besteht aus einem Sessel – mit einem elastischen Gummi überzogen (Abb. 1). Nachdem der Patient in dem Sessel Platz genommen hat, wird der Zwischenraum vakuumgezogen, wodurch eine feste Form entsteht. In dem Übergang von fest nach weich kann die Haltung fixiert, evtl. korrigiert werden. Das auf diese Weise entstandene Negativ wird mit Gips gefüllt, wonach ein korrigiertes Gipspositiv entsteht. In unserem Zentrum wurde

[1] Medisch-Fysisch-Instituut TNO Utrecht. Für Auskünfte: Kunststof- en Rubber-Instituut TNO, Postfach 71, Delft.

eine Methode entwickelt, um von diesem Gipspositiv eine Rumpf-Sitz-Orthese für einen Rollstuhl herzustellen; diese Entwicklung wurde möglich durch die enge Zusammenarbeit zwischen dem orthopädischen Techniker und dem Techniker aus der Anpassungswerkstatt. Das Gipsmodell wird mit Hilfe einer Tiefziehmaschine mit einem synthetischen Überzug oder einem Kunststoffschaum überzogen. Darüber wird eine Kunststoffplatte vakuumgeformt. Nachdem der Patient die Rumpf-Sitz-Orthese angepaßt hat, findet die weitere Verarbeitung zu einer vollständigen Rumpf-Sitz-Orthese statt. Diese Orthese wird an drei Punkten im Rollstuhl befestigt, wodurch die Flexibilität des Rollstuhlgestells unangetastet bleibt (Abb. 2). An der hinteren Aufhängung ist eine Änderungsmöglichkeit nach vorne oder nach hinten eingebaut, die auch elektrisch angetrieben sein könnte (Abb. 3). Die Rumpf-Sitz-Orthese ist einfach herauszunehmen und kann dann z. B. in ein Auto geschoben werden (Abb. 4). Die genannte Vakuumformtechnik findet auch bei Hinterbeinorthesen bzw. Armstützen usw. Anwendung.

– Ein Beispiel sowohl der Modularbauweise als auch der Anwendung von neuen Materialien ist ein Kommunikationsgerät, das von der niederländischen Firma Petronics entwickelt wurde. Das Herz dieses Systems ist ein Mikrocomputer, für die Kontrolle und die Steuerung wird ein normales Fernsehgerät ver-

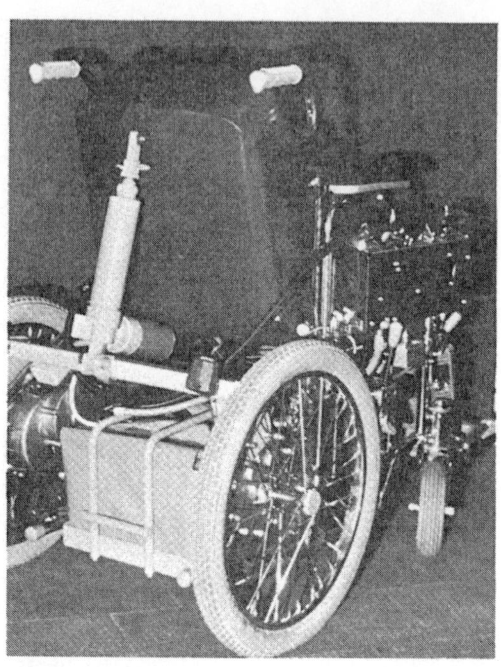

Abb. 3. Änderungsmöglichkeiten des Winkels mit elektrischem Antrieb

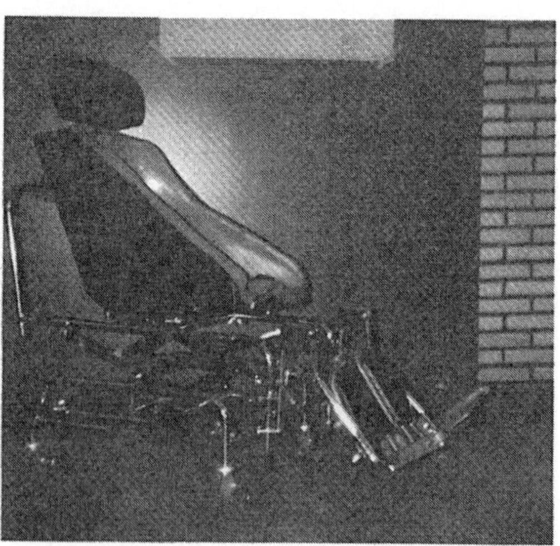

Abb. 4. Rumpf-Sitz-Orthese – an einem höhenverstellbaren Rahmen befestigt

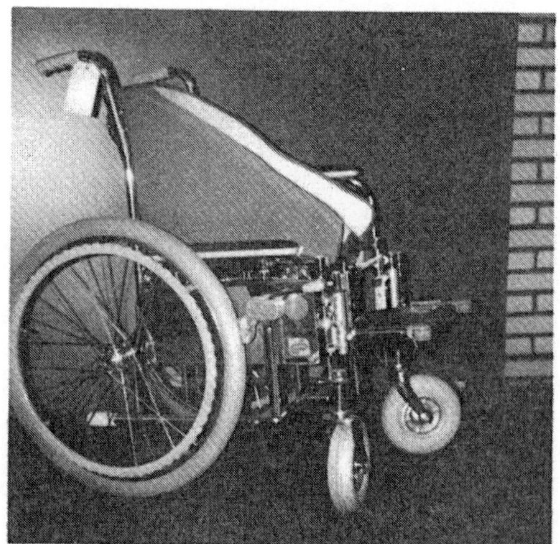

Abb. 2. Eine Rumpf-Sitz-Orthese – in einem Standard-Rollstuhl befestigt

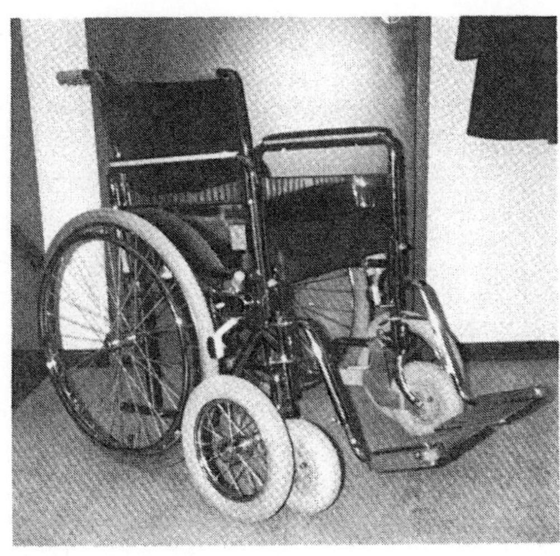

Abb. 5. Lenkräder – an einem Standard-Rollstuhl befestigt

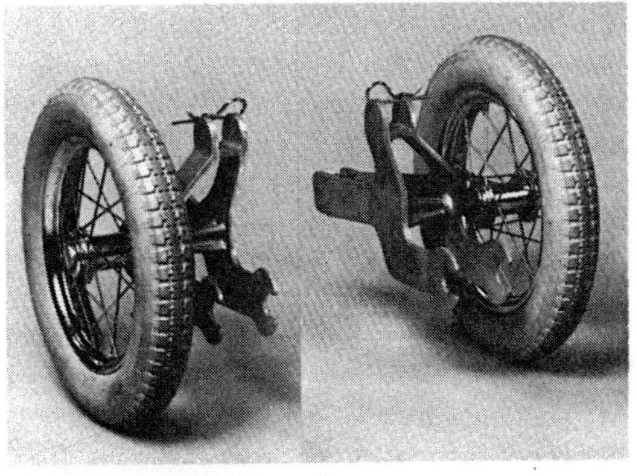

Abb. 6. Lenkradaufhängung in einer Aluminiumguß-Ausführung

wendet. Der Mikrocomputer sorgt für eine flexible Einpassung der individuellen Bedürfnisse bei Signalbearbeitung und Programmierung.

- Funktionalität, Formgebung und Konstruktion sind in einer Trageorthese der Technischen Hochschule Delft integriert. Diese Orthese hat den Zweck, das klassische Tragetuch bei Patienten mit einer Plexus-Läsion zu ersetzen. Die Orthese wird unter der Kleidung getragen. Die Ausführung ist aus Leder und aus rostfreiem Stahl. Die Wirkungsweise basiert auf der Kompensation des Armgewichtes. Durch eine variable Aufhängung kann eine Kraft im Schultergelenk hervorgerufen werden, die eine Luxation dieses Gelenkes verhindert.
- Zubehör für einen Schieberollstuhl: Diese Art von Rollstühlen gibt es in zwei Ausführungen, nämlich mit und ohne Lenkräder vorne. Die Ausführung mit Lenkrädern bietet die vielfachsten Möglichkeiten. Auf unebenem Gelände ist jedoch der Rollstuhl mit vier festen Rädern aufgrund der größeren Richtungsstabilität deutlich im Vorteil. In unserem Zentrum wurde eine Vorkehrung hergestellt, wodurch beide Rollstühle in einem Rollstuhl zu realisieren sind (Abb. 5). Die Anpassung besteht aus zwei Gabeln mit festen Rädern, die ohne Muttern und Werkzeug montiert werden können (Abb. 6)[2].

Aus diesen Beispielen möge der Wendepunkt deutlich werden, an dem wir bei der Konstruktion von Geräten für Behinderte angelangt sind. Die zunehmende technische Kompliziertheit der Geräte kann ein Vorteil für den Behinderten sein, vorausgesetzt, die Einführung solcher Geräte wird sorgfältig und behutsam vorgenommen. Die Feststellung, daß das Mensch-Maschine-System ein homogenes Ganzes bildet, muß dabei im Mittelpunkt stehen. Die Maschine ist als eine Ergänzung des Menschen zu betrachten, das Hilfsmittel ist dabei nur Mittel und darf nie Selbstzweck in der Rehabilitation werden.

---

[2] Lieferant: Firma Wolff, Düsseldorf.

Zugang zu Informationen über technische Rehabilitationshilfen

Dr.-Ing. Hans Jochen Küppers, Vorsitzender des Forschungsbereiches Rehabilitationstechnologie im Forschungszentrum für Rehabilitation und Prävention der Stiftung Rehabilitation, Heidelberg

Technische Rehabilitationshilfen sind Geräte, Einrichtungen und Verfahren, die einen Funktionsausfall eines Körper- oder Sinnesbehinderten mindestens teilweise ausgleichen oder seine Auswirkungen überbrücken können. Ihre Aufgabe ist es, den Behinderten in den verschiedensten Lebensbereichen, wie Arbeitsplatz, Transport, Kommunikation, Haushalt, Freizeit, Unterricht etc., eine größtmögliche Selbständigkeit zu schaffen und damit Unabhängigkeit von fremder Hilfe, soweit dies möglich ist.

Die Verfügbarkeit technischer Rehabilitationshilfen ist abhängig von der Häufigkeit des Auftretens eines Funktionsausfalles, den die Hilfe ersetzen soll. Drei Kategorien lassen sich unterscheiden: Die *erste* könnte man die Kategorie der *behindertengerechten Konsumgüter* nennen. In diese Kategorie gehören Geräte des normalen Marktes, die sich durch spezielle Eigenschaften als Hilfe für Behinderte ausweisen, z. B. Betätigungselemente mit so geringem Kraftaufwand, daß sie für Handbehinderte geeignet sind.

Dieser Bereich zeichnet sich dadurch aus, daß von ihm auch Nichtbehinderte profitieren. Seine Existenz wird durch Gestaltungsrichtlinien und Normen gefördert, die sich der ergonomisch richtigen Gestaltung von Gegenständen des täglichen Bedarfs widmen.

Die *zweite* Kategorie ist die der *typischen Rehabilitationshilfen*, also Hilfen für den Personenkreis, der sich seiner Behinderung bewußt ist. Die Palette reicht hier vom Rollstuhl bis zum Blindenstock und von der „helfenden Hand" bis zum Schreibtelefon für Gehörlose.

Im allgemeinen sind dies Geräte, die für einen Nichtbehinderten keinen Sinn haben. Für diese Hilfsmittel gibt es einen Markt, sie werden in Fachgeschäften gehandelt. Die Kostenträger übernehmen ihre Finanzierung.

Die *dritte* Kategorie kann man mit *Spezialhilfen für Schwerstbehinderte* umschreiben. Hierbei handelt es sich um Sondergeräte für Mehrfachbehinderte, die oft nur in wenigen Exemplaren gebaut wurden.

Die Vielfalt der Probleme, die durch solche Geräte gelöst werden müssen, ist ungeheuerlich groß, die Zahl derer, die gleiche spezifische Problemkonstellationen haben, aber sehr klein. Dementsprechend ist es schwierig, diese Geräte zu verkaufen. Viele Dinge haben nur in Einzelexemplaren existiert und müssen nachgebaut werden. Von manchem wertvollen Lösungsvorschlag gibt es nur Handskizzen oder vage Beschreibungen.

Wer braucht nun die Informationen über die drei Hilfsmittelkategorien?

- Der Behinderte selbst, der eine Lösung für seine konkreten Probleme sucht;
- die Fachkräfte der verschiedenen therapeutischen Disziplinen, die sich mit dem Funktionsausfall eines Behinderten befassen;
- die technischen Berater der Arbeitsämter, deren Hauptanliegen der Arbeitsplatz des Behinderten ist;
- die Sachbearbeiter der Krankenkassen, Berufsgenossenschaften etc., die für die Finanzierung zuständig sind;
- der Arzt in seiner Praxis, der vielleicht nur sporadisch dem Problem begegnet, wie er dem Patienten helfen soll, von dem er sicher weiß, daß ihm medizinisch nicht mehr weitergeholfen werden kann.

Allen diesen Benutzern ist gemeinsam, daß sie sich eigentlich nur für einen Teil der gesamten Informationen interessieren. Der Arzt braucht sie nur zu bestimmten, zufälligen Zeitpunkten; den Behinderten interessiert ausschließlich sein spezifischer Funktionsausfall; viele Rehabilitationsfachkräfte bearbeiten nur bestimmte Bereiche etc. Dieses Faktum ist wichtig für die Frage nach dem optimalen Zugang zu dem Material.

Die Informationsvermittlung über die Kategorie 1, nämlich die „behindertengerechten Konsumgüter", ist schwierig, da oft schwer erkennbar ist, welche Geräte, Verfahren oder Einrichtungen für welches Problem eine Lösungsmöglichkeit darstellen. Informationen hierüber interessieren hauptsächlich die Konstrukteure oder Designer. Je weiter die Belange Behinderter in die Konsumgüterindustrie und die öffentlichen Bereiche vordringen, um so weniger sollte darüber berichtet, informiert werden müssen! Wenn z. B. erst einmal alle öffentlichen Gebäude im Sinne der *DIN*-Norm für Behinderte zugänglich sind, wird das von *Rehabilitation International* dafür vorgesehene „symbol of access" – das bekannte blaue Rollstuhlsymbol – überflüssig, weil es nämlich dann überall kleben müßte.

Informationen über die *zweite* der oben genannten Kategorien, nämlich die der „typischen technischen Hilfen", sind bisher am besten verbreitet. Die meisten westeuropäischen Länder haben hierfür mindestens eine Form der Informationsvermittlung gefunden. In den meisten Fällen sind dies Loseblatt-Sammlungen; die wichtigste deutsche wird von der Deutschen Vereinigung für die Rehabilitation herausgegeben und umfaßt etwa 140 Seiten Bild- und Textdarstellung technischer Hilfen aus verschiedenen Bereichen. Daneben dienen Herstellerkataloge, Adressenlisten zu bestimmten Themen usw. als Basisinformation für den Allgemeininteressierten.

Die nach unseren Erfahrungen größte und schwierigste Kategorie ist aber die Kategorie *drei*, nämlich die der Einzellösungen und Spezialgeräte. Die Anwendbarkeit vieler dieser Geräte ist so selten, daß man mit einer Information über solche Hilfsmittel z. B. eine Loseblatt-Sammlung nicht belasten darf, weil zu wenige der Leser sich dafür interessieren würden, und man in der Fülle dieser Informationen das konkret Gebrauchte nicht finden würde.

Dies ist der Grund, warum es neben einer breiten Basis-Information unbedingt eine zentrale Beratungsstelle geben muß, in der Informationen über *sämtliche* Lösungen gesammelt und ständig auf den neuesten Stand gebracht werden müssen, und wo gerade Spezialfragen beantwortet werden können. Ohne dafür bisher größere Reklame gemacht zu haben, beschäftigen wir uns mit diesen Problemen seit etwa 4 Jahren und wissen, welche Forderungen man an eine solche Beratungsstelle stellen muß.

1. Vor allem muß sie in engem *Kontakt mit Einrichtungen* stehen, die sich aktiv mit der Versorgung Behinderter mit technischen Rehabilitationshilfen beschäftigen. Auf diese Weise sammelt sich mit der Zeit auch ein Erfahrungsschatz an praktischem Wissen, über den Umgang mit den technischen Hilfen und ihre Verwendbarkeit.
2. Der *Kontakt zu Fachleuten*, die sich intensiv mit Grenzgebieten befassen, ist wichtig. So können wir hier z. B. Probleme, die mit Sicherheit nur von medizinischen Fachkräften beantwortet werden können, an solche weitergeben, z. B. arbeiten wir bei Sehbehinderung mit der Universitäts-Augenklinik zusammen, bei Hör- und Sprachgeschädigten mit einer eigenen phoniatrischen Ambulanz.
3. Das Material muß in eine Form gebracht werden, die schnellen Zugriff und schnelles Kopieren ermöglicht. Wir haben uns nach eingehendem Studium der verschiedenen Mikroverfilmungsverfahren unter Berücksichtigung des Materialumfangs, der Möglichkeiten zur Pflege und anderem zu einem System entschlossen, das uns für diesen Zweck optimal erscheint, und zwar ist es die Übernahme der Informationen auf 16 mm Mikrofilm in Kassetten. Bisher haben wir ca. 11000 Seiten unseres Bestandes auf dieses Medium übertragen, das entspricht 4 Kassetten.
4. Der Zugriff, der augenblicklich ausschließlich über ein detailliertes Inhaltsverzeichnis möglich ist, muß von einem relativ *komfortablen Dokumentationssystem* möglichst mit Computer unterstützt werden.
5. Trotz dieser technischen Ausstattung muß die Beantwortung von Anfragen ein *persönlicher Vorgang* von Fachkraft zu Anfragendem sein.

Was von dieser Dokumentation jetzt schon existiert, wurde im Rahmen einer Ausstellung während des Kongresses vorgestellt.

Selbstverständlich ist auch eine Zusammenarbeit mit dem Ausland vorgesehen und hat bereits begonnen. Vertreter aus Skandinavien, England, Holland, Belgien und Frankreich werden voraussichtlich bereits 1979 zusammenkommen, um eine gemeinsame Klassifikation zu erarbeiten. An der computerunterstützten Auswertung des Materials scheinen bisher hauptsächlich die skandinavischen Länder interessiert zu sein. Die meisten anderen strukturieren ihr Material auf konventionellem Wege.

Die Weitergabe von Informationen über technische Hilfen ist selbstverständlich nur ein Teil der für die Zukunft zu planenden optimalen Versorgung Behinderter mit technischen Hilfen. Denn der Behinderte muß auch die Möglichkeit haben, an die notwendigen Hilfen heranzukommen. Das ist insbesondere bei Schwerst- und Mehrfachbehinderten immer mit einer Individualversorgung verbunden. Deshalb muß hinter einem solchen Informationsverband ein Netz von Werkstätten verfügbar sein, die – an Rehabilitationskrankenhäuser oder Forschungsinstitutionen, Rehabilitationseinrichtungen oder größeren Wohn-Arbeitsheimen für Schwerbehinderte angegliedert – eine Individualversorgung Schwer- und Mehrfachbehinderter mit technischen Rehabilitationshilfen gewährleisten können.

Wir sind in der glücklichen Lage, hier in Heidelberg eine solche Werkstatt betreiben zu können. Dort haben wir die einschlägigen Erfahrungen gemacht, die in unsere Dokumentation eingeflossen sind, und unser nächster Schritt wird sein, auch diese Werkstatt zu einem Regionalzentrum zu erweitern, um ihre Leistungen jedem Behinderten der Region (über das Berufsförderungswerk Heidelberg hinaus) zugänglich zu machen.

Ich bin der festen Überzeugung, daß durch eine optimale Zugriffsmöglichkeit zu sehr spezieller Information im Rahmen einer Dokumentationsstelle und die Verfügbarmachung von Versorgungswerkstätten technische Rehabilitationshilfen für eine große Zahl Schwer- und Mehrfachbehinderter zu dem werden, was sie sein sollen, nämlich eine Hilfe zur Verbesserung von Selbständigkeit und Unabhängigkeit von physischen und sensorischen Funktionsausfällen.

Literatur

1. Petrén, F.: Classification and registration of technical aids for the disabled. Proposal for a joint nordic system. Bromma, Schweden 1978

Die Entwicklung technischer Hilfsmittel im Rahmen der Ergotherapie

Primarius Dr. med. Franz O. Gruber, Vorstand der V. Medizinischen Abteilung des Wilhelminenspitals der Stadt Wien

Durch die Zunahme der Unfälle und der Überlebenschance vieler Erkrankungen hat die Ergotherapie im Rahmen der Rehabilitation eine immer größere Bedeutung. Durch den Ausbau von Intensivstationen, Verbesserung der Operationstechniken überleben viele Patienten bzw. kommt es zu einer mehr oder weniger ausgeprägten Defektheilung.

Im Rahmen der Rehabilitation hat gerade die Ergotherapie die verpflichtende Aufgabe, diese Behinderungen und Defektheilungen zu kompensieren, funktionell zu bessern, diese Patienten womöglich wieder berufsfähig zu machen oder den Behinderten wenigstens die „Verrichtungen des täglichen Lebens" zu lehren, um das weitere Leben der Patienten lebenswert zu machen.

Diese ergotherapeutischen Ziele kann man speziell eingerichteten Stationen mit entsprechend geschultem Personal im Rahmen einer interdisziplinär ausgerichteten Teamarbeit wie folgt erreichen:

1. durch funktionelles Training unter psychosomatischen Aspekten,
2. durch die Entwicklung und Anwendung von technischen Hilfen für die Behinderten.

Technische Hilfsmittel, sog. *AIDS*, gibt es schon für die verschiedensten Behinderungen in Hunderten von Varianten. Dem Erfindungsgeist und der Variationsmöglichkeit sind hier keine Grenzen gesetzt. Diese Hilfen reichen von den einfachen, billigsten Geräten bis zu teuersten, komplizierten elektronischen Geräten und zweckmäßig eingerichteten Behindertenwohnungen.

Im Handel kann eine große Anzahl von serienmäßig fabrizierten Hilfsmittel bezogen werden, wobei die Kostenträger bei der Anschaffung dieser Hilfsmittel meist großzügig verfahren. Ideal sind jedoch Hilfsmittel, die dem Behinderten von den Ergotherapeuten „handmade" angepaßt werden, wobei das „Gewußt-wie" oft zu ganz einfachen und billigen Hilfen und Geräten führt.

In diesem Zusammenhang kann nicht genug davor gewarnt werden, dem Behinderten zuviel Technik, Hydraulik und Elektronik anzubieten, weil der Behinderte dadurch seine Eigenaktivität, Selbständigkeit und Selbstvertrauen verlieren kann und zu abhängig wird. Das ideale Hilfsmittel ist jenes, das bei einem Maximum an Hilfe ein Optimum an Eigentätigkeit, Selbständigkeit und Entscheidungsfähigkeit erlaubt.

Der vermehrte Einsatz von Hilfsmitteln wird heute noch vielfach durch die Unkenntnis der Verordnungsmöglichkeiten und der Einsatzmöglichkeiten verhindert, weshalb eine größere Aufklärungskampagne und Publizistik in dieser Richtung zu fordern ist.

Hilfsmittel

In der klinischen Praxis ergibt sich bei der Durchführung der Therapie die Notwendigkeit des Einsatzes von:

1. vorübergehenden/passageren *AIDS*,
2. bleibenden Hilfsmitteln.

ad 1: Passagere *AIDS* sind mehr oder weniger alle Trainingsgeräte, die im Rahmen der funktionsverbessernden Therapie eingesetzt werden. Sie werden nur so lange benötigt, bis die normale Funktion wieder hergestellt ist. Je praxis- und lernbezogener solche *AIDS* sind, um so leichter und zielgerichteter ist das Funktionstraining für die Patienten.

ad 2: Bleibende *AIDS*, mit denen der Patient weiterleben soll, um seine gestörte Funktion zu kompensieren und seinen Aktionsradius zu normalisieren, sollen nur dann verordnet werden, wenn dem Patienten durch keine Alternativmethode geholfen werden kann (z. B. Trickbewegungen, Umstellungen etc.).

Bei den kleinen Hilfsmitteln des Alltags gibt es kein Problem. Bei den aufwendigen, kostenintensiven Hilfen muß jedoch der Ergotherapeut im Rehabilitationsteam die verschiedensten Möglichkeiten prüfen und austesten, bevor die endgültige Anschaffung erfolgt. Bei diesen Überlegungen geht es nicht nur um das Kostenproblem, sondern vor allem auch um die psychosomatische Belastung des Patienten. Durch die Notwendigkeit, mit Hilfsmitteln leben zu müssen, wird sowohl der Patient als auch seine Umwelt ständig auf die Behinderung aufmerksam gemacht. Man muß bei der Verordnung von Hilfsmitteln auch berücksichtigen, daß diese eine Wartung brauchen, daß sie abgenützt und defekt werden können und daß sie auch in der Wohnung des Patienten Platz benötigen.

Bei der Überlegung über einen notwendigen Einsatz von Hilfsmitteln muß man die Persönlichkeit und die Gesamtsituation des Patienten beurteilen, wobei entscheidend ist, ob der Patient überhaupt voll rehabilitiert werden will. Wir stellen uns zur Beurteilung der Prognose die Fragen:

1. Was kann der Patient?
2. Was sollte der Patient können?
3. Was will der Patient können?

Allgemeine Überlegungen und Richtlinien bei der Anwendung und Entwicklung von Hilfsmitteln

I. Techniker, Designer und Architekten, die neue Hilfsmittel entwickeln, sollen die Möglichkeit haben:

1. sich im interdisziplinären Team mit Medizinern und Therapeuten über die echten Probleme der Behinderten zu informieren;
2. durch diese Zusammenarbeit zwischen praktischer Medizin und Technik sowie durch rechtzeitige und gezielte Erprobung der Erfindung und durch ständige Kontrolle einen hohen Reifegrad des Produkts zu erreichen und auch laufend notwendige Verbesserungen durchzuführen.

II. Wenn ein Patient Hilfsmittel benötigt, soll er
1. ausführlich informiert und über sämtliche Details beraten werden;
2. verschiedene Modelle testen können, bevor die endgültige Anschaffung erfolgt;
3. durch intensives Training mit dem Ergotherapeuten mit der Anwendung vertraut werden.
4. Die Unterbringung der Hilfsmittel in der Wohnung des Behinderten muß zufriedenstellend gelöst sein;
5. Wartung und Schnellreparaturdienst müssen geregelt sein.

III. Angehörige und Kontaktpersonen sollen rechtzeitig mit dem Hilfsmittel konfrontiert werden, damit sie
1. die Notwendigkeit und Funktion der „Hilfe zur Selbsthilfe“ verstehen lernen;
2. gemeinsam mit den Behinderten über den Umgang mit den Hilfsmitteln und deren Anwendungsmöglichkeiten instruiert werden;
3. auf eventuelle Bedienungsfehler und Gefahren aufmerksam gemacht werden.

IV. Die Kostenträger, welche die Hilfsmittel bezahlen oder verleihen, sollen die Überzeugung haben,
1. daß verordnete Hilfsmittel notwendig sind und vom Behinderten auch wirklich verwendet werden; diese Verwendung muß durch die nachbetreuende (mobile) Ergotherapie überwacht werden;
2. daß womöglich eine Rückgabe des Hilfsmittels erfolgt, wenn es nicht mehr benötigt wird und noch verwendungsfähig ist.

Gedanken zur funktionellen Ergotherapie

Die funktionelle Ergotherapie soll möglichst aus dem täglichen Leben genommen werden, den Patienten spielerisch Freude bereiten, den Fähigkeiten des Kranken angepaßt sein und dem Pa-

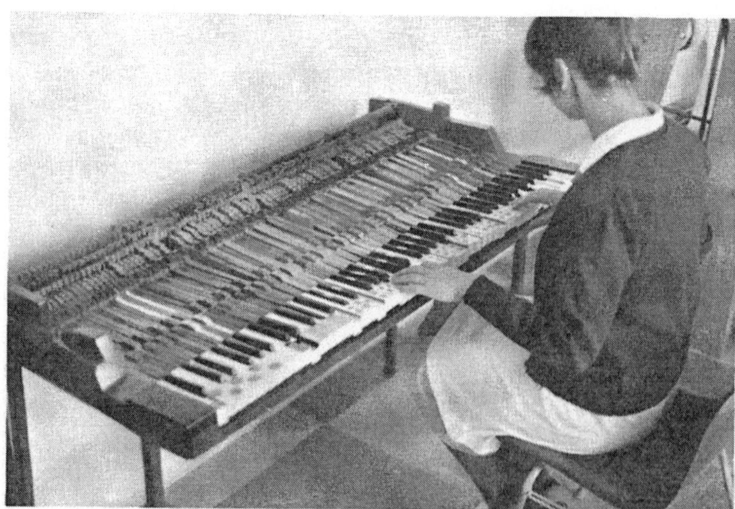

Abb. 1. Geschicklichkeits-, Sprach- und Gedächtnistraining auf dem von Patienten hergestellten und adaptierten „stummen Klavier“

tienten womöglich ein Erfolgserlebnis vermitteln. Aus diesen Überlegungen heraus arbeiten wir auf unserer Ergotherapiestation mit „stummen Klavieren“ (Abb. 1), Spielautomaten, z. B. „einarmigen Banditen“, alten umgebauten Nähmaschinen, Fernsehspielen, z. B. Tennis (Abb. 2), sowie mit Marionetten usw. (Abb. 3). So kann man hier auch mit geringen Geldbeträgen eine funktionelle Ergotherapiestation ausstatten, indem man aus der Not eine Tugend macht. Bei folgerichtiger Anwendung dieser Richtlinien ist die Gewähr gegeben, daß unsere behinderten Patienten nicht nur sicherer und unabhängiger zu Hause leben, sondern nach ausreichender

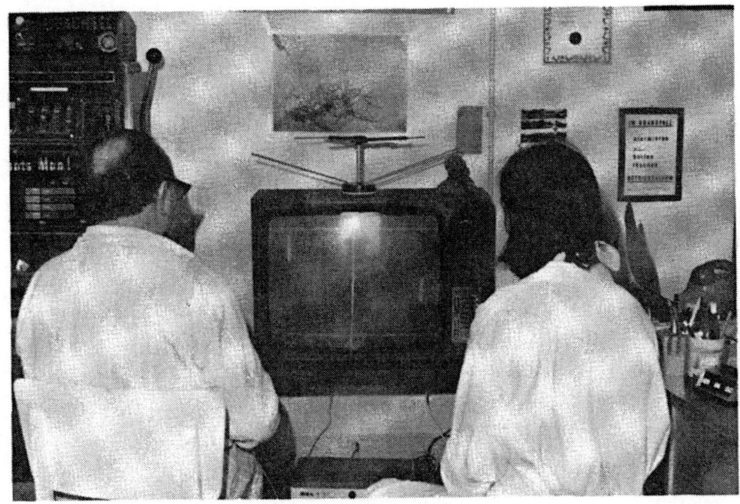

Abb. 2. Geschicklichkeits- und Konzentrationstraining mittels eines Fernseh-Tennisspieles

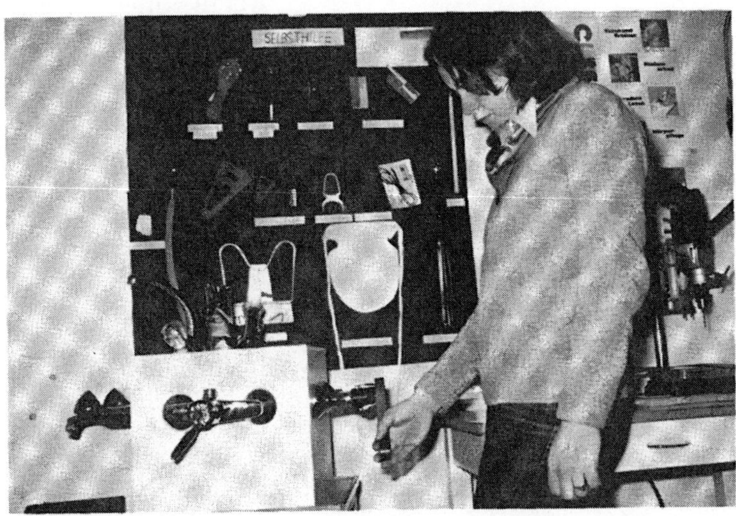

Abb. 3. Verschiedene *Aids*, die zum Großteil von den Ergotherapeuten hergestellt werden, sowie eine selbstproduzierte Übungsbatterie

Schulung oftmals wieder in das Berufsleben eingegliedert werden können.
Durch diese gezielten Rehabilitationsmaßnahmen können wir heute zum Wohle unserer Patienten einen hohen Grad an *sozialer Innovation* erreichen, wobei als Leitspruch einer modernen lebensbejahenden Medizin die Devise gelten soll:
Nicht nur Jahre zu schenken, sondern diese Jahre auch lebenswert zu machen.

Der Manipulator als Beispiel aufwendiger Hilfsmitteltechnik[1]

Dr. rer. nat. Heinrich Roesler, Orthopädische Klinik und Poliklinik der Universität Heidelberg

Einleitung

Tetraplegiker mit einer Läsionshöhe oberhalb von C6 und andere Schwerbehinderte mit motorischen Ausfällen vergleichbarer Art geraten durch ihre Behinderung in eine nahezu totale Abhängigkeit von ihrer Betreuungsperson. Es lag deshalb nahe, den Versuch zu unternehmen, diese deprimierende Abhängigkeit der Behinderten von den Hilfeleistungen ihrer menschlichen Umgebung durch ein technisches Hilfsgerät abzumildern und aufzulockern, um ihnen so einen kleinen Bereich eigenständigen Handelns zu erschließen und ihnen möglicherweise einen Zugang zu einer beruflichen Tätigkeit zu eröffnen.

Dieses technische Hilfsgerät müßte Aufgaben übernehmen können, die zuvor von den Armen und Händen des motorisch Schwerbehinderten ausgeführt wurden. Hierdurch ergab sich eine gewisse Verwandtschaft zu den Robotern und Manipulatoren der industriellen Automationstechnik, die auch bei der Konzeption des „medizinischen Manipulators mit angepaßter Umgebung" Pate gestanden hat.

Grundkonzeption

Um die Entwicklung eines offensichtlich aufwendigen technischen Hilfsgerätes nicht von vornherein an den Wünschen und Vorstellungen der Schwerbehinderten vorbeilaufen zu lassen, wurden 75 Tetraplegiker ausführlich dazu befragt. Zwei Befragungsergebnisse wurden für besonders wichtig gehalten: Der Manipulator würde als Hilfsgerät nur dann von der Mehrzahl akzeptiert werden, wenn er der uneingeschränkten Befehlsgewalt des Behinderten unterliegt und nicht dazu gedacht ist, irgendwelche Verrichtungen an ihrem Körper vorzunehmen.

Zu diesen beiden Bedingungen treten noch zwei Einschränkungen technischer Art, die mit den Begriffen Geschicklichkeit und Information zu tun haben. Jedem Entwickler von technischen Hilfen für Behinderte ist die enge Wechselbeziehung zwischen dem Ordnungszustand der Umgebung und der Geschicklichkeit des Hilfsgerätes bekannt, das in dieser Umgebung eingesetzt werden soll. Eine ungeordnete Umgebung erfordert ein vielseitiges, geschicktes Hilfsgerät, in einer streng geordneten Umgebung reicht häufig ein einfacheres Gerät aus. Je vielseitiger jedoch ein technisches Hilfsgerät konzipiert ist, desto mehr Information muß zu seiner Bedienung verfügbar sein. Wenn man diese Information aus der Restmotorik von Tetraplegikern mit Läsionen oberhalb von C6 ableiten will, so stößt man auf sehr enge Grenzen. Wäre nämlich ausreichend Information zur Bedienung eines vielseitigen Hilfsgerätes aus der Motorik zu gewinnen, so wäre das Hilfsgerät überflüssig.

---
[1] Vom Bundesministerium für Forschung und Technologie geförderte Entwicklung.

Da zwischen diesen Einschränkungen wenig Spielraum für die Entwicklung eines medizinischen Manipulators bleibt, wurde die folgende Konzeption zugrunde gelegt: Es wird ein einfacher mechanischer Arm konstruiert, der sich mit den Informationen steuern läßt, die aus Bewegungen des Kopfes, des Mundes und der Lippen abgeleitet werden können. Dieser Arm wird ortsfest in einer Umgebung installiert, die soweit wie möglich an die begrenzte Geschicklichkeit des Armes angepaßt ist und trotzdem eine möglichst große Vielfalt von verschiedenen Handlungen erlaubt.

Der Manipulator und seine angepaßte Umgebung

Die staatliche Förderung der Entwicklung des medizinischen Manipulators endete mit dem Jahre 1977. Als Ergebnis stehen nun drei Arbeitsplätze mit Manipulatoren bei der Stiftung Rehabilitation zur Verfügung, die generell so aufgebaut sind, wie es in Abb. 1 zu sehen ist. Der Behinderte sitzt an einem Arbeitstisch, dessen Platte mit Elektromotoren von ihm selbst auf die passende Höhe eingestellt werden kann. Eine Sicherung verhütet ein zu festes Anfahren nach unten. Zur Linken des Behinderten sind der Befehlsgeber für die Mundsteuerung und eine komprimierte Spezialtastatur für die Bedienung der Schreibmaschine mit Mundstab in anpaßbaren Halterungen angebracht. Der Manipulator steht ortsfest gegenüber dem Behinderten im Zentrum des Arbeitsplatzes, der nach beiden Seiten mit je einem elektrisch angetriebenen, steuerbaren Drehregal abgeschlossen wird, das sich bequem vom Manipulator erreichen läßt. Auf dem Tisch vor dem linken Drehregal befindet sich ein Podest für einen Kassettenrekorder, der sowohl zur Musikwiedergabe als auch zur Aufnahme und Wiedergabe von Diktaten eingesetzt werden kann. Eine ausreichende Anzahl von Kassetten steckt für den Manipulator leicht zugänglich in einer Halterung auf dem Rekorder (Abb. 2). Ein Drucktastentelefon mit großen Tasten, die das Zielen erleichtern und eine Leiste mit verschiedenfarbigen Schaltern vervollständigen mit der verstellbaren Schreibtischlampe diesen Teil der angepaßten Umgebung.
Rechts vom Platz des Behinderten ist ein leichtgängiges Rollbrett angebracht, auf dem die Schreibmaschine und andere Dinge angeordnet werden können, die bei Bedarf vom Manipulator in die Reichweite des Behinderten geschoben und wieder entfernt werden.

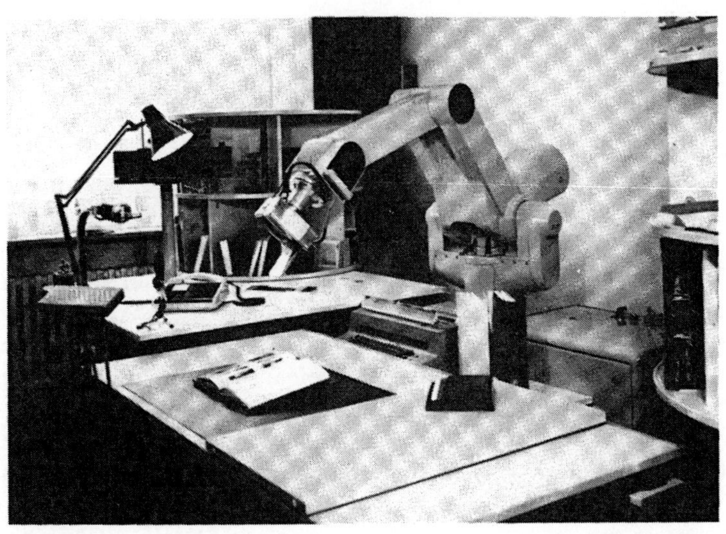

Abb. 1. Arbeitsplatz mit Manipulator und angepaßter Umgebung

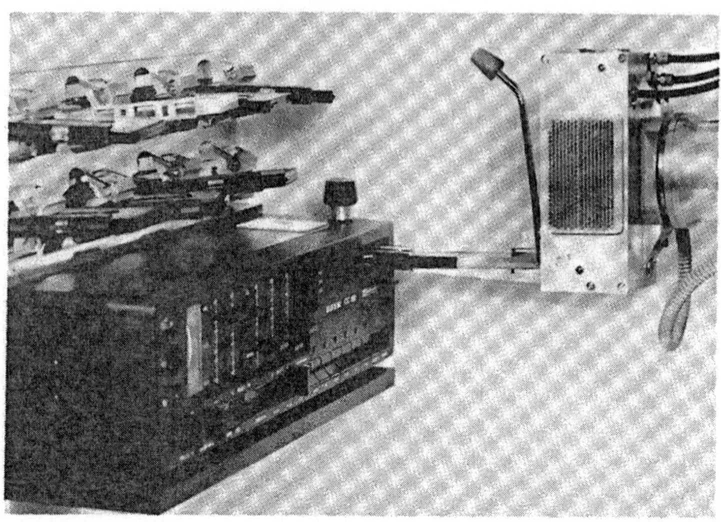

Abb. 2. Kassettenrekorder mit Kassettenablage. Eine Kassette wird vom Manipulator eingeschoben. Keine Bedienungsfunktion des Rekorders erfordert eine Drehbewegung

Steuerung

Die Bewegungen des Manipulatorarmes werden durch sinnfällig zugeordnete Auslenkungen des Gebers gesteuert, in den außerdem noch Sicherheitseinrichtungen, Umschalter sowie die Steuerung von Zugriff und „pneumatischer Finger“ integriert sind (Abb. 3, 4).

Sinnfällige Zuordnung bedeutet hier folgendes: Der Manipulatorendpunkt mit dem Greifgerät bewegt sich in der Richtung, in der der Mundstab ausgelenkt wird. Erfolgt z. B. die Auslenkung nach oben, so fährt auch das Greifgerät nach oben, ohne dabei seine Orientierung relativ zum Raum zu verändern, so daß auch die Stellung der ergriffenen Gegenstände während ihres Transportes nicht verändert, ein gefülltes Glas Wasser also nicht ausgeleert wird. Steuerbefehle nach unten, rechts-links, einwärts-auswärts führen den Manipulatorendpunkt in die zugehörigen Richtungen. Dabei sind auch Kombinationen aus zwei oder drei Richtungen möglich, wenn der Behinderte nach einer angemessenen Einübungszeit eine gewisse Sicherheit in der Steuerung erlangt hat. Der Betrag der Auslenkungen in eine der angegebenen Richtungen bestimmt die Geschwindigkeit, mit der sich der Manipulatorendpunkt bewegt, große Auslenkungen bedeuten also große Fahrgeschwindigkeiten des Endpunktes. Die Beteiligung der einzelnen Manipulatorgelenke an der jeweiligen Bewegung und deren momentan erforderliche Geschwindigkeit wird von einem Mikroprozessor gesteuert, der die Verbindung zwischen dem Geber und dem Manipulator herstellt.

Ist der Manipulatorendpunkt mit dem Greifgerät in die Nähe des Gegenstandes gebracht, so werden die drei Richtungen des Geberstabes durch Antippen des oberen Berührungskontaktes (Abb. 3) auf die Bedienung des Greifgerätes umgeschaltet. Eine Kontrollampe zeigt den Schaltzustand an. Auch hier besteht wieder eine sinnfällige Zuordnung: Auslenkungen nach oben schwenken das Greifgerät nach oben, Auslenkungen nach rechts drehen es nach rechts usw. Der Zugriff wird durch Blasen und Saugen am Gebermundstück betätigt. Der zweite Berührungskontakt klappt den pneumatischen Finger aus (Abb. 4).

Der Sicherheit dient die Ausbildung des Mundstückes als Berührungskontakt. Nur wenn dieses mit den Lippen berührt wird, ist der Hauptschalter des Gerätes eingeschaltet und der Manipulator kann sich in Bewegung setzen. Läßt der Be-

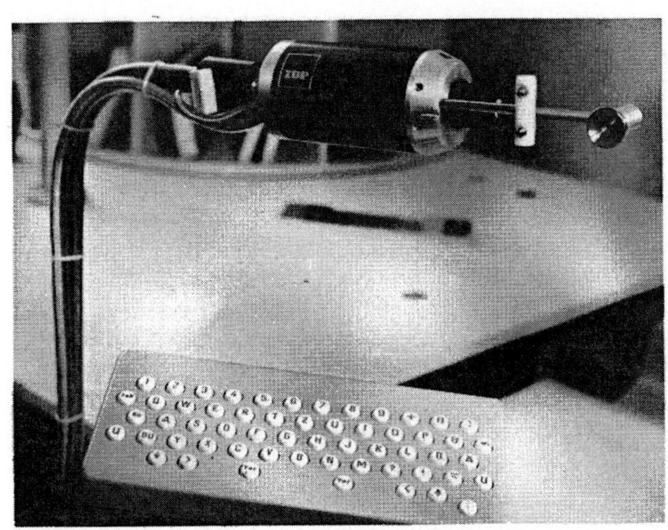

Abb. 3. Steuerungsgeber des Manipulators mit Mundstück und Berührungskontakten und Spezialtastatur für die Schreibmaschine

hinderte das Mundstück los, so bleibt der Manipulator augenblicklich stehen.

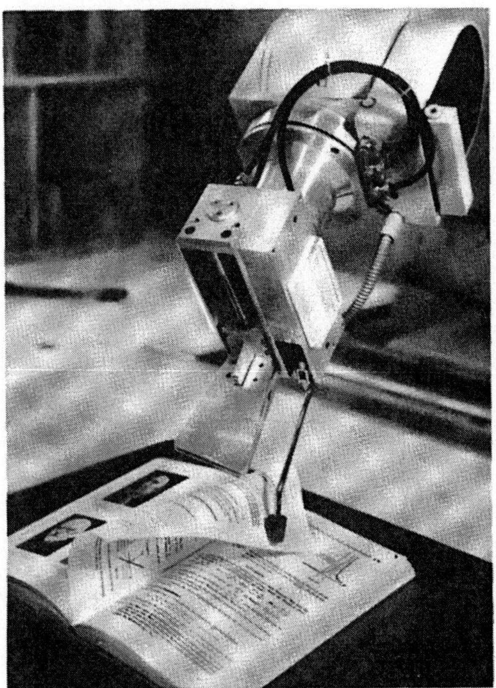

Abb. 4. Detailbild des Greifers mit ausgeklapptem *pneumatischem Finger beim Umblättern einer Seite*

Erprobungen

Der Manipulator mit seiner angepaßten Umgebung ist von einer Anzahl von Behinderten unter verschiedenen Gesichtspunkten erprobt worden. Ein Aspekt betraf die Erlernbarkeit der Bedienung des Systems und seinen möglichst zweckmäßigen Aufbau. Hier ergab sich, daß zwar vom Behinderten im Hinblick auf Motivation und Ausdauer einiges verlangt wird, daß aber die selbständige Durchführung der zu einer überwiegend intellektuellen Beschäftigung erforderlichen Handlungsabläufe geboten wird. Während dieser Erprobung konnte auch der organisatorische Aufbau des Gesamtsystems entscheidend verbessert werden, so daß jetzt ein System vorliegt, dessen Steuerung erlernbar ist, und in dem Handlungen mit einigermaßen vertretbaren Ausführungszeiten vorgenommen werden können.
Eine weitere Erprobungsphase befaßte sich mit der Einübung und Durchführung von normierten Aufgaben unter festen Bedingungen in einer standardisierten Umgebung. Sie sollten Aufschlüsse über die Dauer der Lernprozesse und die Durchführungszeiten von wesentlichen Handlungsabläufen erbringen. Hier ergaben sich nach einer Übungszeit von vier Stunden für acht Aufgaben unterschiedlicher Kompliziert-

heit merkliche Verkürzungen der Ausführungszeiten auf teilweise rund die Hälfte der Ausführungszeiten ohne Übung, natürlich mit erheblichen individuellen Schwankungen. Für die Aufgabe, ein Buch aus dem Regal zu holen, es auf den Arbeitstisch zu legen, aufzuschlagen und eine bestimmte Seite zu finden, wurden beispielsweise 2,5 – 5 min benötigt, Zeiten, die unter Berücksichtigung der gegebenen Umstände annehmbar erscheinen müssen.

Die dritte Phase, die Dauererprobung während einer Berufsausbildung eines Schwerbehinderten, wurde begonnen, konnte aber noch nicht abgeschlossen werden. Da es sich hierbei zunächst um nur einen Behinderten handelt, ist eine einigermaßen fundierte Beurteilung aus Mangel an Erfahrung nicht möglich.

Zusammenfassung

Der medizinische Manipulator und seine angepaßte Umgebung ist ein Versuch, durch ein technisch aufwendiges Hilfsmittel auch sehr schwer Behindertern eine selbständige Beschäftigung zu ermöglichen. Der Manipulator stellt an den Behinderten in mehrfacher Hinsicht hohe Anforderungen. Der Behinderte muß willens und wenigstens teilweise dazu ausgebildet sein, einer überwiegend intellektuellen Beschäftigung nachzugehen und in ihr Befriedigung zu finden. Er muß sich ferner einem anstrengenden Lernprozeß zur Beherrschung der Manipulatorsteuerung unterwerfen und sich damit zufriedengeben, daß die von ihm unter Mühen gesteuerten Handlungsabläufe lange Zeiten in Anspruch nehmen. Dafür kann er sich aber zumindest über mehrere Stunden selbständig und unabhängig beschäftigen. Das ist der gegenwärtige Stand.

Für die Zukunft denkbar und in absehbarer Zeit auch technisch realisierbar ist eine Erweiterung des Steuersystems durch ein lernfähiges Untersystem, das den Behinderten bei der Steuerung mehrfach wiederkehrender Handlungen unterstützt. Mit einer solchen Erweiterung könnte man nicht nur die Ausführungszeiten verkürzen, sondern auch an die Einbeziehung komplexerer Abläufe als bisher denken.

Darstellung des Diskussionsverlaufs und Empfehlungskatalog

Dr. med. Klaus-Henning Bilow, Tübingen

Die Vorträge waren inhaltlich so gestaffelt, daß das Thema vom Allgemeinen her zum Speziellen hin vertieft werden konnte. Sie wurden im unmittelbaren Anschluß und einzeln diskutiert. Dadurch blieb die Diskussion übersichtlich und verständlich.

Die Diskussion nach den Ausführungen von BOUGIE machte deutlich, daß zum Rehabilitationsteam auch der Techniker gehört, da ein Hilfsmittel oft nicht nur einfach verordnet werden kann, sondern seine Notwendigkeit und Konstruktion mit Arzt, Krankengymnasten und Beschäftigungstherapeuten besprochen werden muß. Wünschenswert wären als spezialisierte Berufsgruppen Rehabilitationskonstrukteure und Rehabilitationstechniker. Die Berufsbilder müssen noch ausgearbeitet werden. Doch wäre denkbar, daß sie, mit besonderen medizinischen Kenntnissen ausgerüstet, die Notwendigkeiten besser erkennen und Planung sowie Ausführung zielstrebiger angehen können. Es wird bemängelt, daß die bisherige Hilfsmittelausstattung zu allgemein gehalten wird. Durch Arbeitsplatzanalysen und darauf abgestimmte Hilfsmittelausrüstung könnten für den Behinderten weitere Möglichkeiten und Aktivitäten geschaffen werden.

Große Schwierigkeiten in der Hilfsmittelversorgung entstehen auch heute noch durch das Fehlen einer exakten Definition des Begriffs „Hilfsmittel". Insbesondere gelingt es nicht, ihn ausreichend von dem Begriff „Pflegemittel" abzugrenzen. Entsprechend schwierig gestaltet sich oft die Verhandlung mit den einzelnen konkurrierenden Kostenträgern wie Krankenkasse, Sozialamt o. ä. Die fehlende Entscheidung zur Kostenübernahme wirkt sich immer nachteilig für den Behinderten aus, da der Rehabilitationsablauf zumindest verzögert wird. Die Definition muß, um allen gerecht zu werden, von Medizinern, Juristen und Technikern gemeinsam erarbeitet werden.

Nach dem Referat von KÜPPERS werden die verschiedenen Informationssysteme diskutiert. Es kristallisieren sich als geeignet insbesondere zwei Arten heraus: regelmäßige zentrale Erfassung aller bestehenden Informationen über Hilfsmittel auf Kleinbild. In der Bundesrepublik Deutschland sollten zwei bis drei Zentren entstehen, von denen die Informationen per Telefon oder schriftlich abgerufen werden können. Zum anderen sollten in diesen Zentren dauernde Hilfsmittelausstellungen als Anschauungsmöglichkeit geschaffen werden. Die Stiftung Rehabilitation Heidelberg verfügt über eine zentrale Erfassungsstelle und Dokumentation der wichtigsten Hilfsmittel. KÜPPERS berichtet über die bisherigen Erfahrungen und bietet gleichzeitig die Möglichkeit an, in Heidelberg verfügbare Informationen abzufragen.

GRUBER berichtet mit österreichischem Charme über die wichtige Kleinkunst in der Hilfsmittelherstellung der Beschäftigungstherapie. Die Diskussion unterstreicht die Notwendigkeit einer funktionellen, für den Behindertern allein spezifischen Versorgung mit Hilfsmitteln. Oft genügen schon einfachste Halterungen, um eine wesentliche Zunahme der Aktivität zu erreichen. Nicht immer ist das teuerste Hilfsmittel das beste. Allen am liebsten ist das unauffälligste.

RÖSLERS Referat zeigt schließlich die derzeitigen technischen und überhaupt wohl menschlichen Grenzen der Hilfsmitteltechnologie. Die hochentwickelte Technik läßt die Befürchtung aufkommen, daß der Behinderte durch die erhöhte technische Störanfälligkeit mehr behindert werde. Es wird der Vorschlag gemacht, ähnlich den bisher durchgeführten Gebrauchsmusterprüfungen auch im Hilfsmittelbereich Materialprüfungen unter Gebrauch und Belastung durchzuführen. Dadurch könne jedenfalls eine Qualitätssteigerung erreicht werden.

BILOW formuliert abschließend und zusammenfassend als Empfehlungskatalog:

1. eine mehr an der Praxis orientierte Definition des Hilfsmittelbegriffs;
2. eine Intensivierung der Information über das jeweilige Hilfsmittelangebot durch Einrichtung von mehr Informationszentren mit Kleinbildspeicheranlage und Ausstellungsmöglichkeit;
3. eine Schaffung von Hilfsmitteln mit mehr Qualität durch Materialprüfung unter Gebrauch und Belastung;
4. eine Intensivierung der Hilfsmitteltechnologie durch Schaffung neuer Berufsbilder wie Rehabilitationskonstrukteur und Rehabilitationstechniker.

Die Grenzen der Kompensation von Behinderungen durch technische Hilfen setzt nicht etwa die Technik. Sie sind durch den Menschen selbst gegeben. Dem Behinderten genügt es nicht, von Maschinen umgeben zu sein; er muß sie nicht nur physisch, sondern vor allem auch psychisch beherrschen können.

21. Symposium

Die „Sonderstellung" des Behinderten in Fragen der Sexualität und Familiengründung

Vorsitzender: Prof. Dr. phil. K.-J. Kluge, Köln

Als Mitwirkende in der Symposiumsleitung:
U. Bach, Wetter-Volmarstein
I. Österwitz, Dipl. Psych., Heidelberg
Dr. med. A. Verkuyl, Driebergen/Niederlande

Einleitungsreferat – Aus der Sicht eines Sonderpädagogen

Prof. Dr. Karl-J. Kluge, Direktor des Seminars für Lernbehinderten- u. Erziehungsschwierigenpädagogik, Pädagogische Hochschule Rheinland, Köln

Dieses Symposium soll meines Erachtens nicht nur wissenschaftlich-praktische Fragen und Probleme abklären, sondern auch sehr subtile Fragen und Empfindungen mitberühren. Unser Arbeitsgespräch läßt sich nicht nur ideologisch bestreiten, sondern ist insbesondere mitmenschlich-mitfühlend-verstehend-akzeptierend zu gestalten, wenn der Mensch mit seiner Sexualität im Vordergrund steht. Meine Rolle als Vorsitzender dieses Symposiums wird teilweise von den Empfehlungen der Kongreßleitung an mich bestimmt.

Ich verstehe mich hier als Vermittler zwischen Bedürfnissen und Wünschen behinderter Mitmenschen und den Unsicherheiten bzw. progressiven Einstellungen bzw. zurückhaltenden Meinungen verschiedener Gruppen im Rehabilitationspersonal. Als Ausgangspunkt für das gemeinsame Gespräch sehe ich einige Gemeinsamkeiten, die für das gemeinsame Gespräch unter uns von Nutzen sein können:

1. Das Engagement Behinderter und Nichtbehinderter füreinander;
2. Behinderte und Nichtbehinderte haben es mit der Integration nicht einfach;
3. wir alle sind Menschen, die erleben und erfahren können.

Die Kongreßleitung hat das Thema so formuliert, wie es im Programm ausgedruckt ist. Es fällt auf, daß der Begriff Sonderstellung in Anführungsstriche gesetzt ist. Mit dieser Formulierung sehe ich die Chance verbunden, aufgrund von Vorüberlegungen in die Thematik Sexualität und Behindertsein angemessen einzutreten.

Vielleicht sollten wir uns folgendes vor Augen führen:

1. Behindertsein erzwingt nicht notwendigerweise eine Sonderstellung in Fragen Sexualität und Familiengründung.
2. Wir müssen uns bewußt sein, daß der Gebrauch des Begriffes „Sonderstellung“ eine Zuschreibung bedeutet, wenn er verwandt wird. Dieser Begriff wird von außen her auf einen Tatbestand angewandt im Sinne von Herausheben. Ist dieser Begriff auf Behinderte in Fragen der Sexualität und Familiengründung anwendbar? Wenn der Begriff Sonderstellung gebraucht wird, muß ich mir im klaren sein, daß ich etikettiere.
3. Wenn der Begriff Sonderstellung gebraucht wird, muß ich mir bewußt werden, daß er die Bedeutung eines relativen Begriffs hat, den ich aufgrund von Informationen verwerfen oder fest installieren kann.
4. Das Etikett „Sonderstellung“ ist auch auf Nichtbehinderte anwendbar und hängt – wenn es Anwendung findet – mit aktuellen Normen zusammen. Normen sind aber veränderbar!
5. Je mehr wir über Forschungen zu Erkenntnissen kommen, desto problematischer scheint es zu sein, in Fragen der Sexualität und Familiengründung Behinderter von Sonderstellung zu sprechen. Diesen Zusammenhang sollten wir uns bei Beginn des Symposiums bewußtmachen und in der Diskussion berücksichtigen.

Im folgenden versuche ich, eine Reihe von Informationen vorzutragen, die für die Diskussion hier von Bedeutung sein können. Andererseits können diese Sachinformationen vielleicht eher dazu beitragen, daß die Diskussion entschärft und emotional gestimmt verläuft. Ich wünsche mir, daß die Diskussionsrichtung und die Diskussionsergebnisse eine Reihe von Möglichkeiten aufzeigen, die in den nächsten Jahren für Behinderte wie für Nichtbehinderte in der Anwendung neuer Wege im Bereich der Sexualpädagogik, Sexualhygiene, Partnerfindung und Fami-

liengründung zwischen Behinderten und Nichtbehinderten weiterführen.
Sexualität wird oft unberechtigterweise ausschließlich auf die Geschlechtsorgane bezogen bzw. mit Geschlechtsverkehr und Zeugung gleichgesetzt. Diese enge und einseitige Sichtweise vernachlässigt den Gesichtspunkt, daß Sexualität der sozialen Bindungsfähigkeit dient.
Zwischen Behinderten und Nichtbehinderten entwickeln sich Spannungen, weil sie zu wenig Begegnungsmöglichkeiten haben. Beziehungen zwischen Behinderten und Nichtbehinderten werden außerdem häufig durch Vorurteile beeinflußt, die in der Unwissenheit über die Situation Behinderter begründet sind. Viele Menschen fühlen sich unsicher, wenn sie Behinderten begegnen. Es fällt ihnen schwer, sich „natürlich" zu verhalten. Andererseits glauben Körperbehinderte, man erwarte, daß sie „anders" seien, und reagieren entsprechend. Einstellungs- und Verhaltensunsicherheiten könnten durch enge Kontakte Nichtbehinderter mit Behinderten beseitigt werden. Die Einstellung Nichtbehinderter wird durch wenige intensive Beziehungen mit Behinderten wesentlich günstiger beeinflußt als durch viele oberflächliche Begegnungen. Andererseits ist es notwendig, daß Behinderte ihre tatsächlichen Grenzen im physischen Bereich erkennen und anerkennen lernen. Sie sollten jedoch empfinden, daß ihre Behinderung nicht ihre gesamte Persönlichkeit erfaßt. Integrierende Rehabilitation Behinderter und Nichtbehinderter kann nur dann erfolgen, wenn Behinderte lernen, mit den Reaktionen ihrer Umwelt umzugehen und sie zu verstehen. Zur Einleitung dieses Lernprozesses ist es z. B. erforderlich, nicht aggressiv zu werden gegen jemanden, der helfen möchte, und sich nicht durch Neugier verletzt zu fühlen, die auf Unsicherheit beruht.
Zahlreiche Autoren im Bereich von Medizin, Psychologie und Sexualpädagogik stellen übereinstimmend fest, daß die Entwicklung Behinderter in den meisten Fällen altersgemäß verlaufe. Abweichungen von der Norm seien bei Behinderten nicht häufiger anzutreffen als bei nichtbehinderten Kindern. So vertritt KLÖCKER auch die Meinung, es deute nichts darauf hin, daß der dynamische Vorgang der geschlechtlichen Reifung für körperbehinderte Kinder anders verlaufe als für nichtbehinderte Kinder. KLÖCKER schränkt jedoch ein, daß bei Spinabifida-Kindern Abweichungen möglich sind. Derselbe Autor ist jedoch auch der Auffassung, daß durch Schädigung der biologischen Natur körperbehinderter Kinder Erschwerungen in der Bewältigung von Geschlechtlichkeit auftreten können. Diese Schwierigkeiten könnten folgende Ursachen haben:

- Körperbehinderte Kinder werden von ihren Eltern oft bewußt oder unbewußt abgelehnt. Folgen können Vernachlässigung oder Überbehütung in der Erziehung sein.
- Wegen motorischer Behinderung bleibt das soziale Umfeld klein: wenig Spielgefährten.
- Der Leib wird Körperbehinderten durch „Mitleid"-Beziehungen leidvoller erfahrbar gemacht.
- Körperbehinderte werden als asexuell angesehen: „Heiraten kommt für den ja doch nicht in Frage."
- Körperbehinderte Kinder werden als unfähig angesehen, allgemein übliche Rollenerwartungen entsprechend zu erfüllen: „Die kann ja später ihrem Mann kein Essen kochen."
- Geschlechtliche Entwicklung Behinderter ist unerwünscht und wird als unangemessen beurteilt.
- Reaktionen der Bevölkerung auf das Wahrnehmen von geschlechtlicher Entwicklung Körperbehinderter schildert A. SAGI als „peinlich berührt".
- Ihre Ausdrucksbehinderung, ihr z. T. bizarres und unkontrolliert, ungeschickt, manchmal abstoßend wirkendes Verhalten stößt bei der Gesellschaft auf Ablehnung.
- Funktionsschwäche der Sexualorgane männlicher Behinderter, z. B. Hodenanomalien bei Para- und Tetraplegikern (Lähmung von zwei oder vier Gliedmaßen) infolge mangelnder Durchblutung können Körperbehinderte im Umgang mit ihrer Geschlechtlichkeit und bei der Bewältigung ihres geschlechtlichen Lebens erheblich frustrieren.

Darüber hinaus beeinflussen Pflegepersonen und Eltern die künftige Einstellung behinderter Kinder zu andersgeschlechtlichen Partnern, z. B. durch mangelnde Kenntnis der sexuellen Fähigkeiten behinderter Kinder. Ängste und Unsicherheiten von seiten ihrer Lehrpersonen und Erzieher, die sich evtl. nicht genügend darüber im klaren sind, daß Behinderung sexuelle Bedürfnisse und Funktionen nicht ausschließt, übertragen sich auf körperbehinderte Jungen und Mädchen. Es ist denkbar, daß sich körperbehinderte Kinder aufgrund der Meinung ihrer Erzieher für sexuell minderwertig halten.

Behinderte haben ebenso wie Nichtbehinderte sexuelle Bedürfnisse und Wünsche, die individuell verschieden sind. F. SPRING sieht keinen Grund, von Behinderten zu verlangen, daß sie ihre sexuellen Bedürfnisse unterdrücken oder verdrängen. Ich werte in Übereinstimmung mit anderen integriertes Sozialverhalten von Geschlechtlichkeit und Liebe nicht ausschließlich als Trieb mit dem Verlangen nach Höhepunkten, die technisch mehr oder weniger zu erreichen sind. Nach meinen Kenntnissen können Körperbehinderte ein harmonisches Sexualleben führen, das ihrer Selbstverwirklichung dient. Voraussetzung zum Gelingen dieses Anspruches ist eine geänderte Umwelteinstellung: Wir sollten uns stets fragen, wie positiv Behinderte ihre Situation als Geschlechtspartner erleben, und nicht, wie sich ihre Situation objektiv darstellt. Es gibt keinen Zweifel, daß die Ehe von bzw. mit Behinderten immer unter erschwerten Bedingungen geführt wird. Statistische Erhebungen zeigen jedoch, daß viele Ehen mit Körperbehinderten überdurchschnittlich harmonisch und stabil verlaufen. Es wäre Aufgabe von uns allen, durch Erziehung, Beratung und ständige Hilfeleistungen Behinderten – wenn sie es wünschen – sexuelle Begegnung als intimsoziale Kommunikationsform bzw. Eheschließung und -gestaltung zu ermöglichen bzw. zu erleichtern.

Behinderte leiden unter dem Ausbleiben echter Zuneigung von seiten ihrer Altersgenossen deshalb besonders stark, weil sie kaum die Möglichkeit haben, fehlgeschlagene Kontaktversuche zu andersgeschlechtlichen Partnern beliebig durch neue Versuche zu ersetzen. Behinderte haben Schwierigkeiten, um ihren Partner zu werben, weil sie evtl. durch ihre gehemmte Motorik oder Mimik, Gestik oder Sprachverhalten nur schwer werbend auf sich aufmerksam machen können. Nach LÖFFLER scheinen die Motive Behinderter zur Partnerwahl nicht wesensverschieden zu sein von denen Nichtbehinderter. Im Vordergrund stehen für Behinderte folgende Gründe:

das Nicht-mehr-allein-sein-Wollen;
einen Menschen haben, zu dem man gehört;
einen Ort haben, an dem man zu Hause ist;
einen Menschen zu haben, mit dem man sich aussprechen kann;
das Bedürfnis nach Hilfe und Unterstützung in der Behinderung.

Behinderte sind keine geschlechtsneutralen (= geschlechtslosen) Wesen. Da das Sexualverhalten Behinderter in frühkindlicher Erziehung oft nicht beachtet (= ignoriert) oder sogar verleugnet wird, entwickeln Behinderte das Empfinden, sexuelle Regungen, sexuelle Wünsche oder sexuelle Triebe seien „sündhaft".

In den meisten Fällen von Querschnittlähmungen wird das Menstruierenkönnen durch Verletzungen im Rückenmark nicht gestört. HOTOP weist daraufhin, daß bei Schwangerschaft mit normaler Wehentätigkeit zu rechnen ist. Schmerzen werden dabei nicht empfunden. Eine Studie von GUTTMANN zeigt, daß weibliche Querschnittgelähmte ohne Komplikationen entbunden haben, gesunde Kinder bekamen und ihre Kinder sehr gut versorgten.

Für einen Mann bedeuten die beiden Hauptprobleme im Sexualleben Gliedversteifung, um den Geschlechtsverkehr ausführen zu können, und Samenerguß, damit die Befruchtung erfolgen kann. Einige Untersuchungen über die Sexualfunktion von männlichen Querschnittgelähmten zeigen, daß etwa $^2/_3$ von 400 Querschnittgelähmten erigieren konnten. In vielen Fällen von Rückenmarksverletzungen ist auch Ejakulation noch möglich, lediglich bei Verletzungen der oberen Abschnitte des Rückenmarks können Ejakulationen und damit auch Orgasmus nicht erfolgen.

Zum Thema Familiengründung liegen neugewonnene Grundeinsichten vor. Viele Untersuchungsergebnisse stimmen zumindest teilweise überein. Aus der Befragung von WOLFGART u. a. habe ich einige Untersuchungsergebnisse für dieses Symposium zusammengefaßt:

- Es waren laut Befragung mehr körperbehinderte Männer als körperbehinderte Frauen verheiratet.

- Das Leben im Heim scheint Partnerschaft unter Behinderten zu begünstigen.
- Von Geburt an Behinderte haben viel geringere Heiratschancen als die, die erst im späteren Leben behindert wurden.
- Der behinderte Partner ist bei der Eheschließung in der Regel älter als der nichtbehinderte.
- Die Schwere der Behinderung scheint eine zeitlich spätere Eheschließung zu bedingen.
- Männer und Frauen, die vor Eintreten ihrer Behinderung heiraten, hatten mehr Kinder als die, deren Ehe erst nach Eintreten der Behinderung geschlossen wurde.
- Bei Behinderung beider Partner hatten sie weniger Kinder als in Ehen mit nur einem behinderten Partner.

Die Untersuchungsergebnisse zeigen, daß Körperbehinderte durchaus in der Lage sind, eine Ehe einzugehen und auch eine Familie zu gründen, immer unter Rücksichtnahme auf die jeweilige Art und den Schweregrad ihrer körperlichen Beeinträchtigung.

Intimkontakte zwischen/mit Körperbehinderten

Wenn meist praktizierte Stellungen beim Koitus von Körperbehinderten nicht verwirklicht werden können, sollten andere Positionen bzw. Wege entdeckt und ausprobiert werden, damit auch Körperbehinderten ermöglicht wird, sexuelles Leben zu führen und Sexualkontakt auszuüben. K. HESLINGA weist darauf hin, daß Nichtbehinderte immer mehr dazu neigen, sich ständig neue Positionen auszudenken und Wege zu finden, diese auszuprobieren. Ein großer Teil der Bevölkerung empfindet jedoch starke Abneigung gegen alles, was sexuell als „nicht normal" gilt und andersartig, „pervers" erscheint. Der Autor ermutigt Körperbehinderte, ihre anfänglichen Vorbehalte und Schwierigkeiten zu überwinden und mit Freunden und Beratern Methoden und Techniken der geschlechtlichen Begegnung zu diskutieren. Mit ihren Ehepartnern sollten sie dann Vorlieben für bestimmte Techniken und Abneigungen gegen manche Formen des Sexuallebens offen besprechen.

Ehe- und Scheidungsziffern bei Querschnittsgelähmten

Eine Untersuchung über den Familienstand von 1360 behinderten Männern und 189 Frauen in Schweden ergab, daß Querschnittslähmung allein noch kein Hindernis ist, eine glückliche Ehe zu führen. Vielmehr hängt der Erfolg ihres Zusammenlebens von der Persönlichkeit der Partner selbst ab und von der befriedigenden Entwicklung ihrer sexuellen Beziehungen. Schwierigkeiten beim Zusammenleben ergaben sich in Heimen und anderen Institutionen. Behinderte hatten keine Intimsphäre und konnten nicht ungestört mit ihrem Partner leben.

Eheprobleme Blinder

In Verbindung mit LÖFFLER bedaure ich, daß umfassende Angaben, Statistiken und Dokumentationen über Erfahrungen in Blindenehen fehlen.

Eheprobleme Hörgeschädigter

Manche Schwerhörige versuchen, ihre Behinderung auszugleichen, indem sie sich selbst und ihre Kräfte überfordern. Sie müssen um Anerkennung und eine höhere soziale Stellung kämpfen. Eine solche Überforderung führt nach Aussagen betroffener Ehefrauen im Privatleben zu Gereiztheit und später zu Resignation.

Ehelosigkeit Behinderter

Nach LÖFFLER scheint es auch Aufgabe von Geschlechtserziehung zu sein, Behinderte wie Nichtbehinderte auf ein Leben vorzubereiten, das trotz Ehe- bzw. Familienlosigkeit nicht in Verbitterung und Einsamkeit endet. Der Autor klagt die Gesellschaft an, die Menschen nicht auf das mögliche Schicksal von Ehelosigkeit vorzubereiten und die Ehelosigkeit als eine Lebensform nicht anerkennen und wahrhaben zu wollen. Er beklagt, daß – so scheint es – niemand da sei, der Ersatz für das biete, was Ehelose von der Ehe erwarten: Ansprache, Aussprache, Partnerschaft, Geborgenheit und echte Hilfe zu freier Lebensgestaltung. Gemeinsam mit Behinderten und ihren Verbänden sollten Versuche unternommen werden, in persönlichem Einsatz die Vereinsamung Behinderter abzubauen bzw. ihr prosozial zu begegnen.

Literatur
Beim Autor

Diskussionsbeitrag

Robert Jaques Sauer, CBF Club Behinderter und ihrer Freunde, Pfullendorf

Ich weiß, daß ich behindert bin, ich weiß, daß ich durch meine Behinderung keinen Geschlechtsverkehr im Sinne der vorgegebenen Norm ausüben kann. Deshalb habe ich mein sexuelles Interesse automatisch auf solche Techniken verlagert, die ich trotz der Behinderung ausüben kann. Es existiert für mich deshalb keine sog. „Norm", sondern ich sehe die Praktik, die *mir* die größte Befriedigung gibt, als richtig an.

Ich stelle die Behauptung in den Raum, daß so mancher Nichtbehinderte in seinem Sexualleben weit mehr behindert ist als ich, da von ihm „erwartet" wird, daß er den als „normal" geltenden Koitus ausüben kann. Dieser Leistungsdruck und die Erwartung auf Erfüllung seiner „Pflicht" führt beim Nichtbehinderten oft zum Versagen der Erektion beim Mann und zu Verkrampfungen der Vagina, verbunden mit dem Ausbleiben des Orgasmus bei der Frau.

Ich dagegen bin mir von vorneweg bewußt, daß eine Erektion bei mir nur von kurzer, spastischer Dauer ist und habe dies akzeptiert. Auch bin ich dadurch von der genannten „Pflicht" entbunden und kann ohne Hemmungen das Liebesspiel mit meiner Partnerin mit anderen Techniken vollauf genießen.

Impulse biblischer Botschaft in den Fragen der Sexualität behinderter Menschen

Ulrich Bach, Pastor in Wetter-Volmarstein

Für viele Zeitgenossen dürften die Wörter „Christentum" und „Bremse" sozusagen miteinander auswechselbare Begriffe sein: Da, wo Fortschritte versucht werden, da, wo Liberalisierung gewagt wird, können christliche Impulse – so wird vermutet – nur hemmend wirken. Was ich darstellen will, ist nicht weniger als die strenge Gegenposition zu jener Meinung. Ich behaupte also: Ein Christentum, das wirklich von seiner Basis, von der biblischen Botschaft her lebt, und das bereit ist, von dieser Basis her sich ständig selbst zu hinterfragen, müßte in vielen gesellschaftlichen Fragestellungen (z. B. in der Frage nach der Sexualität behinderter Menschen) nicht nur fortschrittliche Argumente, sondern mitunter geradezu revolutionierende Impulse vermitteln.

Das sei in zwei Thesen, die ich jeweils kommentiere, entfaltet:

These 1
Eine prägende Struktur biblischer Botschaft ist die dialektische Spannung zwischen Bestand und Aufbruch, Festhalten und Weggeben, Gehorsam und Phantasie. Diese Struktur dialektischer Spannung ist u. a. nachzuweisen im biblischen Reden von Gott, im biblischen Reden vom menschlichen Miteinander und in den in der Bibel vorliegenden ethischen Grundüberlegungen.

Wie redet die Bibel von Gott und seinem Tun? Ich denke zunächst an die Art, wie im Alten Testament von Gott und Land die Rede ist. Gott verheißt seinem Volk das Land, er hatte es bereits dem Urvater Abraham verheißen. Zu Gott gehören wird demnach heißen: in dem von Gott geschenkten Lande sicher wohnen. Schroff dagegen steht der Befehl an Abraham: Gehe aus deinem Vaterland heraus (1. Mose 12,1). Schroff dagegen steht die Erfahrung, die die Israeliten später machten: Gott ließ sie aus ihrem Lande vertreiben, weckte in ihnen die Befürchtung: Nun sind wir nicht mehr sein Volk (denn wie soll es, wenn Gott der ist, der das Land verheißt, ein Volk Gottes geben ohne Land?), und dort in der Fremde ließ Gott sie durch seinen Propheten wissen: Auch ohne Land seid ihr das von mir geliebte Volk – „tröstet, tröstet mein Volk“ (Jes. 40,1).

Erwähnt seien hier die Traditionen von Gott und Kultort: Lade und Zelt. Bevor Israel den Tempel hatte, kannte es die Bundeslade. Da gibt es Sätze, die Gottes Gegenwart lokal auf die Lade festlegen. Als z. B. die Israeliten einmal die Lade mit in den Krieg schleppen, fürchteten sich sofort die Gegner und sprachen: „Gott ist ins Lager gekommen“, und riefen: „Wehe uns . . .“ (1. Samuel, 4,7; vgl. auch Vers 22). Sehr anders klingt das, was vom Zelt gesagt wird. Diese sog. Stiftshütte kann noch so vorschriftsmäßig ausgeschmückt sein, aber damit ist nicht die Gegenwart Gottes garantiert. Gott erscheint vielmehr, wann immer er es will; er bleibt jeder Kultstätte gegenüber absolut frei und souverän.

Wagen wir von hier aus direkt einen Sprung in die Ostergeschichte des Neuen Testaments. Wieder die Frage: Wo ist Gott, wo ist der, den sie kreuzigten? Die Antwort kann nur noch negativ lauten: Er ist nicht hier, sehet da die Stelle, wo sie ihn hinlegten (Markus 16,6). Wer aber daraus schließen wollte, Gottes Wesen bestehe also in absoluter Nicht-Lokalität, wird sofort korrigiert: Die Jünger sollen nach Galiläa gehen, „da werdet ihr ihn sehen“ (Vers 7): Nicht im luftleeren Raum, sondern an konkretem Ort will Gott dem Menschen begegnen.

Noch ein letztes Beispiel für die genannte Dialektik: Gott, bzw. Christus ist der, der seine Jünger herausruft aus den bisherigen Bindungen: „Alsbald verließen sie ihre Netze und folgten ihm nach“ (Markus 1,18). (Auch die ganze Kirche kann „Ekklesia“ genannt werden, die Schar der Herausgerufenen; das zu erwähnen scheint heutzutage nicht völlig überflüssig, da man zuweilen den Eindruck hat, Kirche sei eher zu umschreiben als die Schar derer, die dick drinsitzen.) Nachher fragt Jesus seine Jünger: Habt ihr jemals Mangel gehabt; sie sprachen: Nie (Lukas 22,35). Keine Ideologie des Nichthabens also. Vielmehr wirkliches Loslassen, aber darin (als dialektisches Gegenstück) die Erfahrung: Es reicht auch so, wir haben genug.

Mittlerweile dürfte eine Zwischenüberlegung notwendig sein: Was haben diese Überlegungen eigentlich mit unserem Thema zu tun? Ich behaupte: sehr viel. Das muß ich mit wenigen Sätzen über meine Methode begründen. Wenn Theologen sich zu sozialen Fragen äußern, geschieht das oft so, daß Theologie dabei nicht oder kaum in den Blick kommt, höchstens in dem einen Satz: Jesus will, daß wir uns sozial engagieren. Diesen Satz aber könnte, ohne den Namen Jesu, jede Kindergärtnerin und jeder Philosoph auch sagen, er ist also kein genuin theologischer Satz. Im Unterschied dazu gehe ich von der doppelten Überzeugung aus: Jener Satz ist für Jesus typisch, und Jesus hat ihn auf typische Weise gemeint. Das heißt aber: Ich kann diesen Satz als einen theologischen Satz gar nicht reflektieren, ohne ihn als typische Ausformung biblischer Gesamtverkündigung zu interpretieren.

– Zur Verdeutlichung wage ich ein Bild: Da ist ein Haus mit einem rauchenden Schornstein, im Hause wird geheizt. Aber man könnte, es gibt ja elektrischen Strom, heizen, ohne daß Rauch aufsteigt. Andererseits könnte man den Rauch herstellen auch ohne dieses Haus. Zugegeben: Dieser Rauch steigt jetzt aus diesem Hause auf; und trotzdem: Haus und Rauch haben nur sehr wenig miteinander zu tun. Ich behaupte: Viele kirchliche Verlautbarungen gleichen solchem Rauch. Es steht zwar der Name eines Theologen oder eines kirchlichen Gremiums darunter. Aber inhaltlich den gleichen Text könnte in vielen Fällen auch ein Philosoph oder ein Pädagogen-Kongreß produzieren. – Ich möchte ganz bewußt vom Bild des Qualms weg und hin zu dem Bild des Apfels. Für den Apfel ist der Apfelbaum unabdingbare Voraussetzung; und andererseits: Der Apfelbaum kann keine Erbsen hervorbringen, sondern nur Äpfel. Das heißt aber: Wer etwas über den Rauch sagen soll, kann das tun, ohne das Haus zu erwähnen, aus dem der Rauch hochsteigt. Wer aber etwas über einen Apfel sagen soll, kann das legitimerweise nur so tun, daß er über die Frucht und auch über den Baum etwas sagt. Ohne Bild: Wenn ich etwas sagen soll über Impulse biblischer Botschaft in den Fragen der Sexualität behinderter Menschen, dann kann ich das nur so tun, daß ich zu diesen Fragen etwas sage, *und* daß ich, wenigstens in knappen Strichen, ein paar Linien biblischer Verkündigung andeute. Das tat ich bisher im Blick auf das biblische Reden von Gott. Die beiden weiteren Punkte lassen sich nach dem bisher Gesagten wesentlich kürzer fassen:

Wie redet die Bibel vom menschlichen Miteinander?

Ich zitiere hierzu zwei Sätze, die zwar nicht in der Bibel stehen, inhaltlich aber der biblischen Botschaft entsprechen. Martin Luther beginnt seine Schrift „Von der Freiheit eines Christenmenschen“ (1520) mit den beiden Thesen: „Ein Christenmensch ist ein freier Herr über alle Dinge und niemand untertan. Ein Christenmensch ist ein dienstbarer Knecht aller Dinge und jedermann untertan.“ Wieder die genannte Spannung: Ich darf von meinem Verhältnis zum anderen nicht nur unter dem Stichwort „Freiheit“ reden, aber auch nicht nur unter dem Stichwort „Gehorsam“. Es gilt, die Spannung auszuhalten zwischen der Freiheit der Kinder Gottes, die sich von keinem Gesetz dreinreden läßt, und der Verpflichtung zur Liebe, die so weit gehen kann, daß es aussieht, als machte ich mich zum Sklaven des anderen.

Zu den ethischen Grundaussagen des Neuen Testaments

Auch hier beschränke ich mich auf ein Zitat, diesmal aus den Paulusbriefen. Der Apostel schreibt den aufregenden Satz: „Alles ist erlaubt, aber es baut nicht alles auf“ (1. Korinther 10,23). Alles ist erlaubt, d. h. auf unser Thema bezogen: Weder Sterilisation noch Selbstbefriedigung noch Homosexualität (oder was auch immer) sind von vornherein tabu. Über alles kann, über alles darf gesprochen werden. Die Frage ist nur (und hier wird deutlich, daß Paulus nicht völliger Willkür das Wort redet): Baut es auf? Bringt es euch in eurem Miteinander weiter? Ist das, was ihr tut, eine dauerhafte, verläßliche Brücke zueinander, oder wird es euch je länger je mehr ruinieren? Den Elan dazu, solche Fragen hartnäckig zu stellen, gewinnen wir aus dem Vordersatz: Alles ist erlaubt. Es wird darauf ankommen, endlich zu begreifen, was Gott uns zumutete, als er uns Freiheit zumutete.

These 2

Aufgabe der Kirche ist es nicht, bürgerliche oder revolutionäre Argumente nachzuplappern, nachdem man sie – es gibt ja schließlich so etwas wie ein „christliches Proprium“! – notdürftig mit christlichem Vokabular herausgeputzt hat. Aufgabe der Kirche ist es vielmehr, jene Struktur der dialektischen Spannung in unsere konkreten gesellschaftlichen Fragen in der Gewißheit einzubringen, daß die biblische Botschaft auch heute nicht Hemmnis, sondern Hilfe bedeutet. – Das heißt im einzelnen u. a.:
Wir müssen uns hüten vor dem Argumentieren mit der Norm; denn Normen nötigen fremde Entscheidungen auf und suspendieren eigenverantwortliches Entscheiden. Wir müssen die Gefahr der „Bilder“ sehen: So stellt „man“ sich ein Paar vor; so stellt „man“ sich eine partnerschaftliche Beziehung vor oder eine Familie.

Vorrang haben muß die Frage nach dem Einzelnen und nach seinen Bedürfnissen und Möglichkeiten.

Andererseits müssen wir uns hüten vor dem Argumentieren mit der absoluten Souveränität des Einzelnen; denn es wäre Lüge abzustreiten, daß jeder Mensch von der Geburt bis zum Sterben ein soziales Wesen ist. Sehen müssen wir die Gefahr des Chaos: Jeder tut, was er will, ohne Rücksicht auf die anderen. Es gibt keine Freiheit für mich – und du bist geknechtet; es gibt keine Freiheit für dich – und ich bin geknechtet; es gibt nur eine Freiheit bei uns – oder es gibt keine Freiheit.

Dieses scheinbar gegensätzliche Ineinander von Vereinzelung und Bindung finde ich in dieser scharfen Ausprägung nur in der neutestamentlichen Botschaft vorliegen. Diese nimmt damit, so unmöglich das klingen mag, ihren Platz ein jenseits des Gegensatzes von Existenzphilosophie und Bürgertum. Gerade in einer Zeit, in der sich diese beiden Positionen unversöhnlich gegenüberstehen (am bekanntesten in dem primitiven Begriffspaar progressiv und konservativ), könnte die Besinnung auf Inhalte biblischer Verkündigung gesellschaftlich eine wirkliche Hilfe bedeuten.

Als Beispiel für ein Denken, das diese beiden Aspekte zu berücksichtigen sucht (die Einmaligkeit jedes Einzelnen *und* die Einbettung jedes Einzelnen in die soziale Einheit aller Menschen), zitiere ich abschließend einen kurzen Text, den wir im April dieses Jahres auf einer ökumenischen Konsultation in Bad Saarow (DDR) formuliert haben (*Leben und Zeugnis der Behinderten in der christlichen Gemeinde.* Memorandum einer ökumenischen europäischen Konsultation vom 3.–7. April 1978 in Bad Saarow, DDR. Teil III, Abs. 1, 8, 10):

„Wir betonen mit Nachdruck, daß die Zusammengehörigkeit von Behinderten und Nichtbehinderten in der Familie Gottes eine Herausforderung an die christliche Gemeinde darstellt ...“

„Integration der Behinderten in der Familie Gottes hat ihre Konsequenzen im alltäglichen Leben der Gemeinde. ...“

„Die Suche nach Partnerschaft und die sexuellen Bedürfnisse behinderter Menschen stoßen bei der Mehrheit der Christen wie in der Gesellschaft weithin auf Unverständnis und Ablehnung. Das bedeutet aber für die Betroffenen eine starke und unmögliche Belastung. Daher können wir uns selbst nur verpflichten – und wir bitten die Kirchen, das gleiche zu tun –, nicht sofort moralische Bedenken zu äußern, wo Behinderte neue, vielleicht aufregend ungewohnte Wege suchen. Eine ganzheitlich ethische Betrachtungsweise ist nötig, moralisierende und legalistische Vorurteile können nur schaden. Wir müssen von den Behinderten aus denken und uns fragen: Welches ist die ihnen mögliche und von ihnen verantwortbare Entfaltung der uns allen von Gott gegebenen Anlagen?“

Körperbehinderung, Partnerschaft und Sexualität

Ingolf Österwitz, Dipl. Psych., Stiftung Rehabilitation Heidelberg

Die Gruppe der Behinderten in unserer Gesellschaft ist hinsichtlich der Ursache, Art und Schwere der Behinderung äußerst heterogen zusammengesetzt. Auch in ihrem sozioökonomischen Status und damit in ihren sozialen Möglichkeiten unterscheiden sich Behinderte.

Ähnliches gilt für den Themenbereich Sexualität, Partnerschaft und Ehe. Die Probleme eines contergangeschädigten Behinderten, der z. B. gehen kann, aber in seiner Arm- und Handfunktion erheblich funktional beeinträchtigt ist, unterscheiden sich deutlich von denen eines Querschnittgelähmten, der neben seiner motorischen Einschränkung noch sensible Ausfälle hat. Bezogen auf die Wahrnehmung körperlich sexueller Reize wie Anfassen, Streicheln usw., ist der Contergangeschädigte in der Lage, sie zu empfinden und zu genießen, der Querschnittgelähmte nicht oder nur sehr eingeschränkt. Noch gravierender werden die Unterschiede in den Problemen und Möglichkeiten, wenn geistig und/oder psychisch Behinderte in die Betrachtung mit einbezogen werden. Um zu möglichst konkreten Aussagen zu kommen, möchte ich mich auf schwer körperlich Behinderte beschränken. Auch in wesentlichen Aspekten der psychologischen Selbstdarstellung unterscheiden sich z. B. Rollstuhlabhängige von anderen Behinderten (JANZOWSKI u. ÖSTERWITZ, 1977).

Auswirkungen der Bewegungseinschränkung

Allgemeines Kennzeichen bei schwer körperlich Behinderten ist die Einschränkung der Bewegungsfreiheit und mitunter der gesamten Körpermotorik. Das bedeutet, daß viele Formen der körperlichen Kontaktfindung, z. B. Tanzen und sportliche Spiele, nicht möglich sind und auch übliche sexuelle Techniken wie verschiedene Positionen beim Koitus oft nicht eingenommen werden können. Ob damit auch eine Einschränkung der sexuellen Erlebnisqualität verbunden ist, wird sehr von der Einstellung des einzelnen zur Sexualität, zur eigenen Behinderung und ihren Auswirkungen abhängen. Das scheinbar nur technische Problem, praktikable und befriedigende Formen des sexuellen Kontaktes zu finden, ist psychisch konfliktträchtig und setzt bei beiden Partnern Offenheit und die Fähigkeit voraus, über sexuelle Fragen sprechen zu können (z. B. KUTSCHKE, 1978). Diese Fähigkeit kann im Rehabilitationsprozeß gelernt werden, wenn wesentliche Bezugspersonen wie Pflegekräfte, therapeutisches Personal, Psychologen und Ärzte Sexualität nicht nur reduziert als genital-technisches Problem ansehen, sondern als Kommunikationsform zwischen Menschen unter Einbeziehung der ganzen Person.

Es muß jedoch nach Art und Grad der Behinderung im Gespräch differenziert werden. Bei Spastikern, Muskeldystrophikern und Kindergelähmten zum Beispiel sind Erektionen, Ejakulationen und Orgasmen durchaus körperlich möglich, wenn nicht zusätzliche psychische Probleme vorliegen. Die Sensibilität der Geschlechtsorgane für Berührungsreize ist voll erhalten. Auch sexuelle Vorstellungen und Phantasien können bei diesen Behinderten, da die sensiblen nervösen Leitungsbahnen nicht unterbrochen sind, bei beiden Geschlechtern sexuelle Reaktionen auslösen.

Störungen

Bei Querschnittlähmungen sind die motorischen und sensiblen nervösen Leitungsbahnen teilweise oder ganz unterbrochen. Das bedeutet eine Beeinträchtigung der motorischen und sensiblen

Fähigkeiten unterhalb der Verletzungsstelle und eine Störung der sexuellen Funktionsabläufe. Sexuelle Vorstellungen und Phantasien, also mentale Reize, lösen keine körperlichen sexuellen Reaktionen aus.

Eine reflektorische Auslösung der Erektion durch eine geschickte manuelle oder orale Reizung des Penis ist nach amerikanischen Untersuchungen bei etwa 80% der Querschnittgelähmten möglich. Bei inkompletten Halsmarklähmungen (Tetraplegien) bleibt die Erektionsfähigkeit praktisch hundertprozentig erhalten. Wichtig ist, daß die Einführung des Penis in die Vagina unmittelbar nach Erreichen der Erektion erfolgt und die Reizung durch entsprechende Koitusbewegungen intensiv fortgesetzt wird, um den Erektionsreflex aufrechtzuerhalten. Dies ist jedoch nur möglich bei einer spastischen Form der Lähmung, d. h. wenn die Reflexmechanismen unterhalb der Verletzungsstelle intakt sind. Bei der schlaffen Form der Lähmung ist eine Erektion auch durch eine intensive Reizung nicht zu erreichen (PIERA, 1973).

Emotionale Hemmungen

Körperbehinderte entsprechen in ihrem äußeren Erscheinungsbild durch Fehlbildungen des Bewegungsapparates, durch sekundäre Folgen von Lähmungen wie z. B. Atrophien des Muskelgewebes und durch eingeschränkte Möglichkeiten in ihrem körperlichen Ausdrucksverhalten nicht den gängigen Normen von Schönheit und Attraktivität. Mißt sich der Behinderte am Maßstab dieser Normen, muß er sich als abweichend und unzulänglich empfinden; er entwickelt u. U. Minderwertigkeitsgefühle. Aber auch der Umwelt werden die gängigen Norm- und Wertvorstellungen von Attraktivität und Schönheit als Bewertungsmaßstab dienen, und sie wird den Behinderten entsprechend negativ einstufen. Setzt dieser Mechanismus der negativen Selbst- und Fremdeinschätzung ein, kommt es im sexuellen und partnerschaftlichen Bereich zu emotionalen Hemmungen und zu einer Unfähigkeit, Beziehungen zu anderen Menschen aufzunehmen oder aufrechtzuerhalten. Diese Situation muß nicht eintreten, wenn der Behinderte in der ersten Phase des Rehabilitationsprozesses auf akzeptierende und emotional warme Bezugspersonen trifft, die seine Behinderung mit ihren Folgen als gegeben und ihn damit als Person annehmen. Durch eine solche Haltung wesentlicher Bezugspersonen – besonders der gegengeschlechtlichen – wird es dem Behinderten leichter fallen, sein Handikap zu verarbeiten und zu einem neuen Selbstverständnis zu kommen. Die positive Einstellung zum eigenen Körper und zur Person ist wesentliche Voraussetzung für die Entwicklung psychosexueller Beziehungen (SINGH u. MAGNER, 1975).

Art und Ausmaß sexueller Beziehungen sind eng mit dem Selbstkonzept verbunden. Es beinhaltet,

1. wie eine Person sich selbst wahrnimmt,
2. wie sie denkt,
3. wie sie sich selbst bewertet und
4. wie sie durch verschiedene Aktionen versucht, sich selbst zu erhöhen oder zu verteidigen.

Ist das Selbstkonzept reduziert, gelingt der Aufbau positiver sozialer Beziehungen meist nicht.

Die Entwicklung eines neuen Selbstkonzepts nach Eintritt einer Behinderung ist im wesentlichen von den sozialen Interaktionen eines Individuums geprägt. Notgedrungen ist das Rehabilitationspersonal erster und wohl auch häufigster Interaktionspartner des Behinderten über eine lange Phase. Ihre Einstellung zur Sexualität, auch zur eigenen wird den Behinderten, der sich zunächst in einem Stadium der Unsicherheit und Labilität befindet, in seinen sexuellen Wiederanpassungsbemühungen deutlich beeinflussen. Für den behinderten Mann wird es notwendig, sich neu zu orientieren, indem er eine mehr passive Rolle in sexuellen Beziehungen einnehmen muß, während der Partnerin die aktivere Rolle zufällt. Die behinderte Frau wird in der Regel weniger Anpassungsschwierigkeiten zeigen; die ihr von der Gesellschaft zugeschriebene, mehr passive Rolle muß in sexuellen Beziehungen nicht aufgegeben werden. Die Behinderung beeinflußt auch nicht direkt ihre körperliche Fähigkeit, sexuellen Verkehr auszuüben (BREGMANN u. HADLEY, 1976). Querschnittgelähmten Frauen mit einem positiven Selbstkonzept gelingt die sexuelle Anpassung an die veränderte eigene Situation relativ leicht.

Wesentlich für den Wiederaufbau sexueller und partnerschaftlicher Beziehungen ist die Fähigkeit zur offenen und ehrlichen Kommunikation, die Befürchtungen und Ängste hinsichtlich der Behinderungsauswirkungen mit einschließt. Neben der Fähigkeit zur offenen Kommunikation ist für die sexuelle Wiederanpassung der querschnittgelähmten Frau die soziale und körperliche Attraktivität von Bedeutung. Diese Feststellung dürfte ebenso für den behinderten Mann zutreffen.

Heirat und Partnerschaft

Eine ausführliche Übersicht über Heirat und Partnerschaft bei Querschnittgelähmten gibt GUTTMANN (1963/64). Von 777 Alleinstehenden heirateten nach Eintritt der Behinderung 302 (39%). Auffallend ist, daß die überwiegende Zahl der Behinderten, unabhängig vom Geschlecht, gesunde Partner finden und glückliche partnerschaftliche und sexuelle Beziehungen entwickeln können. Die Motivation einer normalen Person, einen Querschnittgelähmten zu heiraten, ist nach GUTTMANNs Beobachtungen in erster Linie gegenseitige Anziehung und Liebe. Aber auch „beschützende Instinkte" und finanzielle Sicherheit, die wohlhabende Behinderte bieten, spielen in einigen Fällen eine motivierende Rolle für das Eingehen einer Partnerschaft.

GUTTMANN konnte auch zeigen, daß die Scheidungsrate bei der von ihm untersuchten Gruppe nur unwesentlich höher lag als bei der Normalpopulation. Inzwischen vollzogene Änderungen in der Einstellung gegenüber Sexualität, Heirat und Scheidung und die Berücksichtigung gesellschaftlicher Wertverschiebungen lassen heutzutage sicher ein anderes Bild entstehen. Während GUTTMANN noch 1963 von einer Scheidungsrate von 5,1% bei seiner Stichprobe berichtete, finden EL GHATIT et al. (1976) bei ihrer Gruppe von 211 Paaren (Männer querschnittgelähmt) eine Scheidungsrate von 24,6%. Auch die Heiratshäufigkeit ist gestiegen. Von den Patienten, die bei Eintritt der Behinderung alleinstehend waren, heirateten in GUTTMANs Stichprobe 39%. Dreizehn Jahre später finden die anderen Autoren bei einer vergleichbaren Stichprobe eine Heiratsrate von 59%.

Allgemein gelten Heirat und berufliche Tätigkeit als Indikatoren für eine gelungene soziale Integration (SAFILIOS-ROTHSCHILD, 1970). Die Untersuchungen zeigen, daß sexuelle Wiederanpassung bei behinderten Männern und Frauen abhängig ist von einem positiven Selbstkonzept, von beruflicher Tätigkeit, sozialer und körperlicher Attraktivität und von allgemeinen kommunikativen Fähigkeiten, wobei der Fähigkeit, über eigene Behinderungsauswirkungen sprechen zu können, eine besondere Bedeutung zukommt (MESCH, 1976).

Elternschaft

Die Frage der Elternschaft stellt sich natürlich auch für Paare, bei denen einer oder beide behindert sind. Finden Kinder die ihnen gemäßen und ihrer gesamten Entwicklung förderlichen Bedingungen vor? Der behinderte Partner wird nur in eingeschränktem Umfang, besonders bei der Betreuung von Kleinkindern, in der Lage sein, diese Aufgabe wahrzunehmen. Das wird deutlich, wenn man sich vergegenwärtigt, daß Kinder in ihrer ersten Entwicklungsphase besonders auf sensomotorische Reize angewiesen sind. Diese empfangen sie im wesentlichen über Bewegungsspiele, die den ganzen Körper mit seiner Motorik einbeziehen. Sind beide Elternteile schwer bewegungsbehindert, so werden sie diese Anregungen kaum ausreichend vermitteln können. In ihrer Rolle als Eltern müssen sie sich zusätzlich behindert fühlen, was ihrer persönlichen Beziehung abträglich sein kann. Ein Ausweg kann das Zusammenleben in einer Gruppe mit anderen, nichtbehinderten Partnern sein, um den Kindern andere Bezugspersonen zu bieten, die notwendige Versorgungs- und Erziehungsaufgaben übernehmen.

Beratung

In der Beratung und Therapie sexueller Störungen und Probleme bei Behinderten ist davon auszugehen, daß der Behinderte trotz der Schäden im biologischen System psychosozial ein sexuelles Wesen bleibt. Geschlechtsverkehr wird als eine mögliche Form des sexuellen Ausdrucks verstanden. Ist dies nicht möglich, kommt es in der Beratung darauf an, dem Paar alternative Formen der sexuellen Kommunikation aufzuzeigen und im Detail zu besprechen. Der Mangel an Kommunikation über Sexualität, wie er bei Ratsuchenden häufig vorhanden ist, kann dadurch wieder ausgeglichen werden (HOCH, 1977).

Voraussetzungen in Reha-Einrichtungen

Sexuelle Beratung und Therapie in Reha-Zentren ist nur dann möglich, wenn die Leitung der Einrichtung sich klar dazu bekennt und die Sexualität der Patienten und Rehabilitanden als Faktum anerkannt und ihre positive Entwicklung als Rehabilitationsziel für wichtig erachtet. Das Rehabilitationspersonal, also alle wichtigen Bezugspersonen im Reha-Prozeß, sollte über sexuelle Probleme Behinderter und über Möglichkeiten ihrer Überwindung unterrichtet sein und ihre eigene Einstellung zur Sexualität kritisch reflektieren können, um nicht eigene Werthaltungen einfach auf Rehabilitanden zu übertragen. Das bedeutet, daß Trainingskurse für Personal notwendig sind, um die sexuelle Situation Behinderter in physiologischer und psychologischer Sicht realistisch zu sehen und für Fragen der Betroffenen offen und informiert zu sein. Besonders bedeutsam sind solche Kurse für die Berufsgruppen in der Rehabilitation, die den engsten und häufigsten Kontakt zu Behinderten haben (Pflege- und Erziehungsfachkräfte).

Positive Erfahrungen sind in amerikanischen Zentren für Querschnittgelähmte gemacht worden (EISENBERG u. RUSTAD, 1976). Es hat sich als günstig erwiesen, Behinderte und Personal gemeinsam an solchen Trainings teilnehmen zu lassen. Das Ziel ist nicht in erster Linie, sexuelle Techniken zu vermitteln, sondern in der Kleingruppendiskussion die eigene Einstellung gegenüber sexuellen Verhaltens- und Ausdrucksformen zu bearbeiten und eine tolerante Haltung gegenüber der eigenen und der Sexualität anderer zu entwickeln (COLE et al., 1973).

Beispiel für ein Trainingsprogramm

Im Querschnittszentrum in Cleveland wird z. B. ein Programm angeboten, das von Psychologen und Ärzten gemeinsam durchgeführt wird und im wesentlichen aus 8 Einheiten besteht (EISENBERG u. RUSTAD, 1976). Die Verwendung von Filmen, Diaserien und schriftlichem Material über sexuelle Verhaltensformen stellen die Grundlage für die Kleingruppendiskussion dar.

Diese Vorgehensweise löst bei den Teilnehmern zunächst eine Desensibilisierung gegenüber der Vielfalt sexueller Ausdrucks- und Darstellungsformen aus. Sie ist Voraussetzung für eine offene Kommunikation und Selbsterfahrung in der Kleingruppenarbeit, in der eine Sensibilisierung für neue eigene Verhaltensmöglichkeiten erreicht werden soll.

Literatur

1. BREGMANN, S., HADLEY, R. G.: Sexual adjustment and femine attractiveness among spinal cord injured women. Arch. Phys. Med. Rehabil. *57*, (1976)
2. COLE, TH. M., CHILGREN, R., ROSENBERG, P.: A new program of sex education and counseling for spinal cord injured adults and health care professionals. Paraplegia *11*, 111 – 124 (1973)
3. EISENBERG, M. G., RUSTAD, L. C.: Sex education and counseling program on a spinal cord injury service. Arch. Phys. Med. Rehabil. *57*, (1976)
4. GUTTMANN, L.: The married life of paraplegics and tetraplegics. Paraplegia *1/2*, 182 – 188 (1963/64)
5. HOCH, Z.: Sex therapy and marital counseling for the disabled. Arch. Phys. Med. Rehabil. *58*, 413 – 415 (1977)
6. JANZOWSKI, F., ÖSTERWITZ, I.: Auswirkungen der Rollstuhlabhängigkeit auf die psychologische Selbstdarstellung. Rehabilitation *16*, 125 – 192 (1977)
7. KUTSCHKE, J.: Lust neu lernen. Sozialmagazin *1*, 37 – 41 (1978)
8. MESCH, J. C.: Content analysis of verbal communication between spinal cord injured and nondisabled male college students. Arch. Phys. Med. Rehabil. *57*, 25 – 30 (1976)
9. PIERA, J. B.: The establishment of a prognosis for genito-sexual function in the paraplegic and tetraplegic male. Paraplegia *10*, 271 – 278 (1973)
10. SAFILIOS-ROTHSCHILD, C.: The sociology and social psychology of disability and rehabilitation. Westminster: Random House 1970
11. SINGH, S., MAGNER, T.: Sex and self. The spinal cord injured. Rehabil. Lit. January (1975)

Diskussionsbeitrag

Dr. Spengler, Deutsche Gesellschaft für Sexualforschung, Hamburg

Um zu einer wirklichen Verbesserung der Situation Behinderter in der Entfaltung ihrer Sexualität zu kommen, ist auch die sexualwissenschaftliche Bearbeitung dieser Probleme nötig, sexualmedizinisch wie sexualpädagogisch, und zwar in Zusammenarbeit mit Behindertenorganisationen und Rehabilitationseinrichtungen. Nach meinem Eindruck steht die Sexualforschung in der BRD hier noch völlig am Anfang, verglichen mit den USA oder auch den Niederlanden. Dabei könnten neuere wissenschaftliche Erfahrungen, die dort breit publiziert werden (ROBMAULT, I. P.: Sex, society, and the disabled. Hagerstown, Maryland, New York, San Francisco, London: Harper & Row, 1978) und praktische Anwendung finden, hier bald verwertet werden, wie Herr ÖSTERWITZ es schon angedeutet hat. Vor allem sollten neue Erfahrungen in der Therapie sexueller Störungen (z. B. kommunikationstherapeutische Verfahren bei Funktionsstörungen bei Nicht-Behinderten) umgesetzt werden.

Einiges über die historische Entwicklung des Problems „Körperbehinderte und Sexualität" in den Niederlanden während der letzten 10 Jahre

Dr. med. Arie Verkuyl, Facharzt für Rehabilitation, Driebergen/Niederlande

Die Entwicklung des Problems der Sexualität von Körperbehinderten, die in den Niederlanden stattgefunden hat, kann meiner Meinung nach am besten an Hand einiger historischer Fakten in unserem Land beschrieben werden. Diese Entwicklung steht natürlich nicht isoliert von derjenigen in anderen Ländern da, hat aber doch, wie ich meine, einen lehrreichen Aspekt.

Geschichte

Rehabilitation begann in unserem Land erst spät, nach dem Zweiten Weltkrieg. In der Anfangsperiode war die Philosophie vornehmlich darauf gerichtet, daß der Gehandikapte durch Übungen, Sport, Adaption versuchen muß, sich dem normalen Zustand so weit wie möglich zu nähern, während er des weiteren motiviert werden muß, sich den Verhältnissen so weit wie möglich *anzupassen*. Das Wort von BIESALSKI: „Laßt uns aus denjenigen, die Unterstützung beziehen, Steuerzahler machen" hat das Rehabilitationsdenken jahrelang beherrscht. Nur sehr allmählich hat sich diese Auffassung geändert. PAESLACK hielt einen Vortrag: „Die Bedeutung des Subjekts in der Rehabilitation". Der „patiens" mußte zum „agens" werden, das Subjekt der Rehabilitation ist nicht nur die Person, sondern auch das ganze Netz der zwischenmenschlichen Beziehungen um diese Person herum.

Eine weitere Dimension

In den Niederlanden wurden wir uns dessen immer stärker bewußt, daß die Rehabilitation noch eine weitere Dimension besitzt. Die Rehabilitation ist eng verbunden mit der *sozial-kulturellen Welt*, in der sowohl Gesunde *als auch* Gehandikapte leben, und das gilt für alle Wünsche, Normen, Begehren, Bedürfnisse, einschl. der Sexualität der Gehandikapten. Schließlich lernten wir, immer mehr von einem *Menschen mit einem Handikap* zu sprechen, statt von einem Gehandikapten: Eine Person mit dem besonderen Zug, daß sie als *Person* eine Funktionsstörung hat, die, verglichen mit den herrschenden spezialen Werten und Normen, als Handikap oder *Nachteil* empfunden wird. Eine wichtige *Zielsetzung* dabei war es, diesem Menschen zu ermöglichen, so weit wie möglich die Fülle des menschlichen Lebens zu erleben *und* zu gestalten, ungeachtet dessen, ob er arbeitet oder nicht.

Sexualität und Wissenschaft

Nun gehört zu dieser Fülle des Lebens sicherlich auch das Gebiet der Sexualität. Die Rehabilitation sah ihre Aufgabe darin, auch dieses Gebiet zu erforschen und für Menschen mit einer Behinderung brauchbar zu machen. Dabei spielten neue Erkenntnisse hinsichtlich des Begriffes „Sexualität" gleichfalls eine Rolle.

Aber wir waren so unwissend! Die Psychologen hatten ihre Theorien. Die Fachärzte für Rehabilitation wußten um die körperlichen Anomalien, die Sexualwissenschaftler hatten Erfahrungen mit gesunden Menschen. KINSEY half ein wenig; MASTERS und JOHNSON gaben nur wenig Halt. Der niederländische Verein für Rehabilitation, das nationale Dachorgan für Rehabilitation, berief 1967 einen Ausschuß für *Sexualität bei Körperbehinderten* ein. Ich wurde Vorsitzender dieses Ausschusses. Durch Studium, Lesen von Autobiographien, Fragen, Gespräche mit unseren Patienten, lernten wir allmählich mehr zu begreifen: Auch daß sich die Probleme in gewisser Hinsicht nicht so sehr von denen gesunder Menschen unterscheiden, und daß die *Beziehung* zum Mitmenschen wichtig, wenn nicht das allerwichtigste ist.

Sozial-kultureller Kontext

Dieses Interesse war *gerade damals* so bedeutsam für die Behandlung dieses Problems. Warum gerade *damals*? Für uns noch oft unbewußt, spielten die folgenden Elemente dabei eine Rolle:

- Allgemeines Bestreben nach Emanzipation auch bei Behinderten;
- Widerstand gegen die damaligen gesellschaftlichen Verhältnisse, Autorität, elterliche Gewalt (was sich u. a. in den „Halbstarken" manifestierte, Studentenrevolution, Provos); die Jüngeren wollten selbst ihren eigenen Weg suchen;
- ein neues Selbstbewußtsein gehandikapter Menschen.

Jedoch spielten auch *andere Faktoren* eine Rolle: Verbreitung antikonzeptioneller Methoden, was auch in religiösen Kreisen akzeptiert wurde, aber auch das Akzeptieren von z. B. künstlicher Befruchtung; größere sexuelle Freiheit, Sexualität als das „Recht eines jeden"; mehr Freiheit gehandikapter Menschen aufgrund höherer Sozialleistungen – neue Sozialgesetzgebung ab 1967 –, mehr eigene Transportmittel, Hilfe bei der Wohnungssuche, manchmal auch Gelegenheit zur Zurückgezogenheit. Institute wie „Das Dorf" in Arnheim. Kurz gesagt: Das sozialkulturelle Klima rief zu neuer Besinnung auf.

Publizität

Im Jahre 1972 widmete sich eine Fernsehsendung diesem Thema und erreichte eine große Zuschauerdichte; etwas derartiges wäre nur wenige Jahre zuvor *unmöglich* gewesen. Eine Konferenz der beiden konfessionellen Ärzteverbände in den Niederlanden (römisch-katholisch und protestantisch) schon vor diesem Zeitpunkt erzielte einen gewissen Durchbruch in den – seit eh und je konservativen – Ärztekreisen. Ein Buch über diese Materie: *Wir sind nicht aus Stein* (*Not made of stone*) erhielt nebst Kritik auch Lob, wurde „mutig", „gewagt" usw. genannt. (HESLINGA et al., 1972 bzw. 1974).

Bereits 1970 beschrieb der in den Niederlanden tätige Belgier JOS VAN USSEL in seinem Buch *Abschied von der Sexualität* zwei Gesichtspunkte, zwei Kulturen, im Hinblick auf die Sexualität:

- Den traditionellen, eng koitalen, negativen Gesichtspunkt: Geschlechtsverkehr ist nur in der Ehe gestattet, bezweckt die Fortpflanzung, ist an strikte Normen gebunden.
- Den eng koitalen, „positiven" Standpunkt, die „neue Moral": Geschlechtsverkehr, möglicherweise ohne Bindung, koital, orgastisch ausgerichtet; MASTERS und JOHNSON zum Quadrat!

Neue Wege

Uns allen, auch den Gehandikapten, war es deutlich: Weder der eine noch der andere Standpunkt bot den meisten einen Weg, dem sie folgen konnten. Deshalb mußten andere, manchmal unbekannte, manchmal merkwürdig anmutende Wege gefunden werden: Gelegentliche Hilfe bei der Vorbereitung zum Koitus oder bei der Masturbation, manchmal eine akoitale Ehe, gelegentlicher Gebrauch von Hilfsmitteln, ein viel breiterer Standpunkt über das, was Erotik und Sexualität bedeuten; vor allem: eine tolerantere Einstellung bei Hilfeleistungen, das Bereitstellen von Möglichkeiten zum intimen Beisammensein auch in den Anstalten.

Eine Dissertation

Was Jugendliche angeht und damit das gesamte Gebiet der Erziehung, auch in Sexualibus, leistete der Psychologe Dr. B. H. H. DECHESNE 1977 mit seiner Dissertation einen bedeutsamen Beitrag. In dieser Studie untersuchte er bei jugendlichen Gehandikapten die folgenden Aspekte:

- Das *Zur-Verfügung-Stehen* der Erotik, d. h. positive Einschätzung der Sexualität, Zugänglichkeit, Empfindlichkeit für Reize auf diesem Gebiet;
- *Kontaktgewandtheit* im allgemeinen und in der Erotik im besonderen Fall.

Ergebnisse.

Dabei ergab es sich, daß sich folgende Aspekte *günstig* auswirken:

- mäßige bis ernste Invalidität (eine leichte Behinderung führt zur *Rollenverwirrung* zwischen Normalität und Abnormalität bei Gehandikapten und deren Umgebung wie auch zu großer Unsicherheit);
- mäßige bis hohe Selbstachtung und Selbsteinschätzung.

Nachteilig sind:

- Unsicherheit bei der Erziehung seitens der Eltern, „Vakuum" geheißen. Es ist darauf zurückzuführen, daß während der ersten Lebensperiode des Kindes wenig oder keine sachverständige Hilfe zur Verfügung stand.
- Ausbildung der Eltern auf mittlerer Stufe: Sie wissen ein wenig von dem und ein wenig von jenem, das ist nachteiliger als nur Elementar- oder höhere Schulausbildung,
- Insbesondere *Mädchen* im Alter von 17 – 18 Jahren haben es schwer, schwerer als Mädchen, die jünger oder älter sind, schwerer auch als Knaben.

Ich möchte gern hinsichtlich der Sexualität bei Körperbehinderten einige Thesen aufstellen und danach ein *Schema* der sich dabei ergebenden Problematik darlegen.

Einige Thesen (teilweise nach SPORKEN, 1972):

Der Begriff Sexualität umspannt alle diejenigen Aspekte der menschlichen Existenz als Mann und Frau, in denen das Mann- oder Frau-Sein eine Rolle spielt.

Erotik und Sexualität müssen in das Bild der Selbsteinschätzung und der Entfaltung der menschlichen *Beziehungen* passen. Dieses Bild ist kulturgebunden.

Deshalb sind Sexualität und sexuelle Ethik prinzipiell individuell *und* sozial.

Das *mittlere Gebiet*, wie wir es nennen wollen, der Zärtlichkeit, Wärme, Erotik, Intimität und des Affektes, das sich im Küssen, Streicheln, Umarmen, Berühren usw. äußert, hat einen menschlichen und beziehungsmäßigen Wert an sich, der nicht an genitale Sexualität gebunden zu sein braucht. Das ist von großer Bedeutung für Menschen mit einem Handikap. Bei Älteren und Gehandikapten *kann* die koitale Sexualität eine Selbstbestätigung bedeuten, einen Beweis, daß sie in dieser Hinsicht genauso wie die anderen, die Gesunden, sind. Das bedeutet jedoch noch lange nicht, daß dafür auch ein biologisches Bedürfnis besteht.

Der Körperbehinderte und der ältere Mensch haben ein „Recht" auf Sexualität, vorausgesetzt, daß man damit meint: Der/die Gehandikapte hat ein Recht auf Hilfe dergestalt, daß er/sie sich gemäß seinen/ihren Möglichkeiten als Mann oder Frau entfalten kann. Sexualität soll dann so, wie oben beschrieben, aufgefaßt werden. Bei Hilfe haben die Auffassungen, Ethik und religiöse Überzeugung der Helfer wie auch die Belange des Rehabilitationszentrums ihren legitimen Platz. Jedoch stellen Ethik und Belange keine unveränderlichen, bleibenden Werte dar.

Schema

Es bestehen fünf Aspekte der Sexualität bei Körperbehinderten (Abb. 1, 2):

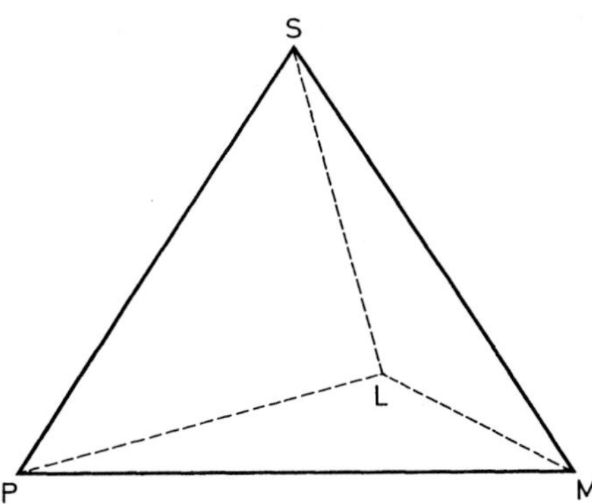

Abb. 1. Faktoren bei der Rehabilitation. *S* Soma, *P* Psyche, *M* Milieufaktoren, *L* Lebensgeschichte

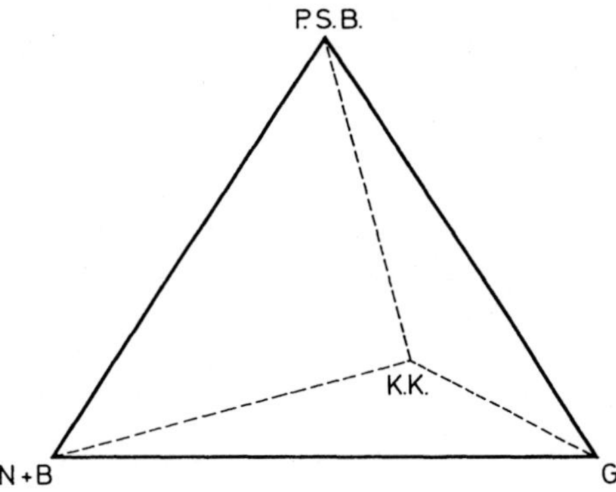

Abb. 2. Faktoren, die bei der Sexualität von Gehandikapten eine Rolle spielen. *PSB* Psychosoziale Beziehungen, *N* + *B* neuromuskulär + Beanspruchung, *KK* kultureller Kontext, *G* genital

- Psychosozial (Beziehungsverhalten)
- Kulturhistorisch (der kulturelle Kontext)
- Neuromuskulär
- Anstrengungsaspekt
- Genital

  } der Körper als Instrument
- instrumental
- hormonal
- geschlechtlich (einschl. der Erblichkeit).

Abb. 3 illustriert den dritten und fünften Aspekt (z. T. nach TARABULCY, 1972).

Meine Darstellung umfaßt wenig medizinische Information, das mag sein, es hat jedoch *alles* mit der Rehabilitation zu tun, vorausgesetzt daß unter Rehabilitation all die Maßnahmen und Veränderungen verstanden werden, die dazu beitragen, das Leben eines Menschen mit einer Behinderung so wenig wie möglich durch diese Behinderung *konditionieren* oder *bestimmen* zu lassen.

Literatur

1. DECHESNE, B. H. H.: Jeugdige gehandicapten, seksualiteit, relaties, zelfbeeld. Meppel: Krips 1978

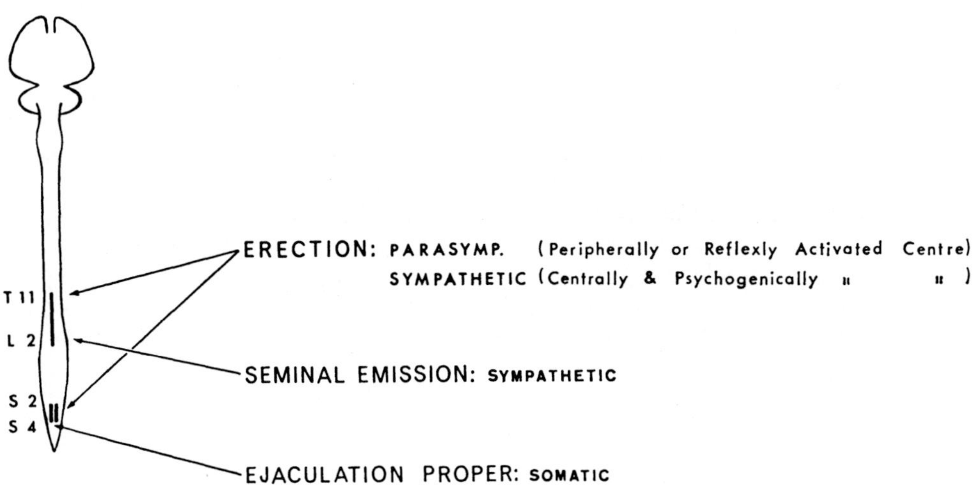

Abb. 3. Spinal cord centres

2. HESLINGA, K., SCHELLEN, A. M. C. M., VERKUYL, A.: Wij zijn niet van steen. Leiden: Stafleu 1972
3. HESLINGA, K., SCHELLEN, A. M. C. M., VERKUYL, A.: Not made of stone. Leiden: Stafleu & Noordhoff 1974
4. SPORKEN, P.: Sexuelle ethiek en gehandicapten. Bevrijding of bevoogding. Metamedica *12*, 300–309 (1972)
5. TARABULCY, E.: Sexual function in the normal and in paraplegia. Paraplegia *10*, 209 (1972)
6. USSEL, J. W. M. VAN: Afscheid van de sexualiteit. Boom, Den Haag, Meppel: Bakker 1970
7. VERKUYL, A.: Sexual function in paraplegia and tetraplegia. In: Handbook of clinical neurologie. VINKEN, P. J., BRUYN, G. W. (Hrsg.), Bd. 26/II, S. 437–460. Amsterdam, Oxford: North Holland 1976

Ein diskutierter Empfehlungskatalog

Prof. Dr. phil. Karl-J. Kluge, Köln

Das Symposium formulierte aus verschiedenen Gründen keine Empfehlungen. Der Vorsitzende des Symposiums hatte aufgrund der gemeinsam geführten, engagiert und erhitzt ausgetragenen Diskussionsrunde folgenden Empfehlungskatalog zur Abstimmung eingebracht:
„Damit es zur Verwendung des Wortes „Sonderstellung“ Behinderter in Fragen der Sexualpädagogik und Familiengründung nicht mehr kommt, sollen folgende Empfehlungen berücksichtigt, ausgearbeitet und ergänzt oder neu gesichtet werden:

- Eltern, Erzieher und Therapeuten sollen zum lustvollen Leben befähigt werden.
- Alle Erziehungsträger und Therapeuten sind zu befähigen, Gespräche über Sexualität angemessen und prosozial zu führen.
- Eheseminare für Behinderte und Nichtbehinderte sind durchzuführen.
- Man muß unterscheiden lernen zwischen Heiratschancen und Sexualleben.
- Es ist juristisch-sozial-theologisch abzuklären, ob Eltern u. a. behilflich sein dürfen, wenn Behinderte sexuelle Begegnungen wünschen.
- Fachpersonal soll berufsbegleitend informiert und trainiert werden, Verständnis für zu praktizierendes Sexualverhalten zu entwickeln und Sexualverhalten natürlich zu begegnen.
- Natürliche Beziehungen zwischen Behinderten und Nichtbehinderten sind zuzulassen.
- Außenkontakte zwischen Nichtbehinderten und Behinderten und für das Personal müssen gefördert werden, um die Beziehungsebene zu normalisieren.
- Wenn einer sich durchringt, Sexualleben allen zuzugestehen, sollte er Berater jenen zugestehen, die Rückfragen haben und Unterstützung erwünschen.
- Mehr Raum ist im Rahmen von Rehabilitation und Heilpädagogik und Sonderschulpädagogik für Fragen zur Bewältigung der eigenen sexuellen Identität zu geben.
- Ein Symposium zum Thema Sexualität Behinderter soll in den nächsten Jahren durchgeführt und ausgewertet werden.
- Sexualseminare, wie sie in Amerika mit Erfolg durchgeführt werden, sind auch in Deutschland zu veranstalten.“

22. Symposium

Ausgewählte rechtliche Probleme in der Rehabilitation

Vorsitzender: G. Hennies, Berlin

Als Mitwirkende in der Symposiumsleitung:
J. Dauhs, Bonn-Bad Godesberg
L. Hönle, Tübingen
Prof. Dr. med. G. Möllhoff, Heidelberg
H. Stroebel, Frankfurt/M.

H. Stroebel: Einleitungsreferat – Wege zur Kooperation der Rehabilitationsträger, S. 623

Aus dem Inhalt: Ursache der Behinderung und Erfüllung der Anspruchsvoraussetzungen weiterhin entscheidend – Trotzdem einheitliches Rehabilitationsziel – Kooperation an den Nahtstellen – Die 4 Nahtstellen zwischen den verschiedenen Trägerbereichen – Die Gesamtvereinbarungen – Seit 1969 Bundesarbeitsgemeinschaft für Rehabilitation (BAR) – Dynamische Zusammenarbeit

G. Hennies: Rehabilitation oder Rente, S. 625

Aus dem Inhalt: Rehabilitation und Rentendenken – Auswirkungen eines langwierigen Rentenkampfes – Die Schlüsselstellung der Ärzte – Übergang eines durch den Rentenantrag eingeleiteten Verfahrens in ein Rehabilitationsverfahren – Die Zustimmung des Versicherten – Seine Mitwirkungspflichten – Die Kluft zwischen Rehabilitationsrecht und Rehabilitationswirklichkeit

G. Möllhoff: Die Aufklärungspflicht des Arztes in der Rehabilitation, S. 628

Aus dem Inhalt: Die Informationserwartungen des Patienten – Die Aufklärungspflicht im sozialrechtlichen Bereich – Gesamtpläne der Rehabilitation – Aufklärungspflicht aus zivil- und strafrechtlicher Sicht – Die Zunahme von Regreßansprüchen – Antinomie der Grundeinstellungen von Juristen und Ärzten – Vertragliche Fürsorge des Arztes – Die Selbstbestimmungsaufklärung – Das „therapeutische Privileg" – Die Einwilligung schriftlich fixieren

J. Dauhs: Gesetzliche Hürden für eine wirkungsvolle Rehabilitation, S. 632

Aus dem Inhalt: Das „gegliederte System des geltenden Sozialrechts" als wesentliche Mitursache für bestehende Schwierigkeiten – Unzureichende Früherfassung und Frühbehandlung von Behinderten – Verbesserung der Koordinierung von Rehabilitationsmaßnahmen notwendig – Vermeidung und Beseitigung baulicher oder technischer Hindernisse – Unterstüzende Maßnahmen des Gesetz- oder Verordnungsgebers

Einleitungsreferat

Direktor Hubertus Stroebel, Geschäftsführer der Bundesarbeitsgemeinschaft für Rehabilitation, Frankfurt a. M.

Wege zur Kooperation der Rehabilitationsträger

Unser gesetzliches Rehabilitationssystem ist dem gegliederten Sozialleistungssystem nachgebildet und in ihm verankert. Die Träger der sozialen Grundaufgaben – Krankenversicherung, Unfallversicherung, Rentenversicherung, Arbeitsförderung, Kriegsopferversorgung und Sozialhilfe – sind für ihren Zuständigkeitsbereich zugleich Rehabilitationsträger.

Diese Verknüpfung von sozialem Grundauftrag und der Zusatzaufgabe der Rehabilitation prägt die Aufgabenteilung. Nicht das Postulat der finalen Ausrichtung der Rehabilitation, sondern die Ursache der Behinderung sowie die Erfüllung von Anspruchsvoraussetzungen entscheiden, welcher der Träger für die Rehabilitation des Behinderten im Einzelfall zuständig ist.

An diesem Grundprinzip hat auch das 1974 in Kraft getretene Gesetz über die Angleichung der Leistungen zur Rehabilitation nichts geändert. Zwar hat der Gesetzgeber dem Gedanken der finalen Ausrichtung der Rehabilitation Rechnung getragen und in § 1 dieses Gesetzes allen Trägergruppen ein einheitliches Rehabilitationsziel vorgegeben. Das gegliederte Rehabilitationssystem hat jedoch mit Hinweis auf seinen unbestreitbar hohen Leistungsstandard keine Veränderung erfahren.

Ausgehend vom modernen Verständnis der Rehabilitation als einem einheitlichen, möglichst nahtlosen Verfahren, das keiner Einteilung nach zeitlichen Phasen oder Zuständigkeitsfragen unterliegen kann, hat das Rehabilitations-Angleichungsgesetz die Rehabilitationsträger im Interesse einer raschen und dauerhaften Eingliederung der Behinderten zu einer engen Kooperation verpflichtet. Kooperation der Rehabilitationsträger heißt Kooperation an den Nahtstellen.

Man kann davon ausgehen, daß die einzelnen Trägergruppen für ihren Verantwortungsbereich die Voraussetzungen für ein reibungsloses Rehabilitationsverfahren getroffen haben. Sind jedoch für die Rehabilitation eines Behinderten aufgrund der eingangs erwähnten Aufgabenteilung im gegliederten System mehrere Träger zuständig, kann die Verantwortung der Träger für den Behinderten nicht auf ihre Zuständigkeit begrenzt werden. Die gemeinsame Verantwortung für die bestmögliche Rehabilitation des Behinderten verpflichtet die Träger, die Rehabilitation als Ganzes zu sehen und an dieser Betrachtungsweise ihre Zusammenarbeit auszurichten.

Unter dem Aspekt des angestrebten nahtlosen Rehabilitationsverfahrens kommt insbesondere folgenden Nahtstellen zwischen den verschiedenen Trägerbereichen besondere Bedeutung zu:

1. Erteilung von Auskunft und Beratung,.
2. Aufstellung und Fortschreibung des Gesamtplanes zur Rehabilitation,
3. Gewährung vorläufiger Leistungen bei ungeklärter Zuständigkeit,
4. Beteiligung der Bundesanstalt für Arbeit durch die anderen Träger der beruflichen Rehabilitation.

Der Gesetzgeber hat die Notwendigkeit einer reibungslosen Zusammenarbeit in diesen Fragen im Reha-Angleichungsgesetz besonders herausgestellt und den Trägern als einen Weg zur Zusammenarbeit den Abschluß von Gesamtvereinbarungen anheimgestellt. Nur für den Fall, daß auf diesem Wege die erforderlichen Regelungen nicht zustande kommen, ist es der Bundesregierung vorbehalten, das Rehabilitationsverfahren durch den Erlaß von Rechtsverordnungen zu regeln.

Die Rehabilitationsträger haben ihren Willen zur Zusammenarbeit unter Beweis gestellt und nach z. T. sehr schwierigen Vorbereitungsarbeiten für folgende Verfahrensfragen Gesamtvereinbarungen abgeschlossen: Auskunft und Beratung nach dem Reha-Angleichungsgesetz, Beteiligung der Bundesanstalt für Arbeit bei beruflicher Rehabilitation, Gewährung vorläufiger Leistungen sowie Aufstellung des Gesamtplanes[1]. Eine Gesamtvereinbarung über die Gewährung des Behindertensports befindet sich derzeit in Vorbereitung.

Der Abschluß der Gesamtvereinbarungen wurde allerdings durch die Auflage des Gesetzes erschwert, daß die Gesamtvereinbarungen von den Rehabilitationsträgern selbst abzuschließen sind. Das bedeutet in der Praxis, daß beispielsweise jede einzelne Krankenkasse, jede einzelne Berufsgenossenschaft, d. h. jeder einzelne Versicherungsträger als Vertragspartner auftritt und seinen Beitritt zu den Verträgen erklären muß. Die Zusammenarbeit der Träger würde erheblich erleichtert, wenn der Gesetzgeber die Spitzenverbände der Rehabilitationsträger ermächtigen würde, die Rehabilitationsträger beim Abschluß von Gesamtvereinbarungen zu vertreten.

Das mit den Gesamtvereinbarungen geschaffene System der Zusammenarbeit wird durch das Fehlen der Rehabilitationsträger der Sozialhilfe beeinträchtigt. Die Sozialhilfe ist in das Reha-Angleichungsgesetz nicht einbezogen und konnte aus diesem Grunde auch nicht Partner der Gesamtvereinbarungen werden.

Ein ähnlich gelagertes Problem haben wir bei der Leistung nachgehender Hilfe im Arbeitsleben. Da diese Leistung des Schwerbehindertengesetzes nach Art und Zielsetzung den sonstigen Leistungen zur Sicherung des Rehabilitationserfolges, wie sie im Rehabilitations-Angleichungsgesetz vorgesehen sind, weitgehend entspricht, ist eine Zuständigkeitsabgrenzung zwischen den Hauptfürsorgestellen und den anderen Trägern der beruflichen Rehabilitation erforderlich. Da jedoch auch die Träger der Hilfen nach dem Schwerbehindertengesetz – die Hauptfürsorgestellen – nicht in das Reha-Angleichungsgesetz einbezogen sind, ist hier eine Regelung auf dem Wege der Gesamtvereinbarung nicht möglich. Es ist somit Sache der beteiligten Rehabilitationsträger, insoweit unabhängig vom Reha-Angleichungsgesetz eine den Interessen der Behinderten Rechnung tragende Regelung zu treffen. Die Vorarbeiten hierzu sind bereits in Angriff genommen.

Die Zusammenarbeit zwischen den Rehabilitationsträgern ist kein statisches Element. Sie muß dynamisch sein und der Dynamik in der Rehabilitation und in der Sozialgesetzgebung folgen. Die Regelung der Zusammenarbeit durch vertragliche Absprachen ist eine Lösungsmöglichkeit, die sich bewährt hat. Sie kommt, von der formalen Seite her gesehen, in erster Linie für langfristige Regelungen in Betracht.

Die Vielzahl der im Verhältnis der Trägergruppen der Rehabilitation zueinander auftretenden Fragen erfordert dagegen kurzfristiges Handeln und flexible Lösungen. Hierzu bedarf es einer permanent vorhandenen Gesprächsebene, die die Trägergruppen, um es bildlich auszudrücken, bei Bedarf schnell an einen Tisch bringt. Als solche Gesprächsebene versteht sich die auf Initiative der Sozialpartner im Jahre 1969 gegründete Bundesarbeitsgemeinschaft für Rehabilitation (BAR). In der BAR arbeiten die Spitzenverbände der Kranken-, Unfall- und Rentenversicherung, die Bundesanstalt für Arbeit, die Länder, die Arbeitsgemeinschaften der Deutschen Hauptfürsorgestellen und der überörtlichen Träger der Sozialhilfe, die Kassenärztliche Bundesvereinigung und die Sozialpartner zur Förderung der Rehabilitation eng zusammen. Darüber hinaus dient die BAR der Kooperation zwischen Rehabilitationsträgern, Fachverbänden sowie Verbänden der Freien Wohlfahrtspflege und den Organisationen der Behinderten.

Der ständige Kontakt mit den gesetzgebenden Körperschaften, der Bundesregierung und insbesondere dem Bundesministerium für Arbeit und Sozialordnung, dem Bundesministerium für Jugend, Familie und Gesundheit sowie dem Bundesministerium für Forschung und Technologie mit dem Ziel, die Rehabilitation weiter zu verbessern, ist für die BAR ein Anliegen von besonderer Bedeutung.

Da eine Darstellung des gesamten Spektrums der Kooperationsmöglichkeiten in der Rehabilita-

---

[1] Zur detaillierten Information über die bereits abgeschlossenen Gesamtvereinbarungen s. den Beitrag im Anhang an dieses Symposium auf S. 648.

tion den Rahmen dieses kurzen Einführungsreferates bei weitem sprengen würde, möchte ich es bei dieser mehr schlaglichtartigen Beleuchtung einiger wichtiger Fragen bewenden lassen. Allgemein gilt jedoch: Die Zusammenarbeit zwischen den Rehabilitationsträgern ist kein statisches Element. Sie muß dynamisch sein und der Dynamik in der Rehabilitation und in der Sozialgesetzgebung folgen. Das Ergebnis der Bemühungen der Rehabilitationsträger an den Resultaten in der Praxis zu messen und Wege zu möglichen Verbesserungen aufzuzeigen, ist eine Aufgabe dieses Symposions.

Rehabilitation oder Rente

Günter Hennies, Vizepräsident des Landessozialgerichts Berlin

Vor genau 10 Jahren – ungefähr zur gleichen Zeit, als der Rehabilitationskongreß 1968 stattfand – leitete ich ein Referat zu einem ähnlichen Thema mit einer Klage über das weit verbreitete Rentendenken ein. Ich bezog meine Sorge nicht nur auf Versicherte, sondern schloß solche Ärzte, Sachverständige, Verwaltungsbeamte und Juristen, darunter auch Richter ein, deren Blickfeld zu stark auf das Ziel eines Rentenantrags eingeengt wird: Rente wegen Berufs- oder Erwerbsunfähigkeit. Damals wandte ich mich gegen die verkehrte, zu wenig auf Möglichkeiten zur Rehabilitation gerichtete Denkweise von Ärzten und Juristen. Heute müssen wir fragen: Was hat sich seitdem geändert? Zweifellos ist das Rehabilitationsrecht sehr wesentlich verbessert worden. Erfahrungen als Richter lassen mich jedoch zweifeln, ob in Praxis umgesetzt ist, was GERCKE (1968, S. 72) mit dem Satz ausgedrückt hat: „Rehabilitation ist von ihrer Ideologie her das genaue Gegenteil des Rentendenkens."

Wie wenig der Gedanke an Rehabilitation heute noch verbreitet ist, zeigt der folgende Auszug aus dem Schreiben eines Rechtsanwalts in einem Rechtsstreit um Rente wegen Erwerbsunfähigkeit:

„Daß die beklagte Versicherungsanstalt ihre Prozeßsituation sehr ungünstig betrachtet, ergibt sich aus ihrem Schriftsatz, in dem sie ein Heilverfahren und berufsfördernde Maßnahmen angeboten hat, jedoch nur Zug um Zug gegen Rücknahme des vorliegenden Verfahrens. Diese Verknüpfung stellt gerade im sozialgerichtlichen Verfahren ein für den Kläger untragbares Angebot dar, denn er soll auf seine möglichen Rentenansprüche verzichten".

In diesen Sätzen offenbart sich typisches, auf den Streitgegenstand des Prozesses – den Rentenanspruch – beschränktes juristisches Denken. Als Beispiel unter vielen zog sich der Kampf um Rente vom Antrag bis zu seinem Ende beim Landessozialgericht über 6 Jahre hin. Zur ursprünglich erfolgversprechenden Rehabilitation ist es bis heute nicht gekommen.

Frühinvalidität, die Passivität eines frühen Rentnerdaseins oder schlimmer noch ein langwieriger zermürbender Rentenkampf darf jedoch nicht Schicksal von Behinderten sein. Schon der Rentenantrag kann letztes Alarmzeigen sein, sich Gedanken zu machen, wie diesem Menschen geholfen werden kann, seinen Platz in Arbeit, Beruf und Gesellschaft zu behaupten oder wiederzugewinnen. Wie wir wissen, stehen Rentenkampf und Rente einer wirkungsvollen Rehabilitation im Wege. Es gibt in der gerichtlichen Praxis immer wieder schlimme Beispiele, in denen ursprünglich vorhandene Aussichten auf eine möglicherweise erfolgreiche Rehabilitation im Laufe langdauernder Rechtsstreite mehr und mehr verschüttet worden sind. Erkennt man also, daß die Aussichten auf eine erfolgreiche Rehabilitation um so mehr schwinden, je länger der Versicherte im Rentenkampf befangen ist, so liegt die Überlegung nahe, wie der Streit um Rente vermieden werden kann.

Dabei nehmen Ärzte, gleichgültig wo sie tätig sind – ob in freier Praxis oder im Krankenhaus, als Betriebsärzte, Amtsärzte oder bei Versicherungsträgern oder Arbeitsämtern –, eine Schlüsselstellung ein. Was sie in Bescheinigungen, Berichten und Gutachten äußern, kann entscheidende Weichen für das weitere Lebensschicksal des einzelnen Menschen stellen. Die Verantwortung beginnt beim behandelnden Arzt, der Wege zur Rehabilitation ebnen oder, wie ich es als Richter immer wieder erlebe, durch ungeschickte, gedankenlos verfaßte Atteste sehr erschweren kann. In dem sonst anonymen Leistungsverfahren der Versicherungsträger ist es wiederum der Arzt, der als Sachverständiger dem Antragsteller persönlich gegenübertritt. Er ist es daher auch, den eine besondere, typisch ärztliche Verantwortung trifft. In geeigneten Fällen ist es seine Aufgabe, für die rechtzeitige, schnelle, möglichst unbürokratische Einleitung planmäßiger Rehabilitationsmaßnahmen zu sorgen und auf diese Weise zu verhindern, daß es überhaupt erst zum Rentenkampf kommt.

Hier nun greift eine besonders wichtige Regel des Rehabilitationsrechts ein. Was schon früher als allgemeiner Rechtsgrundsatz gegolten hat, aber viel zu wenig beachtet worden ist, wird jetzt in § 7 des Rehabilitations-Angleichungsgesetzes ausdrücklich bestimmt: Rehabilitation hat Vorrang vor Rente! Dieser Appell des Gesetzgebers, vor allem an die Versicherungsträger gerichtet, ist Wegweiser und zugleich Richtschnur bei der Auslegung maßgebender Rechtsvorschriften. Es gibt keine gesetzliche Bestimmung, die den Versicherungsträger zwingt, an erster Stelle über einen Rentenantrag zu entscheiden, also einen – sei es positiven oder negativen – Rentenbescheid zu erteilen und einen Plan zur Rehabilitation des Versicherten zurückzustellen. Folglich bestehen rechtlich keine Bedenken, zunächst von der Entscheidung über den Rentenantrag abzusehen und statt dessen bestimmte Maßnahmen zur Rehabilitation anzubieten. Gesetzlich ist allerdings jede Rehabilitation an die Zustimmung des Versicherten geknüpft. Um diese Zustimmung zu erlangen, sollten an erster Stelle Ärzte – seien es behandelnde Ärzte oder Sachverständige – und ebenso Sozialarbeiter eine ihrer wichtigsten Aufgaben darin sehen, psychologisch geschickt auf die Entschlüsse ihres Patienten einzuwirken und zu versuchen, den Drang zur Rente durch einen Drang zur Gesundung zu ersetzen. „Rentendenken“ darf sich möglichst erst gar nicht festsetzen, damit das notwendige Interesse an ernsthafter Mitarbeit nicht geschwächt wird. Gelingt es, den Versicherten zu bewegen, der geplanten Rehabilitation zuzustimmen, dann ist es unproblematisch, das durch den Rentenantrag eingeleitete Verfahren in ein Rehabilitationsverfahren übergehen zu lassen.

Rechtsprobleme tauchen erst auf, wenn der Versicherte seine Zustimmung verweigert und auf einer Entscheidung über den Rentenanspruch beharrt, oder wenn es zweifelhaft ist, ob er zur ernstlichen Mitarbeit an seiner Rehabilitation wirklich bereit ist. Würde er mit solchem Verhalten erreichen, daß ihm nunmehr Rente wegen Berufs- oder Erwerbsunfähigkeit zuerkannt werden müßte, so wäre der gesetzliche Grundgedanke, Rehabilitation geht vor, in sein Gegenteil verkehrt. Umgekehrt würde mit einem die Rente ablehnenden Bescheid der Rentenstreit beginnen. Beides aber widerspricht dem Gesetzesplan, „Rentendenken“ möglichst im Keim zu ersticken.

Die Lösung des Problems liegt in der gesetzlichen Pflicht, an der vom Versicherungsträger geplanten Rehabilitation nach besten Kräften mitzuwirken (§ 4 Abs. 1 Rehabilitations-Angleichungsgesetz). Verletzt der Versicherte seine Mitwirkungspflichten, sieht das Sozialgesetzbuch Sanktionen vor, für Heilbehandlungen (§ 63) ebenso wie für berufsfördernde Maßnahmen (§ 64) geltend; einbezogen sind auch diejenigen, die Sozialleistungen beantragt haben. Der Versicheruangsträger hat innerhalb bestimmter gesetzlicher Grenzen (§ 65) das Recht, eine Rente ganz oder teilweise zu versagen oder zu entziehen (§ 66). Auf diesem Wege kann er den gesetzlichen Auftrag (§ 7 Rehabilitations-Angleichungsgesetz) verwirklichen, Maßnahmen zur

Rehabilitation Vorrang vor der Gewährung einer Rente zu geben (BSG SozR 2200 § 1243 RVO Nr. 1).

Rechtlich ist demnach nichts dagegen einzuwenden, wenn der Versicherungsträger in den zur Rehabilitation geeigneten Fällen von der Entscheidung über einen Rentenantrag absieht, ohne Feststellungen zu treffen, ob Berufs- oder Erwerbsunfähigkeit besteht. Ein Versicherter, der zu seiner Rehabilitation nicht bereit ist, kann selbstverständlich den Bescheid des Versicherungsträgers über die Rentenversagung mit Widerspruch und Klage anfechten. Der Streitgegenstand in einem solchen Rechtsstreit ist aber vollkommen anders als der einer Leistungsklage wegen Rente. Blickrichtung ist nicht der Anspruch auf Rente, ist nicht die Berufs- oder Erwerbsunfähigkeit, sondern die verweigerte Mitwirkung an der Rehabilitation. Demzufolge laufen auch die nach Lage des Einzelfalles notwendig werdenden Ermittlungen in eine ganz andere Richtung als im Streit um Berufs- oder Erwerbsunfähigkeit, beispielsweise dahin, ob die vom Versicherungsträger vorgesehenen Maßnahmen zur Rehabilitation in prognostischer Sicht eine gewisse Aussicht auf Erfolg versprechen, oder ob sie etwa dem Versicherten aus einem wichtigen Grunde nicht zugemutet werden können. Auf diesem Wege werden auch die bedauerlich oft zu beobachtenden, im Endergebnis nutzlosen Vielfachbegutachtungen vermieden.

Wenn ich eben davon gesprochen habe, wie es sich auf rechtlich einwandfreien Wegen umgehen läßt, daß ein Rentenantrag in einen für die Rehabilitation schädlichen Rentenkampf einmündet, so möchte ich, um Mißverständnissen vorzubeugen, abschließend hervorheben: Zwang ist nicht das rechte Mittel. Der Rehabilitationsplan muß individuell so gestaltet sein, daß er einleuchtend ist und nicht erzwungen zu werden braucht. Hier nun setzt soziale Verantwortung für alle ein, die mit dem Schicksal dieses Menschen befaßt sind: für behandelnde Ärzte, Amtsärzte, Ärzte der Krankenkassen und Rentenversicherungsträger, der Arbeitsämter, für Psychologen, Sozialarbeiter und Rehabilitationsberater, für Sachbearbeiter im Verwaltungsverfahren, Richter und gerichtliche Sachverständige, besonders im Anfangsstadium eines Rechtsstreits. Rehabilitation kann erfolgreich nur verlaufen, wenn es gelingt, eine aktive Einstellung zu wecken und zu fördern. Ob der Behinderte wieder eine Arbeit aufnimmt, ist eine Frage nicht so sehr der Arbeitsphysiologie, sondern der Arbeitspsychologie. Der Erfolg hängt entscheidend davon ab, wie der Mensch, dem die Rehabilitation zugedacht ist, behandelt wird, ob er sich in diesem Geschehen als Partner empfinden kann.

Noch immer klafft zwischen dem Rehabilitationsrecht und der Rehabilitationswirklichkeit eine zu große Kluft. Nicht nur die Versicherten und ihre Vertreter, an erster Stelle Ärzte und Juristen müssen umdenken im Sinne eines „echten rehabilitationsbezogenen Denkens". Es gilt, diese Forderung stärker als bisher in der Alltagspraxis der Verwaltung und der Gerichte durchzusetzen. Professor Paeslack hat gestern in seinem Festvortrag Gefahren einer Rückkehr zum überholten Rentendenken erwähnt. Als Jurist muß ich mit Sorge hinzufügen: Bei vielen Ärzten und Juristen ist noch nicht einmal die Abkehr vom Rentendenken vollzogen.

Literatur

1. Bekemeier, H.: Maßnahmen der Rehabilitation und der Anspruch auf Rente. Sozialversicherung *16*, 155 (1961)
2. Dapprich, G.: Das Verhältnis der Rehabilitationsmaßnahmen zu den Rentenleistungen nach den Rentenversicherungs-Neuregelungsgesetzen. Med. Sachverständige *62*, 69 (1966)
3. Gercke, W.: Sozialmedizinische Begutachtung und Rehabilitation. In: Rehabilitationskongreß Heidelberg 1968. Kongreßbericht. Scholz, J. F. (Hrsg.), S. 67. Stuttgart: Gentner 1968
4. Heinze, H.: Rente und Rehabilitation. Med. Sachverständige *65*, 81 (1969)
5. Hennies, G.: Rehabilitation trotz Rentenantrags? Med. Sachverständige *65*, 85 (1969)
6. Hirschmann, J.: Berufsprobleme bei Anfallskrankheiten. Med. Sachverständige *64*, 91 (1968)
7. Hoeschel, E.: Berufliche Rehabilitation aus der Sicht der Arbeitsverwaltung. Arbeit und Sozialpolitik *21*, 401 (1967)
8. Hullmeine, K. W., Rautenberg, E.: Der Rentenwegfall bei einer Landesversicherungsanstalt im Jahre 1972 in sozialärztlicher Sicht. Dtsch. Rentenversicherung *1976*, 179
9. Pawliska, G.: Rehabilitation und Rentenversagung. Angestelltenversicherung *12*, 68 (1965)

10. REBLIN, E.: Rechtsfragen bei Anfalleiden. Med. Sachverständige *64*, 86 (1968)
11. RÜFNER, W.: Die Mitwirkungspflichten der Leistungsberechtigten in der Solidargemeinschaft nach §§ 60ff. SGB-AT- Vierteljahresschrift für Sozialrecht 5, 349 (1977)
12. SCHACHSCHNEIDER, H.: Die Zuständigkeitsänderung bei berufsfördernden Maßnahmen zum 1. Juli 1978 nach dem 20. RAG. Angestelltenversicherung *25*, 103 (1978)
13. SCHWARZE, F.: Medizinische Rehabilitation in der Angestelltenversicherung bei Rentenantragstellern und Rentnern, ihre Effektivität und Effizienz. Dtsch. Rentenversicherung *1977*, 313
14. SCHWARZE, F., MACHNITZKY, G.: Die „Rente auf Zeit" aus ärztlicher Sicht. Med. Sachverständige *65*, 129 (1968)
15. TIEDTKE, G.: Rehabilitation vor Rente. Dtsch. Rentenversicherung *1972*, 176
16. TIEDTKE, G.: Zusammenarbeit zwischen Rentenversicherung und Bundesanstalt für Arbeit in der Berufsförderung. Dtsch. Rentenversicherung *1978*, 229
17. WANNENWETSCH, E.: Begutachtung von Rehabilitationsfällen. Dtsch. Ärztebl. *74*, 2081 (1977)
18. WEBER, W.: Ärztliche Sachverständigentätigkeit in der Maßnahme zur Berufsfindung und Arbeitserprobung – Grenzen und Möglichkeiten. Dtsch. Rentenversicherung *1978*, 147
19. WIEDEMANN, E.: Der Arzt im Rehabilitationsteam – Primus inter pares? Medizin Mensch Gesellschaft *3*, 167 (1978)

„Aufklärungspflicht des Arztes" in der Rehabilitation

Prof. Dr. med. Gerhard Möllhoff, Institut für Rechtsmedizin der Universität Heidelberg

Das *berufliche Selbstverständnis des Arztes* und seine gesellschaftliche Rolle beginnen sich in den letzten 20 Jahren fast unmerklich zu wandeln. Wenn auch heute noch für breite Kreise der Bevölkerung das Bild des „charismatischen Nothelfers" (SCHIPPERGES, 1976) dominiert, so zeichnen sich doch daneben auch schon schemenhaft Konturen eines Funktionsträgers im Subsystem sozialer Wissenschaften ab, wie ihn das dritte Jahrtausend unserer Zeitrechnung formen könnte. Vorhersehbar ist jedoch, daß „Krankheit" auch weiterhin im Zentrum gemeinsamen Interesses von Ärzten und Patienten stehen wird, hieran werden sich interpersonale Interaktionen knüpfen, aus denen sich zwangsläufig mannigfaltige, auch affektive Bezüge ergeben, ob in ihnen jedoch gegenseitiges Vertrauen als tragendes Element überdauert oder zunehmend schwinden wird, läßt sich nicht vorhersagen. Unverkennbar ist gegenwärtig aber der Wunsch vieler Patienten nach detaillierterer Information über Befunde und Diagnosen, Risiken und Gefahren wie andererseits auch die Forderung, alle nur denkbaren Möglichkeiten der Therapie auszuschöpfen. In Zeiten wirtschaftlicher Rezession kommt verständlicherweise die Sorge auf, daß materielle Aufwendungen im System sozialer Sicherheiten gerade in diesem Bereich gekürzt oder umverteilt werden. Fast unbemerkt von Ärzten und Patienten hat sich in der Tat eine neue Schwerpunktsetzung, allerdings zugunsten therapeutischer Aktivitäten vollzogen.

Mit dem *Allgemeinen Teil des Sozialgesetzbuches (SGB)* und dem *Rehabilitationsanpassungsgesetz (RehaAnpG)* sind für alle medizinischen, berufsfördernden und ergänzenden Leistungen der Sozialversicherungsträger *systemübergreifende Vereinheitlichungen und Verzahnungen* mit der Zielsetzung eingeführt worden, *alle* körperlich, geistig und seelisch *Behinderten* wie auch jene, denen eine Behinderung droht, wirksamer und besser als bisher *in Arbeit, Beruf und Gesellschaft einzugliedern.* (Geltungsbereich: Gesetzliche Kranken-, Renten- und Unfallversicherung, Altershilfe für Landwirte, Kriegsopferversorgung nach dem BVG mit seinen Folgegesetzen, SVG, ZDG, BSeuchG, HHG, OEG, SchwbG und Arbeitsförderungsgesetz.)

Behandelnde Ärzte, Krankenkassen und Verwaltungsinstitutionen *sollen* nach dem Willen des Gesetzgebers frühzeitig, eingehend und individuell längerdauernde und schwerwiegende Erkrankungen daraufhin *prüfen, ob alle Möglichkeiten* der *Wiederherstellung genutzt worden sind* (vgl. §§ 1, 3, 4 RehaAnpG). Die *Ärzte haben* also *die Pflicht,* ihre *Patienten aufzuklären,* für sie alle erdenklichen Hilfen zu initiieren und therapeutische Chancen zu nutzen (u. a. orthopädische Versorgung, Sprach- und Arbeitstherapie, berufsfördernde Leistungen, Hilfen zur Erhaltung oder Erlangung eines Arbeitsplatzes, Eingliederungshilfen, Berufsfindung und -erprobung). Zugleich erschließt sich damit aber auch ein Weg, motivierend den Leistungswillen zu stimulieren wie auch die oft aus langem Warten resultierende resignative, letztlich wohl auch nicht so selten passiv-regressive Versagenseinstellung oder die Fixierung auf Subventionen zu verhindern (Motto: *Rehabilitation geht vor Rente*). Behandelnde *Ärzte,* Krankenkassen oder Rentenversicherungsträger haben in jedem Einzelfall, zusammen mit den Organen der Bundesanstalt für Arbeit die *Gesamtpläne der Rehabilitation* abzustimmen und den zügigen Ablauf der Maßnahmen in die Wege zu leiten (§ 368a RVO). Zuständigkeits- und Kostenfragen (Übergangs- und Krankengeld, Rentenbeiträge, Reisekosten, Haushaltshilfen usw.) sind im Innenbereich der Träger zu klären, die auch die Harmonisierung der Leistungen zu vertreten haben.

Mit einer forcierten *Ausweitung therapeutischer Angebote steigen* zwangsläufig auch die *Möglichkeiten realer Gefährdungen* und in Einzelfällen auch von Schädigungen, die man gemeinsam bedenken und für das Gesamtkonzept in Rechnung setzen muß. Seit etwa 10 – 15 Jahren ist in der Bundesrepublik und in fast allen anderen Ländern der westlichen Welt eine *Zunahme von Regreßansprüchen* gegen Ärzte und Krankenanstalten zu beobachten. Während bis 1970 noch vorwiegend „Kunstfehlervorwürfe“ die Klageschriftsätze bestimmten, wird *jetzt überwiegend unterlassene oder unvollständige Aufklärung* der Patienten über therapeutische Risiken und Begleiteffekte geltend gemacht, vornehmlich wohl deshalb, weil sich mit diesem prozessualen Kunstgriff ein *Auffangtatbestand* erschließt, der die *Beweislast* weitgehend auf den Arzt *verlagert* und damit die Chancen, eine Erfüllung materieller Forderungen zu erlangen, eindeutig erhöht. Diese Entwicklung hat ihre Gründe sowohl in der sich wandelnden Arzt-Patientenbeziehung, der Hinwendung zu einem reinen Vertragsverhältnis, etwa analog einem Werkvertrag (§§ 631 ff. BGB), sicherlich auch in ideologisch determinierten sozialen Kritik- und Anspruchshaltungen. Dem *Arzt* erscheint es dagegen lebensfremd und bedrückend, daß ihm im Rahmen eines weitgehenden sozialen Schadensausgleiches letztlich Risiken zufallen, die er weder gesucht noch in vielen Fällen zu vertreten hat. Unberechtigt erscheint es ihm vornehmlich, daß viele Gerichte proponieren, die Patienten seien selektiv nur im Gespräch mit ihm „Objekte“ und außerstande, ihr aktives Selbstbestimmungsrecht wahrzunehmen, das sie sonst als „mündige Bürger“ in allen Lebensbereichen, bei ökonomischen und politischen Entscheidungen in ungleich größerer Komplexität und Tragweite zugesprochen erhalten. Ärztlicherseits sieht man in dieser Entwicklung besondere Gefahren im Hinblick auf ein zunehmendes gegenseitiges Mißtrauen und ein Absinken der Wagnisbereitschaft zum Wohle der Kranken. In diesem Kontext darf allerdings erinnernd darauf verwiesen werden, daß *jeder Staatsbürger* das *grundgesetzlich garantierte Recht* hat, *über sein gesundheitliches Ergehen* weitgehend *selbst zu bestimmen,* solange er niemand anderen in seinen Rechten beeinträchtigt. Mithin hat auch der *Arzt* weder die Pflicht noch einen Anspruch darauf, einen Patienten über Hinweise und Beratungen hinaus zu beeinflussen, also auch *keine Vernunftshoheit* auszuüben, solange „Geschäftsfähigkeit“ (vgl. § 104 BGB) vorliegt und kein Tatbestand erkennbar ist, der als „unterlassene Hilfeleistung“ (§ 330c StGB) zu qualifizieren wäre.

Der Arzt muß in diesem Kontext die wissenschaftstheoretisch determinierte *Antinomie der Grundeinstellungen von Juristen und Ärzten* berücksichtigen, einerseits das deduktiv-normative und zum anderen das empirisch-induktive Vorgehen, aus dem sich mannigfache Verständigungsschwierigkeiten in der Frage der „Aufklärungspflicht" herleiten. Nach einhelliger *Auffassung der höchstrichterlichen Rechtsprechung* werden alle Eingriffe in die körperliche Integrität eines Menschen, auch wenn sie zu Heilzwecken kunstgerecht erfolgen, tatbestandsmäßig als „vorsätzliche qualifizierte Körperverletzung" angesehen, wenn das ärztliche Vorgehen nicht durch ausdrückliche und schlüssig erklärte Einwilligung des Patienten gerechtfertigt ist, aus der hergeleitet werden kann, daß Tragweite, Umfang, Risiken und mögliche Begleiterscheinungen angemessen erfaßt wurden. Man unterscheidet bei der Aufklärungspflicht des Arztes zwischen

1. vertraglicher Fürsorge des Arztes und
2. der Selbstbestimmungsaufklärung.

Zu 1: Patienten erwarten, daß ihre Beschwerden und Erkrankungen sorgfältig abgeklärt und ihre Gesundheit optimal, rasch, schonend und risikolos wiederhergestellt wird. Die medizinischen Fakten müssen also zutreffend, klar und dem Laien verständlich expliziert werden. Die Patienten müssen erfahren, ob und warum ein Eingriff geplant, ob er lokal, ausgedehnt, destruierend oder palliativ vorgenommen wird, und ob auch andere Alternativen, etwa des Abwartens, der Medikation, der Bestrahlung o. ä. gegeben sind, und welche Folge- oder Begleiterscheinungen daraus erwachsen können. Ausdrücklich ist zu bedenken, daß die Anwendung differenter Medikamente (Glukokortikoide, Psychopharmaka u. ä.) von der Rechtsprechung wegen ihrer möglichen toxischen Begleiteffekte faktisch als „körperlicher Eingriff" qualifiziert wird. Der Arzt haftet also auch in diesem Bereich zivil- und strafrechtlich für Schäden, die sich aus einer unterlassenen oder unzureichenden Aufklärung ergeben (vgl. Kraftfahrer, Binnen- und Hochseefischer, Piloten usw.).

Zu 2: Vor *Operationen* mit nicht zwingender Indikation (kosmetischer Eingriff) ist stets eine sehr sorgfältige Diskussion mit dem Patienten zu führen, dem klar zu sagen ist, ob hier eine Besserung oder eine Heilung des Zustandes erreicht werden kann, darüber hinaus müssen auch dann „sehr fernliegende" Komplikationen ausdrücklich erwähnt werden. Besondere Vorsicht, behutsames Abwägen des Vorgehens und intensive Erläuterung sind geboten, wenn eine Operation zur Gesundung, aber auch, bei Mißlingen, zu einer nachhaltigen Verschlechterung führen kann, Beispiele: Operation am „letzten Auge" mit der Gefahr der Erblindung, Eingriffe an einer oder beiden Händen bei manuell Tätigen, z. B. Pianisten oder Geigern, die evtl. auch nur bei geringeren, bleibenden Funktionseinbußen zur Aufgabe des Berufes zwingen können. Bei Unklarheiten sollte der Patient immer Gelegenheit erhalten zu fragen, seine eventuellen Bedenken zu verbalisieren, damit er nicht mit falschen Vorstellungen und Erwartungen in einen Eingriff einwilligt. Rückfragen über das erreichte Verständnis sollten also in manchen Fällen durchaus provoziert werden; eine Aufklärung ist um so weniger intensiv notwendig, je orientierter ein Kranker über die medizinischen Sachverhalte aufgrund des eigenen Leidensverlaufes oder seiner beruflichen Vorbildung ist. In jedem Falle ist aber die Einwilligung nicht der Rechtfertigungsgrund des ärztlichen Vorgehens, sondern neben Indikation und Prognose des Einzelfalles die „Rechtfertigungsschranke". Die Aufklärung obliegt dem jeweils neu in den diagnostischen oder therapeutischen Abschnitt eintretenden selbstverantwortlich tätigen Facharzt, insoweit wird also der Vorbehandelnde entlastet. Damit wird durchaus in Kauf genommen, daß gelegentlich in großen Kliniken keine durchgehende Führung der Patienten durch einen Arzt besteht, der eine Spezialist darf sich insoweit auf den anderen verlassen.

Trifft der Arzt während einer *nicht lebensbedrohlichen Operation* auf ein erhöhtes Risiko, so ist der Eingriff abzubrechen, sofern für die Fortsetzung mangels Aufklärung und Absprache keine wirksame Einwilligung vorliegt. Tritt *allerdings* unter der Operation z. B. eine *vitalgefährdende Blutung* ein, die dazu zwingt, beispielsweise ein Organ zu opfern, so ist immer das medizinisch Notwendige sofort zu tun, der *übergesetzliche Notstand* deckt hier das Handeln des Arztes ebenso wie die Annahme des „mutmaßlichen Willens eines vernünftigen Kranken". In Notfällen, bei akuter Gefahr für Leib und Leben, etwa bei dem bewußtlos vorgefundenen Verkehrsunfallopfer, bedarf es keiner „Einwilligung", hier gilt die *Geschäftsführung ohne Auftrag* (§ 683 BGB). Bei *Neoplasmen* muß der Arzt auf klare Fragen der Patienten das Ergebnis seiner Untersuchungen offenlegen, selbst wenn daraus für den Kranken psychisch nachhaltige Folgen erwachsen, jedoch verlangt niemand einen „Wahrheitsrigorismus". Andererseits darf der Patient nicht bewußt angelogen werden, denn er muß imstande sein, aufgrund der ihm gegebenen Informationen eine angemessene Bewertung seiner Situation und auch der empfohlenen Therapie vorzunehmen. „Schweigen" ist dann zulässig, falls konkrete Hinweise für eine ernste Gefährdung von Leben und Gesundheit der Patienten bestehen, wenn man aufklären würde (*therapeutisches Privileg*).

Grundsätzlich ist zu empfehlen, die *erfolgte Aufklärung*, insbesondere auch die Einwilligung der Kranken zu Operationen, Bestrahlungen und allen sonstigen differenzierteren Behandlungen *schriftlich zu fixieren und unterschreiben* zu lassen. Rechtsunwirksam sind pauschale Zustimmungen, etwa dahingehend, daß sich der „Patient mit den erforderlich werdenden Operationen einverstanden erklärt". Es empfiehlt sich daher, Ergänzungen und Hinweise über das, was der Eingriff letztlich beinhaltet (etwa Organentfernung, Amputation, Anlage eines Anus praeter usw.), darzulegen, ggf. auch Hinweise darüber einzubringen, inwieweit der Eingriff notfalls erweitert werden kann, beispielsweise bei der Feststellung bisher nicht bekannter Leidenszustände. Die *Sprachbarriere* zwischen Ärzten und Laien ist bei solchen „Ermächtigungen" besonders zu berücksichtigen (also keine lateinischen und griechischen Termini). Die Grenze der Aufklärung liegt sicherlich vor der *Broschüreninformation*, die alle nur denkbaren Risiken aufführt („Horrorkatalog" im Sinne von E. DEUTSCH, 1978), andererseits wird der Arzt aber zu bedenken haben, daß ihn die *Beweislast* für Art und Umfang der Information im Haftungsprozeß trifft. Notizen im Krankenblatt über Art und Umfang des Gespräches, Zeugen, etwa ärztliche Mitarbeiter oder Angehörige des Kranken, haben sich bei strittigen Auseinandersetzungen oft als wichtige Fakten bei der Wahrheitsfindung erwiesen. Man sollte daher die Mühe von Diktaten, Tonbandprotokollen und auch die Einräumung von Bedenkzeiten, wenn es irgend angängig ist, in keinem Falle scheuen.

Literatur

1. BOCKELMANN, P.: Strafrecht des Arztes.
2. DEUTSCH, E.: Reform des Arztrechts. N. J. W. *34*, 1657 (1978). Stuttgart: Thieme 1968
3. ENGISCH, K.: Ärztlicher Eingriff zu Heilzwecken und Einwilligung. Monatsschr. Kriminalbiol. Strafrechtsreform *30*, 414 (1939)
4. GEILEN, G.: Einwilligung und ärztliche Aufklärungspflicht. Bielefeld: Gieseking 1963
5. GEILEN, G.: Rechtsfragen der ärztlichen Aufklärungspflicht. In: MERGEN, A. (Hrsg.), Bd. II
6. GÖPPINGER, H.: In: Arzt und Recht. BECK, C. H. (Hrsg.). München 1966
7. HENNIES, G.: Rechtsgrundlagen der Begutachtung. In: Medizinische Begutachtung. MARX, H. H. (Hrsg.). Stuttgart: Thieme 1976
8. KOHLHAAS, M.: Medizin und Recht. München, Berlin, Wien: Urban & Schwarzenberg 1969
9. Rehabilitationsanpassungsgesetz vom 7. 8. 1974, BGBl. I, 1880
10. SCHIPPERGES, H.: Die Medizin in der Welt von morgen. Düsseldorf, Wien. Econ 1976
11. Sozialgesetzbuch allgemeiner Teil, Gesetz vom 11. 12. 1975, BGBl. I, 3015

Gesetzliche Hürden für eine wirkungsvolle Rehabilitation

Joachim Dauhs, Leiter der Abtlg. Sozialpolitik im Reichsbund der Kriegsopfer, Behinderten, Sozialrentner und Hinterbliebenen e. V., Bonn-Bad Godesberg

Das seit der Durchführung des *Rehabilitationskongresses 1968* nunmehr abgelaufene Jahrzehnt war gekennzeichnet durch eine Reihe fortschrittlicher Entwicklungen im Bereich der Rehabilitation Behinderter, für die auch der Gesetzgeber einen erfolgversprechenden Rahmen geschaffen hat. Dabei sind als richtungweisend insbesondere die Verwirklichung des Grundsatzes der finalen Betrachtungsweise in der Rehabilitation durch das Schwerbehindertengesetz und der Einstieg in eine bis dahin fehlende Koordinierung durch das Rehabilitationsangleichungsgesetz anzusehen. Dennoch ist der Weg für eine wirkungsvolle Rehabilitation immer noch nicht frei von gesetzlichen Hürden, die einer Erreichung optimaler Rehabilitationsergebnisse entgegenstehen.

Erlauben Sie mir bitte eine kurze persönliche Standortbestimmung, von der ich glaube, daß sie meine weiteren Ausführungen verständlicher machen wird. *Ich sehe nämlich – im Gegensatz zu vielen anderen Referenten – die Vorgabe für eine moderne Rehabilitationspolitik nicht im gegliederten System des geltenden Sozialrechts, sondern in der durch das Gesetz zur Sicherung der Eingliederung Schwerbehinderter in Arbeit, Beruf und Gesellschaft (Schwerbehindertengesetz) verwirklichten finalen Betrachtungsweise in der Rehabilitation.* Meine Genugtuung über die Erreichung dieses Zieles im Jahre 1974 werden Sie verstehen, wenn ich darauf hinweise, daß der Reichsbund der Kriegsopfer, Behinderten, Sozialrentner und Hinterbliebenen, für den zu sprechen ich hier die Ehre habe, seit seiner Wiedergründung nach Ende des Zweiten Weltkrieges gegen alle institutionellen und individuellen Widerstände für eine finale Betrachtungsweise im Schwerbehindertenrecht eingetreten ist.

Vor dem Hintergrund dieser Entwicklung sehe ich eine erste gesetzliche Hürde in der immer noch unzureichenden Früherfassung von Behinderungen. Darum ist der Reichsbund auch seit Jahrzehnten immer wieder für die *Einführung einer generellen Meldepflicht zur Sicherung der Früherfassung, Beratung und Behandlung Behinderter* eingetreten. Er hat zur Begründung seiner Forderung u. a. auf den Ersten Bericht der Bundesregierung nach § 126c des Bundessozialhilfegesetzes hingewiesen, in dem festgestellt wurde, daß die in Abschnitt 12 dieses Gesetzes vorgesehenen Verpflichtungen zur Unterrichtung des Gesundheitsamtes über Behinderungen nicht ausgereicht haben, eine wirksame und unverzügliche Hilfe zur Eingliederung der Behinderten sicherzustellen. *An diesem Sachverhalt hat auch die durch das Rehabilitationsangleichungsgesetz geschaffene Vorschrift des § 368s RVO nichts Wesentliches geändert.* Selbst die im Jahre 1971 in der gesetzlichen Krankenversicherung eingeführten freiwilligen Vorsorgeuntersuchungen für Kinder bis zum vollendeten 4. Lebensjahr haben gezeigt, daß die darin gesetzten Erwartungen nicht erfüllt wurden. So betrug der Anteil durchgeführter Untersuchungen

in den ersten Lebenstagen rd.	75%,
am Ende des ersten Lebensjahres noch	45%,
nach 24 Monaten nur noch	22%

(s. Bericht des Zentralinstituts für die Kassenärztliche Versorgung über Ergebnisse der Vorsorgeuntersuchungen im Jahre 1972).

Die Hauptursache für diese unbefriedigende Entwicklung liegt insbesondere in unverständlichen Vorurteilen bei der Ärzteschaft, deren Sprecher vorgeben, daß durch die Einführung einer generellen Meldepflicht das Vertrauensverhältnis zwischen Arzt und Patient in unzumutbarer Weise belastet würde. Abgesehen davon, daß die Einführung einer generellen Meldepflicht zwischenzeitlich von einer Reihe namhafter Ärzte befürwortet wird, die über praktische

Erfahrungen in den Rehabilitationsabläufen verfügen, verweise ich als anerkannter Schwerkriegsbeschädigter auch auf die jahrezehntelangen Erfahrungen in der Kriegsopferversorgung und in der gesetzlichen Unfallversicherung unter Einschluß der Berufskrankheiten-Verordnung. In diesen Rechtsgebieten sind Schädigungsfolgen der differenziertesten Art erfaßt, ohne daß hieraus jemals eine Belastung des Vertrauensverhältnisses zwischen Arzt und Patient erwachsen wäre, und ohne daß eine Schweigepflicht verletzt wird.

Eine zweite negative Auswirkung ergibt sich häufig im häuslichen Bereich der Betroffenen, nämlich bei Eltern und Angehörigen behinderter Kinder, die aus einem auch psychologisch nur schwer verständlichen Fehlverhalten eine rechtzeitige und notwendige Behandlung verhindern. Beide zitierten Verhaltensweisen wenden sich nach unseren Erfahrungen bewußt oder unbewußt gegen das Grundrecht der Schutzberechtigung und Schutzwürdigkeit, insbesondere von Kindern und Jugendlichen.

Nach Auffassung des Reichsbundes sollte der Gesetzgeber aus der aufgezeigten Entwicklung nunmehr die Folgerung ziehen, im Bereich der gesetzlichen Krankenversicherung eine Meldepflicht zur Sicherung der Früherfassung, Behandlung und Beratung Behinderter zu verankern, nach der zur Meldung gegenüber dem für den Wohnsitz des Betroffenen zuständigen Träger der gesetzlichen Krankenversicherung verpflichtet werden:

1. Eltern und Vormünder, die bei einer ihrer Personensorge anvertrauten Person eine Behinderung wahrnehmen oder durch die unter 2 genannten Personen hierauf hingewiesen werden;
2. Ärzte, Hebammen und andere Medizinalpersonen, Lehrer, Sozialarbeiter (Wohlfahrtspfleger), Jugendleiterinnen, Kindergärtnerinnen, Hortnerinnen und Heimerzieher, die bei der Ausübung ihres Berufes bei den von ihnen behandelten oder betreuten Personen eine Behinderung wahrnehmen.

Natürlich kann und darf sich diese Regelung nicht auf eine formale Meldung oder Mitteilung beschränken. Entscheidend für die Wirksamkeit ist vielmehr, die Träger der gesetzlichen Krankenversicherung als „erste Anlaufstelle" in den Stand zu versetzen, kurzfristig alle erforderlichen Fachdienste zu mobilisieren, damit ein auf die individuellen Bedürfnisse des Behinderten abgestellter Rehabilitationsplan entwickelt und durchgeführt werden kann. *Hierzu bedarf es vorrangig eines verstärkten Ausbaues der Gesundheitsdienste.* Es ist unhaltbar, wenn beispielsweise die personelle Unterbesetzung ärztlicher Dienste der Versorgungsverwaltung den wirksamen Abbau von Rückständen bei den Feststellungsverfahren zur Anerkennung der Schwerbehinderteneigenschaft nach § 3 des Schwerbehindertengesetzes in Frage stellt (mehr als 400000 unerledigte Anträge) und im gleichen Zeitpunkt Diskussionen über eine „Ärzteschwemme" geführt werden, in denen die Attraktivität eines Medizinstudiums für das vor uns liegende Jahrzehnt in Zweifel gezogen wird.

Eine zweite Hürde sehe ich in der keineswegs ausreichenden *Koordinierung aller Rehabilitationsmaßnahmen.* Dieses Problem ist so alt wie das gegliederte System des Sozialrechts. Es wurde auch durch das Rehabilitationsangleichungsgesetz keineswegs befriedigend gelöst. Der Gesetzgeber selbst hat dieser Entwicklung seinerseits Vorschub geleistet, indem er bei der Verabschiedung des Rehabilitationsangleichungsgesetzes – entgegen der allgemein geübten Praxis – darauf verzichtete, die Durchführung wichtiger Einzelvorschriften des Gesetzes durch Rechtsverordnungen zu regeln, sondern diese Fragen einer Regelung durch „Gesamtvereinbarungen der beteiligten Trägergruppen" überlassen hat. Die oft verschlungenen und mühevollen Wege zu praktikablen Ergebnissen konnte Herr STROEBEL im Einleitungsreferat dieses Symposions in seiner Eigenschaft als Geschäftsführer der Bundesarbeitsgemeinschaft für Rehabilitation (BAR) nur andeuten. Objektiverweise sei jedoch festgestellt, daß sich auch der Verordnungsgeber häufig sehr schwertut, denn die Ausgleichsabgabeverordnung zur Durchführung des Schwerbehindertengesetzes trat erst im August 1978 in Kraft, und um die so dringend erforderliche Werkstätten-Verordnung ist es bedenklich still geworden.

Der Reichsbund sieht die sozialpolitisch wünschenswerte Konsequenz aus dieser Entwicklung in der Vorlage und Verabschiedung eines einheitlichen Rehabilitationsgesetzes, dessen Durchführung einer zu errichtenden Bundesanstalt für Rehabilitation übertragen wird, die ihre Aufgabe im Geiste der Selbstverwaltung zu erfüllen hat.

Eine Übergangslösung könnte – zumindest für den Bereich der beruflichen Rehabilitation – in der Errichtung eines Amtes für Rehabilitation bei der Bundesanstalt für Arbeit gefunden und im Sinne der erstgenannten Zielvorstellung ausgebaut werden.

Kurzfristig bedarf es der Berufung eines Bundesbeauftragten für die Rehabilitation Behinderter. Seine Aufgabe muß neben einer Beschwerdeinstanz und Schlichterfunktion vorrangig in der Koordinierung von Rehabilitationsplanungen und der Finanzierung von Rehabilitationseinrichtungen liegen, in die auch die Bereiche der Rehabilitationsforschung und der Dokumentation einzubeziehen sind.

Gerade in diesem Zusammenhang erinnere ich daran, daß auch der Deutsche Bundestag bei mehrfachen Anlässen zum Vorrang der Rehabilitation Stellung genommen hat. So hat der *3. Bundestag in seiner 114. Sitzung am 18. Mai 1960* u. a. in einem Entschließungsantrag beschlossen:

„Der Deutsche Bundestag ersucht die Bundesregierung, die *Schaffung einer Bundesanstalt für Rehabilitation*, die als Selbstverwaltungskörperschaft das Zusammenwirken aller Träger der Rehabilitationsaufgaben gewährleistet und die Voraussetzungen zur höchstmöglichen Wirksamkeit und Wirtschaftlichkeit der Rehabilitationsmaßnahmen bietet, in die Wege zu leiten und einen entsprechenden Gesetzentwurf so bald wie möglich vorzulegen."

Außerdem hat der *4. Bundestag in seiner 107. Sitzung am 22. Januar 1964* einem Entschließungsantrag zugestimmt, in dem es u. a. heißt: „Die Bundesregierung wird ersucht, dem Deutschen Bundestag ein Rehabilitationsgesetz vorzulegen, das die in der Kriegsopferversorgung gewonnenen Erkenntnisse und Erfahrungen auch den übrigen Staatsbürgern dienstbar macht."

Eine weitere Hürde auf dem Weg zur vollen Integration der Behinderten in Arbeit, Beruf und Gesellschaft kann nur durch eine *Vermeidung und Beseitigung baulicher und technischer Hindernisse* überwunden werden. Um eine Lösung dieser Probleme hat sich der Reichsbund seit dem im Juni 1965 in Stresa/Italien durchgeführten Kongreß des Weltverbandes der Behinderten (FIMITIC) zum Thema „Beseitigung architektonischer Hindernisse" mit zunehmend wachsendem Erfolg bemüht.

Trotz aller in diesem Bereich bisher erzielten Fortschritte bleiben jedoch viele Voraussetzungen zur Verbesserung der vorschulischen (Schulreife), schulischen und beruflichen Bildungsmöglichkeiten bis hin zu den notwendigen Voraussetzungen für die Absolvierung eines Studiums an Universitäten und Hochschulen ungenutzt und unerfüllt. Auch fehlt es an einer ausreichenden Anzahl von Sonderkindergärten, Sonderschulen und insbesondere Wohnheimen für Behinderte, die den Voraussetzungen einer freien Zugängigkeit entsprechen.

Durch verbindlichere Regelungen in den Bauordnungen des Bundes und der Länder muß bei der Planung und Durchführung öffentlicher und privater Bauten sowie bei der Modernisierung und Ausgestaltung des Verkehrswesens den besonderen Bedürfnissen Behinderter mehr als bisher Rechnung getragen werden. Durch eine Übernahme entsprechender Verpflichtungen in Schul- oder Hochschulgesetzen der Länder sind die Voraussetzungen für den Ablauf eines kontinuierlichen Bildungsweges zu schaffen.

Architekten, Städtebauer und Verkehrsplaner sind aufgerufen, bei ihren Planungen den besonderen Bedürfnissen Behinderter, alter Menschen und von Müttern mit Kleinkindern dahingehend Rechnung zu tragen, daß sie sich in ihrer zeitgemäßen Umwelt ohne bauliche und technische Hindernisse gefahrlos bewegen und damit ohne Einschränkungen am gesellschaftlichen Leben teilnehmen können.

Die Bundesregierung verweist zu Recht darauf, daß sie das in ihrem *Aktionsprogramm für die Rehabilitation Behinderter* im Jahre 1970 vorgelegte sozialpolitische Konzept seitdem Stück für Stück verwirklicht hat. Dieses Programm bedarf jedoch dringlich einer Fortschreibung und Anpassung sowohl für den individuellen als auch für den institutionellen Leistungsbereich.

Die individuellen Rechte der Behinderten werden zur Zeit von zwei Gesetzgebungsvorhaben berührt, mit denen die gesetzgebenden Körperschaften des Bundes befaßt sind. Gemeint sind:

1. der Entwurf eines Gesetzes zur Herabsetzung der flexiblen Altersgrenze für Schwerbehinderte in der gesetzlichen Rentenversicherung,
2. der Entwurf eines Gesetzes über die unentgeltliche Beförderung Schwerbehinderter im öffentlichen Personenverkehr.

Die geplante Herabsetzung der flexiblen Altersgrenze ist vorwiegend unter humanen und sozialpolitischen Aspekten zu sehen. Sie berührt jedoch auch eine arbeitsmarktpolitische Komponente, die auf die Erwartung gestützt wird, daß eine möglichst hohe Zahl frei werdender Arbeitsplätze von arbeitslosen oder arbeitssuchenden Schwerbehinderten besetzt werden kann. *Gesetzgeber und Verordnungsgeber bleiben* gleichermaßen *aufgerufen, eine Erfüllung der im Schwerbehindertengesetz verankerten Beschäftigungspflicht* für öffentliche und private Arbeitgeber *in vollem Umfang zu gewährleisten* und insbesondere die Einbeziehung der Ausbildungsplätze in die Anrechnung auf eine Beschäftigungspflicht zu erhalten, damit vor allem genügend Ausbildungsplätze für schwerbehinderte Jugendliche zur Verfügung gestellt werden können. Einer wachsenden Zunahme der Arbeitslosigkeit Schwerbehinderter auf nunmehr annähernd 50000 kann auf Dauer nicht allein und nicht wirksam genug mit aus Mitteln der Ausgleichsabgabe finanzierten Sonderprogrammen des Bundes und der Länder begegnet werden.

Ein deutlicher Schwerpunkt sollte nach meiner Auffassung *darin liegen, eine durchaus erreichbare überdurchschnittliche Beschäftigung von Schwerbehinderten im öffentlichen Dienst zu realisieren.* Leider ist die im öffentlichen Bereich betriebene Personalpolitik häufig weit davon entfernt, privaten Arbeitgebern als gutes Beispiel zu diesen. Dies kann offenbar nur durch notwendige Korrekturen des Dienstrechts erreicht werden.

Mit dem vorliegenden *Entwurf eines Gesetzes über die unentgeltliche Beförderung Schwerbehinderter im öffentlichen Personenverkehr* müssen die Grundsätze verwirklicht werden, die der Gesetzgeber bereits im Jahre 1974 in § 45 des Schwerbehindertengesetzes für die Weiterentwicklung der Vergünstigungen für Schwerbehinderte aufgestellt hat. Danach müssen alle Schwerbehinderte unter gleichen Voraussetzungen ohne Rücksicht auf die Ursache der Behinderung oder auf ihre wirtschaftlichen Verhältnisse in die Vergünstigung einbezogen werden, wenn sie infolge ihrer Behinderung in ihrer Bewegungsfähigkeit im Straßenverkehr erheblich beeinträchtigt sind. Mit einer solchen Regelung muß zugleich eine *Vereinheitlichung des Ausweiswesens und eine erhebliche Reduzierung der Ausweisarten* angestrebt und erreicht werden.

Im institutionellen Bereich der Rehabilitation kommt es nicht allein darauf an, Kapazitätslücken zu schließen. Dies gilt mit besonderem Vorrang für Berufsbildungswerke, die einer beruflichen Erstausbildung behinderter Jugendlicher nach Verlassen der allgemeinbildenden Schulen und Sonderschulen dienen, wie auch für Modellzentren für medizinische und berufliche Rehabilitationsmaßnahmen, in denen bereits am Krankenbett Maßnahmen der beruflichen Rehabilitation durchgeführt werden mit dem Ziel, die Patienten auf die Rückkehr an den Arbeitsplatz oder auf die Durchführung einer beruflichen Umschulung vorzubereiten, und schließlich für Werkstätten für Behinderte, die den Behinderten einen Arbeitsplatz bzw. Gelegenheit zur Ausübung einer geeigneten Tätigkeit bieten, die wegen der Art oder Schwere ihrer Behinderung nicht oder nocht nicht auf dem allgemeinen Arbeitsmarkt tätig sein können. Der Reichsbund hat zu diesem Problem durch die am 1. September 1978 erfolgte Inbetriebnahme des Reichsbund-Berufsbildungswerkes Bremen seinen eigenständigen aktiven Beitrag geleistet.

Es geht jedoch nicht allein um eine Abdeckung erforderlicher Kapazitäten, sondern in viel stärkerem Maße um eine Anpassung bestehender Einrichtungen an eintretende Entwicklungen. Das Ziel muß darin liegen, Behinderten bessere Berufschancen in zukunftsorientierten Berufen zu eröffnen und ein die unterschiedlichen Behinderungen berücksichtigendes Angebot an zeitgerechten Ausbildungszielen aufgrund einer qualifizierten Ausbildung durch Fachkräfte der Rehabilitation zu gewährleisten.

Die in dieser Kurzfassung angesprochenen Zielvorstellungen geben Erfahrungen und Erkenntnisse wieder, die seit Jahren in ständigen Diskussionen insbesondere mit der Jugend im Reichsbund gesammelt werden konnten. Dennoch bilden sie kein ausschließliches Hindernis für eine wirkungsvolle Rehabilitation der Behinderten in der Bundesrepublik.

Wir alle sind aufgerufen, gemeinsam und in unseren jeweiligen Wirkungsbereichen einen Beitrag zur Beseitigung von Vorurteilen gegen Behinderungen, Behinderte und ihre angeblich geringere Leistungsfähigkeit zu leisten. Je schneller und überzeugender uns ein vollkommener Abbau dieser Vorurteile gelingt, um so schneller kann eine der bedeutendsten Gegenwarts- und Zukunftsaufgaben verwirklicht werden, nämlich eine volle Integration aller Behinderten in Arbeit, Beruf und Gesellschaft.

Leitlinien des Rehabilitationsrechts bis in die 80er Jahre

Ludwig Hönle, Vizepräsident der Verbandes der Kriegs- und Wehrdienstopfer, Behinderten und Sozialrentner Deutschlands e. V., Tübingen

In den Darlegungen meiner Herren Vorredner sind wichtige Fragen, Erkenntnisse und Erfahrungen zum Thema dieses Symposiums angesprochen worden. Mein Thema „Leitlinien des Rehabilitationsrechts bis in die 80er Jahre" führt aber über die bisher gewonnenen Erkenntnisse und Erfahrungen im Rehabilitationsbereich hinaus. Deshalb können meine Ausführungen nur als Versuch einer Vorausschau verstanden werden, bei der einerseits vom derzeitigen Rechtsstand und zum anderen von Überlegungen ausgegangen wird, die in die Zukunft weisen.

Wichtiger Bestandteil des Rehabilitationsrechts ist das 1974 vom Deutschen Bundestag verabschiedete Gesetz über die Angleichung der Leistungen zur Rehabilitation. Es enthält zahlreiche allgemeine Grundsätze, die zweifellos auch im kommenden Jahrzehnt beibehalten werden müssen. Ich denke hier besonders an das gegliederte System, das sich bewährt hat, an die Finalität und an den Grundsatz, daß Rehabilitation vor Rente geht. Leider gilt dieses Gesetz jedoch nicht im Bereich des Sozialhilferechts.

Man kann davon ausgehen, daß es in den vor uns liegenden Jahren zu Veränderungen in den Lebensgewohnheiten, in der Arbeitswelt und in der Gesellschaft kommen wird, die zwangsläufig auch eine Anpassung des derzeit geltenden Rehabilitationsrechts zur Folge haben müssen. Es wird dabei entscheidend darauf ankommen, die Rehabilitationsmaßnahmen möglichst rechtzeitig und optimal diesen Veränderungen anzupassen. Erlauben Sie mir dazu einige Anmerkungen.

Ich setze voraus, daß die für die 80er Jahre zu erwartenden neuen medizinischen Erkenntnisse, die Entwicklung neuer Behandlungsmethoden und Techniken u. a. dazu führen werden, daß bestimmte Erkrankungen oder Geburtsschäden keine gesundheitlichen Störungen mehr nach sich ziehen werden bzw. die Verschlimmerung vorhandener Gesundheitsschäden rechtzeitig verhütet und Funktionsausfälle besser überbrückt werden können. Es versteht sich meines Erachtens von selbst, daß medizinische und technische Fortschritte unverzüglich den behinderten Menschen dienstbar gemacht werden.

Wir wissen, daß unsere moderne Lebensweise mancherlei gesundheitliche Gefahren in sich birgt. Die Warnungen der Mediziner vor zu wenig Bewegung, falscher Ernährung, vor den Folgen des Rauchens usw. sind allgemein bekannt. Wie schwierig und wie langwierig es ist, Verhaltensweisen besonders dann zu ändern, wenn

Verzichte damit verbunden sind, wissen einige von uns aus Erfahrung. Ich glaube, daß die Maßnahmen, die dringend notwendige Verhaltensänderungen bewirken sollen, zu den zentralen Themen der 80er Jahre gehören werden.

Auch in der Arbeitswelt ist durch die technische Entwicklung der kommenden Jahre mit tiefgreifenden Änderungen zu rechnen. Hier hat die Zukunft schon begonnen. Bestimmte Berufskenntnisse werden nicht mehr benötigt werden, neue Berufe werden entstehen und Berufsinhalte sich verändern. Wer im Wettbewerb bestehen will, muß eine optimale und umfassende berufliche Qualifikation vorweisen können. Diesen Veränderungen muß das Rehabilitationsrecht Rechnung tragen.

Die Beziehungen zwischen Behinderten und Nichtbehinderten sind im beruflichen und gesellschaftlichen Bereich immer noch durch Vorurteile belastet und von administrativen, architektonischen und menschlichen Barrieren eingeengt. Wir müssen zur Kenntnis nehmen, daß der Behinderte häufig von seiner Umwelt nicht akzeptiert wird. Die völlige Einbindung und Integration des behinderten Menschen in Beruf und Gesellschaft ist jedoch für die Rehabilitation im umfassenden Sinne außerordentlich bedeutsam. Allerdings muß zu diesem Verständigungs- und Integrationsprozeß nicht nur der Gesunde, sondern auch der Behinderte seinen Beitrag leisten.

Ich habe versucht, einige Entwicklungen aufzuzeigen, denen wir entgegensehen und die das Recht der Rehabilitation beeinflussen können und wohl auch beeinflussen müssen.

Von dieser Erkenntnis ausgehend, möchte ich die folgenden Thesen zur Diskussion stellen, die nach meiner Auffassung als Leitlinien für die Entwicklung des Rehabilitationsrechts bis in die 80er Jahre dienen könnten:

1. Das Ziel der Rehabilitation muß sein, die gesellschaftliche, soziale und berufliche Lage der Behinderten zu verbessern.
   Dies ist eine wesentliche Voraussetzung für die umfassende Eingliederung dieses Personenkreises. An dieser Zielsetzung hat sich das Rehabilitationsrecht zu orientieren.
2. Die Bedeutung der Rehabilitation für den Fall, daß gesundheitliche Schäden drohen oder eingetreten sind, läßt es geraten erscheinen, den Anspruch auf Rehabilitationsmaßnahmen zu einem „Rechtsanspruch" auszubauen.
3. Unter Berücksichtigung der Grundsätze des gegliederten Systems muß der Zugang zu Rehabilitationsmaßnahmen zu gleichen Bedingungen erfolgen.
   Noch bestehende Unterschiede – insbesondere in den Anspruchsvoraussetzungen – müssen abgebaut und es muß erreicht werden, daß die Sozialhilfe in das Rehabilitationseingliederungsgesetz einbezogen wird. Die Rehabilitation muß grundsätzlich als eine humanitäre Aufgabe verstanden werden.
4. Zwar hat nach wie vor zu gelten, daß Rehabilitation vor Rente kommen muß; jedoch wird mit guten Gründen gefordert, der Vorbeugung einen höheren Stellenwert zu verschaffen. Im Rahmen des Rehabilitationsrechts müssen deshalb gesundheitserzieherische Maßnahmen vorgesehen werden.
5. Der Früherfassung von Behinderungen jeglicher Art kommt entscheidend Bedeutung zu, weil dadurch eine zeit- und sachgerechte Einleitung von Rehabilitationsmaßnahmen ermöglicht wird, wodurch drohende Behinderungen abgewendet und die Auswirkungen bestehender Behinderungen möglichst gering gehalten werden können.
   Die bestehenden rechtlichen Regelungen über die Meldepflicht nach dem Bundessozialhilfegesetz bedürfen vorerst keiner Ausweitung in eine allgemeine Meldepflicht. Es muß jedoch sichergestellt werden, daß die bestehenden Regelungen von allen Verpflichteten auch eingehalten werden.
6. Ausbildungsmaßnahmen, die den Behinderten eine hohe berufliche Qualifikation vermitteln, müssen die Regel werden. Die Anforderungen an die Qualifikation der Einrichtungen für die Behindertenausbildung sind eindeutig festzulegen.
7. Eine bundesweite Vereinheitlichung besonderer Ausbildungsregelungen und Prüfungsmodifikationen für bestimmte Behindertengruppen ist erforderlich.

Ebenso sollten Forschungsmaßnahmen auf den Gebieten der medizinischen und beruflichen Rehabilitation koordiniert werden.

8. Im Rahmen unserer Rechtsordnung (Landesbauordnungen u. dgl.) ist darauf Einfluß zu nehmen, daß Baubarrieren, die den Behinderten die Benutzung öffentlicher Einrichtungen unzumutbar erschweren oder unmöglich machen, abgebaut werden und neue Barrieren nicht entstehen können.
9. Die Rehabilitation wird und muß auch in Zukunft in der Sozial- und Gesellschaftspolitik unseres Staates einen wichtigen Platz einnehmen.

Deshalb sollten die Parlamente die Verbindung zu diesem Bereich enger gestalten; d. h. es muß sichergestellt werden – wie dies auf anderen Gebieten durch die Petitionsausschüsse oder das Amt des Wehrbeauftragten erreicht wird –, daß die Behinderten ihre Anliegen auf Länder- und Bundesebene an eine bestimmte Stelle bzw. einen Beauftragten der Parlamente herantragen können.

Darstellung des Diskussionsverlaufs und Zusammenfassung

Günter Hennies, Berlin

G. Trenß

Herr HENNIES hat in seinem Kurzreferat den Grundsatz „Rehabilitation geht vor Rente" hervorgehoben, der seit dem Inkrafttreten der Rentenversicherungsneuregelungsgesetze im Jahre 1957 gilt, aber noch immer nicht allgemein bekannt ist und oft mühsam im Sozialgerichtsverfahren von den Versicherungsträgern durchgesetzt werden muß.

Wie soll aber der Träger der gesetzlichen Rentenversicherung diesem Grundsatz im Rentenverfahren Geltung verschaffen, wenn er im Einzelfall dazu rechtlich nicht in der Lage ist? Ich denke an die Fälle, in denen der Rentenversicherungsträger nach dem 20. RAG seit dem 1. 7. 1978 für Berufsförderungsmaßnahmen nicht mehr zuständig ist, weil der Antragsteller weniger als 180 Monatsbeiträge zur Rentenversicherung entrichtet hat.

Hat der Gesetzgeber, der den erwähnten Grundsatz doch sicher nicht beseitigen wollte, diesen Fallstrick nicht gesehen?

G. Hennies

Man kann viele Sünden wider die Rehabilitation aufzählen. Den von Herrn TRENSS angesprochenen Sündenfall des Gesetzgebers aber empfinde ich als besonders schlimm, weil damit gegen eine der wichtigsten Grundregeln des Rehabilitationsrechts verstoßen wird. Bekanntlich spaltet das 20. RAG den Begriff des Versicherten auf, je nachdem, ob es um medizinische oder um berufsfördernde Maßnahmen geht. Dementsprechend sind bei der Berufsförderung die Zuständigkeiten verteilt zwischen den Trägern der Rentenversicherung und der Bundesanstalt für Arbeit. Für Berufsförderung ist Versicherter im Sinne der §§ 1236 RVO/13 AVG unter sehr erschwerten Voraussetzungen nur noch,

wer eine Versicherungszeit von mindestens 180 Monaten zurückgelegt hat oder Rente wegen Berufs- oder Erwerbsunfähigkeit bezieht.

Dabei scheint der Gesetzgeber den Verwaltungsaufwand übersehen zu haben, der erforderlich werden kann, um diese Voraussetzungen zu prüfen. Außerdem gibt es in großer Anzahl Fälle, in denen die Rehabilitation nur gelingen kann, wenn der Berufsförderung medizinische Maßnahmen vorgeschaltet werden. Schließlich und vor allem scheint das Konzept der geteilten Zuständigkeiten nicht ausreichend durchdacht zu sein.

Aufgabe des Rentenversicherungsträgers, nicht der Bundesanstalt ist es, mit allen im Einzelfall geeigneten Mitteln zu verhindern, daß der Versicherungsfall der Berufs- oder Erwerbsunfähigkeit eintritt. Diese Aufgabe hat er bei jedem durch Krankheit behinderten Versicherten und nicht nur bei denjenigen, die eine so lange Wartezeit von 180 Monaten zurückgelegt haben, wie sie für den Anspruch auf Altersruhegeld erfüllt sein muß. Rente wegen Berufs- oder Erwerbsunfähigkeit ist im Leistungssystem der sozialen Sicherung erst das letzte Mittel zum Lohnersatz, wenn die Möglichkeiten, die das Gesetz zur Rehabilitation bietet, ausgeschöpft sind oder keine Aussicht auf Erfolg versprechen. Daher muß verhindert werden, daß der Rentenversicherungsträger einen Rentenantragsteller, für den die Bundesanstalt für Arbeit berufliche Rehabilitation durchzuführen hat, erst zum Rentenbezieher machen muß, um ihm die notwendige Berufsförderung zukommen zu lassen.

Solange die gegen den Widerstand der Rentenversicherungsträger durchgesetzte Regelung des 20. RAG gilt, ist eine enge Zusammenarbeit mit den Dienststellen der Bundesanstalt notwendiger denn je. Verwaltungsabsprachen über das Verfahren sind dringend erforderlich und inzwischen auch abgeschlossen worden. Die Zukunft wird zeigen, wie sich die Verwaltungspraxis entwickelt, ob sich die aufgeteilten Zuständigkeiten zum Nachteil der davon betroffenen Menschen auswirken. Man wird deshalb die Verwaltungspraxis sehr genau beobachten müssen. Probleme können deswegen auftauchen, weil die Bundesanstalt von Leistungspflichten aus der Arbeitslosenversicherung frei wird, wenn der Rentenversicherungsträger Berufsunfähigkeit feststellt (§ 103 AFG). Hier werden mögliche Interessenkonflikte deutlich: Das Arbeitsamt könnte ein Interesse daran haben, daß Rente wegen Berufs- oder Erwerbsunfähigkeit gewährt wird; der Rentenversicherungsträger dagegen sollte durch Rehabilitation dafür sorgen, daß der Versicherte nicht zum Rentner gemacht wird. Die Gefahr, daß sich die komplizierte Regelung der §§ 1236 RVO/13 AVG in der Fassung des 20. RAG rehabilitationshindernd auswirkt, ist nicht von der Hand zu weisen. Der Gesetzgeber sollte sich entschließen, die Zuständigkeit für medizinische und berufliche Rehabilitation wieder an einen einheitlichen, nach einfachen Merkmalen zu bestimmenden Begriff des Versicherten zu knüpfen, also die unglückliche Begriffsspaltung zu beseitigen.

M. Dill

Die Mitarbeiter der Bundesanstalt für Arbeit haben nach dem im AFG eindeutig zum Ausdruck gekommenen Willen des Gesetzgebers den Grundsatz „berufliche Bildung vor Zahlung von Arbeitslosengeld" zu verwirklichen: Die Maßnahmen sind ... darauf auszurichten, daß ein hoher Beschäftigungsstand erzielt und aufrecht erhalten, die Beschäftigungsstruktur ständig verbessert und damit das Wachstum der Wirtschaft gefördert wird (§ 1). Diese Zielsetzung gilt uneingeschränkt im Bereich der Rehabilitation, d. h. berufsfördernde Leistungen zur Rehabilitation haben Vorrang vor der Zahlung von Arbeitslosengeld, denn die Maßnahmen nach dem AFG haben insbesondere dazu beizutragen, daß die berufliche Eingliederung körperlich, geistig oder seelich Behinderter gefördert wird (§ 2). Die Mitarbeiter bei den Arbeitsämtern dürfen auch nicht, soweit Rehabilitationsmaßnahmen erfolgversprechend sind, in Richtung Rente beraten, etwa um eigene Rehabilitationsleistungen oder Arbeitslosengeldzahlungen zu vermeiden. Im übrigen würde eine solche Handlungsweise auch gegen die Zielsetzung des Rehabilitationsangleichungsgesetzes verstoßen. Im Gegenteil, gerade die mit Aufgaben der Arbeits- und Berufsförderung Behinderter befaßten Arbeitsberater in der Reha-/SB-Stelle sind und werden darin geschult, für Behinderte nach ihrer Eignung, nach ihrer Neigung und nach der vorhersehbaren Entwicklung des Arbeitsmarktes die bestmögliche Rehabilitationsmaßnahme auszuwählen. Seit dem 1. 7. 78 besteht die Chance, durch den im AFG gegebenen Rechtsanspruch die erweiterte Zuständigkeit für berufliche Rehabilitationsleistungen zum Tragen kommen zu lassen.

J. Ketzler

Herr HENNIES sprach in seinem Beitrag „Rehabilitation vor Rente" von der oftmals „gedankenlos ausgestellten ärztlichen Bescheinigung".

Als mit der Betreuung der uns anvertrauten Patienten auch im sozialen Bereich zuständige Mitarbeiterin des Kuratoriums für Heimdialyse e. V. habe ich die Erfahrung gemacht, daß die behandelnden Ärzte keineswegs Bescheinigungen „gedankenlos“ ausstellen – das hat z. B. auch das Symposium 2 ganz klar gezeigt –, sondern vielmehr, daß sie die sozialrechtlichen Folgen oft nicht kennen. Als die von Ihnen erwähnten Schlüsselfiguren greifen Ärzte weit in den sozialen Bereich – speziell auch der Dialysepatienten – ein, da diese oftmals vor der Frage der Berufs- oder Erwerbsunfähigkeit stehen, weil Rehabilitationsmaßnahmen in der Regel nicht möglich sind. Die Tatsache, daß es den Ärzten an sozialversicherungsrechtlichen Kenntnissen weitgehend mangelt, erachte ich im Falle der Rehabilitationsfragen nicht für so weittragend, wenn Ärzte, die ihrem gesetzlichen Auftrag folgend, Rehabilitanden den gesetzlichen Krankenkassen melden, eine Unterstützung des Rehabilitationsfachmannes erfahren würden, wie sie sich der Gesetzgeber vorgestellt hat.

Die Praxis zeigt, daß es zu wenig qualifizierte Rehabilitationsberater gibt, die Ärzte und Patienten ausreichend und fachlich versiert über die Grenzen und Möglichkeiten einer *umfassenden* Rehabilitation informieren können. Noch immer werden Ärzte und Patienten von einem Leistungsträger an den anderen verwiesen, obwohl dies der Gesetzgeber ausdrücklich vermieden wissen wollte. Sachbearbeiter sehen bei der Auskunftserteilung infolge der Spezialisierung ihrer Ausbildung nur ihren Arbeitsbereich und geben keine für alle Sozialversicherungszweige gültigen Hinweise. Zugegebenermaßen sind die unterschiedlichen Leistungsarten und die unterschiedlichen Anspruchsvoraussetzungen in den einzelnen Versicherungszweigen nur schwer zu überschauen. Dennoch sollten sich nach meiner Meinung die einzelnen Sozialversicherungsträger um genügend fachlich versierte Rehabilitationsberater bemühen, die Ärzten und Patienten die notwendige Unterstützung bei Rehabilitationsfragen geben können.

D. Uhlenbrock

Es ist hier wiederholt die Forderung nach einer Ausweitung der Früherfassung- und Frühbehandlungszentren erhoben worden. Diese Forderung, mit der sich – so glaube ich – alle hier Anwesenden einverstanden erklären können, sollte einmal im Zusammenhang mit der Kritik an dem bestehenden Meldesystem diskutiert werden. Das gegenwärtige Meldesystem liefert uns keine genauen Zahlen über die Behinderten in unserer Gesellschaft. Die sonstwie errechneten Zahlen aber widersprechen sich völlig.

Auf der einen Seite haben wir die Zahlen der Mikrozensuserhebung von 1966 vorliegen. Darin wird von etwa 4 Mio Behinderten in der Bundesrepublik gesprochen. Es ist jedoch bekannt, daß diese Zahlen damals auf ungenauen Grundlagen erhoben wurden. Es wurde den Befragten die Beurteilung, d. h. Bejahung bzw. Verneinung einer Behinderung im Familienkreis selbst überlassen. Objektive Kriterien zur Beantwortung der Frage fehlten, außerdem wurden die Aussagen ärztlicherseits nicht überprüft. In der Erhebung sind die Lernbehinderten nicht miterfaßt worden, ebenfalls ein großer Anteil der Kriegsbeschädigten. Prof. JOCHHEIM, eines der Mitglieder des Internationalen Kongreßsenats, kommt in seiner Untersuchung – erschienen als Band 39 der Schriftenreihe des Bundesministeriums für Jugend, Familie und Gesundheit – auf eine Zahl von gut 6 Mio Behinderten. Es gibt andere, durchaus seriöse Untersuchungsergebnisse, die noch höher liegen.

Ich frage mich, auf der Grundlage welcher Zahlen sollen Behinderteneinrichtungen denn ausgebaut werden? Wir können heute einen konkret nachprüfbaren Bedarf für einzelne Zentren in bestimmten Regionen überhaupt nicht angeben! Es wird schwer sein, die politisch Verantwortlichen bei so unklarer Sachlage zur Finanzierung entsprechender Projekte zu bewegen. Gerade um diesen Zustand zu beenden und konkrete Planungsdaten zu erhalten, brauchen wir eine verbesserte Meldepflicht. Die genauere Erfassung der Behinderten wäre aber nicht nur aus Planungsgründen erforderlich, sondern stellt – als Früherfassung – auch die notwendige Voraussetzung zur rechtlichen Einleitung von Rehabilitationsmaßnahmen dar.

Lediglich die Handhabung und Durchführung der jetzigen Bestimmungen zu fordern, um genauere Zahlen zu erhalten, genügt nicht, weil

z. B. bei der gegenwärtigen anonymen Meldepflicht Doppelmeldungen möglich sind. Außerdem unterlassen es bekanntermaßen viele ärztliche Standesorganisationen, ihre Mitglieder zur Befolgung der gesetzlichen Bestimmungen anzuhalten, um es einmal ganz vorsichtig auszudrücken. Ihre scharfe Kritik bei der Novellierung der entsprechenden Punkte des BSGH 1969 ist sicherlich noch vielen bekannt. Das heißt, möglicherweise muß die Androhung strafrechtlicher Sanktionen gegen Ärzte in Zukunft in den Gesetzestext mit aufgenommen werden.

Wie soll man aber von den Ärzten die strikte Befolgung der gesetzlichen Verpflichtungen erwarten, wenn jetzt hier vom VdK als größtem Behindertenverband in der Bundesrepublik die Bedeutung der Meldepflicht heruntergespielt und eine Verbesserung nicht für nötig gehalten wird? Von den Behindertenorganisationen müßte schon ein entschiedenerer Druck kommen. Ich kann es nur begrüßen, daß sich der Reichsbund als ein maßgeblicher Behindertenverband hier eindeutig für eine Verbesserung der gesetzlichen Meldepflicht ausgesprochen hat. Ich meine, wir sollten das unterstützen.

Klaus Growitsch

Herr DAUHS hat das Erfordernis der finalen Betrachtung in der Rehabilitation zum Anlaß genommen, die Gliederungen unseres Systems der sozialen Sicherung als Träger der Rehabilitation in Frage zu stellen, es durch einen besonderen Träger zu ersetzen.

Ich will nicht gegen die finale Betrachtungsweise sprechen. Der Grund, die Ursache der Behinderung darf auf den Zugang zu Rehabilitationsmaßnahmen und auf ihr erforderliches Ausmaß keinen Einfluß haben. Das aber läßt sich durchaus im Rahmen des gegliederten Systems gestalten: durch Gesamtvereinbarungen oder durch Rechtsverordnung. Allerdings erweist sich eine Rechtsverordnung als weniger flexibel. So läßt sie – wie wir vorhin hörten – im Falle der Behindertenwerkstätten schon seit 5 Jahren auf sich warten. Solche Rechtsverordnungen bedürfen offensichtlich einer längeren Zeit als die hier bereits gescholtenen Gesamtvereinbarungen, zu deren Abschluß die vielen Vertragspartner weniger als 4 Jahre brauchten. Sowohl Gesamtvereinbarungen als auch Rechtsverordnungen stehen allerdings gesetzliche Hindernisse entgegen, es bedarf also auch der Umgestaltung der Leistungskataloge der Träger der Rehabilitation durch den Gesetzgeber, um den Grundsatz der Finalität weitgehender Rechnung tragen zu können.

Hinsichtlich der Trägerschaft der Leistung und somit auch der Finanzierung darf hingegen von der kausalen Betrachtungsweise in keiner Weise abgewichen werden. Wenn hier das „Verursacherprinzip“ verlassen wird, werden Forderungen nach Vermeidung von Rehabilitationsverfahren durch Vorsorge, Prophylaxe nahezu undurchsetzbar. Der Stand der Arbeitssicherheit in den Betrieben wäre heute nicht so hoch, die Unfallverhütungsvorschriften der Unfallversicherung würden nicht im heutigen Ausmaße befolgt, wenn der Arbeitgeber nicht mit seinen Beiträgen an die Unfallversicherung für die sonst vermutlich auftretenden Folgen aufkommen müßte.

Allein schon diese Betrachtungsweise erzwingt m. E. die Erbringung der Leistungen der Rehabilitation in einem gegliederten System. Ein weiteres Argument hierzu: Es gibt Lösungen, die mit der Rehabilitationsmaßnahme in einem engen Zusammenhang stehen, ggf. sogar mit anderen Leistungen in einen Leistungskomplex eingebunden sind, die jedoch aus ihrem kausalen Zusammenhang unmöglich herausgelöst werden können. Ich denke hier an das besondere Schadensausgleichsmoment in der Unfallversicherung und an das Aufopferungsprinzip in der Kriegsopferversorgung.

Folgerichtig hat im übrigen der Gesetzgeber die Renten nach dem Bundesversorgungsgesetz von dem in § 7 Reha-Angleichungsgesetz beschriebenen Vorrang der Rehabilitationsmaßnahmen vor der Rentengewährung ausgenommen. An diesen Beispielen zeigt sich, daß die ausschließlich finale Orientierung ihre Grenzen hat und Leistungsunterschiede nicht pauschal als ungerechte Ungleichbehandlung beurteilt werden dürfen.

Die heutigen Schwierigkeiten ergeben sich im wesentlichen aus dem von dem Gesetzgeber unterschiedlich beschriebenen Aufgabenkatalog der Träger. Ein Beispiel aus der medizinischen Rehabilitation: Die Krankenversicherung ist zur

Heilung und Linderung von Krankheiten verpflichtet. Das ist mit Sicherheit nicht die gleiche Aufgabe, wie sie der Rentenversicherung mit der Formulierung „Erhaltung und Wiederherstellung der Erwerbsfähigkeit“ zugeschrieben ist. Geht ein Träger über seinen Leistungskatalog hinaus, so holt ihn die Rechtsprechung schnell zurück. In verweise in diesem Zusammenhang auf das „Blindenführhund“-Urteil des Bundessozialgerichtes.
Soweit im Prinzip gleiche Leistungen zu erbringen sind, sollte der Gesetzgeber Raum dafür schaffen, daß diese Leistungen von allen Versicherungsträgern in gleicher Art und Weise erbracht werden. Der unterschiedliche Leistungskatalog der einzelnen Träger macht in vielen Einzelfällen die einheitliche Trägerschaft für die Gesamtmaßnahme der Rehabilitation nicht möglich. Ich sehe darin auch keine große Tragik, denn die unterschiedliche Trägerschaft schließt einen reibungslosen Ablauf der Rehabilitationsmaßnahmen im Grunde nicht aus. Der im Gesetz vorgesehene Gesamtplan und die Vereinbarungen der Reha-Träger hierzu machen es möglich. Natürlich, häufig hapert es noch in der Zusammenarbeit, aber es läuft auch heute nicht reibungslos, wenn nur ein Träger für mehrere Maßnahmen zuständig ist.
Als bedenklich anzusehen ist im Grunde nur die Aufstockung von Einzelleistungen durch einen weiteren Träger. Im Zweifelsfall ist das als ein Zeichen eines unzureichenden Leistungskataloges anzusehen oder – und das ist m. E. heute nur ein theoretischer Aspekt – eines überflüssigen Leistungsangebotes eines Trägers.

Rudolf Weiß

Zur Frage der gesetzlichen Meldepflicht von Behinderten

Eine gesetzliche Meldepflicht für Behinderte wird nicht für notwendig gehalten, da sie im Endeffekt nichts Positives erbringt. Im Gegenteil, es würde nur erneut ein bürokratisches Verfahren aufgezogen. Die Meldepflicht erfüllen müßten zuerst einmal die Ärzte. Man weiß, daß ein großer Teil der Ärzte diesem Problem sehr skeptisch gegenübersteht. Auch aus dieser Sicht wäre der Erfolg einer Meldepflicht zumindest fragwürdig. Aus der Praxis der unmittelbaren Behindertenhilfe ist zu diesem Fragenkomplex noch folgendes zu sagen:
Eine wirksame und nachhaltige Behindertenhilfe ist nicht allein von der Meldepflicht abhängig. Der große Teil der Eltern von behinderten Kindern tut alles, um ihren Kindern die erforderlichen Rehabilitationsmaßnahmen zu verschaffen, mit oder ohne Meldepflicht. Ein kleiner Teil der Eltern von behinderten Kindern ist indifferent. Selbst bei einem ausreichenden Angebot von Rehabilitationsmaßnahmen bleiben diese Sorgeberechtigten gleichgültig, egal was mit ihren behinderten Kindern passiert. Die Situation ist heute so, daß durch unsere Publikationsorgane jeder, der an dem Schicksal seiner behinderten Angehörigen interessiert ist, zumindest einen Reha-Träger bzw. Sozialleistungsträger ausfindig machen kann, bei dem er über die ihm zustehenden Hilfen beraten und informiert wird.
Viel wichtiger als die gesetzliche Meldepflicht ist die Schaffung von Reha-Beratungsstellen, die mit versierten Fachleuten besetzt sind.

Zur Frage einer Bundesanstalt für Rehabilitation

Vor einer solchen Anstalt kann man nur warnen. Mir als Praktiker der Sozialhilfe wäre Angst und Bange, wenn wir eine solche Mammutanstalt bekommen würden, die ja mit dem nötigen behördlichen Unterbau versehen sein müßte. Die Erfahrungen, die wir bisher mit bereits bestehenden Bundesanstalten im Rehabilitationsgeschehen machen mußten, sind für die Schaffung einer Bundesanstalt für Rehabilitation absolut nicht ermutigend. Es besteht eben die Gefahr, daß eine solche Bundesanstalt in ihrer Arbeitsweise umständlich, zeitraubend und überbürokratisiert wäre. Meine Erfahrungen als Praktiker der Sozialhilfe gehen dahin, daß sich das bestehende gegliederte System der Rehabilitation im großen und ganzen bewährt hat. Zu ändern wäre in gewissen Punkten das Reha-Angleichungsgesetz, das im Ansatz gut und richtig ist, aber leider von manchen Reha-Behörden nicht i. S. einer echten und nachhaltigen Behindertenhilfe angewandt wird.
Als Beispiel gelten folgende Dinge: Der Sinn und Zweck des Reha-Angleichungsgesetzes besteht

vor allen Dingen darin, daß für eine Reha-Leistung nicht wie bisher mehrere Träger zuständig sind, sondern daß ein einziger Träger umfassend und vollständig zu leisten hat. Ein richtiger und für die Behinderten segensreicher Gedanke. So war es z. B. bisher so, daß für eine Prothesenversorgung 3 und 4 Träger anteilig zuständig sein konnten. Die Schwierigkeiten bei der Bestellung einer solchen Prothese kann man sich lebhaft vorstellen. Jetzt ist nur noch ein Träger zuständig. Wenn aber nun z. B. bei der Autoversorgung Behinderter Rehabilitationsträger wie z. B. die Rentenversicherungsträger oder die Arbeitsverwaltung hergehen und die Hilfe für Autoversorgung Behinderter der Höhe nach durch Richtlinien erschweren oder gar eine Zuschußbewilligung auf eine einmalige Finanzierung festlegen und künftige Finanzierungen ausschließen, so ist der Sinn des Reha-Angleichungsgesetzes gerade ins Gegenteil verkehrt. Hier war die Regelung vor Inkrafttreten des Reha-Angleichungsgesetzes, wo mehrere Träger gemeinsam ein Auto für Behinderte finanziert haben, viel besser. Die Verschlechterung liegt aber nicht beim Reha-Angleichungsgesetz, sondern bei einzelnen Reha-Behörden, die völlig unmotiviert und contra legem Rechtsverschlechterungen praktizieren.

Wichtig beim ganzen Reha-Geschehen ist das Engagement der in der Behindertenhilfe tätigen Fachkräfte. Was nützen die besten Gesetze, wenn die mit der Durchführung dieser Gesetze Beauftragten weder das notwendige soziale Gespür noch die erforderliche Hilfsbereitschaft und das Engagement für die Behindertenhilfe besitzen.

D. Uhlenbrock

Herr WEISS sagte eben, es nützten die besten und ausgefeiltesten Gesetze nichts, wenn wir nicht die entsprechend engagierten Kollegen bei den Rehabilitationsträgern hätten, die den Einsatz und die Arbeitskraft mitbringen, um den Behinderten zu ihrem Recht zu verhelfen. Entscheidend bleibt doch immer das Engagement an der Basis.

Es ist gut, Kollegen wie Hernn WEISS zu haben, die ihre Arbeit mit soviel persönlichem Eifer betreiben. Wenn alle so handelten, wären wir in der Rehabilitation Behinderter schon sehr viel weiter.

Aber dennoch muß man in Umkehr des eben Gesagten auch festhalten: Es nützen uns die besten Kollegen mit dem größten Arbeitseinsatz nichts, wenn ihnen die gesetzlichen Möglichkeiten fehlen. Die gesetzlichen Bestimmungen bilden immer noch die Grenze des Spielraums, den der einzelne z. B. als Rehabilitationsberater hat.

Gerade aus dieser Erkenntnis heraus müssen wir über die Notwendigkeit einer Überwindung der Schwächen des gegenwärtigen gegliederten Systems der Rehabilitation reden. Man hatte nach Verabschiedung des Rehabilitationsangleichungsgesetz 1974 große Hoffnungen in dieses Gesetz gesetzt und geglaubt, daß hiermit das Gegeneinander- und Nebeneinander-Arbeiten der einzelnen Rehabilitationsträger beseitigt sei. Man glaubte, daß in den Fällen, in denen die Frage der Finanzzuständigkeit ungeklärt sei, die Klärung sozusagen hinter dem Rücken des Rehabilitanden ausgetragen werden könnte, der Betroffene selbst aber unverzüglich sein Recht erhielte.

Mittlerweile wissen wir, daß sich diese Hoffnungen nicht erfüllt haben, und die Enttäuschung ist allgemein doch groß. Der Finanzegoismus der einzelnen Träger ist geblieben, und der Behinderte ist weiterhin der Leidtragende. Zum Teil sind die Schwierigkeiten ja größer als vor 1974. Das ist hier eben auch angeklungen. Deshalb meine ich, wir müssen einen Weg finden, der diesen Zustand beseitigt. Dazu wäre ein bundeseinheitliches Rehabilitationsgesetz notwendig, das die finanzielle Einzelzuständigkeit der Träger aufhebt. Was weiter in dieses Gesetz gehört, darüber müßte man sich unterhalten.

Auch ich bin von der Richtigkeit und Effektivität einer Bundesanstalt für Rehabilitation noch nicht überzeugt. Wir sollten Herrn DAUHS, dessen Organisation meines Wissens als einzige größere diese Forderung erhebt, bitten, hierzu noch einige grundsätzliche Ausführungen zu machen.

Aber klar ist, die gesetzliche Überwindung des gegenwärtigen Einzelegoismus der Träger der Rehabilitation ist im Interesse der Behinderten unerläßlich.

Zusammenfassung

In der sehr lebhaften Diskussion zeigte sich, wie wertvoll es ist, wenn Rechtsfragen der Rehabilitation zwischen Juristen, Ärzten und anderen in sozialen Diensten tätigen Fachleuten gemeinsam mit Behinderten erörtert werden.

Ein mehr juristisches Problem – freilich mit sehr praktischen Auswirkungen – wurde mit dem Hinweis auf eine Gesetzesänderung durch das 20. Rentenanpassungsgesetz angesprochen. Danach ist der Begriff der Versicherten im Sinne der Rehabilitationsvorschriften in der Rentenversicherung gesetzlich aufgespalten, je nachdem, ob medizinische oder berufsfördernde Leistungen gewährt werden sollen. Für berufsfördende Leistungen ist der Träger der Rentenversicherung nicht mehr zuständig, wenn der Versicherte eine Versicherungszeit von weniger als 180 Monaten zurückgelegt hat, es sei denn, er bezieht Rente wegen Berufs- oder Erwerbsunfähigkeit. Offenbar hat der Gesetzgeber dabei nicht an den Grundsatz gedacht, daß Rehabilitation vor Rente geht. Diese Regelung ist in der Diskussion als rehabilitationshindernd angesehen worden; der Gesetzgeber sollte sie möglichst bald wieder beseitigen.

Einigkeit bestand darüber, welcher Schaden für die frühzeitige Einleitung einer Rehabilitation durch ungeschickt verfaßte ärztliche Atteste angerichtet werden kann. Solche Atteste können bei Patienten Negativmotivationen verstärken; sie tragen auch zur Verunsicherung bei und führen leicht zu Rentenkämpfen. Damit aber werden Möglichkeiten zur Rehabilitation verschüttet. In diesem Zusammenhang beklagten einige Diskussionsredner den mangelhaften Wissensstand von Ärzten darüber, was unter Rehabilitation zu verstehen ist, und welche Möglichkeiten es vorrangig zur Rente gibt. Von juristischer Seite wurde hinzugefügt, daß auf diesem Gebiet auch der Wissensstand der Juristen zu wünschen übrig läßt, selbst wenn sie im Sozialrecht spezialisiert sind. Umfassende Informationen in der Ausbildung und Fortbildung von Ärzten und Juristen sind dringend notwendig. Es ist wohl kaum zu erwarten, daß vom Arzt die Initialzündung für die Rehabilitation ausgeht, wenn er die Möglichkeiten nicht kennt, die der Leistungskatalog des Rehabilitationsrechts auf den einzelnen Gebieten bereithält. Wie sich aus Äußerungen großer Krankenkassen und der Kassenärztlichen Bundesvereinigung ergibt, machen die Ärzte von Mitteilungen im Sinne des § 368 s RVO mit dem Ziel, Rehabilitationsmaßnahmen anzuregen, kaum Gebrauch; bei den Krankenkassen gehen die im kassenärztlichen Rehabilitationsvertrag vorgeschriebenen Mitteilungen nur in verschwindend geringer Zahl ein. Ebensowenig wird die Regelung des § 125 BSHG befolgt.

Darauf nahm die Diskussion über die Einführung einer allgemeinen Meldepflicht einen breiten Raum ein. Unterschiedliche Meinungen, in sachlicher Form vorgetragen, prallten aufeinander. Die Spannweite reichte bis zur gesetzlichen Meldepflicht mit Strafandrohung für den Fall, daß sie nicht erfüllt wird, ein Vorschlag, der wenig Zustimmung fand. Einig waren sich die Teilnehmer darin, daß die Früherfassung von Behinderungen intensiviert werden muß, um zeit- und sachgerecht mit Rehabilitationsmaßnahmen zu beginnen. Wie mehrere Diskussionredner betonten, muß darauf geachtet werden, daß alle Verpflichteten, besonders die Ärzte, die derzeit bestehenden Mitteilungspflichten auch tatsächlich erfüllen. Nach eingehender Diskussion fand eine Abstimmung über das Problem der Meldepflicht statt. Die Mehrheit hielt die derzeitigen rechtlichen Regelungen für ausreichend; nach ihrer Meinung bedürfen sie vorerst keiner Ausweitung in eine allgemeine Meldepflicht. Der Minderheit genügten die bisherigen Modelle nicht. Sie forderte, daß eine allgemeine Meldepflicht über Behinderungen eingeführt werden müßte; dazu seien klare gesetzliche Regelungen notwendig.

Nach dieser ausführlicher Diskussion reichte leider die Zeit nicht mehr aus, das weitere Problem, ob das gegliederte System der Rehabilitation beibehalten werden sollte, eingehend genug zu erörtern. Es ging um die Frage, ob es sich empfiehlt, ein einheitliches Rehabilitationsgesetz zu schaffen und die Durchführung dieses Gesetzes einer nach den Grundsätzen der Selbstverwaltung aufgebauten Bundesanstalt für Rehabilitation zu übertragen. Die Befürworter einer solchen Empfehlung versprachen sich nur davon die notwendige Koordinierung aller Rehabilitationsmaßnahmen. Dagegen wurde vorgebracht, daß Kooperation und Koordination auch im gegliederten System erreichbar sei; Vertreter dieser Meinung vertrauten auf die verbindende Kraft der Bundesarbeitsgemeinschaft für Rehabilitation und vertraglicher Absprachen der Rehabilitationsträger untereinander. Die Diskussion konnte nicht mehr als ein Gedankenaustausch sein. Es blieb keine Zeit, sich ein einigermaßen klares Meinungsbild zu verschaffen. Die Teilnehmer an dem Symposium hielten das Problem für so vielschichtig, daß es in einer derart kurzen Diskussion nicht annähernd erschöpfend behandelt werden könnte. Daher faßten sie auch nur den sehr allgemein gehaltenen Beschluß, eine weitere Vereinheitlichung des Rehabilitationsrechts zu empfehlen. Sie beschlossen außerdem aber die wichtige Empfehlung, die Eingliederungshilfe nach dem Bundessozialhilfegesetz, die Hilfen nach dem Schwerbehindertengesetz sowie das Beihilfe- und Unfallrecht für den öffentlichen Dienst in das System des Rehabilitationsangleichungsgesetzes einzubeziehen.

Empfehlungen und Diskussionsergebnisse

G. Hennies, Berlin

1.1
Eine weitere Vereinheitlichung des Rehabilitationsrechts ist dringend notwendig. Es wird empfohlen, die Eingliederungshilfe für Behinderte und die Tuberkulosehilfe nach dem Bundessozialhilfegesetz, die nachgehende Hilfe und sonstige Hilfen nach dem Schwerbehindertengesetz sowie das Beihilfe- und Unfallrecht für den Öffentlichen Dienst einzubeziehen.

1.2
Zur Verbesserung und Erleichterung der Zusammenarbeit ist es notwendig, daß der Gesetzgeber die Spitzenverbände ermächtigt, die Rehabilitationsträger beim Abschluß von Gesamtvereinbarungen zu vertreten.

1.3
In allen Bereichen des gegliederten Systems muß der Zugang zu Rehabilitationsmaßnahmen zu gleichen Bedingungen offenstehen. Das Recht auf Leistungen zur Rehabilitation darf nicht dem Ermessen der Leistungsträger überlassen bleiben, sondern muß einheitlich zu einem Rechtsanpruch der Behinderten ausgebaut werden.

1.4
Zur weiteren Rechtsvereinheitlichung bietet es sich als optimale Lösung an, die gesetzlichen Vorschriften über Rehabilitation im Sozialgesetzbuch zu einem besonderen Buch „Rehabilitation" zusammenzusfassen.

1.5
Der Grundsatz „Rehabilitation vor Rente" bedeutet zugleich auch, daß „Vorbeugung" im Rehabilitationsrecht einen besonderen Stellenwert erhalten muß. Gesundheitserzieherische Maßnahmen sind daher in den Leistungskatalog einzubeziehen.

1.6
Im 20. Rentenanpassungsgesetz (RAG) ist der Begriff des „Versicherten" aufgespalten worden, je nachdem, ob medizinische oder berufsfördernde Maßnahmen gewährt werden. Der Gesetzgeber hat eine Regelung getroffen, die mit dem Grundsatz, daß Rehabilitation Vorrang vor Rente hat, nur schwer vereinbar ist. Es wird empfohlen, die Einheit von medizinischer und beruflicher Rehabilitation wieder herzustellen. Der Gesetzgeber sollte sich entschließen, die Zuständigkeit wieder an einen einheitlichen, nach einfachen Merkmalen zu bestimmenden Begriff des Versicherten zu knüpfen, also die unglückliche Begriffspaltung des 20. RAG zu beseitigen. Die versicherungsrechtlichen Voraussetzungen für Maßnahmen zur medizinischen und beruflichen Rehabilitation müssen für den Versicherten wie für den Versicherungsträger leicht überschaubar sein und unnötige Streitigkeiten ausschalten.

2.1
Der Früherfassung von Behinderungen jeglicher Art kommt entscheidende Bedeutung zu, weil es dadurch ermöglicht wird, Rehabilitationsmaßnahmen zeit- und sachgerecht einzuleiten mit

dem Ziel, drohende Behinderungen abzuwenden und die Auswirkungen bestehender Behinderungen möglichst gering zu halten.
Zum Problem der Meldepflicht vertrat die Mehrheit die Auffassung: Es ist vorerst nicht notwendig, die bestehenden rechtlichen Regelungen zu einer allgemeinen Meldepflicht von Behinderungen auszuweiten. Jedoch muß sichergestellt werden, daß diese Regelungen von allen Verpflichteten, insbesondere von den Ärzten, auch eingehalten werden.
Demgegenüber war eine Minderheit der Ansicht: Die bisherigen Modelle reichen nicht aus. Sie müssen im Sinne einer allgemeinen Meldepflicht von Behinderungen erweitert werden. Dazu bedarf es klarer gesetzlicher Regelungen.

2.2

Jeder Arzt – in Praxis, im Krankenhaus, als Betriebsarzt, Amtsarzt, bei Versicherungsträgern oder Arbeitsämtern – sowie jeder im sozialen Dienst Tätige nimmt eine Schlüsselstellung im Rehabilitationsgeschehen ein. Ganz besonders die Ärzte müssen die Initialzündung zur Rehabilitation geben.

2.3

Besondere Verantwortung trifft den behandelnden Arzt, der Wege zur Rehabilitation ebnen oder durch ungeschickte und gedankenlos verfaßte Atteste sehr erschweren kann. Die Rehabilitationsrichtlinien des Bundesausschusses der Ärzte und Krankenkassen vom 17. 12. 1975 und der Rehabilitationsvertrag zwischen den Bundesverbänden der Krankenkassen und der Kassenärztlichen Bundesvereinigung vom 29. 6. 1976 dürfen nicht nur auf dem Papier stehen, sondern müssen von den Ärzten in der Praxis auch wirklich angewendet werden.
Der behandelnde Arzt hat gegenüber seinem Patienten für den Bereich der gesamten Rehabilitation Beratungs- und Aufklärungspflichten, gegenüber den Krankenkassen und den Trägern der Sozialhilfe u. U. auch Mitteilungspflichten, beides mit dem Ziel, eine möglichst frühzeitige Einleitung der gebotenen Maßnahmen zur Rehabilitation sicherzustellen. Bislang kann nicht festgestellt werden, daß die Ärzteschaft diesen Pflichten nachkommt. Die Kassenärztlichen Vereinigungen sollten intensiver als bisher darauf hinwirken, daß die nach geltendem Recht bestehenden Beratungs- und Mitteilungspflichten auch eingehalten werden.
Die besonders wichtige Beratungspflicht gegenüber dem Patienten erstreckt sich darauf, welche Möglichkeiten zur medizinischen, beruflichen und sozialen Rehabilitation es gibt und wo nähere Beratung zu erhalten ist.

2.4

Ärzte und soziale Dienste müssen klare, leicht faßliche Informationshilfen über die vielfältigen Möglichkeiten zur Rehabilitation und über Zuständigkeiten erhalten, weil sie sonst ihre Aufgaben den Patienten gegenüber nicht hinreichend erfüllen können.

2.5

Die Ärzte sind verpflichtet und aufgerufen, ihre Patienten über alle individuell notwendigen und sinnvollen Maßnahmen der medizinischen Rehabilitation aufzuklären. Daneben sind sie anzuhalten, ihre Aufklärungspflichten unter zivil- und strafrechtlichen Aspekten mehr als bisher zu bedenken; das bedeutet:

- im Rahmen vertraglicher Fürsorge des Arztes Aufklärung des Patienten über Art, Umfang und Risiken geplanter Eingriffe in möglichst ausführlicher und sachlicher Weise,
- sorgfältiges Abwägen invasiver Methoden, nicht zwingender Operationen und aller Medikationen sowie sonstiger mit Begleiteffekten besetzter Therapien,
- Dokumentation der vorgenommenen Aufklärung.

3.1

Es wird empfohlen, die Qualitätsansprüche an Einrichtungen zur Behindertenausbildung eindeutig festzulegen.

3.2

Bewegungsbehindernde und zugangsversperrende Baubarrieren, die den Behinderten die Benutzung öffentlicher Einrichtungen erschweren oder unmöglich machen, sind zu beseitigen; der Gesetzgeber sollte dafür Sorge tragen, daß bei Neubauten künftig keine neuen Barrieren entstehen. Zum Schutz von Behinderten müssen die Bauordnungen des Bundes und der Länder gezieltere Regelungen enthalten. Die Einhaltung von Auflagen für behindertengerechtes Bauen ist verstärkt zu überwachen. Auch im Verkehrswesen müssen die besonderen Bedürfnisse Behinderter mehr als bisher berücksichtigt werden.

3.3
Auf Bundes- und auf Länderebene muß sichergestellt werden, daß die Behinderten ihre Anliegen an eine bestimmte, auch in Rehabilitationsfragen sachkundige Stelle, vorzugsweise an einen Beauftragten der Parlamente herantragen können.

4.1
Die Kluft zwischen Rehabilitationsrecht und Rehabilitationswirklichkeit muß in der Alltagspraxis der Verwaltung und der Gerichte noch mehr geschlossen werden.
Besonders die Zusammenarbeit der nach dem gegliederten System verschiedenen zuständigen Stellen ist in der Praxis zu verstärken, ausgerichtet auf das gemeinsame Ziel, die Rehabilitation des einzelnen Menschen zügig und zwischen den Einzelphasen lückenlos voranzutreiben. Ressortegoismus sollte es in der Rehabilitation nicht geben.

4.2
Solange eine Rehabilitation aussichtsreich erscheint, dürfen Sozialleistungsträger – wie Krankenkassen, Träger der Unfallversicherung, Arbeitsämter oder Sozialämter – Behinderte nicht drängen, Rentenanträge zu stellen, vornehmlich nicht mit dem Ziel, von eigenen Leistungspflichten freizukommen.

4.3
Eine der wichtigsten Grundregeln im Recht der sozialen Sicherung lautet: Rehabilitation hat Vorrang vor Rente! Dieser Appell des Gesetzgebers ist Richtschnur bei der Auslegung von Rechtsvorschriften und zugleich Wegweiser für die Alltagspraxis aller Sozialleistungsträger. Rente ist also in der Systematik des Leistungsrechts nachgeordnet; d. h. Möglichkeiten zur Rehabilitation müssen ausgeschöpft sein oder keine Aussicht auf Erfolg versprechen.

4.4
Rentenversicherungsträger müssen auch einen Rentenantrag zum Anlaß nehmen, sich über die Rehabilitation dieses Menschen Gedanken zu machen. In geeigneten Fällen sollte das durch den Rentenantrag eingeleitete Verfahren in ein Rehabilitationsverfahren übergehen. Gesetzlich bestehen keine Bedenken, vorerst von der Entscheidung über den Rentenantrag abzusehen und stattdessen bestimmte Maßnahmen zur Rehabilitation anzubieten.

4.5
Der Behinderte ist gesetzlich verpflichtet, an seiner Rehabilitation nach Kräften mitzuwirken (§ 4 Abs. 1 Rehabilitationsangleichungsgesetz). Verweigert er ohne Grund seine Zustimmung zu der geplanten Rehabilitation, so verletzt er diese Mitwirkungspflicht. Notfalls kann der Versicherungsträger innerhalb bestimmter gesetzlicher Grenzen als Sanktion im voraus Rente versagen, ohne daß er zu prüfen braucht, ob überhaupt ein Rentenanspruch besteht (§§ 63 – 66 Sozialgesetzbuch, Allgemeiner Teil).

4.6
Im Rechtsstreit wegen Rente sollten sich Richter und gerichtliche Sachverständige in einem möglichst frühen Stadium des Verfahrens, also besonders in erster Instanz, damit befassen, ob der Rentenkampf dadurch vermieden werden kann, daß Motivationen zur Rehabilitation geweckt und die gebotenen Maßnahmen vom Versicherungsträger möglichst rasch eingeleitet werden. Das gerichtliche Verfahrensrecht schafft keine sonderlichen Hindernisse, den Rentenstreit durch ein Rehabilitationsverfahren zu ersetzen.

5.1
Hindernisse auf dem Weg zur wirkungsvollen Rehabilitation sind hauptsächlich:
- mangelnde Kenntnis der Bürger von den vielfältigen Möglichkeiten, die es zur Rehabilitation gibt;
- der unzureichende Wissensstand von Ärzten in Praxis und Kliniken ebenso wie von Juristen, darunter Richtern und Rechtsanwälten;
- die Suche nach dem zuständigen Rehabilitationsträger und Kompetenzkonflikte mit

dem Behinderten ohne Rücksicht auf bestehende Vorleistungspflichten;
- mangelnde Zusammenarbeit verschiedener Stellen im Einzelfall;
- das „An"-Rehabilitieren mit unzureichenden Mitteln und unvollständigen Maßnahmen, vor allem die planlose Bewilligung von „Heilverfahren" ohne Überlegung, was danach geschehen soll;
- zu lange Wartezeiten zwischen den einzelnen Phasen der Rehabilitation.

Was hierzu im Gesetz, in Rechtsverordnungen und in Verwaltungsvereinbarungen geregelt ist, muß mehr als bisher in praktisches Verwaltungshandeln umgesetzt werden. Nur durch Umdenken, besonders auch von Ärzten und Juristen, läßt sich das folgende Hindernis überwinden:
- das zu stark auf den Rentenanspruch fixierte und zu wenig auf die vorrangige Rehabilitation gerichtete Denken.

5.2

Die Gedanken der Rehabilitation sind längst noch nicht hinreichend in das Bewußtsein der breiten Öffentlichkeit gerückt. Die Öffentlichkeitsarbeit zur Information über die Möglichkeiten, behinderten Menschen auf Wegen der Rehabilitation zu helfen, sollte daher verstärkt werden. Auch die Massenmedien sollten sich dieses wichtigen Themas mehr als bisher annehmen.

Anhang

Direktor Hubertus Stroebel, Geschäftsführer der Bundesarbeitsgemeinschaft für Rehabilitation, Frankfurt a. M.

Gesamtvereinbarungen – ein Instrument zur Harmonisierung der Rehabilitation

Mit dem Gesetz über die Angleichung der Leistungen zur Rehabilitation vom 7. August 1974 wurden den Trägern einheitliche Grundsätze für die Gewährung der Rehabilitationsleistungen und die Durchführung des Rehabilitationsverfahrens vorgegeben. Zugleich eröffnete das Gesetz den Trägern die Möglichkeit, die wegen der allseits begrüßten Beibehaltung des gegliederten Systems in Kauf genommenen Unterschiedlichkeiten durch den eigenverantwortlichen Abschluß von Gesamtvereinbarungen zu beseitigen.

Zur Erfüllung der den Trägern in § 5 Abs. 6 RehaAnglG auferlegten Verpflichtung, im Rahmen der durch Gesetz, Rechtsverordnung oder allgemeine Verwaltungsvorschrift getroffenen Regelungen darauf hinzuwirken, daß

1. das Rehabilitationsverfahren nahtlos und zügig verläuft und
2. die Leistungen zur Rehabilitation dem Umfang nach einheitlich erbracht werden,

können im Einvernehmen aller Träger und im Benehmen mit Bund und Ländern Gesamtvereinbarungen abgeschlossen werden.

Rehabilitationsträger sind hier diejenigen Körperschaften, Anstalten und Behörden der Sozialleistungsbereiche gesetzliche Krankenversicherung, gesetzliche Unfallversicherung, gesetzliche Rentenversicherung, Altershilfe für Landwirte, Kriegsopferversorgung/Kriegsopferfürsorge und Arbeitsförderung, die gesetzlich verpflichtet sind, Leistungen zur Rehabilitation zu erbringen. Gesamtvereinbarungen sind somit von den Rehabilitationsträgern abzuschließen, und eine Gesamtvereinbarung liegt nur vor, wenn alle Träger der Gesamtvereinbarung beigetreten sind. Alle Träger bedeutet alle Träger der an einer Gesamtvereinbarung zu beteiligenden

Sozialleistungsbereiche. Kommt einer Gesamtvereinbarung für einen Sozialleistungsbereich keine unmittelbare Bedeutung zu, erübrigt es sich, die Rehabilitationsträger dieses Sozialleistungsbereiches zu beteiligen.

Schließlich haben die Rehabilitationsträger im Benehmen mit Bund und Ländern zu handeln, d. h. z. B. für die Länder, sie sind einerseits Vertragspartner für den Bereich der Kriegsopferfürsorge – insoweit ist Einvernehmen erforderlich –, andererseits haben die Rehabilitationsträger das vorgenannte Benehmen herzustellen. Ausgehend von dieser gesetzlichen Grundlage beschloß der Vorstand der Bundesarbeitsgemeinschaft für Rehabilitation eine Verfahrensregelung für die Beratung und den Abschluß von Gesamtvereinbarungen. Ziel dieser Regelung ist es, allen zu beteiligenden Rehabilitationsträgern die Möglichkeit zu sichern, ihre Überlegungen in die Beratung einer Gesamtvereinbarung einfließen zu lassen. Auch die Behindertenverbände werden gehört. Bund und Länder sind von Beginn der Beratungen an zu unterrichten, damit ihre Vorstellungen von vornherein zum Tragen kommen können.

Haben die Rehabilitationsträger innerhalb eines Jahres, nach dem die Bundesregierung sie dazu aufgefordert hat, die erforderlichen Regelungen nicht getroffen oder unzureichend gewordene Regelungen nicht geändert, kann die Bundesregierung mit Zustimmung des Bundesrates gemäß § 8 RehaAnglG das Verfahren durch Erlaß einer Rechtsverordnung bestimmen. Es gilt also der Grundsatz, daß die Rehabilitationsträger selbst die erforderlichen Regelungen treffen sollen und die Bundesregierung nur einzugreifen hat, wenn die Rehabilitationsträger nicht die notwendigen einheitlichen Maßstäbe setzen.

Die Rehabilitationsträger haben von der ihnen vom Gesetzgeber eingeräumten Möglichkeit zu eigenverantwortlichem Handeln Gebrauch gemacht und auf der Ebene der BAR zwischenzeitlich vier Gesamtvereinbarungen abgeschlossen und zwar die Gesamtvereinbarung über Auskunft und Beratung nach dem RehaAnglG, über die Beteiligung der Bundesanstalt für Arbeit bei beruflicher Rehabilitation, über die Gewährung vorläufiger Leistungen und über den Gesamtplan.

Im einzelnen treffen diese Gesamtvereinbarungen folgende Regelungen:

Gesamtvereinbarung über Auskunft und Beratung nach dem Gesetz über die Angleichung der Leistungen zur Rehabilitation

Alle Rehabilitationsträger, für die das Rehabilitations-Angleichungsgesetz gilt, haben nach der Gesamtvereinbarung Auskunftsstellen zu unterhalten. Damit entsteht ein engmaschiges Netz von Auskunftsstellen in Behindertennähe. Die Auskunftspflicht erstreckt sich auf die Benennung der für die Sozialleistungen zuständigen Leistungsträger sowie auf alle Sach- und Rechtsfragen, die sich auf Art, Umfang und Durchführung der Rehabilitation beziehen, soweit dies ohne weitere Ermittlungen möglich ist. Die Auskunftsstellen haben darüber hinaus Anträge auf Rehabilitationsmaßnahmen entgegenzunehmen, sie an den zuständigen Rehabilitationsträger weiterzuleiten und bei der Antragstellung behilflich zu sein. Durch die Zuständigkeit jeder Auskunftsstelle für den Gesamtbereich der Rehabilitation werden den Behinderten unnötige Wege erspart.

Neben den Auskunftsstellen bestehen Beratungsstellen, die jeder Rehabilitationsträger zur Erfüllung seiner Aufgaben zu unterhalten hat. Die über die Auskunft hinausgehende individuelle und umfassende Beratung über die Notwendigkeit, Zweckmäßigkeit und Erfolgsaussichten der für den einzelnen in Frage kommenden Rehabilitationsmaßnahmen ist vom jeweils zuständigen Rehabilitationsträger vorzunehmen. Wenn erforderlich, sind zur Beratung Sachverständige, z. B. Ärzte, Sozialberater sowie Fachberater beteiligter anderer Rehabilitationsträger oder andere Institutionen, hinzuzuziehen. Abgesehen davon, verpflichten sich die Vertragspartner der Gesamtvereinbarung zu einer engen Kooperation mit anderen Stellen des öffentlichen und privaten Rechts, die sich ihrer Aufgabe nach mit der Rehabilitation befassen. Eine ausreichende, qualifizierte personelle Besetzung der Auskunfts- und Beratungsstellen ist von den Rehabilitationsträgern zu gewährleisten. Die Auskunfts- und Beratungsstellen sind mit dem Signum der Bundesarbeitsgemeinschaft für Rehabilitation zu kennzeichnen, damit sie für den einzelnen leichter auffindbar sind. Auf Zugänge für Rollstuhlfahrer ist mit dem Rollstuhlfahrersymbol von Rehabilitation International hinzuweisen.

Gesamtvereinbarung über die Beteiligung der Bundesanstalt für Arbeit bei beruflicher Rehabilitation

Diese Gesamtvereinbarung bildet eine Grundlage für die enge Zusammenarbeit zwischen der Bundesanstalt für Arbeit und den anderen Trägern der beruflichen Rehabilitation. Darin ist verankert, daß die Bundesanstalt für Arbeit von den Trägern der Unfallversicherung, der Rentenversicherung sowie der Kriegsopferfürsorge, entsprechend dem Auftrag des RehaAnglG, vor der Einleitung berufsfördernder Maßnahmen zur Rehabilitation beteiligt wird. Ziel dieser Beteiligung ist sicherzustellen, daß bei den Feststellungen über Notwendigkeit, Art und Umfang der berufsfördernden Maßnahmen die Arbeitsmarktlage, die Berufsaussichten sowie individuelle Fragen der Arbeits- und Berufsförderung berücksichtigt werden.

Die Gesamtvereinbarung konkretisiert das Verwaltungsverfahren von der Erstellung des Eingliederungsvorschlages bis hin zu dem Gesamtplan des zuständigen Rehabilitationsträgers, in den der Eingliederungsvorschlag einfließt.

Gesamtvereinbarung über die Gewährung vorläufiger Leistungen

Um zu vermeiden, daß es wegen ungeklärter Zuständigkeit oder aus anderen Gründen zu Versäumnissen in der Rehabilitation kommt, hat der Gesetzgeber im RehaAnglG für Eilfälle das Instrument der Vorleistungspflicht vorgesehen. Vorleistungspflichtig, d. h. vorläufig zuständig, ist für medizinische Maßnahmen zur Rehabilitation die gesetzliche Rentenversicherung und für berufsfördernde Maßnahmen zur Rehabilitation die Bundesanstalt für Arbeit.

Zur Sicherstellung dieses gesetzlichen Auftrages sieht das RehaAnglG gleichfalls den Abschluß einer Gesamtvereinbarung der Rehabilitationsträger vor. Die demgemäß erarbeitete Gesamtvereinbarung über die Gewährung vorläufiger Leistungen regelt die Voraussetzungen der Vorleistungspflicht und bestimmt im einzelnen die vorleistungspflichtige Stelle sowie Art und Umfang der Vorleistungen. Sie enthält eine Fristenregelung und konkretisiert das Verwaltungsverfahren von der Bearbeitung des Antrages bis hin zur Erstattung der Vorleistungen durch den endgültig leistungspflichtigen Träger.

Gesamtvereinbarung über den Gesamtplan

Mit dieser Gesamtvereinbarung soll sichergestellt werden, daß, dem Auftrag des RehaAnglG entsprechend, in allen geeigneten Fällen, insbesondere wenn das Rehabilitationsverfahren mehrere Maßnahmen umfaßt oder andere Träger und Stellen daran beteiligt sind, von dem zuständigen Träger ein Gesamtplan zur Rehabilitation aufgestellt wird.

Die Gesamtvereinbarung soll einerseits bewirken, daß durch die Aufstellung des Gesamtplanes der Weg der geplanten Rehabilitation im voraus im einzelnen überdacht, die Aufgaben der Beteiligten konkretisiert und ihre Verantwortung dargelegt wird. Zugleich soll damit gewährleistet werden, daß alle Träger und Stellen, die im Einzelfall zu beteiligen sind, partnerschaftlich zusammenarbeiten und ihre Mitwirkung koordinieren, daß evtl. nachfolgende Träger über das vorangegangene Verfahren informiert und daß aufgrund dessen alle in Betracht kommenden Maßnahmen und Leistungen aufeinander abgestimmt, ineinandergreifend, nahtlos und zügig geplant und durchgeführt werden.

Durch die Aufstellung des Gesamtplanes soll andererseits der Behinderte über seine Rehabilitation und deren Ablauf informiert, zur aktiven Mitarbeit motiviert und ihm damit Sicherheit gegeben werden. Weiter soll mit der Aufstellung des Gesamtplanes insbesondere das Wissen der Ärzte, die den Behinderten behandelt haben oder ihn noch behandeln, für die Rehabilitation gewonnen und ihnen die Möglichkeit eröffnet werden, das Rehabilitationsverfahren im Rahmen ihres Sachverstandes mitzugestalten und zu fördern.

Ein Formblatt, das der Gesamtvereinbarung als Anlage beigefügt ist, soll sicherstellen, daß alle Gesamtpläne nach einheitlichem Muster und unter Berücksichtigung der für die Rehabilitation wichtigsten Kriterien aufgestellt werden.

Die Bundesarbeitsgemeinschaft für Rehabilitation sieht ihre Verpflichtung jedoch nicht allein in der Förderung des Zustandekommens der Gesamtvereinbarungen, sondern mißt auch der Frage, ob die Gesamtvereinbarungen in der praktischen Anwendung den angestrebten Zweck erfüllen, besondere Bedeutung bei. Aus diesem Grunde werden die nach einer gewissen Laufzeit der Gesamtvereinbarung gewonnenen Erfahrungen ausgewertet und geprüft, ob Änderungen oder Ergänzungen erforderlich sind.

Für die am 1. April 1977 in Kraft getretene Gesamtvereinbarung über die Beteiligung der Bundesanstalt für Arbeit bei beruflicher Rehabilitation hat die diesbezügliche Befragung der Vertragspartner ergeben, daß bei der Anwendung der Vereinbarung in der Praxis keinerlei Schwierigkeiten aufgetreten sind.

Auch die übrigen Gesamtvereinbarungen werden zu gegebener Zeit auf ihre Bewährung in der Praxis hin überprüft werden.

23. Symposium Die Berufsfindung

Vorsitzender: Dr. med. W. Weber, Heidelberg

Als Mitwirkende in der Symposiumsleitung:
W. Kost, Nürnberg
Frau L. Mahrenholz, Dipl. Psych., Hannover
H. Menrad, Heidelberg
W.-D. Wenger, Dipl. Psych., Nürnberg

Einleitung

Dr. med. Wilhelm Weber, Vorsitzender des Fachbereichs Arbeitsmedizin, Berufsförderungswerk Heidelberg

Das Thema Berufsfindung wurde auf dem Kongreß 1968 in einem Hauptreferat (W. SÄNGER) abgehandelt, das sowohl im Grundsätzlichen seiner Darstellung als auch vom Methodischen her heute noch Gültigkeit beanspruchen kann. Die Ausführungen wurden durch einen Beitrag von P. HÜLSMANN ergänzt, der – von seinen Erfahrungen bei Jugendlichen ausgehend – den Begriff des „Prozeßgeschehens" für die Maßnahme der Berufsfindung in die Diskussion brachte.

Inzwischen wurden vielerorts zahlreiche stationäre Berufsfindungsmaßnahmen durchgeführt – allein die Stiftung Rehabilitation in Heidelberg überblickt seitdem über 15 000 Untersuchungen. Es erscheint nun an der Zeit, zu einer Standortbestimmung zu kommen. Dabei gilt es, die Frage aufzuwerfen, ob der bisherige Ansatz noch problemadäquat ist, d. h. ob das zur Verfügung stehende Instrumentarium ausreicht für die anstehenden, insbesondere aber auch für die sich abzeichnenden zukünftigen Probleme. Denn ohne Zweifel sind diese um einiges anders geworden, als sie es noch 1968 waren. Eine Akzentverschiebung ist unverkennbar.

So erweist sich beispielsweise das Kollektiv der Behinderten im ganzen jetzt offenbar problemträchtiger als damals – dies sowohl unter somatischem, als auch psychologisch/psychiatrischem Aspekt:

Der Behinderte neigt mehr dazu – so der allgemeine Eindruck –, sich kritisch mit seinen beruflichen Möglichkeiten, aber auch mit den ihn Beratenden auseinanderzusetzen. Er weiß, seine Forderungen zu stellen und sie zu vertreten.

Die Palette der angebotenen Berufe ist nachweisbar vielseitiger, differenzierter als 1968. Dies bedeutet, daß die Eignungsaussage oftmals schwieriger zu unterbauen ist. Weniger als früher ist sie allein durch Tests und praktische Aufgaben unmittelbar abzusichern.

Die Arbeitswelt stellt sich vielen anders dar – doch auch objektiv hat sich das berufliche Belastungsprofil an manchem Arbeitsplatz gewandelt.

Dies alles (und manches mehr) trug dazu bei, daß das Bewußtsein, die Berufsfindung prozeßhaft sehen und gestalten zu müssen – mit ihr eigener Dynamik unter voller Integration der verschiedenen beteiligten Fachbereiche (sie Katalysatoren gleichsam in das Geschehen involviert, um sich gegen Ende des Prozesses wie ein Katalysator wieder auszuwickeln) –, heute allgemeiner, selbstverständlicher ist als noch 1968.

Unter diesem Aspekt erscheint es reizvoll, die Berufsfindung noch einmal in einem Grundsatzreferat darzustellen, und vor allem sinnvoll – in Erweiterung der Darstellung von 1968 –, auch beteiligte Fachbereiche ausführlicher zu Wort kommen zu lassen.

Fragen der Berufsfindung (BF) und Arbeitserprobung (AP)

Heinz Menrad, Vorsitzender des Rehabilitationsinstituts für Berufsfindung, Stiftung Rehabilitation Heidelberg, Heidelberg

Zunächst soll versucht werden, einen Überblick über Fragen der Berufsfindung und Arbeitserprobung zu geben, soweit die zur Verfügung stehende Zeit dies zuläßt. Wesentliche Teilaspekte dieses Themas erfahren in den anschließenden Referaten Vertiefung und Erweiterung.

Bei aller bestehenden Übereinstimmung, daß heutige Rehabilitationsarbeit ohne Berufsfindung und Arbeitserprobung nicht denkbar ist, kann man jedoch in einigen grundsätzlichen Fragen verschiedener Auffassung sein. Einige dieser Fragen sollen angesprochen, einige Gesichtspunkte aufgezeigt werden.

Wer soll an einer Berufsfindung und Arbeitserprobung teilnehmen?

Behinderte Menschen, deren berufliche Situation unklar ist, die sich beruflich neu orientieren müssen oder die wegen ihrer Behinderung noch nicht berufstätig waren, können sich an den Rehabilitationsberater des Arbeitsamtes oder an die Beratungsdienste wenden, die bei anderen Rehabilitationsträgern bestehen. Dem Rehabilitationsberater des Arbeitsamtes ist es nach eingehenden Beratungsgesprächen, die sich auch auf Ergebnisse psychologischer und ärztlicher Untersuchungen stützen – gegebenenfalls nach Einschaltung des Reha-Teams –, oft möglich, Wege zur beruflichen Eingliederung oder Wiedereingliederung aufzuzeigen. Wenn sich aber wegen Art und Schwere der Behinderung oder aus anderen Gründen die Frage nach einer sinnvollen beruflichen Lösung nicht oder nur unzureichend beantworten läßt, empfiehlt sich die Teilnahme an einer Berufsfindung und Arbeitserprobung. Da im Rahmen einer Berufsfindung und Arbeitserprobung zusätzliche Untersuchungsverfahren und Möglichkeiten und auch ein längerer Zeitraum zur Verfügung stehen, ist es leichter, noch offene Fragen zu klären.

An welchen Zielvorstellungen und Gesichtspunkten kann sich die Berufsfindung und Arbeitserprobung orientieren?

Je nach Standpunkt und persönlicher Einstellung können unterschiedliche Erwartungen und Vorstellungen mit einer Berufsfindung und Arbeitserprobung verbunden werden, können die einzelnen Aspekte als Schwerpunkt oder als weniger gewichtig angesehen werden. Es sei der Versuch unternommen, einige Zielvorstellungen und Gesichtspunkte zu formulieren.

Bei den Behinderten, die zu einer Berufsfindung und Arbeitserprobung kommen, stellt sich die Frage nach einer beruflich-sozialen Habilitation oder Rehabilitation. Wesentliches Anliegen ist daher, eine sinnvolle berufliche Lösung zu finden und Wege aufzuzeigen, die zu einer dauerhaften beruflichen Eingliederung oder Wiedereingliederung führen. Auf einige Kriterien, die Maßstab für eine sinnvolle berufliche Lösung sein können, sei hingewiesen:

1. Berufliche Überlegungen und Vorschläge müssen insbesondere dem Leistungsvermögen des Behinderten Rechnung tragen. Es bedarf keiner näheren Begründung, daß der Erfolg eines neuen Berufsstarts und einer Berufsförderungsmaßnahme weitgehend davon abhängt, ob es gelingt, das körperliche und geistige Leistungsvermögen sicher abzuschätzen. Es muß vermieden werden, den Behinderten zu unter- oder überfordern. Eine Überforderung würde zu Versagenssituationen führen mit allen sich daraus ergebenden nachteiligen Folgen.

2. Aussicht auf Erfolg verspricht nur eine Lösung, die der Behinderte bejahen kann. Realisieren läßt sich aber ein Vorschlag erst dann, wenn die an der Rehabilitation beteiligten Stellen (z. B. der Rehabilitationsträger) dazu ihre Zustimmung geben können. Es müssen daher Vorschläge erarbeitet werden, die für alle Beteiligten akzeptabel sind.
3. Es ist notwendig, im Rahmen der Berufsfindung die Frage nach den beruflichen Möglichkeiten umfassend zu klären. Die Skala der Alternativen sollte von Tätigkeiten in einer Werkstätte für Behinderte über Arbeiten im Rahmen einer innerbetrieblichen Anlernung oder Einarbeitung bis hin zu Ausbildungen auf den verschiedenen Ausbildungsebenen reichen. Wird eine Ausbildung erwogen, muß insbesondere unter Berücksichtigung der Behinderung und des Alters geprüft werden, ob geeignete Ausbildungseinrichtungen und Ausbildungsformen zur Verfügung stehen. Zu erörtern ist, ob ein Verbleib im Vorberuf oder im vorberufsnahen Bereich möglich ist oder ob sich eine berufliche Anpassungsmaßnahme empfiehlt, die auf vorberuflichen Kenntnissen und Erfahrungen aufbaut. Weiter ist zu überlegen, ob zunächst medizinische Maßnahmen, die Auffrischung schulischer Kenntnisse oder ein Arbeitstraining notwendig sind.
4. Der Behinderte sollte so umfassend wie möglich beruflich informiert werden, um ihn in die Lage zu versetzen, aufgrund eigener Anschauung zu einer Entscheidung zu kommen. Mittel der beruflichen Information können sein: Gespräche mit Berufsvertretern, Berufspädagogen und Ausbildungsteilnehmern; Teilnahme als Gasthörer in verschiedenen Ausbildungsgruppen; Besichtigung von Werkstätten und Labors; berufskundliche Schriften, Filme und Dia-Reihen. Auch die Arbeiten, die im Rahmen der Arbeitserprobung durchgeführt werden, sollten unter dem Gesichtspunkt entwickelt werden, daß sie einen Eindruck von der jeweiligen Berufssituation und den beruflichen Anforderungen vermitteln.
5. Berufliche Lösungen können nur im Team und nur zusammen mit dem Behinderten erarbeitet werden. Auch ist es notwendig, daß das in der Berufsfindung und Arbeitserprobung tätige Team engen Kontakt zu Stellen außerhalb des Hauses hält, um in grundsätzlichen Fragen oder auch in Einzelfragen zu übereinstimmenden Auffassungen zu kommen. So kann z. B. die Frage der Beschäftigungsaussichten oder die Frage, welche berufsfördernde Maßnahme finanziell gefördert werden kann, kompetenterweise letztlich nur durch das Arbeitsamt oder durch den Rehabilitationsträger beantwortet werden.
6. Bei der Beurteilung der Beschäftigungsaussichten sollten nicht nur die Eingliederungsmöglichkeiten des allgemeinen Arbeitsmarktes eine Rolle spielen, vor allem bei Schwerbehinderten sind auch Tätigkeiten in Werkstätten für Behinderte oder behinderungsorientierte Arbeitsplätze in Betrieben oder Spezialeinrichtungen in die Überlegungen mit einzubeziehen. Auch ist davon auszugehen, daß für Behinderte vorgesehene finanzielle und andere Hilfen genutzt werden, um eine Eingliederung zu erreichen.

Wie wird die Berufsfindung und Arbeitserprobung durchgeführt?

Auch hier sind unterschiedliche Auffassungen und Wege denkbar. Ob der einen oder anderen Variante der Vorzug gegeben wird, hängt sicherlich von mehreren Fakten ab. Neben spezifischen Gegebenheiten der jeweiligen Einrichtung, die die Berufsfindung und Arbeitserprobung durchführt, kann z. B. von Bedeutung sein, ob es sich um jugendliche oder erwachsene Behinderte handelt. Generell mag gelten, daß die individuelle Situation des Behinderten Vorrang haben muß vor einem allgemeinen Programm. Die folgende Darstellung weist auf einige wichtige Stationen im Ablauf der Berufsfindung und Arbeitserprobung hin:

Die Anmeldeunterlagen geben erste, wertvolle Anhaltspunkte. Wesentlich sind dabei auch die bei Voruntersuchungen erstellten ärztlichen und psychologischen Befunde.

Ist der Behinderte angereist, besteht die Möglichkeit zu einem ersten persönlichen Gespräch.

Um einen persönlichen Kontakt zu erleichtern, sollten kleinere Gruppen gebildet werden. Ein Mitarbeiter sollte die Funktion des Kontaktmannes übernehmen und die Gruppe und den einzelnen Behinderten während des Verlaufs der Berufsfindung und Arbeitserprobung betreuen, d. h. von der Begrüßung bis zum Schlußgespräch. Dieses erste Gespräch dient u. a. dazu, den Behinderten über Ziel und Ablauf der Berufsfindung und Arbeitserprobung zu informieren und Fragen – soweit dies jetzt schon möglich ist – zu klären.

Wesentliche weitere Stationen sind: Psychologische Eignungsuntersuchung und Exploration; Kenntnisprüfung, die Aufschluß geben soll, ob schulische Grundkenntnisse vorhanden oder „versandet“ sind; arbeitsmedizinische Untersuchung; Arbeitserprobung und Schlußbegutachtung in enger Kooperation der verschiedenen Fachdienste.

Die psychologische Eignungsuntersuchung wird in der Regel als Gruppenuntersuchung durchgeführt. Ist wegen der Behinderung (z. B. bei Spastikern, Blinden, Gehörlosen) oder aus anderen Gründen die Teilnahme an einer Gruppenuntersuchung nicht möglich, nimmt der Behinderte an einer Einzeluntersuchung teil.

Für die Beurteilung aus ärztlicher Sicht ist das Ergebnis einer eingehenden arbeitsmedizinischen, ggf. auch fachärztlichen Untersuchung maßgebend. Auch werden bereits vorhandene Arztgutachten berücksichtigt.

Im Rahmen der Arbeitserprobung kann der Behinderte „selbst Hand anlegen“, denn er hat sowohl durch praktisch-manuelle als auch durch schriftlich-zeichnerische Arbeiten Gelegenheit, seinen in Aussicht genommenen Beruf kennenzulernen. Er kommt anhand von Arbeiten, die sich an der Arbeits- und Ausbildungssituation orientieren, zu einer realistischeren Einschätzung seiner Möglichkeiten. Obwohl die Arbeiten keine Berufskenntnisse voraussetzen, zeigen sie, ob der Behinderte über tragfähige berufsspezifische Grundfertigkeiten verfügt oder sich diese aneignen kann. Wesentlich ist auch, daß sich im Zusammenwirken mit Arzt und Psychologen die Belastbarkeit für bestimmte berufliche Anforderungen überprüfen läßt; auch können durch die Arbeitserprobung die Ergebnisse der ärztlichen Untersuchung und der Eignungsuntersuchung abgesichert werden.

Die in den verschiedenen Untersuchungsverfahren gewonnenen Ergebnisse sind Grundlage für eingehende Gespräche, die die verschiedenen Fachkräfte des Teams mit dem Behinderten führen. Bei diesen Gesprächen wird auf die beruflichen Vorstellungen des Behinderten eingegangen, es werden dem Behinderten aber auch, unabhängig von seinen eigenen Überlegungen, Berufsvorschläge unterbreitet. Die Fachkräfte bemühen sich, den Behinderten für verschiedene Lösungen offenzuhalten und ihm alle Möglichkeiten aufzuzeigen, die diskutabel und realisierbar erscheinen.

Auf diese Weise werden Mosaiksteinchen zusammengetragen, die dann ein mehr oder weniger klares Bild ergeben. Dieses Bild zeichnet sich spätestens im Schlußgespräch ab. Das Schlußgespräch dient der Zusammenfassung der Ergebnisse, die dann noch einmal mit dem Behinderten besprochen werden. Er bekommt Hinweise und Hilfen, die ihm seine Entscheidung erleichtern sollen. Das Ergebnis der Berufsfindung wird in einem abschließenden Bericht festgehalten, der den beteiligten Stellen zugeht.

Zusammenfassung

Eine Berufsfindung und Arbeitserprobung sollte erwogen werden, wenn die beruflichen Möglichkeiten eines Behinderten auf andere Weise nicht geklärt werden können. Im Rahmen der Berufsfindung und Arbeitserprobung werden insbesondere durch psychologische und ärztliche Untersuchungen und durch berufsbezogene Arbeiten Anhaltspunkte für Berufsvorschläge gewonnen, die dem Behinderten und dem Rehabilitationsträger unterbreitet werden. Der Behinderte soll durch Information, eigene Erfahrungen und eingehende Gespräche in die Lage versetzt werden, zu einer Entscheidung und einer realistischen Einschätzung seiner Möglichkeiten zu kommen. Dabei wird versucht, das Wagnis und Risiko einer Berufsentscheidung so klein wie möglich zu halten. Die Berufsvorschläge und Empfehlungen sollen dem Behinderten und dem

Rehabilitationsträger Entscheidungshilfen bieten.
Um den zeitlichen Rahmen nicht zu sprengen, beschränkt sich dieser Beitrag im wesentlichen auf eine Bestandsaufnahme. Entscheidendes Anliegen des Rehabilitations-Kongresses 1978 ist es aber, in gemeinsamen Überlegungen zu Empfehlungen zu kommen, die richtungweisend für unsere künftige Arbeit sein können. In der späteren Diskussion soll daher ein breiter Raum der Frage eingeräumt werden: „Was brauchen wir in der Berufsfindung und Arbeitserprobung, um das Erreichte zu verbessern und weiterzuentwickeln?“

Aus der Sicht der öffentlichen Berufsberatung

Wilhelm Kost, Verwaltungsdirektor, Bundesanstalt für Arbeit, Nürnberg

Wenn wir uns in diesem Symposium mit der Berufsfindung Behinderter befassen, dann ist zunächst festzustellen, daß Berufswahl und Berufsfindung Prozeßcharakter haben und nicht ohne weiteres als eine in sich geschlossene Maßnahme angesehen werden können. Das trifft vor allem auf die Berufsfindung Jugendlicher/Erstauszubildender zu, mit der ich mich vornehmlich befassen werde, weniger auf die Berufsfindung Erwachsener, bei denen wegen einer später eingetretenen Behinderung eine berufliche Neuorientierung erforderlich wird.
Am Berufwahlprozeß, der Hinführung zu Arbeit und Beruf, Berufsorientierung, Berufswahlvorbereitung und schließlich die Berufsfindung umfaßt, sind bei Jugendlichen neben den Eltern die Schule, die Berufsberatung und – soweit im Einzelfall bei Behinderten notwendig – ergänzend die institutionalisierte Berufsfindung in Einrichtungen zur beruflichen Rehabilitation mit ihren jeweils spezifischen Hilfen beteiligt. Dabei kommt es darauf an, den Behinderten zu befähigen, eine tragfähige, dauerhafte Berufsmotivation aufzubauen und eine Berufsentscheidung aus eigener Einsicht und Verantwortung erst dann zu treffen, wenn die berufliche Eignung – die Fähigkeiten und Neigungen – realistisch eingeschätzt werden können, und wenn die Anforderungen, Bedingungen und Entwicklungsmöglichkeiten der in Betracht kommenden Ausbildungswege überschaubar geworden und erkannt sind. Eine eigenständige Berufsentscheidung ist eine wesentliche Voraussetzung für den Erfolg der gesamten beruflichen Rehabilitation.
Zunächst ist es Aufgabe der *Schule* – auch der Sonderschule –, auf die Anforderungen der Wirtschafts- und Arbeitswelt und auf die Berufswahl vorzubereiten, d. h. grundlegende Kenntnisse über die Wirtschafts- und Arbeitswelt zu vermitteln. Dem dienen insbesondere die Fächer Arbeits- und Wirtschaftslehre sowie technische Fächer. Durch Betriebserkundungen und -praktika, die in den meisten Bundesländern im zunehmenden Umfange vorgesehen sind, gewinnen die Schüler ergänzend zum Unterricht realistische Einblicke in die Wirklichkeit des Arbeitslebens. Bei der Erfüllung dieser Aufgaben arbeiten Schule und Berufsberatung zusammen. Dafür gibt es Rechtsgrundlagen auf Bundesebene sowie Regelungen in allen Bundesländern. In der Praxis wird allerdings beklagt, daß die Schule, die durch Allgemeinbildung und kulturtechnische Priorität geprägt ist, zu wenig behindertengemäße Berufsfindung leistet und eine auch nur annähernd ausreichende Hilfestellung für diese lebensbeeinflussende Entscheidung (noch) nicht gewährt.
Im Prozeß der Berufsfindung behinderter Jugendlicher hat die *Berufsberatung* der Arbeits-

ämter wesentliche Bedeutung. Sie sieht ihre Hauptaufgabe in der

- Berufsorientierung – der Vorbereitung der Schüler und ihrer Eltern auf die individuellen Erwägungen zur Berufswahl und auf die Berufsentscheidung –;
- beruflichen Einzelberatung – des Angebots gezielter individueller und zugleich alternativer Hilfen bei der persönlichen Ausbildungs- und Berufswahlentscheidung –;
- Erschließung von Wegen der beruflichen Ausbildung als erstem Schritt der beruflichen Eingliederung – die Vermittlung von betrieblichen Ausbildungsmöglichkeiten, die Anbahnung schulischer Ausbildungsgänge z. B. in Berufsfachschulen, die Vermittlung der Ausbildung in Rehabilitationseinrichtungen für Behinderte (Berufsbildungswerk).

Auf Organisation, Durchführung und Verfahren der Berufsberatung Behinderter, so z. B. auch auf das vielfältige Angebot von Maßnahmen und Mitteln zur Berufsorientierung behinderter Schulabgänger und ihrer Eltern, auf die Beteiligung des Ärztlichen Dienstes und des Psychologischen Dienstes kann ich hier in Anbetracht der kurzen zur Verfügung stehenden Zeit nicht eingehen.

Zur Berufsvorbereitung und damit letztlich auch zur Berufsfindung sind seitens der Bundesanstalt für Arbeit im Laufe der letzten Jahre – gemeinsam mit den Trägern – *berufsvorbereitende Maßnahmen* entwickelt und initiiert worden. Für den Personenkreis der Behinderten handelt es sich dabei vor allem um

- Förderungslehrgänge zur Vorbereitung auf die Ausbildung in einem anerkannten Ausbildungsberuf, einschl. besonders geregelter Ausbildungsgänge für Behinderte. Solche Lehrgänge werden eingerichtet für schulentlassene Jugendliche, die für eine Berufsausbildung körperlich und/oder geistig noch nicht befähigt sind, diese Befähigung aber durch die Teilnahme an einem solchen Lehrgang voraussichtlich erreichen werden;
- Lehrgänge zur Verbesserung der Eingliederungsmöglichkeiten zur Vorbereitung auf eine Arbeitnehmertätigkeit auf dem freien Arbeitsmarkt oder auf dem besonderen Arbeitsmarkt „Werkstatt für Behinderte". Sie stehen für Behinderte zur Verfügung, die für die Ausbildung in einem Ausbildungsberuf nicht in Betracht kommen, die aber wegen ihrer Behinderung der besonderen Hilfe eines solchen Lehrganges bedürfen.

1977/78 befanden sich rd. 20000 Jugendliche in diesen beiden Formen berufsvorbereitender Maßnahmen. Mit diesen Angeboten, die zunehmend stärker durch solche des allgemeinbildenden und des berufsbildenden Schulwesens wie z. B. Berufsvorbereitungsjahr, Berufsgrundbildungsjahr in den verschiedenen Sonderformen ergänzt werden, soll Jugendlichen vor der Berufsentscheidung und vor dem Eintritt in das Berufs- und Arbeitsleben geholfen werden, sich körperlich und geistig zu entwickeln, sich seelisch zu festigen und Stabilität in der Leistung zu gewinnen; sie sollen die Aussichten verbessern, eine geeignete Ausbildung oder einen möglichst sicheren Arbeitsplatz zu erhalten.

Als eine neuere und den Berufswahlprozeß durch praktische Erprobung und Selbsterfahrung weiterführende und ergänzende Form der Berufsfindung für Behinderte sind in diesem Jahrzehnt *in Berufsbildungseinrichtungen für Behinderte* Maßnahmen mit verschiedenen Inhalten und Methoden und bis vor kurzem auch unterschiedlichen Bezeichnungen wie *Berufsfindung,* Berufserprobung, Bildungserprobung, Berufsbefähigung, *Arbeitserprobung* u. ä. entwickelt worden.

Spätestens seit dem Inkrafttreten des Gesetzes über die Angleichung der Leistungen zur Rehabilitation vom 7. 8. 1974 (§ 11) sowie nach dem Allgemeinen Teil des Sozialgesetzbuches vom 11. 12. 1975 (§ 29) zählen Berufsfindung (BF) und Arbeitserprobung (AP) zu den berufsfördernden Maßnahmen zur Rehabilitation, deren Finanzierung den Reha-Trägern obliegt. Aber auch schon vorher gehörte z. B. aufgrund der Anordnung des Verwaltungsrates der Bundesanstalt für Arbeit über die Arbeits- und Berufsförderung Behinderter vom 2. 7. 1970 die Arbeitserprobung Leistungsgeminderter, für die auch unter Mitwirkung des Psychologischen und des Ärztlichen Dienstes des Arbeitsamtes eine bestimmte Ausbildung oder Tätigkeit nicht vorgeschlagen werden kann, zu den Leistungen der Bundesanstalt zur individuellen Förderung des

Behinderten. Darunter verstand man seinerzeit schon Maßnahmen, die erforderlich sind, um unter ausbildungs- oder arbeitsplatzähnlichen Bedingungen festzustellen, welche Ausbildungen oder Tätigkeiten eine optimale Eingliederung des Behinderten – nach seiner Eignung – erwarten lassen.

Heute dienen diese Maßnahmen der Erkennung und Selbsterfahrung von beruflicher Eignung und Neigung des Behinderten, der Beurteilung und Klärung des Leistungsvermögens und behinderungsbedingter Auswirkungen auf die Ausbildung und die spätere berufliche Tätigkeit. Sie werden seitens der Dienststellen der Bundesanstalt für Arbeit grundsätzlich dann vorgesehen – und die Kosten als berufsfördernde Leistung übernommen –, wenn auch die Fachdienste des Arbeitsamtes mit ihren Untersuchungsmethoden und Erkenntnismöglichkeiten die vorher genannten Faktoren nicht zweifelsfrei beurteilen können und man deshalb noch zu keinem abschließenden Eingliederungsvorschlag kommen kann. Das kann z. B. in Grenz- und Problemfällen, vor allem bei Körperbehinderten mit besonders schweren Behinderungsauswirkungen, bei Blinden, bei Gehörlosen der Fall sein.

Nachdem heute fast alle Einrichtungen für die berufliche Rehabilitation Behinderter Maßnahmen der BF und der AP anbieten, ist es dringend notwendig, zu einer möglichst einheitlichen gemeinsamen Auffassung von Zielen, Abläufen und Inhalten und damit zu einer Vergleichbarkeit der Ergebnisse und zu einheitlichen Beurteilungsmaßstäben zu kommen. Deshalb müssen die bisherigen, z. T. unterschiedlichen Erfahrungen bei der BF und der AP zusammengeführt werden, ohne Weiterentwicklungen abzuschneiden oder einzuengen. Dabei sollte man sich auch auf dankenswerte Arbeiten wie z. B. die von Artmann, Waidner, Sänger stützen.

Bei der Organisation und Durchführung der BF und AP sowie für deren Weiterentwicklung sollten u. a. folgende Gesichtspunkte zugrunde gelegt werden:

1. BF und AP sind spezifische Aufgaben der Berufsbildungswerke und der Berufsförderungswerke, die dafür ihre langjährigen Erfahrungen mit der beruflichen Bildung Behinderter nützen können. Das setzt allerdings auch voraus, daß BF und AP in diese Einrichtungen integriert sind und Werkstätten und begleitende Dienste dafür genutzt werden.
2. BF und AP haben unterschiedliche Zielrichtung. Während es bei der BF darauf ankommt, gemeinsam mit dem Behinderten mit umfassenden Mitteln in einem zeitlich begrenzten Rahmen zu realistischen, auch vom Behinderten getragenen Berufsvorschlägen zu kommen, ist es Ziel der AP, gemeinsam mit dem Behinderten nach erarbeitetem Berufsvorschlag noch offenstehende Fragen in bezug auf die konkreten Ausbildungs- bzw. Arbeitsplatzanforderungen zu klären. Vom Ziel der BF her, zu einem abschließenden, realisierbaren Berufsvorschlag zu kommen, dürften in der Regel keine Fragen offenbleiben, die etwa noch einer zusätzlichen AP bedürfen.
3. BF und AP setzen eine aktive Mitwirkung des Behinderten voraus. Der Behinderte muß zur Auseinandersetzung mit den Anforderungen der Berufswelt und zur realistischen Einschätzung seiner individuellen Möglichkeiten angeregt werden, um eine eigenbestimmte, tragfähige Berufsmotivation aufzubauen bzw. zu festigen. Dazu gehört auch, daß Plan und Verlauf der Maßnahme, die Zwischenergebnisse und die Schlußbeurteilung mit dem Behinderten erörtert werden.
4. Die verschiedenen Bereiche der Einrichtungen, wie praktische Berufsfindung/Arbeitserprobung, medizinischer, psychologischer und Sozial-Dienst, müssen an der Maßnahme gleichgewichtig und partnerschaftlich beteiligt sein, wobei sich die Schwerpunkte jeweils nach den Gegebenheiten des Einzelfalls richten können.
5. Bei der BF sollte das Kennenlernen und konkrete Erproben praktischer Berufsanforderungen in mindestens vier bis fünf Berufsfeldern angeboten werden können. Dabei darf sich die BF nicht auf die Ausbildungs-/Umschulungsmöglichkeiten beschränken, die in der jeweiligen Einrichtung angeboten werden. Das schließt nicht aus, daß bestimmte Einrichtungen von ihrem Bildungsangebot und ihren Erfahrungen her BF für bestimmte

Behindertengruppenarten anbieten (z. B. für Blinde, Gehörlose, Schwerstkörperbehinderte).

Vom Ziel der AP her kommt es darauf an, praktische Erprobungsmöglichkeiten in dem Beruf/Berufsbereich anzubieten, der vorher mit dem Behinderten als Berufsvorschlag erarbeitet wurde, um noch offene Fragen über Leistungsanforderungen zu klären.

6. Sowohl die Berufsbildungswerke als auch die Berufsförderungswerke müssen möglichst einheitliche einrichtungsübergreifende Methoden, Aufgaben-, Beobachtungs- und Beurteilungssysteme einsetzen, damit die Ergebnisse der BF und der AP in den verschiedenen Einrichtungen vergleichbar werden. Auf die damit zusammenhängenden Fragen und Probleme werden Frau MAHRENHOLZ, Herr Dr. WEBER und Herr WENGER noch eingehen.
7. Die zusammenfassende Schlußbeurteilung als Ergebnis der Maßnahmen ist für den Behinderten und für die Rehabilitationsträger von weitreichender Bedeutung. Sie sollten u. a. auf Beobachtungen aus dem Heim- und Freizeitbereich, dem werkpraktischen und dem theoretischen Bereich eingehen und Angaben über den Ablauf der Maßnahme, die relevanten Ergebnisse mit speziellen Hinweisen zur Ausbildung und späteren Berufstätigkeit, Vorschläge zur weiteren Rehabilitation, insbesondere konkrete Berufsvorschläge und Alternativen enthalten.

Auf die Probleme der Beurteilung der späteren Beschäftigungsaussichten in der als Ergebnis der Berufsfindung herauskristallisierten Ausbildung bzw. späteren beruflichen Tätigkeit kann in diesem Zusammenhang nur aufmerksam gemacht werden. Bei dem Ziel der möglichst dauerhaften beruflichen Eingliederung des Behinderten müssen bei der Wahl zwischen alternativen Ausbildungs- bzw. Umschulungsmöglichkeiten die im Vordergrund stehen, bei denen das Risiko der Arbeitslosigkeit oder unterwertigen Beschäftigung möglichst gering ist. Bei diesen Fragen ist eine enge Zusammenarbeit mit dem örtlichen Arbeitsamt notwendig.

Die Arbeitsgemeinschaft der Berufsbildungswerke hat auf Anregung der Bundesanstalt für Arbeit einen Arbeitskreis aus erfahrenen Praktikern der Berufsfindung, aus Psychologen, Ärzten, Sozialpädagogen unter Beteiligung von Fachkräften der Bundesanstalt gebildet, der z. Z. damit befaßt ist, „Rahmenvorstellungen zur Durchführung von Maßnahmen der Berufsfindung und der Arbeitserprobung in Berufsbildungswerken" zu erarbeiten, bei denen auch die von mir nur kurz skizzierten Gesichtspunkte zum Tragen kommen werden.

Die größten Probleme auf dem Gebiet der BF und der AP liegen heute zweifellos in der Anwendung möglichst einheitlicher, einrichtungsübergreifender Methoden sowie Beobachtungs- und Beurteilungssysteme.

Aus der Sicht des Psychologischen Dienstes der Bundesanstalt für Arbeit

Wolf-Dieter Wenger, Dipl.-Psych., Bundesanstalt für Arbeit, Nürnberg

Für den Psychologischen Dienst der Bundesanstalt stellen die Maßnahmen der Berufsfindung und Arbeitserprobung ein ganz wesentliches ergänzendes Element im Rahmen seiner diagnostischen Aktivitäten hinsichtlich von Eignungsbeurteilung und Beurteilung von Voraussetzungen für geplante Reha-Maßnahmen dar. Ziel dieses Kurzbeitrages ist es darzulegen, in welchem Rahmen und unter welchen fachlichen Aspekten Berufsfindungs- und Arbeitserprobungsmaßnahmen durch den Psychologischen Dienst der Bundesanstalt gesehen werden, und in welchem Verhältnis die jeweiligen Fachdienste in diesem Aspekt zu sehen sind.

Ausgangspunkt für derartige Überlegungen ist die Frage, welche konzeptionelle Auffassung der Psychologische Dienst der Bundesanstalt für Arbeit mit den Begriffen Berufsfindung und Arbeitserprobung verbindet. Dabei ist zunächst hervorzuheben, daß es sich hierbei um *zwei völlig unterschiedliche Maßnahmen* mit unterschiedlicher Funktion, unterschiedlicher Zielsetzung und unterschiedlicher Verweildauer handeln muß. Im Gegensatz dazu steht die derzeitige, weit verbreitete Praxis, diese beiden Begriffe als synonym zu sehen und unabhängig davon, ob eine Arbeitserprobung *oder* eine Berufsfindungsmaßnahme für notwendig gehalten wird, in jedem Fall dieselbe Art von Maßnahme anzubieten.

Unter Berufsfindung versteht der Psychologische Dienst der Bundesanstalt für Arbeit eine Maßnahme, in der – wie Herr Kost bereits ausführte – mit umfassenden Mitteln und Möglichkeiten in einem begrenzten Zeitraum verschiedenste Berufsbereiche erprobt und kennengelernt werden, um sowohl für die Einrichtung als auch für den Behinderten selbst einen Eindruck zu gewinnen, in welchem Bereich seine Möglichkeiten, Grenzen, Stärken und Schwächen liegen. Berufsfindung charakterisiert sich also durch folgende Gesichtspunkte:

1. Im Vordergrund steht der Behinderte, der nicht weiß und keine bzw. nur vage Vorstellungen davon hat, in welchen Berufsbereichen er tätig werden kann und soll. Insoweit spielen neben der Beurteilung von Fähigkeiten und Leistungsreserven insbesondere die Interessen, Wünsche, Abneigungen, Werthaltungen, kurz die Motivation eine entscheidende Rolle.
2. Entscheidend für die Berufsfindung ist weiterhin das Angebot *umfassender* beruflicher Information durch eine *breite Streuung von unterschiedlichen Berufsfeldern.* Hierbei wird vorausgesetzt, daß das Angebot deutlich über die eigentlichen Ausbildungsmöglichkeiten der betreffenden Einrichtung, in der eine Berufsfindungsmaßnahme durchgeführt wird, hinausgeht.
3. Neben dem häufig dominierenden Aspekt der Leistungsbeurteilung (*kann* der Behinderte dies, *wie gut* kann der Behinderte dies, wie gut kann der Behinderte jenes . . . ?) steht aus unserer Sicht bei Maßnahmen der Berufsfindung deutlich der Gesichtspunkt der *subjektiven Orientierung,* des eigentlichen „Suchens und Findens", im engeren Sinne „Selbsterfahrung" im Vordergrund. Erst in zweiter Linie, und natürlich gehört auch dieser Aspekt zu Maßnahmen der Berufsfindung, steht der mehr institutionell orientierte Aspekt der objektiven Leistungsbeurteilung bzw. der *Fremdbeurteilung durch entsprechende Experten.* Aufgrund der uns vorliegenden Erfahrungen scheint übrigens dieser Punkt noch durchaus entwicklungs- bzw. verbesserungsfähig zu sein. Bei uns besteht z. Zt. der Eindruck, daß der Aspekt der *objek-*

tiven Leistungsbeurteilung bei Maßnahmen der Berufsfindung zu stark dominiert.

Demgegenüber hat die *Arbeitserprobung* aus unserer Sicht eine ganz andere Funktion: Wie der Begriff bereits beinhaltet, steht in diesem Fall im Vordergrund, einzelne Teilmerkmale der Berufseignung (dies können sowohl einzelne Fähigkeiten sein als auch bestimmte Aspekte der Motivation, z. B. Leistungsmotivation, oder auch des Sozialverhaltens, der Konzentrationsfähigkeit, des Arbeitsverhaltens und anderer Einzelmerkmale von Berufseignung) ganz konkret im Rahmen von praktischen, berufsnahen Tätigkeiten zu „erproben". Hierbei geht es also nicht mehr so sehr darum, etwas zu suchen und zu finden bzw. berufliche Alternativen zu entwickeln, sondern die Arbeitserprobung ist aus unserer Sicht dadurch gekennzeichnet, daß einzelne Teilaspekte der Berufseignung, für deren Klärung der Bundesanstalt für Arbeit die Mittel und Möglichkeiten fehlen, noch offenbleiben und einer Klärung durch entsprechende Spezialisten bedürfen. Das bedeutet u. a. dann auch, daß Maßnahmen dieser Art erheblich kürzer sein können als Maßnahmen der Berufsfindung. Dies kann allerdings andererseits in Einzelfällen auch dazu führen, daß sich je nach Ergebnis einer Arbeitserprobung u. U. eine Berufsfindungsmaßnahme anschließen kann, nämlich dann, wenn sich im Rahmen der Arbeitserprobung herausstellt, daß die angepeilte Berufsrichtung aufgrund der Ergebnisse nicht realisiert werden kann. Damit würde der Berufsfindungsprozeß sozusagen wieder aufs neue beginnen.

Die Maßnahmen der Berufsfindung und Arbeitserprobung besitzen deshalb für den Psychologischen Dienst der Bundesanstalt für Arbeit einen so erheblichen Stellenwert, weil im Rahmen solcher Maßnahmen Methoden zur Anwendung kommen, die die Bundesanstalt aufgrund der gegebenen institutionellen Bedingungen nicht anwenden kann. Hierbei handelt es sich insbesondere um Methoden, die nur bei längerfristiger Dauer überhaupt eingesetzt werden können (vor allem Beobachtungsmethoden, aber auch Langzeitbelastungselemente und andere Methoden). Während der Behinderte dem Fachdienst der Bundesanstalt einen Tag zur Verfügung steht, kann in Reha-Einrichtungen über einen wesentlich längeren Zeitraum (bis zu 3 Monaten bei Berufsfindungsmaßnahmen) begutachtet, beurteilt, erprobt, erfahren, gesucht und gefunden werden. Diese Möglichkeiten sind besonders wichtig für den Aufbau einer langfristig tragfähigen Berufsmotivation. Der fachliche Wert dieser Maßnahmen begründet sich darin, daß die „Berufseignung", um deren Beurteilung es ja sowohl beim Psychologischen Dienst der Bundesanstalt als auch bei Berufsfindungs- bzw. Arbeitserprobungsmaßnahmen in Reha-Einrichtungen geht, grundsätzlich nicht als ein statisches Konstrukt gesehen werden kann, bei dem bestimmte Einzelmerkmale „abgecheckt" (z. B. getestet) werden und daraufhin ein Eignungsurteil und eine zukünftige Berufsprognose abgegeben wird, sondern daß Berufseignung in hohem Grad und dies ganz besonders bei Behinderten, die in ihren Möglichkeiten durch ihre Behinderung zusätzlich eingeschränkt sind, (im Vergleich zum Nichtbehinderten) prozeßhafte, dynamische Elemente beinhaltet. Das heißt konkret, zur Beurteilung von Berufseignung gehören ganz wesentlich auch dynamische Konstrukte wie z. B. Lernfähigkeit, Anpassungsfähigkeit, gezielte Veränderung durch Selbst- oder Fremdeinwirkung, Entwicklung. Insoweit kann diese Aufgabe aus psychologischer Sicht also nicht wie möglicherweise aus medizinischer Sicht durch die Erstellung eines eher statischen positiven und negativen Leistungsbildes allein gelöst werden, obwohl natürlich auch Aussagen dieser Art in die Beurteilung miteinbezogen werden müssen.

Abschließend sollen noch einige Worte über die Veranlassungspraxis durch den Psychologischen Dienst der Bundesanstalt gesagt werden: Die geltenden Weisungen sehen vor, daß Maßnahmen der Arbeitserprobung und Berufsfindung dann von den Fachdiensten empfohlen bzw. vorgeschlagen werden sollen, wenn diese nicht in der Lage sind, mit den ihnen zur Verfügung stehenden Mitteln ein hinreichendes Eignungsurteil für die weitere Beratung abzugeben. Damit ist auch die Funktion solcher Maßnahmen institutionell eindeutig festgelegt: Sie haben für uns einen diagnostisch/prognostischen Charakter und stehen somit in einer Hilfsfunktion für die weitere

Beratungarbeit in der Bundesanstalt für Arbeit. Deshalb erscheint es auch berechtigt zu sagen, Maßnahmen der Berufsfindung und Arbeitserprobung sind die Fortsetzung der von der Bundesanstalt betriebenen *Diagnostik mit anderen (fallangemessenen) Mitteln.* Damit ergibt sich als ein weiteres Bestimmungsstück für solche Maßnahmen, daß die angewandten Methoden in einem funktional sinnvollen Ergänzungsverhältnis zueinander stehen müssen, d. h. die bei Berufsfindungsmaßnahmen bzw. Arbeitserprobungen zum Einsatz kommenden Verfahren dürfen nicht einfach eine Wiederholung der bereits in der Bundesanstalt angewandten Methoden sein. Dies gilt insbesondere für den psychologisch-diagnostischen Teil, bei dem nicht selten eine Wiederholung derselben Tests festzustellen ist.

Ich möchte aus der Sicht des psychologischen Dienstes der Bundesanstalt drei Anregungen für die methodische Gestaltung von AP/BF-Maßnahmen geben:

- Die einzelnen Arbeiten/Aufgaben – insbesondere im berufspraktischen Teil – sollten standardisiert und vergleichbar sein.
- Standardisiert – und zwar einrichtungsunabhängig – sollten auch die Beurteilungsmethoden sein, so daß eine höhere Vergleichbarkeit zwischen den Einrichtungen möglich wird. Dies gilt sowohl für die Beurteilungskriterien als auch für die Ausprägungsgrade bzw. die quantitative Abstufung.
- Unter dem Gesichtspunkt, daß die genannten Maßnahmen soweit irgend möglich individuell gestaltet und den spezifischen Belangen des Einzelfalls angepaßt werden sollten, wäre es u. E. wünschenswert, wenn jeweils individuelle Maßnahmepläne aufgestellt werden könnten, bei denen standardisierte Einzelteile nach dem Baukastenprinzip miteinander kombiniert werden können.

Die genannten Wünsche resultieren aus der Erkenntnis, daß die Arbeitsämter und dort auch die psychologischen Fachdienste z. Zt. nur begrenzt in der Lage sind, Ergebnisse von AP/BF-Maßnahmen auszuwerten, zu gewichten, zu vergleichen, d. h. die auch im Sinne der Einrichtungen liegenden Schlußfolgerungen daraus zu ziehen.

Andererseits könnten die Arbeitsämter u. U. wesentlich effektiver vorarbeiten und auch präzisere Fragen oder Vorstellungen an die Empfehlungen für eine Maßnahme der genannten Art knüpfen. Beides erscheint sowohl dem Interesse des Behinderten als auch einer effizienten Zusammenarbeit zwischen den Dienststellen der Bundesanstalt für Arbeit und den Rehaeinrichtungen dienlich.

Die Empfehlungen der Hauptstelle der Bundesanstalt an die Psychologen in den Arbeitsämtern sehen vor, Maßnahmen der Berufsfindung und Arbeitserprobung je nach Problem im Einzelfall vorzuschlagen. Fachliche Orientierungshilfen hierbei sind bestimmte Personenkreise, für die Maßnahmen der genannten Art eher in Frage kommen als für andere, z. B.

- Behinderungsarten, deren Auswirkungen nicht übersehbar sind (insbesondere schwer Körperbehinderte aber auch mehrfach Behinderte),
- Blinde/Sehbehinderte,
- Taube/Hörbehinderte,
- psychisch Behinderte (Abhängigkeitskranke, Verhaltensgestörte, Psychotiker u. a.),

daneben aber auch bestimmte diagnostische Konstellationen, z. B.

- Auseinanderklaffen zwischen Anspruchsniveau und Fähigkeitsniveau nach oben (überhöhtes Anspruchsniveau) oder unten (zu geringes Anspruchsniveau),
- völlige Interessenlosigkeit, d. h. auch durch intensive beraterische und psychologische Aktivitäten kann keine tragfähige Berufsmotivation erkannt oder gar aufgebaut werden,
- eine sehr stark ausgeprägte, aber über weite Bereiche streuende Motivation (grundsätzlich an allem interessiert, kann sich aber nicht für eine Alternative entscheiden),
- Überwechseln in ein völlig neues Berufsfeld (Umschulung)
- Niveauveränderung durch Aufstieg (z. B. Ungelernter – Facharbeiter).

Die hier formulierten Vorstellungen sind bislang nur teilweise realisiert. Gegenwärtig finden sehr fruchtbare und intensive Besprechungen zwischen den Fachdiensten der Einrichtungen und der Bundesanstalt darüber statt, wie die Zusammenarbeit verbessert und intensiviert werden kann.

Arbeitserprobung und Berufsfindung aus der Sicht des Psychologischen Dienstes der Rehabilitationseinrichtungen

Frau Lotte Mahrenholz, Dipl. Psych. im Berufsbildungswerk des Annastiftes e. V. Hannover

Vor welchen Aufgaben im Rahmen einer Berufsfindung in Rehabilitationszentren sieht sich also der Psychologe, zu dessen beruflichen Aufgaben alle Tätigkeiten im Zusammenhang mit der Untersuchung, Erklärung, Veränderung und Vorhersage des Verhaltens von Menschen gehören?

In den bisherigen Beiträgen ist bereits verdeutlicht, daß Berufsfindungsmaßnahmen in Rehabilitationszentren für Behinderte dann vorgesehen werden können bzw. vorzusehen sind, wenn die bisherigen beraterischen, diagnostischen und prognostischen Möglichkeiten der Fachdienste der Bundesanstalt erweitert und ergänzt werden müssen, um mit dem Behinderten einen eignungs- und neigungsgerechten, realistischen Berufsvorschlag zu erarbeiten.

Bei Betrachtung konkreter Eingliederungsvorschläge der Arbeitsämter für diesen Personenkreis zeichnen sich in praxi unabhängig von der Klassifizierung der jeweiligen Behinderung *zwei große Gruppierungen* ab:

1. In einer Vielzahl von Fällen stehen dem Berufswunsch des Behinderten und einer neigungsbestimmten Berufswahlentscheidung die sich unmittelbar aus den Bedingungen seiner Behinderung ableitenden Eingrenzungen der Berufswahlmöglichkeiten entgegen. Medizinische, psychologische und/oder andere Gründe schließen oft Berufe aus, die den Wünschen und Zielen des Behinderten entsprechen würden, oder von denen er sich vorstellen konnte oder könnte, daß sie ihm auch auf Dauer und im Arbeitsalltag zusagen. Für Behinderte mit einem dergestalt einengenden Lebens- und Erfahrungshintergrund ist „Suchen und Finden eines Berufes" – bisher gleichsam defizitär und als Abhängigkeit und Eignungsbegrenzung wahrgenommen – zumeist nur mit weiteren und „besonderen Hilfen" längerfristig möglich. Ein wichtiges Problem ist für den hier angesprochenen Personenkreis Entscheidungsunsicherheit, Unentschlossenheit und Ratlosigkeit, häufig stellt „Berufsfindung" einen angstbeladenen – wenn auch oftmals dissimulierten – Entscheidungskonflikt dar. Vorrangig notwendig ist in diesen Fällen als „besondere Hilfe" zur Berufsfindung eine Förderung der Entscheidungsfähigkeit des Behinderten durch Qualifizierung seines individuellen Entscheidungsverhaltens auf der Basis einer Aktivierung der Motivation, Strukturierung und Differenzierung der Interessen sowie praktisch erlebten Berufskunde. Selbsterfahrung und Selbsterprobung für ein möglichst breites, mit der Behinderung vereinbares Spektrum beruflicher Tätigkeitsbereiche sind die Voraussetzungen zum Abbau irrationaler Erwartungen und Ängste und zum Aufbau eines realistischen Selbstbildes, zur persönlichen Berufsfindung.
2. Hier spreche ich die Gruppe Behinderter an, für die Berufsfindung (auch) als Prozeß diagnostischer Urteilsbildung vorgesehen ist. Diagnostisch-prognostische Probleme (und auch Kontroversen zwischen Rehabilitationsfachkräften oder anderen Gutachtern) ergeben sich – darauf kann ich hier nur hinweisen – durch eine Vielzahl individueller Lern-, Leistungs- und Verhaltensbesonderheiten behinderungsbedingter und konstitutioneller, hirnorganischer, umweltbedingter und situativer Art, die im Rahmen einer zeitlich begrenzten ambulanten Untersuchung nicht zu lösen sind. Das gilt auch für das Problem der Verifikation psychometrischer Daten durch Testwiederholung und praktische Erprobung in Fällen, in denen mehrdimensionale Behinderungsauswirkungen, besondere situative oder soziale Bedingungen und daraus resultierend psychische Belastungen oder gar der Verlauf einer Erkrankung/Behinderung den diagnostisch-prognostischen Wert der bisher erhobenen Befunde in Frage stellen.

Diese Beschreibung des Personenkreises verdeutlicht die *Aufgaben des Psychologischen Dienstes* der Einrichtungen im Rahmen einer Berufsfindung, die als Prozeß diagnostischer Urteilsbildung und gleichzeitig als ein Lernangebot zu verbesserter Selbstwahrnehmung und Entscheidungsfähigkeit angelegt ist: Psychodiagnostik, psychologische Behandlung zur Verhaltensmodifikation, übende Verfahren in Einzelbehandlung sowie übende Verfahren in Gruppen und als wesentlichen Schwerpunkt Beratung in allen Phasen des „Berufsfindungsgeschehens".

Während einer Berufsfindungsmaßnahme können mit speziellen Methoden Daten erhoben werden, die die Vorbefunde ergänzen und die sich längerfristig zu einem für die berufliche Rehabilitation wesentlichen Bild der Persönlichkeit zusammenfügen. Ergänzen der bisherigen Untersuchungsergebnisse heißt hierbei auch, verfeinerte und gezieltere Aussagen über Merkmalsbereiche zu treffen, die ambulant nicht erschöpfend oder gar nicht geklärt werden können, z. B. Merkmale, die für die Abschätzung und Beurteilung einer längerfristigen Beobachtung bedürfen, etwa Durchhaltefähigkeit und Durchhaltewillen, Leistungsmotivation, Selbständigkeit und Interaktionsfähigkeit, Übernahme von Verantwortung, um aus dem gesamten Spektrum nur einige berufsrelevante Gesichtspunkte zu nennen. Besonders gilt es aber für die Abschätzung der Belastbarkeit dahingehend, ob und inwieweit der Behinderte sich wechselnden beruflichen und außerberuflichen Lebensbedingungen auf Dauer anzupassen in der Lage ist und dafür ein angemessenes Verhaltensrepertoire besitzt bzw. entwickeln kann. Auch insoweit ist „Eignung" eine (gezielt) veränderliche und beeinflußbare Größe, die entscheidend prozeßhafte Elemente beinhaltet.

In der Psychodiagnostik im Rahmen der Berufsfindung in Rehabilitationszentren werden mit aktiver Beteiligung des Behinderten Hypothesen deskriptiver und funktionaler Art entwickelt und überprüft an Hand der gewonnenen Daten. Dabei spielen quantifizierbare und nicht quantifizierbare diagnostische Verfahren und ihre Ergebnisse eine gleichwertige Rolle. Als Ergebnis dieser hypothetisch-deduktiven Vorgehensweise wird eine angemessen sichere Beurteilung der Persönlichkeit des Behinderten möglich hinsichtlich seines Leistungspotentials, der Verhaltensdispositionen zum Arbeitsverhalten, zum Sozialverhalten und der Motivation in den für die berufliche Rehabilitation bedeutsamen Ausschnitten.

Als *Zielvorstellung* einer problem- und personenzentrierten Berufsfindung in Rehabilitationszentren sehen wir

- die möglichst sichere Erfassung des Leistungsbildes, der Verhaltensdispositionen im motivationalen, sozialen und engeren Persönlichkeitsbereich des Behinderten und – sofern für die Prognose erforderlich – die differentialdiagnostische Abklärung spezieller Gesichtspunkte;
- die Beurteilung der Anstelligkeit und Fertigkeiten bei bestimmten beruflichen Anforderungen, des behinderungsbedingten „Risidual"-Geschicks, der Kompensations- und Trainingsmöglichkeiten;
- die Beobachtung der subjektiven Beanspruchungsreaktion und der Dauerbelastbarkeit in bestimmten Bereichen;
- die Beobachtung und Erprobung der Toleranz gegenüber den sachlichen und sozialen Anforderungen, den kognitiven und emotionalen Belastungen, die naturgemäß mit Berufssituationen, mit Ausbildung, Umschulung oder wie auch immer gelagerter beruflicher Eingliederung verbunden sind;
- die Selbsterfahrung und Selbsterprobung des Behinderten in möglichst vielen konkreten Tätigkeiten;
- die Interessenaktivierung und Motivation des Behinderten durch gezielte, vielseitige und lebendige Informations- und Erfahrungschancen;
- die Förderung der individuellen Entscheidungsfähigkeit und des subjektiven Entscheidungsverhaltens des Behinderten durch Einzel- und Gruppenmaßnahmen und Gespräche;
- die therapeutische Hilfe für den Behinderten bei der Gewinnung neuer beruflicher Identität durch Bewältigung und Akzeptierung seines persönlichen Lebens.

Das *methodische Vorgehen* in der Berufsfindung sollte sich an folgenden mehrdimensionalen Anforderungen orientieren:

- stufenweises Hinführen von einfachen zu komplexen und anspruchsvolleren Arbeitsgängen, ohne den Eindruck einer ständigen Prüfung („Dauertest" oder Abprüfen bestimmter handwerklicher Fähigkeiten) zu erwecken; Arbeitstechniken sind in diesem Rahmen nur zu erproben;

- differenzierte Arbeitsangebote und systematische Variationen der Beanspruchungsrichtung mit dem Ziel, einerseits Abwechslung und andererseits vielseitige Erfahrungs- und Beurteilungsmöglichkeiten zu schaffen, wobei die Methoden im Sinne verhaltensmodifikatorisch wirksamer Lernchancen dem Behinderten seine realen Leistungsmöglichkeiten erfahrbar machen müssen. Zu diesem Zweck sind komplexe praktische Aufgabensituationen steigender Schwierigkeit und wechselnder Anforderung unter kontrollierbaren Bedingungen zu schaffen, die sowohl die begleitende systematische Beobachtung und Leistungsbeurteilung als auch besonders die vergleichende Selbstbeurteilung zulassen;
- ganzheitlicher Lebensbezug der Aufgabenstellungen („Projektmethode") durch Schaffung von gehaltvollen Anregungssituationen;
- wirklichkeitsnahe Gestaltung der Arbeits-/Erprobungsplätze und Arbeitsvorgänge (keine Lehr- oder reine Trainingsarbeiten, keine vorweggenommene Ausbildung);
- Anwendung gruppenpädagogischer und gruppendynamischer Erfahrungen, wobei es die Sondersituation Behinderter ohne Berufs- und Arbeitserfahrung erfordern kann, in Kleingruppen zu arbeiten, ohne daß dadurch der individuelle Maßnahmeplan, der ganz persönliche und subjektive Berufsfindungsprozeß aufgehoben würde;
- flexibler individueller Ablaufplan in der Berufsfindungsmaßnahme mit konzentrischem Vorgehen („System der Spirale" mit Rückkehr zum bevorzugten Berufsfeld auf einer höheren Ebene der Beanspruchung und Belastung). Anzahl, chronologische Abfolge und Stufung der Erprobungs- und Informationsangebote sind bedeutsam, sie haben lern-und arbeitspsychologischen Gesetzmäßigkeiten folgend unmittelbare und direkte Auswirkung auf das Ergebnis, das als Entwicklungsprozeß zu verstehen ist;
- Koordination von praktischem Tun, reflektierter Erfahrung, Beobachtung, Selbst- und Fremdbeurteilung, Beratung und beruflicher Orientierung;
- Beobachtung und Beurteilung des Behinderten durch Arzt und Psychologen nach arbeitsmedizinischen und arbeitspsychologischen Kriterien in allen Erprobungsphasen je nach Art der Behinderung, um die Erkenntnisse über die wechselseitigen Zusammenhänge zwischen körperlichen und psychischen Erscheinungen adäquat berücksichtigen zu können.

Den aufgezeigten Zielen, Inhalten und Methoden der Berufsfindung angemessen ist eine *Schlußbeurteilung* mit

- Angaben über den genauen Ablauf der Maßnahme (Gesamtdauer, Erprobungsbereiche, Vertiefungsbereich u. ä.) und Beschreibung etwaiger Besonderheiten oder Erschwerungen der Berufsfindung;
- Angaben über angewandte ergänzende Untersuchungen und weitergehende Interventionen;
- Diskussion und Zusammenfassung der relevanten Ergebnisse der Maßnahme – gestützt auf Feststellungen aller beteiligten Fachdienste und unter Berücksichtigung der Vorbefunde mit vergleichender Analyse der Befunde – mit
  Beschreibung der persönlichen Voraussetzungen des Behinderten, einschl. qualitativer und quantitativer Abgrenzung und Präzisierung im Detail unter dem Gesichtspunkt allgemeiner beruflicher Anforderungskriterien, unter Einschluß daraus hergeleiteter Berufserwägungen und des Berufswunsches des Behinderten;
- Vorschläge zur weiteren Rehabilitation mit – sofern möglich – konkretem Berufsvorschlag und etwaigen Alternativen sowie konkreter Beantwortung der Zielfragen des Kostenträgers.

Wünschenswert sind spezielle Hinweise, sofern sie zu erarbeiten sind, zur Ausgestaltung der Ausbildung – etwa besonders geregelter Ausbildungsorganisation, Stufenausbildung, verlängerter, verkürzter Ausbildung, oder der ausbildungsbegleitenden besonderen Hilfen etc. – und zur späteren Berufstätigkeit.

Die Aufgabe des Arbeitsmediziners in der Maßnahme zur Berufsfindung

Dr. med. Wilhelm Weber, Heidelberg

Die Aufgabe des Arbeitsmediziners in der Maßnahme zur Berufsfindung (BF) ist es, eine Vielzahl medizinisch relevanter Daten über den Rehabilitanden zu gewinnen, auf dieser Grundlage eine arbeitsmedizinische Stellungnahme zu erarbeiten und diese in geeigneter Weise – d. h. auch unter gebotener Wahrung der Schweigepflicht – in die Maßnahme einzubringen; sie ferner dem Rehabilitanden, dem mit ihm befaßten Team sowie dem Kostenträger *überzeugend* zu vermitteln.

Elemente des arbeitsmedizinischen Beitrages

Sein Arbeitsansatz ist zunächst diagnostisch wertend, danach arbeitsmedizinisch bewertend, stellungnehmend, beratend. Die Stellungnahme soll von ärztlicher Seite her absichern, daß die Anforderungen eines für den Behinderten ins Auge gefaßten Berufs/Arbeitsplatzes tatsächlich seiner Leistungsfähigkeit (somatisch, mental, emotional) entsprechen und dies auf die Dauer! Die Tätigkeit darf also nicht nur aktuell *zumutbar* sein – auch nicht ein etwaiger Konsens des Behinderten ist ausschlaggebend –, auf die langfristige *Zuträglichkeit* kommt es an.

Die arbeits-/rehabilitationsmedizinische Diagnose

Wie immer, wenn ärztliche Aussage und ärztliches Handeln gefordert sind, so steht auch hier am Anfang die Diagnose: Diagnose nicht statisch zu verstehen als gleichsam etikettierende Summe von Schadensfestlegungen, sondern vielmehr die Diagnose als Definition derzeit wesentlicher und zu arbeitsmedizinischen Konsequenzen zwingender Beeinträchtigungen des Rehabilitanden; die Diagnose also als unerläßliche Voraussetzung sinnvoller Handlungsanweisungen (Schaefer, 1978).

Gehen wir davon aus, daß es sich bei dem zur Beurteilung anstehenden Personenkreis vorwiegend um sog. „chronische Zustände" handelt, dann ist an die alte Erfahrung zu erinnern, daß gerade derartige Beeinträchtigungen multifaktorielle *Ursachen* haben können sowie *Auswirkungen* auf den verschiedenen Ebenen des Lebens. Dadurch kann selbstverständlich dann auch die Leistungsbereitschaft in recht vielfältiger Weise beeinflußt werden. Aus diesem Grunde ist die arbeitsmedizinische Diagnostik hier grundsätzlich mehrdimensional anzulegen – sie muß „umfassend" sein. In ihr sollte sich gleichsam der Film des Lebens/Arbeitslebens des zu Beurteilenden niederschlagen. (Und damit liegt sie in ihrem Ansatz ganz in der Nähe einer guten hausärztlichen Diagnostik.)

Im Rahmen der Maßnahme ist es naturgemäß nicht möglich – und es wäre auch ökonomisch nicht vertretbar –, alle von qualifizierten Spezialisten bereits durchgeführten Untersuchungen zu wiederholen, es sei denn, dafür ergäben sich im Laufe der Maßnahme besondere Gründe. Darin liegt auch nicht die eigentliche Aufgabe des Arbeitsmediziners. Er ist jedoch letztendlich dafür verantwortlich (und hat ggf. mitzuwirken), daß im Rahmen der Vorbereitung der Maßnahme – allerdings auch dies nur im Einvernehmen mit dem Behinderten – alle irgendwie erreichbaren objektiven medizinischen Befunde und Stellungnahmen zusammengetragen werden. Die vielfältige Erfahrung zeigt, daß so oftmals für die Beurteilung und die Wahrung der Interessen des Behinderten sehr wesentliches Einzelwissen überhaupt zum ersten Mal zu einem Ganzen zusammengefügt werden kann.

Eine weitere wesentliche und unabdingbare Aufgabe des Arbeitsmediziners ist die von ihm selbst – mitunter aus Zweckmäßigkeitsgründen in Teilabschnitten – durchzuführende eingehende anamnestische Exploration sowie eine gründliche allgemeine Untersuchung des zu Beurteilenden. Soweit menschenmöglich sollte dies unbeeinflußt von bereits vorliegenden Daten geschehen.

Gewarnt sei an dieser Stelle mit Nachdruck vor einer – angesichts der Verführungskraft moderner Apparatemedizin nur allzu verständlichen, den Fluß der BF-Maßnahme jedoch leicht zerhackenden und den Rehabilitanden u. U. gar verunsichernden – diagnostischen Polypragmasie! Diese Wahrung gründet sich nicht zuletzt auf die Gefahr, daß dadurch dem weniger Geübten aus dem dürren Gerippe einer pseudowissenschaftlichen Labordiagnostik der Rehabilitand zum Abstraktum, statt zur „Gestalt" wird!

Unterscheiden wir in unserer Diagnostik objektiv überprüfbare Daten (objektive Befunde, entsprechende Meßdaten, Operationstermine, Röntgenaufnahmen etc.), subjektive Informationen (d. h. Angaben des zu Beurteilenden) und szenische Informationen (sich aus dem Rollenspiel ergebende), so kommt den beiden letzteren, insbesondere wenn sie über einen gewissen Zeitraum hinweg und aus verschiedenen Situationen gewonnen werden können, trotz ihrer „Weichheit", wie die Erfahrung zeigt, hier eine besondere Bedeutung zu. Es ist wichtig zu erfahren, ob und wie gewisse, als Krankheit bzw. als Beeinträchtigung erlebte Zustände bestimmten Lebens/Arbeitssituationen etc. zuzuordnen sind[1]. Es ist von Bedeutung, von welcher Dimension in Erfahrung gebrachte Spannungen und Probleme derzeit noch sind – und wie sie sich etwa bei Änderung der Lebensumstände (z. B. durch eine begabungsgerechte und womöglich gar neigungsgerechte Eingliederung) in Psyche und Physis mutmaßlich auswirken werden. Hier gilt es, fragen zu können, vor allem aber zuhören, zuhören und schauen!

Arbeitsphysiologisch geht der Arbeitsmediziner von dem Belastungs/Beanspruchungskonzept aus, d. h. er stellt sich die Frage, welche im Arbeitleistenden sich abspielenden Beanspruchungsreaktionen bei bestimmten mit der Arbeit (einschließlich der Wege zu und von der Arbeit) von *außen* an ihn herangetragenen Belastungen zu erwarten sind. Dabei ist zu beachten, daß zu diesen von außen herangetragenen Belastungen per definitionem auch mögliche Belastungen aus dem unmittelbaren sozialen Umfeld am Arbeitsplatz gehören (Beispiel: Die Situation des Güteprüfers am bestimmten Arbeitsplatz im Spannungsfeld zwischen Produzent und Produzierendem). Sehen wir einmal ganz davon ab, daß im Rahmen einer BF (ebenso wie in einer gedachten Belastungserprobung) die echte Arbeitssituation schon vom energetischen Aspekt her nur sehr bedingt zu simulieren ist, noch weniger die mentale und die emotionale Belastung (die Ergebnisse bedürfen immer sorgfältiger Interpretation!), so muß zusätzlich noch eingeräumt werden, daß wir auch rein methodisch in unserer Leistungsdiagnostik derzeit noch vor sehr großen Schwierigkeiten stehen. Dies gilt einmal hinsichtlich der Auswahl unter den vielen, sich im Menschen unter Belastung möglicherweise ändernden, grundsätzlich meßbaren Parametern, insbesondere jedoch auch hinsichtlich deren Zuordnung zu bestimmten arbeitsplatzspezifischen Belastungsformen. Im Grunde wissen wir noch zu wenig, wie sich die meisten als charakteristisch angesehenen Belastungsformen des modernen Arbeitslebens (z. B. Lärm, Schichtarbeit, fremdbestimmter Arbeitsrhythmus) und ihre jeweiligen Beanspruchungsreaktionen im Körper des unbehinderten Menschen – geschweige denn im Behinderten – sowohl kurz- als auch langfristig auswirken können. Bedeutet doch Behinderung auch eine Art Prägung mit möglichen Konsequenzen im Adaptionsbereich.

Selbstverständlich sollte vom Arzt messend angegangen werden, was *sinnvollerweise* zu messen ist. So ist bei bestimmten somatischen Behinderungen u. U. die Bestimmung des Greifraums oder der Handkraft schon als Grundlage evtl. notwendiger ergonomischer Hilfen von Bedeutung. Und er sollte auch versuchen, meßbar zu machen, was dem Entscheidungsprozeß *wirklich*

---

[1] Auch ganz aktuellen wie z. B. der BF-Maßnahme, in der ja jede Begegnung mit fremden Menschen – zwar von Individuum zu Individuum verschieden – letztlich doch Streß bedeutet.

dienlich sein könnte. Beispielsweise können sich bei Rollstuhlfahrern Kreislaufuntersuchungen mit gezielter Fragestellung, wie sie von ENGEL u. HILDEBRANDT (1977) durchgeführt wurden, als durchaus notwendig erweisen (hierzu s. auch VOIGT et al., 1968).

Zunehmende Berufserfahrung schult jedoch auch den Blick für die überragende Rolle von Persönlichkeitsvariablen bei der Ausformung der Leistungsbereitschaft. Es ist deshalb naheliegend, wenn der Arzt aus der vergleichenden Wertung der Behinderungsverarbeitung, aus der Analyse der in der Anamnese eruierten psychosomatischen Reaktion auf bestimmte Belastungen, aus der Dauer der Rekonvaleszenz bei überschaubaren Schädigungen etc. Anhaltspunkte für seine leistungskonstitutionelle Aussage zu gewinnen sucht. Selbstverständlich wäre es auch in seinem besonderen Interesse, wenn dieser – zunächst doch sehr intuitive – Ansatz durch ein von anderen Fachbereichen zu lieferndes geeignetes Persönlichkeitsinventar mehr abgesichert werden könnte.

Die arbeitsmedizinische Stellungnahme

Zur arbeitsmedizinischen Stellungnahme ist zu sagen, daß sie – da es sich doch immer um den einen unverwechselbaren Rehabilitanden handelt – stets die sehr individuelle Auseinandersetzung mit ihm erkennen lassen sollte. Dies erscheint notwendig, weil immer wieder evident wird, wie wenig „gleiche Schädigungen" zu gleichen Leistungseinschränkungen führen, wie wenig die reine schädigungsbezogene Diagnose aus arbeitsmedizinischer Sicht einbringt.

In der Stellungnahme sollte immer das negative Leistungsbild, d. h. die konkreten alltags- und arbeitsbezogenen Behinderungsauswirkungen (absolute, doch auch persönlichkeitsabhängige) und das positive Leistungsbild (d. h. das, was der Behinderte ungeachtet seiner Beeinträchtigung doch noch in ihm zuträglicher Weise kann) erkennbar sein. Dabei sind prognostische Überlegungen hinsichtlich der Entwicklung der beiden Leistungsbilder ebenso miteinzubeziehen (Verbesserungen des medizinischen Rehabilitationsgrades, Trainingsgewinne – aber auch mögliche Verschlechterungen des Gesundheitszustandes, Alterungsfaktoren wie etwa Presbyopiefolgen bei Einäugigen) – wie ergonomische Überlegungen bis hin zur Definition sehr spezieller Arbeitsbedingungen[2].

Inhaltlich sind quantitative Abgrenzungen des Leistungsvermögens (z. B. Vollschichtarbeit, Halbschichtarbeit etc.) und qualitative Abgrenzungen (Aussagen über Feinhandgeschick, Leistungsfähigkeiten des Sehorgans, Eignung für Arbeit unter Schichtbedingungen, Zeitdruckbedingungen etc.) zu vermerken.

Es erscheint einleuchtend, daß, je folgeträchtiger eine Behinderung ist – aber auch je weniger über eine bestimmte Behinderung andernorts Erfahrungen vorausgesetzt werden können –, die Aussage in der Stellungnahme um so eingehender zu präzisieren ist. Letzteres gilt beispielsweise besonders auch hinsichtlich der Beurteilung sog. psychisch Behinderter (vgl. hierzu KLEINSORGE et al., 1973).

Bei den vorstehenden Ausführungen wurde die Rolle des Arztes in der stationären Maßnahme zur BF zugrunde gelegt. Die dabei angeschnittenen Gesichtspunkte dürften jedoch – jeweils adäquat modifiziert – grundsätzlich für jede arbeitsmedizinische Beurteilung zur Eingliederung Behinderter von Bedeutung sein.

Fragen der Dokumentation

Was die Dokumentation anbelangt – sowohl hinsichtlich des Diagnoseschlüssels als insbesondere auch in bezug auf die Eingliederungsaussage –, so herrscht derzeit wohl allenthalben noch eine verwirrende Vielfalt. Das liegt einmal in den je nach der Aufgabenstellung der Einrichtung verschiedenen Bedürfnissen begründet, sicher aber auch in den ganz besonderen Schwierigkeiten, eine auf breiter Basis befriedigende Lösung zu finden. Vielleicht hat man diesem Fragenkreis

[2] Beispiel Arbeitsplatz Pfennigparade München: Behinderte mit sehr schweren Behinderungsauswirkungen *arbeiten* und *wohnen* hier unter einem Dach in selbständigen Wohneinheiten bei behinderungsgerechter Gestaltung von Arbeitszeit und Arbeitsrhythmus unter Sicherstellung etwa interkurrent notwendig werdender Pflege – weil für sie der freie Arbeitsmarkt realiter nicht mehr in Frage kommt, ohne energetisch absolut zu überfordern. Sie gewinnen damit Freiheitsräume anderer Art.

bisher auch zu wenig Bedeutung geschenkt! Selbst unter den Berufsförderungswerken gibt es deshalb nur sehr bedingt die wünschenswerte Vergleichbarkeit der Daten und Erfahrungen.

Literatur

1. ENGEL, T., HILDEBRANDT, G.: Die Rehabilitation Körperbehinderter unter arbeitsphysiologischen Gesichtspunkten. Int. J. Rehabil. Res. *1*, 1–13 (1977)
2. KLEINSORGE, G., MÜHLIG, W. G., SCHMITZ, TH., THIESS, A. M.: Rehabilitation psychisch Kranker im Industriebetrieb. Diagnostik *7*, 347–349 (1973)
3. SCHAEFER, H.: Wie genau muß eine Diagnose sein? Ärztl. Praxis 1943 (1978)
4. VOIGT, E. D., BERENDES, B., HILDEBRANDT, G.: Energieumsatz und Kreislaufbelastung von Körperbehinderten beim Fahren im Krankenfahrstuhl. ASA *5*, 135–138 (1968)

Schriftlich formulierte Diskussionsbeiträge[1]

P. Flor, Berufsförderungswerk Wildbad

Zu einem Vorschlag für Arbeitserprobung in Berufsförderungswerken

Um der Forderung der Arbeitsverwaltung nachzukommen, daß bei den Tests der Berufsförderungswerke nicht die der Arbeitsämter wiederholt werden sollten, ist eine Gruppenuntersuchung von 10–15 Personen kaum mehr realisierbar.

1. Es sollte deshalb die Einzeluntersuchung (*1–3* Personen) angewandt werden, denn nur so kann der Rehabilitand in seiner Arbeitsweise besser beobachtet werden. Überhaupt ist das Eingehen auf den einzelnen nur bei dieser Organisation optimal gegeben.
   Bei einer Arbeitserprobung sollte nicht nur das Leistungsverhalten überprüft werden. *Eine Lösung* von Problemen des Probanden ist ja nur dann gegeben, wenn man sie erkennt, daher muß eine persönliche Bindung hergestellt werden und das ist bei einer Gruppenuntersuchung fast nie der Fall.
2. Es sollte ein *Psychologe* den Probanden von Anfang an übernehmen und ihn durch alle Abteilungen begleiten (Kontaktperson). Dieser Psychologe sollte auch den größten Teil der Tests selbst auswerten.
3. Der praktische Teil der Arbeitserprobung sollte *direkt* in den einzelnen Ausbildungsabteilungen durchgeführt werden, nicht in etxa dafür angegliederten Institutionen.
   Der Proband soll an Ort und Stelle sehen, was ihn evtl. später in einer Ausbildung erwartet. Auch der Kontakt mit Umschülern, die bereits in der Ausbildung stehen, ist wichtig.
4. Die Berufsförderungswerke sollten sich möglichst bald auf eine gemeinsame Standard-Test-Batterie einigen, denn nur so sind Ergebnisse vergleichbar.

Der einzige Nachteil dieses Verfahrens sind die Kosten. Aber es sollte auch hier der Grundsatz lauten, daß Qualitätsarbeit eben etwas teurer ist.

Dr. Otto, Leiter des Fachbereichs Berufstherapie und berufliche Förderung im Benedikt Kreutz Rehabilitationszentrum für Herz- und Kreislaufkranke Bad Krozingen

1. Die Bedeutung von Berufsfindungsmaßnahmen liegt einerseits in der Begutachtung des körperlichen und geistigen Leistungsvermögens der Rehabilitanden. Sie liegt weiterhin darin, daß durch die praktische Arbeitserprobung den Rehabilitanden Entscheidungshilfen gegeben werden, da diese sich durch eigene Arbeit und Konfrontation mit den Anforderungen anderer Berufsfelder eine *wesentliche Entscheidungshilfe* erarbeiten. Der letztgenann-

[1] Auf dem Gebiet der Rehabilitationsmaßnahmen „Berufsfindung" und „Arbeitserprobung" wird noch um ihre endgültige Gestaltung und ihre Vergleichbarkeit gerungen. Es dürfte für die künftige Entwicklung bedeutsam sein, die diesbezüglichen Erkenntnisse der Experten möglichst wortgetreu wiederzugeben, auch wenn es sich teilweise um kontroverse Äußerungen handelt. Ausnahmsweise werden daher sowohl die schriftlich formulierten Diskussionsbeiträge als auch die eingehende Darstellung des Diskussionsverlaufs durch den Vorsitzenden des Symposiums veröffentlicht (Anm. d. Hrsg.).

te Grund ist in den Vorträgen und in der Diskussion verschiedentlich genannt worden. Die *praktisch erlebte Berufskunde* ist wesentliche Voraussetzung für eine positive Einstellung zur beruflichen Neuorientierung. Arbeitserprobungen in diesem Sinne stellen den Rehabilitanden als Aktivum in den Vordergrund. Er ist damit nicht nur die Person, die „passiv" begutachtet und getestet wird, sondern diejenige, die in eigener praktischer Erfahrung die Anforderungen anderer Berufe kennenlernt, sich eine eigene Meinung bildet und damit „aktiv" zur eigenen beruflichen Zukunft Stellung nimmt.

Folgt man dieser Ansicht, so muß die Indikation zu einer Berufsfindungsmaßnahme erweitert werden. Nicht nur diejenigen Rehabilitanden, bei denen nach Auffassung der Arbeitsverwaltung „auf andere Weise die berufliche Verwendbarkeit nicht festgestellt werden kann", sind einer Arbeitserprobung zu unterziehen, sondern auch diejenigen, die mögliche Berufsrichtungen zwar durch Informationen verschiedener Art kennen, diese jedoch noch nicht praktisch erlebt haben. Die persönliche Konfrontation mit Anforderungen anderer Berufsbereiche ist unserer Meinung nach die wichtigste Voraussetzung für die persönliche Entscheidung und damit für einen erfolgreichen Rehabilitationsverlauf.

2. Herr Kost erwähnte, daß Berufsfindungsmaßnahmen nur in Berufsförderungswerken und Berufsbildungswerken durchgeführt werden. Wahrscheinlich unbewußt wurden in diesem Zusammenhang die Rehabilitationskrankenhäuser, die über entsprechende Einrichtungen verfügen, nicht genannt. Wir bitten deshalb auch um Aufnahme dieser Häuser in den Kreis derer, die Berufsfindungsmaßnahmen durchführen.

Begründung: In Rehabilitationskrankenhäusern haben Berufsfindungsmaßnahmen nicht nur eignungsdiagnostischen und prognostischen, sondern zugleich auch therapeutischen Charakter. Berufsfindungsmaßnahmen in Rehabilitationskrankenhäusern sollten immer schon dann eingeleitet werden, wenn nach dem Akutgeschehen feststeht oder zu erwarten ist, daß die bisherige Berufstätigkeit nicht mehr in voller Leistungsbreite ausgeübt werden kann.

Berufsfindungsmaßnahmen – insbesondere Arbeitserprobungen – bewirken in diesen Fällen, daß

- eine frühzeitige Motivierung zur beruflichen Neuorientierung eingeleitet wird,
- die Zeit der Inaktivität so gering wie möglich gehalten wird,
- gleichzeitig der Rehabilitand vom eigenen Erkrankungsgeschehen abgelenkt wird,
- der Rehabilitand durch das eigene praktische Tun Selbstvertrauen gewinnt und damit auch psychisch stabilisiert wird,
- das Erleben anderer Berufsanforderungen dem Rehabilitanden zur eigenen Entscheidungsfindung verhilft und somit ein wertvoller Beitrag zur Sekundärprävention ist, zumal damit verhindert wird, daß der Rehabilitand in einer zukünftigen Berufstätigkeit scheitert mit allen negativen sozialen und gesundheitlichen (gerade bei chronisch Kranken) Konsequenzen.

H. Klettke, Stephanuswerk Isny/Allgäu

1. Zur Frage verschiedener Hauptschul- und Sonderschullehrer:

Was gibt es an Programmen für die Berufsfindung und was kann hier getan werden?

Ich könnte mir vorstellen, daß bei einer engen Zusammenarbeit mit den Lehrkräften, die die letzten Klassen von Haupt- und Sonderschülern zu betreuen haben, sowie den Berufsberatern bzw. den Fachkräften von Rehabilitationseinrichtungen eine entschieden gezieltere, zügigere und umfassendere Förderung Jugendlicher, Gesunder und vor allem Behinderter, geschehen kann.

Als Beispiel sei hier folgendes angeführt: Durchgeführt werden in den Schulen Werken, Berufsberatung, berufskundliche Betriebsbesichtigungen, berufs- oder berufsfeldbezogenes Arbeiten und dergleichen mehr.

Eine entscheidende Hilfe für die Berufsberatung und auch für die Berufsfindung in Rehabilitationseinrichtungen könnte aber sein, wenn sie von den Schulen Angaben über folgende Langzeitbeobachtungen hätten:

a) Ob ein Schüler mehr gestalterische oder mehr technische Neigungen zeigte;
b) ob sein Schwerpunkt mehr im Aufgabenbereich gewerblich-technisch oder kaufmännisch festgestellt wurde;
c) ob von ihm mehr die weicheren oder härteren Materialien bevorzugt wurden, oder ob gar Abneigung oder Allergien gegen einzelne Materialien erkennbar waren;
d) ob er mehr zu feineren oder groberen Arbeiten zu motivieren war usw.

Wenn in gemeinsamer Arbeit Programme erstellt werden, die diese und noch mehr Fragen beantworten helfen, dann, so finde ich, ist es echte Berufsfindung und Hilfe für alle, sowohl für den Schüler als auch für seine Berater bei der Frage der Berufswahl.

2. Zum Thema „behinderten-spezifische Berufsbilder"

Probleme, mit denen wir in der Berufsfindung immer wieder konfrontiert werden, und mit denen sich die Beratungsteams der Berufsbildungswerke/Berufsförderungswerke und der Arbeitsämter ständig auseinanderzusetzen haben, sind: „Wie fördere ich einen Behinderten in Berufen, die von *Gesunden* für *Gesunde* geschaffen wurden."

Die Frage ist, warum ist es nicht möglich, mehr als bisher schon geschehen, behinderten-spezifische Berufsbilder zu erstellen, die auch für Gesunde erstrebenswert sind.

Ich glaube, bei guter Zusammenarbeit und bei mehr Mut, Neues zu schaffen, ohne das Bewährte zu vernachlässigen, könnten Vertreter von Industrie, Handwerk, Arbeitsamt und Rehabilitationseinrichtungen dieses sehr bald in großem Rahmen verwirklichen. Als Beispiel möchte ich den Güteprüfer angeben, der, ich glaube von Heidelberg entworfen, meiner Meinung nach ideal für Behinderte ist.

Meine Frage ist, warum werden nicht durch systematische Arbeitsplatzanalysen zügiger und umfassender als bisher neue zukunftsorientierte Berufe entworfen, Berufe, die schon vom Inhalt her Krankheitsgruppen und deren Auswirkungen, wie beim internationalen Code System zusammengefaßt, berücksichtigen. Dadurch beinhalten diese Berufe einen völlig veränderten Aufgabenbereich, der jedoch auch für Gesunde attraktiv sein muß.

Besser als einen Leistungsnachweis mit Einschränkungen auszuhändigen, wäre es, um in der Sprache des Sportes zu sprechen, keine Zehnkämpfer auszubilden, die aufgrund der Behinderung nur 8 Disziplinen ausführen können, sondern vollwertige Fünfkämpfer im Verein zu haben, die alle 5 Disziplinen voll beherrschen. Oder ein anderes Beispiel: Wenn die Elektronikindustrie durch Auswechseln ganzer Baugruppen oder Module die Qualität eines Gerätes erheblich erhöhen kann, müßte es auch im Vergleich dazu möglich sein, mehrere gleichartige Berufsbilder nebeneinanderzustellen, aufzuschlüsseln und zukunftsbezogen, jeweils bestimmten Behinderungsgruppen angepaßt, mosaikförmig neu zusammenzusetzen; dadurch könnte die Dreifacheinschränkung bei Rehabilitanden, bedingt einmal durch die Behinderung, zum zweiten durch die dadurch geringere Mobilität und zum dritten durch die in Rehaeinrichtungen begrenzte Ausbildungspalette, etwas weiter abgebaut werden.

Guenther Waidner, Dipl. Psych., Leitender Psychologe im Landesarbeitsamt Südbayern, München

Für mich sind zwei Fragen offengeblieben:

1. Wer soll nun eigentlich „finden“, die Fachleute oder der vor der Wahl stehende Jugendliche?
2. Erfordert der diagnostische Ausgangspunkt (von dem aus Berufsfindungsmaßnahmen üblicherweise veranlaßt werden) als Antwort ein primär diagnostisch orientiertes Programm? Oder ist eine Berufsfindungsmaßnahme in erster Linie nicht als Motivationsprogramm anzulegen?

Ich will versuchen, darauf aus meiner Sicht eine Antwort zu geben.

1. Berufsfindungsmaßnahmen sind – vor allem sofern sie sich an Jugendliche wenden – als ein *umfassendes pädagogisches Programm* anzulegen, in dem auch die Eltern ihre Rolle übernehmen.

   Pädagogisch ist es insofern, als eine gesteigerte Selbsteinsicht, eine verbesserte Kenntnis der Berufe nach Inhalten, Anforderungen und Chancen und eine verbesserte Befähigung zum autonomen Wählen und der Aufbau eines tragfähigen beruflichen Wollens das Ziel ist. Ärztliche und psychologische Diagnostik gewinnen auf diesem Hintergrund einen anderen Stellenwert. Die Erkenntnisse der Fachleute behalten insoweit Bedeutung, als sie weniger über das traditionelle Gutachen (durch den Berater) als auf dem Weg über die Beratung vom Behinderten mitvollzogen werden und in sein Selbstbild eingehen. Die Beurteilung, Diagnose und Prognose stehen nicht im Zentrum, sondern das, was im Jugendlichen bewirkt wird. Die Jugendlichen wollen nicht in erster Linie von uns gekannt oder gar erkannt werden; sie möchten in die Lage versetzt sein, sich selbst zum Ausdruck zu bringen und zu bestimmen. Das setzt voraus, daß der Prozeß seinen Schwerpunkt im aktiven Sich-Erproben hat, daß gehaltvolle, in ihrer Variabilität standardisierte Anregungssituationen geschaffen werden, die dem Behinderten seine Leistungsmöglichkeiten unmittelbar erfahrbar machen und zugleich in für ihn erkennbarem Zusammenhang mit der konkreten Berufswirklichkeit stehen.
2. Dieser Rückbezug ist zu sichern durch ein zum rechten Zeitpunkt angebotenes Programm der Erarbeitung berufskundlichen und ausbildungskundlichen Wissens (Besichtigung von Ausbildungswerkstätten unter teilweiser Mitarbeit, Interviews mit Ausbildern, Auszubildenden, Besuche von WfB, Betrieben, Gespräche mit Arbeitsplatzinhabern unter Betonung von Selber-Tun, Eigenverantwortung, Eigeninitiative und Gruppenaktivitäten. Phasen des Sich-Erprobens unter praktischen und theoretischen Anforderungen wechseln mit solchen des Sich-Informierens ab, wobei ein Klärungsprozeß, in dem sich das eine am anderen entzündet und auftretende Informationsbedürfnisse möglichst aktuell befriedigt werden, in Gang kommen sollte. *Aktive Informationsgewinnung* also, nicht nur Verabreichung von Informationen unter Einbeziehung der Eltern. Berufskundliche Materialien üblicher Art und Beratungsangebote gehören selbstverständlich in diesen Zusammenhang. Die *Eltern* und die Familie des Behinderten sind mit einzubeziehen, nicht erst i. S. der Konfrontation mit den Ergebnissen. Möglichkeiten hierzu werden gesehen in der Vorausinformation über das Programm, in der Beteiligung zu Beginn der Maßnahme, in der simultanen Übermittlung von berufskundlichen Informationsmaterialien an Jugendliche *und* das Elternhaus, in der Unterstützung und Intensivierung von Kontaktaufnahmen zwischen Jugendlichen und Eltern in der Einrichtung während der Maßnahme.
3. Parallel zu einer Methodisierung der Berufsfindungsmaßnahmen i. S. der Vorschläge von Wenger und Mahrenholz wäre (unter Beachtung der unterschiedlichen Ziele und Voraussetzungen bei Berufsfindung und Arbeitserprobung bei Jugendlichen und Erwachsenen) die *Qualifizierung der konventionellen Wege der Berufsfindung* über Berufsorientierung, Beratung und Information zu betreiben, nicht zuletzt auch die Verbesserung der Zu-

sammenarbeit zwischen Schule (Arbeitslehre, Berufskundeunterricht, Betriebsbesuche, Betriebspraktika) und Berufsberatung und Elternhaus.

4. Es sollte versucht werden, zu einer positiven Umschreibung von Problemlagen und Fragestellungen zu kommen, wann Berufsfindungsmaßnahmen indiziert sind, d. h. die institutionelle Berufsfindung wäre aus ihrer Ersatzfunktion zu erlösen. Als eine solche *positive Umschreibung von Personengruppen, für die Berufsfindungsmaßnahmen vorrangig angeboten werden sollten,* bietet sich an:
   a) Schwerstbehinderte,
   b) in ihrer Informationsaufnahme und in ihren Erfahrungsmöglichkeiten Behinderte (Lern- und Geistigbehinderte und Sinnesgeschädigte ab einem bestimmten Schweregrad ihrer Behinderung, z. B. Blinde und Gehörlose).
5. Die Praxis der Förderungslehrgänge, insofern sie zu einem guten Teil Berufsfindung mit umfassen, sollte unter den gleichen Gesichtspunkten in Revision genommen werden.

Dr. H. Hallwachs, Dipl. Psych., Berufsförderungswerk Hamburg

Gedanken über eine Alternative zur Berufsfindung in der beruflichen Rehabilitation Erwachsener

In Anlehnung an das Berufsgrundbildungsjahr wird für die berufliche Rehabilitation Erwachsener eine mehrmonatige allgemeine Orientierungsstufe vorgeschlagen. Sie soll die eintägige Eignungsuntersuchung beim Arbeitsamt, die mehrtägigen Berufsfindungen und Arbeitserprobungen in Berufsförderungswerken sowie die z. Zt. nur für einen Teil der Rehabilitanden eingerichteten stationären Rehabilitationsvorbereitungslehrgänge ablösen.

Das jetzige Verfahren wird kritisiert, weil Befragungen von Rehabilitanden und Erfahrungen unter anderem folgendes nahelegen:

- Viele Rehabilitanden fühlen sich durch die psychologische Testung zeitlich und inhaltlich überfordert (stundenlanges Testen, mangelnde Gewöhnung an Schreiben und Lesen).
- Die Situation ist vielen nicht ausreichend transparent. Viele fühlen sich regelrecht überfahren.
- Aussagen zur Lernfähigkeit, zum Lernerfolg nach Training sind im Laufe der eintägigen Eignungsuntersuchung beim Arbeitsamt nicht möglich.
- Viele Rehabilitanden können Informationen zum neuen Beruf nicht adäquat verarbeiten. Selbst die Erfahrungen in der Arbeitserprobung reichen oft nicht hin, eine für die Ausbildungsmotivation wünschenswerte Identifikation mit dem neuen Beruf zu initiieren.
- Die Einweisungskriterien für den Rehabilitationsvorbereitungslehrgang sind sehr unterschiedlich. Viele Rehabilitanden, die ihn nicht besuchen können, fühlen sich benachteiligt. Oft kommt es bei direkt beginnender Fachausbildung zu erheblichen Anpassungsschwierigkeiten.

Eine allgemeine Orientierungsstufe könnte die jetzigen Verfahren ersetzen. Wie bisher werden beim Arbeitsamt intensive Beratungsgespräche geführt (Informationen zum regionalen Arbeitsmarkt, Gespräch über die u. U. einschränkenden Behinderungsauswirkungen u. ä.). Die Gespräche sollen dazu führen, daß der Rehabilitand bis zu zwei Berufsfelder wählen kann, die seinen Neigungen entsprechen und seine Behinderungsauswirkungen berücksichtigen.

Die Orientierungsstufe versteht sich als differenziertes Kurssystem. Die Rehabilitanden nehmen an berufskundlichen Lehrgängen zu den von ihnen gewählten Berufsfeldern teil. Sie werden in fachlichen Grundlagen unterrichtet und praktisch unterwiesen. Dabei lernen sie Arbeitsabläufe kennen und zeigen, was sie praktisch zu leisten vermögen. Betriebsbesichtigungen, kurze Praktika oder Gespräche mit Fachleuten aus der Berufspraxis sollten ermöglicht werden, um ein Optimum an Anschauung für den Rehabilitanden zu erreichen. Im Laufe der berufskundlichen, theoretischen und praktischen Kurse kommt es je nach Leistung und Neigung bei intensiver Betreuung, Beobachtung und Beratung zur Differenzierung in bestimmte Ausbildungsberufe.

Parallel zu den berufskundlichen Kursen werden für die nach Berufsfeldern zusammengestellten Gruppen Lehrgänge in sozial- und gesellschaftswissenschaftlichen Fächern durchgeführt. Hier werden Lern- und Arbeitstechniken erworben, Gruppenarbeit trainiert, Deutsch im Sinne von Kommunikation unterrichtet u. ä. Außerdem sollen das intellektulelle Niveau und die Lernfähigkeit anhand von Lernzieltests festgestellt und beobachtet werden. Diese diagnostischen und prognostischen Hinweise sollen ständig mit den Leistungen in den berufskundlichen Kursen verglichen werden, so daß eine gezielte Beratung zur Berufswahl erfolgen kann.

Neben den allgemeinbildenden Kursen, die sich als Kernkurse (s. Kurssystem an Gesamtschulen) verstehen, werden für Rechnen und Normenlehre im Deutschen je nach Kenntnisstand differenzierte Leistungskurse durchgeführt. Unterricht in naturwissenschaftlichen Fächern muß möglich sein, damit bei Bedarf z. B. ein Hauptschulabschluß nachgeholt werden kann. Als Wahlfächer sollten Fremdsprachen (z. B. Englisch), kreative Kurse (z. B. Werken, Musik) und schließlich Sozialtraining (vom autogenen Training bis hin zu Selbsterfahrungsgruppen) angeboten werden. Die neue Situation, Rehabilitand zu sein, sollte aktiv erarbeitet werden. Im Laufe der Orientierungsstufe könnte die Übernahme der neuen Berufsrolle trainiert werden u. ä.

Am Ende der Orientierungsstufe soll ein Team (ähnlich dem der heutigen Berufsfindung und Arbeitserprobung) mit dem betroffenen Rehabilitanden zusammen den Ausbildungsberuf festlegen. Es ist zu erwarten, daß der Rehabilitand aktiv seine Neigungen und Interessen vertreten kann. Seine Entscheidung wäre in der überwiegenden Mehrzahl der Fälle eine durch Selbsterfahrung gesicherte Eigenleistung.

Darstellung des Diskussionsverlaufs und Empfehlungen

Dr. med. Wilhelm Weber, Heidelberg

Das Plenum war, was den beruflichen Standort anbelangt, das Vorwissen um konkrete Möglichkeiten der Berufsfindung – insbesondere auch über aktuell anstehende Probleme der Berufsfindung –, offenbar recht heterogen. Dementsprechend waren die jeweiligen Erwartungen der Teilnehmer an das Symposion und damit die von ihnen gestellten Fragen breit gefächert. Da die allermeisten Fragestellungen jedoch Probleme ansprachen, die notwendigerweise in den Komplex der Berufsfindung einzuordnen waren, mußte auch versucht werden, sie so weit wie möglich zu beantworten – selbst auf die Gefahr einer gewissen Ausuferung hin. Dieser Umstand erschwerte angesichts der für ein derartig umfangreiches Thema äußerst knapp bemessenen Diskussionszeit die Zusammenführung der Diskussionsinhalte – hin zu einer gemeinsamen Empfehlung. Es konnte in der vorgegebenen Zeit keines der angeschnittenen Themata so durchdiskutiert werden, daß eine Beschlußfassung schon zu vertreten war. Eine ganze Reihe dringend der Diskussion bedürftiger aktueller Fragen kam aus eben diesem Zeitmangel überhaupt nicht zur Sprache.[1]

Einen relativ breiten Raum nahmen in der Diskussion von berufspädagogischer Seite gestellte Fragen über berufliche Möglichkeiten von Sonderschulabgängern ein, bei denen neben der Lernbehinderung oft auch Verhaltensstörungen stehen. Es wurde auch die Forderung erhoben, daß in ausreichender Weise außerhalb der Werkstätten für Behinderte behinderungsspezifisch qualifiziert gefördert wird. Im besonderen wurde gefordert, daß, falls der Jugendliche schon in die Werkstatt für Behinderte gelangt ist (weil sich ihm keine andere Möglichkeit bot), er auch die Chance erhält, wieder aus ihr herauszukommen im Rahmen einer Aufstiegsförderung.

Zu diesen Fragen konnten drei der Referenten (Frau Mahrenholz und die Herren Kost und Wenger) als Mitglieder des auf Initiative der Bundesanstalt für Arbeit (BA) ins Leben gerufenen Arbeitskreises in kompetenter Weise antworten. Entsprechende Möglichkeiten sind vorgesehen!

Daß weitere von dieser Seite gestellte Detailfragen (z. B. Fragen der konkreten Bewertung von Testaufgaben etc.) unbeantwortet bleiben mußten, ergab sich logischerweise aus dem Eingangsreferat (Menrad).

Allgemeine Übereinstimmung bestand darin, daß die Frage der Berufsfindung für Jugendliche stets sehr spezielle Probleme (insbesondere auch hinsichtlich geeigneter Information) für alle Fachbereiche aufwirft – worauf besonders auch Herr Waidner einging. Das Ziel müsse sein, ihn (den Jugendlichen) zu einer *aktiven Informationsgewinnung* hinzuführen (vgl. schriftlichen Diskussionsbeitrag).

Herr Klettke sah eine besondere Chance, durch eine enge Zusammenarbeit von Lehrkräften der Haupt- und Sonderschulen mit Berufsberatern und Fachkräften der Rehabilitationseinrichtungen unter Nutzung der Ergebnisse und Erlebnisse aus Berufsfeld und berufsbezogenen Arbeiten, Betriebsbesichtigungen etc. den Informationsstand des behinderten Jugendlichen hinsichtlich seiner beruflichen Möglichkeiten zu fördern und ihn zu motivieren. Auch er ging dabei davon aus, daß der zeitliche Rahmen einer

[1] Da dies bereits nach den Vorarbeiten vorauszusehen war, wurde während der ganzen Diskussion eine Zusammenstellung von Empfehlungen, die sich aus zahlreichen Vorgesprächen mit Fachleuten ergeben hatten, als Denkanstöße mittels Overhead-Projektion den Teilnehmern vor Augen geführt. Sie sollen am Schluß – ergänzt durch Ergebnisse und Hinweise aus der Diskussion – kurz dargestellt werden.

Berufsfindung als Informationsmöglichkeit – dies gilt naturgemäß besonders für den Jugendlichen – für den Rehabilitanden oftmals nicht als ausreichend angesehen werden kann.

Ganz in die gleiche Richtung zielte noch ein Beitrag von Herrn HALLWACHS, der – von der Problematik einer eintägigen psychologischen Eignungsuntersuchung im Arbeitsamt ausgehend – auch die Erfahrungsmöglichkeiten des Rehabilitanden in der stationären Berufsfindungsmaßnahme oftmals nicht für ausreichend hält, um eine für die Arbeitsmotivation wünschenswerte Identifikation mit dem neuen Beruf zu initiieren. Er stellte deshalb – als Denkmodell – die mehrmonatliche, gut durchstrukturierte Orientierungsstufe (auch für den Erwachsenen!) vor mit der Möglichkeit, den Behinderten dabei gleichzeitig zu fördern. Das Endziel sollte ein der bisherigen Berufsfindungsmaßnahme entsprechender, jedoch in seiner Aussagekraft verbesserter begutachtender Abschluß sein[2].

Einmütigkeit bestand darüber, daß die Berufsfindung grundsätzlich eine wesentliche Absicherung des Rehabilitationserfolges bedeutet, und daß deshalb, wenn sich eine Indikation für sie abzeichnet – sicher ist nicht für jeden Rehabilitationsplan eine BF erforderlich –, auch der Weg hierzu nicht verbaut werden dürfe. Auf Schwierigkeiten administrativer Art angesprochen, äußerten sich die beiden Referenten aus der Bundesanstalt für Arbeit ebenfalls in diesem Sinne. Dabei verdient der fachliche Hinweis von psychologischer Seite Beachtung, daß u. a. auch dort, wo der Psychologische Dienst des Arbeitsamtes glaubt, daß der Behinderte mit einer vorliegenden Berufsempfehlung über- bzw. unterfordert ist, eine Berufsfindungsmaßnahme erwogen werden sollte.

Nicht zur Sprache kam, wer für die Durchführung von Berufsfindungsmaßnahmen als kompetent anzusehen ist, welche Voraussetzungen erfüllt sein müssen. Herr KOST hatte einige Kriterien genannt (vgl. Referat). Deshalb sei ein schriftlicher Diskussionsbeitrag zu diesem Thema wiedergegeben, der die besonderen Möglichkeiten eines Rehabilitationskrankenhauses darlegt (Dr. OTTO).

Auch die Frage der Abgrenzung, wann Berufsfindung, wann lediglich Arbeitserprobung (vgl. Referate KOST und WENGER), konnte aus Zeitgründen nicht in die Diskussion gebracht werden – sie bedarf jedoch noch der Diskussion.[3]

Herr WENGER sieht in der Berufsfindung eine Fortsetzung der von dem Arbeitsamt betriebenen Diagnostik mit anderen (fallangemessenen) Mitteln und fordert demgemäß, daß es nicht zu Wiederholungen bereits im Arbeitsamt betriebener Erhebungen kommen dürfe. Zu dieser Frage, die auch im Plenum diskutiert wurde, äußerte sich Herr P. FLOR, Wildbad, in einem schriftlichen Diskussionsbeitrag.

Herr FLOR glaubt, daß dem Anliegen der BA nur durch eine kleine Testgruppe (1 – 3 Teilnehmer) entsprochen werden könne. (Hierzu ist zu sagen, daß die vertiefte psychologische Einzeluntersuchung sicher unabdingbar ist, man sich andererseits jedoch der vielfältigen Informationsmöglichkeit aus der Gruppenuntersuchung – Ausnahmen wird man hierbei immer einräumen müssen – nicht begeben sollte. Psychologischerseits wurde erwähnt, daß sich in bestimmten Einzelfällen selbst aus den Ergebnissen einer Testwiederholung wertvolle Schlüsse ziehen lassen.) Er verweist weiterhin auf die Notwendigkeit einer den Rehabilitanden bei der Maßnahme begleitenden Bezugsperson.

Die von Herrn FLOR vertretene These, daß der praktische Teil der Erprobung wegen des für den Rehabilitanden damit verbundenen Informationsgewinns nur direkt in der Ausbildungsabtei-

---

2 In einigen außerdeutschen Ländern wird Berufsfindung bereits in dieser Weise durchgeführt.

3 Einige Überlegungen hierzu seien wenigstens angedeutet: Läßt sich im Rahmen einer Arbeitserprobung des Behinderten eine Arbeitssituation so simulieren, daß das Ergebnis ohne Interpretation – etwa im Sinne einer Ja/Nein-Antwort – übernommen werden darf? Wenn nicht: Wer definiert, was an beanspruchungsrelevanten Belastungsfaktoren auf den Behinderten am Arbeitsplatz zukommt – was bedeutet speziell für ihn Belastung? Wer erfaßt und interpretiert die als Beanspruchungsreaktionen deutbaren Äußerungen und Parameter (z. B. Leistungsermüdung/Stimmungsermüdung, Herzfrequenz/Trainingszustand etc.)? Vergleiche WEBER, W.: Ärztliche Sachverständigentätigkeit in der Maßnahme zur Berufsfindung. Dtsch. Rentenversicherung *3*, 147 (1978).

lung erfolgen sollte und nicht in extra dafür angegliederten Abteilungen, dürfte nicht überall Anklang finden. Umfangreiche Erfahrungen des Instituts für Berufsfindung in Heidelberg sprechen gerade für eine gesonderte Erprobungsabteilung, allerdings mit der Möglichkeit eines sehr gründlichen, die Problemstellungen erläuternden Einblicks in die theroretische und praktische Ausbildungssituation, des Rundgangs durch alle Abteilungen und der Gelegenheit zu Gesprächen mit Rehabilitanden und Dozenten. Die für einen in dem zu erprobenden Berufsfeld meist unerfahrenen Probanden entwickelten (mit dem Stande 0 beginnenden) Arbeitsproben unterscheiden sich in ihrer Sinnsetzung sehr wesentlich von den praktischen Arbeiten in den Ausbildungsstätten.

Die Notwendigkeit, wenigstens ein Mindestmaß an Vergleichbarkeit der Untersuchungsmethoden und der Burteilungskriterien herbeizuführen, wurde sowohl in den Referaten als auch in der Diskussion einhellig betont.

Die besondere Problematik einer Prognose nur aufgrund einer rein testorientierten Eignungsdiagnostik kam in verschiedenen Voten und schriftlichen Beiträgen zum Ausdruck. Nach den bisherigen Erfahrungen benötigt man mehr als bisher ausbildungs- und eingliederungsrelevante Prediktoren aus dem *extrafunktionalen Bereich* (P. FLOR, G. KLUG). Von psychologischer Seite (G. KLUG, Heidelberg) kam der Hinweis, daß man sich sehr wohl bewußt sei, daß sich die Tests grundsätzlich mehr in Richtung auf kriteriumsbezogene (berufsanforderungsspezifische) Diagnostik bewegen sollten, anstatt konstruktbezogen zu sein (z. B. Teilfunktionen der Intelligenz bestimmend). Herr KLUG betonte wie auch andere die besondere Bedeutung der Berufsfindung als Selbsterfahrungs-/Motivierungs- und Vorbereitungsfunktion (u. a. auch zu einer notwendigen Therapie).

Hinsichtlich der zur Verfügung stehenden Berufe wurde die Forderung erhoben, vermehrt nach Berufsbildern zu suchen (bzw. sie zu schaffen), die in gleicher Weise für Behinderte und Nichtbehinderte geeignet sind wie z. B. der in Heidelberg entwickelte Beruf des Güteprüfers. (Die bisherige Fragestellung – so KLETTKE, Isny – sei zu sehr: Wie fördere ich einen Behinderten in Berufen, die von Nichtbehinderten für Nichtbehinderte geschaffen wurden?!)

Von besonderem Gewicht war dann die Frage nach dem rehabilitativen Sinn einer Vollausbildung um jeden Preis bei sehr schweren Behinderungsauswirkungen. Die Möglichkeit, in besonderen Fällen sehr individuell ausbilden zu können, u. U. im Sinne einer Teilausbildung auf einen bestimmten Arbeitsplatz hin, wurde als Notwendigkeit dargestellt (KLETTKE: „Es ist sinnvoller, einen Fünfkämpfer auszubilden, der alle 5 Disziplinen beherrscht, als einen Zehnkämpfer, der nur 8 Disziplinen ausüben kann.“)

Hinsichtlich der Rehabilitation von Behinderten mit sehr schweren Behinderungsauswirkungen kam übereinstimmend zum Ausdruck, daß – ohne das grundsätzliche Ziel der Eingliederung auf dem allgemeinen Arbeitsmarkt in Frage stellen zu wollen – für manchen eine positive Aussage in der Berufsfindung nur erstellt werden kann im Hinblick auf Arbeitsstrukturen, denen er, ohne Schaden zu nehmen, auf die Dauer gerecht werden kann. Diese können u. U. nur in sog. „Dienstleistungszentren“ geschaffen werden (W. SÄNGER). Die Notwendigkeit, in Zukunft vermehrt derartige Zentren in den industriellen Ballungsräumen zu schaffen, wurde – insbesondere auch nach den guten Erfahrungen mit der „Pfennigparade“, München – betont.[4]

Doch auch in der Phase der Berufsfindung bzw. vor einer ins Auge gefaßten Einarbeitung/Anlernung steht man – so wurde laut – oftmals vor beträchtlichen Schwierigkeiten. Für eine ganze Reihe von Behinderten – sowohl somatischer Art als auch aus dem Bereich der Verhaltensstörungen – fehlen geeignete vorbereitende Zwischenglieder, die man etwa als „vorberufliche Rehabilitationsmaßnahme“ zu definieren hätte. (Arbeit in diesem Sinne leistet u. a. das Stephanus-Werk, Isny.)

Das gleiche gilt für den psychisch Behinderten ganz allgemein. Wie P. HÜLSMANN einmal betonte, nützen alle rehabilitativen Bemühungen um ihn nichts, wenn er nicht in der Lage ist, den Verpflichtungen seines Arbeitsvertrages nachzukommen. Und hierzu bedarf es, wie vielfältige

[4] Pfennigparade e. V., Barlachstr. 24–38, 8000 München 40.

Erfahrungen zeigen, oftmals eines besonderen Sozial- und Arbeitstrainings (Modell: das von der Stiftung Rehabilitation vorgesehene Therapie- und Trainingszentrum).
Das konkrete Problem der Berufsfindung bei dem psychisch Behinderten wurde nur sehr kurz gestreift – von seiten der Diskussionsleitung aus Zeitmangel, vom Plenum her möglicherweise, weil gleichzeitig ein Symposion über Suchtkranke lief und viele ihre speziellen Interessen dorthin führten. Dies ist bedauerlich, da gerade derartige Fragen in der Berufsfindung 1978 eine besondere Rolle spielen. Sicher hätte das Institut für Berufsfindung in Heidelberg hierzu den Interessierten wesentliche Hinweise liefern können. In den Vorgesprächen mit einschlägig Erfahrenen nahm dieses Thema jedoch einen beträchtlichen Raum ein. Dabei kristallisierten sich einige Überlegungen heraus, zu denen man auch andernorts kam und die in der einen oder anderen der nachfolgenden Empfehlungen ihren Niederschlag finden.
Fassen wir die bisherigen Erfahrungen, so weit überschaubar, zusammen und beziehen wir aus der Diskussion gewonnene Anregungen und Postulate mit ein (die allerdings wie eingangs betont vom Plenum nicht verabschiedet werden konnten), so scheinen neben den in den Referaten gegebenen Empfehlungen für die zukünftige Arbeit nachfolgende Überlegungen (im Sinne von Empfehlungen) von Bedeutung zu sein:

Empfehlungen

1. Die bisher vielerorts gewonnenen Erfahrungen sollten (trotz der dabei zu erwartenden Schwierigkeiten) genutzt werden.

1.1 Es empfiehlt sich (z. B. im Rahmen eines Forschungsprojekts) eine Verlaufsanalyse der beruflichen Rehabilitation bei vergleichbaren Kollektiven unter dem Gesichtspunkt: Ausbildung ohne vorausgegangene Berufsfindung, Ausbildung nach vorausgegangener Berufsfindung.

1.2 In einer kasuistischen Studie über gescheiterte Rehabilitationsverfahren sollte ermittelt werden, ob sich besondere behinderungsgruppenspezifische Schwierigkeiten erkennen lassen und worin sie begründet liegen.

1.3 Sollten sich Hinweise hierfür ergeben (z. B. bei Hörgeschädigten, Hirnverletzten, älteren Rehabilitanden etc.), sollten die zu ihrer Überwindung notwendigen Strategien möglichst bereits in der Berufsfindung angesprochen werden.

1.4 Es ist zu prüfen, ob es bei drohender oder bereits festgestellter Behinderung Verzögerungen bei der Erstellung des Rehabilitationsplanes bzw. seiner Umsetzung gibt, die verspätet zur Berufsfindung führen – und die sich im Interesse des Behinderten und zur Erhaltung seiner Motivation durch eine vorgezogene Rehabilitationsabklärung vermeiden ließen.

2. Die wissenschaftliche Auswertbarkeit der zukünftigen Arbeit ist sicherzustellen. Hierzu bedarf es eines Mindestmaßes an Vergleichbarkeit der Daten und Aussagen.

2.1 Es ist trotz der damit verbundenen Schwierigkeiten ein in der Praxis verwertbarer, arbeitsmedizinisch relevanter Behinderungsschlüssel zu erarbeiten. Zwischen den bereits mit derartigen Fragen Befaßten sollte Verbindung bestehen bzw. hergestellt werden.

2.2 Es ist ein Mindestmaß der Vergleichbarkeit der Untersuchungsverfahren anzustreben. Dies erfordert verstärkt interdisziplinären, aber auch interinstitutionellen Erfahrungsaustausch.

3.1 Das Instrumentarium der Berufsfindung ist stets den sich ändernden Aufgaben (Änderungen des Behindertenkollektivs/Veränderungen in der Arbeitswelt) anzupassen. Die angewandten Methoden bedürfen fortlaufender Überprüfung hinsichtlich ihrer Aussagekraft. Offensichtlich ist stärkerer Ausbau außerfunktionaler Diagnostik erforderlich.

3.2 Erfahrungsgemäß führen schon beim Unbehinderten ergonomisch ungünstige Arbeitsplätze auf die Dauer zur Minderung des Wirkungsgrades eingesetzter Kräfte. Derartige Probleme dürften für den somatisch Behinderten von besonderer Bedeutung sein. In der Berufsfindung sollten von ergonomisch Erfahrenen präventive Hinweise gegeben werden.

3.3 Es ist anzustreben, mehr als bisher Informationen über die bisher eingegliederten Behinderten zu erlangen, insbesondere auch zu erfahren, wieweit sich die im Rahmen der Berufsfindung erstellten Empfehlungen (auch hinsichtlich besonderer Arbeitsbedingungen) als realisierbar erwiesen.

4. Im Rahmen der Maßnahme zur Berufsfindung wird immer wieder deutlich, daß für manche Behindertengruppen und Personenkreise die vorhandenen rehabilitativen Möglichkeiten nicht ausreichen. Einige Lösungsansätze, die die positiven Aussagemöglichkeiten in der Berufsfindung erweitern würden, sollen nachfolgend angesprochen werden.

4.1 Für spezielle Behinderungsgruppen mit hinsichtlich der allgemeinen Anforderung des Berufslebens besonders einschneidenden Behinderungsauswirkungen erscheint die derzeitige Berufspalette noch zu schmal. Der Aufbau einer dauerhaften Leistungsbereitschaft ist jedoch um so eher möglich, je mehr der Faktor Neigung berücksichtigt werden kann. Es gilt die Berufspalette zu erweitern.

4.2 Es ist offensichtlich schwierig, Arbeitsverträge mit zeitlicher Einschränkung der Tagesschicht zu realisieren. Dies führt oftmals zu unzuträglichen Überforderungen manches Behinderten. Es gilt für eine begrenzte und zu definierende Behindertengruppe bessere als die bisher meist üblichen vertraglichen Lösungen für einen zeitlich begrenzten täglichen Berufseinsatz zu finden.
(Die Bedingungen dürfen nicht renten- bzw. krankengeldschädigend sein und sollten einkommensmäßig einen Anreiz bieten.)

4.3 Es gibt Behinderte mit sehr schweren Behinderungsauswirkungen, bei denen auch der zeitlich begrenzte Einsatz an konventionellen Arbeitsplätzen Überforderung bedeutet. Sie wären jedoch durchaus in der Lage, eine sinnvolle Teilzeitarbeit bis zur Vollschichtarbeit zu verrichten, sofern sie im Wohn-/Arbeitsbereich entsprechende energetische Entlastungen fänden bzw. interkurrent notwendig werdende pflegerische Leistungen in Anspruch nehmen könnten. Im Rahmen von Dienstleistungszentren ließen sich derartige ergonomische und pflegerische Forderungen realisieren. Die Erstellung derartiger Zentren in wirtschaftlichen Ballungsräumen würde im Rahmen der Berufsfindungsmaßnahme die positiven Aussagemöglichkeiten beträchtlich erweitern.

4.4 Für manchen psychisch Behinderten scheitert die sich aufgrund seiner Begabungsstruktur abzeichnende Eingliederungsmöglichkeit aus Mangel an sozialen Fähigkeiten und am unzulänglichen Arbeitsverhalten. Für die in solchen Fällen notwendige gestufte Anpassung haben sich verständlicherweise sowohl die Kliniken als auch der allgemeine Arbeitsmarkt als nicht effizient erwiesen. Hier könnten arbeitstherapeutisch orientierte Zentren (mit abgestuften industriellen Arbeitsanforderungen) in der Lage sein, die Rehabilitationskette zu schließen. Der dichte regionale Ausbau derartiger Einrichtungen ist eine Voraussetzung für die erfolgreiche Rehabilitation des psychisch Behinderten. Ihr Mangel läßt manchen sich in der Berufsfindungsmaßnahme grundsätzlich abzeichnenden Rehabilitationsplan scheitern.

4.5 Bei vielen psychisch Behinderten besteht auch langfristig (oftmals für die Dauer) nur bedingt eine Eignung für die moderne (technische) Arbeitswelt. Sie sind auf einen ihre sozialen, mentalen und emotionalen Fähigkeiten berücksichtigenden „eingerichteten Arbeitsplatz" angewiesen. (Für den somatisch Behinderten ist dieser „eingerichtete Arbeitsplatz" längst schon ein fester Begriff.) Bereits in der Berufsfindung zeichnen sich Kriterien für diesen Arbeitsplatz ab. Es ist sicherzustellen, daß bei der Eingliederung die so gewonnenen Informationen in geeigneter Weise an den für die Einrichtung eines derartigen Arbeitsplatzes besonders geeigneten Betriebsarzt weitergegeben werden.

4.6 Die Rehabilitation des Gastarbeiters wirft eine Reihe für ihn charakteristischer Probleme auf. Es erscheint notwendig, sich dieser Frage besonders anzunehmen.

24. Symposium

Die Rehabilitation als Lehr- und Lernziel der ärztlichen Ausbildung nach der neuen Studienordnung

Vorsitzender: Prof. Dr. med. T. M. Fliedner, Ulm

Als Mitwirkende in der Symposiumsleitung
Dr. med. R.-D. Berensmann, Stuttgart
Prof. Dr. med. Dipl. Psych. H. Enke, Stuttgart
Prof. Dr. med. W. Jacob, Heidelberg
Dr. med. W. Kulpe, Stuttgart

T. M. Fliedner: Einleitungsreferat – Ärztliche Ausbildung in der Rehabilitationsmedizin: Chancen in Gegenwart und Zukunft, S. 683

Aus dem Inhalt: Die Ausbildung in der Welt von heute für die von morgen – Zusätzliche Aufgaben der Medizin durch die Industrialisierung – Die Rolle des Arztes im ökologischen Zeitalter – Der Einfluß der belebten und der unbelebten Umwelt auf das Individuum – Neue ärztliche Aufgaben aus der Wechselbeziehung Individuum-Umwelt-Gesellschaft – Fachgebiete der Prävention und der Rehabilitation – Die Ausbildung im ökologischen Stoffgebiet – Bestimmungen der Approbationsordnung – Das „Health Care Team" des Auslandes – Möglichkeiten und Grenzen der medizinischen Fakultäten – Die fehlenden universitären Strukturen der präventiven Medizin und der Rehabilitationsmedizin – Die Etablierung universitärer „Units" (Forscher- und Lehrgruppen) vor Ort

R.-D. Berensmann: Aus der Sicht der Ärzteschaft, S. 688

Aus dem Inhalt: Die Rehabilitation im Prüfungsstoff – Die Rehabilitation in den Gegenstandskatalogen – Famulierungen in Rehabilitationseinrichtungen – Der Arzt nach Abschluß seiner Ausbildung

W. Jacob: Die Einführung des Medizinstudenten in rehabilitatives Denken und Handeln, S. 689

Aus dem Inhalt: Rehabilitation in der ärztlichen Ausbildung zu kurz gekommen – Prüfungsordnung beschränkt die Freiheit der Lehre – Behandlung der Thematik Rehabilitation nach Gutdünken – Rehabilitationsseminare in Heidelberg – Soziale Probleme der Medizin in der Vorklinik – Die Dimension des Kranken als Subjekt – Die ärztliche Ausbildung im Rahmen einer Medizinischen Anthropologie

W. Kulpe: Ein Modell praxisbezogenen Unterrichts, S. 691

Aus dem Inhalt: Seit 20 Jahren „Rehabilitation vor Rente" – Noch zu wenig im Bewußtsein des Arztes – Die Appropationsordnung von 1970 – Praxisbezogenes Wissen im ökologischen Kurs – Ein Modell der Universität Ulm in Zusammenarbeit mit der Landesversicherungsanstalt Württemberg – Dreitägiges Seminar als Pflichtveranstaltung – Besuch der Hauptverwaltung einer LVA, einer Stoffwechselklinik und eines Berufsförderungswerks – Gleichzeitig positive Motivierung der Studenten vor Ort

H. Enke: Rehabilitation und Psychologie im Medizin-Studium,
S. 694

Aus dem Inhalt: Die Zusammenarbeit zwischen Rehabilitation und psychosozialen Fächern – Die Persongebundenheit der Rehabilitation – Die medizinische Psychologie der Vorklinik – Das Prestige-Problem der Rehabilitation innerhalb der Medizin – Die Entwicklung von Motivations-Strategien – Die Verhaltensänderung in Prävention und Rehabilitation – Gesundheitserziehung und Gesundheitsbildung – Wachsende große Chancen für die Zusammenarbeit

T. M. Fliedner: Ergebnisse der Aussprache (Empfehlungen),
S. 696

Ärztliche Ausbildung in der Rehabilitationsmedizin: Chancen in Gegenwart und Zukunft

Prof. Dr. med. Theodor M. Fliedner, Leiter der Abteilung für Klinische Physiologie der Universität Ulm

Ausbildung von Medizinstudenten in der Welt von heute für die von morgen

Die Medizinstudenten, die im Wintersemester 1978 zum Studium der Medizin zugelassen worden sind, werden nach einem mindestens 6jährigen Studium, also etwa 1984, als approbierte Ärzte selbständig tätig werden können. Viele von ihnen werden dieser Grundausbildung noch eine Weiterbildung anfügen. Diese dauert dann auch noch einmal 4 – 6 Jahre. Daraus ergibt sich als Beginn einer unabhängigen Berufstätigkeit etwa das Jahr 1990. Diese jungen Kollegen sind dann etwa 30 – 32 Jahre alt. Rechnet man die Spanne der beruflichen Tätigkeit auf etwa 35 Jahre, so bedeutet dieses, daß die Studenten, die wir heute in der vorklinischen und klinischen Medizin ausbilden, etwa zwischen 1990 und 2025 tätig sind. Sind wir uns als akademische Lehrer der Verantwortung bewußt, die wir haben, wenn wir unsere jungen Kollegen in der Welt von heute für eine ärztliche Tätigkeit in der Welt von morgen heranbilden? Wie mag diese Welt von morgen aussehen? Was werden in ihr die medizinischen Probleme sein, die es zu lösen gilt, was wird von den uns nachfolgenden Ärzten im Hinblick auf Problemlösungen erwartet werden? Welchen Vorwürfen werden wir uns von unseren dann tätigen Kollegen auszusetzen haben, weil wir sie möglicherweise unzureichend auf die sich auch heute schon abzeichnenden Probleme vorbereitet haben?

E. Ellwanger hat mit Recht darauf hingewiesen, daß wir uns in einem Umbruch befinden, der unmittelbare Konsequenzen für die Sozialmedizin im allgemeinen und für die präventive und rehabilitative Medizin im besonderen hat. War unsere Arbeitswelt bis vor wenigen Jahren noch durch die körperliche Belastung und Belastbarkeit gekennzeichnet („Muskelzeitalter"), so kommt es – im Zuge der Elektronikentwicklung und Automatisierung – immer stärker zu einer geistig-nervlichen Belastung des Berufstätigen. Arbeitsplätze mit körperlichen Beanspruchungen wurden rationalisiert. Die Arbeiter werden mit Überwachungsaufgaben betraut. Es ist schon jetzt deutlich, daß sich im Zuge dieser Umwandlung auch die medizinischen Fragestellungen wandeln werden, daß Probleme, die durch körperliche Unterforderung in den Vordergrund treten (Übergewicht, Rauchen, Trinken, Streß usw.), das Panorama der Krankheiten bestimmen werden.

Es wäre also an der Zeit, sich die Probleme der Welt von morgen vor Augen zu führen und daraus Schlüsse abzuleiten für die Aus- und Weiterbildung der heutigen Studentengeneration.

Die Rolle des Arztes im „ökologischen Zeitalter"

In dieser Situation mag es nützlich sein, sich auch den Wandel der Rolle des Arztes in unserer Gesellschaft vor Augen zu führen.

In einem Aufsatz „Studienreform der Medizin und Volksgesundheit" zitiert B. Knoche das Wort von P. Martini (dem Begünder der Methodenlehre der Arzneimittelforschung): „Ziel des Arztes ist immer die Therapie." Hinter diesem Satz steht das Verständnis der ärztlichen Tätigkeit, die beginnt, wenn ein Patient auf den Arzt zugeht und ihn um Rat und Hilfe angeht. Es entsteht ein Verhältnis zwischen Arzt und Patient, getragen vom Vertrauen, daß der Arzt die richtige Diagnose stellt und therapeutisch – kurativ – tätig wird. Auf dieser Ebene und mit diesem Verständnis gibt es die „klassischen"

Fachgebiete wie Innere Medizin, Chirurgie, Pädiatrie, Frauenheilkunde usw.
Die Entwicklung unserer technisierten und industrialisierten Gesellschaft ist aber offensichtlich dadurch gekennzeichnet, daß Gesundheit und Krankheit des Individuums nicht mehr allein das Resultat seiner Konstitution und/oder der Einwirkung von nicht faßbaren exogenen Noxen zu sehen ist. Wir haben zur Kenntnis nehmen müssen, daß die belebte und unbelebte Umwelt das Individuum beeinflußt, daß dieses „krank" wird, wenn seine Organe und Organsysteme den Belastungen der Umwelt nicht mehr gewachsen sind und an die Grenzen der Beanspruchbarkeit gelangen. Diese Umwelt hat physikalische, chemische und mikrobielle ebenso wie psychosoziale Dimensionen. Es kann in vielfältiger Weise zu einer Beeinträchtigung der körperlichen wie auch der geistig-seelischen Befindlichkeit kommen, das Individuum erkrankt oft, ohne daß es selbst eine Kausalbeziehung herzustellen vermag.
Die Gesellschaft bemüht sich, die Beziehungen des Menschen zu seiner Umwelt erträglich zu gestalten. Sie erläßt Gesetze und Verordnungen, um die Gesundheit des Individuums trotz der ihn gefährdenden Umwelt aufrechtzuerhalten (Arbeitsstättenverordnung, Gesetze über Reinhaltung der Luft, Arbeitssicherheitsgesetz etc.). Für den Arzt heute und morgen ergeben sich aus dieser Wechselbeziehung zwischen Individuum-Umwelt-Gesellschaft neue Aufgaben. Er handelt im Sinne der hippokratischen Medizin und kehrt im gewissen Sinne zu Paracelsus zurück, wenn er dem ihm anvertrauten Menschen nicht nur im Sinne der kurativen Medizin Hilfe zuteil werden läßt. Es wird von ihm eine aktive Hinwendung gefordert. In der Präventiv- und Rehabilitationsmedizin geht der Arzt auf den Menschen zu. Er versucht, das Individuum zu motivieren, sich gesundheitsgerecht zu verhalten im Wissen um die krankmachenden Folgen ungesunder Lebensführung (falsche Ernährung, Alkoholabusus, Rauchen etc.), und bemüht sich im Rahmen der Rehabilitation um die Wiederherstellung eines akzeptablen Gesundheitszustandes sowie um die Prävention erneuter Gefährdungen (Erhaltung eines „status quo"). So wandelt sich die Rolle des Arztes. B. KNOCHE drückt dies so aus: „Ziele des Arztes sind Heilung des Kranken – unter Ausnutzung aller kurativen und rehabilitativen Möglichkeiten –, Stärkung des Gesunden und Verhüten von Krankheit – unter Ausnutzung aller Möglichkeiten der ‚präventiven' Medizin."
Die Fachgebiete in denen Ärzte im Sinne der Prävention und Rehabilitation tätig sind, werden mit den Begriffen „Arbeitsmedizin", „öffentliches Gesundheitswesen", „Medizinische Epidemiologie", „Medizinische Psychologie", „Medizinische Soziologie", „Sozialhygiene", „Rehabilitationsmedizin", „Sozialversicherungsmedizin" gekennzeichnet. Diese Gebiete befinden sich z. T. noch in einer Entwicklung und müssen ihren Platz finden im System unserer sozialen Sicherung.

Ausbildung im „ökologischen Stoffgebiet" im allgemeinen und der Rehabilitationsmedizin im besonderen

Formal hat die „Approbationsordnung für Ärzte" von 1970 durch die Schaffung des ökologischen Stoffgebietes und einen Pflichtkurs den sich entwickelnden neuen Aufgaben im Bereich der Präventiv- und Rehabilitationsmedizin Rechnung getragen. Die Rehabilitation ist im Prüfungsstoff des zweiten Abschnitts der Ärztlichen Prüfung in den Stoffgebieten I (nichtoperativ), II (operativ) und IV (Ökologie) sowie im Prüfungsstoff des schriftlichen Teiles des dritten Abschnitts der Ärztlichen Prüfung in den Stoffgebieten I (Innere Medizin) und II (Chirurgie) verankert.
Ebenso wird dem Studenten der Medizin aufgrund dieser Approbationsordnung die Möglichkeit gegeben, sich in der vorgeschriebenen 4monatigen Tätigkeit als Famulus in einer Einrichtung für die Rehabilitation Behinderter oder für die ärztliche Begutachtung, einschl. des vertrauensärztlichen Dienstes zu betätigen.
Die Rehabilitationsmedizin wird demgegenüber im „Gegenstandskatalog", der für das Lehr-und Lernverhalten ausschlaggebend ist, nur unzureichend berücksichtigt.

In der vorklinischen Medizin sollten auch für die Rehabilitationsmedizin die Grundlagen gelegt werden, die neben den traditionellen Fächern (Physiologie, Biochemie, Anatomie) vor allem die Bereiche der Medizinischen Psychologie und Medizinischen Soziologie, aber auch die der Arbeits- und Ernährungsphysiologie umfassen. Es wäre schon ein wichtiger Schritt getan – wie ENKE postuliert – wenn die Medizinische Psychologie und die Medizinische Soziologie ihr fachliches Anliegen und ihre methodischen Möglichkeiten am Paradigma der Prävention und Rehabilitation ausrichten würden (z. B. erfordert eine erfolgreiche Gesundheitserziehung wie sie für die Rehabilitation unabdingbar ist, Methoden der Verhaltensveränderung, die im Bereich der Psychologie entwickelt werden).

In der Klinischen Medizin soll – nach dem Wortlaut der Approbationsordnung – die spezielle Rehabilitationsmedizin im Zusammenhang mit der Erörterung spezieller Krankheitsverläufe im Rahmen der „klassischen" klinischen Fächer behandelt werden.

Im „ökologischen Kurs" erhält der Student – zumindest in Ulm – ausreichend Gelegenheit, sich „vor Ort" mit Einrichtungen der medizinischen und beruflichen Rehabilitation vertraut zu machen (s. Referat Dr. KULPE).

Dennoch – in der Praxis wird es heute noch so sein, daß ein nach den Vorschriften der Approbationsordnung ausgebildeter Arzt unmittelbar nach seinem Studium (zu einem Zeitpunkt, an dem er sich niederlassen kann) kaum in der Lage sein dürfte, auf dem komplizierten und fächerübergreifenden Gebiet der Rehabilitationsmedizin aktiv mitzuarbeiten.

Dieses liegt auch noch daran, daß an unseren Fakultäten ein Student zum „Einzelkämpfer", zum selbständig und unabhängig tätigen Arzt ausgebildet wird. Gerade in der Präventiv- und vor allem in der Rehabilitationsmedizin muß aber eine Gruppe fachlich kompetenter Personen tätig werden, um das Ziel, nämlich Verhüten von Krankheit und/oder Erhaltung und Wiederherstellung der Gesundheit sowie Wiedereingliederung in die Gesellschaft, zu erreichen. Es muß ein „Team" tätig werden, das im Ausland als „Health Care Team" bezeichnet wird. In der Rehabilitationsmedizin gehören neben dem diagnostischen und therapeutisch wirkenden Arzt vor allem auch Handwerksmeister (berufliche Rehabilitation, Berufsförderung), Psychologen, Soziologen, Sozialarbeiter, Pflegepersonal, Krankengymnastinnen usw. dazu. Nirgendwo lernt der junge Arzt, sich diesem „Team" mit seiner speziellen Kompetenz einzufügen oder als „Katalysator" zu wirken und die übrigen Mitglieder dieses „Teams" in ihren jeweiligen Fachkompetenzen zu „erkennen" und sich die „Team"-Möglichkeiten zunutze zu machen.

Die Rolle der medizinischen Fakultäten: Möglichkeiten und Grenzen

Es gibt keinen Zweifel, daß die rechtlichen Voraussetzungen jedenfalls teilweise vorhanden sind, um die Ausbildung von Medizinstudenten in der Rehabilitationsmedizin zu gewährleisten. Dennoch können die medizinischen Fakultäten ihre Aufgabe aus mancherlei Gründen nur unvollkommen wahrnehmen.

Zunächst ist festzustellen, daß die Fakultäten nur wenig Fachkräfte im Bereich der Präventivmedizin und der Rehabilitationsmedizin haben. Genaugenommen handelt es sich um Bereiche, die zwar im Studium angesprochen werden müssen, die aber typischerweise vor allem in die Weiter- und Fortbildung gehören. Die Fakultäten helfen sich, so gut sie im Rahmen der außerordentlichen Stellenbeschränkungen können. Sie verteilen Lehraufträge, um dem Buchstaben der Approbationsordnung nachzukommen.

Aber was erforderlich ist, wäre der Aufbau einer entsprechenden universitären Struktur in diesen Bereichen von Prävention und Rehabilitation, in denen die Probleme unter Verwendung wissenschaftlicher Methoden und in Forschungsvorhaben durchgearbeitet und Lösungsvorschläge erarbeitet werden. Wie in allen Bereichen der klassischen Medizin sind Fortschritte nur dann denkbar, wenn es Personen gibt, die, unabhängig von ausschließlicher Routinearbeit, in der Lage sind, fachgebundene Forschung zu betreiben. Natürlich kann ein Chefarzt einer Inneren Abteilung eines kommunalen Krankenhauses

Studenten in die Praxis der Medizin einführen. Natürlich kann der Chef einer Rehabilitationseinrichtung den Studenten einen Eindruck davon ermitteln, was medizinische Rehabilitation in der Biographie eines Menschen bedeuten kann. Aber die Rolle der Lehrstühle an den Universitäten ging ja immer über die Routinevermittlung hinaus: Die Probleme des kranken Menschen wurden zu Hypothesen gemacht, die durch gezielte Forschung zu bearbeiten waren. In den universitären Abteilungen wurden und werden (z. B. in der Inneren Medizin oder der Chirurgie) Lösungsvorschläge erarbeitet und im Rahmen der Aus-, Fort- und Weiterbildung den ärztlichen Kollegen vermittelt.

Die präventive Medizin wie auch die Rehabilitationsmedizin werden aus ihrer unbefriedigenden Lage erst dann herauskommen, wenn es gelingt, universitäre Strukturen zu schaffen, die die anstehenden Probleme aufgreifen und durch eigenständige Forschung Lösungsvorschläge erarbeiten können. In den USA gibt es an den „Medical Schools" wie auch den vielen „Schools of Public Health" Zentren für „Community Medicine", für „Preventive Medicine", für „Health Education" usw., Einrichtungen mit umfassenden und natur- wie sozialwissenschaftlich fundierten Forschungsprogrammen.

Es muß zugegeben werden, daß den Fakultäten nicht damit gedient wäre, einfach neue „Lehrstühle" zu schaffen. Es wären gar nicht genügend wissenschaftlich ausgewiesene Kandidaten vorhanden, um an allen medizinischen Fakultäten Lehrstühle für Präventiv- oder für Rehabilitationsmedizin zu besetzen. Hier wäre ein schrittweiser Aufbau erforderlich, hier müßten hochqualifizierte junge Ärzte gewonnen werden, sich zusätzliche akademische und fachliche Qualifikationen zu erwerben. Es müßte also ein „Manpower Development Program" entwickelt werden.

Das genügt aber nicht. In den klassischen Fächern der Medizin ist es selbstverständlich, daß Lehre und Forschung mit der praktischen Tätigkeit des Internisten, Chirurgen oder Neurologen verknüpft ist und nur so einen hohen Stand haben kann. Daher verfügen die Universitäten über „ihre" Universitätskliniken, selbst wenn in der gleichen Stadt auch andere hochqualifizierte Krankenhäuser vorhanden sind (z. B. Hamburg, Berlin, München). Nur wenige Universitäten verfügen bisher über eigene Einrichtungen im Bereich der Präventivmedizin oder der Arbeits- und Rehabilitationsmedizin. Es müßten also „universitäre Units" in bestehende Einrichtungen eingebaut werden, in denen der Hochschullehrer praktisch tätig ist und in denen er gleichzeitig Forschungsvorhaben betreiben und dadurch eine hochqualifizierte Lehre vermitteln kann. In der Arbeitsmedizin sollte die praktische betriebsärztliche Tätigkeit von der Universität aus betrieben werden als Grundlage für Forschung und Lehre. In der Präventivmedizin sollten ebenfalls praktische Betätigungen für Hochschullehrer ermöglicht werden (s. Wieslocher Modell). Genauso sollten in bestimmten Einrichtungen der Rehabilitationsmedizin „Units" eingebaut werden, die von Universitätslehrern betreut und zum Ausgangspunkt für eine praxisorientierte Lehre und Forschung werden können. Es wäre also umgekehrt: Die Fakultäten berufen nicht nur Lehrbeauftragte von „außen" nach „innen", sondern sie etablieren „vor Ort" universitäre „Units" (Forscher- und Lehrgruppen), die die Aus- und Weiterbildung aufgrund von professioneller wissenschaftlicher Arbeit betreiben und dann für eine qualifizierte Ärztefortbildung zur Verfügung stehen.

Nur so kann die Universität auch in diesem Bereich eine „Schrittmacherfunktion" übernehmen, wie sie von ihr in den übrigen Bereichen der Medizin mit Recht erwartet wird. Nur so kann sie die anstehenden Probleme „stellvertretend" durchdenken und innovative Lösungsansätze erarbeiten. Nur so kann sie – wie auch im Bereich der klassischen Fächer – die Rolle der Ausbildung von Führungskräften übernehmen.

Die bisherige Haushaltspolitik der Landesregierungen für die Universitäten läßt in dieser Richtung bisher keinen Spielraum. Es sollte geprüft werden, ob im Rahmen des Programmes der Bundesregierung „Forschung und Entwicklung im Dienste der Gesundheit" im Bereich der Rehabilitationsmedizin Modelle für eine Neugestaltung der Aus-, Weiter- und Fortbildung entwickelt werden können durch Schaffung interdisziplinär organisierter universitärer „Units" in Institutionen der medizinischen und beruflichen Rehabilitation. In derartigen „Units“ sollte dann auch das Problem der Aus- und Weiterbildung im Rahmen eines „Health Care Teams“ einer modellhaften Lösung zugeführt werden können.

Zusammenfassung

1. Die neue Approbationsordnung für Ärzte legt die rechtliche Basis für eine Grundausbildung angehender Ärzte im Bereich der Rehabilitationsmedizin. Der geschaffene Rahmen kann jedoch von den Fakultäten nur unvollkommen ausgefüllt werden.
2. Im Rahmen des „ökologischen Kurses“ soll eine praktische Anschauung über die Möglichkeiten und Wege der medizinischen und beruflichen Rehabilitation vermittelt werden. Im Ulmer Kurs ist ein Arbeitsplatz – der im Zusammenwirken mit der LVA Württemberg entwickelt wurde – der Sozialmedizin im allgemeinen und der Rehabilitation im besonderen gewidmet. Je 1 Tag lang wird eine Rehabilitationsklinik sowie ein Berufsförderungswerk besucht und in insgesamt 22 Unterrichtsstunden werden die Probleme der sozialen Sicherung in Form von Vorlesungen, Übungen und sozialmedizinisch/rehabilitations-medizinischen Patientenvorstellungen als Blockunterricht vermittelt. Im WS 1978/79 nahmen ca. 150 Medizinstudenten des 7. Semesters an diesem Blockunterricht teil (ca. 90% des Jahrgangs).
3. Rehabilitationsmedizin soll Teil jedes medizinischen Spezialgebietes sein, fächerübergreifend, studienbegleitend.
4. Die medizinischen Fakultäten haben jedoch weder das notwendige Personal noch die Struktur oder umfassende, praxisorientierte Forschungsmöglichkeiten, um im Bereich der Rehabilitationsmedizin die sonst in den Fakultäten angesiedelte Kompetenz der qualifizierten Lehre aufgrund von Forschung einerseits und praktischer Tätigkeit im Fachgebiet andererseits im Sinne einer Schrittmacherfunktion zu entwickeln. Die Verteilung von Lehraufträgen für Berufspraktiker ist hilfreich, reicht jedoch nicht aus.
5. Es sollte geprüft werden, ob „universitäre Units“, interdisziplinär ausgerichtet, „vor Ort“ in den Institutionen der Rehabilitation gebildet werden können mit dem Auftrag, Lehre und Forschung zu betreiben unter Zugrundelegung praktischer Tätigkeit im Fachgebiet. Derartige „Units“, von der Universität finanziert, müßten Kristallisationspunkte der Studentenausbildung wie auch der Weiterbildung im Sinne der Heranbildung von Führungskräften sein und darüber hinaus in der Ärztefortbildung mitwirken.

Die Rehabilitation als Lehr- und Lernziel aus ärztlicher Sicht (Kurzfassung)[1]

Dr. med. Rolf-Detlev Berensmann, Vors. der Arbeitsgruppe IV „Arbeitsmedizin" des Ständigen Ausschusses der Ärzte der EG, stellv. Vors. des Ausschusses und der Ständigen Konferenz „Arbeitsmedizin" der Bundesärztekammer, Stuttgart

1. Die Rehabilitation ist im Prüfungsstoff des zweiten Abschnitts der Ärztlichen Prüfung (Anlage 15 zur ÄAppO) in den Stoffgebieten I (nichtoperativ), II (operativ) und IV (Ökologie) sowie im Prüfungsstoff des schriftlichen Teils des dritten Abschnitts der Ärztlichen Prüfung (Anlage 18 zur ÄAppO) in den Stoffgebieten I (Innere Medizin) und II (Chirurgie) verankert.
2. Während in den *rechtsverbindlichen* Anlagen zur ÄAppO das Thema „Rehabilitation" an verschiedenen Stellen ausreichend erfaßt ist, wird es in den zwar *nicht rechtsverbindlichen,* für das Lehr- und Lernverhalten z. Zt. aber praktisch allein ausschlaggebenden Gegenstandskatalogen ausgesprochen stiefmütterlich behandelt.
3. In der vorgeschriebenen 4monatigen Tätigkeit als Famulus kann für die Dauer eines Monats auch in einer Einrichtung für die Rehabilitation Behinderter oder die ärztliche Begutachtung einschl. des vertrauensärztlichen Dienstes famuliert werden (§ 7 ÄAppO). Interessierte Studenten werden diese Möglichkeit nutzen.
4. Wieweit die Universitäten die Vorschriften im Unterricht umsetzen, ist sicherlich sehr unterschiedlich und abhängig vom einzelnen Dozenten. Unabhängig aber vom Lehrangebot werden die Studenten, von Ausnahmen abgesehen, kaum größeres Interesse entwickeln, schon weil etwaige Fragen aus dem Gebiete der Rehabilitation für das Bestehen der Prüfung numerisch irrelevant sind.
5. Zusammenfassend ist zu sagen, daß von der (theoretischen!) Konstruktion der ÄAppO der Rehabilitation genug Raum eingeräumt ist. In der Praxis wird es freilich so sein, daß kein nach diesen Vorschriften ausgebildeter Arzt unmittelbar im Anschluß an seine Ausbildung (und zu diesem Zeitpunkt erhält er ja seine Approbation und kann sich niederlassen) in der Lage ist, auf dem relativ komplizierten und fächerübergreifenden Gebiet der Rehabilitation aktiv mitzuwirken.
6. Abhilfe kann kurzfristig nur die Einführung einer praktischen Tätigkeit mit Teilapprobation oder einer MA-Zeit vor Erlangung der endgültigen Approbation und langfristig eine totale Umstrukturierung der ärztlichen Ausbildung schaffen.

---

[1] Der Autor war kurzfristig an der persönlichen Mitwirkung verhindert.

Die Einführung des Medizinstudenten in rehabilitatives Denken und Handeln

Prof. Dr. med. Wolfgang Jacob, Leiter der Abteilung für Dokumentation, historische und soziale Pathologie, Pathologisches Institut der Universität Heidelberg

Das Thema ‚Rehabilitation in der ärztlichen Ausbildung' betrifft der Approbationsordnung nach so gut wie alle Studienabschnitte, wenn man das Verzeichnis der Stoffgebiete in den verschiedenen Studienabschnitten berücksichtigt. In den vorklinischen Kursen der Medizinischen Psychologie und Medizinischen Soziologie ist die Rehabilitation zwar nicht eigens thematisiert, sie stellt jedoch einen wichtigen Faktor auch innerhalb dieser Unterrichtsgebiete dar. Warum ist das Thema ‚Rehabilitation in der ärztlichen Ausbildung' bisher zu kurz gekommen? Es liegt dies nicht so sehr an der ursprünglichen Grundkonzeption der Approbationsordnung von 1970; vielmehr sind die Hochschulen immer noch zu wenig mit der Grundthematik der Rehabilitation vertraut, um die Unterrichts-Curricula auf das Thema der Rehabilitation spezifisch auszurichten.

Bevor wir jedoch in die Detailfragen einer zu diskutierenden Grundkonzeption eintreten und uns fragen, wie das Thema ‚Rehabilitation in der ärztlichen Ausbildung' verbessert werden könnte, möchte ich auf eine Beschränkung der Freiheit der Lehre aufmerksam machen, die nicht mit dem *Inhalt der Studienreform* zusammenhängt, sondern vielmehr auf die Tatsache zurückzuführen ist, daß mit der neuen Approbationsordnung zugleich eine *Prüfungsordnung* etabliert wurde, die der Freiheit der Lehre, insbesondere auf einem so neuen Gebiet wie dem der Rehabilitation, eher Beschränkungen als Förderung auferlegt! Durch die Gegenstandskataloge des Mainzer Instituts für medizinische Prüfungsfragen wäre zwar die Möglichkeit gegeben, das Thema ‚Rehabilitation' in diesen Katalogen merklich aufzuwerten. Für die Einbeziehung des Themas in den klinischen Unterricht würden dadurch jedoch so gut wie keine besseren Voraussetzungen geschaffen, weil diese sehr diffizile, alle klinisch-sozialen Fragen durchziehende Thematik durch ein einfaches Multiple-choice-Prüfungsverfahren letztlich nicht abgeprüft werden kann. Die Dogmatisierung und Festschreibung medizinischen Wissens in den Gegenstandskatalogen dürfte der Behandlung der weitverzweigten Thematik im klinischen Unterricht mehr hinderlich als förderlich sein!

So bleibt in der Regel die Behandlung der Thematik ‚Rehabilitation' im klinischen Unterricht nach wie vor dem einzelnen Hochschullehrer nach Gutdünken überlassen; lediglich im ökologischen Kurs ist ein fester Unterrichtsabschnitt thematisch eingeplant, der jedoch keinesfalls an allen medizinischen Fakultäten der Bundesrepublik abgehandelt wird. So bleibt auch hier – wie so oft – ein wichtiges Thema aus dem klinischen Unterricht mehr oder weniger ausgespart – anstatt ihm in der gesamten Medizin in gebührender Weise Rechnung zu tragen.

Seit Jahren wird in Heidelberg ein *Rehabilitations-Seminar* mit einem sehr vielseitigen Programm veranstaltet, das den Medizinstudenten mit den Fragen der Rehabilitation in den verschiedenen Bereichen der Spezialfächer, der klinischen Behandlung und der Allgemeinpraxis vertraut macht und ihm konkrete Vorstellungen und Kenntnisse über die verschiedenartigen Probleme der Rehabilitation in den verschiedenen Spezialbereichen vermittelt.

Dieses Seminar wäre an sich ein ideales Ausbildungsinstrument: Nach jeweils 40minütiger Einleitung wird eine sehr intensive Diskussion geführt, an der Fachvertreter aller einschlägigen Bereiche der Kliniken, der ‚Stiftung Rehabilitation', des Berufsförderungswerkes, der Arbeits- und Berufserprobung, des Neckargemünder Jugendzentrums, der Querschnittgelähmten-Abteilung der Orthopädischen Klinik teilnehmen und aus der alltäglichen Erfahrung heraus die Probleme diskutieren. In regelmäßigen Abständen werden auch Führungen durch die Einrichtungen der Stiftung und durch das Rehabilitations-Krankenhaus Langensteinbach veranstaltet. Ein Sonderprogramm für die Studierenden des Praktischen Jahres macht die Studenten in Langensteinbach mit der konkreten Praxis eines Rehabilitations-Krankenhauses vertraut.

Während des *ökologischen Pflichtkurses* wird der Student ebenfalls in einer Doppelstunde über Themen der Rehabilitation informiert.

Das sind zunächst die Unterrichtsveranstaltungen im klinischen Bereich, für die im Heidelberger Raum einmalige institutionelle Vorbedingungen gegeben sind.

Wir sind in diesem Semester dazu übergegangen, die Grundelemente des Thema ‚Rehabilitation' auch in den vorklinischen Unterricht einzubeziehen, indem wir in der *medizinsoziologischen Pflichtvorlesung* dem Studierenden des ersten vorklinischen Semesters die Möglichkeit bieten, an praxisbezogenen Seminarveranstaltungen teilzunehmen, die im Querschnittgelähmten-Zentrum der Orthopädischen Klinik, der ‚Stiftung Rehabilitation', der Arbeitsmedizin und der Allgemeinmedizin veranstaltet werden.

Wir vertreten die Auffassung, daß die Medizinische Soziologie soziologische Grundbegriffe vermitteln soll, soweit sie für die soziologische Durchdringung der Medizin notwendig sind. Der Student der Medizin soll und muß aber bereits im vorklinischen Unterricht etwas erfahren über die sozialen Parameter der ärztlichen Tätigkeit, des Krankenhausbetriebes, des Gesundheitswesens und ganz allgemein und insbesondere der ärztlichen Praxis, einschl. der Sozialstationen. Hier besteht schon im ersten vorklinischen Semester die Möglichkeit, den Medizinstudenten mit den wesentlichen Elementen und Grundgegebenheiten der Rehabilitation vertraut zu machen.

Um diese Parameter kognitiv zu verarbeiten, wird ein theoretisches Grundgerüst medizinsoziologischer Zusammenhänge benötigt, das dem Studenten in den ersten acht Semester-Doppelstunden vermittelt wird. In den darauf folgenden Doppelstunden werden die bereits genannten Seminarveranstaltungen angeboten, in die sich der Studierende einschreibt, und die – wie wir gesehen haben – eine rege Beteiligung erfahren.

Mit dieser Aufteilung verfolgen wir zwei Absichten:

1. Der Student der Medizin soll in der Vorklinik nicht nur mit den theoretischen Grundbegriffen der Soziologie vertraut gemacht werden, sondern bereits im ersten vorklinischen Semester die wirklich wichtigen sozialen Probleme der Medizin kennenlernen und mit ihnen praktisch konfrontiert werden. Das heißt schon im ersten Semester kann er mit Fragen vertraut gemacht werden, die die soziale Situation des Kranken im weitesten Sinne, insbesondere aber die Situation des Schwerkranken und des Behinderten behandeln.
   Interessanterweise werden in diesen Seminarveranstaltungen gerade diejenigen Themen von den Studenten bevorzugt, die etwas mit der Ausübung der ärztlichen Praxis, vor allem aber auch der Rehabilitation zu tun haben.
2. Im medizinsoziologischen Unterricht werden des weiteren die Themen „Sozialer Wandel und Krankheit", „Soziales Handeln und intersubjektive Interaktionen zwischen dem Gesunden und dem Kranken", schließlich auch die Themen „Soziale Probleme in der Gerontologie" und „Soziale Probleme der Arbeitsmedizin" abgehandelt. Hier liegt es nahe, die soziale Integration des Behinderten und die Sozialstruktur des Rehabilitationsprozesses in den Mittelpunkt des Unterrichts zu stellen und den Studenten von vornherein auch in die Praxis der Rehabilitation einzuführen.

Der bisherige Erfolg der Neuordnung des medizinsoziologischen Unterrichts gibt uns recht: Der Medizinstudent hat im ersten Studiensemester geradezu ein besonderes Bedürfnis, an konkreten patientenbezogenen Seminaren teilzunehmen. Dennoch geht es hier nicht nur um die Interessensfrage des Studenten, sondern um die Frage nach der Methode und zu welchen Zeitpunkten der Student der Medizin mit den Problemen der Rehabilitation in der ärztlichen Ausbildung vertraut gemacht werden soll. Wird dem Studierenden schon im ersten vorklinischen Semester die Chance geboten, Grundkenntnisse auf den Gebieten der Rehabilitation zu erwerben, so wird sein Interesse auch in den übrigen Semestern andauern. Trägt man diesem originären Interesse aber erst in den späteren klinischen Semestern Rechnung, so besteht die uns allen bekannte Gefahr, daß dieses Interesse unter der Wucht der Vermittlung klinischen Faktenwissens, das dem Studierenden in diesen Studienabschnitten notwendigerweise angeboten werden muß, rasch erlahmt. Die personale und soziale Seite des Krankheitsgeschehens tritt daher im klinischen Unterricht mehr und mehr in den Hintergrund.

Es fehlt demnach vor allem die Durchdringung des klinischen Unterrichts mit den Problemen der Rehabilitation. Die hier vorliegende Schwierigkeit ist eine prinzipielle. Der Mensch als Gegenstand (Objekt) des klinischen Unterrichts kann nicht zugleich Subjekt dieses Unterrichts sein, solange nicht eine theoretische Basis in der Medizin als Wissenschaft für diese Perspektive, d. h. für die Dimension des Kranken als *Subjekt* gelegt ist.

Schon der Unterricht in der ‚medizinischen Soziologie' wird daher unter dem Aspekt und auf der Basis einer *medizinischen Anthropologie* (V. v. WEIZSÄCKER) durchgeführt. Die biographische Anamnese ist das – auch klinisch legitime – Instrument, das allein eine Voraussetzung für die klinische Durchdringung sozialer und existentieller Aspekte des Krankheitsverlaufs und damit ein Verständnis für die Rehabilitation, d. h. das aktive Verständnis der Bedürfnisse des Kranken im Rahmen einer persönlichen, sozialen und beruflichen Wiedereingliederung schafft – ein Aspekt, der für die Nachsorge und Nachbehandlung zahlreicher Erkrankungen, u. a. auch für die Rehabilitation des Krebskranken ganz in den Vordergrund der klinischen, sozialen und mitmenschlichen Bemühungen gestellt werden muß. Eine derartige Perspektive, die sehr viel mitmenschlichen Einsatz verlangt, sollte von den rein psychologischen oder psychologisierenden Aspekten einer Tiefenpsychologie streng unterschieden werden.

Kranksein und Krankheit, vor allem aber die Probleme der Rehabilitation des Kranken in Klinik und Praxis sind Gegenstand einer Medizinischen Anthropologie. Will man diese Probleme realistisch – d. h. wissenschaftsbezogen – bearbeiten, so setzt dies einerseits gründliche Kenntnisse des Medizinstudenten und des Arztes über die konkreten Probleme der Rehabilitation voraus. Andererseits läßt sich die Rehabilitation als Gegenstand der ärztlichen Ausbildung nur im Rahmen einer Medizinischen Anthropologie zureichend erörtern.

Ein Modell praxisbezogenen Unterrichts auf dem Gebiet der Rehabilitation während der ärztlichen Ausbildung

Dr. med. Wilhelm Kulpe, Abteilungsdirektor in der Landesversicherungsanstalt Württemberg, Stuttgart

Trotz der 20 Jahre, die vergangen sind, seit die Sozialgesetzgebung der Bundesrepublik der medizinischen und beruflichen Rehabilitation den Vorrang vor Rente einräumt und eine Vielzahl hochqualifizierter und spezialisierter Rehabilitationseinrichtungen geschaffen worden sind, besteht immer noch der Eindruck, als habe sich die Rehabilitation an den Ärzten in Klinik und Praxis etwas vorbeientwickelt. *Rehabilitatives Denken ist zu wenig im Bewußtsein des Arztes verankert.* An den Universitäten wurde es früher nicht gelehrt und für viele vollzieht sich das Rehabilitationsgeschehen noch hinter einem Grauschleier, der nicht durchschaut wird und so eher zu Fehlvorstellungen Anlaß gibt, als im positiven Sinne zu motivieren. Die Anregung zur

Durchführung von Rehabilitationsmaßnahmen kommt noch viel zu wenig von ärztlicher Seite und bleibt viel zu sehr Anstößen seitens der Sozialleistungsträger, wie Krankenkassen, Rentenversicherung, Arbeitsverwaltung, Sozialberatern in Betrieben und der Eigeninitiative des Patienten überlassen, obwohl der Arzt schon vom ersten Tag seiner Berufstätigkeit an ständig mit den Auswirkungen von Krankheit auf die Arbeits- und Erwerbsfähigkeit seiner Patienten konfrontiert ist und damit eine Schlüsselfunktion für die Rehabilitation innehaben sollte.

Die *Approbationsordnung von 1970 hat nunmehr einen Anfang gemacht,* Denkanstöße in diese Richtung bereits in die Ausbildung der Medizinstudenten zu verlegen. Es hat sich aber gezeigt, daß Aufgaben und Zielsetzung der Rehabilitation nur schwer im theoretischen Unterricht zu vermitteln sind. Als spezielle Vorlesungsveranstaltung, praxisfern vor Hörsaalbänken dargeboten, gilt dieses Gebiet wegen der verschiedenen institutionellen Zuständigkeiten für die Rehabilitation und der Vielzahl gesetzlicher Vorschriften über die Anspruchsvoraussetzungen unter den Medizinstudenten als trocken und findet entsprechend geringen Zuspruch. Selbst wenn im klinischen Unterricht im Zusammenhang mit der Patientenvorstellung die Rehabilitationsmöglichkeiten zur Wiedereingliederung in Arbeit, Beruf und Gesellschaft angesprochen werden, erscheinen diese oft nur als soziales Anhängsel an die abgeschlossene Krankenhausbehandlung, und es darf bezweifelt werden, ob damit eine ausreichende Verwurzelung des Rehabilitationsgedankens im ärztlichen Bewußtsein zu erzielen ist. Praxisbezogener hingegen lassen sich Vorstellung und Wissen über Rehabilitation bei Exkursionen im Rahmen des Kurses für das ökologische Stoffgebiet vermitteln, der die Studenten mit der Berufswirklichkeit in den Bereichen Sozialmedizin, einschl. Prävention und Rehabilitation, Arbeitsmedizin, Hygiene, öffentliches Gesundheitswesen und Rechtsmedizin vertraut machen soll. Eine Erhebung der Akademie für Sozialmedizin in Hannover aus dem Jahre 1977 hat aber ergeben, daß im Rahmen dieses Kurses der Stellenwert der Rehabilitation sehr unterschiedlich ist, je nachdem welcher Fachrichtung die jeweiligen Hochschullehrer und Lehrbeauftragten angehören (STUMME, 1978).

Ein Modell, bei dem der Schwerpunkt des sozialmedizinischen Unterrichts auf dem Gebiet der medizinischen und beruflichen Rehabilitation liegt, hat die *Universität Ulm in Zusammenarbeit mit der Landesversicherungsanstalt Württemberg* entwickelt. Die gesetzliche Rentenversicherung als größter Träger der medizinischen und beruflichen Rehabilitation erwies sich dafür mit ihren Einrichtungen als besonders geeignet. Dieses Modell ist methodisch aufgebaut und wird seit dem Wintersemester 1974/75 mit Erfolg und guter Resonanz praktiziert. Es besteht aus einem *praxisbezogenen 3tägigen Seminar* und umfaßt neben dem Besuch der Hauptverwaltung der Landesversicherungsanstalt den Besuch einer Rehabilitationsklinik und einer Einrichtung für die berufliche Rehabilitation. Das Seminar hat zum Ziel, vor Ort durch eigene Anschauung und im Wechsel von Referat, Fallvorstellung und Besichtigung bei den Medizinstudenten Verständnis für die Notwendigkeit und Aufgaben der Rehabilitation zu wecken und das erforderliche Wissen für die spätere ärztlichpraktische Tätigkeit zu vermitteln. *Das Seminar ist als Pflichtveranstaltung in den ökologischen Kursus der Universität integriert* und wird 2- bis 3mal pro Semester mit einer Teilnehmerzahl von je ca. 50 Studenten veranstaltet. Die Finanzierung erfolgt über eine Gesellschaft für ärztliche Aus-und Fortbildung, deren Hauptträger die Landesversicherungsanstalt und die Universität Ulm sind. Der Unterricht wird von Lehrbeauftragten der Landesversicherungsanstalt unter Mitwirkung von Fachkräften der besuchten Rehabilitationseinrichtungen durchgeführt.

An den Anfang des Seminars wurde bewußt der *Besuch der Hauptverwaltung der Landesversicherungsanstalt* gesetzt, um in direktem Kontakt darzustellen, daß dort nicht ein praxisferner Behördenapparat am Werk ist, sondern in enger Zusammenarbeit von ärztlichem Dienst und Verwaltung über die Leistungen zur Rehabilitation entschieden wird. Das Erstaunen unter den Studenten ist stets groß, wenn sie hören, daß die Landesversicherungsanstalt Württemberg selbst etwa 260 Ärzte als Beratungsärzte, Vertrauensärzte und als therapeutisch tätige Ärzte in den eigenen Rehabilitationseinrichtungen beschäftigt. Das eigene Erleben einer solchen Behörde, die Kenntnis ihrer Zuständigkeiten und Arbeitsweise kann dem Verständnis für die Einbindung ärztlicher Tätigkeit in das System unserer sozialen Sicherung nur förderlich sein. Um eine Grundlage für das, was die Studenten in den folgenden Tagen kennenlernen, zu vermitteln, erfolgt zunächst die Einführung in das gegliederte System der sozialen Sicherheit in der Bundesrepublik und die Erläuterung von sozialmedizinischen Begriffen wie Berufs- und Erwerbsunfähigkeit an konkreten Fallbeispielen aus Rentenverfahren, einschl. Darstellung eines Sozialgerichtsfalles. In weiteren Referaten werden der Panoramawandel des Krankheitsgeschehens, die Bedeutung der Zivilisationskrankheiten und die ökonomischen Aspekte des Krankseins erörtert und diskutiert.

Der folgende Tag gilt dem *Aufenthalt in einer Stoffwechselklinik* mit Schwerpunkt Lebererkrankungen, um eine Einrichtung der medizinischen Rehabilitation zu demonstrieren. Der Wechsel von Referaten, Besichtigung und Fallvorstellungen gewährleistet einen lebendigen Unterricht. Themen der Referate sind die Zielsetzung der Rehabilitation, Anspruchsvoraussetzungen, Erläuterung der Vorstellung von einer optimalen medizinischen Rehabilitationsmaßnahme, ferner die Bedeutung der Gesundheitserziehung im Sinne der Zweitprävention unter Vorführung geeigneter Unterrichtsmedien. Die Besichtigung von Spezialabteilungen, wie der Endoskopie, der nuklearmedizinischen Abteilung und der elektronenmikroskopischen Abteilung sowie der physikalisch-therapeutischen Einrichtung soll beispielhaft die Leistungsfähigkeit moderner klinischer Rehabilitationseinrichtungen demonstrieren. Den Kern des Tagesprogramms bildet die Fallvorstellung mit Darstellung der Krankheitsentwicklung, einschl. des beruflichen und psychosozialen Hintergrunds. Nach Erläuterung der für die medizinische Rehabilitation notwendigen Diagnostik und Therapie erfolgt die Diskussion der sozialen Problemlösung für den Patienten unter Mitwirkung eines Fachmannes für die berufliche Wiedereingliederung. Die Studenten haben dabei Gelegenheit, den zeitwilig anwesenden Patienten selbst zu befragen.

Der letzte Tag der Exkursion führt schließlich in ein *Berufsförderungswerk*. Eine Einrichtung der beruflichen Rehabilitation kennenzulernen, hat der Arzt im Laufe seiner Berufstätigkeit wohl am wenigsten Gelegenheit. Um so wichtiger ist der Einblick in die berufliche Rehabilitation vor Ort im Rahmen dieses Seminarprogramms. Ohne die berufliche Rehabilitation in die Überlegungen einzubeziehen, wird das Konzept einer Rehabilitation, das sich an einem Gesamtplan ausrichten und umfassend sein soll, unvollständig bleiben. Auch hier erfolgt wieder der Wechsel zwischen Referat, Werkstättenbesichtigung, Fallvorstellung und Diskussion. Die durchweg hervorragend mit Lehr- und Unterrichtsmitteln eingerichteten Ausbildungsstätten stoßen naturgemäß bei den Studenten als Lernenden auf großes Interesse, genauso wie die ausbildungsbegleitende ärztliche Betreuung.

Die *Erfahrungen mit dem 3tägigen Seminar* sind außerordentlich gut. Das Blockverfahren gewährleistet ein besseres Verständnis der Zusammenhänge. Die regelmäßige Befragung der Studenten am Ende des Kurses bringt immer wieder zum Ausdruck, daß das Kennenlernen der Rehabilitationseinrichtungen aus eigener Anschauung und die Fallbesprechungen mit Kontakt zu dem Patienten besonders hoch eingeschätzt werden. Großer Wert wird auf genügend Zeit zur Diskussion gelegt. Die Studenten erhalten als theoretischen Unterbau ein Skript, damit die Erläuterung trockener gesetzlicher Begriffe und Vorschriften beim Unterricht auf das zum Verständnis Notwendige beschränkt werden kann. Die Frage, ob das Seminar durch Buchwissen ersetzbar ist, wurde von 114 befragten Teilnehmern der letzten beiden Seminare nur 9mal bejaht. Die Frage, ob der Unterricht am Gegenstandskatalog für die Prüfungsfragen orientiert war, wurde nur in 12 Fällen verneint.

Selbst wenn viel von dem, was an Wissen vermittelt worden ist, wieder vergessen wird, die positive Motivation vor Ort, wo Rehabilitation praktiziert wird, dürfte rehabilitatives Denken bewußter in das therapeutische Handeln der jetzt ausgebildeten Ärzte einbeziehen als das bisher der Fall war.

Literatur

1. KULPE, W.: Möglichkeiten der Rentenversicherung zur Mitwirkung an der Ausbildung der Medizinstudenten. Dtsch. Rentenversicherung *1973*, 377 bis 384
2. SCHREML, W., FLIEDNER, T. M., ELLWANGER, E.: Erfahrungen mit der Lehre des ökologischen Stoffgebietes nach der Approbationsordnung an der Universität Ulm. Dtsch. Rentenversicherung *1975*, 373–382
3. STUMME, W.: Sozialmedizin im medizinischen Unterricht. Dtsch. Ärztebl. *75*, 714–716 (1978)

Rehabilitation und Psychologie im Medizinstudium

Prof. Dr. med. Dipl.-Psych. Helmut Enke, Lehrstuhl für klinische Sozialpsychologie im psychosozialen Zentrum der Universität Ulm

Innerhalb des ‚Generalthemas' des ganzen Kongresses „Die interdisziplinäre Zusammenarbeit in der umfassenden Rehabilitation", möchte ich jetzt ein – kurzes – Plädoyer halten für die Zusammenarbeit zwischen dem Lehr- und Lernbereich „Rehabilitation" und den sog. „psychosozialen Fächern", insbesondere der Psychologie im Medizinstudium.

Dabei lasse ich mich von drei übergreifenden Gesichtspunkten leiten:

1. der Personbezogenheit der Rehabilitation,
2. dem Prestige-Problem der Rehabilitation innerhalb der Medizin und
3. dem Sachproblem „der Verhaltensänderung in Prävention und Rehabilitation, speziell der Gesundheitserziehung".

Ad. 1. Die Personbezogenheit. Schon die Aufstellung eines umfassenden Rehabilitationsplanes beim einzelnen Patienten oder Behinderten erfordert stets das Erkennen und das Eingehen auf die persönliche, individuelle Situation des Rehabilitanden. Auch wenn das ‚Restleistungsbild' mit gewisser Objektivität bestimmt werden konnte, bleibt stets die Frage, inwieweit es von der jeweiligen Persönlichkeit in deren sozialen Bedingungen ausgefüllt werden kann. Die seit 150 Jahren „klassisch" gewordene, sich auf das Kurative eingrenzende Medizin pflegt böse zu reagieren, wenn seitens der Sozialmedizin, der Rehabilitation oder auch der psychosozialen Fachbereiche eine sog. „Patienten-orientierte Medizin" reklamiert wird: Alle Medizin sei patientenzentriert. Dies sei, zumal als ethisches Prinzip, niemandem in der Medizin bestritten. Doch läßt sich zweifellos eine Skala bilden, auf deren einem Ende diejenigen ärztlichen Maßnahmen stehen, die auch dann fehlerfrei und erfolgversprechend sind, wenn das Individuum des Patienten nicht oder kaum berücksichtigt wird. Auf dem anderen Ende der Skala würden jene ärztlichen Maßnahmen stehen, die nur dann fehlerfrei und erfolgversprechend sind, wenn ganz ausdrücklich das Individuum des Patienten die ärztlichen Maßnahmen mitbestimmt. Die Lehr- und Lernbereiche der Rehabilitation stehen ebenso wie die Lehr- und Lernbereiche der psychosozialen Fächer gemeinsam am personenbezogenen Ende der Skala. Übrigens sollten auch die spezifischen Lehr- und Lernbereiche der Allgemeinmedizin ganz eindeutig hier angesiedelt sein. Mehr als in jedem anderen Unterricht des Medizinstudiums spielt im psychologischen Unterricht, sowohl in der medizinischen Psychologie der Vorklinik als auch im Bereich Psychotherapie/Psychosomatik der Klinik, das Lehren und Lernen der Individualität des einzelnen (und – selbstverständlich – seiner sozialen Beziehungen) eine wesentliche Rolle. Hier ergäbe sich eine allgemeine erste Verknüpfung, denn eine handgestrickte, autodidaktische ‚Psychologie für Rehabilitation' ist allemal schlechter als der interdisziplinäre Kontakt zu den Fachleuten.

Speziell für die medizinische Psychologie der Vorklinik gilt, daß sich dieses Fach keinesfalls als Propädeutik für Psychotherapie/Psychosomatik verstehen möchte, sondern als psychologisches Grundlagenfach für jegliche Medizin mit dem ausdrücklichen Wunsch, das in der Medizinischen Psychologie Gelehrte und Gelernte allen Anwendungsbereichen anzudienen.

Ad. 2. Mit der Feststellung der Personbezogenheit stoßen wir sogleich auf ein zweites, wiederum weithin gemeinsames Problem, daß ich bereits mit dem Stichwort *Prestige-Problem der Rehabilitation* innerhalb der Medizin kennzeichnete.

Die besagte Skala ist nämlich bis heute zugleich und leider auch zumindest in ihrer Tendenz eine Prestige-Skala: Je mehr eine ärztliche Handlung vom gewöhnlichen menschlichen Tun entfernt ist, je spezialisierter, je technisierter sie ist, um so höher ist ihr Prestige innerhalb der Medizin. Die Psychotherapeuten können hiervon ein Lied singen, wenn ihnen vorgehalten wird: ‚Schwätzen kann doch jeder' (aber: Nicht jeder kann eine intravenöse Injektion geben). So ist es gut verständlich, daß auch die Allgemeinmedizin zögert, sich zum Personenbezogenen eindeutig zu bekennen und den Gedanken an ein „Universalspezialistentum" nicht recht aufgeben kann. Was ich sage, ist keine Klage gegen die Medizin. Die Sozialpsychologie der Berufe überhaupt lehrt nämlich, daß i. allg. stets jene Berufe das höhere Ansehen haben, deren berufliche Handlungen möglichst weit von alltäglichen oder auch nur alltäglich scheinenden Handlungen entfernt sind. Der ärztliche und medizinische Beruf sollte aber meiner Ansicht nach innerhalb der Sozialpsychologie aller Berufe für sich eine Sonderstellung reklamieren und dann auch mutig vertreten: Auch die menschliche Handlung des Arztes ist eine wertvolle Handlung, vielleicht die wertvollste.

Wir wissen alle, daß sich diese Auffassung noch nicht durchsetzen konnte. Noch bekommen wir für die Rehabilitation nicht, wie es doch wohl sein sollte, die besten oder auch nur sehr guten Ärzte. Wir müssen uns darüber klar sein, daß jeglicher Unterricht im Medizinstudium nicht nur bestimmte Kenntnisse und Erfahrungen vermitteln soll, sondern er soll und muß auch den Medizinstudenten *motivieren*, sich später dem jeweiligen Unterrichtsfach zuzuwenden. Jene Fächer, die infolge ihres geringen Etablierungsgrades, infolge ihrer medizinischen Randunschärfe noch kein selbstverständliches Fachprestige haben, müssen also, um qualifizierten Nachwuchs zu sichern, in besonderer Weise auch motivierend arbeiten. Hier bietet sich die interdisziplinäre Zusammenarbeit gerade mit der Psychologie zur Entwicklung von „Motivations-Strategien" an.

An dieser Stelle gestatten Sie mir eine Anmerkung: Einige der betroffenen Fächer haben die Neigung zu sagen – und sie können dies auch gut sachlich begründen –: „Eigentlich" sind wir postgraduate, also Weiterbildungs-Fächer. Die Motivation aber muß früh einsetzen. Zu ihr gehört auch die Demonstration akademischer Gleichberechtigung im Universitätsbetrieb. Insofern ist die Stellung des Unterrichts im Medizinstudium unverzichtbar. Der Kampf um Lehrstühle – das muß doch wohl einmal offen gesagt werden – ist ganz gewiß nicht nur ein Kampf um späte Pfründe einzelner, sondern eben auch ein Kampf um qualifizierten Nachwuchs.

Ad. 3. Neben diesen sehr allgemeinen Veranlassungen zur Zusammenarbeit gibt es natürlich auch eine Reihe von Sachgebieten, die zu interdisziplinärer Zusammenarbeit zwingend auffordern. Ich erwähne hier nur den Bereich der *Verhaltensänderung in Prävention und Rehabilitation.*

Leider stellt der derzeitige Gegenstandskatalog für den ersten Abschnitt der ärztlichen Prüfung noch zu wenig den unauflöslichen Zusammenhang zwischen Rehabilitation und Prävention dar. Gesundheitsfürsorge und „Gesundheitserziehung" sind dem Stoff-Teilgebiet „Sozialhygiene" zugeordnet. Der Unterricht ist gehalten, diese Bereiche stets in unmittelbare Nähe zur Rehabilitation zu bringen.

„Gesundheitserziehung" und „Gesundheitsbildung" als wichtiger Teilbereich der Rehabilitation und der Prävention (in allen ihren Stufen) zielt auf menschliche *Verhaltensänderung*. Psychologie ist allgemein und grundlegend definiert als die Wissenschaft vom menschlichen Verhalten. Die Psychologie hat Methoden entwickelt, mit denen eine (positive) Verhaltensänderung nachweislich erreicht werden kann: Gesprächsführung, Verhaltenstherapie, tiefenpsychologische Psychotherapie, spezielle Möglichkeiten der Sozialpsychologie. Diese Verfahren werden im „psychosozialen Unterrichtsfach" teils in der Vorklinik – durch die Medizinische Psychologie – teils in der Klinik – durch das Fach Psychotherapie/Psychosomatik – unterrichtet. Bereits innerhalb des Curriculum fehlt es dem vorklinischen Fach der Medizinischen Psychologie für seine Lehrgegenstände Gesprächsführung, Lernpsychologie und Verhaltensmodifikation sehr oft an Anwendungsmöglichkeiten. Hier ergeben sich wie in anderen Bereichen wechselseitig große Chancen sowohl für die Rehabilitation als auch für die Medizinische Psychologie, was eine enge, sogar personelle Zusammenarbeit wünschenswert – und übrigens auch realisierbar – erscheinen läßt.

Ich sage *abschließend* etwas gleichermaßen Triviales wie Fundamentales, wenn ich nochmals unterstreiche, daß interdisziplinäre Zusammenarbeit nur dann fruchtbar sein kann, wenn jeder an der Zusammenarbeit Beteiligte hart und unerbittlich an seinen Vorurteilen arbeitet. Wir können nur zusammenarbeiten, wenn wir jedem unserer Kollegen, komme er aus der Allgemeinmedizin, der Medizinischen Soziologie, der Sozialmedizin oder der Versicherungsmedizin, glauben, daß er seine Kraft in den Dienst der Arbeit für Gesundheit gestellt hat.

Ergebnisse der Aussprache (Empfehlungen)

Prof. Dr. med. Theodor M. Fliedner, Ulm

1. Die Teilnehmer dieses Symposiums führten eine mehrstündige Aussprache über die Anliegen, die in den Referaten angesprochen wurden. Sie stellen mit Genugtuung fest, daß die neue Approbationsordnung für Ärzte die rechtlichen Grundlagen schafft für eine Ausbildung der Medizinstudenten auch im Bereich der Rehabilitationsmedizin. Es wird weiterhin festgestellt, daß Weiterbildungsmöglichkeiten in den Institutionen der medizinischen und beruflichen Rehabilitation gegeben sind. In Fortbildungsakademien (z. B. Sozial- und Arbeitsmedizinische Akademie Ulm e. V. in Verbindung mit der Universität Ulm) werden sozialmedizinische Kurse als Grundlage für eine Fortbildung im Bereich der Rehabilitationsmedizin angeboten und finden in der Ärzteschaft Anklang.
2. Es wird aber auch festgestellt, daß der durch die Approbationsordnung geschaffene Rahmen für die erforderliche Ausbildung in der Rehabilitationsmedizin von den medizinischen Fakultäten nicht ausgefüllt werden kann und zwar aus personellen, finanziellen und strukturellen Gründen.
3. Es fehlen Hochschullehrer, die sich durch eigene Forschung wie auch Praxiserfahrung für eine Lehrfunktion im Bereich der Rehabilitationsmedizin qualifiziert haben. Es besteht eine Notwendigkeit, zunächst der Heranbildung derartiger Fachkräfte besondere Aufmerksamkeit zu widmen.
4. Es fehlen die strukturellen Voraussetzungen, um derartig herangebildeten Fachkräften ein Wirkungsfeld zu geben. In der Chirurgie oder der Inneren Medizin ist es selbstverständlich, Universitätskliniken zu haben, die von Universitätsprofessoren geleitet werden. Ihre großen Qualifikationen als akademische Lehrer beruhen auf der Tatsache, daß sie selbst in ihrem Fach täglich praktisch tätig sind und daß es ihnen möglich ist, die Probleme zu analy-

sieren, die durch Forschung gelöst werden können. Die Lehre im Bereich der Aus- und Weiterbildung führt gewöhnlich zur Heranziehung eines hochqualifizierten Hochschullehrernachwuchses wie auch von Führungskräften (Chefärzten) für die allgemeine Versorgung der Bevölkerung. Will man diesen Gedankenansatz in den Bereich der Präventiv-und Rehabilitationsmedizin übertragen, müßte man (wie in den USA) „Centers for preventive Medicine“ oder „Schools of Public Health“ gründen. Es gibt aber auch die Möglichkeit, in den bestehenden Institutionen „Units“ einzurichten, geleitet von Universitätsprofessoren, finanziert von der Universität, um durch eine „vor Ort“ stattfindende Praxis die Ansätze zur Forschung zu finden. Derartige Units böten die Möglichkeit, die Ausbildung von Studenten sowie die hochqualifizierte Weiterbildung, einschl. der Heranbildung von Führungskräften zu steuern. Da Rehabilitationsmedizin ein „Health Care Team“ voraussetzt, müßten in derartigen „Units“ Modelle für eine Ausbildung im Team erarbeitet werden. Dabei soll die Schlüsselfunktion des Arztes in der Rehabilitationsmedizin herausgearbeitet werden.

5. Medizinische Rehabilitation ist nicht denkbar ohne begleitende Gesundheitserziehung als Grundlage der „Zweitprävention“. Gesundheitserziehung sollte zu Verhaltensänderungen führen. Grundlagen einer erfolgreichen Gesundheitserziehung bilden pädagogische und psychologische Ansätze (z. B. Gesprächsführung, Verhaltenstherapie, Lernpsychologie). Es sollte Teil der Aus- und Weiterbildung sein, sich mit den wissenschaftlichen Grundlagen und der Praxis der Gesundheitserziehung zu beschäftigen und Evaluierungsstudien über ihre Erfolge und Mißerfolge zu betreiben. Hier eröffnet sich ein weites Feld der Zusammenarbeit zwischen Medizin, Psychologie und Pädagogik.

Die Schlußveranstaltung vor dem Plenum

Prof. Dr. med. Dr. h. c. mult. Gotthard Schettler,
Ärztlicher Direktor der Medizinischen Klinik der Universität Heidelberg

Rundtisch-Gespräch, S. 701

Aus dem Inhalt: „Normalisierung" statt Rehabilitation? – Die mitleidheischende Darstellung des Behinderten – Der Begriff „Behinderung" – Die Integration des Rehabilitationsgedankens in die Informationspolitik und in das gesamte Schulsystem – Die Konfrontation des Medizinstudenten mit der Rehabilitationspraxis – Die „Objektivierung" des Behinderten – Noch ungenügende Öffentlichkeitsarbeit – Der Funktionsarzt für Rehabilitation im Krankenhaus – Die Rehabilitation in Polen – Zur kulturellen Betreuung der Behinderten – Ein Appell des Plenums an die Massenmedien und die Schulbuchverlage

Diskussionsbeiträge

Prof. Dr. med. E. Marquardt, Heidelberg
Robert Jaques Sauer, Pfullendorf

Prof. Dr. med. Dr. h. c. mult. Gotthard Schettler

Rehabilitation heute – Rückblick und Ausblick, S. 704

Aus dem Inhalt: Seit 1968 teilweise ganz erhebliche Fortschritte – Die möglich gewordene Intervention auf vielen Krankheitsgebieten – Die moderne Medizin zwischen Vorsorge und Rehabilitation – Die Rehabilitation in der Aus- und Weiterbildung verschiedener Berufe – Die Erfahrungen des Auslandes – Praxisnahe Ausbildungsordnung notwendig – Intensivierung der ärztlichen Fortbildung und der praxisbezogenen Forschung – Die Frühabklärung als Voraussetzung für den umfassenden Rehabilitationsplan – Ein Modell über die Beteiligung der niedergelassenen Ärzte und der Krankenkassen – Erforderliche Verbesserungen im Kommunikationssystem – Volle Beteiligung des Behinderten am Entscheidungsprozeß über seine Rehabilitation

Prof. Dr. med. Volkmar Paeslack,
Lehrstuhl für Allgemeine Rehabilitationsmedizin der Universität Heidelberg

Schlußwort, S. 707

Aus dem Inhalt: Dank an die Teilnehmer und Referenten sowie an alle, die den Kongreß vorbereitet und gefördert haben – Gruß an die ausländischen

Rundtisch-Gespräch

Leitung: Prof. Dr. med. Dr. h. c. mult. Gotthard Schettler, Heidelberg

Mitwirkende:
Werner Boll
Dr. med. Erhard Ellwanger
Dr. med. Manfred Fink
Prof. Sir Ludwig Guttmann
Prof. Dr. med. Kurt-Alphons Jochheim
Prof. Dr. med. Volkmar Paeslack
Dr. med. C. W. de Ruijter
Dr. med. Josef-Franz Scholz
Prof. Dr. med. Marian Weiss
Reinhold Zundel

Grundsätze – Fragen – Überlegungen – Vorschläge – Informationen und Diskussionsbeiträge

„Die Gesellschaft muß bereit sein, den Behinderten anzunehmen, und der Behinderte muß sich darum bemühen".

‚Wäre nicht anstatt ‚Rehabilitation' der Begriff ‚Normalisierung' das richtige Wort?"

‚Normalisierung' läßt sich allein schon deswegen nicht für ‚Rehabilitation' verwenden, weil sonst alles, was vorher gewesen ist, unnormal wäre."

Diskussionbeitrag Prof. Dr. med. E. Marquardt, Heidelberg

„Dem Vorschlag, man solle nicht mehr von Rehabilitation sprechen, sondern von Normalisierung, möchte ich ganz entschieden entgegentreten. Dieser Vorschlag geht an der Realität vorbei und baut utopische Wunschbilder auf, die früher oder später grausam zerbrechen.

Beispiel: Einen durch Unfall oder durch Kriegsverletzung Armlosen können wir nicht normalisieren, auch nicht mit den besten Prothesen. Bedenken wir: Unsere Hand ist ein Teil unseres Gehirns, nicht nur Werkzeug. Aber allein schon als Werkzeug ist unsere Hand unersetzlich. Weder die früher bekannten Sauerbruch-Prothesen noch unsere heutigen elektro-mechanisch oder bioelektrisch gesteuerten Armprothesen haben den beidseitig totalen Armverlust auch nur annähernd kompensieren können. Das bekommt der armlos Gewordene sehr schnell zu spüren, wenn ihm die z. T. geradezu als Wunderwerk angepriesenen Prothesen bei alltäglichen Verrichtungen wie z. B. beim Stuhlgang versagen. Wie können wir dann einem derartig Betroffenen gegenüber von Normalisierung reden? Diese Verkennung der Realität hilft dem Betroffenen nicht, im Gegenteil, nach falschen Hoffnungen folgen nur noch schwerere seelische Erschütterungen. Die Rehabilitation jedoch ist wirklichkeitsbezogen; sie bleibt nicht im Negativbefund stehen, sondern nutzt alle verbliebenen Möglichkeiten zur Entfaltung der Persönlichkeit. Wir sollten somit bei dem Begriff ‚Rehabilitation' bleiben; der Begriff ‚Normalisierung' ist in unserem Rahmen fehl am Platze."

„Man muß endlich in den Massenmedien mit der mitleidheischenden Darstellung von Behinderten aufhören" (es wird ein entsprechender Antrag an die Öffentlichkeit vorgeschlagen und ad hoc eine Formulierungsgruppe gebildet).

„In den letzten 20 oder 30 Jahren hat sich die Haltung des Behinderten geändert: Er wird nicht mehr nur behandelt, sondern er handelt selbst und ist das wichtigste Glied des ganzen Rehabilitations-Teams geworden."

„Der Arzt muß dazu erzogen werden, daß er den Menschen behandelt und nicht die Krankheit."

„Die Rehabilitation als Sozialprozeß erfordert Koordination, Dekoordination läßt die Ziele der Rehabilitation nicht erreichen."

„Wir müssen aufhören, den fatalen Sammelbegriff ‚der Behinderte' zu benutzen. Der Behinderte hat wie jeder von uns sein persönliches Schicksal, seine Biographie, eine im Einzelfall enorm belastende Biographie."

„Wir sollten den Begriff ‚Behinderung' als einen pseudo-medizinisch-naturwissenschaftlichen Begriff aufgeben und ‚Behinderung' als einen sozialen oder als einen soziologischen Begriff ansehen, der sich für den einzelnen in völlig unterschiedlicher Weise auswirkt und deshalb auch individuelle Bewältigungsmöglichkeiten erfordert."

„Hat Rehabilitation Platz im Behandlungsstadium, im akuten Stadium?"

„Es wäre verhängnisvoll, Barrieren aufzubauen zwischen Behinderung als sozialem Begriff und chronischer Krankheit. Dadurch würden viele Menschen von den Hilfen abgeschnitten, die jetzt zur Verfügung stehen, oder die gerade jetzt entwickelt werden."

„Worte und Begriffe können negative Belastungen beinhalten, so z. B. ‚invalide' oder auch ‚Handikap'; die Wörter ‚Behinderung' und ‚Rehabilitation' sind nicht so negativ belastet."

„Reizwörter im Ablauf des Rehabilitationsgeschehens: Bürokratie; ärztliches Fehlverhalten; nicht informiert sein, aber auch mangelnde Bereitschaft des Behinderten, an diesem Prozeß mitzuwirken."

„Es müssen Aktivitäten entwickelt werden, um die Kommunikation zwischen den Ärzten auf allen Ebenen sicherzustellen. Der Rehabilitationsgedanke muß aber in die gesamte Informationspolitik, einschl. der Bildung unserer Kinder, und in das gesamte Schulsystem integriert werden – die Bevölkerung selbst muß mitmachen."

„Fast in allen Berufssparten ist Nachhilfeunterricht in Rehabilitation notwendig, vor allem für Ärzte, Architekten, Pädagogen und Politiker."

„Die Rehabilitation gehört in die Grundausbildung der Universitäten und in die ärztliche Fort- und Weiterbildung."

„Die Medizinstudenten müßten im wahrsten Sinne des Wortes mit der Rehabilitation ‚konfrontiert' werden. Die jungen Studenten und Studentinnen sollen in den diversen Rehabilitationseinrichtungen mit der Rehabilitationspraxis persönlich vertraut gemacht werden, sie müssen sehen können, was dort gearbeitet und getan wird."

„Es würde nichts nützen, den Examenskatalog um einige Rehabilitationsfragen zu erweitern; diese würden zusätzlich auswendig gelernt werden und die angehenden Mediziner immer weiter weg von der Praxis und immer mehr in das Auswendiglernen drängen."

Diskussionsbeitrag Robert Jaques SAUER, Pfullendorf

„Ich habe mich gleich zu Beginn zu Wort gemeldet, weil ich eine Warnung aussprechen möchte. Ich warne vor einer zunehmenden ‚Objektivierung', der Behinderte wird hier – das ist mein persönlicher Eindruck – zu stark zum Objekt gemacht. Ich schätze die Arbeit aller hier anwesenden Fachleute hoch ein, doch sollte diese Arbeit nicht ausschließlich ‚für', sondern ‚mit' den Behinderten getan werden.

Daher meine Bitte an alle Mitarbeiter in der Rehabilitation, gleichgültig ob sie Ärzte, Therapeuten, Sozialarbeiter, Psychologen sind: Ich bitte Sie herzlich, kommen Sie von sich aus eine Stufe herunter, helfen Sie uns eine Stufe nach oben, und dann treffen wir uns etwa in der Mitte auf einer Ebene, auf einer partnerschaftlichen Ebene, die als Basis für jede weitere Zusammenarbeit dienen soll. Ich meine Partnerschaft, weil jede Art von Rehabilitation sehr wenig Sinn hat, wenn der Behinderte nicht richtig motiviert ist. Motivieren kann man ihn aber nicht mit Paragraphen, nicht mit Fragebögen und auch nicht mit Fachausdrücken, die er vielleicht gar nicht versteht. Motivieren kann man ihn nur durch eine Partnerschaft.

Ich darf ein kleines Beispiel bringen. Als ich nach meinem Unfall, bei dem ich querschnittgelähmt wurde, in der Orthopädischen Klinik wieder zu Bewußtsein kam, saß neben meinem Spezialbett eine Frau im Rollstuhl; sie stellte sich als Frau Dr. B. vor. Und im gleichen Moment, in dem ich mit vollem Bewußtsein diese Ärztin gesehen habe, war für mich die Motivierung für meinen weiteren Werdegang da. Ob Sie es glauben oder nicht, mein erster Gedanke war: Was eine Frau im Rollstuhl kann, das kann ich als Mann erst recht!

Man sollte mehr Behinderte in sozialen Berufen ausbilden, damit diese wiederum die noch nicht ausgebildeten Behinderten besser motivieren können. Ein Behinderter nimmt von einem Behinderten leichter etwas an als von einem Nichtbehinderten.

Zum Thema ‚berufliche Rehabilitation' noch ein paar kurze Anmerkungen. Trotz des sehr starken Einsatzes der Ärzte, Sozialarbeiter und vieler anderer um die berufliche Integration der Behinderten ehrlich bemühter Menschen sind noch viele tausend Behinderte arbeitslos. Woran liegt das?

Nach meinen Erfahrungen liegt das in der Hauptsache an der immer noch ungenügenden Öffentlichkeitsarbeit. Noch immer ist in der Öffentlichkeit der Behinderte nicht als „leistungsfähig" bekannt. Meines Erachtens kann die öffentliche Meinung nur durch breitangelegte Aktionen, die mit der Werbung der Industrie für Bedarfsartikel verglichen werden könnten, suggestiv beeinflußt werden. Dem Bürger muß die

Selbstverständlichkeit der Existenz der Behinderten und die Selbstverständlichkeit ihrer Leistungsfähigkeit immer und überall suggeriert werden. Erst wenn er diese ‚Werbung‘ nicht mehr bewußt wahrnimmt, hat sich das Bild vom ‚behinderten Bürger‘ bei ihm festgesetzt.

Wenig erfreulich ist auch das Kapitel der Ausgleichsabgabe, die von den Betrieben sozusagen aus der linken Tasche bezahlt und steuerlich vom Gewinn abgesetzt werden kann. Oder das Problem, daß z. B. Frauen nach einer Totaloperation, obgleich sie ihre 4 Extremitäten voll und ganz gebrauchen können, den wirklichen Schwerbehinderten die Arbeitsplätze wegnehmen."

„Rehabilitation heißt heute handeln!"

„Seitens der niedergelassenen Ärzte und seitens der Universitäten kann und muß mehr geschehen. Bewährt haben sich Einführungslehrgänge für Kassenärzte, Rehabilitations-Ausschüsse auf Landesebene und in jedem größeren Krankenhaus die Betreuung eines Internisten und eines Chirurgen mit der Zuständigkeit für Rehabilitationsfragen."

„Es gibt Funktionsärzte für Labor und Funktionsärzte für andere Bereiche, warum nicht in jedem Krankenhaus auch einen Funktionsarzt für Rehabilitation?"

„Alle großen ärztlichen Fortbildungskongresse müßten alljährlich rehabilitations-, arbeits- und sozial-medizinische Themen in ihr Programm einbeziehen, so wie es seit Jahren der Deutsche Kongreß für ärztliche Fortbildung in Berlin tut."

„Im gleichen Sinne sind zu begrüßen der sozialmedizinische Rezeptierkurs für Ärzte, die nach der alten Approbationsordnung ausgebildet sind, und die ab 1980 von der Deutschen Vereinigung für die Rehabilitation Behinderter geplanten zweiwöchentlichen Grundkurse und Aufbaukurse für Ärzte aller Fachrichtungen."

„Wir Behinderte wollen und sollen nicht nur immer bitten, mit einer Hand bitten, mit der anderen Hand nehmen; wir können den Gesunden, den Nichtbehinderten auch Ratschläge geben, wir können ihnen zeigen, wie sie mit uns zusammenleben sollen. Wir sind gleiche Menschen, man soll uns auch als gleiche Menschen behandeln, und das Zusammenleben wird dann für alle leichter sein."

„In Polen besitzt jedes Krankenhaus eine Rehabilitationsabteilung oder zumindest einen Rehabilitations-Service, bestehend aus allen Fachkräften der Rehabilitation. Alle Medizinstudenten machen einen zweiwöchigen Intensivkurs zur Information über Rehabilitationsfragen durch. Es besteht die Möglichkeit, sich zum Facharzt für Rehabilitation zu qualifizieren, um als Chefarzt eines Rehabilitationskrankenhauses oder als Leiter der Rehabilitationsabteilung eines Krankenhauses tätig sein zu können."

„Für die kulturelle Betreuung der Rehabilitanden geschieht zu wenig, vor allem für die, die ihre Wohnung, manchmal sogar ihr Bett nicht verlassen können. Das Fernsehen berücksichtigt mit seinen Psychokrimis, Horrorsendungen und Berichten über Technomanien zu wenig die Tatsache, daß wohl alle Behinderten seelische Schäden haben."

Diskussionsbeitrag Robert Jaques Sauer, Pfullendorf

„Es wurde die Behauptung aufgestellt, jeder Behinderte sei seelisch krank, und das Fernsehen zeige zuviel Gewalt in seinen Programmen. Die Fernsehanstalten wurden ‚im Namen aller Behinderten‘ aufgefordert, weniger Gewalt und dafür mehr Kulturfilme zu zeigen.

Dazu habe ich folgendes zu sagen: Ich verwahre mich gegen die Behauptung, ich sei seelisch krank! Ich bin zwar behindert, aber ich habe bei mir noch keine seelische Anomalität festgestellt. Ich will mich auch nicht als Behinderter vor den Modekarren der sog. „weichen Fernsehwelle" spannen lassen. Nachdem die Interessengruppen für die weiche Welle bei den TV-Anstalten nicht die gewünschte Resonanz gefunden haben, versuchen sie wohl jetzt mit dem Bild des ach so empfindsamen Behinderten mehr zu erreichen. Dafür möchte ich mich nicht mißbrauchen lassen, denn ich sehe mir z. B. gerne einen harten Krimi an, um mich nach meinem Feierabend zu erholen."

Inzwischen hatte die Formulierungsgruppe den vorgeschlagenen Antrag an die Öffentlichkeit erarbeitet, er wurde verlesen und zur Diskussion gestellt.

Diskussionsbeitrag Prof. Dr. med. E. Marquardt, Heidelberg

„Bezüglich der Massenmedien möchte ich noch den Vorschlag hinzufügen, die Darstellung der Problematik der Behinderten in Wort und Bild sachlich und ohne Sentimentalität in die Schulbücher aufzunehmen."

Darauf wurde vom Plenum die nachfolgende Entschließung einstimmig angenommen:

„Die Teilnehmer des Kongresses „20 Jahre Rehabilitation als Schlüssel zum Dauerarbeitsplatz" fordern die Massenmedien und die Schulbuchverlage auf, die Behinderten nicht als scheinbar homogene Sondergruppe darzustellen, sondern als Teil unserer Gesellschaft. Behinderte sind ein gleichwertiger und gleichverantwortlicher Teil unserer Gesellschaft.

Praktische Ansätze wären:

- *mehr Aufklärung über die Leistungen Behinderter und nicht die mitleidheischende Darstellung*
- *in der Sendung „Gesundheitsmagazin-Praxis" kontinuierliche reale Lebensberichte Behinderter*
- *Kurzspots à la „Aktion 7. Sinn", in denen Tips für Behinderte und Nichtbehinderte gegeben werden*
- *Ansager(in) im Rollstuhl mit Zoomeffekt dargestellt*
- *in Kindersendungen die Integration Behinderter (z. B. in der „Sesamstraße")."*

Rehabilitation heute – Rückblick und Ausblick

Prof. Dr. med. Dr. h. c. mult. G. Schettler, Heidelberg

Der soeben abgeschlossene Kongreß stellt in der wissenschaftlichen Welt etwas Einmaliges dar. Die einzelnen Fächer der Medizin überschreitend haben alle mit der Rehabilitation Befaßten in 24 Symposien die Möglichkeiten der Wiedereingliederung von Behinderten untersucht und kritisch dargestellt. Dabei ergab sich, daß seit dem vorigen Kongreß im Jahre 1968 teilweise ganz erhebliche Fortschritte erzielt wurden, daß aber auf manchen Gebieten noch weitere Entwicklungsarbeit zu leisten ist.

Die großen Krankheitskreise der Bevölkerung in Industriestaaten wurden nach ihren Ursachen untersucht. Die Wirkungen der krankmachenden Faktoren in einer modernen Gesellschaft wurden analysiert. Daraus wurden die Konsequenzen für die Intervention und die Rehabilitation gezogen. Feldstudien, die vielen Erkenntnissen der modernen Medizin zugrunde liegen, sind nur dann gerechtfertigt, wenn sie auf die Beseitigung von krankmachenden Strukturen und krankheitsunterhaltenden Faktoren abzielen.

Basierend auf derartigen Erhebungen ist eine Intervention heute auf vielen Krankheitsgebieten möglich. Beispiele dafür sind die führenden Krankheiten unserer Zeit, nämlich jene der degenerativen Herz- und Gefäßkrankheiten, des Bewegungsapparates, der Stoffwechselkrankheiten und der verschiedenen Formen der Sucht und Arzneimittelabhängigkeit. Wenn es gelingt, krankmachende Bedingungen in einer Gesellschaft abzubauen, so ist damit ein gewaltiger Beitrag auf dem Gebiete der Volksgesundheit, darüber hinaus aber in der gesamten Volkswirtschaft erzielt worden. Die von der Gesellschaft aufzubringenden finanziellen Mittel zur Bewältigung chronischer Krankheiten und ihrer gesamten Folgekosten sind außerordentlich hoch. Wenn es nicht gelingt, den fortschreitenden Krankheiten Einhalt zu gebieten, dann wird eines Tages der Zeitpunkt erreicht sein, wo das gesamte Bruttosozialprodukt eines Volkes vom Gesundheitswesen in all seinen Sparten aufgezehrt ist. Eine solche Entwicklung muß gestoppt werden, wenn es nicht innerhalb weniger Jahrzehnte zur Katastrophe kommen soll. Diese Entwicklung ist in der Tat zu verzögern und zu stoppen. Dafür bietet der eben abgelaufene Kongreß viele Hinweise.

Es soll aber nicht nur die globale Bedeutung der hier gehaltenen Referate betont werden, sondern es ist ganz entscheidend, daß durch alle die Maßnahmen, die hier besprochen wurden, das Schicksal des einzelnen maßgeblich zu beeinflussen ist. Wer es je erlebt hat, wie behinderte Menschen – seien sie nun von Geburt an betroffen oder im Laufe des Lebens dazu geworden – mit ihrem Schicksal fertig zu werden versuchen, der wird es als eines der wichtigsten Anliegen eines jeden Arztes ansehen müssen, nach besten Kräften und in Einklang mit den weltweiten Erfahrungen der medizinischen Wissenschaften zu helfen. Auf solche Zusammenhänge hinzuweisen, scheint mir jetzt besonders ein Anlaß zu sein, nachdem in verantwortungsloser Weise versucht wird, ärztliche Maßnahmen, insbesondere auf dem Vorsorgesektor, in Mißkredit zu bringen. Zwischen Vorsorge und Rehabilitation können viele Menschen eine große Strecke ihres Lebens zubringen. Dafür hat auch dieser Kongreß zahlreiche Beispiele gezeigt. Die moderne Medizin darf sich nicht im streng kurativen Sinne verstehen, sondern muß zwischen diesen beiden genannten Polen in verstärktem Maße arbeiten. Unsere Gesellschaft kann auf die in harter Arbeit erreichten Möglichkeiten der ärztlichen Vorsorge nicht verzichten, wenn nicht der einzelne unsagbaren Schaden erleiden soll. Gewiß gibt es Fälle, wo eine aggressive Therapie Nebenwirkungen und bedauerliche Schäden anrichtete. Jeder verantwortungsbewußte Arzt muß sich daher überlegen, welche Risiken er mit einer in vielen Bereichen und für viele Fälle unverzichtbaren Therapie eingeht. Er muß sorgfältig zwischen Nutzen und Nachteil für seinen Patienten abwägen. Er darf sich aber nicht in den therapeutischen Nihilismus flüchten. Es wäre auch von Grund auf falsch und höchst beklagenswert, wenn eine nihilistische und negativistische Einstellung sowohl die Ärzte als auch die betroffene Bevölkerung beherrschen würde. Aber nicht nur der Arzt ist für die Gesundheit des einzelnen verantwortlich, sondern jeder Bürger hat, wie es einmal von der früheren Gesundheitsministerin Dr. FOCKE gesagt wurde, nicht allein ein Recht auf Gesundheit, sondern auch eine Pflicht zur Gesundheit. Freilich darf nicht verkannt werden, daß zwischen Recht und Pflicht noch manche Grauzone liegt. Auch dafür gab es auf unserem Kongreß viele Beispiele. Die Rehabilitation von Behinderten mit Schädigungen des Rückenmarks, mit Dysmelie, mit orthopädischen Erkrankungen, mit Hirnschäden, mit Hör-, Stimm- und Sprachschäden, aber auch mit Epilepsie sind hier zu nennen. Die Beispiele ließen sich leicht vermehren.

Wenn wir die Teilnehmer an den einzelnen Symposien ansehen, so finden sich mit den ärztlichen Spezialisten zahlreiche Helfer aus den Bereichen der Sozialwissenschaften, der Erziehungswissenschaften und der Psychologie. Hier sind Ansätze für eine weitere Kooperation aufgezeigt worden. Es wird auch notwendig sein, die Rehabilitation in der medizinisch-studentischen Ausbildung stärker zu beachten. Das gilt übrigens auch für die Aus- und Weiterbildung der Psychologen, der Sozialarbeiter und aller anderen Fachkräfte der Rehabilitationsarbeit, um die andrängenden Probleme des einzelnen, aber auch unserer ganzen Gesellschaft besser zu lösen. Daß dies in Übereinkunft mit der Rechtsprechung geschehen muß, ist wiederholt angeklungen. Die Bundesrepublik ist auf dem Gebiete der Rehabilitation für viele andere Länder ein Vorbild.

Dies wird deutlich am Ausbau der Institutionen, insbesondere für die berufliche Eingliederung Behinderter. Die notwendigen Berufsförderungswerke sind fertig ausgebaut, der Ausbau von Berufsbildungswerken und von Werkstätten für Behinderte bedarf weiterhin intensiver Bemühungen. Gleiches gilt für die institutionelle Weiterentwicklung im medizinischen Bereich der Rehabilitation.

Auf diesem wie auf allen anderen Gebieten können wir viel von den Erfahrungen und den Ideen unserer ausländischen Kollegen lernen, die mit uns die andrängenden Probleme diskutiert haben. Wenn jeder einzelne Bürger unseres Vaterlandes bemüht ist, am Schicksal seines Nachbarn und insbesondere seines behinderten Nachbarn Anteil zu nehmen, wenn er nur imstande ist, seine Probleme zu erkennen, dann sind wir in unserer Arbeit ein gutes Stück vorangekommen. Wir dürfen nicht allein auf die Hilfen des Staates warten, sondern es wird der Initiative eines jeden einzelnen bedürfen, um auf diesem Sektor weiterzukommen. Weiterzukommen zum Nutzen für den einzelnen, der da betroffen ist und im Sinne einer wohlverstandenen Idee von der humanitären Gesellschaft.

Der Gesetzgeber hat dies zwar vorgesehen und hat die Rehabilitation mit anderen Problemen des öffentlichen Gesundheitswesens in die neue Approbationsordnung eingebracht. Da diese aber aus den verschiedensten Gründen alles andere als optimal ist, muß es sich zwangsläufig auch für die Rehabilitationsmedizin negativ auswirken, daß das Ausbildungssystem generell insuffizient ist. Man kann nicht unter den Bedingungen einer Massenuniversität höchst elitäre Ziele ansteuern, ohne entsprechendes Lehrpersonal und entsprechende sachliche Ausstattung bereitzuhalten. Wir müssen endlich von der jetzt praktizierten Prüfungsordnung wegkommen und zur Betonung der praxisnahen Ausbildungsordnung übergehen.

Es hat wenig Sinn, spezielle Lehrfächer wie auch die Rehabilitation anzubieten, wenn die basalen Kenntnisse der allgemeinen Medizin, z. B. auf dem Sektor der inneren Medizin, der Chirurgie, der Pathologie und Pharmakologie ungenügend sind. Die dringend notwendige und in Aussicht gestellte Novellierung der Approbationsordnung muß auf diese Zusammenhänge Rücksicht nehmen.

Gleichermaßen bedürfen Fort- und Weiterbildung des Arztes und aller im Bereich der Rehabilitation tätigen Fachkräfte der Verbesserung, vielfach der Schaffung eigener qualifizierter Ausbildungsstätten. In diesem Zusammenhang ist auf die Notwendigkeit zu verweisen, auf allen Ebenen der Rehabilitation die praxisbezogene Forschung zu intensivieren bzw. zu initiieren. Es ist deutlich geworden, daß für zahlreiche besondere Behindertengruppen – gemeint sind viele Geburtsbehinderte, Mehrfachbehinderte, Multiple-Sklerose-Kranke, schwer psychisch Behinderte, Hör- und Sehgeschädigte und viele andere – zusätzliche Leistungen bereitgestellt und auch manche ergänzenden Rehabilitationseinrichtungen geschaffen werden müssen. Praktische Beispiele, wie dies verwirklicht werden kann, wurden aufgezeigt und zur Verwirklichung angeboten. Als größte Lücke der Rehabilitation wurde von fast allen Befragten die fehlende oder nur mangelhaft vorhandene Frühabklärung als Voraussetzung für den umfassenden Rehabilitationsplan und die nahtlose Rehabilitation aufgezeigt. Ein Modell zur Verwirklichung der schon geforderten, aber noch nicht erreichten Beteiligung des niedergelassenen Arztes und der Krankenkasse an der Rehabilitation – ein Vorgang von entscheidender Bedeutung – ist in Vorbereitung. Seine Verwirklichung würde als Beseitigung einer schwerwiegenden Lücke den vielleicht entscheidenden Anstoß zu einer verbesserten Anbindung des gesamten medizinischen Bereichs der Rehabilitation an den Gesamtprozeß der Eingliederung des Behinderten sicherstellen.

Weitere dringend notwendige Maßnahmen betreffen auch die Verstärkung der Rehabilitationsarbeit in den Kliniken. Insbesondere die Schwerpunktkliniken, aber auch jene der Grund- und Regelversorgung müssen mit den Möglichkeiten der Rehabilitation vertraut sein. Es müssen Kontakte zwischen den Rehabilitationseinrichtungen und der Ärzteschaft vorhanden sein, denn die Informationslücke auf diesem Gebiete ist nicht nur auf seiten der Betroffenen, sondern auf seiten der Ärzte erheblich. In Heidelberg sind diese Kontakte auf persönlicher Basis sehr gut, aber sie dürfen nicht allein auf Orte beschränkt bleiben, wo große Rehabilitationseinrichtungen zentriert sind und Großklinika als Gesprächspartner zur Verfügung stehen. Es kommt, wie mehrfach betont wurde, auf den nahtlosen Übergang der verschiedenen ärztlichen Maßnahmen zu den Rehabilitationsmöglichkeiten an. Auch dafür haben wir zahlreiche Beispiele kennengelernt. Wer die Titel der Symposien aufmerksam durchliest, der weiß, wo auch hier ungelöste Probleme bestehen. Gehen wir über unsere Intensivstationen und über unsere Isolierstationen, so wird uns klar, welche Anstrengungen noch gemacht werden müssen, um Suchtgefährdete und Suchtkranke wieder in die Gesellschaft einzugliedern und ihnen einen lebenswerten Inhalt, lohnende Ziele zu geben. Das ist viel leichter gesagt als getan.

Es ist notwendig, durch Verbesserungen im Kommunikationssystem die besonderen Möglichkeiten und die Erfahrungen der Arbeitsmediziner, vor allem der Betriebsärzte, in den Dienst der Rehabilitation zu stellen.
Bund und Länder werden aufgefordert, mit einem gemeinsamen mittelfristigen Förderungs- und Finanzplan Prioritäten und Schwerpunkte zu setzen. Die Bundesregierung sollte ihr „Aktionsprogramm zur Förderung der Rehabilitation" aktualisieren und damit neue Impulse geben.
Wichtigstes Ergebnis des Kongresses sollte für alle Beteiligten gemeinsam sein, daß Behinderte am Entscheidungsprozeß über ihre Rehabilitation, den wichtigsten Abschnitt ihres Lebens, voll beteiligt sein müssen.

Schlußwort

Prof. Dr. med. Volkmar Paeslack, Heidelberg

Wir stehen am Ende des *Heidelberger Rehabilitationskongresses 1978.* Mit dieser Feststellung verbindet sich die Hoffnung und die Erwartung, daß dieser Endpunkt gleichzeitig den Anfang umfassender und weitreichender Auswirkungen dessen darstellen möge, was in den letzten drei Tagen gesagt, gefragt und verhandelt wurde.
All denen, die zum erfolgreichen Verlauf dieser Tagung beigetragen haben, sei hier ein Dank ausgesprochen. Dieser Dank gilt zunächst und an erster Stelle den Initiatoren des Kongresses, an ihrer Spitze Herrn Ltd. Med. Dir. a. D. Dr. J. F. SCHOLZ, Aspach. Auf ihn gingen, wie Sie alle wissen, schon die beiden vorangegangenen Tagungen vor 10 und vor 20 Jahren zurück. Er hat auch dieses Mal wieder in monatelangem umfassenden Bemühen als Leiter des Arbeitsausschusses den gesamten Verlauf des Kongresses geplant, vorbereitet und alle Vorarbeiten für den wissenschaftlichen Teil in den Plenarsitzungen und den Symposien geleistet.
Unter der lenkenden Hand von Herrn SCHOLZ haben die zahlreichen Mitarbeiter der *Stiftung Rehabilitation* durch minutiöse Vorarbeiten und durch bewunderungswürdige Organisation – en gros und en detail – die Voraussetzung für den reibungslosen Ablauf aller Teile dieses großen Kongresses geschaffen. Sie haben darüber hinaus durch ihren persönlichen Einsatz für die gute Atmosphäre und für die Schaffung eines freundlichen und zugleich arbeitsintensiven Kongreßklimas Sorge getragen.
Dank sei auch allen Teilnehmern und den Referenten gesagt, die durch aktive Mitarbeit die Voraussetzungen dafür geschaffen haben, daß der Kongreß unmittelbar und mittelbar wirksame Resultate gezeitigt hat.

Wir danken der Stadt *Neckargemünd* und ihrem Bürgermeister für die gastfreundliche und großherzige Aufnahme, die die Teilnehmer des Kongresses hier gefunden haben, und für das umfassende Interesse, das diese Stadt und ihre Bürger damit an den Aufgabenstellungen der Rehabilitation einmal mehr bekundet haben.

Nicht minder herzlicher Dank sei an die Stadt *Heidelberg* und ihren Oberbürgermeister gerichtet. Heidelberg ist ja seit langem zu einer heimlichen Hauptstadt der Rehabilitation geworden – sie hat diesen Ruf auch diesmal wieder in vielfältiger Weise durch Förderung aller Bemühungen für diesen Kongreß unter Beweis gestellt.

Dank sei gesagt all den Persönlichkeiten, Institutionen und Organisationen, die in den verschiedenen Gremien des Kongresses, insbesondere durch Mitarbeit im Kongreßkomitee oder als ideelle Förderer unserer Zusammenkunft Gewicht und Wirkung verliehen haben.

Einen Gruß und zugleich einen Dank entbiete ich im Namen aller Teilnehmer dem Schirmherrn des *Heidelberger Rehabilitationskongresses,* Herrn Bundespräsidenten WALTER SCHEEL und dem Ehrenpräsidenten, Herrn Minister SEIFRIZ.

Ein besonderer Gruß gilt zum Abschied unseren ausländischen Gästen und Freunden, die dankenswerterweise ihr Interesse an unserer Arbeit durch ihre Anwesenheit bekundet und an unserer Zusammenkunft in so mannigfacher Weise mitgewirkt haben – insbesondere dem Mentor der Rehabilitation, Sir LUDWIG GUTTMANN aus Stoke Mandeville, Großbritannien, dem Präsidenten der Internationalen Vereinigung der Kriegs-, Arbeits- und Zivilbehinderten, Dr. Manfred FINK aus Olten, Schweiz, dem unermüdlichen Promotor der Rehabilitation in Holland und früheren Präsidenten von Rehabilitation International, Dr. C. W. DE RUIJTER, Hoensbroek, Niederlande, und unserem Freund, Prof. MARIAN WEISS aus Warschau, Polen.

Meine Damen und Herren, Sie haben versucht, hier die Konturen eines Rehabilitationskonzeptes für morgen und übermorgen zu entwerfen. Dabei ist immer wieder deutlich geworden, daß die Verwirklichung eines solchen Konzeptes nur möglich sein wird, wenn es gelingt, die noch immer nicht vollständig überwundene Abgrenzung verschiedener Abschnitte, Phasen oder Bereiche der Rehabilitation voneinander zu beseitigen. An ihre Stelle muß endlich und verbindlich die umfassende, nahtlose, ausschließlich auf die Person des Behinderten bezogene Rehabilitation der 80er Jahre treten.

Rehabilitation hat eine Zukunft nur, wenn die Betroffenen nicht länger als Be-handelte, sondern als aktiv Handelnde in Gleichberechtigung und voller Mitverantwortung in alle sozialen und politischen Bereiche, in alle gesellschaftlichen Strukturen und also auch in den Prozeß der Rehabilitation einbezogen sind.

Besorgniserregende Tendenzen zur Verwaltung der Behinderung und des Behinderten müssen abgebaut werden zugunsten einer aktiven Wechselbeziehung zwischen allen Gliedern unserer Gesellschaft, den Behinderten wie den Nichtbehinderten. Die veralteten Definitionen der sog. „Normalen“ auf der einen und der „Randgruppe der Behinderten“ auf der anderen Seite müssen als ein überholter und gefährlicher Versuch der Polarisierung und Abgrenzung zwischen Menschen, die alle den gleichen Gesetzen, Möglichkeiten und Schwierigkeiten unterliegen, erkannt und überwunden werden.

Wenn diese Notwendigkeit begriffen und die sich daraus ergebenden Erfordernisse konsequent verwirklicht werden, ist zu hoffen, daß wir im Jahre 1988 auf dem Weg der Rehabilitation ein wichtiges Stück vorangekommen sind.

Indem ich Ihnen allen abschließend eine gute Heimreise wünschen darf, erkläre ich den *Heidelberger Rehabilitationskongreß 1978* für beendet.

Anhang

Parallel zum Vortragsprogramm des Kongresses

Bibliographien zur Rehabilitation

Fachleuten der Behindertenarbeit in der Bundesrepublik konnten beim Heidelberger Rehabilitationskongreß 1978 zum ersten Mal in größerem Umfang Bibliographien zur Rehabilitation zur Verfügung gestellt werden, die umfangreiche Hinweise auf nationale und internationale Literatur zur Rehabilitation enthalten. Die insgesamt 14 Bibliographien zu ausgewählten Themen der Rehabilitation wurden von der Dokumentationsstelle der Stiftung Rehabilitation Heidelberg anläßlich des Kongresses erarbeitet und sollen künftig weiter ergänzt werden. Auch nach dem Kongreß sind die Schriften auf Bestellung gegen eine Schutzgebühr erhältlich. Bestellisten können bei der Dokumentationsstelle der Stiftung Rehabilitation Heidelberg, Postfach 101409, 6900 Heidelberg, angefordert werden.

Folgende Bibliographien sind erhältlich:

Nr.	Titel	Seitenumfang
1	Berufsfindung und Arbeitserprobung (September 1978)	76
2	Berufliche Rehabilitation: Methoden und Medien der beruflichen Ausbildung (September 1978)	31
3	Berufliche Rehabilitation: Berufsförderungswerke und Berufsbildungswerke (September 1978)	74
4	Behinderte in Arbeit und Beruf: Wirtschaft, öffentliche Verwaltung, Selbständige (September 1978)	95
5	Gesetzliche Grundlagen für Behinderte als Arbeitnehmer (September 1978)	35
6	Öffentlichkeitsarbeit: Einstellungen von Arbeitgebern gegenüber behinderten Arbeitnehmern; Behinderte berichten über ihren Berufsweg (September 1978)	23
7	Spina bifida (Oktober 1976)	33
	(mit Ergänzung September 1978)	15
8	Behinderung und Sexualität, 2. überarbeitete und ergänzte Aufl. (September 1978)	77
9	Der Behinderte in der Familie (August 1978)	151
10	Behindertengerechtes Bauen (April 1976)	64
11	Wohnmodelle für Schwerbehinderte mit Hilfsdiensten (März 1978)	25
12	Der Behinderte im Verkehrswesen (April 1976)	15
	(mit Ergänzung September 1978)	47
13	Freizeit – Spiel – Sport (April 1976)	85
	(mit Ergänzung September 1978)	201
14	Internationales Verzeichnis von Reise-, Ferien- und Stadtführern für Behinderte, 3. überarb. Aufl. (Juni 1978)	121

Fernsehdiskussion zum Kongreß

Aus der Abteilung Öffentlichkeitsarbeit der Stiftung Rehabilitation Heidelberg

„Behinderung – Schicksal oder Herausforderung?“

Prominente Kongreßteilnehmer in der Podiumsdiskussion mit Behinderten.

Dafür, daß die Experten während der drei Neckargemünder Kongreßtage nicht nur unter sich blieben, sorgte eine Veranstaltung, die während der Tagung im Sportzentrum des Heidelberger Berufsförderungswerks stattfand, vom Süddeutschen Rundfunk für das Fernsehen aufgezeichnet und in den wesentlichen Teilen am 31. Oktober 1978 in „S3“ ausgestrahlt wurde. Hier standen einen Abend lang unter der Diskussionsleitung von SDR-Redakteur WOLF TRIPPEL die Fachleute den Betroffenen bei einem Podiumsgespräch Rede und Antwort.

ANNEMARIE GRIESINGER, Minister für Arbeit, Gesundheit und Soziales in Baden-Württemberg, und JOSEF STINGL, Präsident der Bundesanstalt für Arbeit, waren die wohl bekanntesten Teilnehmer. Zu ihnen kam als weiterer Vertreter des öffentlichen Lebens, aber auch als Vorsitzender des Senats der gastgebenden Stiftung Rehabilitation, Heidelbergs Oberbürgermeister ZUNDEL. Den Bereich der medizinischen und sozialen Rehabilitation vertraten die Professoren VOLKMAR PAESLACK, ERNST MARQUARDT (Heidelberg) und GERD JANSEN (Köln). ERWIN KÜNSLER, Behinderten-Vertrauensmann bei Daimler-Benz in Mannheim, GOTTFRIED MÜLLER von der Abteilung Personalbeschaffung bei der Siemens AG Karlsruhe und KURT NEUBERT von der Arbeitsgemeinschaft der Hauptfürsorgestellen in Kassel sorgten in der Diskussion für die Verbindung zur Arbeitswelt, während stellvertretend für die Behinderten der Psychologe INGOLF ÖSTERWITZ, CARINA HEDTKE vom Verband der Eltern körperbehinderter Kinder und der Student RAINER SCHAUPP auf dem Podium saßen.

Das Arbeitsleben, die gesellschaftliche Eingliederung und die medizinische Rehabilitation – diese drei Themen, die so eng miteinander verknüpft sind, standen im Mittelpunkt der Diskussion.

Auf die Frage nach der Teilzeitarbeit gab JOSEF STINGL bei dieser Gelegenheit eine auch in der Presse vielbeachtete Antwort. Sein Vorschlag dazu lautete, nicht nur Halbtagsarbeit, sondern auch die Alternativen einer halbwöchentlichen, monatlichen oder gar halbjährlichen Arbeitszeit in die Überlegungen mit einzubeziehen. Auf diesem Gebiet, so meinte STINGL, „haben wir bisher noch zu wenig Phantasie entwickelt“. Auch bezüglich der Verbesserungen auf dem Markt der Arbeitsvermittler zeigte STINGL Optimismus. Schon in einem Jahr, meinte er, werde es darüber nichts mehr zu klagen geben. Es sei ein Frage der Zeit, bis genügend Berater ausgebildet sind.

Das Stichwort „Ausgleichsabgabe“ kam aus dem Plenum, ergänzt vom Moderator um die Frage: „Reicht das gesetzliche Instrumentarium, um die Schwierigkeiten in den Griff zu bekommen?“ In vielen Fällen reiche es nicht, meinte der Vertreter von Siemens, doch stellte er gleichzeitig klar, daß es mit Vorschriften allein nicht getan ist. „Hier helfen keine Paragraphen“ – in vielen Fällen müsse sich auch die Gesinnung ändern, um tatsächlich des Problems Herr zu werden . . .

„Gesinnung“ oder Einstellung, das war auch die Frage, um die es in einem anderen Teil der Diskussion ging, die jeweils von Kurzfilmen eingeleitet wurde. Treppen vor dem Theater, zu enge Türen in den Bussen, jugendliche Behinderte im Altenpflegeheim, weil sonst nirgendwo Platz für sie ist – muß das sein? „Es ist mühsam, in der Freizeit um jeden Bordstein zu kämpfen“, sagte INGOLF ÖSTERWITZ, ein Rollstuhlfahrer. Und

Oberbürgermeister ZUNDEL räumte darauf ein, daß selbst in Heidelberg, der Stadt mit großen Behinderteneinrichtungen, noch längst nicht alles optimal sei. „Die Entwicklung in der Rehabilitation geht schnell vorwärts", sagte der Politiker, „aber die beamtete Welt lernt langsam." Einen Sachverhalt, den auch Frau Minister GRIESINGER schon an anderer Stelle formuliert hatte: „Es ist keine Böswilligkeit, wenn Planer für Behinderte schlecht planen, sondern eine Unbedachtsamkeit, auf die sie erst einmal gestoßen werden müssen."

Die Betroffenen selbst also sind auch gefordert. Im Alltagsleben, wo der Nichtbehinderte oft zu unsicher ist, um von sich aus aktiv zu werden, wie auch in seiner Privatsphäre. Der Behinderte, so wurde von Teilnehmern bemängelt, werde oft am Entscheidungsprozeß der Rehabilitation nicht beteiligt. Dies ist ein grundsätzliches Problem, wie Professor PAESLACK sagte, denn die Haltung des Patienten sei bisher meist passiv. Hier, so der Arzt, müsse ein „Umerziehungsprozeß" stattfinden. Einen Schritt auf dem Weg dahin nannte INGOLF ÖSTERWITZ: Alles müsse vermieden werden, was geeignet ist, den Patienten nach der Anfangsphase der Behinderung zu hospitalisieren. Der Betroffene sollte in einem Appartmenthaus mit Therapieangebot untergebracht werden, das sei besser und auch billiger, meinte der Psychologe.

Fast bis Mitternacht dauerte die Diskussion zum Thema „Behinderung – Schicksal oder Herausforderung?" im Sportzentrum. Viel wurde andiskutiert, doch klar wurde einmal mehr, daß Lösungsmöglichkeiten nicht ohne weiteres angeboten werden können. Eine ehrliche Diskussion, alles in allem, um ein Problem, bei dessen Lösung Fortschritte zu vermelden sind, eine Diskussion aber auch, bei der sich einmal mehr zeigte, daß die Rehabilitation keinen Stillstand verträgt.

„Nichtbehinderte sehen Behinderte"

Schüler-Mal- und Fotowettbewerb zum Heidelberger Rehabilitationskongreß

Über 600 Schülerinnen und Schüler aus Heidelberg und Neckargemünd beteiligten sich im Herbst 1978 an einem großen Mal- und Fotowettbewerb unter dem Motto „Menschen wie wir", zu dem die Stiftung Rehabilitation anläßlich des Heidelberger Rehabilitationskongresses 1978 aufgerufen hatte. Dabei zeigte sich, daß Kinder und Jugendliche die Probleme Behinderter weitaus unbefangener betrachten, als dies Erwachsene tun, daß sie sehr wohl die Schwierigkeiten erkennen, mit denen Behinderte zu kämpfen haben, und daß sie für die Begegnung in der Gemeinschaft von Behinderten und Nichtbehinderten offen sind. Besonders deutlich wurde dies auch bei der Preisverleihung im Rahmen eines „Hock-in" mit viel Musik und kunterbunter Unterhaltung. Daraus wurde ein Abend der Begegnung von Nichtbehinderten und Behinderten, an dem auch zahlreiche Eltern und Lehrkräfte teilnahmen.

Im Rahmen des Wettbewerbs, der vom Oberschulamt, von den Schulämtern und teilweise von den Direktionen der Schulen unterstützt wurde, hatte die Stiftung Rehabilitation aussagekräftige Arbeiten gesucht, die – wie es in dem Aufruf hieß – „die Situation der behinderten Mitbürger, ihre Schwierigkeiten und ihre Chancen schildern, aber auch deutlich werden lassen, daß Behinderte ‚Menschen wie wir' sind, die kein Mitleid brauchen, sondern faire Partnerschaft". Mit Unterstützung der Presse, die sich auch an der Jury beteiligte, gelang es, das Anliegen dieses Wettbewerbs ins öffentliche Bewußtsein zu rücken und zahlreiche Lehrer zur Behandlung dieses Themas im Unterricht zu bewegen, bevor die Schüler zum Malstift, zum Pinsel oder zur Kamera griffen. Informationsmaterial der Aktion „Menschen wie wir" leistete dabei wertvolle Schützenhilfe.

Von den über 600 eingegangenen Arbeiten wählte die Jury etwa ein Viertel für eine Ausstellung aus, die während des Kongresses starke Beachtung fand. Presse, Rundfunk und Fernsehen berichteten darüber. Am Ende wurden alle Teilnehmer mit Urkunden ausgezeichnet und die 30 besten Arbeiten prämiert.

Die Initiatoren selbst werteten den Wettbewerb als einen mehrfachen Erfolg: Zum ersten Mal wurden auf lokaler Ebene Probleme der Behinderten und das Miteinander von Behinderten und Nichtbehinderten auf breiter Basis schon in den Schulen erörtert, zum ersten Mal auch sahen sich viele Kinder und Jugendliche zur geistigen Auseinandersetzung mit einer großen Gemeinschaftsaufgabe gezwungen – der vollen Integration Behinderter in die Gemeinschaft.

Rehabilitation und Prävention

Band 1: S. Klein-Vogelbach
Funktionelle Bewegungslehre
2., korrigierte Auflage 1977
147 Abbildungen, 1 Ausklapptafel.
XV, 172 Seiten.
DM 32,–; approx. US $ 17.60
ISBN 3-540-08303-0

Band 2:
Rehabilitation, Praxis und Forschung
Von W. Augsburger, W. Herrmann, F. Knapp, H.-J. Küppers, H. P. Tews, E. Wiedemann
Mit einem Geleitwort von W. Boll
1977. 23 Abbildungen. XI, 100 Seiten.
DM 28,–; approx. US $ 15.40
ISBN 3-540-08311-1

Band 3: H. J. Fichtner
Berufliche Rehabilitation bei Erkrankungen des Haltungs- und Bewegungsapparates
1977. 5 Abbildungen, 64 Tabellen.
VIII, 65 Seiten.
DM 28,–; approx. US $ 15.40
ISBN 3-540-08233-6

Band 4: S. Klein-Vogelbach
Therapeutische Übungen zur funktionellen Bewegungslehre
Analysen und Rezepte
Mit einem Geleitwort von W. M. Zinn
1978. 172 Abbildungen, 1 Ausklapptafel.
XV, 192 Seiten.
DM 36,–; approx. US $ 19.80
ISBN 3-540-08422-3

Band 5: H. Strohkendl
Funktionelle Klassifizierung für den Rollstuhlsport
Mit einem Geleitwort von K.-A. Jochheim, H. Rieder
1978. 42 Abbildungen, 28 Tabellen.
XIII, 103 Seiten.
DM 38,–; approx. US $ 20.90
ISBN 3-540-08793-1

Mengenpreis: Ab 20 Exemplare
20% Nachlaß

Preisänderungen vorbehalten

Band 6: A. J. Ayres
Lernstörungen
Sensorisch-integrative Dysfunktionen
Übersetzt aus dem Amerikanischen von C. Rasokat
1979. 12 Abbildungen. IX, 215 Seiten.
DM 48,–; approx. US $ 26.40
ISBN 3-540-09006-1

Band 7: D. C. Burke, D. D. Murray
Die Behandlung Rückenmarkverletzter
Ein kurzer Leitfaden
Übersetzt aus dem Englischen von F.-W. Meinecke
1979. 8 Abbildungen. XII, 70 Seiten.
DM 24,–; approx. US $ 13.20
ISBN 3-540-09047-9

Band 8: B. Pfenninger
Ergotherapiebei Erkrankungen und Verletzungen der Hand
Leitfaden für Therapeuten
Geleitwort von H. Nigst
1979. 49 Abbildungen, 5 Tabellen.
Etwa 100 Seiten.
DM 39,–; approx. US $ 21.50
ISBN 3-540-09134-3

Band 9: V. Paeslack, H. Schlüter
Physiotherapie in der Rehabilitation Querschnittgelähmter
Unter Mitarbeit von W. Grosse, H. Schöler, L. Schöler, B. Schwartz, G. Tschochner
Für den physiotherapeutischen Teil verantwortlich H. Schlüter
1979. 101 Abbildungen. Etwa 200 Seiten.
ISBN 3-540-09135-1
In Vorbereitung

Stiftung Rehabilitation Heidelberg

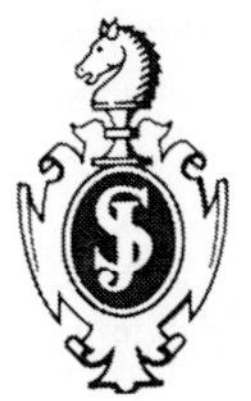

Springer-Verlag Berlin Heidelberg New York